W. Kirch • J.C. Frölich
Pflegehandbuch Arzneitherapie

Springer
Berlin
Heidelberg
New York
Barcelona
Hongkong
London
Mailand
Paris
Tokio

W. Kirch • J.C. Frölich

Pflegehandbuch Arzneitherapie

unter Mitarbeit von Monika Korn

Mit 3 Abbildungen und 105 Tabellen

Springer

Prof. Dr. Dr. W. Kirch
Technische Universität Dresden
Medizinische Fakultät
Institut für Klinische Pharmakologie
Fiedlerstr. 27
D-01307 Dresden

Prof. Dr. J.C. Frölich
Medizinische Hochschule Hannover
Institut für Klinische Pharmakologie
Carl-Neuberg-Str. 1
D-30623 Hannover

ISBN 3-540-42835-6 Springer-Verlag Berlin Heidelberg New York

Die Deutsche Bibliothek - CIP-Einheitsaufnahme

Pflegehandbuch Arzneitherapie / W. Kirch ; J. C. Frölich (Hrsg.). - Berlin ; Heidelberg ; New York ; Barcelona ; Hongkong ; London ; Mailand ; Paris ; Singapur ; Tokio : Springer, 2002
ISBN 3-540-42835-6

Springer-Verlag Berlin Heidelberg New York
Ein Unternehmen der BertelsmannSpringer Science+Business Media GmbH

http://www.springer.de

Umschlaggestaltung: de'blik, Berlin
Satz: wiskom e.K., Friedrichshafen
Gedruckt auf säurefreiem Papier SPIN: 10836241 14/3130 - 5 4 3 2 1 0

Danksagung

Wir danken der Mitarbeiterin des Institutes für Klinische Pharmakologie der Medizinischen Fakultät der Technischen Universität Dresden Frau Simone Arras für ihre sorgfältigen redaktionellen Arbeiten am vorliegenden Buch.

Vorwort

Für den Erfolg einer Arzneitherapie sind Schwestern und Pfleger einerseits sowie Ärzte andererseits gleich wichtig. Der Arzt hat das richtige Medikament in der adäquaten Dosierung zu verordnen; das Pflegepersonal hat auf die Umstände vor, während und nach der Gabe des Arzneimittels zu achten, diese zu kontrollieren und Auffälligkeiten ggf. dem Arzt zu berichten. Damit wird die Bedeutung hervorgehoben, die dem Pflegepersonal für das Gelingen einer Pharmakotherapie zukommt. So werden mangelhafte Einnahmegenauigkeit bzw. Irrtümer und Verwechslungen bei der Arzneimittelapplikation sowie unerwünschte Wirkungen, speziell in der Anfangsphase der Behandlung, vor allem von Schwestern und Pflegern bemerkt. Deshalb sollte das Pflegepersonal mit den Grundzügen der Arzneitherapie und den wichtigsten Pharmaka vertraut sein. Im vorliegenden Buch sind indikationsbezogen die relevanten und am häufigsten verschriebenen Pharmaka (Indexmedikamente bzw. Referenzsubstanzen) in Monographieform beschrieben. In den jeweiligen Monographien sind die Erkrankungen, wegen denen das Medikament verabreicht wird, dessen pharmazeutische Zubereitung, die Bioverfügbarkeit und Ausscheidung, die Anwendung unter besonderen Umständen (z. B. Schwangerschaft, Stillzeit, Nieren- und Leberinsuffizienz u. a.), Neben- sowie Wechselwirkungen aufgeführt. Spezielle Pflegehinweise werden am Ende jeder Arzneimittelmonographie gegeben. Den Arzneimittelmonographien sind einige für das Pflegepersonal bedeutsame allgemeine Hinweise zur Pharmakotherapie, z. B. hinsichtlich der Zubereitung und Verteilung von Medikamenten, vorangestellt. Ein arzneimittel- und ein indikationsbezogenes Register gewährleisten eine rasche Nachschlagemöglichkeit der gewünschten Fakten, sodass das vorliegende „Pflegehandbuch Arzneitherapie“ auch aufgrund seiner Aufmachung und seines Umfangs als Kompendium bzw. Kitteltaschenbuch geeignet ist.

Dresden, Hannover
im Oktober 2001

Prof. Dr. Dr. W. Kirch
Prof. Dr. J. C. Frölich

Inhaltsverzeichnis

Mitarbeiterverzeichnis

Prof. Dr. J.C. Frölich
Medizinische Hochschule Hannover
Institut für Klinische Pharmakologie
Carl-Neuberg-Str. 1
D-30625 Hannover

Prof. Dr. Dr. W. Kirch
Technische Universität Dresden
Medizinische Fakultät
Institut für Klinische Pharmakologie
Fiedlerstr. 27
D-01307 Dresden

Dr. Monika Korn
Liebermannstr. 22
D-24539 Neumünster

Apotheker J. U. Schnurrer
Medizinische Hochschule Hannover
Institut für Klinische Pharmakologie
Carl-Neuberg-Str. 1
D-30623 Hannover

Allgemeine Therapieempfehlungen

I Die Rolle des Pflegepersonals bei der Arzneitherapie

Schwestern und Pfleger können und sollen zur Verbesserung der Arzneimittelbehandlung beitragen. Ihre Arbeit ist oft wichtig, um die Therapie sicher und effektiv zu gestalten. Sie sind eher als der Arzt in der Lage, relevante Informationen zur Situation der Arzneimitteltherapie eines Patienten zu erhalten, da sie mit dem Patienten öfter als Ärzte zusammentreffen. Allein dadurch ergibt sich die Möglichkeit, Symptome und Veränderungen zu erfassen, deren Ursache eine Arzneimittelwirkung ist, wie z. B. das arzneimittelinduzierte Fieber. Dieses tritt typischerweise im Bild eines septischen Fiebers auf, wobei es zu kurzfristigen starken Temperaturerhöhungen kommt. Schließlich findet der Kontakt zwischen Pflegepersonal und Patienten in einer Atmosphäre statt, in der eher Dinge mitgeteilt werden, die der Arzt nicht erfährt. Manche Patienten neigen dazu, gegenüber dem Arzt ihre Situation optimistischer darzustellen als sie tatsächlich ist. Andere Patienten übertreiben die Schilderung der Schwere ihres Krankheitsbildes. Beides kann irreführend sein. Oftmals ist dies vom Patienten beabsichtigt und kann Auswirkungen auf Diagnostik oder Therapie haben. In diesen Fällen – sowohl bei den übermäßig optimistisch gestimmten als auch bei den negativ/depressiv eingestellten Patienten – ist es nützlich, eine zusätzliche Bewertung der Situation durch die Schwestern zu haben. Dem Pflegepersonal kommt also eine ganz wesentliche Vermittlerfunktion vom Patient zum Arzt zu, was insbesondere bei der Visite zum Tragen kommt. Deswegen sollte diese nicht ohne Schwestern und Pfleger erfolgen.

Arzneimittel werden verabfolgt, um ein therapeutisches Ziel zu erreichen. Dazu sind zumindest die im Krankenhaus eingesetzten Medikamente in der Regel geeignet. Leider führen sie allerdings auch in einer erheblichen Anzahl von Fällen zu unerwünschten Reaktionen, können in einer überraschend großen Symptomenvielfalt auftreten und dabei praktisch jede Erkrankung imitieren. Sie reichen von leichten Befindlichkeitsstörungen bis hin zu lebensbedrohlichen oder tödlichen Ereignissen. Die wichtigsten Reaktionen auf Arzneimittel sind in den folgenden Kapiteln beschrieben. Unerwünschte Arzneimittelwirkungen sind im Krankenhaus häufig und manchmal so schwerwiegend, dass sie bereits die Krankenhausaufnahme verursacht haben. In Allgemeinkrankenhäusern geht man davon aus, dass 5% der Aufnahmen durch unerwünschte Arzneimittelwirkungen bedingt sind. In geriatrischen Kliniken steigt dieser Prozentsatz auf etwa 15% an. Auch im Krankenhaus selbst treten häufig unerwünschte Arzneimittelwirkungen auf, die eine Verlängerung der Liegezeit verursachen. Im Zusammenhang mit den jetzt eingeführten DRG (Disease Related Groups), im Rahmen derer für die Behandlung eines Patienten ein bestimmter vorher festgelegter Betrag an das Krankenhaus bezahlt wird, erhalten unerwünschte Arzneimittelwirkungen auch für das Krankenhaus eine erhebliche finanzielle Dimension, weil sie die Krankenhausverweildauer der Patienten erhöhen. Bemerkenswert ist nun, dass ein Großteil – man schätzt 50–80% – aller unerwünschten Arzneimittelwirkungen vermeidbar sind. Das bedeutet, dass für den Patienten ein erhebliches Ausmaß an Leid verhindert werden kann und dass die Krankenhausbehandlung somit auch erheblich kostengünstiger durchgeführt werden könnte. Das Pflegepersonal kann in diesem Zusammenhang auf Veränderungen des Patienten aufmerksam machen, wobei es nicht in jedem Fall gelingen wird, die Arzneitherapie als ursächlich zu identifizieren. Ein Kausalzusammenhang zwischen der Gabe eines Medikamentes und einer erwünschten oder unerwünschten Arzneimittelwirkung ist dann anzunehmen, wenn

- eine zeitliche Beziehung gegeben ist,
- das Symptom als Folge der Verabreichung des Pharmakons bekannt ist,
- das Symptom abklingt, nachdem das Medikament abgesetzt worden ist,
- wenn die Reaktionen bei Reexposition wieder auftreten.

Die wichtigsten Symptome und Veränderungen der Patientensituation, die vom Pflegepersonal beobachtet und mitgeteilt werden sollen, sind im Folgenden aufgeführt:

Im Hinblick auf die **psychische Verfassung** wird der Patient durch seine Krankenhausaufnahme in eine völlig neue Situation gebracht. Zusätzlich hat er mit seiner Erkrankung zu kämpfen. Dies wird nun überlagert von Arzneimittelwirkungen, die auf die Psyche erhebliche Auswirkungen haben können. Zu den psychischen Reaktionen auf Arzneimittel zählen: Agitiertheit, Depression, Apathie sowie Störungen des Schlafrhythmus, der Schlaftiefe und des Durchschlafvermögens. Auch Durst und Appetit können durch Arzneimittel verändert werden, sei es durch die direkte pharmakologische Wirkung oder indirekt dadurch, dass der Speichelfluss reduziert und damit die Nahrungsaufnahme erschwert wird. Wichtig ist die Beobachtung der **Körpertemperatur.** Durch regelmäßiges Fiebermessen muss auf Temperaturveränderungen geachtet werden, wie sie – wie schon oben erwähnt – Arzneimittel verursacht werden können. Schwitzen und Frieren können ebenfalls Arzneimittelwirkungen sein. Im Bereich der **Haut** sind Veränderungen von Farbe und Temperatur zu beobachten. Dekubitalulzera infolge von unerwünschter Immobilität und arzneimittelinduzierter Sedierung müssen registriert und dem Arzt berichtet werden. **Störungen der Bewegungsabläufe**, Unsicherheit beim Gehen, mangelnde Koordination und Krampfanfälle können durch Arzneimittel ausgelöst werden und für den Patienten eine große Gefährdung darstellen.

Wichtig ist auch, bei der **Medikamentenausgabe** auf die Reaktion des Patienten zu achten: Zeigt er eine Aversion, stehen die Tabletten von der vorigen Verteilung noch da? Hier sollte ein Gespräch über die Einstellung des Patienten, die Frage nach Befürchtungen und die Aufklärung über den Zweck des Medikamentes erfolgen. Der Arzt wird für die Übermittlung solcher Beobachtungen und Berichte dankbar sein und ein geeignetes Vorgehen finden, um dem Patienten zu helfen. Auch im Krankenhaus ist die Patienten-Compliance (Einnahmewilligkeit und -genauigkeit) unzulänglich. Diesbezügliche Probleme zu entdecken, gelingt Schwestern und Pflegern am ehesten. Die dementsprechenden Angaben müssen dem Arzt Anlass sein, das Gespräch mit dem Patienten zu suchen, seine Ängste zu registrieren und geeignete Maßnahmen zur Verbesserung der **Compliance** zu ergreifen. Oft erweist sich eine mangelhafte Aufklärung über die Arzneitherapie und zu deren unerwünschten Arzneimittelwirkungen als Ursache der Compliance-Probleme. Gegebenenfalls ist auch ein Medikamentenwechsel oder das Absetzen des Pharmakons als mögliche Maßnahme ins Auge zu fassen. Auch hier können Schwestern und Pfleger bei entsprechender Vorbildung Wesentliches beitragen.

Zusammenfassend ist für den Pflegedienst das Spektrum groß, im Rahmen dessen wichtige arzneimitteltherapierelevante Informationen gewonnen und weitergeleitet werden können. Es ist daran zu denken, dass Veränderungen im Patientenbefinden, in seinem Verhalten und seiner Ausscheidungen sowohl durch die zugrunde liegende Erkrankung als auch durch Arzneimittel verursacht sein können. Die Identifizierung der Ursache muss letztlich durch den Arzt erfolgen. Aber die entsprechenden Beobachtungen und Hinweise sind oft nur durch Schwestern und Pfleger möglich. Sie sind für den Erkrankungsverlauf des Patienten essentiell.

II Handhabung von Arzneimitteln

Die richtige Handhabung von Arzneimitteln ist eine wichtige Voraussetzung für deren therapeutische Wirksamkeit. Im nachfolgenden Kapitel wird daher kurz auf die Haltbarkeit und Lagerung von Arzneimitteln eingegangen. Des Weiteren werden die für die Stationspraxis relevanten Aspekte behandelt, die bei der Handhabung von Betäubungsmitteln, Blutprodukten und Zytostatika zu beachten sind.

Haltbarkeit von Arzneimitteln

Die in Arzneimitteln enthaltenen Wirkstoffe unterliegen chemischen sowie physikalischen Abbauprozessen, durch die die Wirksamkeit des Arzneimittels herabgesetzt wird. Für jedes Arzneimittel gilt daher eine Haltbarkeitsfrist, in der das Arzneimittel in der ungeöffneten Packung bei sachgemäßer Lagerung anwendbar ist. Bei verfallenen Arzneimitteln ist eine ausreichende Wirksamkeit nicht mehr gesichert. Verfallene Arzneimittel dürfen daher nicht mehr angewendet werden und sind über die Apotheke zu entsorgen.

Neben der Haltbarkeitsfrist ist die Aufbrauchfrist von großer praktischer Bedeutung. Während sich die Haltbarkeitsfrist auf das sachgemäß gelagerte und ungeöffnete Arzneimittel bezieht, gibt die Aufbrauchfrist den Zeitraum an, in dem ein angebrochenes Arzneimittel angewendet werden darf. Die Aufbrauchfrist kann sich hierbei deutlich von der Haltbarkeitsfrist unterscheiden. So sind z. B. unkonservierte Augenarzneimittel nach Anbruch nur 24 Stunden anwendbar und müssen danach entsorgt werden. Diese kurze Frist erklärt sich durch die für Augenarzneimittel geforderte Sterilität, die bei unkonservierten Lösungen nach erfolgtem Anbruch nach 24 Stunden nicht mehr gewährleistet ist.

Generell ist die Aufbrauchfrist insbesondere bei Arzneimitteln zu beachten, bei denen die einzelnen Arzneiformen nicht einzeln abgepackt sind (z. B. Säfte, Tropfen, Salben; Injektionsflasche zur Mehrfachentnahme). Bei einzeln verpackten Arzneimitteln, wie z. B. verblisterten Tabletten, ist die Aufbrauchfrist im Regelfall mit der Haltbarkeitsfrist identisch (Tabelle II.1).

- Verfallene Arzneimittel dürfen nicht mehr angewendet werden und sind über die Krankenhausapotheke zu entsorgen.
- Insbesondere bei Arzneiformen zur Mehrfachentnahme muss die Aufbrauchfrist beachtet werden.

Tabelle II.1. Aufbrauchfristen geläufiger Arzneiformen (soweit nicht anders in der Packungsbeilage angegeben!)

Arzneiform	Aufbrauchfrist nach Anbruch
Augensalben, wasserfrei	6 Monate
Augensalben, wasserhaltig	1 Monat
Augentropfen, konserviert	1 Monat
Augentropfen, unkonserviert	24 Stunden
Cremes in Tuben	1 Jahr
Lösungen zum Einnehmen, konserviert	6 Monate
Lösungen zum Einnehmen, unkonserviert	2 Wochen
Nasentropfen	3 Monate
Ohrentropfen, wasserfrei	6 Monate
Ohrentropfen, wässrig	1 Monat
Salben in Tuben, wasserfrei	3 Jahre

Lagerung von Arzneimitteln

Als sachgemäße Lagerung versteht man den Schutz des Arzneimittels vor vermeidbaren Einflüssen, die die Wirksamkeit eines Arzneimittels herabsetzen würden. So muss ein wärmeempfindlicher Wirkstoff z. B. im Kühlschrank gelagert werden. Eine Lagerung bei Zimmertemperatur hätte in diesem Fall einen Wirksamkeitsverlust des Arzneimittels zur Folge. Dies erklärt auch, warum die vom Hersteller bzw. der Apotheke für ein Arzneimittel angegebene Haltbarkeitsfrist nur bei einer sachgemäßen Lagerung des Arzneimittels gilt.

Sofern keine besonderen Lagerungshinweise auf der Verpackung des Arzneimittels angegeben sind, gelten die sog. normalen Lagerbedingungen für Arzneimittel. Diese Lagerbedingungen sehen eine Lagerung in einem trockenen und belüfteten Raum vor, d. h. einem Raum, in dem die durchschnittliche relative Luftfeuchtigkeit unter 60% liegt. Ein Badezimmer ist demnach kein geeigneter Raum für die Aufbewahrung von Arzneimitteln. Des Weiteren sind die Arzneimittel vor Fremdgerüchen, sonstigen Verunreinigungen und intensivem Licht zu schützen. Behältnisse zur Mehrfachentnahme sind stets dicht verschlossen aufzubewahren. Die Lagerung hat ferner bei Raumtemperatur zu erfolgen, dabei ist der Begriff Raumtemperatur klar definiert: Als Raumtemperatur wird nämlich der Temperaturbereich zwischen 15 °C und 25 °C bezeichnet. Insbesondere im Sommer kann die Temperatur in einigen Räumlichkeiten deutlich über 25 °C steigen, auch solche Räumlichkeiten sind für die Lagerung von Arzneimitteln ungeeignet.

Neben diesen normalen Lagerbedingungen können besondere Lagerbedingungen zu berücksichtigen sein, die auf der Verpackung eines Arzneimittels aufgeführt sind. Diese besonderen Lagerhinweise sind nachfolgend mit einer jeweils kurzen Erläuterung aufgeführt.

Temperatur

Besonders temperaturempfindliche Arzneimittel werden abweichend von den normalen Lagerbedingungen bei niedrigeren Temperaturen als Raumtemperatur gelagert. Die hierbei einzuhaltende Lagertemperatur unterscheidet sich von Wirkstoff zu Wirkstoff, generell können folgende Lagerbedingungen unterschieden werden:

- Unterhalb von −15 °C: Diese Arzneimittel sind im Tiefkühlfach des Kühlschrankes aufzubewahren.
- +2 °C bis +8 °C: Diese Arzneimittel werden im Kühlschrank aufbewahrt. Auf keinen Fall dürfen diese Arzneimittel im Tiefkühlfach aufbewahrt werden, da ein Einfrieren dieser Arzneimittel in vielen Fällen zu einer herabgesetzten Wirksamkeit und Verträglichkeit führt.
- +8 °C bis +15 °C: Diese Arzneimittel werden außerhalb eines Kühlschrankes in einem kalten Raum gelagert.
- +15 °C bis +25 °C: Diese Arzneimittel werden außerhalb eines Kühlschrankes bei Raumtemperatur gelagert.
- Kühlkette: Diese Arzneimittel müssen ununterbrochen bei +2 °C bis +8 °C aufbewahrt werden. Eine auch nur kurzfristige Über- bzw. Unterschreitung dieses Temperaturbereichs würde zu einer herabgesetzten Wirksamkeit des Arzneimittels führen. Die kühlkettenpflichtigen Arzneimittel werden daher in Kühlboxen transportiert.

Vor Feuchtigkeit geschützt

Grundsätzlich müssen Arzneimittel in einem trockenen Raum gelagert werden. Einige Arzneiformen sind aber gegen Feuchtigkeitseinflüssen besonders empfindlich, sodass die vor Feuchtigkeit geschützte Lagerung als besonderer Lagerungshinweis auf der Verpackung aufgeführt ist. Hierzu zählen z. B. Brausetabletten, Trockengranulate oder Trockensäfte. Die Behältnisse dieser Arzneimittel, wie z. B. die Tablettenröhrchen bei Brausetabletten, sind stets dicht verschlossen zu halten, um ein Eindringen von Luftfeuchtigkeit zu vermeiden.

Vor Licht geschützt

Grundsätzlich müssen Arzneimittel vor intensivem Licht während der Lagerung geschützt werden. Einige Wirkstoffe sind aber gegen Lichteinflüsse besonders empfindlich, sodass die Arzneimittel während der Lagerung vor jeglichem Lichteinfluss zu schützen sind. Dies betrifft z. B. Arzneimittel, die Nifedipin, Furosemid, Haloperidol oder Clarithromycin als Wirkstoff enthalten. So führt schon die Einwirkung von Tageslicht über etwa eine Minute bei Nifedipin-Lösungen zu einem therapeutisch relevanten Wirkstoffverlust.

Auch bei der Entnahme bzw. der Applikation von Lösungen, die lichtempfindliche Arzneistoffe enthalten, muss auf einen ausreichenden Lichtschutz geachtet werden. Bei Infusionen kann dies durch die Verwendung von eingefärbten Infusionsschläuchen und eine Umhüllung der Infusionsflasche mit z. B. Aluminiumfolie erreicht werden. Tabletten mit lichtempfindlichen Wirkstoffen sind meist mit einem lichtundurchlässigen Farbüberzug versehen, der den Wirkstoff vor Lichteinflüssen schützt. Problematisch ist die Teilung dieser Tabletten, da hierdurch der Überzug zerstört wird, wodurch der Wirkstoff dem Tageslicht ausgesetzt ist. Geteilte Tabletten mit lichtempfindlichen Wirkstoffen sind daher vor Licht geschützt aufzubewahren.

- Die auf der Verpackung vorgeschriebenen Lagerbedingungen für ein Arzneimittel müssen unbedingt eingehalten werden.
- Falls keine besonderen Lagerbedingungen auf der Verpackung des Arzneimittels angegeben sind, ist das Arzneimittel in einem trockenen, belüfteten Raum unter Vermeidung von Fremdgerüchen, sonstigen Verunreinigungen (Kontaminationen) und intensivem Licht bei Raumtemperatur zu lagern. Die durchschnittliche relative Luftfeuchtigkeit liegt unter 60%.
- Als Raumtemperatur wird der Temperaturbereich von 15 °C bis 25 °C bezeichnet. Insbesondere im Sommer muss darauf geachtet werden, dass die Temperatur in Räumen, in denen Arzneimittel gelagert werden, nicht über 25 °C steigt!
- Kühlkettenpflichtige Arzneimittel müssen ununterbrochen bei +2 °C bis +8 °C aufbewahrt werden. Die in Kühlkisten zu transportierenden Arzneimittel müssen daher nach dem Eintreffen auf Station sofort in den Kühlschrank gelegt werden.
- Tabletten mit Arzneistoffen, die vor Licht geschützt werden müssen, dürfen, nachdem sie geteilt wurden, nicht bei Tageslicht aufbewahrt werden, da durch das Teilen der Tablette der vor Licht schützende Tablettenüberzug zerstört wird.
- Lösungen mit lichtempfindlichen Wirkstoffen müssen dem Patienten sofort verabreicht werden. Infusions- oder Injektionslösungen müssen während der Applikation vor Lichteinfluss geschützt werden.

Betäubungsmittel

Betäubungsmittel werden im Betäubungsmittelgesetz definiert und in Tabellen aufgeführt. Neben den Betäubungsmitteln sind in den Anhängen

Tabelle II.2. Krankenhausübliche Arzneistoffe, die unter das Betäubungsmittelrecht fallen

Arzneistoff	Handelspräparat
Alfentanil	z. B. Rapifen®
Buprenorphin	z. B. Temgesic®
Fentanyl	z. B. Durogesic®
Flunitrazepam	z. B. Rohypnol Amp. 2 mg (Rohypnol-Tbl. 1 mg gehören zu den sog. ausgenommenen Zubereitungen!)
Hydrocodon	z. B. Dicodid®
Levomethadon	z. B. L-Polamidon®
Midazolam-Hydrochlorid	z. B. Dormicum® 50 mg/10 ml Amp. (Dormicum® 15 mg/3 ml Amp. gehören zu den sog. ausgenommenen Zubereitungen)
Morphin-Hydrochlorid	z. B. Morphin Merck® Infusionslösung
Morphin-Sulfat	z. B. Capros®, MST®, MSI®
Opium	Opium-Tinktur DAB 8
Oxycodon	z. B. Oxygesic®
Pethidin-Hydrochlorid	z. B. Dolantin®
Piritramid	z. B. Dipidolor®

des BtM-Gesetzes auch die so genannten „ausgenommen Zubereitungen" aufgeführt. Hierbei handelt es sich um Arzneimittel, die einen als Betäubungsmittel eingestuften Wirkstoff in niedriger Dosierung enthalten. Ausgenommene Zubereitungen sich also Arzneimittelzubereitungen, die aufgrund des niedrigen Wirkstoffgehaltes bzgl. der missbräuchlichen Anwendung als weniger problematisch eingestuft wurden.

So sind z. B. laut BtM-Gesetz Arzneimittel mit einem Gehalt von bis zu 15 mg Midazolam-Base pro abgeteilter Arzneiform (hier die Ampulle) nicht als Betäubungsmittel einzustufen. Arzneimittel mit einem höheren Midazolam-Basegehalt sind aber dokumentationspflichtige Betäubungsmittel. Dies führt dazu, dass die 15 ml/3 ml Midazolam-Ampullen kein Betäubungsmittel sind, während die 50 mg/10 ml Ampullen zu den Betäubungsmittel zählen (Tabelle II.2).

Die Betäubungsmittel unterliegen der Betäubungsmittelverschreibungsverordnung (BtMVV). Diese Verordnung regelt den Umgang mit Betäubungsmitteln, wodurch einer missbräuchlichen Anwendung vorgebeugt werden soll. Nachfolgend werden die für die Praxis wesentlichen Aspekte der BtMVV kurz aufgeführt.

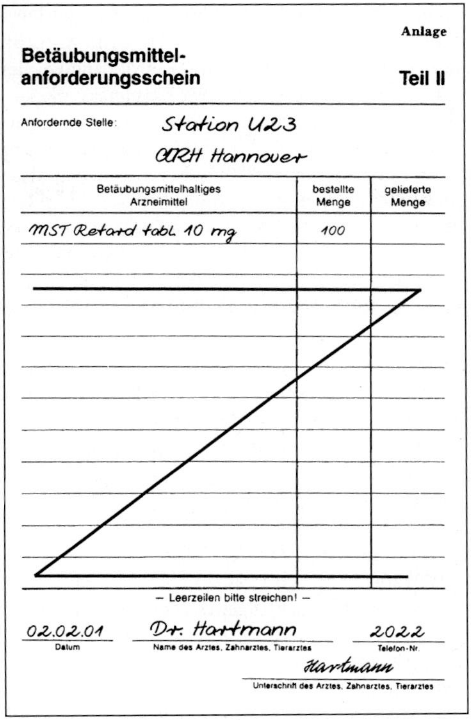

Anlage

Betäubungsmittel-anforderungsschein Teil II

Anfordernde Stelle: Station U23
OCRH Hannover

Betäubungsmittelhaltiges Arzneimittel	bestellte Menge	gelieferte Menge
MST Retard tabl. 10 mg	100	

– Leerzeilen bitte streichen! –

02.02.01 — Datum
Dr. Hartmann — Name des Arztes, Zahnarztes, Tierarztes
2022 — Telefon-Nr.
Hartmann — Unterschrift des Arztes, Zahnarztes, Tierarztes

Abb. II.1. BtM-Anforderungsschein mit einer beispielhaften Betäubungsmittelanforderung

Lagerung von Betäubungsmitteln

Betäubungsmittel müssen getrennt von den anderen Arzneimitteln in einem abgeschlossenen Betäubungsmittelschrank gelagert werden. Der Schlüssel muss so aufbewahrt werden, dass nur befugte Personen Zugang zum Betäubungsmittelschrank bekommen.

Anforderung von Betäubungsmitteln

Die Anforderung von Betäubungsmitteln erfolgt getrennt von den übrigen Arzneimitteln unter Verwendung eines dreiteiligen „BtM-Anforderungsscheins" (Abb. II.1).

Die Teile I und II des BtM-Anforderungsscheins werden in der Krankenhausapotheke vorgelegt, während Teil III beim verordnenden Arzt verbleibt. Nach der Belieferung der BtM-Anforderung verbleibt der Teil I des BtM-Anforderungsscheins in der Krankenhausapotheke.

Der Teil III des BtM-Anforderungsscheins muss über einen Zeitraum von 3 Jahren aufbewahrt werden. Bei fehlerhaften Verordnungen sind alle drei Teile des Anforderungsscheins aufzubewahren. Auf diese Weise wird eine lückenlose Aufbewahrung der durchlaufend nummerierten BtM-Anforderungsscheine gewährleistet.

Dokumentation des Betäubungsmittelbestandes auf Station

Zugang und Abgang müssen für jedes Betäubungsmittel getrennt im Betäubungsmittelbuch der Station dokumentiert werden (Abb. II.2). Hierbei sind folgende Angaben erforderlich:

- Zugang:
  - Datum des Zugangs
  - Krankenhausapotheke oder sonstige Herkunft
  - Zugang in g, mg, ml oder Stück
  - Neuer Bestand in g, mg, ml oder Stück
  - Name des Arztes
  - Nummer des Betäubungsmittelanforderungsscheins
- Abgang:
  - Datum des Abgangs
  - Patientenname oder sonstiger Verbleib (z. B. Vernichtung)
  - Abgang in g, mg, ml oder Stück
  - Neuer Bestand in g, mg, ml oder Stück
  - Name des Arztes

Vernichtung verfallener Betäubungsmittel

Aufgrund der Dokumentationspflicht über den Verbleib von Betäubungsmitteln dürfen verfallene BtM nicht einfach entsorgt werden. Vielmehr müssen diese BtM durch den Stationsarzt in Gegenwart von zwei Zeugen so vernichtet werden, dass eine missbräuchliche Verwendung ausgeschlossen werden kann. Die Vernichtung eines BtM muss im Betäubungsmittelbuch mit Angaben über Menge, Datum, Art der Vernichtungsweise und drei Unterschriften dokumentiert werden.

- Betäubungsmittel müssen unter Verschluss gelagert werden, sodass zu keinem Zeitpunkt Unbefugte Zugang zu diesen Arzneimitteln haben.

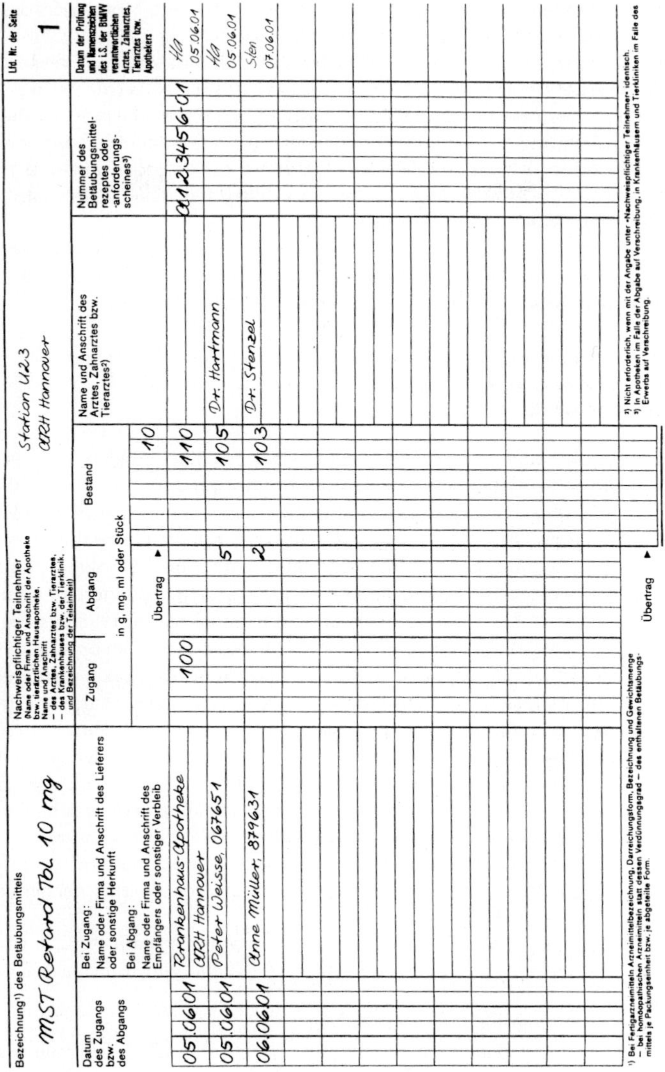

Bezeichnung[1]) des Betäubungsmittels: MST Retard Tbl. 10 mg

Nachweispflichtiger Teilnehmer (Name oder Firma und Anschrift der Apotheke bzw. tierärztlichen Hausapotheke, Name und Anschrift – des Arztes, Zahnarztes bzw. Tierarztes, – des Krankenhauses bzw. der Tierklinik, und Bezeichnung der Teileinheit): Station U23, ORH Hannover

Lfd. Nr. der Seite: 1

Datum des Zugangs bzw. des Abgangs	Bei Zugang: Name oder Firma und Anschrift des Lieferers oder sonstige Herkunft / Bei Abgang: Name oder Firma und Anschrift des Empfängers oder sonstiger Verbleib	Zugang (in g, mg, ml oder Stück)	Abgang (in g, mg, ml oder Stück)	Bestand (in g, mg, ml oder Stück)	Name und Anschrift des Arztes, Zahnarztes bzw. Tierarztes[2])	Nummer des Betäubungsmittelrezeptes oder -anforderungsscheines[3])	Datum der Prüfung und Namenszeichen des i.S. der BtMVV verantwortlichen Arztes, Zahnarztes, Tierarztes bzw. Apothekers
	Übertrag ►			10			
05.06.01	Krankenhaus-Apotheke ORH Hannover	100		110		0123456-01	Ha 05.06.01
05.06.01	Peter Weisse, 067651		5	105	Dr. Hartmann		Ha 05.06.01
06.06.01	Anne Müller, 879631		2	103	Dr. Stenzel		Sten 07.06.01
	Übertrag ►						

[1]) Bei Fertigarzneimitteln Arzneimittelbezeichnung, Darreichungsform, Bezeichnung und Gewichtsmenge – bei homöopathischen Arzneimitteln statt dessen Verdünnungsgrad – des enthaltenen Betäubungsmittels je Packungseinheit bzw. je abgeteilte Form.

[2]) Nicht erforderlich, wenn mit der Angabe unter »Nachweispflichtiger Teilnehmer« identisch.

[3]) In Apotheken im Falle der Abgabe auf Verschreibung, in Krankenhäusern und Tierkliniken im Falle des Erwerbs auf Verschreibung.

Abb. II.2. Seite eines BtM-Buches mit beispielhaften Einträgen von Zu- und Abgängen eines Betäubungsmittels

- Jeder Zugang oder Verbrauch von Betäubungsmitteln muss in das Betäubungsmittelbuch eingetragen werden.
- Verfallene Betäubungsmittel dürfen nicht einfach entsorgt werden, sondern müssen in Gegenwart von zwei Zeugen so vernichtet werden, dass eine missbräuchliche Anwendung ausgeschlossen ist. Die Vernichtung muss im Betäubungsmittelbuch dokumentiert werden
- Die Anforderung von Betäubungsmitteln erfolgt im Krankenhaus über BtM-Anforderungsscheine, von denen der Teil III drei Jahre lang aufbewahrt werden muss.
- Fehlerhaft ausgefüllte BtM-Anforderungsscheine dürfen nicht weggeworfen werden, sondern müssen komplett (Teil I–III) drei Jahre lang aufbewahrt werden.

Blutprodukte

Blutprodukte sind Arzneimittel, die menschliches Blut enthalten oder aus menschlichem Blut gewonnen werden. Die Verwendung von menschlichem Blut zur Gewinnung von Arzneimitteln ist grundsätzlich problematisch, da im Blut enthaltene Krankheitserreger in die Blutprodukte gelangen könnten. So kam es Ende der 80er-Jahre zum HIV-Skandal, als durch HIV verseuchte Blutprodukte Patienten mit AIDS infiziert wurden.

Als eine der Konsequenzen aus diesem Skandal wurde 1998 das sog. Transfusionsgesetz (TFG) verabschiedet, das die sichere Versorgung der Bevölkerung mit Blutprodukten zum Ziel hat. Ein für die Praxis wichtiger Aspekt dieses Gesetzes ist die Pflicht zur patienten- sowie chargenbezogenen Dokumentation des Verbrauchs von Blutprodukten. Durch diese Dokumentation können alle Patienten ausfindig gemacht werden, die mit einer bestimmten Charge eines Blutproduktes behandelt wurden. Dies ist von großer Bedeutung, wenn z. B. eine Charge evtl. mit einem Krankheitserreger verseucht war bzw. wenn ein Patient nach Gabe eines Blutproduktes als infiziert erkannt wurde. In diesen Fällen kann der Kreis der betroffenen Patienten unverzüglich ermittelt werden, sodass entsprechende Maßnahmen eingeleitet werden können.

Das Transfusionsgesetz verlangt im Rahmen der patienten- sowie chargenbezogenen Dokumentation die nachfolgend aufgeführten Angaben:

- Patientenidentifikationsnummer *oder*
  entsprechend eindeutige Angaben zu der zu behandelnden Person wie Name, Vorname, Geburtsdatum und Adresse
- Chargenbezeichnung des Blutproduktes
- Pharmazentralnummer (PZN-Nummer) *oder*
  Bezeichnung des Präparates, Name oder Firma des pharmazeutischen Unternehmers, Menge und Stärke
- Datum und Uhrzeit der Anwendung

Tabelle II.3. Krankenhausübliche Blutprodukte, die nach dem TFG der Dokumentationspflicht unterliegen

Gruppe	Beispiele	Handelspräparate
Zelluläre Blutbestandteile	Erythrozytenkonzentrate Granulozytenkonzentrate Thrombozytenkonzentrate Gefrorenes Frischplasma	
Blutgerinnungsfaktoren	Faktor VII	z. B. Faktor VII S-TIM 4 Immuno
	Faktor VIII	z. B. Beriate® HS
	Faktor VIII, v. Willebrand-Faktor	z. B. Haemate® HS
	Prothrombinkonzentrat PPSC (enthält die Faktoren III, VII, IX u. X)	z. B. Beriplex® P/N
	Faktor IX	z. B. Immunine S-TIM
Andere Plasmabestandteile	Antithrombin III	z. B. Kybernin® HS 500/1000
	Humanalbumin	z. B. Human-Albumin 20% Behring
	Gewebekleber (Fibrin)	z. B. Tissucol®
	Fibrinogen, gerinnungsfähig	z. B. Haemocomplettan®
Spezielle humane Immunglobuline	Anti-D-Immunglobulin	z. B. Partobulin Immuno
	Hepatitis-A-Virus-Immunglobulin	z. B. Gammagobulin A Immuno
	Zytomegalievirus-Immunglobulin	z. B. Cytoglobin®
	Hepatitis-B-Virus-Immunglobulin	z. B. Hepatect®
	Röteln-Immunglobulin	z. B. Röteln-Immunglobulin Behring
	Tetanus-Immunglobulin	z. B. Tetanobulin Immuno
	Tollwut-Immunglobulin	z. B. Berirab®
Humane Immunglobuline	Breites Spektrum an spezifischen Immunglobulinen	z. B. Octagam®, Polyglobin®, Gammaglobulin

Die Anwendung eines Blutproduktes am Patienten wird durch einen entsprechenden Eintrag in die Patientenakte dokumentiert. Dies kann handschriftlich oder durch Verwendung der den Blutprodukten beiliegenden Aufkleber geschehen (Tabelle II.3).

Neben der patientenbezogenen Dokumentation wird auch der Verbleib der Blutproduktchargen dokumentiert, sodass nachvollzogen werden kann, welche Station wann mit einer konkreten Charge eines Blutproduktes beliefert wurde. Da die Organisation dieser chargenbezogenen Dokumentation von Krankenhaus zu Krankenhaus unterschiedlich erfolgen kann (z. B. zentral durch die Krankenhausapotheke oder dezentral durch die Stationen), wird auf diesen Punkt im Rahmen dieses Kapitels nicht näher eingegangen. Neben den verbrauchten Blutprodukten muss auch der Verbleib nicht verwendeter Blutprodukte im Krankenhaus dokumentiert werden.

Die im Rahmen der patienten- und chargenbezogenen Dokumentation erhobenen Daten müssen mindestens 15 Jahre lang aufbewahrt werden.

- Die Anwendung von Blutprodukten muss sowohl patienten- als auch chargenbezogen dokumentiert werden.
- Auch der Verbleib von nicht angewendeten Blutprodukten unterliegt der Dokumentationspflicht.
- Die dokumentierten Daten müssen für mindestens 15 Jahre aufbewahrt werden.

Zytostatika

Zytostatika werden in erster Linie in der Krebstherapie eingesetzt. Es handelt sich um Substanzen, die die Entwicklung und Vermehrung von schnell wachsenden Zellen hemmen, indem sie die Zellteilung verhindern, stören, verzögern oder unterbrechen. Die Wirkung der Zytostatika ist hierbei aber nicht spezifisch, da die Angriffspunkte in normalen Zellen und in Tumorzellen die gleichen sind. Daher werden von der Therapie auch gesunde Zellen anderer Gewebe mit rascher Zellteilung betroffen. So muss beim Einsatz von Zytostatika mit zellschädigenden Wirkungen vor allem auf das Knochenmark, den Magen-Darm-Trakt und die Keimzellen gerechnet werden. Die Schädigungen können hierbei sowohl mutagener (erbgutschädigender), teratogener (fruchtschädigender) als auch kanzerogener (krebserzeugender) Natur sein. Die Zytostatika werden daher zu den sog. CMR-Arzneimitteln (**c**ancerogen, **m**utagen, **r**eproduktionstoxisch) gerechnet.

Zytostatika stellen somit auch für gesunde Menschen eine Gefahr dar. Dies gilt nicht nur für jene, die mit der Zubereitung von solchen Medikamenten zu tun haben, sondern auch für jene, die auf onkologischen Stationen arbeiten und dort auf die ein oder andere Weise mit Zytostatika in Berührung kommen. Schwangere Frauen dürfen daher grundsätzlich nach § 4 Mutterschutzgesetz nicht mit der Zubereitung, der Applikation und Entsorgung von Zytostatika beauftragt werden. Zur Minimierung der von Zytostatika ausgehenden Gefahren wurden in der TRGS (**t**echnische **R**egel für **G**efahr**s**toffe) 525 „Umgang mit Gefahrstoffen in Einrichtungen der humanmedizinischen Versorgung“ Arbeitsschutzanforderungen festgelegt, deren Zielsetzung die sichere Handhabung von Zytostatika ist.

Nachfolgend werden die wichtigsten Aspekte der TRGS 525 kurz dargestellt:

Zubereitung von Zytostatika

Aus Gründen des Arbeitsschutzes fordert die TRGS 525 die zentrale Zubereitung von Zytostatika z. B. in der Krankenhausapotheke, sodass in der Praxis die Zubereitung von Zytostatika auf Station keine Rolle mehr spielt.

Transport von Zytostatika

Der Transport der Zubereitungen muss in bruchsicheren, flüssigkeitsdichten und verschließbaren Behältnissen erfolgen. Die Transportbehältnisse sollen mit einem Hinweis wie z. B. „Vorsicht Zytostatika“ gekennzeichnet sein. In der Praxis werden spezielle verschließbare, bruchsichere Transportkassetten oder Einschweißbeutel eingesetzt. Unter solchen Transportbedingungen sind zusätzliche persönliche Schutzmaßnahmen nicht erforderlich.

Verabreichung von Zytostatika

Bei der Applikation von Zytostatika muss darauf geachtet werden, dass Zu- und Abläufe keine Undichtigkeiten aufweisen, die zu einer Verunreinigung (Kontamination) der Umgebung führen. Ansonsten sind besonders folgende Maßnahmen zu berücksichtigen:

- Verwendung von Schutzhandschuhen.
- Infusion:
  - Das Infusionsbesteck mit der jeweiligen Trägerlösung (ohne Zytostatika) auffüllen und entlüften.
  - Nachdem die Verschlusskappe am Kanülenanschluss wieder aufgesetzt und der Tropfenregler ganz zugedreht ist, mit diesem befüllten Infusionsbesteck die Zytostatikainfusion versehen.
  - Bei der Vorbereitung der Infusionen die geschlossenen Infusionsbestecke durch den Verschluss der Infusionsflaschen/-beutel stecken. Hierbei das Besteck von oben durch den Verschluss stecken, um bei heraustropfender Zytostatikalösung die Handschuhe nicht zu benetzen.
  - Infusionsbehältnisse und -systeme nach Gebrauch nicht trennen, sondern komplett entsorgen.

- Injektion:
  - Spritzen sorgfältig in Tupfer entlüften (Vermeidung von Zytostatika-Aerosolen).
  - Spritze und Kanüle nach Injektion nicht trennen, sonder komplett entsorgen.
  - Kein „Recapping" (das Wiedereinführen der Nadel in die Schutzkappe).

Entsorgung von Zytostatika

Zytostatikareste von Injektionen bzw. Infusionsreste sind als Sonderabfall in gekennzeichneten, ausreichend widerstandsfähigen, dichtschließenden Behältnissen zu sammeln und der Entsorgung zuzuführen.

Entsorgung von Patientenausscheidungen

Die Körperflüssigkeiten von Zytostatikapatienten werden nicht als Gefahrstoffe eingestuft, sodass für die Entsorgung der Patientenausscheidungen keine besonderen Arbeitsschutzmaßnahmen in der TRGS 525 festgelegt wurden. Lediglich für die Beseitigung und Entsorgung von Erbrochenem nach oraler Gabe und bei Ausscheidungen nach einer Hochdosistherapie sieht die TRGS 525 eine Gefährdungsmöglichkeit, die besondere Schutzmaßnahmen erfordert (s. unten: „Kontaminationen"). Aus arbeitshygienischen Gründen sollten aber bei der Entsorgung von Körperflüssigkeiten und Ausscheidungen generell mindestens Schutzhandschuhe getragen werden.

Verhalten bei Kontaminationen mit Zytostatika

Persönliche Schutzausrüstung (PSA). Jede onkologische Station hat ein Set an persönlicher Schutzausrüstung bereitzuhalten. Diese Schutzausrüstung ist zur Beseitigung von Zytostatikakontaminationen anzulegen (s. folgende Übersicht).

Kontamination des Fußbodens. Nach Anlegen der PSA ist die Verunreinigung durch das Zytostatikum unverzüglich sachgerecht zu beseitigen. Hierbei wird der geschnittene Zellstoff (oder Einmaltücher) auf die verunreinigte Stelle gelegt. Nachdem sich der Zellstoff vollgesaugt hat, wird er von der Seite her zusammengeknüllt und in ein dafür im PSA-Set vorgesehenes Abfallbehältnis entsorgt. Trockensubstanzen dürfen auf keinen Fall zusammengekehrt werden, da hierdurch Zytostatikastäube aufgewirbelt würden. In diesem Fall wird die Trockensubstanz zunächst befeuchtet und dann mit Zellstoff aufgenommen.

Zum Aufnehmen von verunreinigtem Glasbruch wird zunächst ein zusätzliches Paar Schutzhandschuhe übergezogen. Danach wird der Glasbruch mit Hilfe geeigneter Hilfsmittel aufgenommen.

Kontamination der Augen. Bei Spritzern in die Augen sind diese sofort mit reichlich Wasser oder isotonischer Kochsalzlösung mindestens 10 Minuten gründlich zu spülen. Danach ist umgehend ein Augenarzt aufzusuchen.

Kontamination der Haut und Schleimhaut. Bei Verunreinigungen der Haut bzw. der Schleimhaut ist die betreffende Stelle sofort mit reichlich fließendem, kalten Wasser zu spülen.

Kontamination der Patientenwäsche. Mit Zytostatika kontaminierte Patientenwäsche ist sofort zu wechseln. Dabei sind Schutzhandschuhe und Schutzkittel zu tragen. Die Wäsche ist wie infektiöse Wäsche zu behandeln und zu versorgen.

Persönliche Schutzausrüstung (PSA)

- Überschuhe
- Flüssigkeitsdichter Schutzkittel mit langem Arm und eng anliegendem Bündchen
- Schutzbrille
- Schutzhandschuhe
- Atemschutzmaske (Schutzstufe P2)
- Geschnittener Zellstoff in ausreichender Menge
- Aufnahme- und Abfallbehältnis
- Handschaufel

Paravasationen

Als Paravasation bezeichnet man das Ausdringen von Injektions- oder Infusionsflüssigkeit aus der Blutbahn in das Gewebe. Zytostatikaparavasationen sind besonders problematisch, da viele der Wirkstoffe eine lokal reizende bis nekrotisierende Wirkung besitzen, d. h. das Gewebe wird geschädigt oder abgetötet. In schweren Fällen kann diese Schädigung eine Amputation der betroffenen Extremität erfordern. Berichtet ein Patient während der Applikation eines Zytostatikums über Schmerzen, Rötung oder Schwellung im Bereich der Einstichstelle, so sind unverzüglich die nachfolgend aufgeführten Verhaltensregeln zu beachten.

- Sofortiges Stoppen der Infusion
- Sofortige Information des diensthabenden Stationsarztes
- Unverzügliche Einleitung von Sofortmaßnahmen:
  - Bei anliegender Nadel Aspiration von Paravasat aus dem Gewebe
  - Ruhigstellung der Extremität
  - Gabe lokaler, sofern vorhandener spezifischer Antidota

III Zubereitung und Verabreichung von Arzneimitteln

Interpretation ärztlicher Verordnungen

Die Übertragung der ärztlichen Verordnungen aus der Patientenakte in den Medikationsplan ist eine verantwortungsvolle Aufgabe, die von den Pflegekräften auf Station übernommen wird. Die Verordnungen werden in vielen Krankenhäusern, in denen noch keine elektronischen Patientenakten geführt werden, handschriftlich in die Patientenakte eingetragen. Die schlechte Leserlichkeit solcher Einträge kann schwerwiegende Folgen haben, so entstehen nicht selten Medikationsfehler während der Übertragung der Verordnungsdaten aus der Patientenakte in den Medikationsplan. Ein Grund hierfür ist die Tatsache, dass sich die Bezeichnungen sehr unterschiedlich zusammengesetzter Arzneimittel sehr ähneln können. Nachfolgend ist eine beispielhafte Tabelle mit solchen Arzneimitteln aufgeführt.

Handelspräparat 1	Handelspräparat 2	Erläuterung
Clinofem®	Clomifen®	Während Clinofem® als Gestagenpräparat eine empfängnisverhütende Wirkung besitzt, wird Clomifen zur Auslösung des Eisprungs eingesetzt.
Gluconorm®	Glurenorm®	Die beiden Handelspräparate werden zur Therapie des Diabetes mellitus eingesetzt, enthalten aber unterschiedliche Wirkstoffe: Gluconorm® – Glibenclamid und Glurenorm – Gliquidon
Prosiston®	Primosiston®	Die beiden Handelspräparate enthalten die gleichen Wirkstoffe, Primosiston® ist allerdings dreifach höher dosiert als Prosiston®.
Pulmicort®	Pulmicret®	Während Pumicort® ein inhalativ anzuwendendes Kortikoid (Budesonid) zur Asthmatherapie enthält, wird das in Pulmicret® enthaltene Acetylcystein als schleimlösendes Arzneimittel bei Erkältungen eingesetzt.

Tramal®	Traumeel®	Tramal® enthält das stark wirksame Analgetikum Tramadol, während Traumeel® ein homöopathisches Arzneimittel zur Therapie von Verletzungsfolgen ist.

Bei schlecht zu entziffernden Verordnungen dürfen daher auf keinen Fall Vermutungen angestellt werden. Vielmehr muss durch Rücksprache mit dem verordnenden Stationsarzt abgeklärt werden, welches Arzneimittel verordnet wurde.

Wichtig ist auch die Übertragung von Namenzusätzen bei verordneten Arzneimitteln, da diese in vielen Fällen einen Einfluss auf die Zusammensetzung des zu verabreichenden Arzneimittels haben.

Handelspräparat 1	Wirkstoffe	Handelspräparat 2	Wirkstoffe
Otriven®	Xylometazolin	Otriven® H	Cromoglycinsäure
Thomapyrin®	Acetylsalicylsäure Paracetamol Koffein	Thomapyrin® C	Acetylsalicylsäure Paracetamol Vitamin C
Decortin®	Prednison	Decortin® H	Prednisolon
Canesten®	Clotrimazol	Canesten® extra	Bifonazol
Beloc® Zok	Metoprolol	Beloc® Zok comp.	Metoprolol Hydrochlorothiazid

Die tägliche Dosierung kann in unterschiedlicher Weise angegeben werden. Bei Tabletten, Kapseln oder Zäpfchen sind die nachfolgenden Angaben üblich:

- ½ – 0 – 1: eine ½ Tablette morgens, mittags keine Tablette, abends 1 Tablette
- ½ – 0 – ½ – ½: jeweils eine ½ Tablette morgens, abends und zur Nacht

Alternativ kann die Angabe der Dosierung auch so erfolgen: 3-mal 1 Messbecher oder 2-mal 1 Tablette. Bei Angaben dieser Art muss abgeklärt werden, wann das Arzneimittel dem Patienten zu verabreichen ist, sofern dies nicht aus der Anordnung eindeutig hervorgeht.

Umsetzung ärztlicher Verordnungen

Die Umsetzung der ärztlichen Arzneimittelverordnungen durch die Pflegekräfte ist eine verantwortungsvolle und komplexe Aufgabe. Sie beginnt mit der Zusammenstellung und Austeilung der Medikamente und erstreckt sich über die Überwachung der Patienten bis hin zur Beobachtung von unerwünschten Arzneimittelwirkungen. Als Bindeglied zwischen Patient und Arzt nehmen die Pflegekräfte hierbei eine wichtige Aufgabe ein.

Die Zusammenstellung der Arzneimittel für einen Patienten erfolgt auf Basis der Krankenakte. Die ärztlichen Arzneimittelverordnungen werden dabei durch die Pflegekräfte in der Regel zunächst in einen Medikationsplan übertragen. Bei der Zusammenstellung und Austeilung der Arzneimittel muss genau darauf geachtet werden, dass die Zuordnung zum Patienten eindeutig gewährleistet ist, sodass jeder Patient auch die für ihn vorgesehenen Arzneimittel bekommt. Hierbei ist insbesondere zu beachten, dass der Patient die Medikamente von seinem Nachttisch nimmt. Ist er verwirrt, so muss das Pflegepersonal bei dem Patienten bleiben, bis er das Medikament geschluckt hat. Im Rahmen der Medikamentenausteilung sollte der Patient darüber hinaus genau über Art und Wirkung der Medikamente und häufig auftretende Nebenwirkungen unterrichtet werden. Bei dieser Aufklärung muss der Bildungsstand des Patienten sowie seine augenblickliche geistige Aufnahmefähigkeit berücksichtigt werden, die durch seine Erkrankung und sein Lebensalter erheblich eingeschränkt sein kann. Insbesondere bei älteren Patienten mit schlechtem Kurzzeitgedächtnis muss wiederholt über die Medikamente gesprochen werden. Die genaue Information des Patienten und die Klärung eventueller Fragen ist von entscheidender Bedeutung für die spätere Compliance des Patienten, die auch im Krankenhaus schlecht ist. Häufig nehmen die Patienten die ihnen verordneten Arzneimittel nicht, sondern werfen sie aus dem Fenster oder in die Toilette. Bleibt eine erwartete Medikamentenwirkung aus, so ist daher an erster Stelle an eine mangelnde Compliance des Patienten zu denken. Bei der Überwachung des Patienten nach der Arzneimittelausteilung sollte deshalb nicht nur auf unerwünschte Wirkungen, sondern auch auf Anzeichen der Arzneimittelwirkung geachtet werden. Wichtige Anhaltspunkte liefern hierbei:

- Die regelmäßige Kontrolle von Puls und Blutdruck (3-mal täglich), Temperatur (2-mal täglich) sowie Atmung (bei jedem Kontakt).
- Das Führen einer genauen Flüssigkeitsbilanz über ein- und Ausfuhrprotokolle
- Die genaue Beobachtung des Patienten, wobei auf z. B. Psyche (Depressionen?), Bewusstsein oder Schmerzäußerungen, die auch nonverbal sein können (verzerrte Gesichtszüge) geachtet werden sollte. Verhaltensauffälligkeiten des Patienten sind sofort dem Arzt mitzuteilen und zu dokumentieren.

Je nach Art der Medikation muss auf unerwünschte Arzneimittelwirkungen geachtet werden, so muss z.B. bei Antikoagulanzien mit einer erhöhten Blutungsgefahr gerechnet werden (Hämatome, Blut im Urin).

Bestellung von Arzneimitteln

Die im Krankenhaus benötigten Arzneimittel werden von der Krankenhausapotheke vorrätig gehalten und können über diese bezogen werden. Die Grundlage für Arzneimittelbestellungen ist hierbei die Arzneimittelliste des jeweiligen Krankenhauses. Diese Liste umfasst alle im Krankenhaus offiziell eingeführten Arzneimittel. Ob ein Arzneimittel eingeführt wird oder nicht, wird von der Arzneimittelkommission des Krankenhauses entschieden, der die verschiedenen Chefärzte sowie die Apotheker angehören. Zielsetzung dieser Kommissionssitzungen ist es, die Arzneimittelversorgung des Krankenhauses sicherzustellen, wobei gleichzeitig die Anzahl der eingeführten Arzneimittel möglichst klein gehalten wird, da ein zu breit gefächertes Arzneimittelsortiment unnötig hohe Kosten zur Folge hätte.

Arzneimittelbestellungen erfolgen daher auf Basis der Arzneimittelliste. Die von einer Station benötigten Arzneimittel werden auf Arzneimittelanforderungsbögen eingetragen. Nachdem der Anforderungsbogen von einem der Stationsärzte unterschrieben wurde, wird der Bogen an die Krankenhausapotheke geschickt. Diese stellt dann die bestellten Arzneimittel einer Station zusammen und liefert sie über den Hol- und Bringdienst des Hauses an die betreffende Station aus.

In Einzelfällen kann es erforderlich sein, dass ein Arzneimittel benötigt wird, das nicht auf der Arzneimittelliste des Hauses gelistet ist. In diesen Fällen erfolgt die Bestellung im Rahmen einer Sonderanforderung. Diese Sonderanforderung muss in der Regel vom Chef- bzw. Oberarzt unterschrieben sein und beinhaltet die Informationen zum Patienten sowie eine Begründung, warum die Therapie mit einem der gelisteten Arzneimittel nicht möglich ist. Diese Vorgehensweise soll die Anzahl der Sonderanforderungen soweit wie möglich begrenzen, da jedes nicht gelistete Arzneimittel einzeln über den pharmazeutischen Großhandel bestellt werden muss. Dies verursacht aber unverhältnismäßig hohe Kosten im Vergleich zum Bezug großer Stückzahlen gelisteter Arzneimittel.

Berechnung der zu verabreichenden Menge eines Arzneimittels

Die Berechnung der zu verabreichenden Menge eines Arzneimittels ist eine in der Praxis häufig auftretende Aufgabenstellung. Hierbei ist die Umrechnung der verschiedenen Volumen- bzw. Gewichtseinheiten von großer Bedeutung.

Volumina

- 1 Liter (l) = 1000 Milliliter (ml) bzw. 1000 Kubikzentimeter (cm^3)
  Beachte: Milliliter und Kubikzentimeter sind austauschbar

Gewichte

- 1 Kilogramm (kg) = 1000 Gramm (g)
- 1 Gramm (g) = 1000 Milligramm (mg)
- 1 Milligramm (mg) = 1000 Mikrogramm (µg)

Konzentrationsangaben können in Masse pro Volumen oder in Prozent angeben werden. In Fällen, in denen die zu verabreichende Wirkstoffmenge bekannt, die Konzentration aber in Prozent angegeben ist, muss die Prozentangabe in Masse pro Volumen ungerechnet werden, damit das zu verabreichende Volumen des Arzneimittels ermittelt werden kann.

Beispielberechnung

Ein Patient soll 240 g Glukose infundiert bekommen. Es stehen Infusionsflaschen mit 1000 ml einer 40%igen Glukoselösung zur Verfügung. Wie viele ml der Infusionslösung müssen infundiert werden?

1) Die Angabe 40% bedeutet, dass 40 g Glukose in 100 ml Infusionslösung enthalten sind.
2) Es sollen insgesamt 240 g infundiert werden. Das zu infundierende Volumen kann mittels Dreisatz berechnet werden:

$$\frac{?\,ml}{240\,g} = \frac{100\,ml}{40\,g} \qquad ?\,ml = \frac{100\,ml \cdot 240\,g}{40\,g} \qquad ?\,ml = 600\,ml$$

3) Es müssen also 600 ml der 40%igen Glukoselösung infundiert werden.

Die Masse eines Salzes oder einer Verbindung kann auch in Mol oder Val angegeben werden, wobei die Angabe in Val zwar nicht mehr zulässig ist, aber dennoch immer noch häufig verwendet wird.

Mol

- 1 Mol = 1000 Millimol (mMol)
- 1 Mol ist definiert als die *Molmasse.*

Die Molmasse kann dem Periodensystem entnommen werden. Sie beträgt z. B. für Kaliumchlorid (KCl) 74,56 g und setzt sich aus den Molmassen für Kalium (39,098 g) und für Chlor (35,457 g) zusammen. 1 Mol Kaliumchlorid entspricht also 74,56 g.

Val

- 1 Val = 1000 Millival (mVal)
- 1 Val ist definiert als *Molmasse geteilt durch wirksame Wertigkeit.*
- 1 Val = 1 Mol : wirksame Wertigkeit

Die Angabe einer Masse in Val unterscheidet sich von der Angabe in Mol lediglich durch die zusätzliche Berücksichtigung der wirksamen Wertigkeit. Bei Salzen oder Verbindungen mit einer wirksamen Wertigkeit von 1 sind die Angaben Val und Mol daher austauschbar! Dies trifft z. B. für das Kaliumchlorid zu, das eine wirksame Wertigkeit von 1 besitzt:

- 1 Mol Kaliumchlorid = 1 Val Kaliumchlorid

Hinweis: Das Molmasse sowie die Wertigkeit anderer Salze oder Verbindungen können in der Krankenhausapotheke erfragt werden!

Die Angabe der Konzentration in Val pro Liter bzw. mVal pro Liter ist zwar nicht mehr zulässig, wird aber immer noch häufig verwendet. Die Umrechnung von val pro Liter in g pro Liter ist daher für die Praxis nach wie vor relevant.

Beispielberechnung

Problemstellung: Ein Patient mit einer Hypokaliämie soll 35 mVal Kaliumchlorid (KCl) in 500 ml Glukose 5% über 12 Stunden infundiert bekommen.

1) Die Molmasse von Kaliumchlorid entspricht 74,56 g. Die wirksame Wertigkeit für Kaliumchlorid beträgt 1, sodass 1 Val Natriumchlorid 74,56 g entspricht.
2) Es sollen 35 mVal Kaliumchlorid infundiert werden. Die in der 5%igen Glukose zu lösende Masse Kaliumchlorid kann mittels eines Dreisatzes berechnet werden:

$$\frac{?\,g}{35\,mVal} = \frac{74{,}56\,g}{1000\,mVal} \qquad ?\,g = \frac{35\,mVal \cdot 74{,}56\,g}{1000\,mVal} \qquad ?\,g = 2{,}61\,g$$

3) Es müssen also 2,61 g Kaliumchlorid in 500 ml Glukose 5% gelöst werden. Zur Herstellung der Lösung stehen 20 ml Ampullen einer 7,45%igen Kaliumchloridlösung zur Verfügung, d. h. 100 ml Lösung enthalten 7,45 g Kaliumchlorid.

$$\frac{?\,ml}{2{,}61\,g} = \frac{100\,ml}{7{,}45\,g} \qquad ?\,g = \frac{2{,}61\,g \cdot 100\,ml}{7{,}45\,g} \qquad ?\,ml = 35\,ml$$

4) Es werden also 35 ml der 7,45% Kaliumchloridlösung zu den 500 ml Glukose 5% zugespritzt.

Eine weitere übliche Angabe für die Konzentration ist die Angabe in Mol pro Liter oder mMol pro Liter. Diese Konzentrationsangaben haben offiziell die alten Angaben in Val pro Liter bzw. mVal pro Liter ersetzt. Die Umrechnung dieser Konzentrationsangaben ist daher wichtig.

Beispielberechnung

Problemstellung: Ein Patient mit einer Hypokaliämie soll 35 mVal Kaliumchlorid (KCl) in 500 ml Glukose 5% über 12 Stunden infundiert bekommen.

1) Die wirksame Wertigkeit von Kaliumchlorid beträgt 1. Die Konzentrationsangaben mVal/l und mMol/l sind daher austauschbar.
2) Es sollen 35 mVal bzw mMol Kaliumchlorid infundiert werden. Es steht eine Kaliumchloridlösung mit einer Konzentration von 1 Mol/l zur Verfügung.

$$\frac{?\ ml}{35\ mMol} = \frac{1000\ ml}{1000\ mMol} \quad ?\ g = \frac{35\ mMol \cdot 1000\ ml}{1000\ mMol} \quad ?\ ml = 35\ ml$$

3) Es müssen also 35 ml der Kaliumchloridlösung (1 Mol/l) zu den 500 ml Glukose 5% zugespritzt werden.

Retardierte und unretardierte Arzneiformen

Die Retardierung von Arzneiformen führt zu einer verzögerten, gleichmäßigen Freisetzung des Wirkstoffes. Hierdurch wird eine langanhaltende Wirkung erreicht, sodass eine seltenere Einnahme des Arzneimittels ermöglicht wird. Die Retardarzneimittel enthalten daher auch eine deutlich höhere Wirkstoffmenge als vergleichbare Arzneiformen mit einer schnellen Wirkstofffreisetzung.

Die Aufhebung der Retardierung, z. B. infolge eines Zermörserns einer Retardtablette, führt zu einer raschen Freisetzung des gesamten enthaltenen Wirkstoffes, wodurch infolge einer Überdosierung vermehrt unerwünschte Arzneimittelwirkungen auftreten. Das Teilen, Zermörsern oder Suspendieren von Retardarzneiformen ist daher grundsätzlich problematisch und nur bei einigen wenigen Arzneimitteln möglich. Im Zweifelsfall sollte über die Krankenhausapotheke abgeklärt werden, ob ein konkretes Retardarzneimittel teilbar oder suspendierbar ist.

Arzneiformen zur oralen Anwendung

Die Arzneiformen zur oralen Anwendung können eine systemische oder eine lokale Wirkung entfalten. In der Regel lösen sich die Arzneiformen im Magen-Darm-Trakt auf, wodurch die Wirkstoffe freigesetzt werden.

Bei einer systemischen Wirksamkeit gelangen die Wirkstoffe über die Schleimhaut des Magen-Darm-Traktes in die Blutbahn. Wirkstoffe, die durch die Magensäure inaktiviert würden, werden in Form von magensaftresistenten Arzneiformen appliziert, die sich erst im Darm auflösen. Zu den oral anzuwendenden Arzneiformen zählen u.a. Tabletten, Kapseln, Säfte, Lösungen und Suspensionen.

- Die orale Einnahme fester Arzneiformen sollte immer in aufrechter Position mit mindestens 250 ml Wasser erfolgen.
- Magensaftresistente sowie retardierte orale Arzneimittel dürfen in der Regel nicht geteilt werden, sondern müssen unversehrt geschluckt werden.
- Trockenpräparate müssen vor Feuchtigkeit geschützt werden.
- Bei Trockensäften müssen die Art der Zubereitung, die besonderen Lagerhinweise (z. B. kühl lagern) sowie die begrenzte Haltbarkeit nach Herstellung des Saftes berücksichtigt werden.
- Säfte sind oft zuckerhaltig; dies muss bei Diabetikern berücksichtigt werden.
- Säfte mit stark wirksamen Inhaltsstoffen nur mit den dafür vorgesehenen Dosierhilfsmitteln dosieren – Teelöffel oder Esslöffel sind ungeeignet, da die Saftmenge zu stark variiert.
- Suspensionen müssen vor Gebrauch aufgeschüttelt werden, da sich der Wirkstoff schon nach kurzen Stehen auf dem Flaschenboden absetzt.
- Tropfflaschen mit Zentraltropfer müssen während des Tropfens senkrecht gehalten werden, während Flaschen mit Randtropfer geneigt zu halten sind. Während des Tropfens sind die Flaschen ruhig zu halten. Lediglich zu Beginn kann durch leichtes Klopfen auf den Flaschenboden das Antropfen beschleunigt werden.

Arzneiformen zur parenteralen Anwendung

Die parenterale Anwendung von Arzneiformen kann direkt in die Blutbahn (intravenös), in den Muskel (intramuskulär) oder unter die Haut (subkutan) erfolgen. Da bei der parenteralen Applikation das Arzneimittel direkt in die Blutbahn gelangt, gelten für diese Arzneimittel besonders strenge Anforderungen. So müssen diese Arzneimittel steril, pyrogenfrei sowie bei intravenöser Anwendung frei von Schwebstoffen sein. Die intravenöse Applikation ermöglicht einen schnellen Wirkungseintritt unter Umgehung des Magen-Darm-Traktes. Durch die intramuskuläre Applikation können Wirkstoffdepots gesetzt werden, durch die eine lang anhaltende Wirkung des Arzneimittels erzielt wird.

- Bei parenteralen Arzneimitteln, die aus Trockensubstanzen durch Zuspritzen eines Lösungsmittels hergestellt werden müssen, sind die Art der Zubereitung, die besonderen Lagerhinweise (z.B. kühl lagern) sowie die begrenzte Haltbarkeit nach Herstellung der fertigen Lösung zu berücksichtigten.
- Injektionslösungen, die nicht konserviert sind, müssen unmittelbar nach Anbruch appliziert werden. Restmengen sind zu verwerfen.
- Parenterale Arzneimittel in Mehrfachdosisbehältnissen müssen nach erstmaliger Entnahme oft kühl gelagert werden und besitzen nur noch eine beschränkte Haltbarkeit (Anbruchdatum anbringen!).
- Impfstoffe sind vor Wärme und Frost zu schützen. Dies gilt insbesondere für kühlkettenpflichtige Impfstoffe, die ununterbrochen vor Wärme und Frost geschützt sein müssen
- Insuline für Pens enthalten 100 Insulineinheiten pro ml (U-100), während die Insuline zum Aufziehen in Spritzen 40 Einheiten pro ml (U-40) enthalten. Die Pen-Insuline dürfen daher nicht mit den üblichen U-40-Spritzen, sondern nur mit U-100-Spritzen aufgezogen werden.
- In Benutzung befindliche Insulin-Pens ziehen Luft, wenn sie kalten Temperaturen ausgesetzt werden. Angebrochene Pens sollten daher nicht im Kühlschrank aufgewahrt werden. Falls ein Pen dennoch im Kühlschrank gelagert wurde, muss er vor der erneuten Anwendung entlüftet werden. Dazu hält man den Pen mit der Spitze senkrecht nach oben und betätigt den Injektionsmechanismus.

Arzneiformen zur inhalativen Anwendung

Arzneiformen zur inhalativen Anwendung entfalten in der Regel eine lokale Wirksamkeit in den Atemwegen. Die korrekte Applikation dieser Arzneiformen setzt die Mitwirkung des Patienten voraus, sodass dieser durch die Pflegekräfte genau über die richtige Handhabung dieser Arzneiformen informiert werden muss. Zu den typischen Arzneiformen zählen u.a. Dosieraerosole, Pulverinhalatoren oder Inhalationslösungen.

- Inhalationslösungen müssen streng hygienisch aufbewahrt werden, bei Mehrdosisbehältnissen sind die Aufbrauchfristen zu beachten!
- Das Inhalieren sollte grundsätzlich in aufrechter Position erfolgen.
- Pulverinhalatoren müssen bei der Anwendung völlig trocken sein.
- Bei der Applikation von Dosieraerosolen muss auf die richtige Koordination von Ventilbetätigung und Atmung geachtet werden. Der Patient muss entsprechend geschult werden und dem Pflegepersonal zeigen, dass er die Technik beherrscht.
- Die Ablagerung von Wirkstoffen in der Mundhöhle kann durch Verwendung eines Zusatzrohres (Spacers) herabgesetzt werden. Insbe-

sondere bei Glukokortikoiden sollte der Mund nach der Inhalation mit Wasser gründlich gespült werden.

Arzneiformen zur rektalen Anwendung

Arzneiformen zur rektalen Anwendung, werden in den After appliziert und können dort eine lokale oder systemische Wirkung entfalten. Die rektale Applikation von systemisch wirksamen Arzneimitteln empfiehlt sich z. B. bei bewusstlosen Patienten oder bei Patienten mit Schluckbewerden. Zu den typischen Arzneiformen zählen Zäpfchen, Salben, Cremes oder auch Klysmen.

- Mikroklysmen müssen mit zusammengedrücktem Füllkörper aus dem Analkanal gezogen werden.
- Salben und Cremes werden mit einem auf die Tube aufgeschraubten Applikatorrohr appliziert. Die Tube wird erst beim langsamen Herausziehen des Rohres entleert.
- Hartfettzäpfchen müssen unter 25 °C aufgewahrt werden, Rektalkapseln unter 30 °C.
- Torpedoförmige Zäpfchen gleiten seltener wieder aus dem Enddarm, wenn man sie mit der stumpfen Seite voran einführt.
- Tamponsuppositorien sollen einige Stunden im Analkanal verbleiben.

Arzneiformen zur vaginalen Anwendung

Arzneiformen zur vaginalen Anwendung, die sog. Vaginalia, werden in die Vagina appliziert und entfalten dort eine in der Regel lokale Wirksamkeit. Zu den typischen Vaginalia zählen Vaginalkapseln oder -tabletten bzw. Vaginalcremes oder -gele.

- Hartfettvaginalkugeln vor Temperaturen über 25 °C, Vaginalkapseln vor Temperaturen über 30 °C schützen.
- Vaginaltabletten sind vor Feuchtigkeit zu schützen und erst unmittelbar vor Gebrauch kurz in Wasser zu tauchen.
- Während der Schwangerschaft dürfen Vaginaltabletten und -gele nicht mit einem Applikator eingeführt werden.

Arzneiformen zur Anwendung am Auge

Arzneiformen zur Anwendung am Auge, die sog. Ophthalmika, werden in den Bindehautsack des Auges eingebracht und entfalten eine lokale Wirksamkeit. Da die Augen besonders empfindliche Organe sind, gelten für Ophthalmika hohe qualitative Anforderungen. So müssen Ophthalmika steril, gut lokal verträglich sowie frei von Schwebstoffen sein. Typische Arzneiformen sind Augentropfen und Augensalben, -cremes oder -gele. Durch die Anwendung von Salben, Cremes oder Gelen wird in der Regel eine längere Wirkung erzielt als mit Augentropfen.

- Augenarzneimittel müssen streng hygienisch gehandhabt werden.
- Pro Anwendung ist nur ein Tropfen oder ein 5–10 mm langer, dünner Gel- bzw. Salbenstrang in den Bindehautsack einzubringen.
- Die Verweildauer von Augenarzneimittel im Auge kann durch ein Unterdrücken des Lidschlages oder ein Abdrücken des Tränenröhrchens deutlich verlängert werden.
- Die Aufbewahrungshinweise und Aufbrauchfristen müssen bei Augenarzneimitteln streng eingehalten werden.
- Verschiedene Augenarzneimittel sollten am selben Augen nur mit einem zeitlichen Abstand von mindestens 10 Minuten angewendet werden.
- Vorsicht bei Kontaktlinsen! Dies gilt insbesondere für weiche Kontaktlinsen, in die sich Wirkstoffe einlagern können. Aber auch harte Kontaktlinsen müssen vor der Anwendung vieler Augenarzneimittel herausgenommen werden.

Arzneiformen zur Anwendung in der Nase

Arzneiformen zur nasalen Anwendung werden in die beiden Nasenhaupthöhlen eingebracht und entfalten ihre Wirksamkeit an der Nasenschleimhaut. Da diese empfindlicher als die normale Haut ist, gelten für Arzneiformen zur nasalen Anwendung besondere hygienische Anforderungen. Übliche Arzneiformen sind Nasentropfen, Nasensprays, Dosiersprays, Spüllösungen, Nasencremes, -salben oder -gele. In der Regel entfalten die nasal anzuwendenden Arzneimittel eine primär lokale Wirkung.

- Mehrdosisbehältnisse müssen mit dem Namen des Patienten versehen werden und ausschließlich bei diesem Patienten zur Anwendung kommen.
- Tropfpipetten und knautschbare Sprayflaschen sind zusammengedrückt aus der Nasenöffnung zu ziehen.
- Dosiersprühpumpen müssen vor erstmaliger Verwendung angesprüht werden, d. h. der Sprühkopf muss zunächst mehrmals betätigt werden, bis ein Sprühstrahl austritt.
- Ein zu rasches Abfließen von Nasentropfen kann durch ein Beugen und Schwenken des Kopfes verhindert werden.

- Bei systemisch wirksamen Nasensprühlösungen muss streng auf die exakte Ventilbetätigung und die Flaschenstellung geachtet werden, da sonst keine korrekte Dosierung gewährleistet ist.

Arzneiformen zur Anwendung im Ohr

Arzneiformen zur Anwendung im Ohr, sog. Otologika, werden in den äußeren Gehörgang eingebracht. Da die Haut im äußeren Gehörgang der normalen, äußeren Körperhaut entspricht, sind bei der Anwendung und Aufbewahrung von Otologika keine strengen hygienischen Richtlinien einzuhalten, wie sie z. B. für Augenarzneien erforderlich sind. Zu den üblichen Arzneiformen gehören Ohrentropfen, Spüllösungen, Ohrensalben sowie -cremes. Durch die Anwendung von Otologika wird in der Regel eine lokale Wirkung im Gehörgang erzielt.

- Otologika dürfen nur bei Patienten mit intaktem Trommelfell eingesetzt werden.
- Zur besseren Verträglichkeit sollten Ohrentropfen und Ohrenspüllösungen körperwarm angewendet werden.
- Beim Einträufeln von Ohrentropfen sollte die Krümmung des Gehörganges durch Zug an der Ohrmuschel ausgeglichen werden.
- Der Gehörgang sollte nicht in jedem Fall mit Watte verschlossen werden.

Arzneiformen zur Anwendung auf der Haut

Die Arzneiformen zur kutanen Anwendung können je nach Art der Wirkung in die lokal und in die systemisch wirksamen Arzneiformen unterteilt werden. Die klassischen Arzneiformen wie Salben, Cremes oder Pasten zählen in der Regel zu den lokal wirksamen Arzneiformen, während neuere Entwicklungen wie z.B. die transdermalen therapeutischen Systeme zu den systemischen Arzneiformen zählen.

Pasten, Salben, Cremes, Gele

Pasten, Salben, Cremes und Gele sind streichfähige Arzneimittelzubereitungen zum Auftragen auf die Haut. Das Ziel dieser lokalen (topischen) Applikation ist normalerweise eine hohe lokale Konzentration des Wirkstoffes, wobei die ins Blut gelangende Wirkstoffmenge in der Regel vernachlässigbar klein ist.

- Bei Rezepturarzneimitteln sind die Aufbewahrungshinweise und die oft kurzen Aufbrauchfristen zu beachten.
- Die Entnahme von Salben, Pasten oder Cremes aus Tuben sollte gleichmäßig von der Tubenfalz aus erfolgen. Hierbei ist darauf zu achten, dass die Tube im vorderen Bereich nicht eingedrückt wird.
- Die Entnahme von Salben, Pasten oder Cremes aus Kruken sollte stets mit einem keimarmen Salbenspatel erfolgen, um einer schnellen Verkeimung der Zubereitung vorzubeugen.
- Die mit topischen Arzneiformen behandelten Hautareale dürfen in der Regel nicht mit wasserdampfdichtem Material abgedeckt werden.

Transdermale therapeutische Systeme (TTS)

Die transdermalen therapeutischen Systeme nehmen eine Sonderstellung unter den auf der Haut anzuwendenden Arzneimitteln ein, da sie ihre Wirkung nicht auf, sondern über die Haut entfalten. Das heißt, die TTS geben aus einem Depot den Wirkstoff über die Haut in die Blutbahn ab, wodurch keine lokale, sondern eine systemische Wirkung erzielt wird. Inwieweit ein Wirkstoff über ein transdermales therapeutisches System verabreicht werden kann, hängt im Wesentlichen davon ab, ob der Wirkstoff in einem ausreichenden und vorhersagbaren Ausmaß durch die Haut in die Blutbahn gelangt. Der Vorteil der TTS ist eine langanhaltende Wirkung und ein gleichmäßiger Wirkstoffspiegel, der einer Infusion vergleichbar ist.

- Die TTS müssen unter 25 °C aufbewahrt werden, da höhere Temperaturen die Wirkstoffverteilung im Pflaster und damit die Wirkstofffreisetzung (Freisetzungskinetik) verändern können.
- Die TTS dürfen nur auf intakte Hautstellen geklebt werden, da bei verletzten Hautstellen die Barrierefunktion der Haut herabgesetzt ist, wodurch der Wirkstoff unerwünscht schnell in die Blutbahn übergehen kann.
- Des Weiteren sollte die Hautstelle glatt, möglichst unbehaart und sauber sein. Durch diese Anforderung wird gewährleistet, dass die komplette Fläche des Pflasters eng auf der Haut aufliegt. Dies ist wichtig, da die Wirkstofffreisetzung über die gesamte Pflasterfläche erfolgt und nur so die volle Wirksamkeit des Pflasters erreicht wird.
- Falls die Haut von Haaren befreit werden muss, sollte dies mit einer Schere geschehen. Auf ein Rasieren der Hautpartie sollte verzichtet werden, da dies zu Mikroverletzungen führen kann.
- Zur Vermeidung von Hautirritationen sollte das neue Pflaster beim Pflasterwechsel auf eine andere Hautstelle geklebt werden.

- Da das Wirkstoffdepot der gebrauchten TTS noch Restwirkstoffmengen enthält, müssen gebrauchte TTS sicher entsorgt werden.

IV Arzneimittelinduzierte Symptome und Erkrankungen

Im vorliegenden Kapitel sind Symptome und Krankheitsbilder, die durch verschiedene Medikamente verursacht werden können, organbezogen in alphabetischer Reihenfolge genannt. Ausführliche Erklärungen dazu finden sich in den Monographien der einzelnen Pharmaka. Ausgehend vom beobachteten Symptom soll das vorliegende Kapitel dazu verhelfen, ein eventuell ursächlich beteiligtes Medikament zu identifizieren.

Allergische Reaktionen und Überempfindlichkeitsreaktionen

Prinzipiell kann nahezu jedes Medikament allergische Reaktionen verursachen. Häufiger findet man dies bei folgenden Arzneistoffen bzw. Arzneistoffgruppen:

Angiotensinkonversionsenzymhemmer (z. B. Captopril), Acetazolamid, Acetylsalicylsäure, Allopurinol, Aminoglutethimid, Amphotericin B, Ampicillin, Barbiturate (z. B. Primidon), Carbimazol, Cephalosporine, Chinidin, Clofibrinsäurederivate, Clomethiazol, Dextrane, Ethambutol, Furosemid, Goldpräparate, Heparin, Histamin-H_2-Rezeptorantagonisten, Insulin, Isoniazid, Lokalanästhetika (Amid-Typ), nichtsteroidale Antirheumatika (z. B. Diclofenac), Nitroimidazole (z. B. Metronidazol), Paracetamol, d-Penicillamin, Penicilline, Phenothiazine (z. B. Promethazin), Phenprocoumon, Phenytoin, Praziquantel, Procainamid, Procarbazin, Propafenon, Pyrazinamid, Rifampicin, Streptokinase, Streptomycin, Sulfamethoxazol/Co-Trimoxazol, Sulfonylharnstoffe, Sulfasalazin, Trimethoprim, Thiamazol, Urokinase, Warfarin.

Atemwege

- **Asthmaanfall:** Acetylsalicylsäure, Betarezeptorenblocker, nichtsteroidale Antirheumatika
- **Bronchiale Hypersekretion:** Clomethiazol
- **Interstitielle Pneumonitis:** Bleomycin, Cyclophosphamid
- **Lungenfibrose:** Amiodaron, Bleomycin, Busulfan, Carmustin
- **Reizhusten:** Angiotensinkonversionsenzymhemmer

Augen

- **Akkommodationsstörungen:** Anticholinergika (z. B. Atropin), Antimalariamittel (z. B. Chloroquin), Benzatropin, Biperiden, Clomifen, Cyclophosphamid, Disopyramid, Insuline, Metixen, Neuroleptika (Phenothiazine), Parasympathomimetika (z. B. Acetylcholin, Carbachol, Pilocarpin), Pirenzepin, trizyklische Antidepressiva
- **Farbensehen (verändert):** Digitalisglykoside, Ethambutol
- **Glaukomanfall:** Anticholinergika (z. B. Atropin, Ipratropiumbromid), Glukokortikoide, Neuroleptika (Phenothiazine), trizyklische Antidepressiva (z. B. Amitriptylin, Imipramin)
- **Hornhautschäden/-trübung:** Amiodaron, Chloroquin, Cytarabin, Goldpräparate, Retinoide, Tamoxifen
- **Katarakt:** Glukokortikoide, Lovastatin, Retinoide
- **Konjunktivitis:** Cytarabin, Retinoide
- **Miosis:** Morphin, Parasympathomimetika (z. B. Acetylcholin, Carbachol, Pilocarpin)
- **Optikusschäden/-atrophie:** Amiodaron, Chloramphenicol, Chloroquin, Ethambutol, Glukokortikoide, Isoniazid, Östrogene, d-Penicillamin
- **Photophobie:** Cytarabin, Digitalisglykoside, Trimethadion, trizyklische Antidepressiva
- **Retinopathie/-toxizität:** Chinin, Chloroquin, Retinoide, Tamoxifen
- **Sehstörungen:** Chinidin, Chinin, Clomiphen, Digitalisglykoside, Ethambutol, Felbamat, Tamoxifen, Trimethadion, trizyklische Antidepressiva

Blut/Blutbildung

- **Agranulozytose/Granulozytopenie:** p-Aminosalicylsäure, Angiotensinkonversionsenzymhemmer (z. B. Captopril), Antimalariamittel (z. B. Pyrimethamin), Carbimazol, Chloramphenicol, Clozapin, Cytarabin, 5-Flucytosin, Ganciclovir, Glibenclamid, Goldpräparate (z. B. Auranofin), Histamin-H_2-Rezeptorantagonisten (z. B. Cimetidin, Ranitidin), Levomepromazin, Metamizol, Penicilline (z. B. Ampicillin), Phenytoin, Procainamid, Sulfasalazin, Sulfamethoxazol, Thiamazol, trizyklische Antidepressiva, Zidovudin, Zytostatika (z. B. Cyclophosphamid, 5-Fluorouracil)
- **Anämie (aplastisch):** Allopurinol, Busulfan, Carbimazol, Chloramphenicol, Cyclophosphamid, Felbamat, Glibenclamid, Goldpräparate, Histamin-H_2-Rezeptorantagonisten (z. B. Cimetidin, Ranitidin), Metamizol, Methotrexat, Phenobarbital, Phenytoin, Thiamazol, Valproat, Zidovudin
- **Anämie (hämolytisch):** Chinidin, Chinin, Chloramphenicol, Cyclophosphamid, Levodopa, Methyldopa, Neuroleptika (Phenothiazine),

Penicilline, Phenytoin, Rifampicin, Sulfamethoxazol, Sulfasalazin, Trimethoprim

- **Gerinnungsstörungen:** Cephalosporine (Hypoprothrombinämie), nichtsteroidale Antirheumatika, Penicilline, Valproat
- **Leukopenie:** Allopurinol, Aminogluthetimid, p-Aminosalicylsäure, Angiotensinkonversionsenzymhemmer, Asparaginase, Carbamazepin, Chloroquin, Clozapin, Cytarabin, 5-Flucytosin, Gabapentin, Histamin-H_2-Rezeptorantagonisten (z. B. Cimetidin, Ranitidin), Metamizol, Phenytoin, Primidon, Procarbazin, Sulfamethoxazol, Tamoxifen, Thiazide, Trimethoprim, trizyklische Antidepressiva, Valproat, Vinblastin, Vincristin, Vindesin
- **Leukozytose:** Carbamazepin, Lithiumsalze, Phenytoin
- **Megaloblastäre Anämie:** Antimalariamittel (z. B. Pyrimethamin, Proguanil), Cycloserin, Phenobarbital, Phenytoin, Primidon
- **Megaloblastose:** Cytarabin, Hydroxyurea, Methotrexat
- **Methämoglobinämie:** Lokalanästhetika (z. B. Lidocain, Prilocain), Primaquin, Sulfasalazin
- **Panzytopenie:** Antimalariamittel (Proguanil), Carbimazol, Histamin-H_2-Rezeptorantagonisten, Thiamazol
- **Thrombozytopenie:** p-Aminosalicylsäure, Busulfan, Carbamazepin, Chinidin, Chinin, Co-Trimoxazol, Cyclophosphamid, Cytarabin, 5-Flucytosin, 5-Fluorouracil, Ganciclovir, Goldpräparate, Heparin, Histamin-H_2-Rezeptorantagonisten (z. B. Cimetidin, Ranitidin), Hydrochlorothiazid, Levodopa, Methotrexat, Metimazol, Mitomycin, d-Penicillamin, Penicilline, Phenytoin, Rifampicin, Sulfamethoxazol, Tamoxifen, Trimethoprim, Valproat, Vinblastin, Vincristin, Vindesin

Endokrinum/Sexualfunktion

- **Amenorrhoe/Dysmenorrhoe:** Ciclosporin A, Gestagene (z. B. Medhydroxyprogesteronacetat), Opioide, Spironolacton
- **Brustspannung:** Antiandrogene, Cimetidin, Cyproteronacetat, Östrogene (z. B. Estradiolvalerat), Gestagene, Spironolacton
- **Erektions-/Ejakulationsstörungen:** Alpharezeptorenblocker (z. B. Prazosin, Phenoxybenzamin), Androgene, Betarezeptorenblocker (z. B. Propranolol), Clonidin, Guanethidin, Haloperidol, Methyldopa, Neuroleptika (z. B. Fluspirilen, Levomepromazin), Reserpin
- **Galaktorrhoe:** Domperidon, Haloperidol, Methyldopa, Metoclopramid, Neuroleptika (z. B. Fluspirilen, Levomepromazin)
- **Gynäkomastie:** Antiandrogene, Cimetidin, Cyproteronacetat, Digitalisglykoside, Domperidon, Levomepromazin, LH-RH-Analoga (z. B. Buserelin), Isoniazid, Ketoconazol, Metoclopramid, Omeprazol, d-Penicillamin, Spironolacton
- **Libidoabnahme/-veränderung:** Cimetidin, Clofibrat, Clonidin, Gabapentin, Gestagene (z. B. Medhydroxyprogesteronacetat), Guanethidin,

Methyldopa, Östrogene, Opioide, Phenytoin, Propranolol, Reserpin, Spironolacton
- **Virilisierung:** Androgene, Anabolika

Geschmack

- **Geschmacksstörungen:** Captopril, Enalapril, Metformin, Metronidazol, d-Penicillamin

Hautreaktionen

- **Akne:** Androgene, Ciclosporin A, Gestagene, Glukokortikoide, Isoniazid
- **Alopezie:** Antineoplastische Therapie (z. B. Vinca-Alkaloide), Bezafibrat, Clofibrat, Etoposid, Gestagene, Goldpräparate, Heparin, orale Antikoagulantien, Phenytoin, Retinoide, Thyreostatika (Propylthiouracil), Valproat
- **Erythema exsudativum multiforme/Stevens-Johnson-Syndrom:** Penicilline, Sulfamethoxazol/Co-Trimoxazol
- **Exfoliative Dermatitis:** Allopurinol, Barbiturate, Goldpräparate, Penicilline, Phenytoin
- **Flush:** Cabergolin, Kalziumantagonisten (Diltiazem, Nifedipin), Nikotinsäure, Nitrate
- **Hyperpigmentierung:** Bleomycin, Chloroquin, Glukokortikoide, Östrogene
- **Hypertrichose:** Glukokortikoide, Minoxidil, Phenytoin
- **Lupus-erythematodes-ähnliche Syndrome:** Isoniazid, Methyldopa, d-Penicillamin, Phenytoin, Procainamid, Sulfasalazin
- **Lyell-Syndrom:** Allopurinol, Barbiturate, Betalaktamantibiotika (Benzylpenicilline, Phenoxypenicilline), Carbamazepin, nichtsteroidale Antirheumatika (z. B. Piroxicam), Sulfamethoxazol/Co-Trimoxazol
- **Photosensibilisierung:** Amiodaron, Chloroquin, 5-Fluorouracil, nichtsteroidale Antirheumatika (z. B. Piroxicam), Retinoide, Sulfamethoxazol/Co-Trimoxazol, Sulfasalazin, Tetrazykline
- **Pruritus:** Allopurinol, Chloroquin, Gabapentin, Goldpräparate, Imidazole (z. B. Miconazol), Rifampicin, Valproat

Herz/Kreislauf

- **Angina pectoris:** Alpharezeptorenblocker (z. B. Phenoxybenzamin, Phentolamin), Nifedipin, Sumatriptan
- **Blutdruckabfall:** Amantadin, Kalziumantagonisten, Chinidin, Clomethiazol, Nikotinsäure, Neuroleptika (z. B. Clozapin), Nitroglycerin, Pra-

zosin, Propafenon, Streptokinase, trizyklische Antidepressiva (z. B. Imipramin)

- **Blutdruckanstieg:** Androgene, Glukokortikoide, Levodopa, Selegilin
- **Bradykardie:** Betarezeptorenblocker, Clonidin, Lokalanästhetika (z. B. Lidocain), Opioide, Reserpin
- **Herzinsuffizienz:** Amantadin, Betarezeptorenblocker, Disopyramid, Flecainid, Mexiletin, Propafenon, Verapamil
- **Kardiomyopathie:** Adriamycin, Daunorubicin, Epirubicin, Mitoxantron
- **Orthostatische Dysregulation:** Alpharezeptorenblocker, Amantadin, Bromocriptin, Clonidin, Diuretika, Dopaminagonisten (z. B. Cabergolin), Guanethidin, Methyldopa, Reserpin
- **Rhythmusstörungen:** Ajmalin/Prajmalin, Chinidin, Chloralhydrat, Daunorubicin, Digitalisglykoside, Flecainid, Guanethidin, Histamin-H_1-Rezeptorantagonisten (z. B. Terfenadin), Metixen, Mexiletin, Miconazol, Neuroleptika (z. B. Chlorpromazin, Fluphenazin), Procainamid, Propafenon, Sympathomimetika (z. B. Adrenalin, Noradrenalin), Theophyllin, trizyklische Antidepressiva
- **Tachykardie:** Alpharezeptorenblocker (z. B. Prazosin), β_2-Sympathomimetika (z. B. Salbutamol), Minoxidil, Nitrate, Theophyllin, trizyklische Antidepressiva
- **Thromboserisiko:** Bezafibrat, Clofibrat, Glukokortikoide, Östrogene, Diuretika

Leber/Galle

- **Cholestase:** Ajmalin/Prajmalin, Androgene (z. B. Testosteronenanthat, Testosteronundecanoat), Azathioprin, Carbamazepin, Ciclosporin A, Disopyramid, Erythromycin, Glibenclamid, Goldpräparate, Mercaptopurin, Neuroleptika (z. B. Promethazin), Östrogene, orale Antikoagulantien (z. B. Phenprocoumon), Phenytoin, Propafenon, Rifampicin, Sulfamethoxazol/Co-Trimoxazol, Thyreostatika (z. B. Thiamazol), trizyklische Antidepressiva (z. B. Amitriptylin, Clomipramin), Valproat
- **Fibrose:** Methotrexat, Retinoide
- **Gallensteinbildung:** Bezafibrat, Clofibrat
- **Hepatitis:** Alprazolam, Goldpräparate, Isoniazid, Ketoconazol, Methyldopa, Protionamid, Pyrazinamid, Rifampicin, Sulfamethoxazol/Co-Trimoxazol, Thyreostatika (z. B. Thiamazol), trizyklische Antidepressiva (z. B. Amitriptylin, Clomipramin),
- **Nekrose:** Carbamazepin, Ketoconazol, Mercaptopurin, Methotrexat, Paracetamol, Phenytoin, Valproat
- **Toxizität/Transaminasenanstieg:** Aminogluthetimid, p-Aminosalicylsäure, Amiodaron, Anthrazykline (z. B. Idarubicin), L-Asparaginase, Chloralhydrat, Cimetidin, Ciclosporin A, Disulfiram, Erythromycin, Felbamat, 5-Flucytosin, Ganciclovir, Gestagene, Glibenclamid, Imida-

zole (z. B. Ketoconazol, Miconazol), Isoniazid, Methotrexat, Methyldopa, Neuroleptika (z. B. Promethazin), nichtsteroidale Antirheumatika (z. B. Diclofenac, Indometacin), orale Antikoagulantien, Paracetamol, Protionamid, Pyrazinamid, Retinoide, Rifampicin, Sulfamethoxazol/Co-Trimoxazol, Valproat

Magen-Darm-Trakt

- **Appetitmangel:** p-Aminosalicylsäure, Antimalariamittel (z. B. Primaquin), Digitalisglykoside, Gestagene, Levodopa, Sulfasalazin, Theophyllin, Tocainid, Valproat
- **Blutungen:** Acetylsalicylsäure, Fibrinolytika (z. B. Streptokinase), Heparin, nichtsteroidale Antirheumatika, orale Antikoagulantien, Procarbazin
- **Diarrhöe:** p-Aminosalicylsäure, Amphotericin B, Anthelminthika (z. B. Mebendazol, Pyrantel), Antimalariamittel (z. B. Chloroquin), Antimetaboliten (Azathioprin, 5-Fluorouracil, Methotrexat), Benzbromaron, Bezafibrat, Cephalosporine, Clofibrat, Clonazepam, Cytarabin, Digitalisglykoside, Erythromycin, 5-Flucytosin, Goldverbindungen, Gyrasehemmer, Hydroxyurea, Ketoconazol, Levodopa, Lithium, Lovastatin, Metronidazol, Miconazol, Misoprostol, Nicotinsäure, Omeprazol, d-Penicillamin, Penicilline, Procarbazin, Reserpin, Sulfamethoxazol/Co-Trimoxazol, Sulfasalazin, Sulfonylharnstoffe, Triamteren, Valproat, Vitamin D
- **Gingivahyperplasie:** Ciclosporin A, Felodipin, Phenytoin
- **Kolitis, pseudomembranöse:** Aminoglykoside, Amoxicillin, Ampicillin, Bacitracin, Cephalosporine, Chloramphenicol, Clindamycin, Erythromycin, Gyrasehemmer, Imipenem, Metronidazol, Rifampicin, Tetrazykline, Vancomycin
- **Mundtrockenheit:** Amantadin, Anticholinergika (z. B. Biperiden, Bornaprin), Bromocriptin, Cabergolin, Clonidin, Disopyramid, Guanethidin, Histamin-H_1-Rezeptorantagonisten (z. B. Astemizol, Ketotifen, Pheniramin), Methyldopa, Metixen, Moxonidin, Neuroleptika (z. B. Clozapin), Pirenzepin, trizyklische Antidepressiva (z. B. Amitriptylin, Clomipramin), Urapidil
- **Nausea/Erbrechen:** Acetylsalicylsäure, Aciclovir, Allopurinol, Alpharezeptorenblocker (z. B. Phenoxybenzamin, Phentolamin), Amantadin, Amilorid, p-Aminosalicylsäure, Amphotericin B, Anthelminthika (z. B. Pyrantel), Antimalariamittel (z. B. Chloroquin, Primaquin), Antimetaboliten (z. B. Azathioprin, 5-Fluorouracil, Methotrexat), Benzbromaron, Bezafibrat, Bromocriptin, Chinidin, Cisplatin, Clofibrat, Clonazepam, Colestyramin/Colestipol, Cytarabin, Daunorubicin, Digitalisglykoside, Dinatriumcromoglycinsäure, Disopyramid, Dopamin, Erythromycin, Felbamat, 5-Flucytosin, Fusidinsäure, Ganciclovir, Gestagene, Goldpräparate, Hydroxyurea, Ketoconazol, Levodopa, Lithium, Lovastatin,

Metixen, Metronidazol, Miconazol, Misoprostol, Nedocromil, nichtsteroidale Antirheumatika, Nikotinsäure, Nitroglycerin, d-Penicillamin, Prazosin, Procainamid, Sulfamethoxazol/Co-Trimoxazol, Sulfasalazin, Sulfonylharnstoffe, Tetrazykline, Theophyllin, Tocainid, Triamteren, Trimethadion, Valproat, Vitamin D

- **Obstipation:** Biperiden, Bornaprin, Clonidin, Colestipol/Colestyramin, Disopyramid, Lovastatin, Metixen, Neuroleptika (z. B. Clozapin), Omeprazol, Opioide, trizyklische Antidepressiva (z. B. Amitriptylin, Clomipramin), Verapamil, Vincristin
- **Pankreatitis:** L-Asparaginase, Azathioprin, Furosemid, Metronidazol, Sulfasalazin
- **Steatorrhöe:** Colestipol/Colestyramin
- **Stomatitis:** Antimetaboliten (z. B. Azathioprin, 5-Fluorouracil, Methotrexat), Daunorubicin, Goldpräparate, Valproat
- **Ulzera:** Acetylsalicylsäure, Glukokortikoide, nichtsteroidale Antirheumatika, Reserpin

Muskel/Skelett/Zähne

- **Faszikulationen:** Sulpirid
- **Knochenreifung:** Androgene
- **Knorpelentwicklung:** Gyrasehemmer
- **Myasthenia-gravis-Syndrom:** d-Penicillamin
- **Myoklonie:** Levodopa
- **Myopathie:** Chloroquin, Colchicin
- **Osteoporose:** Glukokortikoide, Heparin
- **Rhabdomyolyse:** Clofibrinsäurederivate (z. B. Clofibrat, Bezafibrat); HMG CoA-Reduktasehemmer (z. B. Lovastatin), Glukokortikoide
- **Tremor:** β_2-Sympathomimetika, Lithiumsalze, Mexiletin, Theophyllin, Tocainid
- **Zahnverfärbungen:** Tetrazykline

Nervensystem

- **Amnesie:** Benzodiazepine (z. B. Alprazolam), Gabapentin, Phenytoin, Primidon
- **Ataxie:** Amiodaron, Benzodiazepine (z. B. Alprazolam), Carbamazepin, 5-Fluorouracil, Gabapentin, Lithium, Mexiletin, Nitroimidazole (z. B. Metronidazol), Phenytoin, Streptomycin, Tocainid, Trimethadion
- **Atemdepression:** Barbiturate, Benzodiazepine, Clomethiazol, Lokalanästhetika, Opioide
- **Extrapyramidale Störungen:** Metoclopramid, Neuroleptika (z. B. Flupentixol, Fluspirilen, Haloperidol)

- **Kopfschmerzen:** Ajmalin/Prajmalin, Amphotericin B, Anthelminthika (z. B. Praziquantel), Carbamazepin, Chloroquin, Clonidin, Dopamin-Agonisten (z. B. Cabergolin), Gabapentin, Gestagene, Glukokortikoide, Gyrasehemmer, Histamin-H_2-Rezeptorantagonisten (z. B. Cimetidin), Indometacin, Kalziumantagonisten (z. B. Felodipin, Nifedipin), Molsidomin, Nedocromil, Nitrate (z. B. Nitroglycerin), Östrogene, Phenytoin, Prazosin, Sulfasalazin, Theophyllin, Trimethadion, Vitamin D
- **Krampfanfälle:** Chloroquin, Cycloserin, Digitalisglykoside, Gyrasehemmer, Histamin-H_1/H_2-Rezeptorantagonisten, Isoniazid, Lithium, Lokalanästhetika (z. B. Lidocain, Procain), Mefloquin, Metixen, Metronidazol, Neuroleptika (z. B. Fluspirilen, Haloperidol, Levomepromazin), Penicillin G, Theophyllin, trizyklische Antidepressiva (z. B. Clomipramin)
- **Müdigkeit:** Anthelminthika (z. B. Praziquantel), Betarezeptorenblocker, Clonidin, Gabapentin, Histamin-H_1-Rezeptorantagonisten, Lithium, Lokalanästhetika (z. B. Lidocain), Phenytoin, Trimethadion, Vitamin D
- **Neuropathie/Neuritis:** Amiodaron, Ethambutol, Isoniazid, Levodopa, Metronidazol, d-Penicillamin, Vinca-Alkaloide (z. B. Vinblastin)
- **Parästhesien:** Amiodaron, Isoniazid, Metronidazol, Mexiletin, Tocainid
- **Paradoxe Reaktionen:** Barbiturate, Benzodiazepine
- **Schwindel:** Alpharezeptorenblocker (z. B. Prazosin), Carbamazepin, Chloroquin, Clonidin, Cycloserin, Digitalisglykoside, Dopaminagonisten (z. B. Cabergolin), Felbamat, 5-Fluorouracil, Gabapentin, Gyrasehemmer, Isoniazid, Lokalanästhetika (z. B. Lidocain), Methyldopa, Metixen, Metronidazol, Mexiletin, Minocyclin, Molsidomin, Nedocromil, nichtsteroidale Antirheumatika (Indometacin), Nifedipin, Nitrate, Streptomycin, Tiagabin, Verapamil
- **Sedierung/Benommenheit:** Alpharezeptorenblocker (z. B. Prazosin), Antiphlogistika (z. B. Indometacin), Benzodiazepine (z. B. Oxazepam), Betarezeptorenblocker, Carbamazepin, Clomethiazol, Clonidin, Histamin-H_1-Rezeptorantagonisten, Ketotifen, Lithium, Lokalanästhetika (z. B. Lidocain), Mexiletin, Moxonidin, Neuroleptika (z. B. Perazin, Promethazin), Opioide, Phenytoin, Reserpin, Tiagabin, trizyklische Antidepressiva (z. B. Amitriptylin)

Niere/Ableitende Harnwege

- **Akutes Nierenversagen**
  - **akute interstitielle Nephritis:** Allopurinol, Betalaktamantibiotika (Benzylpenicilline, Phenoxypenicilline), Cephalosporine, nichtsteroidale Antirheumatika (z. B. Indometazin, Piroxicam), Rifampicin, Sulfamethoxazol/Co-trimoxazol, Sulfasalazin
  - **akute Tubulusnekrose:** Aminoglykoside, Amphotericin B, Cephalosporine, Cisplatin, Ciclosporin A, Paracetamol

- **intratubuläre Obstruktion:** Methotrexat, Triamteren
- **prärenal:** Angiotensinkonversionsenzymhemmer (z. B. Captopril, Enalapril), Ciclosporin A, nichtsteroidale Antirheumatika

- **Glomeruläre Schädigung:** Angiotensinkonversionsenzymhemmer (z. B. Captopril), Goldpräparate, Hydantoinderivate, nichtsteroidale Antirheumatika, d-Penicillamin, Trimethadion
- **Harnverhalt/Miktionsbeschwerden:** Amantadin, Anticholinergika (z. B. Biperiden, Bornaprin), Disopyramid, Histamin-H_1-Rezeptorantagonisten, Neuroleptika (z. B. Levomepromazin, Perazin), Opioide, trizyklische Antidepressiva (z. B. Amitriptylin), Vincristin
- **Interstitielle Nephritis:** Acetylsalicylsäure, Allopurinol, Aminoglykoside, Cephalosporine, Ciclosporin A, Cisplatin, Co-trimoxazol, Lithium, Minocyclin, nichtsteroidale Antirheumatika, Paracetamol, Penicilline, Salicylate
- **Steinbildung:** Acetazolamid, Sulfamethoxazol/Co-trimoxazol, Sulfasalazin, Thiaziddiuretika, Triamteren
- **Zystitis (hämorrhagisch):** Cyclophosphamid, Ifosfamid

Ohren

- **Hörstörungen:** Aminoglykoside (z. B. Gentamycin, Tobramcin), Chinidin, Cisplatin, Erythromycin, Indometacin, Schleifendiuretika, Streptomycin
- **Tinnitus:** Chinidin, Chinin, Cisplatin, Salicylate, Streptomycin
- **Vestibularschäden:** Aminoglykoside (z. B. Gentamycin, Tobramycin), Indometacin, Streptomycin

Psyche

- **Abhängigkeit:** Barbiturate, Benzodiazepine, Opioide
- **Angstzustände/Depression:** Amantadin, Betarezeptorenblocker, Histamin-H_2-Rezeptorantagonisten, Östrogene, Glukokortikoide, Digitalisglykoside, Methyldopa, Reserpin
- **Euphorie:** Glukokortikoide, Histamin-H_1/H_2-Rezeptorantagonisten
- **Halluzinationen/Alpträume:** Amantadin, Anticholinergika (z. B. Atropin), Betarezeptorenblocker, Bromocriptin, Ethambutol, Histamin-H_2-Rezeptorantagonisten, Methyldopa
- **Psychosen:** Amantadin, Anticholinergika (z. B. Atropin), Cycloserin, Digitalisglykoside, Dopaminagonisten (z. B. Cabergolin), Glukokortikoide, Gyrasehemmer, Opioide, Sulfasalazin
- **Stimmungsschwankungen:** Dopaminagonisten (z. B. Cabergolin), Glukokortikoide, Methyldopa, Opioide, Tiagabin
- **Übererregbarkeit:** Amantadin, Betarezeptorenblocker, Gabapentin, Gyrasehemmer, Lokalanästhetika (z. B. Articain)

- **Verwirrtheit:** Bromocriptin, Cycloserin, Digitalisglykoside, Diuretika, 5-Fluorouracil, Glukokortikoide, Histamin-H_2-Rezeptorantagonisten (z. B. Cimetidin), Lokalanästhetika (z. B. Lidocain), Nitroimidazole (z. B. Metronidazol)

Stoffwechsel/Elektrolyte

- **Flüssigkeitsretention:** Androgene, Carbamazepin, Gestagene, Minoxidil, Vincristin
- **Gewichtszunahme:** Androgene, Gabapentin, Gestagene, Glukokortikoide, Ketotifen, Lithium, Sulfonylharnstoffe
- **Gichtanfall/Hyperurikämie:** Allopurinol, Benzbromaron, Ciclosporin A, Pyrazinamid, Schleifendiuretika (z. B. Furosemid), Thiaziddiuretika (z. B. Chlortalidon, Hydrochlorothiazid), Methotrexat
- **Hyperglykämie/Diabetes mellitus:** Ciclosporin A, Diazoxid, Glukokortikoide, Lovastatin, Nikotinsäure, Thiaziddiuretika
- **Hyperkaliämie:** Amilorid, Angiotensinkonversionsenzymhemmer (z. B. Captopril), Ciclosporin A, Spironolacton, Triamteren
- **Hypoglykämie:** Amphotericin B, Betarezeptorenblocker, Furosemid, Sulfonylharnstoffe, Thiaziddiuretika
- **Hypokaliämie:** Schleifen- und Thiaziddiuretika
- **Laktatazidose:** Biguanide
- **Ödembildung:** Amantadin, Gestagene, Glukokortikoide, Indometacin, Kalziumantagonisten (z. B. Diltiazem, Nifedipin), Östrogene
- **Schilddrüsenfunktionsstörung:** Amiodaron, Lithium

V Pharmakotherapie in der Geriatrie

Einleitung

Der ältere Patient ist im besonderem Maße auf die fachliche Kompetenz und die Zuwendung von Schwestern und Pflegern angewiesen. Mit dem Alter geht eine Einschränkung von Organfunktionen einher. Dies betrifft das Zentralnervensystem mit Gedächtnisstörungen oder Schlafstörungen, Depressionen und Demenz, die alle mit fortschreitendem Alter häufiger werden. Die Sinnesorgane werden in ihrer Funktion beeinträchtigt, angefangen von der einfachen Altersweitsichtigkeit hin bis zur Erblindung durch Makuladegeneration und von der leichteren Schwerhörigkeit bis zur Ertaubung. Diese Einschränkungen erfordern viel Geduld in der Pflege. Zahlreiche Erkrankungen nehmen mit dem Alter zu. So steigt die Anzahl der Tumorerkrankungen, und die Gelenkerkrankungen, insbesondere die Osteoarthrose, sind mit fortschreitendem Alter häufiger anzutreffen. Durch mangelnde Beweglichkeit sowie durch die Einschränkungen, die durch die Sinnesorgane gegeben sind, nehmen Kontakte mit der Umgebung, mit Freunden und der Familie ab. Neue Kontakte werden kaum noch geknüpft. Der Patient vereinsamt so immer mehr und seine Fähigkeiten zur Kommunikation nehmen ab. In dieser Situation erhalten die Kontakte mit Schwestern und Pflegern eine große Bedeutung und können dem Patienten das Leben wesentlich bereichern.

Die Lebenserwartung ist in den vergangenen Jahrzehnten erheblich angestiegen und die damit einhergehenden Erkrankungen, besonders des Bewegungsapparates, des kardiovaskulären und des Zentralnervensystems, nehmen zu. Entsprechend werden Praxen und Krankenhausabteilungen in der Inneren Medizin, aber auch in den chirurgischen Disziplinen, wie HNO- und Augenheilkunde, zunehmend von älteren Patienten belegt. Das Durchschnittsalter auf allgemeinen medizinischen Abteilungen ist auf über 70 Jahre gestiegen; in den geriatrischen Abteilungen liegen Patienten, die zwischen 80 und 100 Jahre alt sind. Die Tendenz ist weiterhin steigend, sodass im Jahr 2030 die über 65-Jährigen 30% der Bevölkerung, aber einen weitaus größeren Anteil der Patienten ausmachen werden. Damit rückt der ältere Patient in das Zentrum der pflegerischen Tätigkeit.

Die zahlreichen Erkrankungen bewirken, dass die Patienten entsprechend zahlreiche Medikamente erhalten. Die an den Nutzen der Verordnungen geknüpften Erwartungen von Arzt und Patienten sind hoch und oft unrealistisch. Dadurch bedingt kommt es zu einer sehr großen Anzahl von Verordnungen. So erhalten die über 70-jährigen Patienten, die zurzeit etwa 10% der Bevölkerung ausmachen, 50% aller Verordnungen von Herz- und Kreislaufmedikamenten und 30% der Antirheumatika. Man kann die Situation auch anders betrachten: 57% der über 65-Jährigen erhalten 1–3 verschreibungspflichtige Medikamente, 15% 4 und mehr und bei den über 80-Jährigen sind die Zahlen nochmals erhöht.

Gefährdungspotential älterer Patienten durch Arzneimittel

Eine besondere Gefährdung älterer Patienten durch Arzneimittel ist schon vor vielen Jahren erkannt und belegt worden. Dies ist zum Teil auch dadurch bedingt, dass die älteren Patienten mehrere Erkrankungen haben, die alle medikamentös behandelt werden. Auf diese Weise kommt es zum gleichzeitigen Einsatz von vielen verschiedenen Medikamenten, wie oben beschrieben. Jedes dieser Arzneimittel bringt seine eigenen unerwünschten Wirkungen mit sich. Darüber hinaus steigt die Anzahl der Arzneimittelinteraktionen an. Bedauerlich ist festzustellen, dass bei jüngeren Patienten etwa 15% an unerwünschten Arzneimittelwirkungen leiden, während es bei den 80-Jährigen jeder 4. Patient ist.

Diese unerwünschten Wirkungen sind bei den älteren Patienten keineswegs trivial, sondern es handelt sich oft um schwere Nebenwirkungen. Diese dokumentieren sich z. B. in der Anzahl der Krankenhausaufnahmen. In Allgemeinkrankenhäusern erfolgen 5% der Aufnahmen wegen unerwünschter Arzneimittelwirkungen, in geriatrischen Abteilungen jedoch sind es 10–15%. Auslösend können akute oder chronische Erkrankungen sein, die man zunächst gar nicht mit einer Arzneimittelwirkung in Verbindung bringen würde, wie z. B. ein Verkehrsunfall, verursacht durch die Einnahme eines Schlafmittels oder eines Tranquilizers, bzw. eine Hüftgelenksfraktur, verursacht durch einen Sturz nach Einnahme von Benzodiazepinen. Auch ein Schlaganfall nach Diuretika, eine Hirnblutung nach Gabe von Phenprocoumon oder eine Hyperkaliämie nach Gabe von Medikamenten, die das Kalium erhöhen und dann zu einer Dialyse Anlass geben, können ursächlich für die Krankenhausaufnahme sein.

Die häufigsten Medikamentengruppen, die Anlass zur Krankenhausaufnahme gegeben haben, sind:

- **Antihypertonika:** Schwindel, Stürze,
- **Diuretika:** Herzinfarkt, Schlaganfall, Hypokaliämie, Hyperkaliämie,
- **Digitalis-Präparate:** Herzrhythmusstörungen,
- **ZNS-wirksame Pharmaka:** Antiparkinson-Medikamente mit Übelkeit, Erbrechen und Diarrhöe); Antidepressiva mit Sedierung und anticholinergem Symptomkomplex, wie Harnsperre, Glaukomauslösung und Arrhythmien; Tranquilizer mit Stürzen, Autounfällen, Apathie und Demenz,
- **Analgetika, Antirheumatika:** Magen-, Darmblutungen, Ulzera, Perforationen, Arzneimittelinteraktionen, insbesondere mit Antihypertonika und Diuretika.

Die Fähigkeit älterer Patienten, die Auswirkungen von Arzneimitteln zu kompensieren, ist stark eingeschränkt. Eine leichte Gangunsicherheit, wie sie nach Tranquilizern, Schlafmitteln oder Antihypertonika auftritt, kann zum Sturz mit Hüftgelenksfraktur führen. Spätdyskinesien, wie sie bei zahlreichen Neuroleptika, wie z.B. Haloperidol, auftreten, sind öfter irreversibel. Eine durch Diuretika herbeigeführte Dehydratation führt bei den sowieso schon wenig trinkenden älteren Patienten zu Blutdruckabfall oder Thrombose.

In den letzten Jahren hat man zunehmend deutlicher erkannt, dass insbesondere die pharmakologische Blockade des parasympathischen Nervensystems (Nervus vagus) für die älteren Patienten verheerende Folgen hat. Diese Folgen werden als das anticholinerge Syndrom zusammengefasst und bestehen aus:

- trockenen Lippen, trockener Zunge,
- Schwierigkeiten zu sprechen und zu schlucken wegen trockenem Mund,
- Miktionsschwierigkeiten (folglich erhalten die Patienten häufig einen Katheter!),
- Gangunsicherheiten, die zu Stürzen aus nicht erkennbarem Grund führen,
- eingeschränktes Sehvermögen (unscharfes Sehen, weil die Pupille stark erweitert ist, sodass das Licht blendet, und weil das Auge wegen einer Akkommodationsstörung auf die entsprechende Entfernung nicht eingestellt werden kann),
- Tachykardien und Arrhythmien,
- Obstipation,
- Ängstlichkeit.

Diese Beschwerden und Symptome könnten auch alle eine andere Ursache haben als eine unerwünschte Arzneimittelwirkung. Es gibt aber eine Vielzahl von Medikamenten, die diesen Symptomkomplex auslösen können. An erster Stelle stehen Psychopharmaka und hier insbesondere die Neuroleptika, wie z. B. Flupentixol, Haloperidol, Fluspirilen. Diese Medikamente können neben dem anticholinergen Syndrom auch noch den Blutdruck senken und dadurch dazu beitragen, aus der Gangunsicherheit einen Sturz werden zu lassen. Antidepressiva wie Amitryptilin, Doxepin, Maprotilin und Nortriptylin sowie die den Nervus vagus blockierenden Medikamente, die bei der Behandlung des Morbus Parkinson eingesetzt werden, Benzatropin, Biperiden, Bornaprin und Trihexiphenidyl können das Syndrom auslösen.

Die oben geschilderten Symptome werden am ehesten vom Pflegepersonal beobachtet. Es ist sehr wichtig, dass diese Beobachtungen auch dem Arzt mitgeteilt werden, damit er entsprechende Maßnahmen ergreifen kann. Diese Maßnahmen bestehen darin, die Medikamente abzusetzen, die das anticholinerge Syndrom verursachen und, falls das nicht möglich ist, Medikamente zu wählen, die eine geringe anticholinerge Wirksamkeit entfalten. Dies könnte z. B. bei den Antidepressiva das Desipramin sein und bei den Neuroleptika Risperidon.

Für die Pflege ergibt sich die Notwendigkeit, im Falle einer nicht zu vermeidenden Therapie mit diesen Medikamenten dafür zu sorgen, dass die Patienten so wenig wie möglich unter den unerwünschten Wirkungen leiden. Dazu zählt die Bereitstellung von reichlich Flüssigkeit zum Trinken, die Verabfolgung von Nahrungsmitteln, die nicht sehr trocken sind und die nicht ausgiebig gekaut werden müssen, und die Beobachtung der Ausscheidung von Urin und Stuhl. Das wichtigste ist, den Arzt auf die Problematik hinzuweisen.

Die große Anzahl von unerwünschten Wirkungen bei älteren Patienten ist schon seit vielen Jahren bekannt und gut belegt. Eine Empfehlung der British Medical Association aus dem Jahre 1984 sagt: „Die erfolgreichste Methode, um eine Abnahme der unerwünschten Arzneimittelwirkungen bei älteren Patienten herbeizuführen, besteht in der *kritischen Durchsicht* aller Verordnungen und dem *Absetzen* aller nicht *unbedingt* notwendigen Verordnungen. Durch Polytherapie kann ein voll funktionsfähiger Mensch zu einem verwirrten, inkontinenten, bettlägerigen Patienten werden."

Die Ursachen für das häufige Auftreten von unerwünschten Arzneimittelwirkungen bei älteren Patienten sind mannigfach. An erster Stelle steht die Verordnung von nicht oder nicht mehr für den Patienten notwendigen Medikamenten. Häufig ist bei der Visite die Frage gerechtfertigt: „Braucht der Patient dieses Medikament noch?" Diese Frage kann von jedem aus dem Pflegeteam gestellt werden.

Neben der Überverordnung gibt es auch die Unterverordnung. So wird die Schmerztherapie bei älteren Patienten oft unzulässig vernachlässigt, weil die Patienten ihr Anliegen nicht mit großer Deutlichkeit und Vehemenz vortragen.

Veränderungen in der psychischen Verfassung des Patienten, die eine Therapie sinnvoll erscheinen lassen, oder Veränderungen in den Ausscheidungsgewohnheiten, wie z.B. eine Verstopfung, können dem Arzt entgehen. Jeder im Pflegeteam kann und soll auf die Probleme des Patienten aufmerksam machen.

Veränderte Pharmakodynamik bei älteren Patienten

Eine weitere Ursache für unerwünschte Wirkungen bei älteren Patienten besteht darin, dass diese auf Arzneimittel anders reagieren als jüngere Patienten. So gibt es nach Benzodiazepinen (z. B. Diazepam, Nitrazepam, Triazolam) bei manchen Patienten nicht die gewünschte Sedierung oder den Schlaf, sondern einen Erregungszustand.

Manche Medikamente können bei älteren Patienten unerwünschte Wirkungen zeigen, die bei jüngeren praktisch nicht vorkommen. So können Betarezeptorenblocker bei älteren Patienten Albträume auslösen und

Digitalis-Präparate zu Depressionen führen. Manche Medikamente wirken stärker, andere schwächer bei den älteren Patienten, so ist z. B. die Empfindlichkeit gegenüber Benzodiazepinen bei älteren Patienten gesteigert und die muskelrelaxierende Wirkung tritt verstärkt in Erscheinung. Dies bringt die Gefahr mit sich, hinzustürzen.

Veränderte Pharmakokinetik bei älteren Patienten

Von ganz besonders großer Bedeutung ist bei älteren Patienten die Art und Weise des Organismus, Arzneimittel aufzunehmen, zu verteilen und auszuscheiden. Bei fast allen Arzneimitteln ist die Aufnahme aus dem Darm bei älteren Patienten nicht wesentlich beeinflusst. Bei der Verteilung im Organismus ergeben sich Unterschiede zu jüngeren Menschen. Dies hängt damit zusammen, dass ältere Menschen, auch wenn sie an Körpergewicht nicht zunehmen, einen größeren Fettanteil haben. Bei Männern steigt der Fettanteil von 18 auf 36% und bei Frauen von 33 auf 45%. Medikamente, die sich überwiegend im Fett lösen, wie z. B. Diazepam, haben deswegen eine verlängerte Verweilzeit im Organismus. Medikamente, die sich besser im Wasser lösen, sind auch betroffen, weil das Körperwasser abnimmt. Dies betrifft insbesondere Antibiotika, wie Gentamycin und Tobramycin. Bei einer üblichen Dosierung treten bei älteren Patienten bereits sehr hohe Konzentrationen auf, die schädlich für Niere und Innenohr (Hörvermögen) sein können.

Die Leber spielt für eine Vielzahl von Arzneimitteln eine große Rolle, weil in ihr chemische Reaktionen ablaufen, die das Arzneimittel verstoffwechseln. Diese Veränderungen können einmal dazu führen, dass das Medikament über die Galle und dann über den Stuhl ausgeschieden wird oder dass es nach der Reaktion in der Leber über die Nieren ausgeschieden werden kann. Bei älteren Patienten nimmt der Leberblutfluss um ca. 50% ab, sodass weniger Medikament in die Leber gelangt. Außerdem nimmt die Lebergröße um etwa 30% ab, sodass auch nicht mehr so viele Leberzellen zur Metabolisierung der Arzneimittel zur Verfügung stehen. Auf diese Weise können Medikamente, die in der Leber biotransformiert werden, nicht mehr mit der gewohnten Geschwindigkeit eliminiert werden. Dies bedeutet, dass die Medikamente sich im Organismus ansammeln und Effekte und unerwünschte Wirkungen verstärkt auftreten. Dem muss durch eine Anpassung in der Dosis gegengesteuert werden. Das Ausmaß der Einschränkung der Leberleistung durch fortschreitendes Alter ist individuell sehr unterschiedlich. Es gibt auch keinen Laborparameter, der die Leistung der Leber in Bezug zum Arzneimittelmetabolismus anzeigt. Deswegen sind Arzt und Pflegepersonal in besonderem Maße gefordert, Zeichen der Überdosierung rechtzeitig zu erkennen.

Auch die Nierenfunktion nimmt im Laufe des Lebens ab. Hier ist allerdings eine Abschätzung der Nierenfunktion mit Hilfe der Bestimmung der Kreatinin-Clearance oder einer Abschätzung der Kreatinin-Clearance auf der Basis des Plasmakreatininwertes möglich. Etwa ab dem 60. Lebensjahr wird die Nierenfunktion messbar schlechter. 80-Jährige haben im Durchschnitt etwa 35–50% ihrer Nierenausscheidungsleistung eingebüßt. Die interindividuellen Schwankungen sind auch hier erheblich und erfordern, dass man die Nierenfunktion misst. Dies ist deswegen so wichtig, weil etwa 50% aller Arzneimittel teilweise oder überwiegend renal eliminiert werden. Bei diesen Medikamenten verzeichnen wir eine deutliche Zunahme der Verweildauer im Organismus bei älteren Patienten. Dies muss durch eine Dosisberechnung für den individuellen Patienten berücksichtigt werden. Voraussetzung ist natürlich, dass man weiß, wie viel Prozent eines Medikamentes über die Nieren eliminiert werden. Diese Information ist zu finden in Frölich u. Kirch, Praktische Arzneitherapie, Springer-Verlag 2000 oder im Internet unter:

www.med.uni-heidelberg.de/med/innereVI/abteilung.html.

Spezielle Probleme einiger Medikamente

Im Folgendem soll noch eine Reihe von Medikamenten aufgelistet werden, bei denen es im Krankenhaus immer wieder zu Problemen kommt und die deswegen besonderer Aufmerksamkeit erfordern.

Analgetika/Antipyretika können Magenulzera, Magen-/Darmblutungen oder auch Perforationen verursachen. Das Risiko, eine derartige Komplikation zu erleiden, ist für die über 80-Jährigen um das 50fache gegenüber jüngeren Patienten erhöht. Deswegen sollten diese Patienten zugleich einen Säuresekretionshemmer erhalten und die Therapie so kurz wie möglich gehalten werden. Die sorgfältige Beobachtung der Stuhlausscheidungen ist bei den NSAR (nichtsteroidales Antirheumatikum, wie Diclofenac, Ibuprofen und Acetylalicylsäure) besonders wichtig, da gastrointestinale Blutungen häufig vorkommen. Handelt es sich um die Behandlung reiner Schmerzzustände, so braucht man nicht auf ein NSAR zurückzugreifen, sondern es genügt ein reines Schmerzmittel, wie z.B. Paracetamol, Tilidin oder Tramadol. Auch können NSAR bei diesen älteren Patienten verstärkt zu Ödemen führen und die Nierenfunktion beeinträchtigen.

Bezüglich der **Psychopharmaka** ist es bei den älteren Patienten besonders gravierend, wenn sich die kognitive Funktion verschlechtert. Dies kann durch Benzodiazepine, aber auch durch Neuroleptika und Antidepressiva bewirkt werden, von denen diese unerwünschten Wirkungen bekannt sind. Bemerkenswert ist, dass aber auch Medikamente, die bei jüngeren Patienten eine derartige Wirkung nicht entfalten, wie Digoxin, Cimetidin, Lithium und Phenytoin, bei älteren Patienten diese unerwünschten Effekte hervorrufen.

Manche **Neuroleptika** lösen neben dem anticholinergen Syndrom (s. oben) auch ein Parkinsonoid aus. Diese unerwünschte Wirkung sieht der parkinsonschen Erkrankung verblüffend ähnlich, sodass der Patient oft als Parkinson-Patient medikamentös und erfolglos behandelt wird. Die Neuroleptika Flupentixol, Haloperidol und Fluspirilen führen häufig zu einem Blutdruckabfall, der zu Schwindel und Stürzen Anlass geben kann.

Diuretika wirken bei älteren Patienten verzögert. Deshalb sollte auf eine abendliche Dosis möglichst verzichtet werden, damit der Patient nicht nachts aufstehen muss. Ältere Patienten sind besonders durch die Volumenabnahme nach Diuretikagabe gefährdet und können mit Bewusstseinseintrübung, Herz- und Hirninfarkt sowie Nierenversagen reagieren. Auch besteht die Gefahr einer orthostatischen Hypotonie.

Betarezeptorenblocker und ACE-Hemmer sind in ihrer Pharmakokinetik bei älteren Patienten fast immer verändert. Deswegen kann es bei älteren Patienten sehr viel länger dauern, ehe die volle Wirkung einer bestimmten Dosis erreicht ist. So ist der antihypertensive Effekt von Atenolol bei jüngeren Patienten fast vollständig am zweiten Tage nach Therapiebeginn eingetreten. Bei älteren Patienten, bei denen die Halbwertszeit sehr stark verlängert ist, weil die Nierenfunktion abnimmt, kann es sehr viel länger dauern, ehe die volle Wirkung zu verzeichnen ist. Das bedeutet, dass die pharmakologische Wirkung von Tag zu Tag zunimmt, obwohl die Dosis gleich geblieben ist.

Bei allen **Medikamenten, die den Blutdruck** beeinflussen, wie Diuretika, Betablockern, ACE-Inhibitoren, AT_1-Rezeptorantagonisten und Neuroleptika, ist es extrem wichtig, den Blutdruck des Patienten nicht nur im Liegen, sondern auch im Stehen zu messen. Häufig wird man dann feststellen, dass der Blutdruck im Stehen sehr viel niedriger ist als im Liegen (orthostatische Reaktion) und nicht selten wird dem Patienten schwindelig werden. Geschieht dies ohne Beisein einer Schwester oder eines Pflegers, z. B. nachts, so kann der Patient stürzen und sich schwer verletzen.

Zusammenfassende Hinweise für Schwestern und Pfleger

Wichtige Voraussetzung für eine erfolgreich Arzneitherapie ist die Compliance des Patienten. Die Compliance wird wesentlich durch die Patientenaufklärung verbessert. Er muss wissen, zu welchem Zweck er ein bestimmtes Medikament erhält. Jeder im Pflegeteam kann den Patienten beim Verständnis zur Arzneitherapie behilflich sein. Eine Wiederholung der Erklärungen bei älteren Patienten kann nicht schaden, da die Vergesslichkeit, auch bedingt durch die Fremdheit der Materie, erheblich ist. Ältere Patienten erfordern eine besondere Aufmerksamkeit in Bezug auf die Registrierung von erwünschten und unerwünschten Arzneimittelwirkungen. Ältere Patienten haben oft Schwierigkeiten, die Medikamente den Packungen zu entnehmen. Immer häufiger sieht man auch im Krankenhaus, dass Patienten mit ganzen Arzneimittelpackungen versehen werden. Hier ist es wichtig zu kontrollieren, dass der Patient das Medikament auch tatsächlich der Packung entnehmen kann. Weiterhin haben ältere

Patienten Schwierigkeiten, die Arzneimittel zu schlucken. Hier ist es notwendig, Flüssigkeit anzubieten und den Patienten zu ermuntern, nicht nur einen kleinen Schluck mit der Tablette zu nehmen, sondern die Tablette sicher aus Mund und Speiseröhre in den Magen zu befördern, indem ein ganzes Glas Wasser nachgetrunken wird. Bei der Beobachtung der Arzneimittelwirkungen kommt dem Pflegepersonal eine erhebliche Bedeutung zu. Wichtig ist bei allen Medikamenten, die den Blutdruck beeinflussen, wie Diuretika, Antihypertonika und Neuroleptika, den Blutdruck häufig im Liegen und im Stehen zu messen. Innerhalb des Pflegeteams sollten alle Auffälligkeiten freimütig erörtert werden. In diesem Rahmen können auch Fragen zu Indikationen, unerwünschten Wirkungen und Therapiealternativen besprochen werden.

VI Medikamenteninduzierte Verfärbung von Urin und Fäzes

In den folgenden zwei Tabellen VI.1 und VI.2 sind die wichtigsten Pharmaka- bzw. Medikamentengruppen, die eine Verfärbung von Urin und Fäzes verursachen, zusammengestellt.

Tabelle VI.1. Pharmaka, die die Urinfarbe verändern können

Pharmaka/Pharmakagruppe	Farbveränderung
Aminopyrin	Rot
Amitriptylin (Saroten®)	Blau-grün
Antipyrin	Gelb bis rot
Cascara (Legapas®)	Braun bei saurem Urin, gelb/rosa bei alkalischem Urin, schwarz bei länger stehendem Urin
Chinin (Limptar®)	Braun bis schwarz
Chloroquin (Resochin®)	Rostgelb bis braun
Kohlepräparate (Kohle Compretten®)	Schwarz
Dantrolen (Dantamacrin®)	Rosa bis rot oder rotbraun in alkalischem Urin
Daunorubicin (Daunoblastin®)	Rot
Deferoxamin (Desferal®)	Rötlich
Dimethylsulfoxid (DMSO, Rheumabene®)	Rötlich aufgrund einer Hämoglobinurie
Doxorubicin (Adriblastin®)	Rot
Ethoxazorutosid (Hepasteril A®)	Orange bis orange-rot
Eisensalze (z. B. Ferrosanol®)	Schwarz
Furazolidon (Nifuran Ovula®)	Rostgelb bis braun
Indigokarmin	Blau oder grün
Indometacin (Amuno®)	Grün, aufgrund einer Biliverdinämie
Levodopa (Madopar®)	Dunkel, wenn länger stehend in Hypochloridlösung/[a]
Methocarbamol (Ortoton®)	Dunkel bis braun, schwarz oder grün bei länger stehendem Urin
Methyldopa (Presinol®)	Dunkel, wenn länger stehend in Hypochloridlösung/[a]
Methylenblau (Methylenblau Vitis®)	Blau oder grün

Tabelle VI.1. Pharmaka, die die Urinfarbe verändern können (Forts.)

Pharmaka/Pharmakagruppe	Farbveränderung
Metronidazol (Clont®)	Dunkel
Mitoxantron (Novantron®)	Blau oder grün
Nitrofurantoin (Furadantin®)	Rostgelb bis braun
Phenacetin	Dunkelbraun bis schwarz bei länger stehendem Urin
Phenazopyridin (Urospasmon®)	Orange bis orange-rot
Phenol (intravenös)	Grün
Phenolphtalein (Agarol®)	Rosa bis rot bei alkalischem Urin
Phenothiazine	Rosa bis rot bis rotbraun
Phenytoin (Phenhydan®)	Rosa bis rot bis rotbraun
Primaquin	Rostgelb bis braun
Riboflavin (z. B. B2-ASmedic®)	Gelb fluoreszierend
Rifampicin (z. B. Rifa®)	Leuchtend rot, orange
Senna (z.B. Agiolax®)	Gelbbraun bei saurem Urin, rosa bis rot bei alkalischem Urin, braun bei länger stehendem Urin
Sulfasalazin (Azulfidine®)	Orange-gelb bei alkalischem Urin
Sulfonamide (Antibiotika)	Rostgelb bis braun
Tolonium (Toluidinblau®)	Blau-grün
Triamteren (z. B. in Dytide H®)	Blau-floureszierend
Warfarin (Coumadin®)	Orange

[a] Hypochlorid entsteht in Toilettenschüsseln bei vorherigem Gebrauch von oxidativen Reinigungsmitteln.

Tabelle VI.2. Pharmaka, die die Farbe der Fäzes verändern können

Pharmaka/Pharmakagruppe	Farbveränderung
Antazida (Aluminium-hydroxidhaltig)	Weißlich oder gesprenkelt
Antibiotika (peroral)	Grünlich, grau
Antikoagulantien (z.B. Marcumar®)	Rosa bis rot, schwarz/[a]
Dantrolen (Dantamacrin®)	Bräunliche Maserierung der Rektumschleimhaut
Diathiazanin	Grün bis blau
Eisensalze (z. B. Ferrosanol®)	Schwarz
Heparin (Liquemin®)	Rosa bis rot bis schwarz/[a]
Indocyanin grün	Grün
Indometacin (Amuno®)	Grün aufgrund einer Biliverdinämie

Tabelle VI.2. Pharmaka, die die Farbe der Fäzes verändern können (Forts.)

Pharmaka/Pharmakagruppe	Farbveränderung
Nichtsteroidale Antirheumatika	Rosa bis rot bis schwarz/[a]
Oxyphenbutazon (Tanderil®)	Rosa bis rot bis schwarz/[a]
Phenazopyridin (Urospasmon®)	Orange, rot
Phenylbutazon (Butazolidin®)	Rosa bis rot bis schwarz/[a]
Rifampicin (z. B. Rifa®)	Rot, orange
Salicylate, speziell Acetylsalicylsäure	Rosa bis rot bis schwarz/a
Senna (Sennatin®)	Gelb
Wismuthaltige Präparate (Bismofalk®)	Schwarz, grünlich-schwarz

[a] Diese Verfärbung kann eine intestinale Blutung anzeigen.

Spezielle Therapieempfehlungen

1 Therapie kardiovaskulärer Erkrankungen

1.1 Antihypertensiva, Antianginosa und Pharmaka zur Therapie der Herzinsuffizienz

Generelle Empfehlungen. Antihypertensiva werden eingesetzt, um erhöhte Blutdruckwerte (>140/90 mg/Hg) zu senken bzw. zu normalisieren. Mit den Medikamenten wird das Symptom Bluthochdruck (arterielle Hypertonie), nicht dessen Ursache behandelt. Die Therapie wird deshalb als eine symptomatische, aber nicht kausale bezeichnet. Die Bereitschaft des Patienten zur Zusammen- und Mitarbeit (Compliance) ist Voraussetzung, um auf lange Sicht den Bluthochdruck gut einzustellen und Folgeschäden am Herzkreislaufsystem und den Nieren zu verhindern.

Der Beginn oder das Ende sowie die Dosisanpassung einer bluthochdrucksenkenden (antihypertensiven) Therapie sollten niemals ohne ärztliche Überwachung erfolgen. Arzt und Patient müssen auf die rechtzeitige Wiederverschreibung der Medikation achten, um das Auftreten eines so genannten „Rebound-Phänomens“ zu vermeiden. Dabei kommt es nach dem Absetzen eines Medikaments zu einer überschießenden Reaktion, in diesem Fall zu einem überschießenden Blutdruckanstieg.

Häufig treten Wechselwirkungen zwischen Antihypertensiva und anderen, gleichzeitig verabreichten Medikamenten auf. Die antihypertensiven Substanzen können in ihrer Wirkung abgeschwächt (z. B. nichtsteroidale Antirheumatika) oder verstärkt (z. B. weitere blutdrucksenkende Substanzen wie Nitrate oder Neuroleptika) werden. Als Nebenwirkungen der Antihypertensiva sind häufig Müdigkeit, Schwindel und Benommenheit zu beobachten. Die Fahrtüchtigkeit und Tätigkeiten, die erhöhte geistige Aufmerksamkeit erfordern, können somit beeinträchtigt werden. Gleichzeitiger Alkoholgenuss bzw. die Einnahme beruhigender, dämpfender (sedierender) Mittel können die genannten unerwünschten Effekte verstärken, insbesondere beim Aufrichten des Patienten aus sitzender oder liegender Position.

Die überwiegende Anzahl der Bluthochdruckpatienten (Hypertoniker) leidet an einer leichten bis mittelschweren Form. Meistens können diese mit einer salzarmen Diät und der Gabe eines Diuretikums in niedriger bis mittlerer Dosierung (z. B. Chlortalidon 25–50 mg/Tag) zur Erhöhung der Harnausscheidung gut behandelt werden. Zur salzarmen Diät gehört es, stark salzhaltige Nahrungsmittel wie Pökelfleisch (Kassler), gesalzene Nüsse oder Büchsennahrung zu vermeiden. Beim Kochen darf nur wenig gesalzen werden.

Viele Antihypertensiva vermindern die Ausscheidung von Natrium. Um dieser Natriumretention entgegenzuwirken, können Diuretika in niedriger Dosierung zusätzlich gegeben werden. Falls das Diuretikum allein nicht ausreichend wirksam ist, hat sich die Kombination aus einem Diuretikum und einem Betarezeptorenblocker bewährt.

Unter den vielfältigen Empfehlungen zur bluthochdrucksenkenden Therapie findet das Schema der Deutschen Liga zur Bekämpfung des hohen Blutdrucks in den deutschsprachigen Ländern besondere Beachtung (Abb. 1.1 und Übersicht).

Empfehlungen zur Behandlung der Bluthochdruck- (hypertensiven) Krise (Deutsche Liga zur Bekämpfung des hohen Blutdruckes e.V. 2001)

Es gibt zurzeit keine überzeugenden Hinweise für die Überlegenheit eines bestimmten Medikamentes. Deshalb richtet sich die Auswahl in erster Linie nach dem klinischen Bild, den bekannten Einschränkungen für die Anwendung des Mittels, den Begleitumständen und der persönlichen Erfahrung des Arztes.

A Behandlung durch den Hausarzt. Mittel der Wahl sind:
- 1,2 mg **Nitroglycerin** als Spray oder Kapsel. Wirkungseintritt innerhalb weniger Minuten. Wiederholung der Gabe möglich. Mittel der Wahl beim Lungenödem (Flüssigkeitsansammlung in der Lunge), bei instabiler Angina pectoris (anfallsartig schmerzhaftes Engegefühl im Brustkorb mit zunehmendem Schweregrad) und Herzinfarkt (Gewebsuntergang des Herzmuskels infolge mangelnder Durchblutung der Herzkranzgefäße)
- Die orale Gabe von 5 mg **Nifedipin** oder **Nitrendipin** in einer vom Körper schnell aufzunehmenden (resorbierbaren) Form. Wirkungseintritt innerhalb weniger Minuten. Wiederholung der Gabe möglich. Die Behandlung ist nicht angezeigt (kontraindiziert) bei instabiler Angina pectoris und Herzinfarkt
- 25 mg **Urapidil** i.v. Wirkungseintritt nach 10 min. Als Nebenwirkungen können Kopfschmerzen oder die Missempfindung eines verstärkten Herzschlages (Palpitationen) auftreten. Wiederholung der Gabe möglich
- 0,075 mg **Clonidin** langsam i.v. Wirkungseintritt nach etwa 10 min. Als Nebenwirkung eine Beruhigung (Sedation), Dämpfung, aber auch die Minderung der Reaktionsfähigkeit des Patienten beobachtet. Wiederholung der Gabe möglich

B Behandlung in der Klinik
- Die unter A aufgeführten Maßnahmen werden in gleicher Weise auch als Erstmaßnahmen in der Klinik angewandt. Bei Bewusstseinsstörungen (Vigilanzstörungen), unzureichender Wirkung oder schnellem Wiederanstieg des Blutdruckes kommen intravenöse Dauerinfusionen mit **Nitroglycerin** sowie alternativ mit **Clonidin**, **Urapidil** und **Dihydralazin** in Frage. In jedem Fall ist eine Intensivüberwachung des Patienten erforderlich

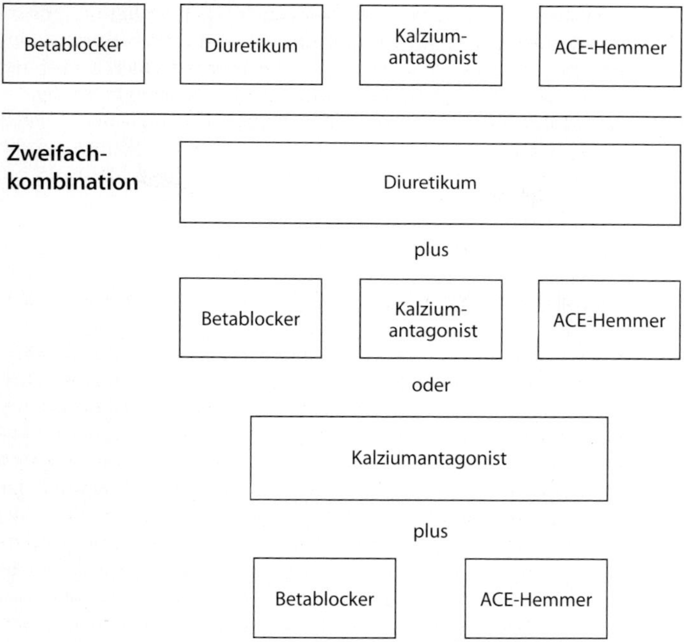

Abb. 1.1. Möglichkeiten der medikamentösen Bluthochdrucktherapie (Deutsche Liga zur Bekämpfung des hohen Blutdruckes e.V. 2001)

- Liegt keine Kontraindikation vor, wie beispielsweise eine bereits bestehende Minderung der Körperflüssigkeit (Dehydratation), empfiehlt sich stets die zusätzliche Gabe von 20–40 mg **Furosemid** i.v. Bei einer Einschränkung der Nierentätigkeit (Niereninsuffizienz) und Überwässerung muss auf eine möglichst intensive Ausscheidung (Diurese), gegebenenfalls durch Gabe höherer Dosen von Furosemid, geachtet werden
- Ein Behandlungsversuch mit Urapidil 25 mg i.v. empfiehlt sich, wenn der Erfolg der bisherigen Behandlung nicht befriedigt. Ebenso, wenn ein Phäochromozytom (Adrenalin- und Noradrenalin-produzierender Tumor des Nebennierenmarks) nicht sicher ausgeschlossen ist. Spricht der Patient auf die Urapidil-Injektion gut an oder ist ein Phäochromozytom nachgewiesen, muss die Therapie mit Phenoxybenzamin oder postsynaptischen Alpha1-Blockern fortgesetzt werden. Bei Tachykardie (starker Beschleunigung des Herzschlages) sind zusätzlich Betarezeptorenblocker zu verabreichen

- Bei einer hochgradigen Einschränkung der Nierenfunktion (präterminale oder terminale Niereninsuffizienz) mit Überwässerung können Blutdruckkrisen oder schwere Dauerhypertonien manchmal nur durch **Hämodialyse** bzw. **Hämofiltration** beherrscht werden
- Sobald der Blutdruck ausreichend eingestellt ist und der Zustand des Patienten es erlaubt, wird die intravenöse Medikamentengabe auf eine orale Dauertherapie umgestellt

Betarezeptorenblocker

Propranolol (Hydrochlorid) — Dociton®, verschiedene andere

Indikationen. Propranolol ist ein Betarezeptorenblocker und die Referenzsubstanz für eine Vielzahl von später auf den Markt gekommenen Pharmaka der gleichen Gruppe (Tabelle 1.1). Propranolol ist für die Behandlung der arteriellen Hypertonie, der koronaren Herzkrankheit (Angina pectoris), von Herzrhythmusstörungen mit hoher Schlagfrequenz (z. B. Vorhofflimmern und -flattern), Schilddrüsenüberfunktion und zur Prophylaxe von Migräneattacken geeignet. Verantwortlich für den blutdrucksenkenden Effekt ist eine Senkung der Kontraktionskraft des Herzens, der Herzfrequenz und des Herzminutenvolumens. Für die therapeutische Wirkung bei Angina pectoris ist die Senkung des kardialen Sauerstoffverbrauchs ausschlaggebend, die durch die Verminderung der Herzarbeit zustande kommt und zu einer Verbesserung der Belastbarkeit des Herzens führt. Die Verzögerung der Erregungsüberleitung von den Vorhöfen in die Kammern ist bei Vorhofflimmern und -flattern wesentlich.

Pharmazeutische Zubereitung. Tabletten zu 10 mg, 25 mg, 40 mg, 80 mg und 160 mg (retardiert); Ampullen zu 1 mg für die intravenöse Verabreichung; Fixkombinationen mit Hydrochlorothiazid und anderen Diuretika.

Wirk- und Eliminationsverhalten. 90–95% der maximalen blutdrucksenkenden Wirkung wurden in den ersten Therapietagen erreicht. **Wirkungseintritt:** Der volle blutdrucksenkende Effekt ist meist erst nach mehreren Wochen erreicht. Propranolol wird rasch und vollständig nach oraler Gabe resorbiert. **Stoffwechsel/Ausscheidung:** Das Pharmakon wird zum größten Teil in der Leber verstoffwechselt. Bereits bei der ersten Leberpassage werden große Mengen inaktiviert, sodass letztlich nur zwischen 5 und 30% der oral verabreichten Dosis in den Blutkreislauf gelangen und damit hinsichtlich des erwünschten Effektes zur Verfügung stehen. Nur 1–4% werden als unverändertes Propranolol im Urin ausgeschieden. Die **Eliminationshalbwertszeit** ($t_{1/2}$) von Propranolol beträgt 4–6 h, kann jedoch bei Patienten mit chronischen Lebererkrankungen auf 10–20 h ansteigen.

DOSIERUNG

Erwachsene. Initial werden peroral 10–20 mg 6-stündlich gegeben, wobei die Dosis schrittweise bis zum Erreichen des erwünschten Effekts gesteigert wird. Obwohl bei der Hypertonie Dosen von mehr als 1 g täglich verwendet wurden, dürften 480 mg die vernünftig vertretbare Obergrenze darstellen. Bei der Behandlung der Angina pectoris sollte die Gabe in der Regel verteilt auf drei Tagesdosen bis zum Erreichen des erwünschten Effekts (Schmerzfreiheit, Besserung der Belastungstoleranz) gesteigert werden. Bei der Therapie von kardialen Arrhythmien ist es das Ziel, einen regelmäßigen Sinusrhythmus oder eine Kammerfrequenz von weniger als 100 Schlägen/min bzw. die Stabilisierung der hämodynamischen Situation (bei Vorhofflimmern oder -flattern) zu erreichen. Gibt man Propranolol in unretardierter Zubereitung, ist in der Regel eine 3-mal tägliche Dosierung sinnvoll (3-mal 20 mg, 3-mal 40 mg oder 3-mal 80 mg/Tag). Bei höheren Dosen oder in Retardformulierung kann Propranolol auch 2-mal täglich gegeben werden (z. B. 2-mal 120 mg oder 160 mg). Bei der Postmyokardinfarktprophylaxe werden peroral 160–240 mg Propranolol täglich auf 2–3 Dosen verteilt. Bei der **intravenösen Verabreichung** werden 1 mg Propranolol bis max. 0,15 mg/kg KG injiziert. Die erste intravenöse Dosis sollte sich über einen Verabreichungszeitraum von 10 min erstrecken.

Kinder. Bei Kindern bis zu 12 Jahren werden 0,5–1 mg/kg KG/Tag in 3–4 Dosierungen bis zu max. 60 mg/Tag peroral verabreicht. Intravenös sollten bei Kindern langsam 0,01–0,1 mg/kg KG als Einzeldosis gegeben werden, die innerhalb von 6–8 h wiederholt werden kann. Neugeborene: Dosierungen wie bei Kindern, jedoch wenig Literaturangaben dazu.

Sonderfälle. Die therapeutischen Ziele können mit niedrigeren Dosierungen bei Patienten mit chronischen Lebererkrankungen erreicht werden, weil bei **Leberfunktionsstörungen** geringere Mengen des Arzneistoffs metabolisiert werden.

Unerwünschte Wirkungen. Die Entwicklung einer Herzinsuffizienz bis hin zum Lungenödem, starker Blutdruckabfall und Herzrhythmusstörungen mit langsamer Schlagfrequenz (z. B. AV-Blockierung) sind möglich. Weitere Nebenwirkungen sind Müdigkeit, Benommenheit, Depressionen, Konzentrationsstörungen, Albträume, Migräne, das Auftreten von Angstzuständen (paradoxerweise) oder Potenzstörungen. Die Lungenfunktion kann bei Patienten mit Asthma bronchiale und chronisch obstruktiver Bronchitis durch Propranolol verschlechtert werden. Betablocker können Hypoglykämien verursachen. Klinisch von besonderer Bedeutung ist, dass sie die Symptome einer Hypoglykämie bei Diabetikern (Unruhe, Zittern, Schwitzen, Herzfrequenzerhöhung) maskieren können.

Tabelle 1.1. Vergleichende Übersicht klinisch-pharmakologischer Daten der wichtigsten Betarezeptorenblocker

Pharmakon	Dosierung	$Beta_1$-Rezeptoren-Spezifität	Eliminationshalbwertszeit [h]	Unveränderte Ausscheidung im Urin in % der resorbierten Menge	Plasmaproteinbindung [%]	Indikationen	Orale Initialdosis [mg/Tag]	Maximale Erhaltungsdosis [mg/Tag]
Propranolol (z. B. Dociton®)	Tabl. 10, 40, 80 mg, Kps. 160 mg (ret.), Amp. 1 mg (1 ml)	0	3–6	1	90	Hypertonie, KHK, Arrhythmien, Tremor, Migräne, Hyperthyreose, Angst, hyperkinetisches Herzsyndrom, Postmyokardinfarktprophylaxe, portale Hypertension	20–80	480
Metoprolol (z. B. Beloc®, Lopresor®)	Tabl. 50, 100 mg, Tabl. 200 mg (ret.), Amp .5 mg (5 ml)	+	3–6	40	10	s. Propranolol + Therapie bei und nach dem Herzinfarkt (Reinfarktprophylaxe), Herzinsuffizienz	50–100	200–400
Atenolol (z. B. Tenormin®)	Tabl. 25, 50, 100 mg, Amp. 5 mg (10 ml)	+	6–7	85	10	s. Propranolol + Therapie bei und nach dem Herzinfarkt (Reinfarktprophylaxe)	25–50	200
Bisoprolol (Concor®)	Tabl. 5, 10 mg	+	10–12	50	30	s. Propranolol (außer Postmyokardinfarktprophylaxe), Herzinsuffizienz	2,5–5	20

Tabelle 1.1. Vergleichende Übersicht klinisch-pharmakologischer Daten der wichtigsten Betarezeptorenblocker (Forts.)

Pharmakon	Dosierung	$Beta_1$-Rezeptoren-Spezifität	Eliminationshalbwertszeit [h]	Unveränderte Ausscheidung im Urin in % der resorbierten Menge	Plasmaproteinbindung [%]	Indikationen	Orale Initialdosis [mg/Tag]	Maximale Erhaltungsdosis [mg/Tag]
Sotalol (z. B. Sotalex®)	Tabl. 80, 160 mg, Amp. 40 mg (4 ml)	0	7–18	>75	0	s. Propranolol + kardiale Arrhythmien (Vaughan-Williams Klasse III)	40–80	480–640
Pindolol (z. B. Visken®)	Tabl. 2,5, 15 mg, Tabl. 20 mg (ret.), Amp. 0,4 mg (2 ml)	0[a] (ISA)	3–4	40	57	Hypertonie, KHK, Arrhythmien, hyperkinetisches Herzsyndrom	5–15	40–60
Penbutolol (Betapressin®)	Tabl. 40 mg	0	27	<1	5	s. Propranolol (außer Postmyokardinfarktprophylaxe)	20–40	80
Carvedilol (Dilatrend®)	Tabl. 25 mg	0	6	0,3	>95	Essentielle Hypertonie, KHK, Herzinsuffizienz	12,5	25–50
Esmolol (Brevibloc®)	Amp. 100 mg (10 ml), Amp. 2,5 g (10 ml)	+	9 min	0	55	sinus-, supraventrikuläre Tachykardien, tachykardes Vorhofflimmern	25–50 µg/kg KG/min	300 µg/kg KG/min

[a] ISA Intrinsische sympathomimetische Aktivität. Kann zu Tachykardien, Blutdruckanstieg und Schlafstörungen führen.

Arzneimittelwechselwirkungen. Den Patienten gefährdende Wechselwirkungen sind bei der Gabe von Propranolol mit Narkotika (Senkung von Herzfrequenz und Herzminutenvolumen), anderen blutdrucksenkenden Pharmaka (Hypotonie), Digitalisglykosiden (Bradykardie, AV-Blockierung) und Kalziumantagonisten vom Verapamil-Typ (Bradykardie, AV-Blockierung, Herzinsuffizienz) zu erwarten. Nikotin beschleunigt die Verstoffwechslung und Ausscheidung von Propranolol. Die therapeutische Wirkung kann daher durch starkes Rauchen vermindert werden. **Erwünschte Arzneimittelwechselwirkungen:** Bei Patienten mit mittelschwerer bis schwerer arterieller Hypertonie kann die Verstärkung der blutdrucksenkenden Wirkung bei gleichzeitiger Gabe von Propranolol und anderen Antihypertensiva, wie etwa Diuretika, Dihydropyridin-Kalziumkanalblockern (z. B. Nifedipin), oder Angiotensinkonversionsenzymhemmern erwünscht sein und im Rahmen einer Kombinationsbehandlung genutzt werden.

Schwangerschaft und Laktation. Bei stillenden Müttern wird Propranolol in der Muttermilch in denselben Konzentrationen wie im Blutplasma nachgewiesen. Dies sollte im Hinblick auf unerwünschte Wirkungen beim Säugling (z. B. Bradykardie und Hypoglykämie) beachtet werden. Die Sicherheit von Propranolol in der Schwangerschaft ist nicht vollständig untersucht, obwohl es häufig verabreicht wurde. Wachstumshemmung, Hypoglykämien, Bradykardien und Atemdepression wurden beim Neugeborenen beschrieben. Ein erhöhtes Fehlbildungsrisiko scheint auch bei Einnahme des Arzneistoffs im ersten Trimenon der Schwangerschaft nicht vorzuliegen.

Pflegehinweise

Zur Überwachung der Propranolol-Behandlung sind Kontrollen von Blutdruck und Herzfrequenz geeignet. Bei einer Pulsfrequenz <50/min, einem systolischen Blutdruck <100 mmHg und bei Atembeschwerden sollte ein Arzt umgehend benachrichtigt werden. Das abrupte Absetzen von Propranolol kann Angina-pectoris-Zustände bis hin zur Entwicklung eines Herzinfarktes auslösen. Deshalb sollte die Therapie mit Propranolol stets ausschleichend abgesetzt werden. Mögliche psychische Nebenwirkungen von Propranolol sind zu beachten (z. B. depressive Verstimmung). Bei Diabetikern, die zusätzlich zu Propranolol blutzuckersenkende Pharmaka erhalten, werden die klinischen Warnzeichen einer Unterzuckerung maskiert.

Metoprolol (Tartrat) — Beloc®, Lopresor®, verschiedene andere

Indikationen. Metoprolol ist für die Behandlung der arteriellen Hypertonie, der koronaren Herzkrankheit (Angina pectoris), von Herzrhythmusstörungen mit hoher Schlagfrequenz (z. B. Vorhofflimmern und -flattern),

Schilddrüsenüberfunktion und zur Prophylaxe von Migräneattacken geeignet. Verantwortlich für den blutdrucksenkenden Effekt ist eine Senkung der Kontraktionskraft des Herzens, der Herzfrequenz und des Herzminutenvolumens. Für die therapeutische Wirkung bei Angina pectoris ist die Senkung des kardialen Sauerstoffverbrauchs ausschlaggebend, die durch die Verminderung der Herzarbeit zustande kommt und zu einer Verbesserung der Belastbarkeit des Herzens führt. Die Verzögerung der Erregungsüberleitung von den Vorhöfen in die Kammern ist bei Vorhofflimmern und -flattern wesentlich (s. Tabelle 1.1). Metoprolol ist für die Therapie der Herzinsuffizienz zugelassen.

Pharmazeutische Zubereitung. Tabletten zu 50 mg, 100 mg und 200 mg (retardiert); Ampullen zu 5 mg für die intravenöse Verabreichung; Fixkombinationen mit Diuretika und verschiedenen Vasodilatatoren.

Wirk- und Eliminationsverhalten. Etwa 90% der maximalen blutdrucksenkenden Wirkung werden in den ersten Therapietagen erreicht. **Wirkungseintritt:** Der volle blutdrucksenkende Effekt ist meist erst nach mehreren Wochen erreicht. Metoprolol wird rasch und vollständig nach oraler Gabe resorbiert. **Stoffwechsel/Ausscheidung:** Das Pharmakon wird zum größten Teil in der Leber verstoffwechselt. Nach oraler Gabe liegen lediglich 40% der Substanz im Blutkreislauf unverändert vor. Die **Eliminationshalbwertszeit** ($t_{1/2}$) von Metoprolol beträgt 3–6 h; sie kann bei Patienten mit chronischen Lebererkrankungen auf das Doppelte ansteigen.

DOSIERUNG

Erwachsene. Initial werden peroral 25 mg Metoprolol gegeben, wobei die Dosis schrittweise bis zum Erreichen des erwünschten Effektes gesteigert wird. Tagesdosen von mehr als 300 mg dürften für die genannten Indikationen der Substanz keinen Wirkzuwachs erbringen. Bei der Behandlung der Angina pectoris sollte die Dosis in der Regel auf 1–2 Tagesdosen verteilt bis zum Erreichen des erwünschten Effektes (Schmerzfreiheit, Besserung der Belastungstoleranz) gesteigert werden. Bei kardialen Arrhythmien ist es das Ziel, einen regelmäßigen Sinusrhythmus oder eine Kammerfrequenz von weniger als 100 Schlägen/min bzw. die Stabilisierung der hämodynamischen Situation (bei Vorhofflimmern oder -flattern) zu erreichen. Bei der Gabe von unretardiertem Metoprolol wird in der Hypertonietherapie gewöhnlich 2-mal täglich dosiert (2-mal 50 mg oder 2-mal 100 mg/Tag). Bei höheren Dosen oder in der Retardformulierung kann Metoprolol auch 1-mal täglich gegeben werden, z. B. 1-mal 50–100 mg. Bei der **Postmyokardinfarktprophylaxe** werden peroral 50–100 mg Metopolol 2-mal täglich verabreicht. Bei der **intravenösen Verabreichung** werden 5–10 mg Metoprolol injiziert. Die Injektionsgeschwindigkeit sollte nicht mehr als 1 mg/min betragen. Nach der Injektion von 5 mg wird 10 min gewartet, bevor eine weitere Injektion erfolgt. Die empfohlene

Maximaldosis ist 20 mg. Bei der Postmyokardinfarktprophylaxe gibt man, 15 min nach der letzten intravenösen Injektion beginnend, 50 mg Metoprolol oral. In den folgenden 48 h werden alle 6 h 50 mg Metoprolol oral verabreicht, danach alle 12 h 50–100 mg. Auch bei der Herzinsuffizienztherapie wird Metoprolol einschleichend dosiert.

Kinder. Bei Kindern wurde die Wirksamkeit und Sicherheit von Metoprolol nicht geprüft, deshalb sollte dieser Betarezeptorenblocker Kindern nicht verabreicht werden. Das Gleiche gilt für Neugeborene, obwohl bei diesen keine signifikanten Plasmaspiegel gemessen wurden, wenn deren Mütter mit Metoprolol behandelt wurden. In diesen Fällen wurden keine Nebenwirkungen bei den Neugeborenen gesehen.

Sonderfälle. Die therapeutischen Ziele können mit niedrigeren Metoprolol-Dosen bei **Hypothyreose** erreicht werden; Patienten mit **Hyperthyreose** bedürfen meist höherer Dosen.

Unerwünschte Wirkungen. Diese können nach oraler und intravenöser Gabe auftreten und sind in der Regel nicht dosisabhängig. Die Entwicklung einer Herzinsuffizienz bis hin zum Lungenödem, von Hypotonien, Bradykardien und von AV-Blockierungen ist möglich. Weitere Nebenwirkungen sind Müdigkeit, Benommenheit, Depression, Konzentrationsstörungen, Albträume, Migräne oder das Auftreten von Angstzuständen. Betarezeptorenblocker können selten Hypoglykämien verursachen. Klinisch von größerer Bedeutung ist, dass sie die Symptome einer Hypoglykämie bei Diabetikern maskieren können. Das gilt auch für $Beta_1$-Rezeptoren-spezifische Betablocker. Bei Patienten mit arterieller Verschlusskrankheit kann eine Claudicatio intermittens verursacht werden. Das Auftreten einer Raynaud-Symptomatik ist möglich. Metoprolol kann ein bestehendes Asthma bronchiale oder eine Bronchitis verschlimmern und ist bei Patienten mit obstruktiver Ventilationsstörung kontraindiziert, obwohl es ein $Beta_1$-Rezeptoren-spezifischer Betablocker ist. Bei Patienten mit chronischer Niereninsuffizienz kann die glomeruläre Filtrationsrate zumindest initial bei der Gabe bzw. zeitweise reduziert werden. Bei Patienten mit Phäochromozytom kann der Blutdruck ansteigen, wenn keine Alpharezeptorenblockade durchgeführt wird.

Arzneimittelwechselwirkungen. Den Patienten gefährdende Wechselwirkungen sind bei der Gabe von Metoprolol mit Adrenalin (Blutdruckanstieg, Bradykardie), Anästhetika (Senkung von Herzfrequenz und Herzminutenvolumen), Clonidin (Hypotonie), Digitalisglykosiden (Bradykardie, AV-Blockierung) und Verapamil (Bradykardie, Sinusarrest, AV-Blockierung, negativ-inotrope Wirkung) zu erwarten. Darüber hinaus sind signifikante Interaktionen mit Chlorpromazin (Anstieg der Plasmaspiegel beider Pharmaka, Hypotonie), mit Cimetidin (Anstieg der Metoprolol-

Plasmakonzentrationen, verstärkter Betarezeptoren-blockierender Effekt), mit Indometacin (Minderung des antihypertensiven Effekts), mit oralen Antidiabetika (Prolongierung und Maskierung einer Hypoglykämie) und mit Nikotingenuss (verminderter b-blockierender Effekt) beschrieben worden. **Erwünschte Arzneimittelwechselwirkungen** von Metoprolol sind bei der Kombination mit Vasodilatatoren wie Dihydralazin oder Minoxidil gegeben, da die antihypertensive Wirkung verstärkt und die durch die Vasodilatation verursachte Reflextachykardie mitigiert wird. Einen additiven antihypertensiven Effekt erreicht man auch bei gleichzeitiger Gabe von Metoprolol und anderen Antihypertensiva wie etwa Diuretika oder Dihydropyridin-Kalziumkanalblockern (z. B. Nifedipin).

Schwangerschaft und Laktation. Bei stillenden Müttern wird Metoprolol in der Muttermilch in höheren Konzentrationen als im Plasma nachgewiesen. Dies sollte im Hinblick auf die Entwicklung einer Bradykardie oder Hypoglykämie beachtet werden. Metoprolol sollte in der Schwangerschaft nicht gegeben werden. Dennoch wurde berichtet, dass Metoprolol in der Schwangerschaft wirksam ist und gut vertragen wird. Es passiert die Plazentaschranke und reduziert die Herzfrequenz des Föten.

Pflegehinweise

Zur Überwachung der Metoprolol-Behandlung sind Kontrollen von Blutdruck und Herzfrequenz geeignet. Bei einer Pulsfrequenz <50/min, einem systolischen Blutdruck <100 mmHg und bei Atembeschwerden sollte ein Arzt umgehend benachrichtigt werden. Das abrupte Absetzen von Metoprolol kann Angina-pectoris-Zustände bis hin zur Entwicklung eines Herzinfarktes auslösen. Deshalb sollte die Therapie mit Metoprolol stets ausschleichend abgesetzt werden. Mögliche psychische Nebenwirkungen von Metoprolol sind zu beachten (z. B. depressive Verstimmung). Bei Diabetikern, die zusätzlich zu Metoprolol blutzuckersenkende Pharmaka erhalten, werden die klinischen Warnzeichen einer Unterzuckerung maskiert.

Bisoprolol (Fumarat) Concor®

Indikationen. Bisoprolol ist für die Behandlung der arteriellen Hypertonie, der koronaren Herzkrankheit (Angina pectoris), von Herzrhythmusstörungen mit hoher Schlagfrequenz (z. B. Vorhofflimmern und -flattern), die Schilddrüsenüberfunktion und zur Prophylaxe von Migräneattacken geeignet. Verantwortlich für den blutdrucksenkenden Effekt ist eine Senkung der Kontraktionskraft des Herzens, der Herzfrequenz und des Herzminutenvolumens. Für die therapeutische Wirkung bei Angina pectoris ist die Senkung des kardialen Sauerstoffverbrauchs ausschlaggebend, die durch die Verminderung der Herzarbeit zustande kommt und zu einer Verbesserung der Belastbarkeit des Herzens führt. Die Verzögerung der Erregungsüberleitung von den Vorhöfen in die Kammern ist bei Vorhofflimmern und -flattern wesentlich. Bisoprolol ist auch für die Therapie der Herzinsuffizienz zugelassen (s. Tabelle 1.1).

Pharmazeutische Zubereitung. Tabletten zu 5 mg und 10 mg.

Wirk- und Eliminationsverhalten. Für Bisoprolol ist eine Beziehung zwischen der Höhe der **Plasmaspiegel** des Betablockers und dem therapeutischen Effekt beschrieben. **Wirkungseintritt:** Die Zeit bis zum Auftreten der erwünschten Wirkung beträgt etwa 2–3 h. **Stoffwechsel/Ausscheidung:** 90% vom unveränderten Bisoprolol liegen in der systemischen Zirkulation (Blutkreislauf) vor; 50% werden unverändert im Urin ausgeschieden, der Rest wird in der Leber verstoffwechselt. Die **Eliminationshalbwertszeit** ($t_{1/2}$) beträgt 10–12 h. Sie kann bei Patienten mit chronischer Niereninsuffizienz auf das Doppelte ansteigen.

DOSIERUNG

Erwachsene. Initial werden peroral 2,5 mg Bisoprolol gegeben, wobei die Dosis schrittweise bis zum Erreichen des erwünschten Effektes gesteigert wird. Tagesdosen von mehr als 20 mg dürften für die genannten Indikationen der Substanz keinen Wirkzuwachs erbringen. Bei der Behandlung der Angina pectoris sollten in der Regel 1–2 Tagesdosen (z. B. 1- bis 2-mal 5 mg) bis zum Erreichen des erwünschten Effektes (Schmerzfreiheit, Besserung der Belastungstoleranz) gegeben werden. Bei der Therapie von kardialen Arrhythmien ist es das Ziel, einen regelmäßigen Sinusrhythmus oder eine Kammerfrequenz von weniger als 100 Schlägen/min bzw. die Stabilisierung der hämodynamischen Situation (bei Vorhofflimmern oder -flattern) zu erreichen. In der Hypertoniebehandlung wird Bisoprolol in einer 1-mal täglichen Dosierung von 5 mg oder 10 mg verabreicht. Bei der Herzinsuffizienz wird Bisoprolol mit sehr niedrigen Dosen beginnend (1,25 mg) einschleichend dosiert.

Kinder. Bei Neugeborenen und Kindern sollte Bisoprolol nicht gegeben werden, da keine Daten zur Wirksamkeit und Verträglichkeit existieren.

Sonderfälle. Bei Patienten mit **Niereninsuffizienz** ist eine Dosisanpassung erforderlich. Die therapeutischen Ziele können mit niedrigeren Bisoprolol-Dosen bei **Hypothyreose** erreicht werden; Patienten mit **Hyperthyreose** bedürfen meist höherer Dosen.

Unerwünschte Wirkungen. Diese sind in der Regel nicht dosisabhängig. Die Entwicklung einer Herzinsuffizienz bis hin zum Lungenödem, von Hypotonien, Bradykardien und von AV-Blockierungen ist möglich. Weitere Nebenwirkungen sind Müdigkeit, Benommenheit, Depression, Konzentrationsstörungen, Albträume, Migräne oder das Auftreten von Angstzuständen. Betarezeptorenblocker können selten Hypoglykämien verursachen. Klinisch von größerer Bedeutung ist, dass sie die Symptome einer Hypoglykämie bei Diabetikern maskieren können. Das gilt auch für $Beta_1$-Rezeptoren-spezifische Blocker. Bei Patienten mit arterieller Verschlusskrankheit kann eine Claudicatio intermittens verursacht werden. Das Auftreten einer Raynaud-Symptomatik ist möglich. Bisoprolol kann ein bestehendes Asthma bronchiale oder eine Bronchitis verschlimmern und sollte bei Patienten mit obstruktiver Ventilationsstörung nicht gegeben werden, obwohl es sich um einen $Beta_1$-Rezeptoren-spezifischen Blocker handelt. Bei Patienten mit chronischer Niereninsuffizienz kann die glomeruläre Filtrationsrate zumindest initial bei der Gabe bzw. zeitweise reduziert werden.

Arzneimittelwechselwirkungen. Die Patienten gefährdende Wechselwirkungen sind bei der Gabe von Bisoprolol mit Adrenalin (Blutdruckanstieg, Bradykardie), Anästhetika (Senkung von Herzfrequenz und Herzminutenvolumen), Clonidin (Hypotonie), Digitalisglykosiden (Bradykardie, AV-Blockierung) und Verapamil (Bradykardie, Sinusarrest, AV-Blockierung, negativ-inotrope Wirkung) zu erwarten. Darüber hinaus sind signifikante Interaktionen mit Chlorpromazin (Anstieg der Plasmaspiegel beider Pharmaka, Hypotonie), mit Cimetidin (Anstieg der Bisoprolol-Plasmakonzentrationen, verstärkter Betarezeptoren-blockierender Effekt), mit Indometacin (Minderung des antihypertensiven Effektes) und mit enzyminduzierenden Pharmaka wie Rifampicin (Erniedrigung der Plasmaspiegel von Bisoprolol, abgeschwächter Betarezeptoren-blockierender Effekt) beobachtet worden. **Erwünschte Arzneimittelwechselwirkungen** von Bisoprolol sind bei der Kombination mit Vasodilatatoren wie Dihydralazin oder Minoxidil gegeben, da die antihypertensive Wirkung verstärkt und die durch die Vasodilatation verursachte Reflextachykardie mitigiert wird. Einen additiven antihypertensiven Effekt erreicht man auch bei gleichzeitiger Gabe von Bisoprolol und anderen Antihypertensiva wie etwa Dihydropyridin-Kalziumantagonisten (z. B. Nifedipin), Diuretika oder Angiotensinkonversionsenzymhemmern.

Schwangerschaft und Laktation. Humanexperimentelle Ergebnisse liegen nicht vor. Im Tierversuch wurden 1–2% der verabreichten Dosis in der Muttermilch nachgewiesen. Bisoprolol sollte stillenden Müttern nicht gegeben werden. Die Wirksamkeit und Sicherheit von Bisoprolol in der Schwangerschaft ist nicht vollständig untersucht, die Plasmakonzentrationen des Betablockers beim Föten sind halb so hoch wie die der Mutter, sodass davon auszugehen ist, dass Bisoprolol die Plazentaschranke passiert (Cave: Bradykardie, retardiertes Wachstum, Hypoglykämie, Hypokalzämie).

Pflegehinweise

Zur Überwachung der Bisoprolol-Behandlung sind Kontrollen von Blutdruck und Herzfrequenz geeignet. Bei einer Pulsfrequenz <50/min, einem systolischen Blutdruck <100 mmHg und bei Atembeschwerden sollte ein Arzt umgehend benachrichtigt werden. Das abrupte Absetzen von Bisoprolol kann Angina-pectoris-Zustände bis hin zur Entwicklung eines Herzinfarktes auslösen. Deshalb sollte die Therapie mit Bisoprolol stets ausschleichend abgesetzt werden. Mögliche psychische Nebenwirkungen von Bisoprolol sind zu beachten (z. B. depressive Verstimmung). Bei Diabetikern, die zusätzlich zu Bisoprolol blutzuckersenkende Pharmaka erhalten, werden die klinischen Warnzeichen einer Unterzuckerung maskiert.

Atenolol — Tenormin®, verschiedene andere

Indikationen. Atenolol ist für die Behandlung der arteriellen Hypertonie, der koronaren Herzkrankheit (Angina pectoris), von Herzrhythmusstörungen mit hoher Schlagfrequenz (z. B. Vorhofflimmern und -flattern), Schilddrüsenüberfunktion und zur Prophylaxe von Migräneattacken geeignet. Verantwortlich für den blutdrucksenkenden Effekt ist eine Senkung der Kontraktionskraft des Herzens, der Herzfrequenz und des Herzminutenvolumens. Für die therapeutische Wirkung bei Angina pectoris ist die Senkung des kardialen Sauerstoffverbrauchs ausschlaggebend, die durch die Verminderung der Herzarbeit zustande kommt und zu einer Verbesserung der Belastbarkeit des Herzens führt. Die Verzögerung der Erregungsüberleitung von den Vorhöfen in die Kammern ist bei Vorhofflimmern und -flattern wesentlich (s. Tabelle 1.1).

Pharmazeutische Zubereitung. Tabletten zu 25 mg, 50 mg und 100 mg; Ampullen zu 5 mg für intravenöse Verabreichung; Fixkombinationen mit Diuretika und verschiedenen Vasodilatatoren.

Wirk- und Eliminationsverhalten. Die Zeit bis zum Auftreten der erwünschten Wirkung (**Wirkungseintritt**) nach oraler Gabe liegt bei 2–3 h. 50% vom unveränderten Atenolol können im Blutkreislauf (systemische Zirkulation) nachgewiesen werden. **Stoffwechsel/Ausscheidung:** Atenolol wird zu 85% als unveränderte Substanz im Urin ausgeschieden. Die **Eliminationshalbwertszeit** ($t_{1/2}$) von Atenolol beträgt 6–7 h und steigt bei Patienten mit chronischer Niereninsuffizienz bzw. bei präurämischen Patienten bis auf 30 h an.

DOSIERUNG

Erwachsene. Initial werden peroral 25 mg Atenolol gegeben, wobei die Dosis schrittweise bis zum Erreichen des erwünschten Effektes gesteigert wird. Tagesdosen von mehr als 200 mg dürften für die genannten Indikationen der Substanz keinen Wirkzuwachs erbringen. Bei der Behandlung der Angina pectoris sollte die Dosis in der Regel auf 1–2 Tagesdosen verteilt bis zum Erreichen des erwünschten Effektes (Schmerzfreiheit, Besserung der Belastungstoleranz) gesteigert werden. Bei kardialen Arrhythmien ist es das Ziel, einen regelmäßigen Sinusrhythmus oder eine Kammerfrequenz von weniger als 100 Schlägen/min bzw. die Stabilisierung der hämodynamischen Situation (bei Vorhofflimmern oder -flattern) zu erreichen. In der Hypertonietherapie wird Atenolol meist auf einer 1-mal täglichen Dosierungsbasis mit 1-mal 50 mg bzw. 1-mal 100 mg verabreicht. Bei der **Postmyokardinfarktprophylaxe** werden peroral 50–100 mg Atenolol einmal täglich gegeben. Bei der **intravenösen Verabreichung** werden langsam 2,5 mg Atenolol gegeben. Die Erhöhung dieser Dosis ist bis auf 0,15 mg/kg KG möglich. Die Postmyokardinfarktprophylaxe wird mit 2,5 mg Atenolol intravenös begonnen. Je nach Verträglichkeit werden in Abständen weitere Einzeldosen von 2,5 mg bis zu einer maximalen Gesamtdosis von 10 mg verabreicht. Wird diese Dosis vom Patienten toleriert, gibt man nach der letzten intravenösen Gabe 25 mg Atenolol oral. In den folgenden 48 h werden alle 6 h 25 mg Atenolol oral verabreicht, danach 1-mal 50–100 mg täglich.

Kinder. Bei Kindern und Neugeborenen sollte Atenolol nicht verwendet werden.

Sonderfälle. Bei Patienten mit **Niereninsuffizienz** ist eine Dosisanpassung erforderlich. Die therapeutischen Ziele können mit niedrigeren Atenolol-Dosen bei **Hypothyreose** erreicht werden; Patienten mit **Hyperthyreose** bedürfen meist höherer Dosen.

Unerwünschte Wirkungen. Diese können nach oraler und intravenöser Gabe auftreten und sind in der Regel nicht dosisabhängig. Die Entwicklung einer Herzinsuffizienz bis hin zum Lungenödem, von Hypotonien, Bradykardien und von AV-Blockierungen ist möglich. Weitere Nebenwirkungen sind Müdigkeit, Benommenheit, Depression, Konzentrationsstörungen, Alpträume, Migräne oder das Auftreten von Angstzuständen. Betablocker können selten Hypoglykämien verursachen. Klinisch von größerer Bedeutung ist, dass sie die Symptome einer Hypoglykämie bei Diabetikern maskieren können. Das gilt auch für $Beta_1$-Rezeptoren-spezifische Betablocker. Bei Patienten mit arterieller Verschlusskrankheit kann eine Claudicatio intermittens verursacht werden. Das Auftreten einer Raynaud-Symptomatik ist möglich. Atenolol kann ein bestehendes Asthma bronchiale oder eine Bronchitis verschlimmern und ist bei Patienten mit obstruktiver Ventilationsstörung kontraindiziert, obwohl es ein $Beta_1$-Rezeptoren-spezifischer Betablocker ist. Bei Patienten mit chronischer Niereninsuffizienz kann die glomeruläre Filtrationsrate nach Therapiebeginn vorübergehend reduziert werden.

Arzneimittelwechselwirkungen. Den Patienten gefährdende Wechselwirkungen sind bei der Gabe von Atenolol mit Adrenalin (Blutdruckanstieg, Bradykardie), Anästhetika (Senkung von Herzfrequenz und Herzminutenvolumen), Clonidin (Hypotonie), Digitalisglykosiden (Bradykardie, AV-Blockierung) und Verapamil (Bradykardie, Sinusarrest, AV-Blockierung, negativ-inotrope Wirkung) zu erwarten. Darüber hinaus sind signifikante Interaktionen mit Chlorpromazin (Anstieg der Plasmaspiegel beider Pharmaka, Hypotonie), mit Indometacin (Minderung des antihypertensiven Effekts) und mit oralen Antidiabetika (Prolongierung und Maskierung einer Hypoglykämie) beschrieben worden. **Erwünschte Arzneimittelwechselwirkungen** von Atenolol sind bei der Kombination mit Vasodilatatoren wie Dihydralazin oder Minoxidil gegeben, da deren antihypertensive Wirkung verstärkt und die durch die Vasodilatation verursachte Reflextachykardie mitigiert wird. Einen additiven antihypertensiven Effekt erreicht man bei gleichzeitiger Gabe von Atenolol und anderen Antihypertensiva wie etwa Diuretika oder Dihydropyridin-Kalziumkanalblockern (z. B. Nifedipin).

Schwangerschaft und Laktation. Bei stillenden Müttern wird Atenolol in der Muttermilch in dreifach höheren Konzentrationen als im Plasma nachgewiesen. Dies sollte im Hinblick auf die Entwicklung einer Bradykardie oder Hypoglykämie beachtet werden. Die Wirksamkeit und Sicherheit von Atenolol in der Schwangerschaft ist gut belegt. Atenolol ist nicht teratogen. Peripartale Komplikationen wurden nicht beobachtet.

Pflegehinweise

Zur Überwachung der Atenolol-Behandlung sind Kontrollen von Blutdruck und Herzfrequenz geeignet. Bei einer Pulsfrequenz <50/min, einem systolischen Blutdruck <100 mmHg und bei Atembeschwerden sollte ein Arzt umgehend benachrichtigt werden. Das abrupte Absetzen von Atenolol kann Angina-pectoris-Zustände bis hin zur Entwicklung eines Herzinfarktes auslösen. Deshalb sollte die Therapie mit Atenolol stets ausschleichend abgesetzt werden. Mögliche psychische Nebenwirkungen von Atenolol sind zu beachten (z. B. depressive Verstimmung). Bei Diabetikern, die zusätzlich zu Atenolol blutzuckersenkende Pharmaka erhalten, werden die klinischen Warnzeichen einer Unterzuckerung maskiert.

Sotalol (Hydrochlorid) — Sotalex®, verschiedene andere

Indikationen. Sotalol ist ebenfalls ein Betarezeptorenblocker und für die Behandlung der arteriellen Hypertonie, der koronaren Herzkrankheit

(Angina pectoris), der Schilddrüsenüberfunktion und zur Prophylaxe von Migräneattacken geeignet. Verantwortlich für den blutdrucksenkenden Effekt ist eine Senkung der Kontraktionskraft des Herzens, der Herzfrequenz und des Herzminutenvolumens. Für die therapeutische Wirkung bei Angina pectoris ist die Senkung des kardialen Sauerstoffverbrauchs ausschlaggebend, die durch die Verminderung der Herzarbeit zustande kommt und zu einer Verbesserung der Belastbarkeit des Herzens führt. Die Verzögerung der Erregungsüberleitung von den Vorhöfen in die Kammern ist bei Vorhofflimmern und -flattern wesentlich. Darüber hinaus ist Sotalol ein Antiarrhythmikum der Klasse III nach Vaughan Williams und für Herzrhythmusstörungen wie das WPW-Syndrom, AV-junktionale Tachykardien, paroxysmales Vorhofflimmern und symptomatische ventrikuläre tachykarde Herzrhythmusstörungen geeignet (s. Tabelle 1.1).

Pharmazeutische Zubereitung. Tabletten zu 80 mg und 160 mg; Ampullen zu 40 mg für intravenöse Verabreichung; Fixkombinationen mit Hydrochlorothiazid.

Wirk- und Eliminationsverhalten. Es besteht keine sichere Beziehung zwischen der Höhe der **Plasmaspiegel** von Sotalol und dessen therapeutischer Wirkung. **Wirkungseintritt:** Die Zeit bis zum Auftreten der erwünschten Wirkung liegt bei etwa 2 h. **Stoffwechsel/Ausscheidung:** 100% von Sotalol liegen in der systemischen Zirkulation (Blutkreislauf) unverändert vor; 75% der Substanz werden unverändert im Urin ausgeschieden. Die **Eliminationshalbwertszeit** ($t_{1/2}$) beträgt 7–18 h und steigt bei Patienten mit chronischer Niereninsuffizienz bis zum Dreifachen des Normalwertes an.

DOSIERUNG

Erwachsene. Initial werden peroral 80 mg Sotalol gegeben, wobei die Dosis schrittweise bis zum Erreichen des erwünschten Effekts gesteigert wird. Tagesdosen von mehr als 640 mg dürften für die genannten Indikationen der Substanz keinen Wirkzuwachs erbringen. Bei der Behandlung der Angina pectoris sollten in der Regel 2 Tagesdosen (z. B. 2-mal 160 mg) verabreicht und bis zum Erreichen des erwünschten Effekts (Schmerzfreiheit, Besserung der Belastungstoleranz) gesteigert werden. Bei der Behandlung von kardialen Arrhythmien ist es das Ziel, einen regelmäßigen Sinusrhythmus oder eine Kammerfrequenz von weniger als 100 Schlägen/min bzw. die Stabilisierung der hämodynamischen Situation (bei Vorhofflimmern oder -flattern) zu erreichen. Bei Patienten mit komplexen ventrikulären Arrhythmien zeigten 88% eine deutliche Besserung unter 640 mg Sotalol täglich (11). Bei der Hypertoniebehandlung wird in der Regel 2-mal täglich dosiert (2-mal 80 mg oder 2-mal 160 mg). Dosen von bis zu 640 mg Sotalol wurden auf einer 1- bis 2-mal täglichen Dosierungsbasis gegeben (z. B. 1-mal 320 mg oder 2-mal

320 mg). Bei der **intravenösen Verabreichung** werden 20 mg Sotalol während mindestens 5 min oder als Kurzinfusion gegeben. Nach 20 min werden weitere 20 mg (1 mg/min) und bis zum Erreichen des Therapieziels bzw. je nach Zustand des Patienten bis zu 1,5 mg/kg KG appliziert. Bei der programmierten Elektrostimulation werden 1–1,5 mg/kg KG in 5–15 min über einen Perfusor infundiert.

Kinder. Bei Neugeborenen und Kindern sollte Sotalol nicht eingesetzt werden, da keine Daten zur Wirksamkeit und Sicherheit vorliegen.

Sonderfälle. Die therapeutischen Ziele können mit niedrigeren Sotalol-Dosen bei **Hypothyreose** erreicht werden; Patienten mit **Hyperthyreose** bedürfen meist höherer Dosen. Eine Dosisanpassung bei **Niereninsuffizienz** ist unerlässlich.

Unerwünschte Wirkungen. Diese können nach oraler und intravenöser Gabe auftreten und sind in der Regel nicht dosisabhängig. Die Entwicklung einer Herzinsuffizienz bis hin zum Lungenödem, von Hypotonien, Bradykardien und von AV-Blockierungen ist möglich. Im EKG können Torsades de pointes-Arrhythmien auftreten (Zeichen der Überdosierung). Weitere Nebenwirkungen sind Müdigkeit, Benommenheit, Depressionen, Konzentrationsstörungen, Albträume, Migräne oder das Auftreten von Angstzuständen. Betarezeptorenblocker können selten Hypoglykämien verursachen. Klinisch von größerer Bedeutung ist, dass sie die Symptome einer Hypglykämie bei Diabetikern maskieren können. Bei Patienten mit arterieller Verschlusskrankheit kann eine Claudicatio intermittens verursacht werden. Das Auftreten einer Raynaud-Symptomatik ist möglich. Sotalol kann ein bestehendes Asthma bronchiale oder eine Bronchitis verschlimmern und ist bei Patienten mit obstruktiver Ventilationsstörung kontraindiziert. Bei Patienten mit chronischer Niereninsuffizienz kann die glomeruläre Filtrationsrate zumindest initial bei der Gabe bzw. zeitweise reduziert werden.

Arzneimittelwechselwirkungen. Den Patienten gefährdende Wechselwirkungen treten auf bei der Gabe von Sotalol mit Adrenalin (Blutdruckanstieg, Bradykardie), Anästhetika (Senkung von Herzfrequenz und Herzminutenvolumen), Clonidin (Hypotonie), Digitalisglykosiden (Bradykardie, AV-Blockierung) und Verapamil (Bradykardie, Sinusarrest, AV-Blockierung, negativ-inotrope Wirkung). Darüber hinaus sind signifikante Interaktionen mit Chlorpromazin (Anstieg der Plasmaspiegel beider Pharmaka, Hypotonie), mit Indometacin (Minderung des antihypertensiven Effekts) und mit oralen Antidiabetika (Prolongierung und Maskierung einer Hypoglykämie) beobachtet worden. **Erwünschte Arzneimittelwechselwirkungen** von Sotalol sind bei der Kombination mit Vasodilatatoren wie Dihydralazin oder Minoxidil gegeben, da die antihypertensive Wirkung verstärkt und die durch die Vasodilatation verursachte Reflextachykardie mitigiert wird. Einen additiven antihypertensiven Effekt erreicht man auch bei gleichzeitiger Gabe von Sotalol und anderen Antihypertensiva wie etwa Diuretika.

Schwangerschaft und Laktation. Sotalol ist in der Muttermilch nachweisbar, deshalb sollte das Medikament stillenden Müttern nicht gegeben werden. Die Sicherheit von Sotalol in der Schwangerschaft ist nicht vollständig untersucht, obwohl es verabreicht und die antihypertensive Wirksamkeit nachgewiesen wurde. Retardiertes Wachstum, Hypoglykämie oder Hypokalzämien, Bradykardien und Atemdepression können beim Föten vorkommen. Sotalol scheint nicht teratogen zu sein, seine Gabe sollte jedoch bei Schwangeren vermieden werden.

Pflegehinweise

Zur Überwachung der Sotalol-Behandlung sind Kontrollen von Blutdruck und Herzfrequenz geeignet. Bei einer Pulsfrequenz <50/min, einem systolischen Blutdruck <100 mmHg und bei Atembeschwerden sollte ein Arzt umgehend benachrichtigt werden. Das abrupte Absetzen von Sotalol kann Angina-pectoris-Zustände bis hin zur Entwicklung eines Herzinfarktes auslösen. Deshalb sollte die Therapie mit Sotalol stets ausschleichend abgesetzt werden. Mögliche psychische Nebenwirkungen von Sotalol sind zu beachten (z. B. depressive Verstimmung). Bei Diabetikern, die zusätzlich zu Sotalol blutzuckersenkende Pharmaka erhalten, werden die klinischen Warnzeichen einer Unterzuckerung maskiert.

Carvedilol — Dilatrend®, Querto®

Indikationen. Carvedilol ist ein Arzneistoff, der $Beta_1$- und $Beta_2$- sowie $Alpha_1$-Rezeptoren-blockierend wirksam ist. Carvedilol wird zur Behandlung der arteriellen Hypertonie, der koronaren Herzkrankheit und der Herzinsuffizienz eingesetzt. Für die Wirkung von Carvedilol bei Herzinsuffizienz dürfte die Blockade der $Alpha_1$-Rezeptoren mit nachfolgender venöser und arterieller Vasodilatation bedeutsam sein (s. Tabelle 1.1).

Pharmazeutische Zubereitung. Tabletten zu 6,25 mg, 12,5 mg und 25 mg.

Wirk- und Eliminationsverhalten. Eine Beziehung zwischen der Höhe der **Plasmaspiegel** von Carvedilol und dem therapeutischem Effekt scheint nicht zu existieren. Nur ca. 20% der Substanz liegen in der systemischen Zirkulation (Blutkreislauf) unverändert vor. **Stoffwechsel/Ausscheidung:** 60–80% des Medikamentes werden bei der ersten Leberpassage verstoffwechselt. Die **Eliminationshalbwertszeit** ($t_{1/2}$) beträgt 4–8 h. Bei Patienten mit Leberzirrhose ist die Ausscheidung verzögert und die Plasmaspiegel sind um durchschnittlich 80% erhöht.

DOSIERUNG

Erwachsene. In der Therapie der arteriellen Hypertonie wird in der Regel mit 12,5 mg 1-mal täglich begonnen. Je nach erzielten Blutdruckwerten kann die Dosis auf 25–50 mg 1-mal oder 2-mal täglich gesteigert werden. Bei der Behandlung der koronaren Herzkrankheit werden in der Regel 12,5–25 mg 2-mal täglich gegeben. Zur Herzinsuffizienztherapie wird mit einer Dosis von 3,125 mg 2-mal täglich begonnen und je nach erwünschtem Effekt über 6,25 mg, 12,5 mg maximal auf 25 mg 2-mal täglich gesteigert.

Kinder. Bei Neugeborenen und Kindern sollte Carvedilol nicht gegeben werden, da keine Daten zur Wirksamkeit und Verträglichkeit vorliegen.

Sonderfälle. Bei Patienten mit **Leberzirrhose** ist die Carvedilol-Dosis entsprechend dem erwünschten therapeutischen Effekt zu adjustieren. Bei Patienten mit **chronischer Niereninsuffizienz** scheint keine Dosisanpassung von Carvedilol erforderlich zu sein.

Unerwünschte Wirkungen. In plazebokontrollierten Studien wurden unter Carvedilol-Gabe Müdigkeit, Benommenheit, Durchfälle, Bradykardien, depressive Verstimmung, Schlaflosigkeit und Dyspnoe beschrieben. Vor allem infolge der Alpha1-blockierenden Wirkung wurden orthostatische Hypotensionen beobachtet, deren Auftreten durch eine einschleichende Dosierung gemindert werden kann. Carvedilol führt nicht zu Veränderungen der Blutfette oder der Glukosetoleranz.

Arzneimittelwechselwirkungen. Carvedilol erhöht die Digoxin-Plasmaspiegel signifikant. Rifampicin erniedrigt die Carvedilol-Plasmaspiegel um 60%, sodass gegebenenfalls eine Dosisanpassung von Carvedilol erforderlich ist. Die Kombination von Clonidin sowie von Verapamil mit Carvedilol wird nicht empfohlen.

Schwangerschaft und Laktation. Es liegen keine Ergebnisse zum Carvedilol-Gebrauch bei schwangeren und stillenden Frauen vor. Deshalb sollte die Verwendung von Carvedilol in diesen Fällen unterbleiben.

Pflegehinweise

Zur Überwachung der Carvedilol-Behandlung sind Kontrollen von Blutdruck und Herzfrequenz geeignet. Bei einer Pulsfrequenz <50/min, einem systolischen Blutdruck <100 mmHg und bei Atembeschwerden sollte ein Arzt umgehend benachrichtigt werden. Das abrupte Absetzen von Carvedilol kann Angina-pectoris-Zustände bis hin zur Entwicklung eines Herzinfarktes auslösen. Deshalb sollte die Therapie mit Carvedilol stets ausschleichend abgesetzt werden. Mögliche psychische Nebenwirkungen von Carvedilol sind zu beachten (z. B. depressive Verstimmung). Bei Diabetikern, die zusätzlich zu Carvedilol blutzuckersenkende Pharmaka erhalten, werden die klinischen Warnzeichen einer Unterzuckerung maskiert. Bei Therapiebeginn mit Carvedilol kann es zu erniedrigten Blutdruckwerten im Stehen (Orthostase) kommen, deren Auftreten durch eine einschleichende Dosierung des Medikamentes gemindert werden sollte.

Verapamil (Hydrochlorid) — Isoptin®, verschiedene andere

Indikationen. Verapamil ist ein Kalziumkanalblocker, der die Herzfrequenz senkt und die artrioventrikuläre Überleitung am Herzen verzögert (Tabelle 1.2). Verapamil wird verwendet, um die Kammerfrequenz bei Vorhofflimmern oder bei -flattern herabzusetzen und supraventrikuläre Tachykardien vom Reentrytyp zu behandeln. Es senkt den peripheren arteriellen Widerstand (Nachlastsenkung) und wird deshalb als Antihypertensivum eingesetzt. Da es zusätzlich koronardilatierend wirkt, ist es ebenfalls für die Therapie der koronaren Herzkrankheit (Angina pectoris) geeignet. Hypertrophisch-obstruktive Kardiomyopathien und Migräneprophylaxe sind weitere Indikationen für Verapamil.

Pharmazeutische Zubereitung. Tabletten zu 40, 80, 120 (retardiert) sowie 240 mg (retardiert); Ampullen zu 5 mg (2 ml) für die intravenöse Verabreichung. Fixkombinationen mit Diuretika und dem Antiarrhythmikum Chinidin (Cordichin®).

Wirk- und Eliminationsverhalten. Es liegt keine sichere Beziehung zwischen **Plasmaspiegeln** von Verapamil und dessen erwünschten therapeutischen Effekten vor. **Wirkungseintritt:** Nach intravenöser Gabe sofort mit 20-minütiger Wirkdauer. Bei oraler Gabe ist ein Großteil der Wirkung nach einer Stunde vorhanden, die 6 h anhält. **Stoffwechsel/Ausscheidung:** Es liegen nur 10–30% von Verapamil unverändert im Blutkreislauf vor, wobei ein großer Anteil des Medikamentes bei der ersten Leberpassage verstoffwechselt wird. Die **Eliminationshalbwertszeit** ($t_{1/2}$) beträgt 2,5–8 h.

DOSIERUNG

Erwachsene. Bei der Behandlung von supraventrikulären Arrhythmien bzw. tachykard übergeleitetem Vorhofflimmern/-flattern verabreicht man intravenös 5–10 mg (0,075–0,15 mg/kg KG) über mindestens 2 min (3 min beim älteren Patienten) und kann nach 30 min erneut 10 mg (0,15 mg/kg KG) geben, falls sich die Rhythmusstörung nicht zurückgebildet hat oder das Therapieziel nicht erreicht wurde. Gegebenenfalls kann man über einen Perfusor kontinuierlich 5–10 mg Verapamil/h bis zu einer Gesamtdosis von 100 mg/Tag infundieren. Jegliche intravenöse Gabe von Verapamil sollte unter Monitorkontrolle erfolgen, zumindest ist vor der Gabe und in bestimmten Abständen danach ein EKG aufzuzeichnen. Die genannten supraventrikulären Arrhythmien (leichtere Formen) können gegebenenfalls auch mit oralen Dosen von Verapamil (3- bis 4-mal 40 ng bzw. 3- bis 4-mal 80 mg tgl.) behandelt werden. Insbesondere nach Beseitigung der Rhythmusstörung wird Verapamil in den erwähnten Dosierungen zur Vermeidung von deren Wiederauftreten peroral eingesetzt. Bei der Behandlung der koronaren Herzkrankheit bzw. zur Vermeidung des Auftretens von Angina-pectoris-Anfällen werden 3- bis 4-mal 80 mg Verapamil initial gegeben, wobei die Dosis insbesondere bei instabiler Angina pectoris vorsichtig in z. B. wöchentlichen Intervallen bis auf 360–480 mg/Tag gesteigert werden kann (3- bis 4-mal 120 mg tgl. in retardierter Formulierung). Bei der arteriellen Hypertonie beginnt man in der Regel mit 2-mal 120 mg Verapamil (retardiert) täglich und kann die Dosis bis auf 2-mal 240 mg tgl. (z. B. Isoptin RR® 2-mal 1 Tablette) erhöhen.

Kinder. Bei antiarrhythmischer Indikation erhalten unter einem Jahr alte Kinder 0,1–0,2 mg/kg KG über 2 min als Initialdosis (gewöhnlich 0,75–2 mg). Dieselbe Dosis kann nach 30 min erneut intravenös gegeben werden, wenn das Therapieziel nicht erreicht wurde. Kinder in einem Alter zwischen 1 und 15 Jahren werden intravenös mit 0,1–0,3 mg/kg KG bis zu einer Maximaldosis von 5 mg (gewöhnlich 2–5 mg) initial über 2 min behandelt. Die Dosis kann, wenn der erwünschte Effekt nach 30 min nicht erreicht wird, auf 10 mg bei erneuter Gabe gesteigert werden. Zur Hypertonietherapie von Kindern mit Verapamil in oralen Darreichungsformen existieren keine Angaben in der Literatur.

Sonderfälle. Bei Patienten mit **chronischen Lebererkrankungen**, insbesondere mit Leberzirrhose, muss die Verapamil-Dosis in der Regel reduziert werden.

Arzneimittelwechselwirkungen. Verapamil erhöht die Digoxin- (um 65%) sowie die Digitoxin-Plasmakonzentrationen. Dies kann zu bradykarden Rhythmusstörungen sowie AV-Blockierungen I. bis III. Grades führen. Dieselben unerwünschten Wirkungen können bei gleichzeitiger Gabe von Verapamil und Betarezeptorenblockern, insbesondere bei intravenöser Verabreichung, auftreten, wobei wiederholt Todesfälle berichtet wurden. Darüber hinaus kann es bei simultaner Verabreichung von Betablockern und Verapamil zu einer ausgeprägten Minderung der linksven-

Tabelle 1.2. Vergleich der kardialen Wirkungen von Kalziumantagonisten

Pharmakon	Kontraktilität	Herzfrequenz	AV-Überleitung	Peripherer Widerstand	QT-Zeit	Wirkdauer (unretardiert) [h]
Verapamil (z. B. Isoptin®)	↓↓	↓	↓↓	↓	∅	3–4
Gallopamil (Procorum®)	↓↓	↓	↓↓	↓	∅	4
Diltiazem (Dilzem®)	↓	↓	↓	↓	∅	3–4
Nifedipin[a] (z. B. Adalat®)	↓	↑/∅	∅	↓↓	∅	3–4
Nitrendipin[a] (Bayotensin®)	↓	↑/∅	∅	↓↓	∅	4–5
Nisoldipin[a] (Baymycard®)	↓	↑/∅	∅	↓↓	∅	3–4
Felodipin[a] (z. B. Modip®)	↓	↑/∅	∅	↓↓	∅	5–6
Isradipin[a] (z. B. Lomir®)	↓	∅	∅	↓↓	↓	6
Nicardipin[a] (Antagonil®)		↑/∅	∅	↓↓	∅	3–4
Amlodipin[a] (Norvasc®)	↓	∅	∅	↓↓	∅	24

[a]Dihydropyridinderivat.

trikulären Funktion mit Entwicklung eines Lungenödems kommen. Die Wechselwirkung von Verapamil mit Betarezeptorenblockern ist vor allem auf die sich addierenden pharmakodynamischen Effekte der Substanzen zurückzuführen, obwohl auch pharmakokinetische Interaktionen im Sinne einer gegenseitigen Erhöhung der Plasmaspiegel beschrieben sind. Aus dem Gesagten ergibt sich, dass Patienten mit krankem Sinusknoten ohne Schrittmacher sowie solche mit Hypotonie und bestehender Herzinsuffizienz nicht mit Verapamil behandelt werden sollten. Cimetidin als Inhibitor des oxidativen Lebermetabolismus erhöht die Verapamil-Plasmaspiegel und kann dessen Wirkung verstärken. Enzyminduktoren wie Rifampicin oder Barbiturate können die erwünschten Effekte von Verapamil mindern bzw. in ihrer Dauer verkürzen, da sie die Verapamil-Plasmaspiegel erniedrigen. Es existieren Hinweise, dass Verapamil selbst den oxidativen Lebermetabolismus hemmt und daher die Disposition und Elimination von Substanzen, die in der Leber biotransformiert werden, verändert. **Erwünschte Arzneimittelinteraktionen** ergeben sich bei gleichzeitiger Gabe von Verapamil und weiteren Antihypertensiva, z. B. Diuretika oder mit Chinidin (Verstärkung des blutdrucksenkenden bzw. antiarrhythmischen Effekts).

Schwangerschaft und Laktation. Da es hierzu keine gesicherten Angaben im Schrifttum gibt, sollte das Pharmakon bei stillenden Müttern und Schwangeren nicht gegeben werden.

Unerwünschte Wirkungen/Pflegehinweise

Die adäquaten Kontrollparameter für die Verapamil-Wirkung sind Blutdruck und Herzfrequenz. Sollte es zum Herzfrequenz- und/oder Blutdruckabfall kommen, so ist umgehend ein Arzt zu benachrichtigen. Asystolien und höhergradige AV-Blockierungen sind nach intravenöser Gabe von Verapamil möglich. Deshalb sollte diese nur unter Monitorkontrolle erfolgen. Die intravenöse Gabe von Kalzium (10–20 ml in einer 10%-igen Lösung) und/oder Isoptroterenol kann zumindest teilweise die genannten Nebenwirkungen von Verapamil antagonisieren. Da Verapamil die Herzkraft mindert, kann es bei Patienten mit Herzinsuffizienz zur kardialen Dekompensation führen. Obstipation ist eine relativ häufige Nebenwirkung von Verapamil.

Diltiazem (Hydrochlorid) — Dilzem®, verschiedene andere

Indikationen. Diltiazem ist ebenfalls ein Kalziumkanalblocker, der die Herzfrequenz senkt und zu einer Vasodilatation im Bereich der arteriellen Widerstandsgefäße und der Koronararterien führt. Aus diesem Grunde wird Diltiazem bei koronarer Herzkrankheit (Angina pectoris) und arterieller Hypertonie eingesetzt (s. Tabelle 1.2).

Pharmazeutische Zubereitung. Tabletten zu 60 mg sowie in retardierter Form zu 90 mg, 120 mg und 180 mg; Ampullen zu 10 mg, 25 mg sowie 100 mg für die intravenöse und intrakutane Verabreichung.

Wirk- und Eliminationsverhalten. 40% von Diltiazem liegen in der systemischen Zirkulation (Blutkreislauf) vor, dieser Wert kann bei chronischer Gabe bis auf 90% ansteigen. **Stoffwechsel/Ausscheidung:** Die Substanz wird vollständig in der Leber verstoffwechselt, wobei Metabolite gebildet werden, die ebenfalls pharmakologisch wirksam sind. Die **Eliminationshalbwertszeit** ($t_{1/2}$) von Diltiazem beträgt 5 h.

DOSIERUNG

Erwachsene. In der Therapie der Angina pectoris werden initial 30–60 mg 6- bis 8-stündlich verabreicht. Höhere Dosen bis zu 360 mg/Tag können bis zur Schmerzfreiheit erforderlich werden. Die arterielle Hypertonie erfordert Dosen zwischen 180 und 480 mg, in der Regel verteilt auf 2–3 tägliche Gaben. Bei Patienten mit chronischen Lebererkrankungen (z. B. Leberzirrhose) wird die Dosis anhand des erwünschten Effektes adjustiert.

Kinder. Zur Wirksamkeit und Sicherheit von Diltiazem bei Kindern und Neugeborenen existieren keine zuverlässigen Daten im Schrifttum, deshalb sollte es nicht verabreicht werden.

Unerwünschte Wirkungen. Diese scheinen dosisabhängig aufzutreten. Flush, Hypotonie, Benommenheit und Ödeme wurden gelegentlich beobachtet. Sinusbradykardie, AV-Blockierungen, kardiale Dekompensationen bei Patienten mit Herzinsuffizienz sind beschrieben. Selten sind eine Transaminasenerhöhung bzw. Hepatitiden beobachtet worden.

Arzneimittelwechselwirkungen. Die genannten kardialen Nebenwirkungen von Diltiazem (Hypotension, Sinusbradykardie, AV-Blockierungen, kardiale Dekompensationen) treten gehäuft bei gleichzeitiger Betablockergabe bzw. bei Patienten mit vorbestehender (bradykarder) Herzinsuffizienz auf. Cimetidin, Ranitidin und Propranolol können die Diltiazem-Plasmakonzentrationen erhöhen und konsekutiv dessen pharmakodynamische Effekte verstärken. Diltiazem erhöht die Digoxin-Plasmaspiegel und kann von daher Glykosidüberdosierungserscheinungen verursachen. Blutdruck, Herzfrequenz, klinischer Zustand des Patienten und Elektrokardiogramm sind speziell bei Beginn der Diltiazem-Therapie zu kontrollieren, wenn Patienten mit kardiovaskulären Erkrankungen zu behandeln sind.

Schwangerschaft und Laktation. Es existieren keine Daten im Schrifttum. Diltiazem sollte nicht verabreicht werden.

Pflegehinweise

Diltiazem kann in Einzelfällen zu Sinusbradykardien, Sinusstillständen und AV-Blockierungen führen.

Nifedipin — Adalat®, verschiedene andere

Indikationen. Nifedipin ist ein Kalziumkanalblocker vom Dihydropyridintyp mit ausgeprägten vasodilatierenden Eigenschaften im arteriellen und koronaren Stromgebiet. Deshalb wird es in der Hauptsache zur Therapie der arteriellen Hypertonie und der koronaren Herzkrankheit (Angina pectoris) eingesetzt. Im Gegensatz zu Verapamil und Diltiazem führt es nicht zu einer Herzfrequenzsenkung, sondern zu einem reflektorischen Herzfrequenzanstieg (sympathische Gegenregulation). Es liegen neuere retardierte Formulierungen von Nifedipin vor, bei denen die sympathische Gegenregulation (Herzfrequenzanstieg) nicht so ausgeprägt ist wie bei der unretardierten Nifedipin-Formulierung (Kapseln). Nifedipin wird auch zur Behandlung der Achalasie, des Raynaud-Phänomens und zur Migräneprophylaxe eingesetzt (s. Tabelle 1.2).

Pharmazeutische Zubereitung. Kapseln zu 5 mg, 10 mg und 20 mg, in Tablettenform zu 20 mg und 40 mg (retardiert); Fertigspritze zu 0,2 mg (2 ml), Infusionslösung zu 5 mg (50 ml) für die intrakoronare bzw. intravenöse Verabreichung; Fixkombinationen mit den verschiedensten Substanzen wie Diuretika, Betarezeptorenblockern, Codergocrinmesylat u. a. m.

Wirk- und Eliminationsverhalten. Nifedipin weist große intra- und interindividuelle Schwankungen der **Plasmaspiegel** nach oraler Gabe auf. **Wirkungseintritt:** Dieser ist 0,5–2 h nach oraler Gabe nachweisbar und die Wirkung hält 4–8 h an (je nach Kapsel- oder Retardform). **Stoffwechsel/Ausscheidung:** 45–65% von Nifedipin sind unverändert in der systemischen Zirkulation (Blutkreislauf) nachweisbar. Die Substanz wird überwiegend in der Leber verstoffwechselt und kaum unverändert im Urin ausgeschieden. Die **Eliminationshalbwertszeit** ($t_{1/2}$) beträgt 2–4 h.

DOSIERUNG

Erwachsene. Bei der antianginösen Behandlung sollte mit Kapseln in Dosen von 5–10 mg begonnen werden. Die Kapseln werden 3- bis 4-mal täglich verabreicht, wobei die Dosis zwischen 3- bis 4-mal 5 mg, 3- bis 4-mal 10 mg bzw. 3- bis 4-mal 20 mg täglich schwanken kann. Für die Hochdrucktherapie werden retardierte Formulierungen bevorzugt, wobei 2-mal 20 mg, 3-mal 20 mg oder 4-mal 20 mg täglich in Tablettenform empfohlen werden. Bei der akzelerierten Hypertonie bzw. bei der hypertensiven Krise erhält der Patient, solange er bewusstseinsklar ist, Nifedipin-Kapseln zu 10 mg, wobei diese Dosierung nach 20 min erneut gegeben werden kann. Im Prinzip muss bei der antianginösen und antihypertensiven Therapie die Dosis bis zum Erreichen des erwünschten Effektes austitriert werden. Zur Behandlung der hypertensiven Krise auf Intensivstationen stehen Nifedipin-Infusionslösungen zu 5 mg (50 ml) zur Verfügung, die in Dosen von 0,63–1,25 mg/h verabreicht werden (lichtgeschützt).

Kinder. Bei Neugeborenen und Kindern ist die Wirksamkeit und Verträglichkeit von Nifedipin nicht ausreichend belegt. Bei Kindern wurde es zur Behandlung der hypertensiven Krise in Dosen von 0,25–0,5 mg/kg KG mit Erfolg eingesetzt.

Sonderfälle. Patienten mit **chronischen Lebererkrankungen** (z. B. Leberzirrhose) erhalten Nifedipin in reduzierter Dosis, wobei bis zum Erreichen des erwünschten klinischen Effekts titriert wird. Auch bei Patienten mit einer **Nierenfunktionseinschränkung** wurden erhöhte Plasmaspiegel und eine verzögerte Elimination von Nifedipin beschrieben, sodass auch bei diesem Personenkreis ein Herantasten an die adäquate Dosierung im Hinblick auf den antianginösen bzw. antihypertensiven Effekt erforderlich ist.

Unerwünschte Wirkungen. Die meisten unerwünschten Effekte von Nifedipin sind auf dessen vasodilatatorische Wirkung zurückzuführen. Häufig beobachtet werden Flush, Kopfschmerzen, Palpitationen, Benommenheit, Schwindel, Hypotension, Knöchel- und Unterschenkelödeme. Viele der vom Nifedipin bekannten Nebenwirkungen sind vor allem bei Therapiebeginn nachweisbar und bilden sich im weiteren Behandlungsverlauf zurück. Seltener werden Juckreiz, Hyperglykämie und Hepatitis beobachtet. Es wurde beschrieben, dass Nifedipin bei Patienten mit chronischer Niereninsuffizienz zu einer reversiblen Verschlechterung der Nierenfunktion führen kann. Bei intrakoronarer Gabe von Nifedipin wurde eine Senkung von Schlag- und Herzminutenvolumen gesehen. Da Nifedipin einen thrombozytenaggregationshemmenden Effekt hat, kann es die Blutungszeit verlängern.

Arzneimittelwechselwirkungen. Nifedipin erhöht dosisabhängig die Digoxin-Plasmakonzentrationen um 10–20%, auch ein Anstieg der Chinidin-Plasmakonzentrationen wurde bei Nifedipin-Gabe gesehen. Da Cimetidin den oxidativen Metabolismus hemmt und Nifedipin überwiegend durch das mischfunktionelle Monooxygenasesystem der Leber biotransformiert wird, erhöht es dessen Plasmakonzentrationen und verzögert die Elimination. Konsekutiv wurde ein verstärkter antihypertensiver Effekt von Nifedipin unter gleichzeitiger Cimetidin-Gabe gesehen. Dasselbe gilt auch für einen weiteren H_2-Antagonisten, das Ranitidin, allerdings in weniger ausgeprägter Form. **Erwünschte Arzneimittelinteraktionen** ergeben sich für Nifedipin im Hinblick auf dessen antihypertensiven Effekt bei gleichzeitiger Gabe von Betablockern, Diuretika oder Codergocrinmesylat. Durch simultane Verabreichung von Betablockern und Codergocrinmesylat wird die sympathische Gegenregulation, die durch Nifedipin verursacht wird, kupiert. Entsprechende Fixkombinationspräparate sind handelsüblich verfügbar. Bei der Behandlung der koronaren Herzkrankheit ergeben sich additive antianginöse Wirkungen bei gleichzeitiger Gabe von Nifedipin mit Betablockern oder Nitraten.

Schwangerschaft und Laktation. Im Tierversuch führt Nifedipin zu Fruchtschäden, sodass ein Einsatz während der ersten Hälfte der Schwangerschaft kontraindiziert erscheint. Bei stillenden Müttern sollte Nifedipin nicht verabreicht werden, da nur wenige diesbezügliche Literaturdaten vorliegen.

Pflegehinweise

Paradoxerweise kann Nifedipin aufgrund eines sog. Steelphänomens in seltenen Fällen Angina-pectoris-Anfälle auslösen oder diese in ihrer Ausprägung verstärken. Häufig klagen die Patienten, insbesondere zu Beginn einer Nifedipin-Therapie, über Herzklopfen, Kopfschmerzen und Unruhe – Nebenwirkungen, die sich im weiteren Verlauf der Therapie meist zurückbilden. Wegen seiner herzkraftmindernden Wirkung kann Nifedipin bei Patienten mit Herzinsuffizienz zur kardialen Dekompensation führen. In den letzten Jahren mehren sich die Anzeichen dafür, dass Nifedipin und andere Kalziumantagonisten vom Dihydropyridin-Typ zwar gut antihypertensiv (blutdrucksenkend) wirksam sind, aber dabei nicht die Lebenszeit der behandelten Hypertoniker verlängern, sondern sogar vermehrt zu kardiovaskulären Komplikationen führen.

Felodipin — Munobal®, Modip®

Indikationen. Felodipin ist ebenfalls ein Kalziumantagonist vom Dihydropyridin-Typ mit ausgeprägten vasodilatierenden Eigenschaften im arteriellen und koronaren Stromgebiet. Deshalb wird es zur Behandlung der arteriellen Hypertonie und der koronaren Herzkrankheit (Angina pectoris) verwendet. Auch Felodipin verursacht eine Reflextachykardie (s. Tabelle 1.2).

Pharmazeutische Zubereitung. Felodipin ist in retardierter Tablettenform (5 mg und 10 mg) erhältlich.

Wirk- und Eliminationsverhalten. Bei Felodipin scheint eine Beziehung zwischen der Höhe der **Plasmakonzentrationen** und der Senkung des diastolischen Blutdrucks vorzuliegen. **Wirkungseintritt:** Felodipin wird nach oraler Gabe rasch und vollständig gastrointestinal resorbiert und entsprechend ist die erwünschte Wirkung nach 1–2 h zu verzeichnen. **Stoffwechsel/Ausscheidung:** 85% der Substanz werden bei der ersten Leberpassage verstoffwechselt; somit ist die Bioverfügbarkeit niedrig. Die **Eliminationshalbwertszeit** ($t_{1/2}$) beträgt 12 h.

DOSIERUNG

Erwachsene. Initial werden peroral 5 mg verabreicht, wobei diese Dosis in 1-mal täglicher Darreichungsform bis auf 10 mg bis zum Erreichen des erwünschten antihypertensiven bzw. antianginösen Effekts gesteigert werden kann. Gegebenenfalls können auch 2-mal täglich 10 mg appliziert werden. Höhere Dosen dürften im Hinblick auf die erwünschte Wirkung keinen weiteren Wirkzuwachs erbringen.

Kinder. Zur Dosierung von Felodipin bei Kindern gibt es so gut wie keine Hinweise, die Dosis sollte anhand des Körpergewichtes adjustiert werden. Bei Neugeborenen wurde das Medikament nicht eingesetzt und es existieren dazu keine Informationen.

Sonderfälle. Bei Patienten mit **Nierenfunktionseinschränkung** muss Felodipin nicht dosisreduziert verwendet werden, wohingegen dies bei Patienten mit **chronischen Lebererkrankungen** der Fall ist.

Unerwünschte Wirkungen. Wie andere Vasodilatatoren kann Felodipin Flush, Kopfschmerzen, Palpitationen, Benommenheit und Schwindel verursachen. Diese Symptome treten dosisabhängig auf und werden meist bei Behandlungsbeginn nachgewiesen. Mit zunehmender Therapiedauer bilden sie sich zurück. Knöchelödeme, Hautausschlag, Juckreiz, Gingivahyperplasie oder eine leichte Erhöhung der alkalischen Phosphatase wurden beobachtet.

Arzneimittelwechselwirkungen. Felodipin (nichtretardierte Formulierung) erhöht die maximalen Plasmakonzentrationen von Digoxin um ca. 20%. Als Inhibitor des hepatischen Cytochrom P450 erhöhen Cimetidin und Grapefruitsaft die Plasmaspiegel von Felodipin, während Phenytoin und andere Enzyminduktoren diese erniedrigen und zu entsprechenden pharmakodynamischen Veränderungen führen können. Eine Wechselwirkung von Felodipin mit der Nahrungsaufnahme ist nicht beschrieben. **Erwünschte Arzneimittelwechselwirkungen** von Felodipin ergeben sich bei gleichzeitiger Gabe von anderen Antihypertensiva wie Betablockern oder Diuretika, wobei ein additiver antihypertensiver Effekt resultiert.

Schwangerschaft und Laktation. Da es hierzu keine Hinweise gibt, sollte das Pharmakon bei stillenden Müttern nicht verwendet werden. Felodipin ist in der Schwangerschaft kontraindiziert.

Pflegehinweise

Felodipin sollte bei Patienten mit Hypertonie und Angina pectoris nicht plötzlich abgesetzt werden, da es zu krisenhaften Blutdruckanstiegen und myokardialen Ischämien kommen kann. Paradoxerweise kann auch Felodipin aufgrund eines Steelphänomens selten Angina-pectoris-Anfälle auslösen oder diese in ihrer Ausprägung verstärken. Häufig klagen die Patienten, insbesondere zu Beginn einer Felodipin-Therapie, über Herzklopfen, Kopfschmerzen und Unruhe – Nebenwirkungen, die sich im weiteren Verlauf der Therapie meist zurückbilden. Wegen seiner herzkraftmindernden Wirkung kann Felodipin bei Patienten mit Herzinsuffizienz zur kardialen Dekompensation führen. In den letzten Jahren mehren sich die Anzeichen dafür, dass Kalziumantagonisten vom Dihydropyridin-Typ zwar gut antihypertensiv (blutdrucksenkend) wirksam sind, aber dabei nicht die Lebenszeit der behandelten Hypertoniker verlängern, sondern sogar vermehrt zu kardiovaskulären Komplikationen führen.

Amlodipin Norvasc®

Indikationen. Amlodipin ist ein Kalziumantagonist vom Dihydropyridin-Typ mit vasodilatierenden Eigenschaften im arteriellen und koronaren Stromgebiet (s. Tabelle 1.2). Es wird ebenfalls zur Therapie der arteriellen Hypertonie und der koronaren Herzkrankheit (Angina pectoris) eingesetzt. Aufgrund eines protrahierten Wirkungseintrittes und der langanhaltenden Wirkung verursacht es seltener Flushsymptomtatik und Reflextachykardie als andere Kalziumantagonisten vom Dihydropyridin-Typ. Es ist aber nicht frequenzsenkend wirksam wie Verapamil oder Diltiazem.

Pharmazeutische Zubereitung. Tabletten zu 5 mg und 10 mg.

Wirk- und Eliminationsverhalten. Die maximalen **Plasmaspiegel** werden nach 6–12 h erreicht. 64–80% der Substanz sind in der systemischen Zirkulation (Blutkreislauf) unverändert vorhanden. **Stoffwechsel/Ausscheidung:** Die Substanz wird fast vollständig in der Leber metabolisiert. Die **Eliminationshalbwertszeit** ($t_{1/2}$) beträgt 35–50 h.

DOSIERUNG

Erwachsene. Die Therapieeinleitung sollte mit einer Dosis von 5 mg 1-mal täglich erfolgen. Eine Dosiserhöhung auf 10 mg ist möglich und sollte nicht überschritten werden.

Kinder. Wegen fehlender Erfahrungen sind Kinder von einer Behandlung mit Amlodipin auszuschließen.

Sonderfälle. Eine Dosisanpassung bei **niereninsuffizienten** Patienten ist nicht erforderlich. Da Amlodipin nicht dialysierbar ist, sind bei dialysepflichtiger Niereninsuffizienz niedrige Dosen des Kalziumantagonisten in Dosierungsintervallen, die sich nach dem erwünschten Effekt richten, zu verabreichen. Bei Patienten mit **Leberfunktionseinschränkung** sollte Amlodipin vorsichtig angewendet werden; bei schwerer Leberfunktionsstörung darf Amlodipin nicht gegeben werden. Eine spezielle Dosisanpassung bei **älteren** Patienten ist nicht erforderlich.

Unerwünschte Wirkungen. Insbesondere zu Beginn der Behandlung kann es gelegentlich zu Gesichts- bzw. Hautrötung mit Wärmegefühl und Kopfschmerzen kommen. Gelegentlich können Palpitationen, Schwindel, Müdigkeit, Schläfrigkeit und ein Exanthem auftreten. Häufig wurden periphere Ödeme beobachtet. In Einzelfällen kann es, insbesondere zu Beginn der Behandlung, zum Auftreten von Angina-pectoris-Anfällen bzw. bei Patienten mit bestehender Angina pectoris zu einer Zunahme von Häufigkeit, Dauer und Schweregrad der Anfälle kommen.

Arzneimittelwechselwirkungen. Bei Kombination mit trizyklischen Antidepressiva, Nitraten und Betablockern kann die blutdrucksenkende Wirkung von Amlodipin verstärkt werden. Die gleichzeitige Gabe von Betablockern und Amlodipin bei herzinsuffizienten Patienten sollte vorsichtig erfolgen. Arzneimittel aus der Gruppe der Dihydropyridine können die negativ inotrope Wirkung von Antiarrhythmika wie Amiodaron oder Chinidin verstärken. Eine Verstärkung der antihypertensiven Wirkung von Amlodipin resultiert bei der Kombination mit Antihypertensiva wie Diuretika, Betablockern, Alphablockern oder ACE-Hemmern.

Schwangerschaft und Laktation. In der Schwangerschaft sollte Amlodipin nur unter strenger Nutzen-Risiko-Abwägung verabreicht werden. Bei Einnahme von Amlodipin bis kurz vor dem voraussichtlichen Geburtstermin kann eine Verlängerung des Geburtsvorgangs und eine Störung der Wehentätigkeit nicht ausgeschlossen werden. Während der Behandlung mit Amlodipin sollte nicht gestillt werden.

Pflegehinweise

Unter Amlodipin-Gabe treten die üblichen Nebenwirkungen der Dihydropyridin-Kalziumantagonisten auf, sie sind jedoch seltener und zum Teil abgemildert. Paradoxerweise kann Amlodipin aufgrund eines Steel-Phänomens vereinzelt Angina-pectoris-Anfälle auslösen oder diese in ihrer Ausprägung verstärken. Zum Teil klagen die Patienten, insbesondere zu Beginn einer Amlodipin-Therapie, über Herzklopfen, Kopfschmerzen und Unruhe – Nebenwirkungen, die sich im weiteren Verlauf der Therapie meist zurückbilden. In den letzten Jahren mehren sich die Anzeichen dafür, dass Amlodipin und andere Kalziumantagonisten vom Dihydropyridin-Typ zwar gut antihypertensiv (blutdrucksenkend) wirksam sind, aber dabei nicht die Lebenszeit der behandelten Hypertoniker verlängern, sondern sogar vermehrt zu kardiovaskulären Komplikationen führen.

Angiotensinkonversionsenzymhemmer

Captopril — Lopirin®, Tensobon®

Indikationen. Angiotensin II ist eine der potentesten endogen gebildeten vasokonstringierend wirkenden Substanzen, deren Antagonisierung zur Blutdrucksenkung führt. Captopril als Angiotensinkonversionsenzymhemmer führt zur Vasodilatation von arteriellen und venösen Gefäßen und findet aufgrund dessen Verwendung als Antihypertensivum und Medikament zur Behandlung der Herzinsuffizienz. Bei der Behandlung der Herzinsuffizienz kupieren die ACE-Hemmer nicht nur die Symptome der betroffenen Patienten, sondern sie erhöhen auch deren Lebensdauer (Tabelle 1.3).

Pharmazeutische Zubereitung. Tabletten zu 12,5 mg, 25 mg sowie 50 mg; Fixkombinationen mit Diuretika wie Hydrochlorothiazid.

Wirk- und Eliminationsverhalten. Die maximalen **Plasmaspiegel** von Captopril werden 2–5 h nach oraler Gabe erreicht. **Wirkungseintritt:** Der Effekt kann bereits 15 min nach Gabe nachgewiesen werden und hält unter chronischer Gabe 4–12 h an. **Stoffwechsel/Ausscheidung:** Captopril wird zu Captoprildisulfid verstoffwechselt und nur 24% des Medikamentes werden unverändert im Urin nach 24 h ausgeschieden. Die **Eliminationshalbwertszeit** ($t_{1/2}$) beträgt 2–3 h und ist bei Patienten mit Niereninsuffizienz deutlich verlängert.

DOSIERUNG

Erwachsene. Bei der Behandlung der arteriellen Hypertonie und der Herzinsuffizienz sollte initial stets eine Testdosis von 6,25 mg Captopril (z. B. eine halbe Tablette LopirinCor®) verabreicht werden. Da einige Patienten bei der ersten Captopril-Dosis eine ausgeprägte Hypotension (Orthostase) und Kollapszustände entwickeln, sollte der Patient für einige Stunden nach der ersten Dosis vom Arzt in dessen Praxis oder in der Klinik beobachtet werden („Syndrom der ersten Dosis“). Anschließend wird sowohl bei der Therapie der arteriellen Hypertonie als auch der Herzinsuffizienz die Captopril-Dosis sukzessive über 2-mal 6,25 mg täglich, 3-mal 6,25 mg täglich auf gegebenenfalls 3-mal 25 mg täglich gesteigert. Da Captopril eine relativ kurze Eliminationshalbwertszeit hat, ist in der Regel die Verabreichung des Medikamentes auf einer 3-mal täglichen Dosierungsbasis erforderlich. In einigen Fällen mögen auch 2-mal 12,5 mg oder 2-mal 25 mg täglich ausreichend sein, um einen ausreichenden antihypertensiven Effekt bzw. eine Wirkung bei der Herzinsuffizienztherapie zu erzielen. Die Captopril-Dosis muss in einer Reihe von Fällen auf 3-mal 50 mg täglich gesteigert werden. Einer Steigerung der Dosierung auf hohe Captopril-Dosen würde man nach 1- bis 2-wöchiger Therapie ohne eine adäquate antihypertensive Wirkung eher die zusätzliche Gabe eines Thiaziddiuretikums (z. B. Hydrochlorothiazid 12,5 mg/Tag) bzw. eine Kochsalzrestriktion vorziehen. Gegebenenfalls (bei Nonresponse) kann die Hydrochlorothiaziddosis auf 25 mg 1-mal täglich erhöht werden. Das geschilderte Vorgehen im Hinblick auf die Adjustierung der Captopril-Dosierung ist bei Patienten mit arterieller Hypertonie und/oder Herzinsuffizienz ähnlich. Für die Therapie der hypertensiven Krise kann Captopril sublingual (12,5–25 mg) verabreicht werden, wobei die Gabe nach 30 min wiederholt werden kann.

Tabelle.1.3. Übersicht zu klinisch-pharmakologischen Daten von verschiedenen Angiotensinkonversionsenzymhemmern

Pharmakon	Prodrug (Wirkmetabolit)	Tagesdosis [mg]	Wirkdauer [h]	Eliminationshalbwertszeit [h]	Unverändert im Urin ausgeschieden [%]	Bioverfügbarkeit [%]	Plasmaproteinbindung [%]	Kumulation bei Niereninsuffizienz
Captopril (Lopirin®, Tensobon®)	∅	25–75 2- bis 3-mal tgl.	8–10	1–2	40	65	30	+
Enalapril (Xanef®, Pres®)	Enalaprilat[a]	5–20 1- bis 2-mal tgl.	8–10	35	61	40	50	+
Ramipril (Delix®, Vesdil®)	Ramiprilat[a]	2,5–10	24	3 (110)	35	–	60	+
Cilazapril (Dynorm®)	Cilazaprilat[a]	2,5–10	24	30–50	90	20	–	+
Quinapril (Accupro®)	Quinaprilat[a]	2,5–40 1- bis 2-mal tgl.	24	2	30	–	97	+
Perindopril (Coversum®)	Perindoprilat[a]	2–8 1-mal tgl.	24	29	14	19	20	+

[a] Die angegebenen klinischen Daten beziehen sich auf die Prodrug.

Kinder. Zur Captopril-Gabe bei Neugeborenen existieren keine sicheren Literaturdaten; deshalb sollte das Medikament hier nicht oder nur mit äußerster Vorsicht verabreicht werden. Bei Kindern liegt die Initialdosis von Captopril bei 0,3 mg/kg KG und die Dosis sollte im weiteren Therapieverlauf 6 mg/kg KG nicht überschreiten.

Sonderfälle. Bei Patienten mit vorbestehender **Nierenfunktionseinschränkung** bzw. **chronischer Niereninsuffizienz** muss die Captopril-Dosis reduziert bzw. das Dosierungsintervall verlängert werden, um protrahierte Hypotensionen und konsekutiv eine mögliche Verschlechterung der Nierenfunktion zu vermeiden. Die Dosis wird vorsichtig bis zum Erreichen des erwünschten Effektes titriert bzw. das Dosisintervall adjustiert. Wenn die zusätzliche Gabe eines Diuretikums erforderlich ist – und dies ist meist bei Patienten mit chronischer Niereninsuffizienz der Fall – so muss ein Schleifendiurektikum vom Typ des Furosemid gegeben werden. Bei Patienten mit **Herzinsuffizienz**, die mit Diuretika behandelt oder einer Kochsalzrestriktion unterzogen werden und dadurch gegebenenfalls hypovolämisch sind, muss initial die Captopril-Dosis mit 6,25 mg möglichst niedrig sein (s. oben). Auch bei Patienten mit **chronischen Lebererkrankungen**, insbesondere mit Leberzirrhose, können ACE-Hemmer eingesetzt werden, jedoch meist nicht mit der Indikation arterielle Hypertonie, da solche Patienten eher hypotensiv sind, sondern eher zur Therapie einer gleichzeitig bestehenden Herzinsuffizienz oder eines diuretikaresistenten Aszites. Da diese Patienten meist eine Hyponatriämie und eine intravasale Hypovolämie aufweisen, sind bei Therapiebeginn ebenfalls möglichst niedrige Captopril-Dosen angezeigt. Captopril soll wegen der Gefahr eines akuten Nierenversagens nicht an Patienten mit Nierenarterienstenose verabfolgt werden. Patienten mit Kollagenosen sollten wegen der Gefahr der Agranulozytose kein Captopril oder andere ACE-Inhibitoren erhalten. Patienten mit Aortenstenose und anderen Formen der Ausflussbehinderung sollten nicht mit ACE-Inhibitoren behandelt werden, weil es zu Durchblutungsstörungen und zur Hypotension kommen kann. Patienten mit anamnestisch bekanntem Angioödem dürfen Captopril nicht erhalten.

Unerwünschte Wirkungen. In den ersten Jahren der Anwendung von Captopril wurden viele unerwünschte Wirkungen – vor allem im Hinblick auf renale Komplikationen – gesehen, die darauf zurückgeführt werden mussten, dass sehr hohe Dosen des Medikamentes (bis zu 3-mal 150 mg und mehr) verabreicht wurden. Der Gebrauch von niedrigeren Dosierungen (gewöhnlich 2- bis 3-mal 12,5 mg bis 2- bis 3-mal 25 mg täglich) und die Dosisreduzierung bei Patienten mit vorbestehender Nierenfunktionseinschränkung hat zu einer deutlichen Minderung der Nebenwirkungsrate geführt. Dennoch werden auch heute noch häufig Hautausschläge mit Fieber, Juckreiz und Eosinophilie, Geschmacksstörungen (mit Geschmacksverlust) und Hustenreiz mit dauerndem Hüsteln beobachtet. Die Geschmacksstörungen bilden sich innerhalb von 2–3 Monaten nach Therapieende zurück. Eine Proteinurie (nephrotisches Syndrom) wurde bei ca. 3,5% der Patienten mit vorbestehender Niereninsuffizienz und Captopril-Dosen von mehr als 150 mg/Tag beobachtet, ist jedoch mit einer Inzidenz von 0,2% bei Patienten mit normaler Nierenfunktion und Captopril-Dosen von unter 150 mg täglich wesentlich seltener. Die Proteinurie tritt in der Regel erst 3 Monate nach Therapiebeginn auf. Bei der Captopril-Gabe kommt es im Gegensatz zu ACE-Hemmern mit längerer Eliminationshalbwertszeit sehr selten zu einer meist reversiblen Einschränkung der Nierenfunktion mit Anstieg des Plasmakreatinins. Patienten mit Nierenarterienstenose sind besonders gefährdet. Das Auftreten einer Neutropenie wurde bei Hypertonikern bzw. Patienten mit Herzinsuffizienz und normaler Nierenfunktion sehr selten beschrieben. Die Inzidenz der Neutropenie steigt jedoch bei Personen mit einem Plasmakreatinin über 2 mg/% auf 0,5% und solchen mit terminaler Niereninsuffizienz auf 7,2% der behandelten Fälle an. Ein Larynx- bzw. Quincke-Ödem wurde nach der ersten Dosis von Captopril selten beobachtet und dies ist zusammen mit dem möglichen Auftreten einer ausgeprägten Orthostasereaktion bzw. eines Kollapszustandes der Grund, warum Patienten nach Captopril-Gabe initial ärztlich überwacht werden sollten. Volumendepletierte Patienten und solche mit einem niedrigen Serumnatrium aufgrund einer laufenden diuretischen Therapie sollten Diuretika gegebenenfalls 2–3 Tage vor Behandlungsbeginn mit Captopril absetzen. Bei Therapiebeginn sollten engmaschige Blutdruck-, Serumnatrium-, Plasmakreatinin- und Blutbildkontrollen erfolgen. Später müssen in größeren Abständen Eiweißausscheidung im Urin und Blutbild überwacht werden. Es kann zum Anstieg des Serumkaliums kommen.

Arzneimittelwechselwirkungen. Wie erwähnt, können Diuretika zu einer deutlichen Verstärkung der Wirkung von Captopril bei Patienten mit arterieller Hypertonie und Herzinsuffizienz führen. Dies ist meist eine durchaus erwünschte Wechselwirkung, kann jedoch bei Patienten, die volumendepletiert sind, die ein niedriges Serumnatrium haben oder eine vorbestehende Niereninsuffizienz aufweisen, zu ausgeprägten Hypotensionen und zu vorübergehenden oder dauernden Verschlechterungen der Nierenfunktion führen. Nichtsteroidale Antirheumatika vom Typ des Indometacin können den antihypertensiven Effekt von Captopril vermindern. Kaliumsparende Diuretika (Triamteren, Amilorid, Spironolacton) können insbesondere bei älteren Patienten und solchen mit Niereninsuffizienz zu Hyperkaliämien führen. Azathioprin kann in Kombination mit Captopril Leukopenien verursachen.

Schwangerschaft und Laktation. Bei schwangeren Frauen ist Captopril kontraindiziert (Oligohydramnion, Hypotonie und Oligoanurie beim Neugeborenen). Zur Captopril-Gabe bei stillenden Müttern gibt es zu wenig Literaturdaten. Der ACE-Hemmer sollte hier möglichst nicht verabreicht werden.

Pflegehinweise

Bei der Behandlung der arteriellen Hypertonie und der Herzinsuffizienz sollte initial stets eine Testdosis von 6,25 mg Captopril (z. B. eine halbe Tablette Lopirin Cor®) verabreicht werden. Da sich bei der ersten Gabe ein ausgeprägter Blutdruckabfall (Orthostase) und Kollapszustände entwickeln können („Syndrom der ersten Dosis"), sind die Blutdruck- und Herzfrequenzwerte des Patienten zu kontrollieren. Patienten, die Grunderkrankungen wie Leukosen, Kollagenosen oder eine chronische Niereninsuffizienz haben, weisen ein erhöhtes Risiko für die Entwicklung einer Neutropenie unter Captopril auf und bedürfen einer initial engmaschigen Blutbildkontrolle während der Behandlung. In 10–20% der Fälle, die mit ACE-Hemmern behandelt werden, tritt ein Dauerhusten/Hüsteln auf. Bei diesen Patienten kann ein Medikament aus der neueren Gruppe der Angiotensin-II-Antagonisten (z. B. Losartan u.a.m.) alternativ verabreicht werden.

Enalapril (Maleat), Enalaprilat — Xanef®, Pres®

Indikationen. Enalapril ist ein sog. Prodrug, das unmittelbar nach der Gabe durch Esterasehydrolyse in der Leber in den aktiven Metaboliten Enalaprilat umgewandelt wird (s. Tabelle 1.3). Dies ist die eigentliche Wirksubstanz. Wie Captopril führt Enalaprilat zur Vasodilatation im arteriellen und venösen Gefäßbereich und ist damit zur Behandlung der arteriellen Hypertonie und der Herzinsuffizienz geeignet. Auch Enalaprilat führt zur Verlängerung der Überlebenszeit herzinsuffizienter Patienten.

Pharmazeutische Zubereitung. Tabletten zu 2,5 mg, 5 mg, 10 mg und 20 mg; Fixkombinationen mit Diuretika wie Hydrochlorothiazid.

Wirk- und Eliminationsverhalten. Es besteht eine Beziehung von den erwünschten Effekten auf das Herz-Kreislauf-System, der Dauer der Wirkung von Enalaprilat und den **Plasmaspiegeln. Wirkungseintritt:** Der Effekt ist eine Stunde nach der Gabe nachweisbar und hält 3,5–8 h an. **Stoffwechsel/Ausscheidung:** Ca. 60% von Enalaprilat werden in der systemischen Zirkulation (Blutkreislauf) nachgewiesen. Die Substanz wird zu 60% unverändert ausgeschieden. Die **Eliminationshalbwertszeit** ($t_{1/2}$) beträgt 35 h und ist bei chronischer Niereninsuffizienz entsprechend dem

Grad der Nierenfunktionseinschränkung verlängert. Die trifft auch auf herzinsuffiziente Patienten zu.

DOSIERUNG

Erwachsene. Für die Behandlung der Hypertonie werden initial 2,5–5 mg täglich verabreicht (Testdosis bei der ersten Gabe mit Kontrolle des klinischen Zustandes und der Blutdruckwerte des Patienten). Für die Hypertonietherapie werden Tagesdosen zwischen 10 mg und 40 mg gegeben (auf 1–2 Tabletten/Tag verteilt). Die 2-mal tägliche Dosierungsbasis dürfte bei Patienten mit mittelgradiger und schwerer Hypertonie erforderlich sein, um über 24 h eine Blutdruckeinstellung zu gewährleisten. Sollte danach die Blutdruckeinstellung nicht befriedigend sein, so kann zusätzlich ein Diuretikum vom Typ des Furosemid (bei Patienten mit Nierenfunktionseinschränkung) oder ein Thiaziddiuretikum verabreicht werden. Auch bei der Behandlung der Herzinsuffizienz beginnt man mit einer Testdosis von 2,5 mg täglich und titriert die Dosis bis auf 2-mal 2,5 mg, 2-mal 5 mg, 2-mal 10 mg bis auf evtl. 2-mal 20 mg/Tag. Enalapril ist – wie gesagt – der ACE-Hemmer, der wegen seiner im Vergleich zu Captopril längeren Eliminationshalbwertszeit eher für die Behandlung der Hypertonie als der Herzinsuffizienz (Reduktion der Nierendurchblutung!) in Betracht kommt.

Kinder. Bei Neugeborenen und Kindern ist die Wirksamkeit und Sicherheit von Enalapril durch Literaturdaten nicht ausreichend belegt.

Sonderfälle. Bei Patienten mit einer **Kreatinin-Clearance** von unter 30 ml/min und einem **Plasmakreatinin** von über 3 mg/dl sollte die Initialdosis von Enalapril nicht über 2,5 mg täglich liegen. Patienten, die Diuretika vor Therapiebeginn erhalten, sollten diese 2–3 Tage vorher absetzen, wobei dann die Enalapril-Dosis ebenfalls nicht mehr als 2,5 mg/Tag betragen sollte.

Unerwünschte Wirkungen. Die unerwünschten Effekte von Enalapril entsprechen im Wesentlichen denen von Captopril. Die Gefahr der Entwicklung einer Nierenfunktionseinschränkung ist aufgrund der längeren Eliminationshalbwertszeit von Enalapril eher größer. Kopfschmerzen, Schwindel, Benommenheit, Müdigkeit und Hautausschlag wurden häufig beobachtet. Orthostatische Komplikationen und eine Hypotension werden vor allem bei Patienten mit Volumendepletion, niedrigem Serumnatrium oder Diuretikavorbehandlung gesehen. Auch Enalapril kann Hustenreiz verursachen. Eine fortgeschrittene Niereninsuffizienz kann sich bei Patienten mit ein- oder beidseitiger Nierenarterienstenose und solchen, die mit Diuretika therapiert werden, entwickeln. Geschmacksstörungen, Neutropenie, ein Angioödem, Hyperkaliämie oder eine Proteinurie wurden selten beobachtet.

Arzneimittelwechselwirkungen. Wie im Falle von Captopril ist eine primär erwünschte Wechselwirkung von Enalapril die mit Diuretika. Schleifen- und Thiaziddiuretika führen bei gleichzeitiger Gabe mit Enalapril zu einem additiven antihypertensiven Effekt. Diese primär erwünschte Interaktion kann sich jedoch bei zu starker Blutdrucksenkung, z. B. aufgrund einer vorbestehenden Volumendepletion, eines niedrigen Serumnatriums oder einer Nierenarterienstenose in einen unerwünschten Effekt verkehren, wobei dann Schwindel, Orthostase, Hypotension und eine progrediente Nierenfunktionseinschränkung resultieren können. Nichtsteroidale Antirheumatika schwächen den antihypertensiven Effekt von Enalapril ab. Die Ausscheidung von Lithium ist reduziert. Die gleichzeitige Gabe von kaliumsparenden Diuretika (Triamteren, Amilorid, Spironolacton) kann zu Hyperkaliämien führen.

Schwangerschaft und Laktation. Bei schwangeren und stillenden Frauen ist die Wirksamkeit und Sicherheit von Enalapril nicht ausreichend durch Literaturdaten belegt.

Pflegehinweise

Die erste Enalapril-Dosis (2,5 mg) sollte unter Kontrolle von Blutdruck und Herzfrequenz erfolgen und der Patient muss diesbezüglich für 4–6 h überwacht werden (Orthostase, Kollaps: „Syndrom der ersten Dosis“). Tritt unter Enalaprilat Dauerhusten/Hüsteln als Nebenwirkung auf, so kann alternativ ein Angiotensin-II-Antagonist (z. B. Losartan u.a.m.) verabreicht werden. Eine Nierenfunktionseinschränkung kann sich bei Patienten mit ein- oder beidseitiger Nierenarterienstenose und insbesondere solchen, die zusätzlich Diuretika erhalten, entwickeln.

Angiotensin-II-Antagonisten

Losartan — Lorzaar®

Indikationen. Losartan ist der erste handelsüblich verfügbare Angiotensin-II-Antagonist und damit die Referenzsubstanz dieser Medikamentengruppe (Tabelle 1.4). Es blockiert die Wirkung von Angiotensin II am AT1-Rezeptor und führt damit zu einer Vasodilatation. Dementsprechend wird es verwendet zur Therapie der arteriellen Hypertonie und der Herzinsuffizienz. Ob die Angiotensin-II-Antagonisten wie die ACE-Hemmer die Überlebenszeit von herzinsuffizienten Patienten verlängern, ist derzeit nicht entschieden; die Literaturdaten dazu sind widersprüchlich.

Pharmazeutische Zubereitung. Filmtablette zu 50 mg; für die Einstellung bei Patienten mit Herzinsuffizienz steht zusätzlich eine Filmtablette mit

12,5 mg zur Verfügung. Außerdem ist eine Fixkombination von Losartan 50 mg mit 12,5 mg Hydrochlorothiazid verfügbar.

Wirk- und Eliminationsverhalten. Bereits eine Stunde nach oraler Gabe werden die maximalen **Plasmaspiegel** erreicht und es setzt die Wirkung von Losartan ein. **Stoffwechsel/Ausscheidung:** Losartan und seine Metaboliten werden über die Gallenflüssigkeit und die Nieren eliminiert. Die **Eliminationshalbwertszeit** ($t_{1/2}$) beträgt 2 h bzw. 6–9 h (aktiver Metabolit).

DOSIERUNG

Erwachsene. Die übliche Dosierung bei Hypertonie ist 50 mg Losartan 1-mal täglich. Eine Dosis von 100 mg pro Tag kann bei einigen Patienten zur Erreichung des erwünschten antihypertensiven Effekts erforderlich sein. Für eine additive Blutdrucksenkung kann Losartan mit anderen Antihypertensiva kombiniert werden, bevorzugt mit Diuretika. **Dosierungsempfehlung bei Herzinsuffizienz:** Anfangs 12,5 mg Losartan 1-mal täglich, in wöchentlichem Abstand Steigerung auf 25 mg, dann 50 mg 1-mal täglich als übliche Erhaltungsdosis.

Kinder. Für die Dosierung bei Kindern liegen keine Erfahrungen vor.

Sonderfälle. Keine Dosisanpassung ist bei leichter bis mittelschwerer **Leberfunktionsstörung** erforderlich; bei **eingeschränkter Nierenfunktion** einschließlich Dialysepatienten ist eine Änderung der Initialdosis nicht notwendig.

Unerwünschte Wirkungen. In kontrollierten klinischen Studien war die Nebenwirkungsrate von Losartan der von Plazebo vergleichbar. In seltenen Fällen wurden eine diskrete kaliumretinierende Wirkung bzw. ein Anstieg des Serumkreatinins beobachtet.

Arzneimittelwechselwirkungen. Verschiedene Antihypertensiva verstärken die blutdrucksenkende Wirkung von Losartan. Kaliumsparende Diuretika können, mit Losartan zusammen gegeben, das Serumkalium erhöhen.

Schwangerschaft und Laktation. In der Schwangerschaft ist die Gabe von Losartan ebenso wie in der Stillzeit mangels Erfahrungen kontraindiziert.

Pflegehinweise

Bei Patienten mit einem Flüssigkeitsmangel ist mit einer verstärkten antihypertensiven Wirkung bzw. evtl. einer Hypotension zu rechnen (Cave:

Tabelle.1.4. Pharmakokinetische Daten von Angiotensin-II-Antagonisten

	Candesartan (Blopress®, Atacand®)	Eprosartan (Teveten®)	Irbesartan (Aprovel®, Karvea®)	Losartan (Lorzaar®)	Valsartan (Diovan®)
Absolute Bioverfügbarkeit [%]	14	13	60–80	33	23
Zeit bis zum Erreichen der max. Plasmakonzentration [h]	3–4	1–2	1,5–2	1	2
Verteilungsvolumen [l]	10	13	53–93	34	17
Total-Clearance [l/h]	1,7	7,8	9,4–10,6	36	2,2
Eliminationshalbwertszeit [h]	9	5–9	11–15	1–2,5	6–9
Biotransformation in der Leber	Ja	Nein	(Nein)	Ja	Nein
Ausscheidung via Fäzes/Urin nach oraler Gabe [%]	70/30	90/10	80/20	60/40	85/15
Plasmaeiweißbindung [%]	99,5	98	90	99	85–99
Dosis-Wirkungs-Beziehung (im therapeutischen Bereich)	ja	ja	ja	gering	nein
Verhältnis Plasmaspiegel zu Dosis	Linear	Unterproportional	Linear	Linear	Linear

Diuretikagabe vor der Therapie mit Losartan). Im Gegensatz zu den ACE-Hemmern wird Husten als Nebenwirkung unter Losartan äußerst selten beobachtet.

Candesartan (Cilexetil) Antacand®, Blopress®

Indikationen. Auch Candesartan wird zur Therapie der arteriellen Hypertonie und der Herzinsuffizienz aufgrund seiner vasodilatatorischen Eigenschaften verwendet (s. Tabelle 1.4).

Pharmazeutische Zubereitung. Tabletten zu 4 mg, 8 mg und 16 mg.

Wirk- und Eliminationsverhalten. Candesartan selbst ist wirkungslos, es wird nach der Resorption aus dem Magen-Darm-Trakt rasch durch Hydrolyse in seine Wirksubstanz umgewandelt. **Stoffwechsel/Ausscheidung:** Nur 14% sind im Blutkreislauf (systemischer Zirkulation) vorhanden, nachdem die Substanz in der Leber zu inaktiven Metaboliten verstoffwechselt wurde und über Urin und Fäzes ausgeschieden wird. Die **Eliminationshalbwertszeit** ($t_{1/2}$) beträgt ca. 9 h. Bei Patienten mit Leber- oder Niereninsuffizienz sind die Plasmaspiegel von Candesartan erhöht.

DOSIERUNG

Erwachsene. Die empfohlene Anfangsdosis ist 4 mg 1-mal täglich. Die übliche Erhaltungsdosis ist 8 mg oder 16 mg 1-mal täglich. Eine Dosisanpassung sollte in Abhängigkeit von der erwünschten blutdrucksenkenden Wirkung erfolgen.

Kinder. Für die Gabe bei Kindern liegen keine Erfahrungen mit Candesartan vor.

Sonderfälle. Bei Patienten mit **Nieren- oder Leberfunktionseinschränkung** wird eine Anfangsdosis von 2 mg empfohlen. Eine Dosisanpassung sollte in Abhängigkeit von der erreichten blutdrucksenkenden Wirkung erfolgen. Bei Patienten mit fortgeschrittener Niereninsuffizienz oder schwerer Leberschädigung liegen zurzeit nur begrenzte Erfahrungen vor.

Unerwünschte Wirkungen. In kontrollierten klinischen Studien wurden unerwünschte Ereignisse beobachtet, die nach Art und Häufigkeit mit denjenigen unter Plazebo vergleichbar waren. In der Regel hat Candesartan keine klinisch relevanten Auswirkungen auf die Routinelaborparameter. Erhöhungen der ALAT (GPT) wurden unter Candesartan vereinzelt berichtet.

Arzneimittelwechselwirkungen. Es wurden bisher keine klinisch relevanten Wechselwirkungen mit anderen Arzneimitteln festgestellt. Die blutdrucksenkende Wirkung von Candesartan kann durch andere Antihypertensiva (z. B. Diuretika) verstärkt werden.

Schwangerschaft und Laktation. Candesartan sollte bei schwangeren und stillenden Frauen nicht verabreicht werden. Wenn im Verlauf der Behandlung eine Schwangerschaft festgestellt wird, sollte Candesartan abgesetzt werden. Eine Hyperkaliämie bei gleichzeitiger Gabe von kaliumsparenden Diuretika ist möglich.

Pflegehinweise

Bei Patienten mit Flüssigkeitsmangel kann es unter Candesartan-Gabe zur Hypotension kommen (Cave: vorherige Diuretikagabe). Husten tritt als Nebenwirkung unter Candesartan im Vergleich zur ACE-Hemmern sehr selten auf.

Irbesartan — Aprovel®, Karvea®

Indikationen. Irbesartan ist ein weiterer handelsüblich verfügbarer Angiotensin-II-Antagonist, der aufgrund seiner vasodilatierenden Eigenschaften zur Therapie der arteriellen Hypertonie und der Herzinsuffizienz eingesetzt wird. Das Ausmaß der blutdrucksenkenden Wirkung von Irbesartan entspricht etwa der von Betarezeptorenblockern (s. Tabelle 1.4).

Pharmazeutische Zubereitung. Tabletten zu 75 mg, 150 mg und 300 mg.

Wirk- und Eliminationsverhalten. 80–85% des unveränderten Irbesartans sind in der systemischen Zirkulation (Blutkreislauf) vorhanden. **Stoffwechsel/Ausscheidung:** Ein Teil von Irbesartan wird in der Leber verstoffwechselt. Die **Eliminationshalbwertszeit** ($t_{1/2}$) beträgt 11–15 h. Bei Patienten mit Nierenfunktionseinschränkung ist das Ausscheidungsverhalten von Irbesartan nicht verändert. Für Patienten mit fortgeschrittener Leberfunktionsstörung liegen keine Daten vor.

DOSIERUNG

Erwachsene. Die empfohlene initiale sowie die Erhaltungsdosis beträgt 150 mg täglich. Gegebenenfalls kann – je nach erwünschtem antihypertensiven Effekt – auf 300 mg täglich erhöht werden. Bei älteren Patienten (> 75 Jahre) sollte initial eine Dosierung von 75 mg erwogen werden.

Kinder. Zur Sicherheit und Wirksamkeit von Irbesartan bei Kindern liegen keine Daten vor.

Sonderfälle. Bei Patienten mit leichter bis mittelschwerer **Leberfunktionsstörung** sowie **eingeschränkter Nierenfunktion** sollte mit der normalen Irbesartan-Dosis die Therapie begonnen werden und im weiteren Therapieverlauf ist die Dosis entsprechend dem antihypertensiven Effekt zu adjustieren. Bei **Hämodialysepatienten** sollten initial 75 mg Irbesartan verabreicht und gegebenenfalls auf 150 mg täglich gesteigert werden.

Unerwünschte Wirkungen. Auch für Irbesartan ist die Nebenwirkungsrate der von Plazebo vergleichbar. Mögliche, jedoch seltene Erhöhungen des Serumkaliums und des Serumkreatinins, insbesondere bei Patienten mit eingeschränkter Nierenfunktion und/oder Herzinsuffizienz, sind zu beachten.

Arzneimittelwechselwirkungen. Zusätzlich verabreichte Antihypertensiva können den blutdrucksenkenden Effekt von Irbesartan verstärken; das gilt insbesondere für Diuretika. Zu Wechselwirkungen von Irbesartan mit Lithium, Cimetidin oder Rifampicin liegen keine Daten vor.

Schwangerschaft und Laktation. Für die Anwendung von Irbesartan während der Schwangerschaft und Stillzeit liegen keine Daten vor, sodass der Angiotensin-II-Antagonist in diesen Situationen nicht gegeben werden sollte.

Pflegehinweise

Bei Flüssigkeitsmangel besteht bei der Behandlung mit Irbesartan die Gefahr einer Hypotension (Cave: vorherige Diuretikagabe). Auch für Irbesartan gilt, dass es eine therapeutische Alternative bei Patienten ist, die unter ACE-Hemmergabe über subjektiv unliebsamen Husten klagen.

Alpharezeptorenblocker

Prazosin (Hydrochlorid) Minipress®, verschiedene andere

Indikationen. Prazosin ist ein sog. postsynaptischer Alpha$_1$-Rezeptorenblocker, der zu einer arteriellen Vasodilatation führt. Es wird zur Therapie der arteriellen Hypertonie und der Herzinsuffizienz eingesetzt und ist die Referenzsubstanz für alle weiteren postsynaptischen Alpha$_1$-Rezeptorenblocker. Diese Substanzen führen zu einer Rückbildung der hypertoniebedingten Linksherzhypertrophie (Tabelle 1.5). Es ist nicht gesichert, dass die postsynaptischen Alpha$_1$-Rezeptorenblocker die Überlebenszeit von Patienten mit arterieller Hypertonie oder Herzinsuffizienz verlängern.

Pharmazeutische Zubereitung. Tabletten zu 1 mg, 2 mg und 5 mg; sowie Retard-Kapseln zu 1 mg, 2 mg, 4 mg und 6 mg; Fixkombinationen mit Diuretika.

Wirk- und Eliminationsverhalten. Hämodynamische Effekte werden 1,5 h nach der oralen Einnahme von Prazosin nachgewiesen. Die maximale antihypertensive Wirkung wird in der Regel erst nach 4 Wochen beobachtet. 55% der Substanz lassen sich in der systemischen Zirkulation (Blutkreislauf) nachweisen. **Stoffwechsel/Ausscheidung:** Prazosin wird fast vollständig in der Leber verstoffwechselt, nur 3–4% werden als unveränderte Substanz im Urin ausgeschieden. Die **Eliminationshalbwertszeit** ($t_{1/2}$) beträgt 2,5 h und ist bei Patienten mit Herzinsuffizienz auf ca. 6 h verlängert.

DOSIERUNG

Erwachsene. Bei Patienten mit arterieller Hypertonie wird Prazosin einschleichend dosiert, um das „Syndrom der ersten Dosis“ mit Orthostasereaktion und Kollapsneigung zu vermeiden. Deshalb ist eine ärztliche Überwachung zu Therapiebeginn zweckmäßig. 1 mg 2- bis 3-mal täglich werden initial gegeben, wobei in der Regel eine langsame Erhöhung auf 2- bis 3-mal 5 mg täglich erfolgt. Maximale Dosen von 30–40 mg täglich können bei einigen Hypertonikern erforderlich werden. In ähnlicher Form wird die Dosierung auch bei Patienten mit Herzinsuffizienz bis zum Erreichen des erwünschten Effekts adjustiert.

Kinder. Bei Neugeborenen und Kindern sollte Prazosin nicht eingesetzt werden, da entsprechende Literaturdaten in ausreichendem Umfang nicht vorliegen.

Sonderfälle. Bei Patienten mit **chronischen Lebererkrankungen** sind in der Regel niedrigere Prazosin-Dosen notwendig.

Unerwünschte Wirkungen. Schwindel, Benommenheit, Kopfschmerzen, Schwäche, Palpitationen und Übelkeit werden häufiger gesehen. Gelegentlich können Kollapszustände und Synkopen auftreten, speziell als „Syndrom der ersten Dosis“. Dieses tritt 30–90 min nach der Gabe von Prazosin auf und wird gehäuft bei Patienten mit Kochsalzrestriktion und solchen unter Diuretika-Gabe gesehen. Deshalb sollte auf jeden Fall bei Therapiebeginn niedrig dosiert (z. B. 0,5 mg oder 1 mg) behandelt werden. Selten werden Tachykardien, abdominelle Schmerzen und Priapismus beobachtet.

Arzneimittelwechselwirkungen. Die gleichzeitige Gabe von Prazosin und Diuretika kann zu der o. g. Hypotension, Kollapszuständen und Syn-

Tabelle 1.5. Übersicht zu klinisch-pharmakologischen Daten von verschiedenen Alpharezeptorenblockern

Pharmakon	Darreichungsform	α_1-, α_2-Blockade	Wirkort	Dosis	Herzfrequenz	Peripherer Widerstand	Blutdruck	Cardiac Index	Wirkdauer
Phentolamin[a] (Regitin®)	i.v.	α_1-, α_2	art.	0,1–5 mg/min	↑	↓↓	↓↓	↑	12 h
Phenoxybenzamin (Dibenzyran®)	p.o.	α_1-, α_2	art.	10–30 mg 2- bis 3-mal tgl.	↑	↓↓	↓↓	↑	3–4 Tage (chron. Gabe)
Prazosin (z. B. Minipress®)	p.o.	α_1	art./ven.	1–10 mg 3-mal tgl.	∅(↑)	↓	↓	↑	2–4 h
Doxazosin (z. B. Cardular®)	p.o.	α_1	art./ven.	1–8 mg 1-mal tgl.	∅	↓	↓	↑	24 h
Terazosin (Heitrin®)	p.o.	α_1	art./ven.	1–10 mg 1- bis 2-mal tgl.	∅	↓	↓	↑	6 h
Indoramin (Wydora®)	p.o.	α_1	art./ven.	25–50 mg 2- bis 3-mal tgl.	∅	↓	↓	↑	3–5 h
Bunazosin (Andante®)	p.o.	α_1	art./ven.	3–12 mg 1-mal tgl.	∅	↓	↓	↑	6–10 h

[a] nicht mehr im Handel erhältlich; p.o. peroral, i.v. intravenös, art. arteriell, ven. venös.

kopen führen. Nahrungs- und Alkoholaufnahme verändern das pharmakokinetische und -dynamische Verhalten von Prazosin nicht.

Schwangerschaft und Laktation. Bei schwangeren und stillenden Frauen sollte Prazosin nicht verwendet werden.

Pflegehinweise

Bei Patienten mit arterieller Hypertonie muss Prazosin einschleichend dosiert werden („Syndrom der ersten Dosis“ mit Orthostasereaktion und Kollapsneigung). Deshalb ist eine Überwachung von Blutdruck und Herzfrequenz bei Therapiebeginn erforderlich.

Doxazosin — Diblocin®, Cardular®

Indikationen. Auch Doxazosin führt als postsynaptischer $Alpha_1$-Rezeptorenblocker zu einer arteriellen Gefäßdilatation und ist damit zur Therapie der arteriellen Hypertonie und der Herzinsuffizienz verwendbar. Es führt ebenso wie Prazosin zur Rückbildung der linksventrikulären Hypertonie. Doxazosin ist darüber hinaus zur Anwendung bei Diabetikern und Patienten mit benigner Prostatahyperplasie geeignet (s. Tabelle 1.5).

Pharmazeutische Zubereitung. Tabletten zu 1 mg, 2 mg und 4 mg.

Wirk- und Eliminationsverhalten. Doxazosin wird aus dem Gastrointestinaltrakt rasch und vollständig resorbiert. Die maximalen **Plasmaspiegel** werden 8–9 h nach der Einnahme als retardierte Formulierung (Cardular PP®) erreicht. **Stoffwechsel/Ausscheidung:** Doxazosin unterliegt einer ausgeprägten Metabolisierung; weniger als 5% werden unverändert ausgeschieden. Die **Eliminationshalbwertszeit** ($t_{1/2}$) beträgt 22 h. Zur Elimination bei Leberinsuffizienz liegen nur eingeschränkt Daten vor. Bei Niereninsuffizienz scheint die Ausscheidung nicht verzögert zu sein.

DOSIERUNG

Erwachsene. Bei der Mehrzahl der mit Doxazosin behandelten Patienten ist eine Dosierung von 4 mg 1-mal täglich ausreichend. Falls notwendig, kann die Dosierung entsprechend dem therapeutischen Ansprechen des Patienten nach diesem Zeitraum auf 8 mg Doxazosin 1-mal täglich erhöht werden.

Kinder. Aufgrund ungenügender Erfahrungen kann die Anwendung von Doxazosin bei Kindern nicht empfohlen werden.

Sonderfälle. Bei **älteren** Patienten gelten die normalen Dosierungsempfehlungen für Erwachsene. Da die Pharmakokinetik von Doxazosin bei

Patienten mit Niereninsuffizienz unverändert ist und es ebenfalls keine Hinweise gibt, dass Doxazosin eine bestehende eingeschränkte Nierenfunktion verschlechtert, gelten die normalen Dosierungsempfehlungen bei Patienten mit **Niereninsuffizienz.** Bei Patienten mit **Leberzirrhose** wird die Anwendung nicht empfohlen.

Unerwünschte Wirkungen. Schwindel, Palpitationen, Angina pectoris, Kopfschmerzen, Schwächegefühl, Unwohlsein, lageabhängiger Schwindel, Ödeme, Schläfrigkeit, Müdigkeit, gastrointestinale Störungen (wie Durchfall, Übelkeit, Erbrechen und Gastroenteritis) und Rhinitis sind die häufigsten Nebenwirkungen. Seltener wurde über Agitiertheit, Tremor und Harninkontinenz berichtet. Einzelfälle von Priapismus und Impotenz wurden im Zusammenhang mit Alpha1-Antagonisten einschließlich Doxazosin beobachtet.

Arzneimittelwechselwirkungen. Den Leberenzymmetabolismus hemmende (z. B. Cimetidin) und induzierende (z. B. Rifampicin) Pharmaka erhöhen bzw. senken die Plasmaspiegel von Doxazosin und verändern somit dessen Wirkung. Doxazosin verstärkt die blutdrucksenkende Wirkung anderer Antihypertensiva.

Schwangerschaft und Laktation. Doxazosin sollte während der Schwangerschaft und Stillzeit nur nach entsprechender Nutzen-Risiko-Abwägung verabreicht werden. Tierexperimentell wurde in sehr hohen Dosen eine reduzierte fetale Überlebenszeit gesehen.

Pflegehinweise

Arzneimittelwechselwirkungen. Wie bei verschiedenen Antihypertensiva, insbesondere etwa den ACE-Hemmern, aber auch allen Alphablockern, sollten Blutdruck und Herzfrequenz bei Therapiebeginn mit Doxazosin kontrolliert werden, um das Risiko von Hypotension und orthostatischen Kollapszuständen zu minimieren („Syndrom der ersten Dosis“).

Phentolamin

Indikationen. Phentolamin ist ein unspezifischer Alphablocker (Blockade von $Alpha_1$- und $Alpha_2$-Rezeptoren). Er wird intravenös beim Phäochromozytom für die Behandlung hypertensiver Krisen eingesetzt. Phentolamin kann auch zur Behandlung der akuten Linksherzinsuffizienz verwendet werden. Es senkt den totalen peripheren Widerstand, den systolischen und diastolischen Blutdruck und erhöht Schlag- und Herzminutenvolumen. Reflektorisch kommt es zu einem leichten Anstieg der Herzfrequenz. Phentolamin wirkt vasodilatierend und zwar ausschließlich im arteriellen Widerstandsbereich. Es ist in Dosen zwischen 0,1–2 mg/min wirksam, wobei bis zum Erreichen des erwünschten Effektes titriert wird. Die Wirkdauer beträgt wenige Minuten. Beim Phäochromozytom wird Phentolamin in der Regel zusammen mit einem Betarezeptoren-blocker gegeben (s. Tabelle 1.5).

Phenoxybenzamin Dibenzyran®

Indikationen. Phenoxybenzamin ist ein herkömmlicher Alpharezeptorenblocker, der α1- und α2-Rezeptoren antagonisiert. Er ist nur zur peroralen Verabreichung verfügbar und wird in der Hauptsache bei durch ein Phäochromozytom bedingten hypertensiven Zuständen, insbesondere präoperativ, sowie bei neurogenen Blasenentleerungsstörungen eingesetzt. Phenoxybenzamin kann auch zur Behandlung der akuten Linksherzinsuffizienz verwendet werden (s. Tabelle 1.5).

Es sind Tabletten zu 1 mg und Kapseln zu 5 mg und 10 mg erhältlich. Phenoxybenzamin senkt den totalen peripheren Widerstand, den systolischen und diastolischen Blutdruck und erhöht Schlag- und Herzminutenvolumen. Reflektorisch kommt es zu einem leichten Anstieg der Herzfrequenz. Phenoxybenzamin wirkt ausschließlich im arteriellen Widerstandsbereich vasodilatierend. Der Effekt von Phenoxybenzamin kommt durch eine irreversible (kovalente) Bindung seines Metaboliten an α1- und α2-Rezeptoren zustande; seine Wirkung hält deshalb für 3–4 Tage nach dem Absetzen an, bis neue Rezeptoren gebildet werden. Bei Patienten mit Phäochromozytom ist es sinnvoll, durch orale Therapie langsam die Hemmung der Alpharezeptoren herbeizuführen und im Falle einer Operation während dieser Zeit die Flüssigkeits- und Elektrolytverhältnisse der praktisch immer volumendepletierten Patienten zu normalisieren. Die Bioverfügbarkeit der Tabletten beträgt etwa 20–30%. Phenoxybenzamin wird fast vollständig hepatisch metabolisiert und die Metabolite werden renal eliminiert. Interaktionen sind bei der Gabe von Adrenalin in Form von Tachykardie und Hypotonie beobachtet worden. Unerwünschte Wirkungen sind Übelkeit, Hyponatriämie, Ejakulationsblockade und Priapismus. Phenoxybenzamin ist in Dosen zwischen 10 mg und 60 mg, verteilt auf zwei tägliche Gaben, wirksam, wobei bis zum Erreichen des erwünschten Effektes titriert wird. Beim Phäochromozytom wird Phenoxybenzamin in der Regel zusammen mit einem Betarezeptorenblocker gegeben.

Verschiedene Antihypertensiva

Dihydralazin (Hydrochlorid) — Nepresol®, verschiedene andere

Indikationen. Dihydralazin ist ein Vasodilatator mit direktem Angriffspunkt im Bereich der glatten Gefäßmuskulatur des arteriellen Gefäßsystems. Es wird in der Therapie der arteriellen Hypertonie und – da es ein sehr potentes Antihypertensivum ist – insbesondere bei schweren Hypertonieformen eingesetzt. Bei Patienten mit therapierefraktärer Hypertonie ist es als Alternative zu betrachten, hat aber den Nachteil, dass es wegen seiner relativ kurzen Eliminationshalbwertszeit auf einer 3- bis 4-mal täglichen Dosierungsbasis verabreicht werden muss. Dihydralazin ist eines der wenigen Antihypertensiva, dessen gefahrlose Anwendung in der Schwangerschaft möglich ist.

Pharmazeutische Zubereitung. Tabletten zu 25 mg und 50 mg; Ampullen zu 25 mg (2 ml) für die intravenöse und intramuskuläre Verabreichung. Fixkombinationen mit Diuretika (Hydrochlorothiazid oder Reserpin).

Wirk- und Eliminationsverhalten. Es besteht eine Korrelation zwischen der Höhe der **Plasmaspiegel** von Dihydralazin und dessen antihypertensivem Effekt. **Wirkungseintritt:** Eine Stunde nach peroraler Gabe setzt der antihypertensive Effekt ein und hält nach hohen Tagesdosen bis zu 30 h an. **Stoffwechsel/Ausscheidung:** Dihydralazin wird überwiegend in der Leber verstoffwechselt und nur 2–4% unverändert nach oraler Gabe über die Nieren ausgeschieden. Das Ausmaß des Vorhandenseins von Dihydralazin-Plasmaspiegeln ist abhängig von einem genetisch determinierten Verstoffwechslungsgrad des Medikamentes (Azetyliererstatus). Langsam-Azetylierer haben eine Bioverfügbarkeit von ca. 40%, während Schnell-Azetylierer eine von nur 6% aufweisen. Die **Eliminationshalbwertszeit** ($t_{1/2}$) beträgt ca. 2 h und steigt bei Niereninsuffizienz auf 4–15 h an.

DOSIERUNG

Erwachsene. In der Regel wird die perorale Behandlung mit 3-mal 25 mg Dihydralazin täglich begonnen. Diese kann mit dem Ziel der Blutdrucknormalisierung auf 4-mal 25 mg täglich, 3-mal 50 mg bis 4-mal 50 mg täglich in wöchentlichen Abständen gesteigert werden. Bis zu 300 mg/Tag wurden verabreicht, wobei meist ab Dosen von 100 mg täglich die zusätzliche Gabe eines Betarezeptorenblockers (Reflextachykardie) und gegebenenfalls eines Diuretikums erforderlich wird. In den höheren Dosierungen scheint auch eine 2-mal tägliche Dosierungsbasis von Dihydralazin möglich zu sein. Bei der intramuskulären Verabreichung von Dihydralazin sollten 12,5–25 mg des Medikamentes über 2 min langsam injiziert werden, gegebenenfalls kann nach einer halben Stunde die Injektion wiederholt werden, um eine Blutdrucksenkung bzw. -normalisierung zu erreichen. Für die intravenöse Gabe werden 25 mg Dihydralazin per infusionem bei kontinuierlicher Blutdruckkontrolle verabreicht. Falls eine Wiederholung aufgrund einer mangelnden Blutdruckeinstellung erforderlich sein sollte, müssen 25 mg Dihydralazin über mindestens 20–30 min unter Blutdruck- und Herzfrequenzkontrolle per infusionem verabreicht werden. 100 mg Dihydralazin können auch als Dauertropfinfusion über 24 h verabfolgt werden.

Kinder. Bei Kindern werden peroral 0,75 mg/kg KG/Tag oder 25 mg/m² Körperoberfläche/Tag, initial auf 4 Dosen verteilt, verabreicht. Es kann die Dosis bis zum Erreichen des erwünschten antihypertensiven Effektes auf das 10fache der Initialdosis titriert werden. Bei der intramuskulären oder intravenösen Verabreichung an Kinder werden 1,7–3,5 mg/kg KG/Tag oder 50–100 mg/m² Körperoberfläche/Tag, auf 4–6 Tagesdosen verteilt, je nach Blutdruckwerten verabreicht. Die Sicherheit von Dihydralazin wurde bei Neugeborenen nicht geprüft.

Sonderfälle. Patienten, die einen langsamen Azetyliererstatus aufweisen, dürfen nicht mehr als 100 mg Dihydralazin täglich peroral erhalten, da das Risiko der Entwicklung eines medikamenteninduzierten Lupus erythematodes disseminatus bzw. eines **Lupus-erythematodes-ähnlichen Syndroms** erheblich ansteigt. Auch bei schnellen Azetylierern steigt dieses Risiko ab 200 mg/Tag dosisabhängig an. Bei Patienten mit **chronischer Niereninsuffizienz** kann Dihydralazin in der Regel in unveränderter Dosierung verabreicht werden, um antihypertensiv wirksam zu sein. Dies ergibt sich aus klinischen Beobachtungen und der Tatsache, dass das Medikament nahezu vollständig metabolisiert wird.

Unerwünschte Wirkungen. Wegen der Reflextachykardie ist die alleinige Gabe von Dihydralazin zumindest bei Patienten mit koronarer Herzkrankheit gefährlich (Auslösung von Angina-pectoris-Anfällen bzw. eines Herzinfarkts). Auch bei Patienten mit rheumatischem Mitralklappenfehler sollte Dihydralazin nicht gegeben werden. Ein Lupus-erythematodes-ähnliches Syndrom mit Arthralgien, Fieber, Hautexanthem und eine Nierenbeteiligung wurde in ca. 7% von 1281 über vier Jahre behandelten Patienten beobachtet, wobei das Auftreten dieses medikamenteninduzierten systemischen Lupus erythematodes dosisabhängig war. Frauen wiesen diesbezüglich eine 5-mal häufigere Erkrankungsinzidenz als Männer auf. Auch Immunkomplexglomerulonephritiden wurden nach Dihydralazin beschrieben. Weiterhin treten unter Dihydralazin-Gabe Kopfschmerzen, Tachykardien, Palpitationen, Anorexie, Übelkeit, Erbrechen, Diarrhoen und Angina pectoris häufiger auf. Gelegentlich wurden periphere Polyneuropathien, Blutbildschäden, depressive Verstimmung, verstopfte Nase und Flush beschrieben.

Arzneimittelwechselwirkungen. Die Alkoholwirkung wird durch eine Dihydralazin-Gabe verstärkt. Hypotensionen wurden beobachtet, wenn eine Behandlung mit Dihydralazin gleichzeitig mit der eines anderen Antihypertensivums gestartet wurde bzw. wenn die Dosis von Dihydralazin mit einem simultan verabreichten Antihypertensivum gleichzeitig erhöht wurde. Für die Wechselwirkung von Dihydralazin mit der Nahrungsaufnahme s. S. 107. **Erwünschte Arzneimittelwechselwirkungen** treten bei der gleichzeitigen Gabe von Dihydralazin und Betarezeptorenblockern oder Diuretika auf. Beide Substanzgruppen verstärken den antihypertensiven Effekt von Dihydralazin. Diuretika koupieren die durch Dihydralazin verursachte Natriumretention bzw. Ödeme, während Betablocker die durch Dihydralazin induzierte Reflextachykardie mitigieren. Gerade die simultane Gabe von Betarezeptorenblockern und Dihydralazin stellt eine äußerst effektive Antihypertensivakombination dar und ansonsten therapierefraktäre Hypertonien sind so oftmals zu beherrschen.

Schwangerschaft und Laktation. Dihydralazin wird in der Muttermilch nachgewiesen, aber die Mengen, die die systemische Zirkulation des Kindes erreichen, sind sehr niedrig. Der sichere Gebrauch von Dihydralazin bei schwangeren Frauen wurde bisher letztlich nicht nachgewiesen. Im Tierversuch ist Dihydralazin teratogen. Auf der anderen Seite gibt es keinen Anhalt dafür, dass Dihydralazin fetotoxisch ist, vielmehr wurde die Substanz sehr häufig in der Schwangerschaft als Antihypertensivum ohne Risiken für Mutter und Kind verabreicht.

Pflegehinweise

Arzneimittelwechselwirkungen. Als starker Vasodilatator verursacht Dihydralazin eine erhebliche Reflextachykardie. Deshalb ist dessen alleinige Gabe bei Patienten mit koronarer Herzkrankheit (Angina pectoris) nicht indiziert. Auch in der Hypertonietherapie wird Dihydralazin meist zusammen mit einem Betarezeptorenblocker verabreicht (Kupierung der subjektiv unliebsamen Reflextachykardie). Dihydralazin kann ein erythematodesähnliches Syndrom – insbesondere bei Frauen – verursachen. Dies ist meist bei Personen der Fall, die Langsam-Azetylierer (s. oben) sind. Die Prüfung des Azetyliererstatus eines Patienten kann nur von speziellen dazu befähigten Einrichtungen, insbesondere Instituten für Klinische Pharmakologie, die in der Regel an Universitätskliniken vorhanden sind, vorgenommen werden.

Minoxidil Lonolox®

Indikationen. Minoxidil ist der potenteste oral applizierbare Vasodilatator für die Hochdrucktherapie. Seit Einführung dieses Medikamentes sind hypertensive Blutdruckwerte – welchen Ausmaßes auch immer – im Prinzip einstellbar und der Begriff der therapieresistenten Hypertonie erscheint obsolet. Minoxidil hat einen direkten Angriffspunkt an der arteriellen Gefäßmuskulatur und wirkt dadurch vasodilatierend. Als Vasodilatator führt es zur ausgeprägten Reflextachykardie und auch zur Ödementstehung. Von daher kann Minoxidil meist nur in Kombination mit einem Betablocker und einem Diuretikum – häufig Schleifendiuretikum (Furosemid) – verabreicht werden. Minoxidil stimuliert das Haarwachstum bei einer Reihe der behandelten Patienten („monkey face") und wird deswegen auch bei einigen Formen der Alopezie eingesetzt. Somit besteht die Indikation zur Gabe von Minoxidil lediglich bei der Alopezie und der akzelerierten anderweitig therapieresistenten Hypertonie.

Pharmazeutische Zubereitung. Tabletten zu 2,5 mg und 10 mg.

Wirk- und Eliminationsverhalten. Es besteht keine Beziehung zwischen der Höhe der **Plasmaspiegel** von Minoxidil und dessen antihypertensiver Wirkung. **Wirkungseintritt:** Der antihypertensive Effekt ist bereits 30 min nach der oralen Gabe nachweisbar, die maximale Wirkung findet man nach etwa 6–8 h, der blutdrucksenkende Effekt hält 2–5 Tage an. **Stoffwechsel/Ausscheidung:** Minoxidil wird zu 97% metabolisiert und nur etwa 3% werden unverändert im Urin ausgeschieden. Die **Eliminationshalbwertszeit** ($t_{1/2}$) beträgt 2–4 h.

DOSIERUNG

Erwachsene. Man beginnt die Behandlung mit 2-mal 2,5 mg Minoxidil pro Tag. Je nach erwünschtem antihypertensiven Effekt wird die Minoxidil-Dosis in 3-tägigen Abständen um 5–10 mg/Tag gesteigert. Der normale Dosierungsbereich liegt bei 10–40 mg/Tag, die maximale Tagesdosis beträgt 100 mg. Wenn die Einzeldosis von Minoxidil die systolischen Blutdruckwerte im Liegen um mehr als 30 mmHg senkt, sollte die Tagesdosis des Vasodilatators auf 2 Gaben verteilt werden. Bei Alopezie wird 1 ml Lösung 2-mal täglich auf die betroffenen Areale appliziert (in Deutschland nicht im Handel; über die Internationale Apotheke aus Österreich beziehbar).

Kinder. Bei Kindern werden 0,2 mg/kg KG initial als Einzeldosis verabreicht und, je nach Effekt, diese Dosis um 50–100% in 3-tägigen Abständen erhöht. Der normale Dosierungsbereich liegt bei 0,25–1 mg/kg

KG/Tag, die Maximaldosis bei Kindern beträgt 50 mg/Tag. Erfahrungen zur Minoxidil-Anwendung bei Neugeborenen existieren nicht.

Sonderfälle. Bei Patienten mit pulmonaler Hypertonie, bei Mitralstenose, bei Patienten mit Zustand nach Myokardinfarkt oder instabiler Angina pectoris sowie Phäochromozytom darf Minoxidil nicht verabreicht werden. Bei Personen mit chronischer **Niereninsuffizienz** kann eine leichte Dosisreduktion von Minoxidil erforderlich sein. Bei Patienten, die einer chronisch intermittierenden **Hämodialysebehandlung** unterzogen werden, muss in der Regel die Minoxidil-Dosierung nicht adjustiert werden.

Unerwünschte Wirkungen. Häufig werden Natrium- und Flüssigkeitsretention, Tachykardie, Hypertrichose und reversible, etwa 2 Wochen nach Therapiebeginn auftretende negative T-Wellen im EKG nachgewiesen. Diese können persistieren oder bilden sich nach 3- bis 6-monatiger Therapie zurück. Gelegentlich wird das Auftreten von Angina pectoris, einer Herzinsuffizienz und von Perikardergüssen beobachtet. Selten wurde ein Rebound-Phänomen bzw. eine Glukoseintoleranz beschrieben. Die Reflextachykardie bzw. Flüssigkeitsretention macht in der Regel bei fast allen mit Minoxidil behandelten Personen eine gleichzeitige Betablocker- bzw. Diuretika-Gabe (Furosemid) erforderlich (s. Indikationen von Minoxidil). Nach lokaler Anwendung kann es zum Blutdruckabfall kommen.

Arzneimittelwechselwirkungen. Bei simultaner Verabreichung von Minoxidil mit Neuroleptika bzw. Guanethidin kann eine schwere orthostatische Hypotension resultieren. Die Guanethidin-Gabe muss 5 Tage vor Beginn der Minoxidil-Therapie abgesetzt werden. Die Resorption bei topischer Anwendung von Minoxidil zur Förderung des Haarwuchses kann durch Kortikosteroide und Retinoide erhöht werden. **Erwünschte Arzneimittelwechselwirkungen** liegen auch bei gleichzeitiger Gabe von Betarezeptorenblockern und Diuretika mit Minoxidil vor. Diese Substanzen führen zu einer Verstärkung des antihypertensiven Effekts und einer Kupierung der Reflextachykardie bzw. der Natrium- und Wasserretention. Auch Clonidin, Methyldopa und ACE-Hemmer können eine additive antihypertensive Wirkung verursachen.

Schwangerschaft und Laktation. Bei Müttern, die mit Minoxidil behandelt werden, liegen in der Muttermilch höhere Konzentrationen von Minoxidil als im Plasma vor. Die Sicherheit von Minoxidil bei schwangeren Frauen ist nicht ausreichend belegt. Deshalb sollte der Vasodilatator bei stillenden und schwangeren Frauen generell nicht verwendet werden, es sei denn, es erscheint unbedingt erforderlich.

Pflegehinweise

Arzneimittelwechselwirkungen. Die Minoxidil-induzierte Reflextachykardie bzw. Flüssigkeitsretention macht bei fast allen Minoxidil-behandelten Personen eine gleichzeitige Betablocker- bzw. Diuretika-Gabe (meist Furosemid) erforderlich. Insbesondere zu Beginn der Therapie sind EKG-Kontrollen erforderlich, da negative T-Wellen (Myokardischämien) auftreten können. Die Stimulierung des Haarwachstums (Hypertriochose) ist eine besonders unliebsame Nebenwirkung von Minoxidil, die man sich andererseits in der Dermatologie bei der Alopezie therapeutisch zu Nutze macht.

Nitroprussid-Natrium — Nipruss®

Indikationen. Nitroprussid-Natrium ist – wenn man so will – das analoge Präparat zu Minoxidil für die parenterale Gabe. Es wird in der Regel auf Intensivstationen eingesetzt und ist ein peripherer Vasodilatator mit einer direkten Wirkung auf die glatte Gefäßmuskulatur und es wird bei der hypertensiven Krise, malignen und therapieresistenten Hypertonien, Hypertonien beim Myokardinfarkt und zur intraoperativen kontrollierten Hypotension verwendet. Nitroprussid-Natrium ist das potenteste Antihypertensivum, das über eine Dosistitration mittels Perfusor sehr gut steuerbar wirksam ist. Stets ist eine intensiv-therapeutische Überwachung des Patienten erforderlich (s. auch Behandlung der hypertensiven Krise, S. 60).

Pharmazeutische Zubereitung. Nitroprussid-Natrium ist nur in Ampullen mit 60 mg (5 ml) für die Verabreichung per infusionem erhältlich.

Wirk- und Eliminationsverhalten. Zu den therapeutischen und toxischen Nitroprussid-**Plasmakonzentrationen** gibt es keine sicheren Angaben. **Wirkungseintritt:** Bei Gabe per infusionem ist die antihypertensive Wirkung innerhalb von 30–60 s erkennbar und der maximale Effekt wird nach 1–2 min beobachtet. Nach Absetzen von Nitroprussid-Natrium hält die Wirkung 3–5 min an. **Stoffwechsel/Ausscheidung:** Es wird angenommen, dass entstehende Thiocyanatplasmaspiegel von über 10–12 mg/dl mit toxischen Wirkungen vergesellschaftet sind. Cyanid wird aus Nitroprussid freigesetzt, nach Interaktion des Eisens im Nitroprussid mit der Gefäßwand und den Sulfhydrylgruppen der roten Blutkörperchen. Cyanid wird durch das Leberenzym Rodonase in Thiocyanat umgewandelt. Thiocyanat und geringe Mengen von unverändertem Nitroprussid werden im Urin ausgeschieden. Die **Eliminationshalbwertszeit** ($t_{1/2}$) von Thiocyanat beträgt 2,7 Tage bei normaler Nierenfunktion, 9 Tage bei Patienten mit eingeschränkter Nierenfunktion. Wegen dieser langen Eliminationshalbwertszeit kommt es erst nach mehreren Tagen zur Manifestation der Cyanat-Toxizität.

DOSIERUNG

Erwachsene. Intravenös werden als kontinuierliche Infusion in der Regel 3 g/kg KG/min mit einem Dosierungsbereich von 0,5–10 g/kg KG/min verabreicht. Die Therapie soll immer einschleichend mit 0,25 g/kg KG/min begonnen werden. Da die Eliminationshalbwertszeit sehr kurz ist, ist eine rasche Titration durch Verdoppelung der Dosis im Abstand von etwa 5 min bis zur gewünschten Blutdrucksenkung möglich. Patienten, die gleichzeitig auf andere Antihypertensiva eingestellt sind, bedürfen meist geringerer Dosen. Die Infusionsgeschwindigkeit muss äußerst sorgfältig mit Hilfe eines Perfusors überwacht werden. Für eine protrahierte Anwendung (mehrere Tage) sollten 4 g/kg KG/min nicht überschritten werden, um eine Zyanidtoxizität zu vermeiden. Im Verlaufe einer 14-tägigen Verabreichung sollten 70 mg/kg KG Nitroprussid-Natrium nicht überschritten werden, um toxische Wirkungen von Thiocyanat zu vermeiden. Die Infusionslösung muss lichtgeschützt verwendet werden und innerhalb von 24 h nach der Aufbereitung infundiert sein.

Kinder. Bei Kindern werden in der Regel 1,4 µg/kg KG/min zur adäquaten Blutdruckeinstellung intravenös verabreicht, der Dosierungsbereich schwankt zwischen 0,5 µg/kg KG/min und 3,5 µg/kg KG/min.

Sonderfälle. Bei **älteren** Patienten muss mit niedrigen Dosierungen begonnen werden und die Dosierung entsprechend dem erwünschten Effekt vorsichtig titriert werden. Nitroprussid-Natrium sollte mit äußerster Vorsicht und entsprechender klinischer Überwachung bei Patienten mit **Nieren- und Leberinsuffizienz** sowie Schilddrüsenerkrankungen und Vitamin-B12-Mangel verabreicht werden. Die Blutdruckwerte müssen kontinuierlich kontrolliert werden. Plasmacyanid- und -thiocyanatkonzentrationen sollten täglich bei Patienten mit renaler und hepatischer Insuffizienz bestimmt werden. Beachte die Möglichkeit der Entwicklung einer metabolischen Azidose.

Unerwünschte Wirkungen. Die rasche Nitroprussid-Natrium-Infusion kann zu unerwünschten Effekten wie Übelkeit, Kopfschmerzen, Unruhe, Muskelzittern, Angina pectoris, Palpitationen, Schwindel und abdominellen Schmerzen führen – Effekte, die sich nach dem Absetzen der Infusion zurückbilden. Thiocyanat ist generell nicht toxisch und kumuliert nur nach Langzeitbehandlung mit Nitroprussid in toxische Bereiche. Da es renal eliminiert wird, kann eine Niereninsuffizienz rasch zur Intoxikation führen (meist am 2. bis 3. Therapietag, abhängig von der Infusionsgeschwindigkeit). Eine Thiocyanat-Toxizität manifestiert sich mit Müdigkeit, Anorexie, Übelkeit, Kopfschmerzen, Desorientiertheit, psychotischen Veränderungen und Muskelspasmen. Eine schwere Thiocyanat-Intoxikation kann mit Tachypnoe, Tachykardie, Bewusstseinsstörung, Krämpfen und Koma einhergehen. Diese Effekte können sich rasch entwickeln, wenn große Mengen von Nitroprussid innerhalb kurzer Zeit infundiert werden. Meist ist dies bei Patienten der Fall, deren Blutdruckwerte nicht unmittelbar auf Nitroprussid ansprechen und die deshalb höhere Dosen des Medikamentes erhalten. Wenn eine ausreichende antihypertensive Wirkung nach 10-minütiger Gabe von 10 µg Nitroprussid-Natrium/kg KG/min nicht erreicht ist, sollte die Infusion gestoppt werden, um die Entwicklung einer Zyanidintoxikation zu vermeiden.

Arzneimittelwechselwirkungen. Antihypertensiva, Sedativa und Narkotika können bei gleichzeitiger Gabe mit Nitroprussid-Natrium zu ausgeprägter Hypotension führen.

Schwangerschaft und Laktation. Für die Anwendung von Nitroprussid-Natrium in der Schwangerschaft und bei stillenden Müttern liegen keine ausreichenden Erfahrungen vor. Tierexperimentell ergaben sich keine Hinweise auf embryotoxische bzw. teratogene Wirkungen.

Pflegehinweise

Arzneimittelwechselwirkungen. Die Nitroprussid-Natrium-Gabe erfordert eine intensivmedizinische Überwachung des Patienten und im Therapieverlauf kurzfristige Blutdruck- und Herzfrequenzkontrollen. Patienten mit der Aortenisthmusstenose, weiteren angeborenen Vitien, mit erhöhtem intrakraniellen Druck, einer Hypothyreose, einer Leberinsuffizienz, einer Optikusatrophie, einer Tabakamblyopie, Vitamin-B12-Mangel und einer metabolischen Azidose dürfen nicht mit Nitroprussid-Natrium therapiert werden. Bei der Gabe von Nitroprussid-Natrium kann Thiocyanat entstehen. Thiocyanat ist generell nicht toxisch und kumuliert nur nach Langzeitbehandlung mit Nitroprussid in toxische Bereiche. Dies kann durch das Vorhandensein einer Niereninsuffizienz verstärkt werden. Eine Thiocyanat-Toxizität manifestiert sich mit Müdigkeit, Anorexie, Übelkeit, Kopfschmerzen, Desorientiertheit, psychotischen Veränderungen und Muskelspasmen. Diese Effekte können sich rasch entwickeln, wenn große Mengen von Nitroprussid innerhalb kurzer Zeit infundiert werden. Meist ist dies bei Patienten der Fall, deren Blutdruckwerte nicht auf Nitroprussid ansprechen und die deshalb höhere Dosen des Medikamentes erhalten. Eine schwere Thiocyanat-Intoxikation kann mit Tachypnoe, Tachykardie, Bewusstseinstrübung, Krämpfen und Koma einhergehen.

Ketanserin (Tartrat) — Taseron®

Indikationen. Ketanserin blockiert $Alpha_1$-adrenerge, H_1-histaminerge und dopaminerge Rezeptoren. Es wirkt vasodilatierend sowohl über periphere als auch über zentrale Mechanismen. Ketanserin hemmt die Serotonin-induzierte Plättchenaggregation. Neben der arteriellen Hypertonie sind auch die arterielle Verschlusskrankheit, das Raynaud-Phänomen, EPH-Gestosen und das Karzinoid (Kupierung der Flush-Symptomatik) Indikationen für die Ketanserin-Gabe. Das Medikament verlängert die QT-Zeit und ist damit potentiell arrhythmogen. Wegen seiner thromozytenaggregationshemmenden Wirkung kann es auch zur Verlängerung der Blutungszeit führen.

Pharmazeutische Zubereitung. Tabletten 20 mg.

Wirk- und Eliminationsverhalten. Eine Beziehung zwischen den Ketanserin-**Plasmaspiegeln** und dem Ausmaß der Blutdruckreduktion konnte nicht nachgewiesen werden. Es wurde jedoch eine Korrelation zwischen der QT-Zeit und der Höhe der Ketanserin-Plasmaspiegel nachgewiesen. **Wirkungseintritt:** Der antihypertensive Effekt tritt 1–2 h nach oraler Gabe auf. **Stoffwechsel/Ausscheidung:** Ketanserin unterliegt einer ausgeprägten Verstoffwechselung bei der ersten Leberpassage und wird etwa zu 50% in der systemischen Zirkulation (Blutkreislauf) nachgewiesen. Die **Eliminationshalbwertszeit** ($t_{1/2}$) beträgt 6–8 h.

DOSIERUNG

Erwachsene. Die Ketanserin-Behandlung wird mit oralen Dosen von 2-mal 20 mg täglich begonnen. Nach 2–4 Wochen kann – je nach erwünschtem Effekt – die Dosis auf 2-mal 40 mg täglich gesteigert werden. Höhere Dosen werden nicht empfohlen, da ihre Gabe mit mehr Nebenwirkungen und so gut wie keinem Wirkzuwachs verbunden ist.

Kinder. Bei Neugeborenen sollte Ketanserin nicht verabreicht werden. Bei Kindern ist die Dosis in Relation zur Körperoberfläche zu vermindern.

Sonderfälle. Bei Patienten mit **chronischen Lebererkrankungen** sollten Dosen von mehr als 120 mg täglich nicht verabreicht werden. Bei Patienten mit **chronischer Niereninsuffizienz** muss die Ketanserin-Dosis nicht reduziert werden. Eine Hämodialysebehandlung hat keinen Einfluss auf die Ketanserin-Disposition und -Elimination, erfordert also keine Dosisanpassung.

Unerwünschte Wirkungen. Bei Patienten, die eine Hypokaliämie aufweisen (z. B. durch Diuretika-Gebrauch), wurden im Zusammenhang mit der Ketanserin-Gabe ventrikuläre Arrhythmien (Torsades de pointe) beobachtet. Ketanserin kann Benommenheit, Müdigkeit und Konzentrationsstörungen verursachen. Aufgrund seiner die Serotonin-induzierte Plättchenaggregation hemmenden und konsekutiv die Blutungszeit verlängernden Eigenschaften kann Ketanserin in Einzelfällen zu einer Blutungsneigung führen.

Arzneimittelwechselwirkungen. Im Hinblick auf die durch Ketanserin bedingte QT-Zeit-Verlängerung ist die gleichzeitige Gabe von Diuretika, die eine Hypokaliämie verursachen können, und von Klasse-Ia-, -Ic- und -III-Antiarrhythmika, die eine additive Wirkung auf die QT-Zeit haben, mit einem Risiko behaftet. **Erwünschte Arzneimittelwechselwirkungen** ergeben sich im Hinblick auf eine Verstärkung des antihypertensiven Effekts bei gleichzeitiger Gabe von Ketanserin und Betarezeptorenblockern oder Diuretika.

Schwangerschaft und Laktation. Bei schwangeren Frauen wurde Ketanserin zur Behandlung der Präeklampsie und der Eklampsie eingesetzt. Es fand sich in einer der Untersuchungen eine Tendenz zu einer erhöhten kindlichen Morbidität, was bei Methyldopa nicht der Fall war. Bei stillenden Frauen sollte Ketanserin nicht gegeben werden.

Pflegehinweise

Arzneimittelwechselwirkungen. An die Verlängerung der Blutungszeit durch Ketanserin ist insbesondere vor operativen Eingriffen zu denken. Ketanserin kann Verlängerungen der QT-Zeit im EKG verursachen, die zum Auftreten von Herzrhythmusstörungen prädisponieren (insbesondere bei vorbestehender Hypokaliämie oder Diuretika-Gabe). Aus diesem Grunde sind die Serumkaliumwerte der mit Ketanserin behandelten Patienten regelmäßig zu kontrollieren.

Zentral wirkende Antihypertensiva

Clonidin (Hydrochlorid) — Catapresan®, verschiedene andere

Indikationen. Clonidin verursacht über zentrale Mechanismen eine periphere Vasodilatation und wirkt von daher antihypertensiv. Das Medikament hat von Seiten seines Nebenwirkungsspektrums Nachteile gegenüber neueren zentral wirksamen Antihypertensiva (Tabelle 1.6). Neben der arteriellen Hypertonie sind weitere Indikationen die hypertensive Krise (s. S. 60) und die Behandlung der Entzugssymptomatik von Opiaten,

Alkohol und Benzodiazepinen. Da es jedoch nicht die durch den Entzug induzierte Schlaflosigkeit zu kupieren vermag, muss meist zur Nacht zusätzlich ein sedierendes Pharmakon verabreicht werden.

Pharmazeutische Zubereitung. Tabletten zu 0,075 mg, 0,15 mg und 0,3 mg, Kapseln (Depotperlongetten zu 0,25 mg); Ampullen zu 0,15 mg (1 ml) für die intravenöse und intramuskuläre Verabreichung. Darüber hinaus sind handelsüblich fixe Kombinationen mit anderen Antihypertensiva vorhanden.

Wirk- und Eliminationsverhalten. Die Clonidin-**Plasmaspiegel** unterliegen erheblichen intra- und interindividuellen Schwankungen. Der **Wirkungseintritt** liegt bei etwa einer Stunde nach oraler Gabe, wobei manchmal nach der Verabreichung erst ein geringer Blutdruckanstieg zu verzeichnen ist, der dann in die gewünschte Blutdrucksenkung übergeht. **Stoffwechsel/Ausscheidung:** Clonidin wird überwiegend in der Leber metabolisiert. 38% werden innerhalb von 24 h unverändert im Urin ausgeschieden. Die **Eliminationshalbwertszeit** ($t_{1/2}$) liegt nach einmaliger Gabe bei 7,5 h, nach chronischer Therapie bei 16 h.

DOSIERUNG

Erwachsene. Bei der Hypertonie beginnt man peroral mit 2- bis 3-mal täglich 0,075 mg, kann bis zum Erreichen des erwünschten Effektes über 3-mal 0,15 mg bis auf 3-mal 0,3 mg bzw. 4-mal 0,3 mg täglich als Maximaldosis steigern. In der Behandlung der akzelerierten Hypertonie und der hypertensiven Krise werden initial 0,1–0,2 mg Clonidin langsam parenteral (intravenös oder intramuskulär) verabreicht, wobei in stündlichen Abständen die Gaben von 0,1 mg Clonidin wiederholt werden, bis eine adäquate Blutdruckkontrolle (z. B. diastolischer Blutdruck im Liegen unter 100 mmHg) erreicht wird. Direkt im Anschluss an die erste parenterale Clonidin-Gabe kann es zu einem geringen und vorübergehenden Blutdruckanstieg kommen. Die weitere Blutdruckeinstellung kann mit der Kombinationstherapie von Clonidin und einem Diuretikum fortgeführt werden. Bei der Therapie des Opiatentzugs werden 16–17 g/kg KG/Tag, in der Regel Dosen von bis zu 1,2 mg/Tag verabreicht, um die Agitiertheit des Patienten sowie autonome, kardiovaskuläre und muskuläre Symptome des Entzugs zu kupieren. Durch die Clonidin-Gabe werden jedoch die depressive Verstimmung, Schlaflosigkeit und andere psychische Symptome beim Entzug nicht beeinflusst. Die Opiat- bzw. Benzodiazepin-Dosis wird rasch reduziert bzw. ausgeschlichen und anschließend die Clonidin-Dosis reduziert, um dessen Nebenwirkungen wie Mundtrockenheit, Müdigkeit und Hypotension zu minimieren. Die Clonidin-Behandlung bei einer Entzugssymptomatik sollte nicht länger als 3–4 Wochen durchgeführt werden.

Tabelle 1.6. Vergleich der Nebenwirkungen von verschiedenen zentral wirksamen Antihypertensiva (bei oraler Gabe)

Medikament	Tagesdosis	Mund-trockenheit	Orthostase/ Hypotonie	Sedierung	Depressive Verstimmung	Potenz-störungen	Herz-frequenz	Rebound-Phänomen
Clonidin (z. B. Catapresan®)	0,075–0,3 mg 2–3-mal tgl.	++	++	++	+	+	↓↓	++
Methyldopa (z. B. Presinol®)	250–500 mg 2–4-mal tgl.	+	++	++	+	+	↑	(+)
Guanethidin (z. B. Esimil®)	10–25 mg 1-mal tgl.	+	++	+	(+)	+	↓↓	–
Guanfacin (Estulic®)	1–3 mg 1–2-mal tgl.	+	+	+	–	(+)	↓	+
Moxonidin (z. B. Cynt®)	0,2–0,6 mg 1–2-mal tgl.	+	+	+	?	?	(↑)	–
Urapidil (z. B. Ebrantil®)	30–60 mg 2-mal tgl.	+	++	++	?	?	(↑)	–
Reserpin (z. B. Briserin®)	0,1–0,5 mg 1–2-mal tgl.	–	+	++	++	+	↓	–

Kinder. Clonidin wurde bisher nicht an Neugeborene verabreicht. Bei Neugeborenen von Müttern, die mit Clonidin behandelt wurden, wurden keine Hypotensionen oder Rebound-Hypertonien beobachtet. Bei Kindern im Alter von 3–14 Jahren beträgt die Clonidin-Tagesdosis etwa 3–10 g/kg KG.

Sonderfälle. Bei Patienten mit fortgeschrittener **Niereninsuffizienz** (Kreatinin-Clearance unter 10 ml/min) wird eine Reduktion der normalerweise verabreichten Dosis um 25–50% empfohlen. Die Clonidin-Therapie darf nicht plötzlich abgesetzt oder unterbrochen werden, da es zu einer Rebound-Hypertonie mit der Möglichkeit der Entwicklung einer hypertensiven Krise, einer Angina pectoris und von kardialen Arrhythmien kommen kann.

Unerwünschte Wirkungen. Mundtrockenheit, Benommenheit, Müdigkeit, Schwindel, Kopfschmerzen und Obstipation werden häufig beobachtet. Gelegentlich wurden Anorexie, Schmerzen in der Parotisregion, ein Raynaud-Phänomen, Impotenz, Albträume, Schlaflosigkeit und Angstgefühle beschrieben. Clonidin führt zu einer geringen Senkung der Herzfrequenz um im Mittel 4–6 Schläge/min. In Einzelfällen treten Bradykardien und AV-Blockierungen auf. Wie oben erwähnt, muss Clonidin langsam ausschleichend abgesetzt werden, ansonsten resultiert ein Herzfrequenz- und Blutdruckanstieg (Rebound-Phänomen).

Arzneimittelwechselwirkungen. Sedativa, Antihistaminika und Alkohol, in Verbindung mit Clonidin verabreicht, können zu erheblicher Benommenheit der betroffenen Patienten führen. Bradykardisierende Medikamente wie Digitalisglykoside, Kalziumantagonisten vom Verapamil- oder Diltiazem-Typ bzw. Betarezeptorenblocker verstärken den negativ-chronotropen Effekt von Clonidin. Das Antidepressivum Desimipramin scheint den antihypertensiven Effekt von Clonidin ebenso abzuschwächen wie Alphablocker vom Typ des Phentolamin oder Phenoxybenzamin. **Erwünschte Arzneimittelwechselwirkungen** liegen bei gleichzeitiger Gabe von Diuretika und/oder Vasodilatatoren vor. Die antihypertensive Wirkung von Clonidin ist dabei verstärkt. Clonidin kann an Stelle von Betarezeptorenblockern gegeben werden, um die Reflextachykardie, die durch Vasodilatatoren wie Dihydralazin oder Nifedipin bedingt ist, zu kupieren.

Schwangerschaft und Laktation. Clonidin wird in der Muttermilch in ähnlichen Konzentrationen wie im mütterlichen Plasma nachgewiesen. Dennoch liegt die Tagesdosis von Clonidin, die auf das Kind übergeht, niedriger als 1 g. Dementsprechend wurden keine unerwünschten Nebenwirkungen von Clonidin bei Kindern von stillenden Müttern gesehen. Bei schwangeren Frauen wurde Clonidin als Antihypertensivum mit Erfolg eingesetzt. Es führte zu keinen mütterlichen oder fetalen Schäden.

Pflegehinweise

Arzneimittelwechselwirkungen. Gefürchtet ist die Rebound-Hypertonie nach dem plötzlichem Absetzen von Clonidin (Ursache: Vergessen der Einnahme durch den Patienten oder das Nicht-Weiterverordnen durch den Arzt). Die Clonidin-Dosierung muss stets vorsichtig ausgeschlichen werden. Beim Absetzen von Clonidin unter gleichzeitiger Betablockergabe kann die Rebound-Symptomatik verstärkt sein. Erhebliche Blutdrucksenkungen mit Orthostasesymptomatik und Kollapszuständen wurden bei gleichzeitiger Gabe von Clonidin und Neuroleptika wie Chlorpromazin oder Haloperidol beschrieben.

Moxonidin — Cynt®, Physiotens®

Indikation. Auch Moxonidin ist ein Antihypertensivum, das über zentrale Mechanismen zur Vasodilatation führt. Das Medikament ist insbesondere geeignet, wenn Patienten mit arterieller Hypertonie gleichzeitig eine Herzinsuffizienz haben. Moxonidin verursacht von den Antihypertensiva mit zentralem Wirkmechanismus seltener Nebenwirkungen wie Mundtrockenheit, Müdigkeit und Orthostaseneigung (s. auch Tabelle 1.6).

Pharmazeutische Zubereitung. Tabletten zu 0,2 mg, 0,3 mg und 0,4 mg.

Wirk- und Eliminationsverhalten. Es besteht eine Beziehung zwischen den **Plasmaspiegeln** von Moxonidin und der antihypertensiven Wirkung. **Wirkungseintritt:** Die maximale blutdrucksenkende Wirkung tritt ca. 2–4 h nach Erreichen der maximalen Plasmakonzentrationen, die nach etwa einer Stunde vorliegen, ein. **Stoffwechsel/Ausscheidung:** 60% von Moxonidin werden unverändert im Urin ausgeschieden, 88% sind unverändert in der systemischen Zirkulation (Blutkreislauf) vorhanden. Die **Eliminationshalbwertszeit** ($t_{1/2}$) beträgt 2–3 h; sie ist bei Patienten mit chronischer Niereninsuffizienz verlängert.

DOSIERUNG

Erwachsene. Bei Beginn der Behandlung von Patienten mit arterieller Hypertonie werden 0,2 mg Moxonidin 1-mal täglich verabreicht. Mit dieser Dosierung wird bei ca. 60% der Hypertoniker mit leichter und mittelschwerer Hypertonie eine Blutdrucknormalisierung erreicht. Gegebenenfalls kann auf 0,4 mg Moxonidin 1-mal täglich oder 2-mal 0,2 mg Moxonidin täglich gesteigert werden. Dosen von mehr als 0,6 mg/Tag Moxonidin dürften keinen antihypertensiven Wirkzuwachs, allenfalls verstärkte Nebenwirkungen erbringen.

Sonderfälle. Bei Patienten mit **chronischer Niereninsuffizienz** (Plasmakreatinin zwischen 1,8 mg/dl und 3,6 mg/dl) sollte die maximale Tagesdosis von Moxonidin 0,4 mg nicht überschritten werden. Moxonidin sollte nicht bei Jugendlichen unter 16 Jahren, Patienten mit Raynaud-Syndrom, Glaukom, Epilepsie, Depressionen, Morbus Parkinson, krankem Sinusknoten, Bradykardie, Herzinsuffizienz im NYHA-Stadium IV sowie Leberzirrhose eingesetzt werden.

Unerwünschte Wirkungen. Mundtrockenheit (geringer ausgeprägt als bei Clonidin), Müdigkeit, Konzentrationsminderung und selten Orthostaseneigung wurden als unerwünschte Effekte beschrieben. Eine Freisetzung des Wachstumshormons aus dem Hypophysenvorderlappen ist sowohl unter Moxonidin als auch unter Clonidin-Gabe berichtet worden.

Arzneimittelwechselwirkungen. Bei simultaner Einnahme von Sedativa bzw. bei Alkoholgenuss ist mit einem verstärkten sedierenden Effekt von Moxonidin zu rechnen. **Erwünschte Arzneimittelwechselwirkungen** sind bei gleichzeitiger Gabe von Diuretika oder Vasodilatatoren gegeben, die zu einer Verstärkung des antihypertensiven Effekts führen.

Schwangerschaft und Laktation. Moxonidin sollte bei schwangeren und stillenden Frauen nicht verabreicht werden.

Pflegehinweise

Arzneimittelwechselwirkungen. Wird Moxonidin gleichzeitig mit Betarezeptorenblockern verabreicht und soll die Kombinationsbehandlung beendet werden, so ist der Betablocker einige Tage vor Moxonidin abzusetzen, um eine Rebound-Hypertonie zu vermeiden.

Guanfacin — Estulic®

Indikation. Guanfacin ist ein ebenfalls zentral wirksames Antihypertensivum, das weniger Nebenwirkungen als Clonidin oder Methyldopa verursacht. Das Medikament ist von Seiten seiner antihypertensiven Wirkung sicherer zu handhaben als Clonidin und verursacht weniger ausgeprägte Nebenwirkungen. Da Guanfacin Parameter der kardialen Funktion wie das Herzminutenvolumen durch die Senkung des peripheren Widerstandes günstig beeinflusst, kann es wie Moxonidin als Antihypertensivum bei Patienten mit gleichzeitig bestehender Herzinsuffizienz eingesetzt werden. Insgesamt sind die zentral wirksamen Antihypertensiva als Pharmaka für ältere Hypertoniker zu betrachten. Allerdings führt auch Guanfacin zu einer geringen Senkung der Herzfrequenz. Siehe auch Tabelle 1.6 mit der Übersicht zu den Nebenwirkungen der zentral wirksamen Antihypertensiva.

Pharmazeutische Zubereitung. Tabletten zu 1 mg und 2 mg.

Wirk- und Eliminationsverhalten. 100% von Guanfacin werden unverändert im Blutkreislauf (systemische Zirkulation) nachgewiesen. Eine Beziehung zwischen Höhe der **Plasmaspiegel** und dem antihypertensiven Effekt ist vorhanden. **Stoffwechsel/Ausscheidung:** 80% des Medikamentes werden im Urin – davon 28% unverändert – ausgeschieden. Dennoch sind die Plasmaspiegel von Guanfacin bei Patienten mit Niereninsuffizienz nicht erhöht bzw. es ist keine verzögerte Elimination vorhanden. Das Medikament wird also zum Teil in der Leber metabolisiert und zum Teil unverändert renal ausgeschieden. Die **Eliminationshalbwertszeit** ($t_{1/2}$) beträgt ca. 8 h.

DOSIERUNG

Erwachsene. Initial wird 1 mg 1-mal täglich zur Nacht verabreicht. Nach einigen Tagen kann die Guanfacin-Dosis je nach erwünschtem antihypertensiven Effekt auf 2–4 mg 1- oder 2-mal täglich peroral gesteigert werden. Dosen von 10 mg und 12 mg täglich führten bei einigen Patienten zu einem Wirkzuwachs, in der Regel sind sie jedoch lediglich mit einer deutlichen Zunahme von Nebenwirkungen verbunden.

Sonderfälle. Bei Patienten mit mittelgradig eingeschränkter Nierenfunktion sowie fortgeschrittener **Niereninsuffizienz** kann Guanfacin in unveränderter Dosierung verabreicht werden, da die Plasmaspiegel nicht erhöht sind und die Elimination nicht verzögert ist. Zur Anwendung des Medikamentes bei Patienten mit **chronischen Lebererkrankungen, Neugeborenen** und **Kindern** liegen nur wenig Literaturdaten vor. Das Medikament sollte bei diesen Personengruppen nicht verabreicht werden.

Unerwünschte Wirkungen. Mundtrockenheit, Benommenheit, Müdigkeit, Schwindel und Orthostaseneigung werden dosisabhängig beobachtet. Diese unerwünschten Effekte scheinen jedoch nicht so ausgeprägt zu sein und seltener als bei Clonidin aufzutreten. Auch eine Rebound-Hypertonie nach Absetzen des Pharmakons wurde nur selten beobachtet.

Arzneimittelwechselwirkungen. Bei gleichzeitiger Gabe von Pharmaka mit negativ-chronotropem Effekt wie Betarezeptorenblockern oder Digitalisglykosiden kann die herzfrequenzsenkende Wirkung von Guanfacin ausgeprägter sein. Bei simultaner Verabreichung von sedierenden Pharmaka und bei Alkoholgenuss kann der diesbezügliche Effekt verstärkt sein. **Erwünschte Arzneimittelwechselwirkungen** sind bei gleichzeitiger Gabe von Diuretika oder Vasodilatatoren gegeben, die zu einem additiven antihypertensiven Effekts führen.

Schwangerschaft und Laktation. Guanfacin sollte bei schwangeren und stillenden Frauen nicht verwendet werden.

Pflegehinweise

Wegen der Möglichkeit des Auftretens einer Rebound-Hypertonie ist die Guanfacin-Dosis auszuschleichen.

Methyldopa — Presinol®, verschiedene andere

Indikationen. Methyldopa ist eines der ältesten Antihypertensiva; es wirkt – wie Clonidin – über zentrale Mechanismen vasodilatierend. Erwähnenswert ist, dass Methyldopa eines der wenigen Antihypertensiva ist, dessen Einsatz in der Schwangerschaft und Stillzeit bedenkenlos möglich ist. Dies trifft ansonsten nur für die Betablocker Atenolol und Metoprolol sowie Dihydralazin zu.

Pharmazeutische Zubereitung. Tabletten zu 125 mg, 250 mg und 500 mg.

Wirk- und Eliminationsverhalten. Die **Plasmaspiegel** des Medikamentes unterliegen großen interindividuellen Schwankungen. Der **Wirkungseintritt** ist 6 h nach oraler Gabe nachweisbar. **Stoffwechsel/Ausscheidung:** Bei der ersten Leberpassage wird bereits ein Großteil von Methyldopa verstoffwechselt, nur 18% werden unverändert renal ausgeschieden. Die **Eliminationshalbwertszeit** ($t_{1/2}$) beträgt 2 h.

DOSIERUNG

Erwachsene. Eine antihypertensive Therapie mit Methyldopa sollte in Dosierungen von 250 mg 2- bis 3-mal täglich peroral begonnen werden. Innerhalb von einigen Tagen kann die Dosis über 3-mal 500 mg, 4-mal 500 mg bis auf maximal 4-mal 1000 mg erhöht werden. Die jeweilige Dosis richtet sich nach dem erwünschten antihypertensiven Effekt bzw. der Ausprägung auftretender Nebenwirkungen.

Kinder. Bei Kindern wird die Methyldopa-Behandlung mit 10 mg/kg KG/Tag verteilt auf 2–4 täglichen Gaben gestartet und die Dosis kann in Abhängigkeit von der antihypertensiven Wirkung bis auf 65 mg/kg KG/Tag oder 3 g/Tag gesteigert werden (3–4 tägliche Gaben).

Sonderfälle. Bei Patienten mit **chronischer Niereninsuffizienz** und einer Kreatinin-Clearance von unter 10 ml/min muss das Dosierungsintervall um 12–24 h (je nach Effekt) verlängert werden.

Unerwünschte Wirkungen. Eine Reihe von Nebenwirkungen wie verstopfte Nase und Schwindel werden häufig beobachtet und scheinen dosisabhängig zu sein. Ein positiver Coombs-Test wird bei 5–25% der behandelten Patienten nachgewiesen, wobei jedoch weniger als 1% davon eine hämolytische Anämie entwickeln. Gelegentlich findet man Inappetenz, depressive Verstimmung, Durchfälle, Alpträume, Impotenz und häufiger orthostatische Hypotensionen, die oft dosisabhängig auftreten. Methyldopa-induzierte Hepatitiden, Fieberzustände und ein Lupus-erythematodes-ähnliches Syndrom wurden beschrieben.

Arzneimittelwechselwirkungen. Anästhetika, Levodopa, Salbutamol, Phenothiazine, Monoaminooxidasehemmer können den antihypertensiven Effekt von Methyldopa verstärken. Trizyklische Antidepressiva und Noradrenalin können die blutdrucksenkende Wirkung abschwächen. Die simultane Gabe von Haloperidol und Methyldopa hat in seltenen Fällen zu einer reversiblen Form der Demenz geführt. **Erwünschte Arzneimittelwechselwirkungen** von Methyldopa sind mit Thiaziddiuretika zu erwarten, wobei der antihypertensive Effekt verstärkt ist.

Schwangerschaft und Laktation. Bei schwangeren und stillenden Frauen wurde Methyldopa erfolgreich und ohne unerwünschte Effekte eingesetzt.

Pflegehinweise

Methyldopa kann ohne Bedenken in Schwangerschaft und Stillzeit verwendet werden. Bei Patienten mit Lebererkrankungen bzw. Leberzirrhose ist es kontraindiziert. Vereinzelt wurden unter Methyldopa hämolytische Anämien, Hepatitiden, Lupus-erythematodes-ähnliche Syndrome und Medikamenten-induziertes Fieber beobachtet.

Urapidil — Ebrantil®, Alpha-Depressan®

Indikationen. Urapidil wirkt über zentrale und periphere Mechanismen vasodilatierend und kann daher zur Therapie der arteriellen Hypertonie verwendet werden. Die Domäne seines Einsatzes liegt in der peri- und postoperativen Kontrolle des Blutdrucks von Hypertonikern. Es kann auch zur Behandlung von hypertensiven Notfällen verwendet werden. Der intravenösen Gabe des Medikamentes dürfte größere Bedeutung als der oralen Verabreichung zukommen, da der Therapieerfolg bei der peroralen Gabe weniger überzeugend und die Nebenwirkungsrate (Orthostase) eher hoch ist (s. Tabelle 1.6).

Pharmazeutische Zubereitung. Retardkapseln zu 30 mg, 60 mg und 90 mg; Ampullen zu 25 mg und 50 mg (5 ml bzw. 10 ml) für die intravenöse Verabreichung.

Wirk- und Eliminationsverhalten. Die Zeit bis zum Erreichen der **Plasmaspiegelmaxima** liegt bei 4–6 h. **Wirkungseintritt:** Nach peroraler Gabe von Urapidil wird eine signifikante Blutdrucksenkung innerhalb der ersten Behandlungswoche erreicht. Der maximale antihypertensive Effekt ist jedoch erst nach 4–6 Wochen zu erwarten. **Stoffwechsel/Ausscheidung:** 50–70% des Pharmakons werden in der Leber metabolisiert, nur 15% werden als unverändertes Urapidil im Urin ausgeschieden. Die **Eliminationshalbwertszeit** ($t_{1/2}$) beträgt 4–7 h.

DOSIERUNG

Erwachsene. Bei peroraler Behandlung der arteriellen Hypertonie beginnt man mit 2-mal einer Kapsel Urapidil 30 mg täglich, anschließend kann die Dosis sukzessive je nach erwünschtem Effekt auf 2-mal 60 mg bzw. 2-mal 90 mg täglich (jeweils zu den Mahlzeiten) gesteigert werden. Die intravenöse Verabreichung von Urapidil kommt bei akzelerierter sowie therapieresistenter Hypertonie und bei hypertensiven Notfällen in Betracht (s. auch Übersicht mit den Empfehlungen zur Behandlung der hypertensiven Krise, S. 60). Man beginnt je nach Höhe des Ausgangsblutdruckwertes mit der Injektion von 10–50 mg und kann die Gabe, wenn innerhalb von 5 min keine ausreichende Blutdrucksenkung erreicht wurde, wiederholen. Gegebenenfalls werden 100 mg Urapidil in 50 ml Infusionslösung gelöst und unter Verwendung eines Perfusors appliziert. Die initiale Infusionsgeschwindigkeit liegt bei 2 mg/min, die Erhaltungsdosis durchschnittlich bei 9 mg/h. Die exakte Dosierung richtet sich nach der erwünschten Blutdrucksenkung, die Urapidil-Infusion sollte nicht länger als 7 Tage verabfolgt werden. Das geschilderte Vorgehen bei der intravenösen Verabreichung von Urapidil trifft sowohl für hypertensive Notfälle als auch für die peri- und postoperative Blutdruckeinstellung zu.

Sonderfälle. Bei Patienten mit Aortenisthmusstenose, arteriovenösen Shunts (außer Dialyseshunts) soll Urapidil ebenso wenig gegeben werden wie bei **Neugeborenen** und **Kindern**. Zur chronischen Gabe von Urapidil bei **Nierenfunktionseinschränkung** liegen keine validen Daten vor.

Unerwünschte Wirkungen. Nach oraler Gabe werden Schwindel, Übelkeit, Kopfschmerzen, Müdigkeit, Herzklopfen, abdominelle Beschwerden, Schlafstörungen, Mundtrockenheit sowie in unangenehmer Ausprägung orthostatische Dysregulationen beobachtet. Seltener sind Hauterscheinungen mit Juckreiz und Exanthemen, verstärkter Harndrang und Harninkontinenz. Die unerwünschten Wirkungen nach intravenöser Gabe entsprechen denen nach oraler Verabreichung. Darüber hinaus können kardiale Arrhythmien, Angina pectoris und Atemnot auftreten.

Arzneimittelwechselwirkungen. Cimetidin erhöht die Plasmaspiegel von Urapidil und kann dadurch dessen antihypertensiven Effekt verstärken. **Erwünschte Arzneimittelwechselwirkungen** sind bei der gleichzeitigen Gabe anderer Antihypertensiva wie etwa Diuretika gegeben, wobei gegebenenfalls ein additiver antihypertensiver Effekt resultiert.

Schwangerschaft und Laktation. Bei stillenden Frauen ist nicht bekannt, ob Urapidil-Konzentrationen in der Muttermilch nachgewiesen werden. Ausreichende Erfahrungen für die Anwendung von Urapidil in der Schwangerschaft liegen nicht vor.

Pflegehinweise

Blutdruckabfälle bis hin zu orthostatischen Kollapszuständen entwickeln sich nach intravenöser und oraler Urapidil-Gabe, insbesondere bei Patienten mit vorbestehendem Volumenmangel (Durchfall, Erbrechen) sowie gleichzeitiger Gabe weiterer Antihypertensiva.

Diuretika

Generelle Empfehlungen. Diese Medikamentengruppe wird zur Behandlung der arteriellen Hypertonie, der akuten und chronischen Herzinsuffizienz und von hydropischen Zuständen anderweitiger Ursache, wie etwa Aszites bei Leberzirrhose, beim akuten Nierenversagen oder der chronischen Niereninsuffizienz, eingesetzt (Tabelle 1.7). Je nach zugrunde liegender Erkrankung bzw. Ausgangssituation des Patienten werden verschiedene Arten von Diuretika verwendet (kaliuretische, kaliumsparende Kombinationen von beiden, Schleifendiuretika, Thiaziddiuretika oder osmotisch wirkende Diuretika). Wenn mehrere Tagesdosen von diesen Substanzen verschrieben werden, so sollte die letzte Dosis in der Regel am Nachmittag eingenommen werden, um häufiges nächtliches Wasserlassen zu vermeiden. Ist keine Kaliumsubstitution bzw. sind keine kaliumsparenden Diuretika verordnet und liegt keine Kaliumretention vor, sollte der Patient täglich Nahrungsmittel mit hohem Kaliumgehalt, z. B. getrocknete Früchte, zu sich nehmen. Nahrungsmittel mit hohem Kochsalzgehalt und Nachsalzen sind zu vermeiden. Exzessive Flüssigkeitszufuhr sollte während Diuretika-Gabe ebenfalls vermieden werden. Schwindel und Benommenheit (speziell nach dem Aufstehen aus sitzender und liegender Position), Muskelkrämpfe, Schwäche, Abgeschlagenheit, Mundtrockenheit, Durst oder eine Minderung der Urinausscheidung müssen beachtet werden.

Furosemid — Lasix®, verschiedene andere

Indikationen. Furosemid ist ein Schleifendiuretikum mit rasch einsetzender diuretischer Wirkung. Bei intravenöser Gabe von Furosemid kommt es unabhängig vom diuretischen Effekt zu einer Vasodilatation im venösen Gefäßsystem, was zusätzlich zur diuretischen Wirkung z. B. beim Lungenödem eine rasche Besserung der Patientensituation bewirkt. Neben der Behandlung der arteriellen Hypertonie, des Lungenödems, der Niereninsuffizienz und Leberzirrhose mit Aszites wird es für die Therapie des Syndroms der inadäquaten ADH-Sekretion (Schwartz-Bartter-Syndrom) und der Hyperkalzämie eingesetzt.

Pharmazeutische Zubereitung. Tabletten zu 30 mg (retardiert), 40 mg und 500 mg; Ampullen für die intravenöse und intramuskuläre Verabreichung zu 20 mg, 40 mg und 250 mg. Fixkombinationen mit weiteren Diuretika, z. B. Spironolacton und anderen Antihypertensiva.

Wirk- und Eliminationsverhalten. Eine Beziehung zwischen der Höhe der Furosemid-**Plasmaspiegel** und dem therapeutischen Effekt wurde nicht nachgewiesen. **Wirkungseintritt:** Die Vasodilatation im Bereich der venösen Kapazitätsgefäße wird bereits 5 min nach intravenöser Gabe von Furosemid erreicht, die Wirkung hält etwa eine Stunde an. Bei oraler Gabe wird der diuretische Effekt von Furosemid 30–60 min nach der Gabe, die maximale Wirkung 1–2 h danach erreicht; sie hält etwa 6 h an. Nach intravenöser Furosemid-Gabe setzt die diuretische Wirkung nach 15 min ein, erreicht ihr Maximum nach 30–50 min und hält eine Stunde an. **Stoffwechsel/Ausscheidung:** 60–70% von Furosemid sind im Blutkreislauf (in der systemischen Zirkulation) nachweisbar. Furosemid wird in der Leber glukuronidiert und über die Nieren nach tubulärer Sekretion und glomerulärer Filtration ausgeschieden. Die **Eliminationshalbwertszeit** ($t_{1/2}$) beträgt 50 min, sie steigt bei Herzinsuffizienz auf 2 h und auf noch höhere Werte bei einer Nierenfunktionseinschränkung an.

DOSIERUNG

Erwachsene. Bei Ödemen gibt man peroral 20–80 mg Furosemid initial als morgendliche Einzeldosis. Sukzessiv kann man in 6- bis 8-stündigen Abständen die Dosis um 20–40 mg bis zum Erreichen des Therapiezieles erhöhen. Tagesdosen von bis zu 1000 mg wurden verabreicht, obwohl schon mit Dosen von 20–80 mg eine unerwartet heftige Diurese einsetzen kann. Tagesdosen zwischen und 40 mg und 120 mg, verteilt auf 1–2 Gaben werden als Erhaltungsdosis verabreicht. Dabei müssen der Hydratationszustand und das Serumkalium des Patienten überwacht werden (Exsikkose, Hypokaliämie!). Für die Behandlung der arteriellen Hypertonie werden 1- bis 2-mal täglich 40 mg Furosemid peroral gege-

Tabelle 1.7. Vergleich der Indikationsbereiche verschiedener Diuretikagruppen

Indikation	Furosemid	Thiazide	Spironolacton	Triamteren/ Amilorid	Osmo-Diuretika	Kommentar
Arterielle Hypertonie	2	1	4,5	5	∅	
Rechtsherzinsuffizienz	2	1	5	5	∅	Zugrunde liegende Erkrankung behandeln, Digitalisglykoside
Linksherzinsuffizienz	2	1	∅	∅	∅	Digitalisglykoside, ACE-Inhibitoren, AT_1-Antagonisten
Lungenödem	1 (i.v.)	∅	∅	∅	∅	O_2; Theophyllin, Nitroglycerin, Dopamin, Dobutamin
Aszites	3	2	1,5	3,5	∅	Na^+- und Flüssigkeitsrestriktion, evtl. Albumingabe
Akutes Nierenversagen	3	∅	∅	∅	3	ggf. Volumengabe, Dialyse
Chron. Niereninsuffizienz	3	∅	∅	∅	∅	Diät, Dialyse
Nephrotisches Syndrom	1	4	∅	∅	∅	Kortikosteroide, ggf. Proteinsubstitution
Diabetes insipidus	∅	1	5	5	∅	Langwirkende Thiazide (z. B. Chlortalidon)
Hyperkalzämie	1	0	∅	∅	∅	Volumengabe, weitere Pharmaka wirksam
Hyperkalzurie	∅	1	∅	∅	∅	–
Medikamentenintoxikation	3	∅	∅	∅	3	ggf. Volumengabe, Dialyse, Urin-pH adjustieren
Rel. max. Wirkstärke[a] [%]	>15	5–10	<5	<5	10–15	Diurese auch von Wirkdauer des Diuretikums und Hydratationszustand des Patienten abhängig

1 Diuretikum der 1. Wahl; *2* 2. Wahl bei Nonresponse von 1; *3* möglicherweise wirksam; *4* evtl. allein wirksam, aber prinzipiell geringe Wirksamkeit; *5* wirksam als Kaliumsparer mit evtl. additiven diuretischem Effekt; [a] Prozentsatz des im Urin ausgeschiedenen Natriums im Verhältnis zum gefilterten Natrium (bei maximaler effektiver Dosis).

ben. Intravenös wird Furosemid nur injiziert, wenn die orale Verabreichung nicht möglich ist. Prinzipiell wird die Hälfte der bei oraler Gabe verwendeten Dosis über 1–2 min injiziert. Wenn größere Furosemid-Dosen bei Patienten mit Niereninsuffizienz zu applizieren sind, so sollte die Injektionsgeschwindigkeit 4 mg/min nicht übersteigen. Die parenteralen Furosemid-Gaben können in 2-stündigen Abständen wiederholt werden, bis der erwünschte Effekt erreicht ist. Die intravenöse Erhaltungstherapie mit Furosemid sollte auf 1–2 Tagesdosen verteilt werden. Auf eine perorale Darreichungsform sollte so bald wie möglich übergegangen werden. Die intramuskuläre Gabe von Furosemid ist als Alternative zur intravenösen Verabreichungsform möglich. Beim Lungenödem werden 40 mg Furosemid initial intravenös injiziert, bei Bedarf können nach einer Stunde 80 mg erneut i.v. gegeben werden.

Kinder. Bei Kindern werden in der Therapie von Ödemen initial 2 mg/kg KG als Einzeldosis gegeben und in 6- bis 8-stündigen Intervallen 1–2 mg/kg KG bis zum Erreichen des Therapiezieles weiter verabfolgt. Die maximale Tagesdosierung für die perorale Therapie von Kindern ist 6 mg/kg KG. Bei der intramuskulären oder intravenösen Verabreichung werden 1 mg/kg KG initial und alle 2 h 1 mg/kg KG bis zum Erreichen des Therapiezieles erneut gegeben. Die maximale Tagesdosis beträgt 6 mg/kg KG.

Sonderfälle. Bei **chronischer Niereninsuffizienz** (Plasmakreatinin über 1,8 mg/dl, Kreatinin-Clearance unter 30–40 ml/min) sind höhere Furosemid-Dosen zur Erzielung einer ausreichenden Diurese erforderlich. So können Dosen von 120 mg, 160 mg, 250 mg oder 500 mg Furosemid peroral oder intravenös notwendig werden.

Unerwünschte Wirkungen. Häufig sind Dehydratation, Hypotension, hypochlorämische Alkalose und Hypokaliämie, obwohl auch Hyperkaliämien bei gleichzeitiger Kaliumgabe oder Verabreichung von kaliumsparenden Diuretika beobachtet wurden. Hypoglykämien, Glukoseintoleranz und Hyperurikämien werden wie bei den Thiaziddiuretika häufiger gesehen. Selten werden Thrombozytopenien, Neutropenien, Ikterus, Pankreatitis und verschiedene Hautreaktionen beobachtet. Da Furosemid ein sehr potentes Diuretikum ist, können unter der Gabe erhebliche Flüssigkeits- und Elektrolytverschiebungen resultieren. Als Folge der Dehydratation kann es zu Thrombosen und Embolien kommen. Bei Patienten mit chronischen Lebererkrankungen, Leberzirrhose und Aszites ist auf die Entwicklung einer Enzephalopathie zu achten, bei Patienten mit Diabetes mellitus oder Gicht muss Furosemid vorsichtig und unter Beachtung des klinischen Zustandes des Patienten verabreicht werden.

Arzneimittelwechselwirkungen. Furosemid kann den blutdrucksenkenden Effekt von fast allen Antihypertensiva verstärken. Dies ist in der Regel eine erwünschte Wirkung, kann jedoch z. B. bei der simultanen Gabe von Angiotensinkonversionsenzymhemmern zur reversiblen oder irreversiblen Nierenfunktionseinschränkung führen (s. Abschnitt Angiotensinkonversionsenzymhemmer, S. 89 ff.). Nichtsteroidale Antirheumatika wie Indometacin können die antihypertensive Wirkung von Furosemid abschwächen. Der Nachweis von verschiedenen Dopingmitteln im Urin, die von Leistungssportlern eingenommen werden, kann durch die gleichzeitige Furosemid-Gabe maskiert werden. Furosemid kann die ototoxische Wirkung von Aminoglykosid-Antibiotika verstärken. Furosemid reduziert die muskelrelaxidierende Wirkung von d-Tubocurarin und verstärkt die von Succinylcholin. Die Exkretion von Lithium wird verlangsamt, sodass toxische Plasmakonzentrationen erreicht werden können.

Schwangerschaft und Laktation. Bei schwangeren Frauen ist die Gabe von Furosemid kontraindiziert. Furosemid erscheint in der Muttermilch und sollte deshalb an stillende Patientinnen nicht verabfolgt werden.

Pflegehinweise

Furosemid ist das Diuretikum der Wahl bei Patienten mit Nierenfunktionseinschränkung. Hörstörungen und permanente Hörverluste sind gelegentlich bei zu rascher intravenöser Gabe von hohen Furosemid-Dosen und oftmals bei Patienten mit Niereninsuffizienz beschrieben. Bei Sulfonamid-Allergie darf Furosemid nicht gegeben werden. Es besteht eine Kreuzallergie zu Sulfonamiden (Antibiotika, Sulfonylharnstoffe).Bei oligoanurischen Patienten, die nicht überwässert sind (zentraler Venendruck unter 12–15 cm H_2O), ist Furosemid nicht anzuwenden, da ein akutes Nierenversagen verursacht werden kann und die Gefahr von Nebenwirkungen (Hörverlust) beträchtlich ist. Unter chronischer Furosemid-Therapie sind initial engmaschig, später in regelmäßigen Abständen der klinische Zustand des Patienten (Exsikkose), Elektrolyte (Kalium) und harnpflichtige Substanzen im Serum zu überprüfen. Bei zusätzlichem Vorliegen von Erbrechen oder Durchfällen müssen kurzfristig Kontrollen der genannten Parameter erfolgen. Der Patient soll auf die Gefahr orthostatischer Reaktionen hingewiesen werden. Sonnen- und UV-Bestrahlung sind wegen möglicher Hautreaktionen zu vermeiden.

Piretanid Arelix®

Indikationen. Piretanid ist ebenfalls ein Schleifendiuretikum, das zur Therapie der arteriellen Hypertonie, von hydropischen Zuständen bei Herzinsuffizienz, bei Niereninsuffizienz und Leberzirrhose mit Aszites eingesetzt wird. Es verursacht seltener Hypokaliämien als Furosemid.

Pharmazeutische Zubereitung. Tabletten zu 3 mg und 6 mg; Retardkapseln 6 mg; Injektionslösungen zu 6 mg, 12 mg und 60 mg für die intravenöse Verabreichung.

Wirk- und Eliminationsverhalten. Wirkungseintritt: 1–2 h nach peroraler sowie 0,25–1 h nach intravenöser Verabreichung setzt die diuretische Wirkung ein. Sie hält 4–6 h nach oraler und 2–3 h nach intravenöser Applikation an. Die **Eliminationshalbwertszeit** ($t_{1/2}$) beträgt 1–2 h bei Nierengesunden und 2–9 h bei Patienten mit Nierenfunktionseinschränkung.

DOSIERUNG

Erwachsene. Bei den o. g. Indikationen beträgt die normale Tagesdosis 3–12 mg, verteilt auf 1–2 Gaben.

Sonderfälle. Bei Patienten mit mittelgradiger und fortgeschrittener **Nierenfunktionseinschränkung** wurden Piretanid-Dosen von bis zu 192 mg verabreicht.

Unerwünschte Wirkungen. Ototoxische Wirkungen wurden tierexperimentell, aber nicht beim Menschen beobachtet. Übelkeit, Durstgefühl und eine überschießende Diurese werden weniger häufig gesehen als unter Furosemid.

Pflegehinweise

Bei Piretanid-Gabe sind nach Beginn der Therapie kurzfristig und später in regelmäßigen Abständen Kontrollen der Serumelektrolyte, der harnpflichtigen Substanzen im Serum sowie des klinischen Zustandes der Patienten im Hinblick auf eine Dehydrierung erforderlich. Dies gilt insbesondere, wenn der Patient Erbrechen oder Durchfälle aufweist.

Hydrochlorothiazid — Esidrix®, verschiedene andere

Indikationen. Hydrochlorothiazid ist die Referenzsubstanz aller Thiaziddiuretika. Es führt im Gegensatz zu den Schleifendiuretika zu einer nicht so raschen und stattdessen protrahierten diuretischen Wirkung. Indikationen für die Gabe sind die arterielle Hypertonie, Ödeme bei Herzinsuffizienz sowie Leberzirrhose. Bei der Hypertonietherapie führen Thiazide zur Regression der hypertoniebedingten Linksherzhypertrophie. Die Urinausscheidung beim Diabetes insipidus wird durch Thiazide vermindert. Sie werden auch zur Prophylaxe von kalziumhaltigen Steinen im Bereich des Nierenbeckens und der ableitenden Harnwege verwendet.

Pharmazeutische Zubereitung. Tabletten zu 25 mg. Fixkombinationen mit anderen Diuretika (z. B. kaliumsparenden wie Amilorid oder Triamteren) bzw. verschiedenen weiteren Antihypertensiva (z. B. Angiotensinkonversionsenzymhemmern oder Betablockern).

Wirk- und Eliminationsverhalten. Es besteht keine sichere Beziehung zwischen der Höhe der Hydrochlorothiazid-**Plasmaspiegel** und dem erwünschten therapeutischen Effekt. **Wirkungseintritt:** ca. 2 h nach der Gabe setzt der diuretische Effekt ein, der sein Maximum nach 3–6 h erreicht und eine Dauer von 6–12 h hat. Die maximale antihypertensive Wirkung wird erst 3–4 Tage nach Therapiebeginn beobachtet und hält ca. 1 Woche nach Absetzen von Hydrochlorothiazid an. **Stoffwechsel/Ausscheidung:** Mehr als 95% des Pharmakons werden unverändert im Urin nach glomerulärer Filtration und tubulärer Sekretion über die Nieren ausgeschieden. Die **Eliminationshalbwertszeit** ($t_{1/2}$) liegt zwischen 6 und 15 h. Die Ausscheidung von Hydrochlorothiazid ist bei Patienten mit Herzinsuffizienz und Nierenfunktionseinschränkung verzögert.

DOSIERUNG

Erwachsene. In der Behandlung von Ödemen verschiedener Genese wird Hydrochlorothiazid in Tagesdosen zwischen 12,5 mg und 150 mg, verteilt auf 1–3 Gaben initial verabreicht. Die normale Erhaltungsdosis beträgt 25–100 mg/Tag (1–3 Gaben), Dosen bis zu 200 mg täglich wurden verabreicht. Bei der Hypertoniebehandlung werden initial 12,5–50 mg 2-mal täglich gegeben, später werden in der Regel 12,5–50 mg 1-mal täglich als Erhaltungsdosis verabreicht, maximal bis zu 200 mg/Tag. Bei den genannten Indikationen wird die Dosis bis zum Erreichen des erwünschten Effektes titriert, wobei sie möglichst gering gehalten werden sollte, da höhere Dosen keinen Wirkzuwachs, jedoch eine höhere Nebenwirkungsrate beinhalten.

Kinder. Bei Kindern, die unter 6 Monate alt sind, werden Hydrochlorothiazid-Dosen bis zu 3,3 mg/kg KG/Tag, verteilt auf 2 Gaben verabreicht. Bei Kindern mit einem Alter von mehr als 6 Monaten werden 2,2 mg/kg KG/Tag, ebenfalls auf 2 Dosen verteilt, appliziert.

Sonderfälle. Thiazide und verwandte Diuretika, außer Metolazon, Xipamid und Schleifendiuretika, sind bei Patienten mit **Niereninsuffizienz** und einem Plasmakreatinin von über 1,8 mg/dl bzw. einer Kreatinin-Clearance von unter 30 ml/min kaum mehr wirksam. Bei Patienten mit **chronischen Lebererkrankungen** bzw. Leberzirrhose sollen Diuretika allgemein, auch die Thiaziddiuretika, mit Vorsicht dosiert werden, da sie zu einer hepatischen Enzephalopathie führen können.

Unerwünschte Wirkungen. Exsikkose, Hypotension und Abgeschlagenheit können unter höheren Dosen von Thiaziden, gegebenenfalls bei gleichzeitiger Salzrestriktion auftreten. Die Entwicklung einer Verdünnungshyponatriämie ist bei Patienten, die große Flüssigkeitsmengen zu sich nehmen, ebenso möglich wie die einer hypochlorämischen Alkalose. Eine leichte Hypokaliämie wird häufig beobachtet, sie ist jedoch bei anderweitig gesunden Hypertonikern meist nicht behandlungsbedürftig. Eine Kaliumsubstitution bzw. die kombinierte Gabe mit einem kaliumsparenden Diuretikum ist nur bei älteren Patienten mit nachgewiesener Hypokaliämie, Leberzirrhose oder bei gleichzeitiger Digitalis-Therapie erforderlich, speziell dann, wenn das Serumkalium unter 3 mmol/l abfällt. Auch eine Hyperurikämie wird öfter unter der Therapie mit Thiaziden beobachtet, sie bedarf gewöhnlich keiner Behandlung und ist reversibel. Eine Behandlung ist nur dann angezeigt, wenn der Patient anamnestisch eine Uratdiathese angibt. Gelegentlich wurden Blutzuckererhöhungen und Veränderungen der Glukosetoleranz (meist reversibel), eine diabetische Entgleisung oder Erstmanifestationen eines Diabetes mellitus beobachtet. Die verminderte Glukosetoleranz tritt gehäuft nach Jahren einer Thiazid-Behandlung auf. Thrombozytopenien und Pankreatitiden wurden selten gesehen. Eine leichte Erhöhung von Serumcholesterin und -triglyzeriden kann auftreten, wobei die klinische Signifikanz dieses Befundes umstritten ist. Bei Patienten mit bekannter Sulfonamid-Allergie sollten Thiazide nicht verabreicht werden.

Arzneimittelwechselwirkungen. Der antihypertensive Effekt von Hydrochlorothiazid kann bei gleichzeitiger Gabe von nichtsteroidalen Antirheumatika, wie Indometacin, verringert sein. Thiazide verstärken die blutdrucksenkende Wirkung einer Reihe von Antihypertensiva, wie die von Betarezeptorenblockern, Kalziumantagonisten, insbesondere von Angiotensinkonversionsenzymhemmern, Alphablockern oder zentral wirksamen Substanzen, was einerseits erwünscht ist, da die Dosis der verabreichten Pharmaka reduziert werden kann und dadurch weniger Nebenwirkungen zu erwarten sind, andererseits kann der additive antihypertensive Effekt von Thiaziden zu Schwindel, Benommenheit, Müdigkeit, Hypotonie bis hin zu Kollapszuständen führen.

Schwangerschaft und Laktation. In der Schwangerschaft sind Thiazide nicht indiziert, es sei denn, dass die Ausprägung der Ödeme deren Einsatz unbedingt erforderlich macht.

Pflegehinweise

Thiazide unterliegen bei Patienten mit chronischer Niereninsuffizienz und einem Plasmakreatinin von über 1,8 mg/dl bzw. einer Kreatinin-Clearance von unter 30–40 ml/min einem erheblichen Wirkverlust und sind bei fortgeschrittener Nierenfunktionseinschränkung wirkungslos. Sie sollen bei diesen Patienten nicht verabreicht werden. Unter Hydrochlorothiazid-Behandlung sind initial in wöchentlichen und später in monatlichen Abständen der klinische Zustand des Patienten (Exsikkose), Elektrolyte, Blutfette und harnpflichtige Substanzen im Serum zu kontrollieren. Die Serumelektrolyte müssen gegebenenfalls kurzfristig überprüft werden, wenn zusätzlich Symptome wie Erbrechen oder Durchfälle beim Patienten vorliegen.

Triamteren

Iatropur®, z. B. in Bytide H®

Indikationen. Triamteren ist nur geringgradig diuretisch wirksam. Es hat Bedeutung als Kombinationspartner für Diuretika, die zu einem Kaliumverlust führen wie etwa den Thiaziden. Es wird für die Therapie der Herzinsuffizienz und der arteriellen Hypertonie eingesetzt.

Pharmazeutische Zubereitung. Tabletten zu 50 mg. Fixkombinationen u. a. von Hydrochlorothiazid (25 mg) und Triamteren (50 mg).

Wirk- und Eliminationsverhalten. Der vollständige therapeutische Effekt wird oft erst nach mehreren Tagen erreicht. **Wirkungseintritt:** Die diuretische Wirkung setzt 2–4 h nach der Gabe ein. Die Wirkdauer liegt zwischen 7 und 9 h. **Stoffwechsel/Ausscheidung:** Triamteren wird überwiegend in der Leber verstoffwechselt; nur ein minimaler Prozentsatz erscheint unverändert im Urin. Die **Eliminationshalbwertszeit** ($t_{1/2}$) liegt bei 3 h, sie ist bei Patienten mit terminaler Niereninsuffizienz erhöht.

DOSIERUNG

Erwachsene. Initial sollten 100 mg Triamteren 2-mal täglich peroral nach den Mahlzeiten verabreicht werden. Die Dosis ist niedriger zu wählen, wenn andere Diuretika gleichzeitig gegeben werden. Die Erhaltungsdosis wird nach dem erwünschten Effekt titriert und liegt zwischen 40 mg/Tag und 100 mg/Tag, die maximale Tagesdosis liegt bei 300 mg.

Kinder. Bei Kindern werden peroral 4 mg/kg KG/Tag initial empfohlen, wobei diese Dosis auf 6 mg/kg KG/Tag, verteilt auf 1–2 Gaben nach den Mahlzeiten, gesteigert werden kann. Auch bei Kindern liegt die maximale Tagesdosis bei 300 mg. Bei Neugeborenen sollte Triamteren nicht gegeben werden.

Sonderfälle. Die Triamteren-Dosis muss bei gleichzeitiger Gabe anderer Diuretika reduziert werden.

Unerwünschte Wirkungen. Übelkeit, Schwindel, Erbrechen, Durchfälle werden häufiger beobachtet. Exsikkose, Hyponatriämie und ein Anstieg des Serumharnstoffes werden gelegentlich erkennbar, speziell wenn Triamteren mit anderen Diuretika kombiniert wird. Eine Hyperkaliämie kann sich bei alleiniger Triamteren-Gabe, aber auch bei Gabe einer Fixkombination, speziell bei Patienten mit Diabetes mellitus, eingeschränkter Nierenfunktion (geriatrische Patienten) oder metabolischer Azidose entwickeln. Eine megaloblastäre Anämie wurde bei Patienten mit alkoholischer Leberzirrhose gesehen.

Arzneimittelwechselwirkungen. Die gleichzeitige Gabe von Triamteren mit kaliumhaltigen Medikamenten ist wegen der Gefahr der Entstehung einer Hyperkaliämie nicht angezeigt. Dasselbe gilt auch für ACE-Hemmer, die ebenfalls in Einzelfällen zu einer Hyperkaliämie führen können. Die Kombination von Triamteren und Hydrochlorothiazid kann die renale Ausscheidung von Amantadin reduzieren, sodass dessen Dosis gegebenenfalls verringert werden muss. Indometacin und Triamteren können bei gemeinsamer Gabe zu einer Nierenfunktionsverschlechterung führen. Eine therapeutisch **erwünschte Arzneimittelwechselwirkung** ist die von Triamteren, als kaliumsparendem Medikament, mit Diuretika, die einen Kaliumverlust verursachen. Aus diesem Grund wird diese Kombination von Diuretika (z. B. Bytide H®) sehr häufig in der Therapie der Hypertonie und der Herzinsuffizienz eingesetzt.

Schwangerschaft und Laktation. Bei schwangeren Frauen wurde Triamteren ohne Komplikationen für Mutter und Kind verabreicht. Bei stillenden Müttern sollte es nicht verabreicht werden.

Pflegehinweise

Triamteren darf bei Patienten mit fortgeschrittener Nieren- und Leberfunktionseinschränkung nicht verwendet werden (auch in Kombination mit anderen Diuretika). Triamteren sollte stets mit den Mahlzeiten verabreicht werden, da es Magenbeschwerden verursachen kann. Bei einem Plasmakreatinin von über 1,5 mg/dl (Kreatinin-Clearance unter 50 ml/min) ist die Gabe von Triamteren nicht angezeigt.

Amilorid (Hydrochlorid) z. B. in Moduretik®

Indikationen. Amilorid ist ein kaliumsparendes Diuretikum, das einen ähnlichen Wirkmechanismus wie Triamteren hat. Bedeutung hat es nur als Kombinationspartner von Diuretika, die zu einem Kaliumverlust führen. Es wird für die Therapie der Herzinsuffizienz und der arteriellen Hypertonie eingesetzt.

Wirk- und Eliminationsverhalten. Nach oraler Gabe werden ca. 50% aus dem Gastrointestinaltrakt resorbiert und die maximalen **Plasmaspiegel** nach 3–4 h erreicht. Die **Eliminationshalbwertszeit** ($t_{1/2}$) beträgt 6–9 h.

DOSIERUNG

Erwachsene. Es wird in Dosen von 5–10 mg, verteilt auf 1–2 Gaben/Tag, verabreicht – meist in Kombination mit Hydrochlorothiazid

Sonderfälle. Bei Hyperkaliämie und gleichzeitiger Gabe von Kalium in Tablettenform oder kaliumsparenden Diuretika, bei fortgeschrittener **Niereninsuffizienz** oder **Leberzirrhose** ist Amilorid ebenso kontraindiziert wie bei **Neugeborenen, Kindern, stillenden** und **schwangeren Frauen.**

Unerwünschte Wirkungen. Die unerwünschten Arzneimittelwirkungen ergeben sich wiederum aus der Beeinflussung des Serumkaliums durch Amilorid, meist bei gleichzeitiger Gabe von Pharmaka, die den Kaliumwert ebenfalls erhöhen. Weitere unerwünschte Nebenwirkungen sind Anorexie, Nausea, Erbrechen und Hyponatriämie.

Arzneimittelwechselwirkungen. Amilorid scheint die renale Clearance von Digoxin zu vermindern. Wie beim Triamteren ist eine **erwünschte Arzneimittelwechselwirkung** bei gleichzeitiger Gabe von kaliumverlierenden Diuretika (z. B. in Moduretik®) gegeben.

Pflegehinweise

Amilorid ist ein Medikament, das seit langem im Handel ist, für das jedoch erstaunlicherweise zu vielen klinisch-pharmakologischen Fragen keine Daten vorliegen.

Spironolacton — Aldactone®, verschiedene andere

Indikationen. Spironolacton ist ein kompetitiver Aldosteron-Antagonist, der eine milde Diurese verursacht. Die diuretische Wirkung von Spironolacton ist am ausgeprägtesten bei Patienten mit Hyperaldosteronismus. Indikationen für seine Gabe sind Leberzirrhose mit Aszites, der primäre Hyperaldosteronismus (Conn-Syndrom), Hirsutismus, anderweitig nicht behandelbare Hypokaliämien und extrazelluläre Alkalosen sowie die Herzinsuffizienz. Nach einer kürzlich veröffentlichten Untersuchung verlängert Spironolacton die Überlebenszeit herzinsuffizienter Patienten (sog. Rales-Studie).

Pharmazeutische Zubereitung. Spironolacton-Dragees zu 25 mg und 50 mg; Kapseln und Tabletten zu 50 mg und 100 mg; Ampullen mit dem aktiven Metaboliten Canrenoat zu 200 mg für die intravenöse Verabreichung. Fixkombinationen mit Furosemid und Thiaziddiuretika.

Wirk- und Eliminationsverhalten. Nach Spironolacton-Verabreichung kommt es zu einem langsamen **Wirkeintritt** der diuretischen Wirkung, wobei die ersten deutlichen Effekte nach 2–3 Tagen beobachtet werden und diese im weiteren Therapieverlauf zunehmen. Die diuretische Wirkung hält 2–3 Tage über das Therapieende hinaus an. **Stoffwechsel/Ausscheidung:** Spironolacton wird schon bei der ersten Leberpassage zu einem pharmakologisch aktiven Metaboliten - dem Canrenon - umgewandelt, das 30–70% der aldosteronantagonistischen Wirkung des gesamten Pharmakons aufweist. Die **Eliminationshalbwertszeit** ($t_{1/2}$) von Canrenon beträgt 19 h.

DOSIERUNG

Erwachsene. Für die perorale Gabe in der Behandlung von Ödemen werden initial Dosen von 25–200 mg täglich (normal 100 mg) gegeben. Nach etwa 5 Tagen wird die Dosis im Hinblick auf den erwünschten Effekt adjustiert. Gegebenenfalls können zusätzlich Furosemid oder Thiazide verabreicht werden. Bei arterieller Hypertonie werden initial 50–100 mg täglich appliziert. Sollte in dieser Dosierung die Blutdruckeinstellung nicht ausreichend sein, so wird zusätzlich ein Thiaziddiuretikum gegeben. Beim Conn-Syndrom wurden Dosen von bis zu 400 mg täglich peroral eingesetzt. Bei Aszites werden initial 100 mg täglich peroral verabreicht, wobei diese Dosis bis auf 200–400 mg/Tag erhöht werden kann. Gegebenenfalls kann die Kochsalz- und Flüssigkeitszufuhr zusätzlich reduziert werden. Spironolacton-Dosen von bis zu 1 g/Tag wurden verabreicht, aber sie sind teuer, und durch gleichzeitige Gabe von Thiazid- oder Schleifendiuretika kann der gleiche Effekt erzielt werden. Bei intravenöser Gabe werden 1–2 Ampullen Spironolacton à 200 mg langsam intravenös innerhalb von 3–6 min injiziert. Maximal können nacheinander 4 Ampullen verabfolgt werden. Um einen verzögerten Wirkeintritt von Spironolacton zu umgehen, kann bei der genannten Indikation eine Initialdosis, die 2- bis 3-mal so hoch ist wie die normale Erhaltungsdosis, verabreicht werden.

Kinder. Bei Kindern werden peroral initial 3,3 mg/kg KG täglich gegeben und die Dosis nach etwa 5 Tagen erhöht. Die Maximaldosis kann das 3fache der Anfangsdosis betragen. Bei Kindern sollte nicht länger als einen Monat behandelt werden.

Sonderfälle. Aufgrund der Gefahr einer Hyperkaliämieentstehung sind bei Patienten mit **Nieren- und Leberfunktionseinschränkung** engmaschige Kontrollen erforderlich. Ähnliches gilt für Patienten mit **Diabetes mellitus.** Auf der anderen Seite ist Spironolacton bei Hyperurikämie und Diabetes mellitus ein günstiges Diuretikum, da es die Glukosetoleranz nicht beeinflusst und die Serumharnsäure kaum erhöht.

Unerwünschte Wirkungen. Exsikkose, Hyponatriämie, hypochlorämische Azidose, Gynäkomastie (reversibel nach Therapieabbruch), Libidoverlust, Impotenz bei Männern und Unregelmäßigkeiten des weiblichen Zyklus werden gelegentlich beobachtet. Eine Hyperkaliämie entwickelt sich meist bei Patienten mit Nierenfunktionseinschränkung (bei denen Spironolacton in der Regel nicht gegeben werden sollte) und solchen, die mit Kalium substituiert werden.

Arzneimittelwechselwirkungen. Acetylsalicylsäure kann die Urinausscheidung von Canrenon reduzieren. Spironolacton hemmt die tubuläre Sekretion von Digoxin und führt so zu einer Erhöhung der Plasmakonzentrationen von Digoxin. Die Kombinationstherapie von Spironolacton mit ACE-Hemmern, Amilorid, Triamteren und Carbenoxolol sollte wegen der Gefahr einer Hyperkaliämie vermieden werden. **Erwünschte Arzneimittelwechselwirkungen** können im Hinblick auf den diuretischen Effekt bei gleichzeitiger Gabe von Spironolacton mit Schleifen- oder Thiaziddiuretika erwartet werden.

Schwangerschaft und Laktation. Bei stillenden und schwangeren Frauen sollte Spironolacton nicht eingesetzt werden.

Pflegehinweise

Spironolacton führt nicht zu einem Kaliumverlust, vielmehr meist zu einer Erhöhung des Serumkaliums. Aus diesem Grunde sind die Serumelektrolyte, das Plasmakreatinin und der klinische Befund des Patienten (Cave: Entwicklung einer Gynäkomastie) unter der Therapie regelmäßig zu kontrollieren. Libidoverlust, Impotenz, Zyklusunregelmäßigkeiten sind weitere Nebenwirkungen, die beim Patienten auftreten können. Die genannten unerwünschten Effekte können insbesondere bei Patienten mit eingeschränkter Nieren- und/oder Leberfunktion auftreten.

Mannitol — Osmofundin®, verschiedene andere

Indikationen. Mannitol ist eine osmotisch wirksame Substanz, die über renale Mechanismen diuretisch wirkt. Mannitol erhöht die Serumosmolalität sowie das intravaskuläre Flüssigkeitsvolumen und senkt den intraokulären und intrakraniellen Druck. Es ermöglicht verschiedenen gleichzeitig verabreichten Medikamenten, die Blut-Hirn-Schranke zu passieren. Die Indikationen für Mannitol sind erhöhter intrakranieller Druck, erhöhter intraokulärer Druck, die Behandlung von Vergiftungen, das Ausschwemmen von Ödemen verschiedener Ätiologie und die Beendigung einer Schwangerschaft.

Pharmazeutische Zubereitung. Mannitol für die Infusionstherapie in 10-, 15- sowie 20-%iger Lösung (1000 ml).

Wirk- und Eliminationsverhalten. Wirkungseintritt: Die Diurese kommt 1–3 h nach der Gabe in Gang, der intraokuläre Druck wird bereits nach 30–60 min gesenkt und dieser Effekt hält 4–6 h an. Zum Abfall des intrakraniellen Drucks kommt es 15 min nach Infusionsbeginn mit einem maximalen Effekt 60–90 min danach und einer Wirkdauer von 3–8 h über die Beendigung der Infusion hinaus. Wird eine Dosis von 200 g einem 70 kg schweren Patienten infundiert, so resultiert eine Erhöhung der Serumosmolalität auf 380 mOsm/kg und eine Erhöhung des extrazellulären Flüssigkeitsvolumens um 2 l, während das Serumnatrium erniedrigt wird. **Stoffwechsel/Ausscheidung:** Mehr als 90% werden unverändert im Urin ausgeschieden, nur 7–10% werden in der Leber metabolisiert. Die **Eliminationshalbwertszeit** ($t_{1/2}$) beträgt 15 min.

DOSIERUNG

Erwachsene. Mannitol darf nicht intramuskulär, subkutan oder als Zusatz zu Bluttransfusionen verabreicht werden. Für die Diagnostik der akuten Oligurie, die Prävention des akuten Nierenversagens, für die Detoxikation, für die Senkung des intrakraniellen und intraokulären Drucks sowie die Verminderung der nephrotoxischen Wirkung von Cisplatin liegen verschiedene Dosierungsschemata vor, die im Einzelnen den Beipackzetteln der Mannitol-Infusionslösungen zu entnehmen sind.

Kinder. Auch bei Kindern kann Mannitol für die genannten Indikationen infundiert werden, wobei die Dosierungsempfehlung dem Körpergewicht entsprechend zu adjustieren ist.

Unerwünschte Wirkungen. Es kann zu erheblichen Flüssigkeits- und Elektrolytverschiebungen mit konsekutiver Entwicklung eines Lungenödems und einer arteriellen Hypertonie kommen. Selten wurden anaphylaktische Reaktionen beobachtet. Bei Patienten mit Anurie und fortgeschrittener Niereninsuffizienz ist Mannitol ebenso kontraindiziert wie bei ausgeprägter Herzinsuffizienz oder nach intrakraniellen Blutungen.

Pflegehinweise

Mannitol ist nicht intramuskulär, subkutan oder als Zusatz zu Bluttransfusionen zu verabreichen.

Koronare Herzkrankheit (KHK)

Der koronaren Herzkrankheit liegt in der Regel eine arteriosklerotisch bedingte Minderdurchblutung des Myokards zugrunde (in seltenen Fällen sind Koronarspasmen die Ursache). Das Leitsymptom der KHK ist die **Angina pectoris**, die als ischämischer Herzschmerz zu verstehen ist. Im Zusammenhang mit der koronaren Herzkrankheit ist die **Koronarsklerose** das pathomorphologische Substrat, während die **Koronarinsuffizienz** der entsprechende pathophysiologische Begriff ist. Folgen der koronaren Herzkrankheit sind der akute Myokardinfarkt bzw. bei langjährigem Bestehen die Herzinsuffizienz. Bevor bei der koronaren Herzkrankheit invasive Verfahren wie die Koronardilatation (Angioplastie) oder eine Bypassoperation durchgeführt werden, sollten in der Regel alle verfügbaren konservativen bzw. medikamentösen Therapieoptionen ausgeschöpft sein. Dazu zählt die Gabe von Nitraten, Betarezeptorenblockern und Kalziumantagonisten. Zu unterscheiden bei der Behandlung der KHK ist die Therapie des akuten Angina-pectoris-Anfalls, der durch die Gabe von Nitroglycerin als Spray (in seltenen Fällen beim Zugrundeliegen eines Koronarspasmus durch die Verabreichung von Nifedipin in Kapselform) behandelt wird, von der Prophylaxe des Auftretens von Angina-pectoris-Anfällen, im Rahmen derer die o.g. Substanzen (Nitrate in Retardform, Betarezeptorenblocker, Kalziumantagonisten) zum Einsatz kommen.

Nitrate und verwandte Vasodilatatoren

Beim akuten Angina-pectoris-Anfall sollte sich der Patient in eine ruhende, möglichst sitzende Position begeben und ein Nitratpräparat in Kapsel-, Tabletten- oder Sprayform sublingual einnehmen. Tabletten bzw. Kapseln müssen in Originalpackungen bzw. im Originalröhrchen dicht verschlossen aufbewahrt werden. Sie dürfen nicht lichtexponiert gelagert sein. Patienten, die chronisch Nitrate einnehmen, dürfen diese nicht abrupt absetzen, da sonst Angina-pectoris-Anfälle ausgelöst werden können. Nitrate und diesen verwandte Substanzen wie Molsidomin können Kopfschmerzen, Schwindel, Benommenheit, Orthosthase und Kollapszustände verursachen. Bei gleichzeitiger Einnahme weiterer Medikamente, wie etwa von Phenothiazinen oder Antidepressiva, sowie bei Alkoholgenuss können diese Nebenwirkungen verstärkt auftreten. Ein Vergleich klinisch pharmakologischer Daten verschiedener Nitrate ist in Tabelle 1.8 wiedergegeben.

Nitroglycerin (Glyceroltrinitrat) z. B. Nitrolingual®, NitroPohl®, viele andere

Indikationen. Nitroglycerin ist ein organisches Nitrat, das in erster Linie zu einer Dilatation der venösen Kapazitäts-, aber auch der arteriellen Widerstandsgefäße führt. Diese Vor- und Nachlastsenkung bedingt eine Verminderung der intrakardialen Füllungsdrücke, gegebenenfalls eine Erhöhung der linksventrikulären Auswurfleistung, eine Reduktion des myokardialen Sauerstoffverbrauchs und der Ischämie. Die verschiedenen handelsüblich verfügbaren Nitrate sind sich in ihrer pharmakologischen Wirkung ähnlich und unterscheiden sich nur in Wirkbeginn und Wirkdauer. Nitroglycerin wird zur Behandlung der koronaren Herzkrankheit (Angina pectoris) und der Herzinsuffizienz verwendet. Es ist das Mittel der Wahl für die Behandlung des akuten Angina-pectoris-Anfalls.

Pharmazeutische Zubereitung. Zerbeißkapseln zu 0,2 mg, 0,4 mg, 0,8 mg und 1,2 mg; Retardkapseln zu 2,5 mg, 5 mg und 6,5 mg; Ampullen zu 2,5 mg, 5 mg, 10 mg, 25 mg und 50 mg zur Zubereitung von Infusionslösungen; Spray zu 0,4 mg/Hub und 0,5 mg/Hub; Pflaster zu 15 mg, 25 mg, 51 mg und 104 mg.

Wirk- und Eliminationsverhalten. Bei der intravenösen Gabe wird der **Wirkungseintritt** sofort, bei der Verabreichung von Zerbeißkapseln nach 2–5 min (sublingual), nur bei topischer bzw. transdermaler Gabe nach 30–60 min, bei Tabletten- und Retardkapsel-Gabe nach 20–45 min beobachtet. Die Wirkdauer beträgt 12–30 min nach intravenöser und sublingualer Gabe, 4–6 h nach topischer und oraler sowie 24 h nach transdermaler Verabreichung. **Stoffwechsel/Ausscheidung:** Nitroglycerin wird fast vollständig verstoffwechselt, die Ausscheidung von unverändertem Nitroglycerin ist minimal. Die **Eliminationshalbwertszeit** ($t_{1/2}$) beträgt 2–3 min.

DOSIERUNG

Erwachsene. Für den akuten Angina-pectoris-Anfall sind Zerbeißkapseln zur sublingualen Verabreichung in Dosen von 200–800 μg zu applizieren. Für die sublinguale Verabreichung als Aerosol bei der akuten Angina-pectoris-Attacke werden 400–800 μg und bis zu 1200 μg nach weiteren 15 min gegeben. Zur Prophylaxe der Angina pectoris oder Behandlung der Herzinsuffizienz werden 2,5–10 mg Nitroglycerin alle 4–6 h peroral in Tablettenform verabreicht. Generell muss die Nitroglycerin-Dosis bei Therapiebeginn zur Vermeidung von Nebenwirkungen niedrig gewählt werden und sollte langsam bis zum Erreichen des erwünschten Effektes über einen Zeitraum von meist Tagen bis Wochen gesteigert werden. Auf der anderen Seite sollte die niedrigstmögliche

Dosis in der Dauerbehandlung verabreicht werden, um die Rate der unerwünschten Wirkungen gering zu halten und die Entwicklung einer Nitrattoleranz zu vermeiden. Nitroglycerin-Pflaster zur Therapie und Prophylaxe der Angina pectoris werden in Dosen von 2,5–15 mg/Tag appliziert, wobei die Dosis sich nach dem erwünschten Effekt richtet. Bei der intravenösen Gabe von Nitroglycerin zur Behandlung der akuten Herzinsuffizienz nach einem Myokardinfarkt, bei der schweren Angina pectoris, zur perioperativen Blutdrucksenkung und zur kontrollierten Hypotonie in der Anästhesiologie werden initial 5 μg/min über eine Infusionspumpe bzw. einen Perfusor intravenös verabreicht. Entsprechend dem klinischen Effekt wird diese Dosis in 3- bis 5-minütigen Abständen um 5 μg/min gesteigert. Wenn das Therapieziel bei 20 μg/min nicht erreicht ist, so wird in 10 μg/min-Schritten, später in 20 μg/min-Schritten gesteigert. In der Regel werden nicht mehr als 100 μg/min Nitroglycerin gegeben.

Kinder. Bei Neugeborenen und Kindern sollte Nitroglycerin nicht gegeben werden.

Sonderfälle. Kontraindikationen für die Gabe von Nitraten sind die hypertrophisch-obstruktive Kardiomyopathie, hypovolämische Zustände, der Rechtsherzinfarkt, die Herzbeuteltamponade und erhöhte intrakranielle Drucke. Relative Kontraindikationen sind das Cor pulmonale, der Mitralklappenprolaps und ein Glaukom. Bei Patienten mit fortgeschrittener **Einschränkung der Leber- und Nierenfunktion** sollte Nitroglycerin unter sorgfältiger Überwachung des Patienten (Hypotonie, Kollaps) und in möglichst niedriger Dosierung verabreicht werden.

Unerwünschte Wirkungen. Bei Patienten mit vorbestehender Hypovolämie kann sich nach Nitroglycerin-Gabe eine ausgeprägte Hypotension entwickeln. Diese ist oftmals von einer Tachykardie, Wärmegefühl, Flush, Kopfschmerzen, Verwirrtheit, synkopalen Zuständen und neurologischen Defiziten begleitet. Die Nebenwirkungen sind in der Regel durch Flachlagerung des Patienten und Volumengabe rasch zu kupieren. Adrenalin und Betasympathomimetika sollten in diesem Zusammenhang nicht gegeben werden. Seltener treten Übelkeit, Schwindel, Inkontinenz, abdominelle Schmerzen und Hörstörungen auf. Hautreaktionen, die ein Absetzen des Nitrat-Pflasters erfordern, werden bei 40% der Patienten beobachtet. Bei intravenöser Nitroglycerin-Gabe müssen Blutdruck, Herzfrequenz und wenn möglich der pulmonale Kapillardruck kontinuierlich überwacht werden.

Arzneimittelinteraktionen. Bei chronischem Gebrauch von Nitroglycerin kann eine Toleranzentwicklung auch unter der gleichzeitigen Einnahme anderer Nitrate auftreten. Orthostase und Kollapszustände sind bei

Tabelle 1.8. Übersicht zu klinisch-pharmakologischen Daten von verschiedenen Nitraten (für die KHK- sowie Herzinsuffizienztherapie)

Pharmakon	Dosis	Resorption [%]	First-Pass-Effekt [%]	Plasmaproteinbindung [%]	Unveränderte Ausscheidung im Urin [%]	Eliminationshalbwertszeit	Toleranzentwicklung	Nitratnebenwirkungen
Glyceroltrinitrat (z. B. Nitro Pohl® i.v., Nitrolingual® oral)	5–100 µg/min i.v. 1–9 mg p.o. mehrmals tgl.	100 (p.o.)	>80 (p.o.)	~ 60	2	2–3 min	+	+
Isosorbiddinitrat (z. B. Isoket®)	5–8 mg 2–4-mal tgl. oral	>90	~ 80	~ 30	<1	~ 1 h[b]	+	+
Isosorbid-5-Mononitrat (z. B. Ismo®)	20–50 mg 2–4-mal tgl. oral	100	<5	<5	2	4–6 h	+	+
Molsidomin[a] (z. B. Corvaton®)	2–4 mg 3–4-mal tgl. oral	100	56	0	<10	2 h	∅	+
Pentaerythrityltetranitrat (z. B. Dilcoran®)	40–160 mg 2-mal tgl. oral	60	hoch	–	–	7 h	+	+

[a] nur Wirkverwandtschaft mit Nitraten, jedoch vonseiten der chemischen Struktur kein Nitrat im eigentlichen Sinne;
[b] aktiver Metabolit ist 5-Isosorbid-Mononitrat mit Eliminationshalbwertszeit 4–6 h.

gleichzeitiger Gabe von Nitroglycerin mit Kalziumantagonisten, weiteren Antihypertensiva, Phenothiazinen, trizyklischen Antidepressiva und beim Trinken von alkoholischen Getränken beschrieben. **Erwünschte Arzneimittelwechselwirkungen** sind im Hinblick auf den antianginösen Effekt bzw. die Wirkung bei der Herzinsuffizienztherapie bei gleichzeitiger Gabe von Betarezeptorenblockern, Kalziumantagonisten, Digitalisglykosiden, ACE-Hemmern und auch Diuretika (wenn sie nicht zur ausgeprägten Hypovolämie führen) möglich.

Schwangerschaft und Laktation. Bei schwangeren und stillenden Frauen ist die Wirksamkeit und Verträglichkeit von Nitroglycerin nicht ausreichend belegt. Aus diesem Grunde sollte das Pharmakon nicht verabreicht werden.

Pflegehinweise

Ein so genannter Nitratkopfschmerz besteht häufig zu Beginn der Therapie, er bildet sich jedoch meist im weiteren Verlauf zurück. Die Entwicklung einer orthostatischen Hypotonie ist ebenfalls initial möglich und erfordert gegebenenfalls Blutdruckkontrollen. Häufig unterliegen Nitrate bei chronischer Therapie einem Wirkverlust, der so genannten Nitrattoleranz. Der Patient ist auf eine mögliche Interaktion mit Alkohol hinzuweisen.

Isosorbid-Dinitrat — Isoket®, verschiedene andere

Indikationen. Insosorbid-Dinitrat ist ein organisches Nitrat, das in erster Linie zu einer Dilatation der venösen Kapazitäts-, aber auch der arteriellen Widerstandsgefäße führt. Diese Vor- und Nachlastsenkung bedingt eine Verminderung der intrakardialen Füllungsdrücke, gegebenenfalls eine Erhöhung der linksventrikulären Auswurfleistung, eine Reduktion des myokardialen Sauerstoffverbrauchs und der Ischämie. Die verschiedenen handelsüblich verfügbaren Nitrate sind sich in ihrer pharmakologischen Wirkung ähnlich und unterscheiden sich nur in Wirkbeginn und Wirkdauer. Insosorbid-Dinitrat wird zur Prophylaxe und Therapie der koronaren Herzkrankheit und der Herzinsuffizienz verwendet. Die chronische Behandlung mit Insosorbid-Dinitrat, insbesondere mit hohen Dosen, kann mit einer Abschwächung der erwünschten klinischen Effekte verbunden sein (Nitrattoleranz). Wird das Medikament auf einer 2-mal täglichen Basis morgens und am frühen Nachmittag verabreicht, so entwickelt sich in der Regel keine Nitrattoleranz, wobei der Patient dann im Verlauf des Abends und der Nacht vor dem Auftreten von Angina-pectoris-Anfällen ungeschützt ist. Deshalb wird in diesem Zusammenhang von einer Reihe von Autoren die Gabe von Molsidomin zur Nacht angeraten. Die Toleranzentwicklung von Insosorbid-Dinitrat wurde in konventionellen und retardierten Formulierungen beobachtet.

Pharmazeutische Zubereitung. Tabletten und Kapseln zu 5 mg, 10 mg, 20 mg, 40 mg in herkömmlicher und zu 20 mg, 40 mg, 60 mg, 80 mg und 120 mg in retardierter Formulierung.

Wirk- und Eliminationsverhalten. Der antianginöse Effekt hat einen **Wirkungseintritt** von 5–20 min nach Einnahme von Zerbeißkapseln, 5–45 min nach Verabreichung der konventionellen Tabletten sowie erst bis zu 4 h nach Gabe der Retardformulierungen. Er hält 1–3 h nach den Zerbeißkapseln, 4–6 h nach den Tabletten und 6–8 h nach den Retardformulierungen an (in hohen Dosen bis zu 12 h). **Stoffwechsel/Ausscheidung:** Bei der ersten Leberpassage werden bereits 80% von Isosorbid-Dinitrat metabolisiert und die **Eliminationshalbwertszeit** ($t_{1/2}$) beträgt 1–2 h. In der Leber wird Isosorbid-Dinitrat vorwiegend zu dem länger wirksamen Isosorbid-5-Mononitrat biotransformiert.

DOSIERUNG

Erwachsene. Für die perorale Behandlung des akuten Angina-pectoris-Anfalles werden in der Regel Kapseln oder Tabletten zu 5–10 mg empfohlen. Dosen bis zu 40 mg können in dieser Situation verabreicht werden. Bei der Prophylaxe von Angina-pectoris-Anfällen bzw. zur chronischen Therapie der koronaren Herzkrankheit und für die Behandlung der Herzinsuffizienz werden peroral 10–60 mg 4- bis 6-stündlich in nichtretardierter Formulierung gegeben, wobei Dosen bis zu 120 mg 4- bis 6-stündlich verabreicht wurden. Retardpräparate zu 20–40 mg (80 mg) für die Prophylaxe des Angina-pectoris-Anfalles werden in 6- bis 8-stündlichen Abständen eingesetzt. In jeder der geschilderten Situationen muss mit einer niedrigen Nitratdosis begonnen werden und die Dosierung langsam, gegebenenfalls über einen Zeitraum von Tagen und Wochen bis zum Erreichen des erwünschten Effektes und möglichst unter Vermeidung von Nebenwirkungen gesteigert werden. Da sich eine Nitrattoleranz entwickeln kann, sollte diese Präparategruppe in der niedrigstmöglichen Dosierung chronisch verabreicht werden. Wie bei Mononitraten kommt es auch beim Isosorbid-Dinitrat seltener zur Toleranzentwicklung, wenn dieses lediglich auf einer 2- bis 3-mal täglichen Dosierungsbasis (morgens, mittags bzw. nachmittags) verabreicht wird. Gegebenenfalls ist eine erforderliche abendliche Isosorbid-Dinitrat-Gabe durch die Verabreichung von Molsidormin zu ersetzen. Soll eine Nitratbehandlung beendet werden, so ist die Dosis langsam auszuschleichen.

Kinder. Bei Neugeborenen und Kindern sollte das Medikament nicht gegeben werden.

Sonderfälle. Kontraindikationen für die Gabe von Dinitraten sind die hypertrophisch-obstruktive Kardiomyopathie, hypovolämische Zustände, der Rechtsherzinfarkt, die Herzbeuteltamponade und erhöhte intrakranielle Drucke. Relative Kontraindikationen sind das Cor pulmonale, der Mitralklappenprolaps und das Glaukom. Bei Patienten mit fortgeschrittener **Einschränkung der Leber- und Nierenfunktion** sollte Isosorbid-Dinitrat unter sorgfältiger Überwachung des Patienten (Cave: Hypotonie, Kollaps!) und in möglichst niedriger Dosierung verabreicht werden.

Unerwünschte Wirkungen. Bei Patienten mit vorbestehender Hypovolämie kann sich nach Isosorbid-Dinitrat-Gabe eine ausgeprägte Hypotension entwickeln. Diese ist oftmals von einer Tachykardie, Wärmegefühl, Flush, Kopfschmerzen, Verwirrtheit, synkopalen Zuständen und neurologischen Defiziten begleitet. Die Nebenwirkungen sind in der Regel durch Flachlagerung des Patienten und Volumengabe rasch zu kupieren. Adrenalin und Sympathomimetika sollten in diesem Zusammenhang nicht gegeben werden. Seltener treten Übelkeit, Schwindel, Inkontinenz, abdominelle Schmerzen und Hörstörungen auf.

Arzneimittelwechselwirkungen. Eine orthostatische Hypotonie kann sich bei gleichzeitiger Gabe von Isosorbid-Dinitrat und Kalziumantagonisten, weiteren Antihypertensiva, Diuretika, Phenothiazinen, trizyklischen Antidepressiva und beim Trinken von alkoholischen Getränken entwickeln bzw. kann in ihrer Ausprägung verstärkt sein. **Erwünschte Arzneimittelwechselwirkungen** sind im Hinblick auf den antianginösen Effekt und die Wirkung bei der Herzinsuffizienztherapie durch gleichzeitige Gabe von Betarezeptorenblockern, Kalziumantagonisten, Digitalisglykosiden, ACE-Hemmern und auch Diuretika (wenn sie nicht zur ausgeprägten Hypovolämie führen) möglich.

Schwangerschaft und Laktation. Bei schwangeren und stillenden Frauen ist die Wirksamkeit und Verträglichkeit von Isosorbid-Dinitrat nicht ausreichend belegt. Aus diesem Grunde sollte das Pharmakon hier nicht verabreicht werden.

Pflegehinweise

Der so genannte Nitratkopfschmerz besteht häufig zu Beginn der Therapie, er bildet sich jedoch im weiteren Verlauf zurück. Die Entwicklung einer orthostatischen Hypotonie ist ebenfalls initial möglich und erfordert gegebenenfalls Blutdruckkontrollen. Häufig unterliegen Nitrate bei chronischer Therapie einem Wirkverlust, der so genannten Nitrattoleranz. Der Patient ist auf eine mögliche Interaktion mit Alkohol hinzuweisen.

Isosorbid-5-Mononitrat — Ismo®, verschiedene andere

Indikationen. Isosorbid-5-Mononitrat ist ein organisches Nitrat, das in erster Linie zu einer Dilatation der venösen Kapazitäts-, aber auch der arteriellen Widerstandsgefäße führt. Diese Vor- und Nachlastsenkung bedingt eine Verminderung der intrakardialen Füllungsdrucke, gegebenenfalls eine Erhöhung der linksventrikulären Auswurfleistung, eine Reduktion des myokardialen Sauerstoffverbrauchs und der Ischämie. Die verschiedenen handelsüblich verfügbaren Nitrate sind sich in ihrer pharmakologischen Wirkung ähnlich und unterscheiden sich nur in Wirkbeinn und Wirkdauer. Das Isosorbid-5-Mononitrat wird zur Prophylaxe und Therapie der koronaren Herzkrankheit und der Herzinsuffizienz verwendet. Die chronische Behandlung mit Isosorbid-5-Mononitrat, insbesondere in hohen Dosen, kann mit einer Abschwächung der erwünschten klinischen Effekte verbunden sein (Nitrattoleranz). Wird das Medikament auf einer 2-mal täglichen Basis morgens und am frühen Nachmittag verabreicht, so entwickelt sich in der Regel keine Nitrattoleranz, wobei der Patient dann im Verlauf des Abends und der Nacht vor dem Auftreten von Angina-pectoris-Anfällen ungeschützt ist. Deshalb wird in diesem Zusammenhang von einer Reihe von Autoren die Gabe von Molsidomin zur Nacht angeraten. Die Toleranzentwicklung von Isosorbid-5-Mononitrat wurde in konventionellen und retardierten Formulierungen beobachtet.

Pharmazeutische Zubereitung. Tabletten zu 20 mg, 40 mg, 50 mg, 60 mg und 100 mg (Retardformulierung), als Infusionslösung und als Tropfen handelsüblich verfügbar.

Wirk- und Eliminationsverhalten. Isosorbid-5-Mononitrat ist zu fast 100% in der systemischen Zirkulation (Blutkreislauf) vorhanden. **Wirkungseintritt:** 30–60 min nach oraler Gabe wird der erwünschte klinische Effekt nachgewiesen und hält 8–10 h an. **Stoffwechsel/Ausscheidung:** Nur 2% des Medikamentes werden unverändert über die Nieren ausgeschieden, nachdem Isosorbid-5-Mononitrat somit fast vollständig in der Leber metabolisiert wird. Die **Eliminationshalbwertszeit** ($t_{1/2}$) liegt bei 4 h. Sie ist bei eingeschränkter Leber- und Nierenfunktion nicht verändert.

DOSIERUNG

Erwachsene. Zur Behandlung der (belastungsinduzierten) Angina pectoris werden 2- bis 3-mal 20–60 mg täglich verabreicht, wobei mit dem Ziel der Vermeidung unerwünschter Nebenwirkungen mit niedrigen Dosierungen begonnen und die Dosis bis zum Erreichen des erwünschten Effektes adjustiert wird. Eine 2-mal tägliche Verabreichung von Isosorbid-5-Mononitrat (morgens und am frühen Nachmittag) scheint weniger häufig zur Toleranzentwicklung zu führen als die 3-mal tägliche

Gabe. Der Nachteil ist, dass der Patient, wie oben angegeben, im Verlauf des Abends und der Nacht nicht vor dem Auftreten von Angina-pectoris-Anfällen geschützt ist (Gabe von Molsidomin zur Nacht). Bei der Therapie der Herzinsuffizienz werden der Angina-pectoris-Behandlung vergleichbare Isosorbid-5-Mononitrat-Dosen verwendet, wobei bei dieser Indikation meist Retardformulierungen gegeben werden und deren Dosis bis auf 4-mal 50–60 mg täglich gesteigert werden kann.

Kinder. Bei Neugeborenen und Kindern liegen nicht genügend Daten zur Anwendung des Medikamentes vor.

Sonderfälle. Bei Patienten mit hypertrophisch-obstruktiver Kardiomyopathie, Hypovolämie, mit Herzbeuteltamponade, erhöhtem intrakraniellen Druck und Rechtsherzinfarkt ist Isosorbid-5-Mononitrat kontraindiziert. Seine Gabe sollte beim Cor pulmonale, beim Mitralklappenprolaps und Glaukom möglichst vermieden werden. Bei Patienten mit **chronischen Lebererkrankungen** sowie **Niereninsuffizienz** scheint das pharmakokinetische Verhalten von Isosorbid-5-Mononitrat nicht verändert zu sein.

Unerwünschte Wirkungen. Bei Patienten mit vorbestehender Hypovolämie kann sich nach Isosorbid-5-Mononitrat-Gabe eine ausgeprägte Hypotension entwickeln. Diese ist oftmals von Tachykardie, Wärmegefühl, Flush, Kopfschmerzen, Verwirrtheit, synkopalen Zuständen und neurologischen Defiziten begleitet. Die Nebenwirkungen sind in der Regel durch Flachlagerung des Patienten und Volumengabe rasch zu kupieren. Adrenalin und Sympathomimetika sollten in diesem Zusammenhang nicht gegeben werden. Seltener treten Übelkeit, Schwindel, Inkontinenz, abdominelle Schmerzen und Hörstörungen auf.

Arzneimittelwechselwirkungen. Eine orthostatische Hypotonie kann bei gleichzeitiger Gabe von Isosorbid-5-Mononitrat und Kalziumantagonisten, weiteren Antihypertensiva, Phenothiazinen, trizyklischen Antidepressiva und beim Trinken von alkoholischen Getränken auftreten bzw. deren Ausprägung kann verstärkt sein. **Erwünschte Arzneimittelwechselwirkungen** sind im Hinblick auf den antianginösen Effekt und die Wirkung bei der Herzinsuffizienztherapie durch gleichzeitige Gabe von Betarezeptorenblockern, Kalziumantagonisten, Digitalisglykosiden, ACE-Hemmern und auch Diuretika (wenn sie nicht zur ausgeprägten Hypovolämie führen) möglich.

Schwangerschaft und Laktation. Die Anwendung von Isosorbid-5-Mononitrat bei schwangeren und stillenden Frauen ist im Hinblick auf Wirksamkeit und Nebenwirkungen nicht durch ausreichende Daten belegt. Deshalb sollte das Medikament hier nicht verabreicht werden.

Pflegehinweise

Ein so genannter Nitratkopfschmerz besteht häufig zu Beginn der Therapie, er bildet sich jedoch im weiteren Verlauf zurück. Die Entwicklung einer orthostatischen Hypotonie ist ebenfalls initial möglich und erfordert gegebenenfalls Blutdruckkontrollen. Häufig unterliegen die Nitrate bei chronischer Therapie einem Wirkverlust, der so genannten Nitrattoleranz. Der Patient ist auf eine mögliche Interaktion mit Alkohol hinzuweisen.

Molsidomin — Corvaton®

Indikationen. Auch Molsidomin ist ein Vor- und Nachlastsenker, der zur Vasodilatation vorwiegend im venösen, aber auch im und arteriellen Gefäßbereich führt. Die Wirkung ist mit der von Nitroglycerin vergleichbar. Molsidomin wird für die Behandlung der koronaren Herzkrankheit (Angina pectoris) und der chronischen Herzinsuffizienz eingesetzt. Es scheint sich bei diesem Medikament – im Gegensatz zu den klassischen Nitraten – unter chronischer Therapie keine Toleranzentwicklung auszubilden.

Pharmazeutische Zubereitung. Tabletten zu 1 mg, 2 mg und 4 mg sowie 8 mg (retardiert); Ampullen zu 2 mg (1 ml) für die intravenöse Darreichung.

Wirk- und Eliminationsverhalten. Molsidomin wird vollständig aus dem Magen-Darm-Trakt resorbiert. Die maximalen **Plasmaspiegel** werden 0,5 h nach oraler Gabe der nichtretardierten Form erreicht. 44% liegen unverändert im Blutkreislauf (systemischer Zirkulation) vor. **Stoffwechsel/Ausscheidung:** Es werden nur 2% von Molsidomin unverändert im Urin ausgeschieden, nachdem es vollständig in der Leber biotransformiert wurde. Ein gebildeter dekarboxylierter Metabolit SIN-1 führt als NO-Donator dosisabhängig zu einer arteriellen Vasodilatation.

DOSIERUNG

Erwachsene. Molsidomin wird in Dosen von 3-mal 2 mg täglich verabreicht. Diese Dosis kann bis zum Erreichen des Therapiezieles auf 4-mal 4 mg täglich gesteigert werden. Gegebenenfalls sind auch retardierte Tabletten zu 2-mal 8 mg täglich einzusetzen. Von einigen Autoren wird, um die Entwicklung einer Nitrattoleranz zu verhindern, die Gabe von Mono- oder Dinitraten morgens und mittags empfohlen sowie eine Tablette Molsidomin retard (8 mg) zur Nacht. Bei der Therapie der Herzinsuffizienz liegen die Molsidomin-Dosen ebenfalls zwischen 3-mal 2 mg und 4-mal 4 mg (bzw. 2-mal 8 mg retardiert) täglich.

Kinder. Bei Neugeborenen und Kindern wurde Molsidomin bisher nicht eingesetzt. Es existieren praktisch keine Daten zur Wirksamkeit und Verträglichkeit des Pharmakons unter diesen Umständen. Deshalb sollte Molsidomin bei Neugeborenen und Kindern nicht eingesetzt werden.

Unerwünschte Wirkungen. Selten wurden Übelkeit, Appetitlosigkeit, Schwindel, Durchfälle, Flush und orthostatische Hypotonie beobachtet.

Arzneimittelwechselwirkungen. Bisher wurden keine Arzneimittelwechselwirkungen von Molsidomin, die mit unerwünschten Effekten verbunden sind, beschrieben. **Erwünschte Interaktionen** resultieren bei gleichzeitiger Gabe von Molsidomin mit Betarezeptorenblockern, wobei der antianginöse Effekt verstärkt ist.

Schwangerschaft und Laktation. Bei schwangeren und stillenden Frauen wurde Molsidomin bisher nicht eingesetzt. Es existieren praktisch keine Daten zur Wirksamkeit und Verträglichkeit des Pharmakons unter diesen Umständen. Deshalb sollte Molsidomin bei schwangeren und stillenden Frauen nicht eingesetzt werden.

Pflegehinweise

Wie die übrigen Nitrate verursacht auch Molsidomin häufig Kopfschmerzen. Es unterliegt jedoch nicht einer Nitrattoleranz und kann alternierend mit Nitraten verabreicht werden, um deren Wirkverlust zu verhindern.

Herzinsuffizienz

Eine Herzinsuffizienz liegt nach der Definition der WHO vor, wenn das Herz nicht mehr in der Lage ist, in ausreichendem Umfang die Perfusion der Körperperipherie und der lebenswichtigen Organe zu gewährleisten. Ursachen der Herzinsuffizienz sind die koronare Herzkrankheit („ischämische Kardiomyopathie"), eine Myokarditis, Kardiomyopathien, Herzklappenvitien u.a.m.

Nach der New York Heart Association wird die Herzinsuffizienz in vier Schweregrade unterteilt, wobei

- im **NYHA-Stadium I** (keine klinischen Symptome) auch in der Regel keine medikamentöse Behandlung erfolgen muss.
- Ab dem **NYHA-Stadium II** (Symptome unter Belastung, geringgradig eingeschränkte körperliche Leistungsfähigkeit) kommt eine Arzneitherapie mit initialer Gabe von Diuretika und evtl. ACE-Hemmern zum Einsatz.
- Im **NYHA-Stadium III** (Symptome bei geringer körperlicher Belastbarkeit, erheblich verminderte Leistungsfähigkeit) werden Diuretika, ACE-Hemmer und Digitalisglykoside verwendet.

- Im **NYHA-Stadium IV** (Ruhesymptomatik) werden die genannten Substanzen, weitere Vasodilatatoren sowie Betarezeptorenblocker wie Carvedilol, Metoprolol oder Bisoprolol eingesetzt.

Die Unterscheidung in Linksherzinsuffizienz, Rechtsherzinsuffizienz, globale oder biventrikuläre Herzinsuffizienz sowie in die akute (Links-) Herzinsuffizienz hat therapeutische Implikationen, die in den Monographien zu den einzelnen, bei der Therapie der Herzinsuffizienz verwendeten Substanzen besprochen sind. So werden z. B. bei der akuten Linksherzinsuffizienz ein Schleifendiuretikum wie Furosemid i.v., Nitrate und evtl. Digitalisglykoside i.v. verabreicht.

Digitalisglykoside

Digoxin — Lanicor®, verschiedene andere

Indikationen. Digoxin ist eine die Kontraktionskraft des Herzens steigernde Substanz (positiv-inotrop), die sich in ihren pharmakologischen Wirkungen nicht von Digitoxin oder weiteren kardialen Glykosiden (z. B. Acetyldigoxin, Beta-Methyldigoxin u.a.m.) unterscheidet. Lediglich im Hinblick auf sein Eliminationsverhalten ist Digoxin von Digitoxin und weiteren Digitalisglykosiden abzugrenzen. So beträgt z. B. die Eliminationshalbwertszeit von Digoxin ca. einen Tag, während die von Digitoxin bei fast einer Woche liegt. Aufgrund seiner positiv-inotropen Eigenschaften führt Digoxin zu einem Anstieg des Herzminutenvolumens, es führt aber auch zur Herzfrequenzsenkung (negative Chronotropie) und zur Verlängerung der AV-Überleitungszeit (negative Dromotropie). Indikationen für die Digoxin-Gabe sind die akute und chronische Herzinsuffizienz, tachykarde Formen von Vorhofflattern und -flimmern sowie supraventrikuläre Tachykardien (antiarrhythmische Wirkung). Nach derzeitiger Erkenntnis ist Digoxin in der Lage, die Symptome einer Herzinsuffizienz zu verbessern, jedoch nicht die Überlebenszeit von herzinsuffizienten Patienten zu verlängern.

Pharmazeutische Zubereitung. Tabletten zu 0,1 mg, 0,125 mg und 0,25 mg; Tropfen (15 Tropfen enthalten 0,25 mg); Ampullen zu 0,25 mg, 0,4 mg und 0,5 mg für die intravenöse Verabreichung. Digoxin ist nicht für die intramuskuläre Gabe geeignet.

Wirk- und Eliminationsverhalten. Es besteht eine Beziehung zwischen der Höhe der **Plasmakonzentrationen** von Digoxin und seinen erwünschten und unerwünschten Effekten. Der therapeutische Bereich der Digoxin-Plasmakonzentrationen liegt etwa zwischen 1,3 ng/ml und 2 ng/ml. Bei höheren Konzentrationen nimmt die Inzidenz toxischer Wirkungen zu. Es besteht jedoch im interindividuellen Vergleich ein erheblicher Unterschied zwischen dem therapeutischen und toxischen Plasmakonzentrationsbereich. Blutentnahmen zur Bestimmung der Digoxin-Plasmakonzentrationen sollten ebenso wie die zur Digitoxinmessung vor der morgendlichen Einnahme des Medikamentes erfolgen, zumindest jedoch 6–8 h nach der letzten Gabe (so genannte Trough-Level, da dann eine ausreichende Verteilung zwischen zentralen und peripheren Kompartimenten stattgefunden hat). Bei intravenöser Gabe von Digoxin findet der **Wirkungseintritt** nach 15–30 min statt; diese Werte liegen bei peroraler Gabe geringfügig höher. **Stoffwechsel/Ausscheidung:** 80% von Digoxin werden unverändert im Urin ausgeschieden, die **Eliminationshalbwertszeit** ($t_{1/2}$) beträgt 24–48 h. Die Plasmaspiegel und die Eliminationshalbwertszeit von Digoxin bei Patienten mit chronischer Niereninsuffizienz sind erhöht, dies kann mit einer vermehrten Inzidenz digitalisinduzierter Nebenwirkungen (insbesondere beim alten Menschen) einhergehen.

DOSIERUNG

Erwachsene. Eine intravenöse Aufsättigungsdosis ist nur notwendig, wenn die Digoxin-Wirkung sehr schnell einsetzen muss. Die Dosis richtet sich dann nach dem Verteilungsvolumen (bei normaler Nierenfunktion 7,3 l/kg KG) und der gewünschten Plasmakonzentration (1,3–2,0 ng/l). Für einen Patienten mit einem Körpergewicht von 70 kg ergibt sich 70·L7,3·L1,5 g = 776 g, also ~0,8 mg. Die Dosis von 0,8 mg wird auf 2 intravenöse Einzelgaben à 0,4 mg verteilt, die im Abstand von 6–12 h verabfolgt werden. Bei Durchführung einer oralen Aufsättigung muss die Bioverfügbarkeit berücksichtigt werden. Sie beträgt für die meisten Digoxin-Präparate etwa 80%, sodass die orale Dosis gegenüber der intravenösen Dosis um 20% zu erhöhen ist. Gewöhnlich gibt man als Anfangsdosis 0,5 mg und dann im Abstand von 8 h 0,25 mg und, falls notwendig und verträglich, nach weiteren 8 h nochmals 0,25 mg oder so viel, wie der errechneten Aufsättigungsdosis entspricht. Die Erhaltungsdosis richtet sich nach der renalen Clearance. Bei normaler Nierenfunktion sind Dosierungen zwischen 0,125 mg/Tag und 0,5 mg/Tag, meist 0,25–0,375 mg/Tag wirksam und verträglich.

Kinder. Bei Neugeborenen kann Digoxin verabreicht werden, wobei aufgrund eines im Vergleich zu Erwachsenen größeren Verteilungsvolumens die Aufsättigungsdosis bei 30 µg/kg KG und die Erhaltungsdosis bei 10 µg/kg KG liegt. Bei Kindern im Alter zwischen 1 und 12 Monaten liegt die Aufsättigungsdosis bei 35 µg/kg KG und die Erhaltungsdosis bei 15–20 µg/kg KG. Bei der Gabe von Tabletten, nicht jedoch Tropflösungen, ist diese Dosis 1,3-mal höher als die genannten intravenösen Dosierungen für Kinder. Bei Kindern, die älter als ein Jahr sind, ist das Verteilungsvolumen im Vergleich zu Erwachsenen ebenfalls höher, jedoch kann in diesen Fällen eine Aufsättigungs- und Erhaltungsdosis (korrigiert auf die Körperoberfläche bzw. das Körpergewicht) verabreicht werden, die der von Erwachsenen entspricht.

Sonderfälle. Kontraindikationen für die Gabe von Digoxin und allen Digitalisglykosiden ist das Vorhandensein einer hypertrophisch-obstruktiven Kardiomyopathie, eines Präexzitationssyndroms (z. B. WPW-Syndrom), eines chronischen Cor pulmonale, von Aortenklappenfehlern, einer akuten Myokarditis, einer dilatativen Kardiomyopathie, einer konstriktiven Perikarditis und von sinuatrialen sowie AV-Blockierungen. Bei Patienten mit **Hyperthyreose** ist die Ansprechbarkeit auf die Digitaliswirkung vermindert, häufig besteht sogar eine Digitalisresistenz, sodass Digoxin-Dosen verabreicht werden müssen, die zu toxischen Effekten führen können. Im Gegensatz dazu ist bei Patienten mit **Hypothyreose** eine ausgesprochene Digoxin-Überempfindlichkeit zu verzeichnen, die schon bei geringen Dosen nachgewiesen werden kann. Die Aufsättigungs- und Erhaltungsdosis von Digoxin muss bei Patienten mit **chronischer Niereninsuffizienz** in Relation zum Ausmaß der Nierenfunktionseinschränkung adjustiert werden. Das Verteilungsvolumen ist bei Niereninsuffizienz deutlich reduziert. Bei einer Kreatinin-Clearance von 20 ml/min ist dieses um etwa 40% vermindert, entsprechend muss die Aufsättigungsdosis um 40% reduziert werden. Die Abhängigkeit des Digoxin-Verteilungsvolumens von der Kreatinin-Clearance ist durch folgende Beziehung charakterisiert:

$$\text{VD Digoxin} = 3{,}8\ \text{l/kg KG} + 3{,}1 \cdot \text{L Kreatinin-Clearance (ml/min)}.$$

Mit dieser Beziehung lässt sich das Verteilungsvolumen für jeden Schweregrad der Niereninsuffizienz berechnen.

Wenn man bedenkt, dass ein 70-jähriger Mensch nur noch etwa die Hälfte der glomerulären Filtrationsrate eines 20-Jährigen hat und darüber hinaus bei älteren Personen eine erhöhte Glykosidempfindlichkeit vorliegt, so muss bei diesen in jedem Falle die Digoxin-Dosis reduziert werden.

Unerwünschte Wirkungen. Todesfälle aufgrund toxischer Digoxin-Wirkungen kommen meist bei massiven Überdosierungen und dadurch verursachten kardialen Arrhythmien vor (ventrikuläre Extrasystolien, Kammerflattern, Kammerflimmern sowie AV-Blockierungen). Eine Hyperkaliämie bei Digoxin-Überdosierung ist als ungünstiges prognostisches Zeichen zu werten. Zeichen der Digitalisüberdosierung sind Übelkeit, Brechreiz, Erbrechen, Schwindel und gelegentlich Durchfälle. Digoxin kann Verwirrtheit, Unruhe, Agitiertheit, Farbsehstörungen, akute Psychosen, Delirien und epileptische Anfälle verursachen. Gynäkomastie, Thrombozytopenien und Exantheme wurden beobachtet. Im Hinblick auf die Auslösung kardialer Arrhythmien kann Digoxin supraventrikuläre und häufiger ventrikuläre Extrasystolen (bigeminiform), ventrikuläre Tachykardien, Kammerflimmern, supraventrikuläre Tachykardien, AV-Blockierungen 1. bis 3. Grades mit den entsprechenden EKG-Veränderungen hervorrufen. Die Kombination von Extrasystolien und AV-Blockierungen ist typisch für eine Digitalisintoxikation. Gelegentlich werden Sinusbradykardien gesehen. Die Glykosidmedikation sollte in einem adäquaten Zeitraum (entsprechend der Eliminationshalbwertszeit) vor einer Elektrokardioversion abgesetzt werden.

Arzneimittelwechselwirkungen. Bei Gabe von kaliuretischen Diuretika oder Kortikosteroiden ist die Gefahr des Auftretens von kardialen Arrhythmien bei gleichzeitiger Digoxin-Gabe erhöht. Da eine Hyperkalziämie die Glykosideffekte verstärkt, können Medikamente wie Kalzium oder Vitamin-D-Derivate, die die Plasmakonzentrationen von Kalzium erhöhen, zu Digitalisüberdosierungserscheinungen führen. Chinidin, Amiodaron, Verapamil, Diltiazem, Dihydropyridine wie Nifedipin erhöhen die Digoxin-Plasmakonzentrationen. Bei gleichzeitiger Gabe von Aktivkohle und Cholestyramin kann eine Steigerung der Digoxin-Dosis erforderlich werden. Spironolacton und Triamteren vermindern die tubuläre Sekretion von Digoxin um ca. 20% und erhöhen so dessen Plasmakonzentrationen. Pharmaka, die die gastrointestinale Motilität verändern, erhöhen die Digoxin-Plasmakonzentrationen (Metoclopramid und Cisaprid). Antazida und Neomycin vermindern die gastrointestinale Resorption von Digoxin und erniedrigen die Digoxin-Plasmakonzentration. Vasodilatatoren wie Nitroprussid-Natrium und Dihydralazin führen zu einem Anstieg der Digoxin-Clearance infolge der erhöhten renalen Perfusion. Bei gleichzeitiger Reserpin-Gabe wurden toxische Glykosideffekte gehäuft beobachtet. Auch Propafenon erhöht die Digoxin-Plasmakonzentrationen. Eine **erwünschte Arzneimittelwechselwirkung** liegt bei der gleichzeitigen Gabe von Digoxin und Betarezeptorenblockern vor, deren negativ inotroper Effekt durch Digoxin kupiert wird.

Schwangerschaft und Laktation. Digoxin ist in der Muttermilch nachweisbar, aber in Konzentrationen, die unter den im Plasma gefundenen liegen, sodass keine Gefährdung des Kindes gegeben ist. Während der Schwangerschaft kann Digoxin verwendet werden, sichere Hinweise auf eine fetotoxische Wirkung existieren nicht.

Pflegehinweise

Der therapeutische Plasmaspiegelbereich von Digoxin liegt etwa zwischen 1,3 und 2,0 ng/ml. Unterhalb von 1,0 ng/ml ist nicht mit einem pharmakodynamischen Effekt zu rechnen, über 2,0 ng/ml besteht die Möglichkeit des Auftretens toxischer Wirkungen, wobei wie beim Digitoxin interindividuell ein relativ großer, überlappender Bereich zwischen dem Auftreten erwünschter und unerwünschter Effekte liegt. Deshalb ist die Digoxin-Dosierung vornehmlich unter Beachtung der klinischen Wirkung (Auftreten erwünschter und unerwünschter Effekte) vorzunehmen. Bei alten Menschen, Patienten mit Nierenfunktionseinschränkung und Hypothyreose treten besonders häufig glykosidinduzierte Nebenwirkungen auf. Bei ihnen ist deswegen eine häufigere Bestimmung der Digoxin-Plasmakonzentrationen indiziert.

Digitoxin — Digimerck®, verschiedene andere

Indikationen. Wie Digoxin wirkt auch Digitoxin positiv-inotrop sowie negativ-chronotrop und dromotrop. Es resultiert ein Anstieg des Herzminutenvolumens bei Patienten mit Herzinsuffizienz. Digitoxin wird zur Behandlung der akuten und chronischen Herzinsuffizienz, des tachykard übergeleiteten Vorhofflatterns und -flimmerns sowie bei supraventrikulären Tachykardien verwendet. Zahlreiche Studien belegen, dass auch Digitoxin die Symptome der Herzinsuffizienz bessert. Es liegen jedoch keine Untersuchungen vor, die Angaben zur Beeinflussung der Überlebenszeit herzinsuffizienter Patienten, die mit Digitoxin behandelt wurden, machen.

Pharmazeutische Zubereitung. Tabletten zu 0,05 mg, 0,07 mg und 0,1 mg; Tropfen (30 Tropfen enthalten 0,1 mg); Ampullen zu 0,1 mg sowie 0,25 mg für die intravenöse Verabreichung.

Wirk- und Eliminationsverhalten. Zwischen der Höhe der Digitoxin-**Plasmaspiegel** und dem erwünschten therapeutischen Effekt sowie dem Auftreten von Nebenwirkungen besteht eine Beziehung. Der therapeutische Plasmaspiegelbereich von Digitoxin liegt etwa bei 13–27 ng/ml. Darüber liegende Digitoxin-Plasmakonzentrationen gehen mit einem vermehrten Auftreten von toxischen Glykosidwirkungen, darunter liegende mit mangelnden Glykosideffekten einher. **Wirkungseintritt:** 20–120 min nach intravenöser Gabe wird eine Digitoxin-Wirkung erstmals nachgewiesen, die nach oraler Gabe nur geringfügig später zu verzeichnen ist. **Stoffwechsel/Ausscheidung:** 30% des unveränderten Digitoxins werden im Urin ausgeschieden, der überwiegende Anteil der Substanz wird in der Leber verstoffwechselt. Für die Detoxikation nach Digitoxin-Überdosierung ist wichtig, dass etwa 14% des resorbierten Digitoxins über den so genannten enterohepatischen Kreislauf in die systemische Zirkulation übernommen werden. In der Regel ist bei Patienten mit fortgeschrittener Nieren- sowie Leberfunktionseinschränkung die Disposition sowie Elimination von Digitoxin nicht relevant verändert. Die **Eliminationshalbwertszeit** ($t_{1/2}$) von Digitoxin beträgt ca. 6,5 Tage.

DOSIERUNG

Erwachsene. Zur Aufsättigung bei der peroralen sowie intravenösen Verabreichung werden 0,8–1,2 mg Digitoxin über 12–24 h, verteilt auf 2 oder 3 Gaben, verabreicht, dies entspricht einer Dosis von 10–15 g/kg

KG. Die Erhaltungsdosis von Digitoxin beträgt etwa 10% der Aufsättigungsdosis und liegt bei 0,05–0,1 mg täglich. Der therapeutische Plasmaspiegelbereich von Digitoxin liegt in der Regel zwischen 13 und 27 ng/ml. Zur Therapiekontrolle der Digitoxin-Dosierung eignen sich klinische Parameter wie die Herzfrequenz, die AV-Überleitungszeit oder das Registrieren digitalisinduzierter Nebenwirkungen.

Kinder. Bei Neugeborenen und Kindern existieren keine klaren Richtlinien für die Digitoxin-Anwendung und Dosierung. Deshalb sollte bei diesen Patienten Digoxin bevorzugt werden.

Sonderfälle. Kontraindikationen für die Gabe von Digitalisglykosiden sind eine hypertrophisch-obstruktive Kardiomyopathie, Präexzitationssyndrome (z. B. WPW-Syndrom), ein chronisches Cor pulmonale, ein Aortenklappenfehler, eine akute Myokarditis, eine dilatative Kardiomyopathie, eine konstriktive Perikarditis und sinuatriale sowie AV-Blockierungen. Bei Patienten mit **chronischer Niereninsuffizienz**, mit **chronischen Lebererkrankungen** und bei solchen mit gleichzeitig bestehender **Nieren- und Leberfunktionseinschränkung** ist die Disposition und Elimination von Digitoxin nicht verändert. Die Digitoxin-Dosierung braucht bei diesen Patienten in der Regel nicht adjustiert zu werden, jedoch muss der Patient wegen des möglichen Auftretens von unerwünschten Wirkungen engmaschiger kontrolliert werden. **Ältere** Menschen weisen eine höhere Glykosidempfindlichkeit auf, sodass bei diesen in der Regel niedrigere Digitoxin-Dosen erforderlich sind.

Unerwünschte Wirkungen. Es wurde diskutiert, dass eine Digitoxin-Gabe nach Myokardinfarkten zur erhöhten Mortalität führt, dies ist jedoch bislang nicht definitiv bewiesen. Todesfälle aufgrund toxischer Digitoxin-Wirkungen kommen meist bei massiven Überdosierungen infolge von kardialen Arrhythmien (ventrikuläre Extrasystolien, Kammerflattern, Kammerflimmern sowie AV-Blockierungen) vor. Eine Hyperkaliämie bei Digitoxin-Überdosierung ist als ungünstiges prognostisches Zeichen zu werten. Zeichen der Digitalisüberdosierung sind Übelkeit, Brechreiz, Erbrechen, Schwindel und gelegentlich Durchfälle. Digitoxin kann Verwirrtheit, Unruhe, Agitiertheit, Farbsehstörungen, akute Psychosen, Delirien und epileptische Anfälle verursachen. Gynäkomastie, Thrombozytopenien und Exantheme wurden beobachtet. Im Hinblick auf die Auslösung kardialer Arrhythmien kann Digitoxin supraventrikuläre und häufiger ventrikuläre Extrasystolen (bigeminiform), ventrikuläre Tachykardien, Kammerflimmern, supraventrikuläre Tachykardien, AV-Blockierungen 1. bis 3. Grades mit den entsprechenden EKG-Veränderungen hervorrufen. Die Kombination von Extrasystolie und AV-Blockierungen ist typisch für eine Digitalisintoxikation. Gelegentlich werden Sinusbradykardien gesehen. Die Glykosidmedikation sollte in einem adäquaten Zeitraum (mindestens eine Eliminationshalbwertszeit = also 1 Woche) vor einer Kardioversion abgesetzt werden.

Arzneimittelwechselwirkungen. Bei Gabe von kaliuretischen Diuretika oder Kortikosteroiden ist die Gefahr des Auftretens von kardialen Arrhythmien gegeben. Da eine Hyperkalziämie die Glykosideffekte verstärkt, können Medikamente wie Kalzium oder Vitamin-D-Derivate, die die Plasmakonzentrationen von Kalzium erhöhen, zu Digitalisüberdosiserscheinungen führen. Chinidin und Verapamil erhöhen die Digitoxin-Plasmakonzentrationen allerdings weniger ausgeprägt als die von Digoxin. Bei gleichzeitiger Gabe von Aktivkohle und Cholestyramin (auch verwendet zur Behandlung der Digitoxin-Intoxikation) kann eine Erhöhung der Digitoxin-Dosis erforderlich werden. Dasselbe gilt bei gleichzeitiger Gabe von Digitoxin mit enzyminduzierenden Substanzen wie Rifampicin oder Phenobarbital, die die Digitoxin-Plasmakonzentrationen um bis zu 50% senken. Eine **erwünschte Arzneimittelwechselwirkung** liegt bei der gleichzeitigen Gabe von Digitoxin und Betarezeptorenblockern vor, deren negativ inotroper Effekt durch Digitoxin kupiert wird.

Schwangerschaft und Laktation. Bei stillenden und schwangeren Frauen darf Digitoxin nicht gegeben werden. Bei Schwangeren wurden gelegentlich fetotoxische Wirkungen beschrieben, da Digitoxin die Plazentaschranke passiert.

Pflegehinweise

Der therapeutische Plasmakonzentrationsbereich von Digitoxin liegt etwa zwischen 13–27 ng/ml. Unterhalb von 13 ng/ml ist nicht mit einem therapeutischen Effekt zu rechnen, über 27 ng/ml nimmt die Inzidenz toxischer Wirkungen stark zu, wobei wie beim Digoxin interindividuell ein relativ großer überlappender Bereich zwischen dem Auftreten erwünschter und unerwünschte Effekte von Digitoxin vorhanden ist. Die Digitoxin-Dosierung ist vornehmlich unter Beachtung der klinischen Wirkung (Auftreten erwünschter und unerwünschter Effekte) vorzunehmen. Bei alten Menschen, Patienten mit Nierenfunktionseinschränkung und Hypothyreose treten besonders häufig glykosidinduzierte Nebenwirkungen auf.

1.2 Antiarrhythmika

Jegliche antiarrhythmische Behandlung bedarf einer strengen Indikationsstellung. Nicht erst seit den Ergebnissen der so genannten CAST-Studie (1989) ist das Nutzen-Risiko-Verhältnis von Antiarrhythmika umstritten. In diesem Zusammenhang ist der Hinweis relevant, dass die meisten Antiarrhythmika ihrerseits arrhythmogene Eigenschaften aufweisen und darüber hinaus negativ inotrope Wirkungen haben, die zu einer erhöhten Mortalität der behandelten Patienten führen können. Sieht man einmal von Betarezeptorenblockern ab, die bei subjektiv störenden, jedoch prognostisch nicht ungünstigen Herzrhythmusstörungen verabreicht werden können, sollte eine antiarrhythmische Therapie allenfalls bei solchen Arrhythmien initiiert werden, die nach der Einteilung von Lown den Klassen III, IV oder V zuzuordnen sind. Die Antiarrhythmika werden nach der Einteilung von Vaughan Williams in vier Gruppen unterteilt (Tabelle 1.9). In Tabelle 1.10 sind Vorschläge zur Differentialtherapie von Herzrhythmusstörungen widergegeben. Im vorliegenden Abschnitt werden nur die wichtigsten und am häufigsten verwendeten Antiarrhythmika besprochen. Die Antiarrhythmika der Gruppe II und IV der Vaughan-Williams-Klassifizierung (Betarezeptorenblocker und Kalziumantagonisten) werden an anderer Stelle – bei den Antihypertensiva bzw. Antianginosa – behandelt (auch im Hinblick auf ihre antiarrhythmische Wirkung).

Chinidin (Sulfat) — Chinidin Duriles®, verschiedene andere

Indikationen. Nach der Einteilung von Vaughan Williams ist Chinidin ein Klasse-Ia-Antiarrhythmikum (s. Tabelle 1.9), das zur Behandlung von supraventrikulären Extrasystolien, supraventrikulären Tachykardien, Vorhofflattern sowie -flimmern eingesetzt wird. Es mindert die Kontraktionskraft des Herzens.

Pharmazeutische Zubereitung. Retardierte und unretardierte Tabletten zu 0,25 g Chinidin-Hydrogensulfat. Ein umstrittenes, klinisch jedoch bewährtes Kombinationspräparat enthält 80 mg Verapamil sowie 250 mg Chinidin zur peroralen Anwendung (Cordichin®).

Wirk- und Eliminationsverhalten. Der therapeutische Bereich der Chinidin-**Plasmakonzentrationen** liegt zwischen 2 und 6 µg/ml. Der **Wirkungseintritt** ist 2 h nach oraler Gabe, der Effekt hält 6–8 h an. **Stoffwechsel/Ausscheidung:** Chinidin wird in der Leber metabolisiert mit der Bildung zweier aktiver Metaboliten. 7–20% werden unverändert im Urin ausgeschieden. Die **Eliminationshalbwertszeit** ($t_{1/2}$) beträgt 6–8 h. Sie ist bei Patienten mit Leberzirrhose auf 10 h verlängert.

DOSIERUNG

Erwachsene. Bei der Behandlung von supraventrikulären Extrasystolien und supraventrikulären Tachykardien sollten 2-mal täglich 250–500 mg Chinidin-Hydrogensulfat verabreicht werden. Bei Vorhofflattern, Vorhofflimmern und Zustand nach Elektrokardioversion kann die Dosis auf 2-mal täglich 750–1250 mg Chinidin-Hydrogensulfat gesteigert werden.

Kinder. Bei Neugeborenen sollte Chinidin nicht verabreicht werden. Bei Kindern ist die Dosierung auf 1/3 bis 2/3 der Erwachsenendosis zu reduzieren.

Sonderfälle. Bei **älteren** Menschen (>60 Jahre alt), bei Patienten mit **Leberzirrhose** und **Herzinsuffizienz** ist die Initialdosis von Chinidin um ca. 25% zu reduzieren und anschließend je nach erwünschtem Effekt und der Höhe der Plasmakonzentrationen zu adjustieren.

Unerwünschte Wirkungen. Bei erhöhten Chinidin-Plasmaspiegeln werden Tinnitus, Hörverlust, Sehstörungen, Kopfschmerzen, Schwindel und Übelkeit beobachtet. Diese können in delirante und psychotische Zustände übergehen. Aufgrund von Chinidin-induzierten ventrikulären Tachykardien, von Kammerflimmern oder- flattern können bei 1–8% der behandelten Patienten Hypotensionen und kardiale Synkopen auftreten. Chinidin kann eine kardiale Dekompensation verursachen (negativ-inotroper Effekt). Auch Asystolien und AV-Blockierungen wurden gesehen. Durchfälle, die bei ca. 30% der Patienten beobachtet werden, können mit Aluminiumhydroxid-enthaltenden Präparaten behandelt werden. Seltener wurden Chinidin-induziertes Fieber, Hepatitiden, anaphylaktische Reaktionen, ein Lupus-erytematodes-ähnliches Syndrom, Thrombozytopenien, hämolytische Anämien und Myasthenia gravis berichtet.

Arzneimittelwechselwirkungen. Chinidin kann die Plasmakonzentrationen von Digoxin und Digitoxin vorwiegend durch Reduktion der renalen Elimination (Digoxin) und der extrarenalen Clearance (Digitoxin) um ca. 100% erhöhen. Ein Teil der als Chinidin-Synkopen bezeichneten Ereignisse dürfte auf die Wechselwirkung dieses Antiarrhythmikums mit einem gleichzeitig verabreichten Digitalisglykosid zurückzuführen sein. Cimetidin erhöht die Plasmakonzentrationen von Chinidin, während Rifampicin diese senkt. Phenytoin und Phenobarbital beschleunigen die Chinidin-Elimination und senken die Plasmakonzentrationen. Chinidin kann die Wirkung von Antihypertensiva, Vasodilatatoren und Antikoagulanzien verstärken. Bei gleichzeitiger Gabe von Chinidin mit Kalziumantagonisten oder Betarezeptorenblockern können sich die negativ-inotropen und -chronotropen Wirkungen der genannten Medikamente addieren, sodass Bradykardien, AV-Blockierungen und kardiale Dekompensationen resultieren. Die blutdrucksenkende Wirkung von Nitraten kann erheblich verstärkt werden. **Erwünschte Arzneimittelwechselwirkungen** von Chinidin können bei gleichzeitiger Gabe von Kalziumantagonisten wie Verapamil oder Diltiazem und Betarezeptorenblockern mit einer Verstärkung des antiarrhythmischen Effekts auftreten.

Schwangerschaft und Stillzeit. Chinidin ist in der Schwangerschaft nicht zu verabreichen, da es Aborte induzieren kann. Das Medikament er-

Tabelle 1.9. Einteilung der Antiarrhythmika. (Modifiziert nach Vaughan und Williams)

Gruppe (Auswahl)	Freiname	Handelsname
1 Na^+-Kanal-inhibitorisch		
1a Chinidinartig	Chinidin	Chinidin-Duriles®
	Disopyramid	Rythmodul®
	Ajmalin	Gilurytmal®
	Prajmalin	Neo-Gilurytmal®
	Procainamid	Novocamid®
1b Lidocainartig	Lidocain	Xylocain®
	Mexiletin	Mexitil®
	Phenytoin	Phenhydan®
	Tocainid	Xylotocan®
	Tiracizin	Bonnecor®
1c Mischtyp	Flecainid	Tambocor®
	Propafenon	Rytmonorm®
2 Betarezeptorenblocker	Propranolol	Dociton®
	Metoprolol	Beloc®
	Atenolol	Tenormin®
	Bisoprolol	Concor®
	u.a.m.	
3 K^+-Kanal-inhibitorisch	Amiodaron	Cordarex®
	Sotalol	Sotalex®
4 Ca^{2+}-Antagonisten	Verapamil	Isoptin®
	Gallopamil	Procorum®

scheint bei Stillenden in der Muttermilch und sollte in der Stillzeit nicht appliziert werden.

Pflegehinweise

Nach Chinidin-Gabe sind besonders initial und später in regelmäßigen Abständen EKG-Kontrollen erforderlich, da sich atrioventrikuläre Blockierungen zweiten und dritten Grades entwickeln können. Treten bei einem Patienten Sehstörungen, Schwindel, Tinnitus, Durchfälle, Blutungsstörungen sowie Hautexantheme auf, so ist der behandelnde Arzt zu informieren. Bei Patienten mit Vorhofflattern und -flimmern muss Chinidin stets nach Beginn einer Behandlung mit Digitalisglykosiden oder Betarezeptorenblockern verabreicht werden. Der Beginn einer Chinidin-Therapie sollte möglichst unter stationären Bedingungen und strengen EKG-Kontrollen erfolgen. Ein zeitweise umstrittenes, klinisches jedoch bewährtes Kombinationspräparat enthält 80 mg Verapamil

Tabelle 1.10. Differentialtherapie von Herzrhythmusstörungen

Therapie der supraventrikulären Herzrhythmusstörungen	
Sinustachykardien	Sedierung, Betarezeptorenblocker, Digitalisglykoside
Sinusbradykardien	Atropin, Orciprenalin, Schrittmacher
Supraventrikuläre Extrasystolen	Betarezeptorenblocker, Digitalisglykoside, chinidinartige Antiarrhythmika
Supraventrikuläre Tachykardien	*Akut:* Sedierung, Vagusreiz, Verapamil i.v., bei bestehender Therapie mit Betarezeptorenblockern Ajmalin i.v. *Langzeittherapie:* Betarezeptorenblocker, Digitalisglykoside, Kalziumantagonisten (Verapamil, Diltiazem), chinidinartige Antiarrhythmika, Amiodaron
Vorhofflattern, Vorhofflimmern	*Frequenzsenkung:* Digitalisglykoside, Betarezeptorenblocker, Verapamil *Akut:* Ajmalin i.v., Elektrotherapie *Konversion:* chinidinartige Antiarrhythmika, evtl. plus Verapamil, Elektrotherapie
SA-, AV-Block, Bradyarrhythmia absoluta	Elektrischer Schrittmacher
Therapie der ventrikulären Herzrhythmusstörungen	
Ventrikuläre Extrasystolien	*Akut:* Lidocain i.v. (chinidinartige Antiarrhythmika i.v.) *Langzeittherapie:* Betarezeptorenblocker, chinidin- oder lidocainartige Antiarrhythmika, Sotalol
Ventrikuläre Tachykardien	*Akut:* Lidocain i.v. (chinidinartige Antiarrhythmika i.v.) *Langzeittherapie:* chinidin- bzw. lidocainartige Antiarrhythmika, Sotalol, Amiodaron, Elektrotherapie
Kammerflimmern	Defibrillation (200–400 W), Lidocain i.v.

und 20 mg Chinidin zur peroralen Anwendung (Cordichin®); es ist ebenfalls bei tachykarden supraventrikulären Rhythmusstörungen effektiv (wirksamer als Chinidin alleine).

Disopyramid Rythmodul®, verschiedene andere

Indikationen. Disopyramid ist als Antiarrhythmikum dem Chinidin bzw. Procainamid verwandt. Sein Indikationsspektrum umfasst supraventrikuläre Extrasystolien und Tachykardien, Vorhofflattern, -flimmern sowie ventrikuläre Extrasystolien und Tachykardien.

Pharmazeutische Zubereitung. Kapseln zu 100 mg, 150 mg, 200 mg, Tabletten (retardiert) zu 150 mg, 250 mg; Ampullen zu 50 mg (5 ml).

Wirk- und Eliminationsverhalten. Der therapeutische **Plasmaspiegelbereich** von Disopyramid bewegt sich zwischen 2 und 4 µg/ml, wobei toxische Effekte bei höheren Konzentrationen zunehmend häufiger auftreten. Der **Wirkungseintritt** von Disopyramid wird innerhalb von einer Stunde nach oraler Gabe erkennbar und der Effekt hält 6–12 h an. **Stoffwechsel/ Ausscheidung:** 80–90% des Medikamentes sind in der systemischen Zirkulation (Blutkreislauf) nachweisbar. 50% werden unverändert im Urin ausgeschieden, der Rest wird in der Leber verstoffwechselt. Die **Eliminationshalbwertszeit** ($t_{1/2}$) liegt zwischen 4 und 8 h und ist bei niereninsuffizienten Patienten auf 11–17 h verlängert.

DOSIERUNG

Erwachsene. Bei Einleitung einer oralen Behandlung mit Disopyramid sollten 400–600 mg verteilt auf 2- bis 4-mal tägliche Gaben (je nach Verabreichung von Kapseln oder retardierten Tabletten) eingenommen werden. Als Erhaltungsdosis sollten 300–600 mg Disopyramid verteilt auf 2–4 Tagesdosen (je nach Verabreichung von Kapseln bzw. retardierten Tabletten) gegeben werden. Tagesdosen von 1,2–1,6 g wurden bei Patienten mit therapieresistenten Arrhythmien wie rezidivierenden ventrikulären Tachykardien verabfolgt. Bei der intravenösen Gabe sollten 2 Aufsättigungsinfusionen über jeweils 5 min in einem 5-minütigen zeitlichen Abstand von jeweils 0,5 mg/kg KG verabreicht werden. Dieselbe Aufsättigungsdosis kann noch ein drittes und viertes Mal in Abhängigkeit von dem erwünschten therapeutischen Erfolg und dem kardialen Zustand des Patienten infundiert werden. Zeitgleich mit den Aufsättigungsinfusionen sollte eine Erhaltungsdosis von Disopyramid von 1 mg/kg KG/h für die ersten 3 h und von 0,4 mg/kg KG/h für den Zeitraum von 3–18 h nach Infusionsbeginn verabreicht werden.

Kinder. Bei Kindern unter einem Jahr werden 10–30 mg/kg KG täglich, bei solchen zwischen 1 und 4 Jahren 10–20 mg/kg KG täglich, bei Kindern zwischen 4 und 12 Jahren 10–15 mg/kg KG täglich und bei Jugendlichen zwischen 12 und 18 Jahren 6–15 mg/kg KG täglich gegeben.

Sonderfälle. Bei Personen, die weniger als 50 kg wiegen, Patienten mit **Lebererkrankungen** oder mäßiggradiger **Niereninsuffizienz** (Kreatinin-Clearance 35–70 ml/min) sollte die orale Sättigungsdosis 100–200 mg und die Erhaltungsdosis 400 mg/Tag verteilt auf 2–4 Gaben betragen (je nach Verabreichung von Kapseln oder Retardtabletten). Bei Patienten mit fortgeschrittener Niereninsuffizienz sollten Disopyramid-Kapseln verabreicht werden. Dosisadjustierung hat zu erfolgen.

Unerwünschte Wirkungen. Mundtrockenheit, Harnretention, Sehstörungen und Obstipation sind die häufigsten Nebenwirkungen, die dosisabhängig auftreten. Sie treten in bis zu 70% der Patienten auf und bedingen einen Therapieabbruch bei 20%. Infolge seiner negativ-inotropen Wirkung kann Disopyramid zu Hypotensionen und bei Patienten mit fortgeschrittener Herzinsuffizienz zur kardialen Dekompensation führen. Sowohl Sinustachykardien als auch ausgeprägte Bradykardien, AV-Blockierungen oder Asystolien können speziell bei Patienten mit vorbestehender sinuatrialer oder AV-Blockierung auftreten. Auch Torsades-de-pointe-Arrhythmien – klinisch Chinidin-Synkopen ähnlich – wurden gesehen. Gelegentlich sind Übelkeit, Brechreiz, Hautausschlag, cholestatische Hepatosen, Psychosen, periphere Neuropathien und Hypoglykämien zu beobachten.

Arzneimittelwechselwirkungen. Obwohl über Interaktionen mit dem oralen Antikoagulans Warfarin berichtet wurde, sind diese nicht als gesichert zu betrachten. Anticholinerge und negativ-inotrope Wirkungen anderer Medikamente können verstärkt werden. Phenytoin und Rifampicin beschleunigen die Elimination von Disopyramid um etwa das 2fache. **Erwünschte Arzneimittelwechselwirkungen:** Disopyramid und Digoxin haben einen additiven Effekt bei der Behandlung des Vorhofflimmerns. Es konnte gezeigt werden, dass Pyridostigmin – ein oral applizierbarer Cholinesterasehemmer – die anticholinergen Nebenwirkungen von Disopyramid wie Harnretention und Mundtrockenheit kupieren kann, ohne dass dessen antiarrhythmische Wirkungen vermindert werden.

Schwangerschaft und Laktation. Tierexperimentell und beim Menschen konnten die Sicherheit und Wirksamkeit von Disopyramid bei schwangeren Frauen nachgewiesen werden. Lediglich ein Fall mit vorzeitiger Wehenauslösung gegen Ende der Schwangerschaft wurde bisher berichtet. Disopyramid erscheint in der Muttermilch, es ist jedoch ungeklärt, ob dadurch auf den Säugling unerwünschte Effekte ausgeübt werden.

Pflegehinweise

Harnretention, Obstipation, Sehstörungen, Mundtrockenheit, Atemnot, Gewichtszunahme und Ödeme sollten dem behandelnden Arzt unmittelbar bei ihrem Auftreten mitgeteilt werden. Die Gabe von Disopyramid bei Patienten mit vorbestehender QT-Zeit-Verlängerung und solchen, die QT-Zeit-verlängernde Medikamente wie etwa trizyklische Antidepressiva oder andere Antiarrhythmika (z. B. Amiodaron oder

Sotalol) erhalten, ist kontraindiziert. Wie beim Chinidin sollten Patienten mit Vorhofflattern und -flimmern Digitalisglykoside vor der Disopyramid-Gabe erhalten. Kontrollen des klinischen Zustandes und des EKG sind bei Patienten mit Herzinsuffizienz im NYHA-Stadium III und IV wegen der kontraktionskraftmindernden Wirkung von Disopyramid und bei Niereninsuffizienz oder Lebererkrankungen wegen der verlangsamten Elimination angezeigt.

Ajmalin/Prajmalin (Bitartrat) Gilurytmal®/Neo-Gilurytmal®

Indikationen. Ajmalin wird intravenös, Prajmalium-Bitartrat peroral bei tachykarden, supraventrikulären und ventrikulären Rhythmusstörungen eingesetzt. Besonders wirksam ist Ajmalin in der Behandlung und Prophylaxe des WPW-Syndroms („Ajmalin-Test“).

Pharmazeutische Zubereitung. Prajmaliumbitartrat-Tabletten zu 20 mg; Ajmalin-Ampullen zu 50 mg als Infusions- und Injektionslösung.

Wirk- und Eliminationsverhalten. Die therapeutischen **Plasmaspiegel** liegen im Bereich von 0,03–0,05 µg/ml. **Wirkungseintritt:** Bei peroraler Gabe wird die antiarrhythmische Wirkung nach 30 min erreicht und die Wirkdauer beträgt 8 h. Die intravenöse Gabe führt zu einem Wirkbeginn nach ca. 1 min mit einer Wirkdauer von 12–15 min. **Stoffwechsel/Ausscheidung:** ca. 10% von Ajmalin werden unverändert im Urin ausgeschieden, das Pharmakon wird überwiegend in der Leber verstoffwechselt. Die **Eliminationshalbwertszeit** ($t_{1/2}$) beträgt nach intravenöser Gabe von Ajmalin 1 h, nach oraler Gabe von Prajmalin 4 h.

DOSIERUNG

Erwachsene. Bei der peroralen Behandlung werden initial für 2–3 Tage 3- bis 4-mal täglich 20 mg Prajmaliumbitartrat verabreicht, wobei als Erhaltungstherapie diese Dosis auf 2- bis 3-mal täglich 20 mg reduziert werden sollte. Bei der intravenösen Injektion sollten unter EKG-Kontrolle nicht mehr als 10 mg Ajmalin/min injiziert werden (Defibrillations-, Intubations- und Reanimationsbereitschaft). Die Einzeldosis sollte 50 mg Ajmalin nicht überschreiten, gegebenenfalls kann die Gabe nach 30 min wiederholt werden. Statt mehrmaliger Gabe von Einzeldosen empfiehlt sich die intravenöse Dauertropfinfusion von Gesamttagesdosen bis zu 2000 mg/24 h (Richtdosis 0,1–1 mg/kg KG/h). Auch hier ist die EKG-Kontrolle, Reanimations-, Intubations- und Defibrillationsbereitschaft angezeigt. Eine QRS-Verbreitung über 25% des Ausgangswertes kann Zeichen einer Überdosierung sein.

Kinder. Bei Kindern sollte eine Dosis von 1 mg/kg KG bei einer intravenösen Einzelgabe nicht überschritten werden.

Sonderfälle. Bei Patienten mit QT-Zeit-Verlängerung, höhergradigen atrioventrikulären Leitungsstörungen, fortgeschrittener Herzinsuffizienz und Bradykardie sollte Ajmalin nicht verabreicht werden, bei Patienten mit **chronischen Lebererkrankungen** ist die Dosis des Antiarrhythmikums unter Berücksichtigung des erwünschten therapeutischen Effekts zu reduzieren.

Unerwünschte Wirkungen. Selten werden Übelkeit, Wärmegefühl, Flush, Kopfschmerzen, Appetitlosigkeit, Obstipation, Sehstörungen, Leuko- und Thrombozytopenien und Transaminasenanstiege (cholestatische Hepatose) beobachtet. Gelegentlich treten auch Durchfälle auf. An kardialen Nebenwirkungen wurden das Auftreten von Kammerflimmern und Asystolien berichtet.

Arzneimittelwechselwirkungen. Die genannten kardialen Nebenwirkungen von Ajmalin und Prajmalin können bei gleichzeitiger Anwendung weiterer Antiarrhythmika und von Betarezeptorenblockern in verstärkter Form auftreten.

Schwangerschaft und Laktation. Bei Anwendung am Menschen und im Tierversuch ergaben sich keine Verdachtsmomente auf embryotoxische oder teratogene Wirkungen des Antiarrhythmikums. Zu den Konzentrationen von Ajmalin in der Muttermilch existieren keine Literaturdaten, sodass stillende Mütter nicht mit dem Medikament behandelt werden sollten.

Pflegehinweise

Wie viele Antiarrthythmika ist Ajmalin bei fortgeschrittener Herzinsuffizienz (Ejektionsfraktion 35%) kontraindiziert. Bei intravenöser Gabe von Ajmalin sowie zu Beginn der peroralen Verabreichung von Prajmalin sind EKG-Kontrollen im Hinblick auf die Herzfrequenz, die AV-Überleitung, die QRS- und QT-Zeit indiziert. Eine QRS-Verbreitung über 25% des Ausgangswertes sollte Veranlassung zur Information des behandelnden Arztes gehen, da eine Dosisreduktion bzw. das Absetzen von Ajmalin angezeigt ist.

Procainamid (Hydrochlorid) Procainamid-Duriles®

Indikationen. Procainamid ist wie Chinidin ein Klasse-Ia-Antiarrhythmikum nach der Einteilung von Vaughan-Williams. Es wird zur Behandlung von supraventrikulären Extrasystolien und Tachykardien, von Vorhofflattern und -flimmern sowie von ventrikulären Extrasystolien und Tachykardien eingesetzt.

Pharmazeutische Zubereitung. Tabletten zu 0,5 g (retardiert).

Wirk- und Eliminationsverhalten. Der therapeutische Bereich der **Plasmaspiegel** liegt zwischen 4 und 10 µg/ml, wobei toxische Effekte oberhalb von 12 µg/ml gesehen werden. Das Medikament hat einen pharmakologisch wirksamen Hauptmetaboliten, das N-Acetylprocainamid (NAPA), dessen Plasmaspiegel im Bereich von 15–25 µg/ml liegen. Der **Wirkungseintritt** nach oraler Gabe wird innerhalb von 1–2 h beobachtet; der Effekt hält gewöhnlich 3–6 h an. **Stoffwechsel/Ausscheidung:** Das Medikament wird zur Hälfte in der Leber metabolisiert, 50% werden unverändert im Urin ausgeschieden. Das Ausmaß der Verstoffwechselung von Procainamid zu NAPA ist genetisch determiniert (Azetyliererstatus). Die **Eliminationshalbwertszeit** ($t_{1/2}$) beträgt 3,5 h und ist bei Patienten mit Nierenfunktionseinschränkung auf 10–12 h verlängert.

DOSIERUNG

Erwachsene. Bei ventrikulärer und supraventrikulärer Tachykardie sowie bei Extrasystolien werden 3-mal täglich 1,0–2,5 g Procainamid peroral verabfolgt. Zur Prophylaxe und Behandlung von kardialen Arrhythmien nach einem Herzinfarkt werden initial 3-mal täglich 1,5–2 g, später als Erhaltungsdosis 1,0–1,5 g Procainamid gegeben.

Kinder. Die Sicherheit und Verträglichkeit von Procainamid bei Kindern ist nicht gut dokumentiert. Orale Dosen von 15–50 mg/kg KG/Tag sollten auf 4–8 Gaben bis zu einem Maximum von 4 g/Tag gegeben werden.

Sonderfälle. Die Erhaltungsdosis von Procainamid muss bei Patienten mit **chronischen Lebererkrankungen**, **Herzinsuffizienz**, nach einem **Myokardinfarkt** und bei **alten** Menschen in der Regel reduziert werden. Dies gilt in noch ausgeprägterer Form für Patienten mit **Nierenfunktionseinschränkung**.

Unerwünschte Wirkungen. Bradykardien, AV-Blockierungen und Asystolien wurden ebenso beschrieben wie die Verstärkung zugrunde liegender ventrikulärer Arrhythmien bis hin zum Auftreten von Torsade des pointe-Arrhythmien. Gastrointestinale Beschwerden mit Übelkeit und Brechreiz, Medikamentenfieber und Hautreaktionen sind häufig. Seltener ist das Auftreten einer Neutropenie. 50–80% der mit Procainamid behandelten Patienten entwickeln positive antinukleäre Antikörper (ANA), wobei 30–50%, insbesondere die so genannten Langsam-Azetylierer, die

Symptome eines Lupus-erythematodes-ähnlichen Syndroms entwickeln. Im Rahmen dieser Erkrankung können Erytheme, Gelenkschmerzen, Fieber, Perikarditiden und Pleuritiden auftreten. In der Regel bilden sich die Symptome innerhalb von 2 Wochen nach Absetzen zurück und nur wenige Patienten entwickeln einen protrahierten Verlauf. Selten ist eine Procainamid-induzierte Hepatitis.

Arzneimittelwechselwirkungen. Procainamid verstärkt die Wirkung von muskelrelaxierenden Pharmaka wie Pancuronium oder Suxamethonium. Die Dosis von Cholinesterasehemmern wie Neostigmin oder Pyridostigmin muss unter gleichzeitiger Procainamid-Gabe erhöht werden. Aus diesem Grunde ist das Antiarrhythmikum bei Myasthenia gravis mit Vorsicht zu verabreichen. Die blutdrucksenkende und antiarrhythmische Wirkung von Antihypertensiva und weiteren Antiarrhythmika kann verstärkt werden. Bei gleichzeitiger Gabe von Captopril und Procainamid wurden Neutropenien und ein Stevens-Johnson-Syndrom gesehen. Trimethoprim und Cimetidin können die Procainamid-Plasmakonzentrationen erhöhen.

Schwangerschaft und Laktation. Procainamid wird in der Muttermilch in geringen Konzentrationen nachgewiesen. Procainamid und N-Acetylprocainamid passieren die Plazentaschranke in der Spätschwangerschaft. Drei Fallberichte, in denen Schwangere mit Procainamid im 3. Trimenon behandelt wurden und gesunde Babys zur Welt brachten, existieren im Schrifttum.

Pflegehinweise

Bei der Behandlung von Vorhofflattern und -flimmern müssen Digitalisglykoside, Betablocker oder Verapamil vor Procainamid verabreicht werden. Das Medikament ist bei höhergradigen AV-Blockierungen, einem kranken Sinusknoten oder QT-Zeit-Verlängerung kontraindiziert. Zu Beginn der Therapie und im weiteren Verlauf sind EKG-Kontrollen im Hinblick auf PQ-, QRS- und QT-Zeit angezeigt. Das mögliche Auftreten von Neutropenien und einem Lupus-erythematodes-ähnlichen Syndrom ist zu beachten.

Lidocain — Xylocain®, verschiedene andere

Indikationen. Lidocain ist nach Vaughan und Williams ein Klasse-Ib-Antiarrhythmikum, das bei der Akutbehandlung von ventrikulären Arrhythmien nach einem Myokardinfarkt oder bei Glykosidintoxikationen eingesetzt wird. Bei supraventrikulären Rhythmusstörungen ist die Wirkung limitiert.

Pharmazeutische Zubereitung. Ampullen (5 ml) zu 100 mg und 1000 mg Lidocain-HCL zur intravenösen oder intramuskulären Applikation.

Wirk- und Eliminationsverhalten. Der therapeutische Bereich der Lidocain-**Plasmaspiegel** liegt zwischen 1,5 und 6,4 µg/ml. **Wirkungseintritt:** Bei intravenöser Gabe ist der Effekt sofort nachweisbar und er hält nach einer Bolusinjektion etwa 10–20 min an. **Stoffwechsel/Ausscheidung:** Peroral wird Lidocain nicht eingesetzt, da es zwar vollständig aus dem Gastrointestinaltrakt resorbiert, jedoch zum größten Teil bei der ersten Leberpassage metabolisiert wird. Die Substanz wird überwiegend in der Leber biotransformiert und nur zu 10% unverändert im Urin ausgeschieden. Die wichtigsten Lidocain-Metaboliten haben antiarrhythmische und neurotoxische Effekte. Die **Eliminationshalbwertszeit** ($t_{1/2}$) beträgt ca. 1,5 h, sie ist bei Patienten mit Herz- oder Leberinsuffizienz auf ca. 6 h verlängert.

DOSIERUNG

Erwachsene. Bei ventrikulären Tachykardien und Kammerflimmern werden 100 mg Lidocain über 1 min als Bolus verabreicht (1–1,5 mg/kg KG). Stellt sich die erwünschte antiarrhythmische Wirkung nicht ein, so können innerhalb von 5–10 min erneut mehrfach 50–100 mg Lidocain bis max. 300 mg gegeben werden. Die Erhaltungsdosis per infusionem beträgt 2–4 mg/min. Zur Prophylaxe von Kammerflimmern nach einem Myokardinfarkt werden 100 mg als Bolus und anschließend 3 mg/min per infusionem gegeben. Intramuskulär kann Lidocain zur Arrhythmieprophylaxe präklinisch in einer Dosis von 300–400 mg verabreicht werden.

Kinder. Bei Kindern wird ein Bolus von 1,5 mg/kg KG verabreicht, wobei danach innerhalb von 1 h eine Gesamtdosis von 3–4,5 mg/kg KG gegeben werden kann. Die Erhaltungsdosis bei Kindern beträgt 20–50 µg/kg KG/min.

Sonderfälle. Bei Patienten mit **Herzinsuffizienz** sollte die Dosis des Initialbolus um die Hälfte reduziert werden. Bei **Lebererkrankungen** bzw. Herzinsuffizienz darf die Erhaltungsdosis nicht über 1 mg/min, maximal jedoch bei 2–3 mg/min liegen. Auch bei Patienten mit Zustand nach Herzinfarkt sollte die per infusionem verabreichte Lidocain-Erhaltungsdosis um 30–50% reduziert werden.

Unerwünschte Wirkungen. Schwindel, Übelkeit, Benommenheit, Sprachstörungen, perorales Taubheitsgefühl, Muskelzittern, Verwirrtheit und Tinnitus treten bei Lidocain-Plasmakonzentrationen von über 5 µg/ml auf. Bei Plasmakonzentrationen von über 9 µg/ml können sich Psychosen, generalisierte Krampfanfälle und Atemdepression entwickeln. Bei vorbestehendem kranken Sinusknoten sind Bradykardien und ein Sinusknotenstillstand, insbesondere bei gleichzeitiger Gabe anderer Antiarrhythmika, möglich. Ähnliches gilt auch für die Entwicklung totaler AV-Blockierungen.

Arzneimittelwechselwirkungen. Cimetidin hemmt den Metabolismus von Lidocain und erhöht dessen Plasmaspiegel, was zu toxischen Effekten führen kann und die Notwendigkeit einer Dosisreduktion des Antiarrhythmikums impliziert. Ähnliche Effekte wurden auch für Ranitidin beschrieben. Auch Propranolol interferiert mit der hepatischen Biotransformation von Lidocain und erhöht dessen Plasmaspiegel. Lidocain verlängert die Wirkdauer von Suxamethonium. **Erwünschte Arzneimittelwechselwirkungen** sind bei gleichzeitiger Gabe von Benzodiazepinen und Barbituraten gegeben – Medikamente, die die Krampfschwelle erhöhen, während Lidocain diese senkt.

Schwangerschaft und Laktation. Es gibt keinen Anhalt dafür, dass Lidocain an stillende und schwangere Frauen nicht verabreicht werden sollte. Das Antiarrhythmikum wurde unter diesen Umständen erfolgreich eingesetzt.

Pflegehinweise

Bei Auftreten von Benommenheit, peroraler Taubheit, Schwindel und Übelkeit während einer Dauerinfusion von Lidocain sollte der behandelnde Arzt informiert werden, da Überdosierungserscheinungen anzunehmen sind. Diese bilden sich meist unter einer Dosisreduktion zurück. Bei gleichzeitiger Gabe von Propranolol, Cimetidin oder Ranitidin muss die Lidocain-Dosis gegebenenfalls reduziert werden. EKG-Monitoring und Intensivüberwachung von Blutdruck und respiratorischer Situation sind unter Lidocain-Infusion geboten.

Mexiletin (Hydrochlorid) Mexitil®

Indikationen. Wie Lidocain oder Tocainid ist Mexiletin ein Klasse-Ib-Antiarrhythmikum nach der Einteilung von Vaughan und Williams. Sein Indikationsspektrum erstreckt sich auf ventrikuläre Extrasystolien sowie ventrikuläre Tachykardien, wobei der erwünschte antiarrhythmische Effekt allenfalls bei 50% der behandelten Patienten erreicht wird.

Pharmazeutische Zubereitung. Kapseln zu 100 mg bzw. 200 mg; 360 mg (retardiert); Ampullen (10 ml) zu 250 mg.

Wirk- und Eliminationsverhalten. Die **Plasmaspiegel** von Mexiletin zeigen keine sichere Beziehung zu den erwünschten therapeutischen oder toxischen Wirkungen des Medikamentes. Nach oraler Gabe setzt der antiarrhythmische **Wirkungseintritt** bei 1–4 h ein und hält 8–16 h an. **Stoffwechsel/Ausscheidung:** Das Antiarrhythmikum wird überwiegend in der Leber metabolisiert, nur 10–20% werden unverändert im Urin ausgeschieden. Die **Eliminationshalbwertszeit** ($t_{1/2}$) beträgt 6–12 h und steigt bei Patienten mit fortgeschrittener Niereninsuffizienz auf 16 h, bei Patienten mit Herzinsuffizienz oder chronischen Lebererkrankungen auf 15 h an.

DOSIERUNG

Erwachsene. Bei Therapiebeginn werden oral 400 mg verabfolgt und anschließend in 8-stündigen Intervallen jeweils 200 mg. Bei der Langzeittherapie können 3- bis 4-mal 200 mg täglich (unretardiert) gegeben werden. In der Depotformulierung werden in der Regel 2-mal 360 mg täglich gegeben. Bei intravenöser Therapie werden anfänglich 125–250 mg Mexiletin langsam über 5–10 Minuten verabreicht. Anschließend werden erneut nach 1 h 125–250 mg Mexiletin gegeben. Danach beträgt die Erhaltungsdosis 125–250 mg i.v. alle 4 h.

Kinder. Bei Kindern sollten 15–25 mg/kg KG täglich verabreicht werden, insgesamt liegen zur Wirksamkeit und Sicherheit des Antiarrhythmikums bei Kindern nur wenige Daten vor.

Sonderfälle. Bei Patienten mit **chronischen Lebererkrankungen**, mit ausgeprägter **Herz- oder Niereninsuffizienz** ist die Mexiletin-Dosis um 50% zu reduzieren.

Unerwünschte Wirkungen. An neurologischen Symptomen können Tremor, Ataxie, Benommenheit, Verwirrtheit, Parästhesien, Psychosen und Krämpfe auftreten. Gering ausgeprägte zentralnervöse Effekte (Dysarthrie, Nystagmus, Schwindel, Verwirrtheit) werden bei bis zu 40% der behandelten Patienten beobachtet. Übelkeit, Erbrechen und anorektiforme Verhaltensänderungen werden häufig gesehen. Mexiletin kann ventrikuläre Arrhythmien und Überleitungsstörungen verstärken, eine Thrombozytopenie ist selten. Eine vorbestehende Herzinsuffizienz kann sich verschlechtern.

Arzneimittelwechselwirkungen. Opiate können die gastrointestinale Resorption von Mexiletin stark verzögern. Rifampicin und Phenytoin senken die Plasmaspiegel und verkürzen die Eliminationshalbwertszeit von Mexiletin (Enzyminduktion). Die Kombination von Disopyramid und Mexiletin wirkt ausgeprägt negativ-inotrop. **Erwünschte Arzneimittelwechselwirkungen** ergeben sich bei der Kombination von Mexiletin mit Chinidin, Procainamid, Betarezeptorenblockern oder Amiodaron (Verstärkung der antiarrhythmischen Wirkung). Mexiletin zeigt keine Interaktion mit Digoxin.

Schwangerschaft und Laktation. Mexiletin kann in der Schwangerschaft sicher und komplikationslos verwendet werden. Da das Antiarrhythmikum in die Muttermilch übergeht, sollten Mütter, die Mexiletin nehmen, nicht stillen.

Pflegehinweise

Überdosierungserscheinungen von Mexiletin wie Benommenheit, Schwindel, Übelkeit und Appetitverlust sind dem behandelnden Arzt zu melden, da die Nebenwirkungen sich meist bei einer Dosisreduktion zurückbilden. Regelmäßige EKG-Kontrollen sind unter Behandlung mit Mexiletin erforderlich.

Tocainid (Hydrochlorid) Xylotocan®

Indikationen. Wie Lidocain oder Mexiletin ist Tocainid ein Klasse-Ib-Antiarrhythmikum nach der Einteilung von Vaughan und Williams. Es wird bei ventrikulären Arrhythmien eingesetzt. Die Wirksamkeit bei supraventrikulären Rhythmusstörungen ist limitiert.

Pharmazeutische Zubereitung. Handelsüblich sind Filmtabletten zu 400 mg verfügbar. Normalerweise werden 3-mal 400 mg täglich verabreicht.

Wirk- und Eliminationsverhalten. Der **Wirkbeginn** liegt bei 1–2 h nach oraler Gabe und der Effekt hält 12–24 h an. **Stoffwechsel/Ausscheidung:** 90–100% des Medikamentes werden unverändert in der systemischen Zirkulation (Blutkreislauf) nachgewiesen. Davon werden 40–50% unverändert über die Nieren ausgeschieden. Die **Eliminationshalbwertszeit** ($t_{1/2}$) beträgt 9–15 h und ist bei Patienten mit Herz- bzw. Niereninsuffizienz verlängert.

DOSIERUNG

Erwachsene. Normalerweise werden 3-mal 400 mg täglich verabreicht.

Sonderfälle. Bei **Neugeborenen, Kindern, stillenden** und **schwangeren Frauen** sind Wirksamkeit und Sicherheit des Medikamentes nicht untersucht. Aus diesem Grunde sollte es nicht verabreicht werden. Bei Patienten mit **chronischen Lebererkrankungen** ist die Erhaltungsdosis um 50%, bei fortgeschrittener **Niereninsuffizienz** (Kreatinin-Clearance unter 10 ml/min) ebenfalls um 50% zu reduzieren.

Unerwünschte Wirkungen. Tremor, Ataxie, Benommenheit, Verwirrtheit, Parästhesien (in bis zu 50% der Fälle), Psychosen und epileptische Anfälle. Übelkeit, Erbrechen, Appetitverlust sind häufig. Selten sind Agranulozytose, Lungenfibrose, Hautausschlag und Fieber.

Arzneimittelwechselwirkungen. Enzyminduzierende Pharmaka wie Barbiturate senken, enzyminhibierende Substanzen wie Cimetidin erhöhen die Plasmaspiegel von Tocainid. Die gleichzeitige Verabreichung von anderen Antiarrhythmika kann zu negativ-chronotropen und -inotropen Effekten führen.

Pflegehinweise

Es gelten dieselben Hinweise wie für Lidocain und Mexiletin.

Flecainid (Acetat) Tambocor®

Indikationen. Nach der Einteilung von Vaughan und Williams rechnet man Flecainid zu den Klasse-Ic-Antiarrhythmika. Es wird eingesetzt bei ventrikulären und supraventrikulären Arrhythmien mit Reentry-Mechanismus. Bekannt wurde Flecainid durch die Ergebnisse der so genannten CAST-Studie von 1989, in der das Antiarrhythmikum die Mortalität der behandelten Patienten erhöhte. Die Resultate dieser Untersuchung sind mittlerweile viel diskutiert und nicht unumstritten.

Pharmazeutische Zubereitung. Tabletten zu 50 mg und 100 mg; Ampullen zu 50 mg.

Wirk- und Eliminationsverhalten. Die therapeutischen **Plasmaspiegel** liegen zwischen 200 und 1000 ng/ml. Der **Wirkungseintritt** erfolgt nach ca. 3 h bei oraler Gabe, die Dauer der Wirkung beträgt 12–30 h. **Stoffwechsel/Ausscheidung:** Das Medikament liegt fast vollständig (90–100%) in der systemischen Zirkulation (Blutkreislauf) vor. Es wird dann zu zwei Hauptmetaboliten verstoffwechselt. Die **Eliminationshalbwertszeit** ($t_{1/2}$) beträgt 14 h, sie ist bei Patienten mit Herzinsuffizienz und solchen mit fortgeschrittener Niereninsuffizienz verlängert. Nur 25% von Flecainid werden unverändert im Urin wieder aufgefunden.

DOSIERUNG

Erwachsene. Bei der Dauertherapie werden 2-mal 100 mg bis 2-mal 200 mg täglich verabreicht. Die durchschnittliche Tagesdosis von Flecainid bei intravenöser Injektion liegt bei 300–400 mg verteilt auf 3 tägliche Gaben. Initial sollten zur Aufsättigung 1 mg Flecainid/kg KG intravenös verabreicht und – falls erforderlich – die intravenöse Injektion in einer Dosis von 0,5 mg Flecainid/kg KG wiederholt werden.

Kinder. Bei Neugeborenen gibt es keine Angaben zur Verwendung von Flecainid. Systematische Untersuchungen zum Einsatz von Flecainid bei Jugendlichen und Kindern unter 18 Jahren existieren nicht, obwohl das Medikament in diesem Alter erfolgreich eingesetzt wurde.

Sonderfälle. Bei Patienten mit **Herzinsuffizienz, chronischen Lebererkrankungen** und **Niereninsuffizienz** sind niedrigere Dosen von Flecainid zu verabreichen. Dabei sollte mit ca. 5–50 mg peroral begonnen und die Dosis bis zum erwünschten Effekt gesteigert werden.

Unerwünschte Wirkungen. Neurologische Nebenwirkungen mit Schwindel, Sehstörungen (Doppelbilder), Übelkeit und Kopfschmerzen sind häufig. Flecainid hat arrhythmogene Effekte, die in protrahierten ventrikulären Tachykardien oder in einer Verstärkung bereits vorhandener ventrikulärer Arrhythmien bestehen. Oftmals sind die proarrhythmischen Wirkungen bei relativ hohen Flecainid-Plasmaspiegeln, bei linksventrikulärer Insuffizienz oder vorausgehender Verabreichung von Klasse-Ia-Antiarrhythmika zu beobachten. Die durch Flecainid verursachten ventrikulären Tachykardien sind gegenüber einer Elektrokardioversion oder einem Pacing therapieresistent, sie sprechen jedoch auf Lidocain-Gabe an. Auch Erregungsleitungsstörungen und kardiale Dekompensationen wurden beobachtet.

Arzneimittelwechselwirkungen. Die Plasmakonzentrationen von Flecainid werden bei gleichzeitiger Amiodaron-Gabe erhöht. Im Übrigen können die negativ-inotropen, -chronotropen und -dromotropen Effekte von verschiedenen kardial wirksamen Medikamenten bei gleichzeitiger Flecainid-Gabe verstärkt sein. **Erwünschte Arzneimittelwechselwirkungen:** Bei bestimmten therapieresistenten kardialen Arrhythmien kann die Kombination von Flecainid mit anderen Antiarrhythmika, wie Betarezeptorenblockern oder Amiodaron, zu einer deutlichen Besserung führen.

Schwangerschaft und Laktation. Es ist davon auszugehen, dass Flecainid in der Muttermilch nachweisbar ist, wobei die Sicherheit des Antiarrhythmikums bei stillenden Patientinnen nicht untersucht wurde. Die Verträglichkeit und Wirksamkeit von Flecainid bei schwangeren Frauen ist ebenfalls nicht durch Untersuchungsergebnisse belegt. Aus diesem Grunde kann die Verwendung von Flecainid unter diesen Umständen nur empfohlen werden, wenn die Bedeutung der antiarrhythmischen Wirkung bei der Mutter das potentielle Risiko für den Föten überwiegt.

Pflegehinweise

Neurologische Symptome wie Schwindel und Sehstörungen sowie kardial bedingte Beschwerden wie Atemnot und Belastungsminderung sollten dem behandelnden Arzt gemeldet werden und zu einer Dosisreduktion Veranlassung geben. Nach den Ergebnissen der CAST-Studie sollte Flecainid wegen seiner proarrhythmischen und die Kontraktionskraft des Herzens mindernden Wirkung nur Patienten mit lebensbedrohlichen ventrikulären Rhythmusstörungen vorbehalten sein. Bei intravenöser Gabe ist eine Monitorkontrolle, bei oraler Verabreichung sind häufige EKG-Kontrollen angezeigt.

Phenytoin — Phenhydan®, verschiedene andere

Indikationen. Phenytoin ist zur Prophylaxe und Therapie einer Epilepsie mit tonisch-klonischen Krämpfen geeignet, darüber hinaus ist es wirksam beim Tic douloureux, bei der Trigeminusneuralgie und Nervenschmerzen verschiedener Ätiologie. Es kann bestimmte Migräneformen und Myotonien bessern. Als Antiarrhythmikum wird es bei supraventrikulären Rhythmusstörungen und bei Arrhythmien als Folge einer Digitalisintoxikation verwendet.

Pharmazeutische Zubereitung. Tabletten zu 100 mg; Ampullen (5 ml) zu 250 mg; Infusionskonzentratampullen zu 750 mg.

Wirk- und Eliminationsverhalten. Die **Plasmakonzentrationen** von Phenytoin liegen bei 10–20 µg/ml, sie korrelieren gut mit der erwünschten therapeutischen Wirkung. **Wirkungseintritt:** Nach oraler Gabe wird der antiepileptische und antiarrhythmische Effekt nach 1–2 h beobachtet. **Stoffwechsel/Ausscheidung:** Das Medikament wird überwiegend in der Leber metabolisiert, nur 5% werden unverändert im Urin ausgeschie-den. Die **Eliminationshalbwertszeit** ($t_{1/2}$) liegt bei 7–60 h; sie fällt mit zunehmender Plasmakonzentration ab (dosisabhängige Pharmakokinetik).

DOSIERUNG

Erwachsene. Bei der Behandlung von Grand-mal-, fokalen und psychomotorischen Anfällen, bei der Anfallsverhütung und bei Trigeminusneuralgien werden in der Regel 1- bis 3-mal täglich 100 mg peroral verabreicht. Beim Status epilepticus werden 250–500 mg intravenös verabfolgt, wobei diese Dosis nach 20–30 Minuten erneut gegeben werden kann. Es können bis maximal 1500 mg pro 24 h injiziert werden.

Kinder. Neugeborene und Kinder eliminieren Phenytoin schneller als Erwachsene, und bei Kindern muss die Phenytoin-Dosis um etwa das Doppelte gesteigert werden.

Sonderfälle. Da bei **chronischen Lebererkrankungen** die Elimination von Phenytoin verzögert ist, muss die Dosis des Medikamentes angepasst werden. Auch bei **älteren** Menschen werden in der Regel höhere Phenytoin-Plasmaspiegel beobachtet, sodass die Dosierung reduziert werden muss.

Unerwünschte Wirkungen. Selten wurden Hepatitiden, Dermatitiden und Pseudolymphome, Nystagmus, Sehstörungen, Ataxien, Übelkeit, Erbrechen, Benommenheit und Bewusstseinsverlust beobachtet. Darüber hinaus wurden Dyskinesien und periphere Neuropathien gesehen. Bei chronischer Phenytoin-Gabe sind erniedrigte Serumfolsäurespiegel, Hypokalziämien, eine erhöhte alkalische Phosphatase und g-GT, erniedrigte Thyroxin-Plasmaspiegel, Hypercholesterinämie und eine verkürzte Plasmakortisolhalbwertszeit beobachtet worden und sind Zeichen einer Überdosierung. Bei einigen Patienten kommt es nach längerer Gabe zu einer sehr ausgeprägten Gingivahyperplasie, die zum Verlust der Zähne führen kann.

Arzneimittelwechselwirkungen. Aufgrund seiner enzyminduzierenden Eigenschaften erniedrigt Phenytoin die Plasmaspiegel und Eliminationshalbwertszeit einer Vielzahl von in der Leber metabolisierten Pharmaka. Dies kann zur Abschwächung und Verkürzung der Wirkung der betroffenen Pharmaka führen. Folsäure, Theophyllin, Cisplatin, Methotrexat, Vinblastin, Bleomycin und Carmustin können die Plasmakonzentrationen von Phenytoin erheblich reduzieren. Cimetidin, Fluconazol und Isoniazid können die Plasmakonzentrationen von Phenytoin erhöhen.

Schwangerschaft und Laktation. Die Phenytoin-Elimination ist in der Schwangerschaft beschleunigt. Aus diesem Grunde muss die Dosis des Medikamentes in der Schwangerschaft (1.–6. Monat) erhöht werden. Dabei konnte nachgewiesen werden, dass das Risiko von Missbildungen des Föten von Patientinnen, die Phenytoin in der Schwangerschaft nahmen, verdoppelt ist. Somit ist die Phenytoin-Gabe in der Schwangerschaft möglichst zu vermeiden. Die Phenytoin-Konzentrationen in der Muttermilch betragen 20–50% der Plasmaspiegel von stillenden Frauen.

Pflegehinweise

Phenytoin ist ein Medikament, zu dem besonders viele Arzneimittelwechselwirkungen beschrieben wurden. Folsäure, Theophyllin, Cisplatin, Methotrexat, Vinblastin, Bleomycin und Carmustin vermindern die Plasmakonzentration und damit die Wirkung von Phenytoin. Cimetidin, Fluconazol und Isoniazid hemmen die Verstoffwechselung von Phenytoin und können deshalb dessen Wirkung verstärken und zu unerwünschten Effekten führen.

Propafenon (Hydrochlorid) Rytmonorm®, verschiedene andere

Indikationen. In der Regel wird Propafenon als Klasse-Ic-Antiarrhythmikum der Vaughan-Williams-Einteilung eingeordnet, es hat jedoch auch Betarezeptoren-blockierende Effekte. Sein Indikationsspektrum umfasst supraventrikuläre (paroxysmale Tachykardien, WPW-Syndrome) sowie lebensbedrohliche, tachykarde ventrikuläre Rhythmusstörungen.

Pharmazeutische Zubereitung. Dragees zu 10 mg (für Kinder), Tabletten zu 150 mg und 300 mg; Ampullen (20 ml) zu 70 mg.

Wirk- und Eliminationsverhalten. Die Wirkdauer nach oraler Propafenon-Gabe beträgt 1–3 h, der **Wirkeintritt** wird nach 30–60 min beobachtet. **Stoffwechsel/Ausscheidung:** Bei der ersten Leberpassage werden 30–90% des Medikamentes biotransformiert. Auch ein Hauptmetabolit, das 5-Hydroxy-Propafenon, hat antiarrhythmische Wirkungen. Etwa 10% der kaukasischen Bevölkerung sind Langsam-Metabolisierer von Propafenon (oxidativer Metabolismus). Dieser Personenkreis ist im Hinblick auf Überdosierungserscheinungen gefährdet. Die **Eliminationshalbwertszeit** (t1/2) beträgt 3 h und ist bei Patienten mit Leberzirrhose verlängert.

DOSIERUNG

Erwachsene. Je nach erwünschtem antiarrhythmischen Effekt beträgt die Tagesdosis 3-mal 150 mg bis 2- bis 3-mal 300 mg. Bei intravenöser Verabreichung liegt die Einzeldosis bei 0,5–1 mg/kg KG (= 1/2 bis 1 Ampulle Rhytmonorm bei einem 70 kg schweren Patienten). Die Injektion sollte sich auf einen Zeitraum von 3–5 min erstrecken und unter EKG- und Blutdruckkontrolle erfolgen. Der Abstand zur nächsten Injektion sollte mindestens 90–120 min betragen. Kommt es unter oraler bzw. intravenöser Gabe von Propafenon zu einer Verlängerung der QRS-Zeit um mehr als 20%, so ist die Therapie zu unterbrechen. Bei Propafenon-Kurzinfusionen, die sich auf 1–3 h erstrecken, werden 0,5–1 mg/min in 5%iger Glukose- oder Lävuloselösung verabreicht (nicht in physiologischer NaCl-Lösung). Die intravenöse Gabe von Propafenon darf bei männlichen Patienten nicht länger als 1 Woche andauern.

Kinder. Zur Anwendung von Propafenon bei Neugeborenen existieren keine Dosierungshinweise. Bei Kindern im Alter von 1–5 Jahren wurde eine sichere Wirkung von Propafenon in Dosen zwischen 12 mg/kg KG und 22 mg/kg KG verteilt auf 3–4 tägliche Gaben beobachtet. Auch die intravenöse Verabreichung von Propafenon ist bei Kindern möglich.

Sonderfälle. Bei Patienten mit **chronischen Lebererkrankungen** muss die Propafenon-Dosis reduziert werden.

Unerwünschte Wirkungen. Propafenon kann Bradykardien, sinuatriale, atrioventrikuläre oder intraventrikuläre Blockbildungen, Hypotensionen sowie kardiale Dekompensationen verursachen. Propafenon vermag ventrikuläre Arrhythmien in ihrer Ausprägung zu verstärken. Darüber hinaus treten vereinzelt Schwindel, Kopfschmerzen, Sehstörungen, Mundtrockenheit auf – Effekte, wie sie für Klasse-I-Antiarrhythmika beschrieben sind. Übelkeit, Völlegefühl, Obstipation, aber auch Durchfälle und Geschmacksstörungen, Hypotonie, Hautexantheme, Leberschäden, Lupus-erythematodes-ähnliche Syndrome und Blutbildveränderungen (Granulozytopenie, Thrombozytopenie) wurden selten beobachtet. Die meisten Nebenwirkungen bilden sich nach Dosisreduktion bzw. Absetzen von Propafenon zurück.

Arzneimittelwechselwirkungen. Propafenon erhöht die Digoxin-Plasmaspiegel signifikant und kann diesbezügliche toxische Wirkungen verursachen. Der Effekt von Propafenon kann bei gleichzeitiger Gabe von Lokalanästhetika, Betarezeptorenblockern oder Kalziumantagonisten vom Verapamil-Typ verstärkt sein. Propafenon steigert die antikoagulierende Wirkung von Warfarin und Phenprocoumon. Cimetidin erhöht die Plasmakonzentration des Antiarrhythmikums signifikant.

Schwangerschaft und Laktation. Tierexperimentell wurden keine teratogenen Effekte von Propafenon beobachtet, dennoch wird das Medikament in der Schwangerschaft nicht empfohlen. Frauen, die Propafenon erhalten, sollten nicht stillen.

Pflegehinweise

Propafenon mindert die Kontraktionskraft des Herzens und kann zu Blutdrucksenkungen, Bradykardien, weiteren Rhythmusstörungen und kardialen Dekompensationen führen. Diesbezügliche Komplikationen müssen dem behandelnden Arzt mitgeteilt werden. Patienten mit fortgeschrittener Herzinsuffizienz oder solche mit Bradykardie sollten Propafenon nicht erhalten. Das Gleiche gilt für Patienten mit obstruktiven Lungenerkrankungen.

Adenosin — Adrekar®, Adenoscan®

Indikationen. Adenosin wird zur Behandlung supraventrikulärer Tachykardien bei Erwachsenen, bei Kindern, Neu- und Frühgeborenen eingesetzt. Das WPW-Syndrom bzw. Reentry-Tachykardien sind ebenfalls Indikationen zur Adenosin-Gabe.

Wirk- und Eliminationsverhalten. Seine **Plasmahalbwertszeit** beträgt weniger als 10 s nach intravenöser Gabe. Der klinische Effekt von Adenosin ist rasch nachweisbar und von kurzer Dauer.

DOSIERUNG

Erwachsene. Adenosin wird als Infusionslösung in einer Dosierung von 140 µg/kg KG/min mittels Infusionspumpe über 6 min oder als Bolus von 3–6 mg periphervenös verabreicht. Die Gaben können wiederholt werden.

Sonderfälle. Patienten mit einem AV-Block II. oder III. Grades, krankem Sinusknoten, Vorhofflimmern oder -flattern, obstruktiven Lungenerkrankungen und verlängertem QT-Intervall sollten nicht mit Adenosin behandelt werden.

Unerwünschte Wirkungen. Die häufigsten unerwünschten Effekte sind das kurzfristige Auftreten von Atemnot (Bronchospasmus) und Flush. Seltener sind Unwohlsein, Schwitzen, Palpitationen, Kopfdruck, Benommenheit, Sehstörungen, Bradykardie und Asystolie.

Arzeimittelwechselwirkungen. Dipyridamol kann die Wirkung von Adenosin verstärken, während Theophyllin-Präparate und Coffein diese abschwächen bzw. aufheben können. Betablocker, Digitalisglykoside und Verapamil verstärken den Effekt von Adenosin auf die atrioventrikuläre Überleitung (Verzögerung), während Sympathomimetika diesen abschwächen.

Pflegehinweise

Adenosin ist besonders geeignet für die Behandlung von supraventrikulären Tachykardien und des Präexzitationssyndroms bei Kindern und Neugeborenen.

Amiodaron (Hydrochlorid) Cordarex®

Indikationen. Amiodaron ist nach Vaughan und Williams ein Klasse-III-Antiarrhythmikum. Es wird bei supraventrikulären Arrhythmien (Vorhofflimmern, -flattern, Extrasystolien oder fokalen Tachykardien), bei paroxysmalen Reentry-Tachykardien, AV-Tachykardien, bei paroxysmalen ventrikulären Tachykardien sowie prophylaktisch bei malignen Rhythmusstörungen nach Myokardinfarkt eingesetzt. Amiodaron beeinflusst den Schilddrüsenstoffwechsel und verursacht schwere Lipoidosen (s. unten).

Pharmazeutische Zubereitung. Tabletten zu 200 mg; Ampullen zu 150 mg.

Wirk- und Eliminationsverhalten. Die therapeutischen **Plasmaspiegel** liegen im Bereich von 1–2,5 µg/ml, wobei darüber hinausgehende Konzentrationen mit erheblichen unerwünschten Wirkungen einhergehen können. Die Bestimmung der Plasmaspiegel kann sinnvoll sein. **Wirkungseintritt:** Das Auftreten des antiarrhythmischen Effekts kann nach oraler Gabe Tage bis Monate in Anspruch nehmen und die Zeit, die bis zum Auftreten der maximalen Wirkung vergeht, liegt bei 2–5 Monaten. **Stoffwechsel/Ausscheidung:** Die gastrointestinale Resorption des Medikamentes ist unvollständig und interindividuell unterschiedlich. Die Bioverfügbarkeit unterliegt deshalb starken Schwankungen und liegt im Mittel bei 50%. Amiodaron wird in der Leber verstoffwechselt und es wird mindestens ein pharmakologisch aktiver Metabolit – das Desäthylamiodaron – gebildet. Unverändertes Amiodaron wird nicht im Urin wieder aufgefunden. Die **Eliminationshalbwertszeit** ($t_{1/2}$) beträgt für Amiodaron 15–100 Tage, im Mittel 30 Tage und ca. 60 Tage für Desäthylamiodaron.

DOSIERUNG

Erwachsene. Bei der intravenösen Gabe werden 5 mg Amiodaron/kg KG innerhalb von mindestens 3 min langsam unter EKG- und Blutdruckkontrolle injiziert. Eine zweite intravenöse Dosis kann frühestens 15 min danach gegeben werden. Anschließend kann eine Dauerinfusion von 10–20 mg Amiodaron/kg KG innerhalb 24 h verabfolgt werden (nur in 5%iger Glukoselösung 250–500 ml). Einer oralen Amiodaron-Therapie sollte möglichst die intravenöse Gabe als Aufsättigung vorausgegangen sein, da bei peroraler Verabreichung der Wirkungseintritt frühestens nach 4–6 Tagen erkennbar wird. Die Injektionslösung darf nicht länger als 1 Woche gegeben werden. Wird dennoch die perorale Gabe zur Aufsättigung gewählt, werden 800–1600 mg täglich für 1–3 Wochen gegeben und danach auf eine Erhaltungsdosis von 200–600 mg (gewöhnlich 400 mg) pro Tag übergegangen.

Kinder. Zur Anwendung von Amiodaron bei Neugeborenen gibt es keine Literaturdaten. Bei Kindern wurde Amiodaron bei denselben Arrhythmien eingesetzt wie beim Erwachsenen. Die orale Aufsättigungsdosis sollte 10 mg/kg KG täglich für eine Woche, mit einer initialen Erhaltungsdosis über 2–3 Wochen von 2–5 mg/kg KG und einer definitiven Erhaltungsdosis, die der des Erwachsenen entspricht, betragen.

Sonderfälle. Die Ausscheidung von Amiodaron wird durch eine Hämodialysebehandlung nicht beeinflusst, während die Elimination des Antiarrhythmikums bei **Herzinsuffizienz** und **Lebererkrankungen** nicht ausreichend untersucht ist, sodass diesbezügliche Dosierungsangaben nicht gemacht werden können.

Unerwünschte Wirkungen. Mikroablagerungen in der Kornea werden bei fast allen mit Amiodaron behandelten Patienten beobachtet, Sehstörungen finden sich jedoch allenfalls bei 5%. An neurologischen Nebenwirkungen wurden Tremor, Ataxie, Parästhesien und Alpträume registriert, die Folge einer medikamenteninduzierten Neurolipidose sind. Häufig sind Appetitlosigkeit, Anorexie und Obstipation. Transitorische Erhöhungen der Transaminasen werden bei etwa 50% der Patienten erkennbar, eine klinisch fassbare Hepatitis ist jedoch selten. Photosensibilität kann sich ebenso wie eine blaugraue Hautpigmentation (teilweise irreversibel) entwickeln (2–4% der Patienten). Aufgrund einer Amiodaron-induzierten Störung des Schilddrüsenstoffwechsels ist sowohl die Entwicklung einer Hypothyreose (Low-T3-Syndrom) als auch einer Hyperthyreose möglich. Lungenfibrosen wurden bei 1–6% der Patienten gesehen, wobei sich die pulmonale Symptomatik nach Absetzen gewöhnlich zurückbildet. Dennoch sind Todesfälle aufgrund dieser Nebenwirkungen beschrieben. Gelegentlich kommt es zur Verschlechterung ventrikulärer Tachykardien und zu Amiodaron-induzierten Torsades-de-pointe-Arrhythmien. Selten sind Sinusbradykardien oder AV-Blockierungen. Schließlich wurde über das Auftreten von Myopathien berichtet.

Arzneimittelwechselwirkungen. Amiodaron hemmt die oxidative Arzneimittelmetabolisierung und erhöht die Plasmakonzentration von Warfarin und verstärkt dessen antikoagulierenden Effekt. Dies macht die Kontrolle der therapeutischen Wirkung von Warfarin, insbesondere bei Therapiebeginn mit Amiodaron, schwierig. Amiodaron erhöht die Digoxin-Plasmaspiegel um 70–100% und kann deshalb bei gleichzeitiger Gabe des Herzglykosids, bei simultaner Verabreichung von Betarezeptorenblockern, Kalziumantagonisten und Klasse-I-Antiarrhythmika zu proarrhythmischen Wirkungen, etwa zu Sinusbradykardien sowie AV-Blockierungen, führen.

Schwangerschaft und Laktation. Amiodaron ist in der Schwangerschaft wegen seiner Wirkung auf den Schilddrüsenstoffwechsel kontraindiziert, obwohl es in einigen Fällen ohne fetotoxische Wirkungen mit antiarrhythmischem Erfolg verabreicht wurde. Mütter, die einer Amiodaron-Behandlung bedürfen, sollten nicht stillen, da bestimmte Konzentrationen des Antiarrhythmikums (0,5 μg/ml) in der Muttermilch nachgewiesen werden und deren Effekt beim Säugling ungewiss ist.

Pflegehinweise

Bei Auftreten von Atemnot, Müdigkeit, abdominellen Schmerzen oder Sehstörungen ist der behandelnde Arzt zu informieren und in der Regel das Medikament abzusetzen. Sonneneinstrahlung sollte vermieden werden, auf jeden Fall müssen Schutzcremes für die Haut verwendet werden. Wechselwirkungen mit Digitalisglykosiden, anderen Antiarrhythmika und Antikoagulantien sind in klinisch-relevantem Ausmaß beschrieben. Während der Aufsättigungsphase der Amiodaron-Therapie sollten tägliche EKG-Kontrollen erfolgen (Herzfrequenz, AV-, QRS- und QT-Zeit). Vor Therapiebeginn sowie in adäquaten Abständen danach müssen die Parameter der Schilddrüsen-, der Lungen- und Leberfunktion kontrolliert werden. Ähnliches gilt für ophthalmologische Untersuchungen (Spaltlampe). Aufgrund der Häufigkeit und des Schweregrades der unerwünschten Wirkungen bei der Amiodaron-Therapie ist dieses Antiarrhythmikum nur anderweitig therapierefraktären und lebensbedrohlichen Herzrhythmusstörungen vorbehalten.

2 Therapeutika in der Intensivmedizin

Sympathomimetika

Sympathomimetika sind Arzneimittel, die im Körper die gleichen Reaktionen hervorrufen, wie sie bei einer Erregung des Sympathikus durch die Freisetzung natürlicher Überträgerstoffe ausgelöst werden. Die natürlich vorkommenden (endogenen) Überträgerstoffe des sympathischen Systems sind die Katecholamine Adrenalin, Noradrenalin und Dopamin. Dobutamin ist ein künstlich hergestelltes (synthetisches) Sympathomimetikum. Die Überträgerstoffe reagieren bei einer Sympathikuserregung mit besonderen Rezeptoren, den Alpha-, $Beta_1$- und $Beta_2$-Rezeptoren. Im Folgenden wird die Auswirkung der Rezeptorerregung dargestellt:

- **Alpharezeptoren:** Gefäßverengung (Vasokonstriktion). Der Blutfluss wird dadurch zu wichtigen Körperabschnitten umgeleitet. So wird eine bessere Durchblutung der Herzkranzgefäße (Koronargefäße) und der Gefäße des Gehirns (Hirnstrombahn) erreicht.
- **$Beta_1$-Rezeptoren:** Steigerung der Kontraktionskraft des Herzmuskels (positiv-inotrop), Steigerung der Schlagfrequenz des Herzens (positiv-chronotrop). Dadurch kann ein möglicher Herzstillstand (Asystolie) in einen Sinusrhythmus überführt werden. Das Ansprechen von Kammerflimmern auf die elektrische Defibrillation wird verbessert.
- **$Beta_2$-Rezeptoren:** Gefäßerweiterung (Vasodilatation) und Erweiterung der Bronchien (Bronchodilatation).

In der Intensivmedizin sind folgende Wirkungen der Sympathomimetika auf das Herzkreislaufsystem bedeutsam:

- Anstieg des peripheren Widerstandes, d. h. des dem Blutstrom entgegenwirkenden Strömungswiderstandes der Gefäße
- Anstieg des systolischen und diastolischen Blutdrucks
- Anstieg der elektrischen Aktivität und eigenständigen rhythmischen Erregungsbildung (Automatie) des Herzmuskels
- Anstieg der Durchblutung von Herzkranz- und Hirngefäßen
- Anstieg der Kontraktionskraft und Erregungsleitung des Herzmuskels
- Anstieg des Sauerstoffverbrauchs des Herzmuskels

Die natürlich vorkommenden Überträgerstoffe des sympathischen Systems, die endogenen Katecholamine Adrenalin, Noradrenalin und Dopamin werden im Gewebe mit Hilfe der Enzyme Katecholamin-o-methyl-transferase (COMT) und Monoaminooxidase (MAO) abgebaut und als Vanillinmandelsäure im Urin ausgeschieden.

Adrenalin — Suprarenin®, verschiedene weitere

Indikationen. Das im Nebennierenmark gebildete Adrenalin stimuliert sowohl Alpha- als auch $Beta_1$- und $Beta_2$-Rezeptoren, hat jedoch keinen zentralen Angriffspunkt, da es die Blut-Hirn-Schranke nicht überwinden kann. Therapeutischen Einsatz findet Adrenalin im Rahmen der kardiopulmonalen Reanimation, insbesondere bei Herzstillstand infolge von Kammerflimmern oder bei pulsloser ventrikulärer Tachykardie, Asystolie, elektromechanischer Entkopplung, bei schwerer Bradykardie sowie in der Akuttherapie des anaphylaktischen Schocks und als Konstriktorzusatz für Lokalanästhetika. Adrenalin ist einem reinen α-adrenergen Agonisten vorzuziehen. Seine β-adrenergen Effekte erhöhen zwar die myokardiale Laktatproduktion, fördern jedoch die zerebrale Durchblutung. In der Therapie des anaphylaktischen Schocks ist die $Beta_2$-Rezeptor-vermittelte Bronchodilatation sowie die $Alpha_1$-Rezeptor-vermittelte Vasokonstriktion entscheidend.

Pharmazeutische Zubereitung. Zum Beispiel Adrenalin 1:1000 Jenapharm, Ampullen mit 1:1000 (1 ml=1 mg Adrenalin); Adrenalin 1:10.000 B. Braun, Ampullen mit 1:10.000 verdünnt, (1 ml=0,1 mg).

Wirk- und Eliminationsverhalten. Die **Wirkung** parenteral zugeführten Adrenalins tritt innerhalb von Sekunden (intravenös) bis wenigen Minuten (subkutan) ein, hält jedoch nur wenige Minuten an.

DOSIERUNG

Erwachsene. Die Applikation erfolgt im Rahmen der Akutmedizin in der Regel intravenös oder, wenn kein intravenöser Zugang zur Verfügung steht, intratracheal. Hierbei ist die Dosis um das 2- bis 2,5fache der intravenösen Dosis auf 2–3 mg zu steigern. Im Rahmen der kardiopulmonalen Reanimation sollte mit einer initialen intravenösen Dosis von 1 mg Adrenalin (10 ml einer 1:10.000 verdünnten Lösung) begonnen werden. Im weiteren Verlauf können höhere Dosierungen (5 mg oder 0,1 mg/kg) eingesetzt werden, wobei jedoch fraglich ist, ob hierdurch die Wirksamkeit erhöht wird). Unabhängig davon sollten die Applikationsintervalle 5–3 min nicht unterschreiten. Als kontinuierliche Infusion wird mit einer Initialdosis von 1 μg/min begonnen, die bei Bedarf bis zu 4 μg/min gesteigert werden kann. Beim anaphylaktischen Schock beträgt die Einzeldosis 50–100 μg Adrenalin intravenös (0,5–1 ml einer 1:10.000 verdünnten Adrenalinlösung).

Kinder. Im Kindesalter werden im kardialen Arrest 0,01 mg/kg (0,1 ml/kg einer 1:10.000 verdünnten Adrenalinlösung) intravenös appliziert, wobei die Applikationsintervalle 5 min nicht unterschreiten sollten. Als kontinuierliche Infusion wird mit einer Initialdosis von 0,1 µg/kg/min begonnen, die bei Bedarf auf 1,5 µg/kg/min gesteigert werden kann.

Unerwünschte Wirkungen. Dosisabhängig können Unruhe- oder Schwächezustände, Schwindel, Tremor und Bluthochdruck auftreten. In allen Dosisbereichen steigt der Nierengefäßwiderstand an. Aus der renalen Minderdurchblutung kann ein akutes Nierenversagen resultieren. Des Weiteren wird durch die Anwendung von Adrenalin die Automatie im Reizleitungssystem gesteigert, was zu Rhythmusstörungen bis hin zum Kammerflimmern führen kann (insbesondere bei digitalisierten Patienten!). Andererseits kann der proarrhythmogene Effekt von Adrenalin, wie beispielsweise beim Vorliegen eines adynamen Herzstillstands, durchaus erwünscht sein. Der Sauerstoffbedarf des Myokards nimmt zu und Adrenalin kann somit myokardiale Ischämien bedingen. Bei der Adrenalin-Gabe als Dauerinfusion muss mit Hypokaliämien gerechnet werden, da durch β-adrenerge Mechanismen die intrazelluläre Kaliumaufnahme gesteigert wird.

Arzneimittelwechselwirkungen. Die Wirkung von Adrenalin wird durch die Gabe weiterer Katecholamine potenziert, wohingegen Betablocker die positiv-inotropen und chronotropen Effekte abschwächen. Tri- und tetrazyklische Antidepressiva und MAO-Hemmstoffe verstärken die sympathomimetischen Wirkung. Bei mit Alpharezeptorenblockern behandelten Patienten kann Adrenalin den Blutdruck senken.

Pflegehinweise

Wird Adrenalin über einen peripheren Venenweg appliziert, so sollten hernach 20 ml 0,9%iger Kochsalzlösung als Bolus gegeben werden, um sicherzugehen, dass das zentrale Kompartiment erreicht wird. Bei Gabe als kontinuierliche Infusion hat dies wegen der sonst bestehenden Gefahr von Gewebsnekrosen und um eine ausreichende Bioverfügbarkeit zu erreichen mit Hilfe eines zentralen Venenweges zu erfolgen. Um unerwünschte Bolusgaben (Cave: Blutdruckspitzen!) oder Unterbrechungen der Katecholamin-Zufuhr durch Gabe anderer Medikamente zu vermeiden, sollten Katecholamine, insbesondere im Bereich der Pädiatrie, über einen speziell gekennzeichneten, separaten Infusionsschenkel appliziert werden bzw. über einen Infusionsschenkel, über den zumindest keine Bolusgaben erfolgen. Bei den z. T. sehr geringen Infusionsgeschwindigkeiten ist unbedingt die Vorlaufzeit zu berücksichtigen, die das Medikament bis zum Erreichen der Katheterspitze benötigt. Bis zum Einsetzen der Wirkung ist gegebenenfalls unter strenger Beachtung der Kreislaufparameter eine Anflutung mit höherer Geschwindigkeit notwendig. Auch beim Wechsel von Infusionssystemen sind die Veränderungen der Katecholamin-Zufuhr so gering wie möglich zu halten. Da die Autooxidation von Katecholaminen pH-abhängig ist, sollte Adrenalin nicht mit alkalischen Lösungen (z.B. Natriumbikarbonat) infundiert werden. Bei der Bolusinjektion ist dieses jedoch zu vernachlässigen.

Noradrenalin — Arterenol®, Noradrenalin Jenapharm®

Indikationen. Noradrenalin ist ein natürlich vorkommendes Katecholamin mit α_1- und α_2- sowie β_1-mimetischer Wirkung. Die Beta$_2$-Rezeptoren bleiben von der Noradrenalin-Wirkung weitestgehend unbeeinflusst. Es erhöht etwa ebenso potent wie Adrenalin die myokardiale Kontraktilität, den venösen sowie den arteriellen Gefäßwiderstand. Diese Effekte werden in der Therapie des refraktären Schocks, insbesondere der hyperdynamen Phase des septischen und neurogenen Schocks (niedriger peripherer Widerstand), genutzt.

Pharmazeutische Zubereitung. Norepinephrin-Ampullen (1 ml/1 mg, z.B. Arterenol®).

Wirk- und Eliminationsverhalten. Die **Wirkdauer** beträgt 1–2 min, wenn es nicht als kontinuierliche Infusion gegeben wird.

DOSIERUNG

Erwachsene. Der Applikationsweg ist ausschließlich parenteral als intravenöse, kontinuierliche Infusion. Als Initialdosis sollte mit 0,5–1 µg/kg/min begonnen werden. Danach kann die Dosierung bis zum Erreichen des therapeutischen Effekts gesteigert werden, sollte allerdings zur Vermeidung von Nebenwirkungen so niedrig wie möglich gehalten werden. In refraktären Fällen können jedoch Dosen bis zu 30 µg/kg/min notwendig sein. Noradrenalin sollte nur temporär eingesetzt werden. Um hypotensive Episoden zu vermeiden, ist es zum Therapieende auszuschleichen.

Kinder. Im Kindesalter wird Noradrenalin als kontinuierliche Infusion mit einer Initialdosis von 2 µg/m^2/min eingesetzt, die bei Bedarf bis auf 6 µg/m^2/min gesteigert werden kann.

Unerwünschte Wirkungen. In Abhängigkeit von der Dosis kann eine arterielle Hypertonie mit Reflexbradykardie, erhöhtem peripheren Gefäßwiderstand und reduziertem Herzzeitvolumen induziert werden. Eine intraarterielle Blutdruckmessung ist daher, wenn möglich, zu empfehlen. Bei vorliegendem Volumenmangel kann ohne Flüssigkeitssubstitution ein hypovolämischer Schock ausgelöst werden. Wie auch Adrenalin, bedingt

Noradrenalin einen erhöhten Sauerstoffbedarf des Myokards, was zu myokardialen Ischämien führen kann.

Arzneimittelwechselwirkungen. Noradrenalin ist unter der Therapie mit MAO-Hemmern oder trizyklischen Antidepressiva nur mit Vorsicht einzusetzen, da hieraus eine schwere arterielle Hypertonie resultieren kann.

Pflegehinweise

Die Gabe von Noradrenalin sollte über einen zentralen Venenweg erfolgen. Bei paravasaler Injektion ist aufgrund der Gefahr von Gewebsnekrosen sofort ein Lokalanästhetikum und ein potenter Alphablocker (z. B. Phentolamin) lokal zu infiltrieren. Um unerwünschte Bolusgaben (Cave: Blutdruckspitzen!) oder Unterbrechungen der Katecholamin-Zufuhr durch Gabe anderer Medikamente zu vermeiden, sollten Katecholamine, insbesondere im Bereich der Pädiatrie, über einen speziell gekennzeichneten, separaten Infusionsschenkel appliziert werden bzw. über einen Infusionsschenkel, über den zumindest keine Bolusgaben erfolgen. Bei den z. T. sehr geringen Infusionsgeschwindigkeiten ist unbedingt die Vorlaufzeit zu berücksichtigen, die das Medikament bis zum Erreichen der Katheterspitze benötigt. Bis zum Einsetzen der Wirkung ist gegebenenfalls unter strenger Beachtung der Kreislaufparameter eine Anflutung mit höherer Geschwindigkeit notwendig. Auch beim Wechsel von Infusionssystemen sind die Veränderungen der Katecholamin-Zufuhr so gering wie möglich zu halten. Noradrenalin sollte nicht mit alkalischen Lösungen (z. B. Natriumbikarbonat) infundiert werden. Bei der Bolusgabe ist dies jedoch zu vernachlässigen.

Dopamin — Dopamin Fresenius®, verschiedene weitere

Indikationen. Dopamin ist ebenfalls ein endogenes Katecholamin, dessen Einsatz zur Kreislaufstabilisierung bei Schock, bei arterieller Hypotonie und bei prärenalem Nierenversagen erfolgt. Es hat sowohl als Überträgersubstanz im zentralen und peripheren Nervensystem als auch als Zwischenprodukt der Noradrenalin-Synthese Bedeutung. Im Dosisbereich von 1–2 µg/kg/min („Nierendosis") bewirkt Dopamin über spezifische Dopaminrezeptoren eine Vasodilatation der zerebralen, renalen und mesenterialen arteriellen Gefäße; die glomeruläre Filtrationsrate und die Urinproduktion werden ohne Beeinflussung von Herzzeitvolumen und Herzfrequenz gesteigert. In Dosierungen zwischen 2–10 µg/kg/min überwiegt die β_1-mimetische Wirkung mit Steigerung von Herzzeitvolumen und Herzfrequenz, der periphere Gefäßwiderstand und damit der Blutdruck steigen nur mäßig an. In Dosierungen über 10 µg/kg/min dominiert allerdings die α-mimetische Wirkung von Dopamin und bedingt eine Vasokonstriktion im Splanchnikusgebiet, im arteriellen, venösen sowie auch im pulmonalen Gefäßsystem, was sowohl zur Vor- als auch zur Nachlasterhöhung am Herzen führt. Dosen über 20 µg/kg/min bewirken Effekte, die denen von Noradrenalin vergleichbar sind.

Pharmazeutische Zubereitung. Ampullen zu 50 mg, 200 mg, 250 mg und 500 mg.

Wirk- und Eliminationsverhalten. Die **Wirkdauer** von Dopamin ist in Abhängigkeit von seiner Dosierung extrem kurz (1–5 min).

DOSIERUNG

Erwachsene. Der Applikationsweg ist ausschließlich parenteral als intravenöse kontinuierliche Infusion. Die initiale Infusionsrate beträgt 1–5 µg/kg/min. Dieser Dosisbereich ist beizubehalten, wenn eine Verbesserung der Nierenperfusion angestrebt wird. Je nach erwünschtem Effekt kann die Infusionsrate bis zu 20 µg/kg/min gesteigert werden, sie sollte jedoch zur Vermeidung von Nebenwirkungen so niedrig wie möglich gewählt werden. Die mittleren bis hohen Dosen sind bei kardiogenem oder septischem Schock sowie beim postoperativen „Low-output-Syndrom“ nach herzchirurgischen Eingriffen notwendig. Um hypotensive Episoden zu vermeiden, sollte Dopamin zum Therapieende ausgeschlichen werden.

Unerwünschte Wirkungen. Dopamin hat die typischen Nebenwirkungen der Sympathomimetika: Tachykardien, Tachyarrhythmien, Erhöhung des myokardialen Sauerstoffbedarfs mit der Gefahr von kardialen Ischämien. In mittleren Dosierungen (6–9 µg/kg KG/min) kann es neben Übelkeit und Erbrechen insbesondere bei vorbestehender arterieller Verschlusskrankheit eine periphere Vasokonstriktion mit Gangrän der Akren bewirken. In der Regel ist Dopamin bei bestehender Hypovolämie, Phäochromozytom, pulmonaler Hypertonie, Tachyarrhythmien, hypertrophisch-obstruktiver Kardiomyopathie und Thyreotoxikose kontraindiziert.

Arzneimittelwechselwirkungen. Die gleichzeitige Gabe von Butyrophenonen (z.B. Haloperidol®), Phenothiazinen und Domperidon antagonisiert die spezifischen dopaminergen Effekte. Unter der Therapie mit MAO-Hemmern ist Dopamin nur mit größter Vorsicht und in reduzierter Dosierung anzuwenden (Initialdosis 0,1 µg/kg/min). Patienten, die mit Phenytoin behandelt werden, können bei gleichzeitiger Behandlung mit Dopamin akute Hypotonien entwickeln.

Pflegehinweise

Die Applikation von Dopamin sollte möglichst über einen zentralen Venenweg erfolgen. Wie bei Norepinephrin sind bei paravasaler Injektion sofort ein Lokalanästhetikum und ein potenter Alphablocker (z.B. Phentolamin) lokal zu infiltrieren. Um unerwünschte Bolusgaben (Cave: Blutdruckspitzen!) oder Unterbrechungen der Katecholamin-Zufuhr durch Gabe anderer Medikamente zu vermeiden, sollten Katecholamine, insbesondere im Bereich der Pädiatrie, über einen speziell gekennzeichneten, separaten Infusionsschenkel appliziert werden bzw. über einen Infusionsschenkel, über den zumindest keine Bolusgaben erfolgen. Bei den z. T. sehr geringen Infusionsgeschwindigkeiten ist unbedingt die Vorlaufzeit zu berücksichtigen, die das Medikament bis zum Erreichen der Katheterspitze benötigt. Bis zum Einsetzen der Wirkung ist gegebenenfalls unter strenger Beachtung der Kreislaufparameter eine Anflutung mit höherer Geschwindigkeit notwendig. Beim Wechsel von Infusionssystemen sind die Veränderungen der Katecholamin-Zufuhr so gering wie möglich zu halten. Auch Dopamin sollte nicht mit alkalischen Lösungen (z.B. Natriumbikarbonat) infundiert werden. Dies gilt nicht für die kurzzeitige Bolusinjektion.

Dobutamin — Dobutrex®, verschieden weitere

Indikationen. Dobutamin ist ein synthetisches Sympathomimetikum mit in erster Linie direkter β_1-mimetischer sowie schwächerer β_2- und α-agonistischer Wirkung. Im Gegensatz zu Dopamin lässt Dobutamin die Freisetzung von Noradrenalin und die Dopaminrezeptoren unbeeinflusst. In niedriger Dosierung steigert Dobutamin die myokardiale Kontraktilität, ohne die Herzfrequenz zu erhöhen. Diese Beta_1-Spezifität verliert sich mit höheren Dosen. Dobutamin wird zur Therapie der schweren chronischen und auch der akuten Herzinsuffizienz sowie bei herzchirurgischen Eingriffen eingesetzt.

Pharmazeutische Zubereitung. Injektionsflaschen zu 250 mg.

Wirk- und Eliminationsverhalten. Dobutamin erreicht seinen Maximaleffekt nach etwa 10 min. Es wird in der Leber verstoffwechselt und renal ausgeschieden, die **Eliminationshalbwertszeit** ($t_{1/2}$) ist sehr kurz (2 min).

DOSIERUNG

Erwachsene. Der Applikationsweg ist ausschließlich parenteral als intravenöse kontinuierliche Infusion. Initial sollte mit einer Dosis von 2,5–5 µg/kg/min begonnen werden. Eine Dosissteigerung sollte schrittweise mit 2,5–5 µg/kg/min erfolgen. Die endgültige Dosierung ist nach dem erwünschten therapeutischen Effekt zu titrieren, wobei in den meisten Fällen die maximale Wirkung mit einer Dosis von 10 µg/kg/min erreicht wird. Bei einigen Patienten sind höhere Dosierungen notwendig, wobei in der Regel 20 µg/kg/min aufgrund auftretender Tachyarrhythmien nicht überschritten werden sollten. Die Maximaldosis ist mit 40 µg/kg/min erreicht.

Kinder. Im Kindesalter sind die klinischen Erfahrungen mit Dobutamin beschränkt. Ein Dosisbereich von 2,5–7,5 µg/kg/min mag als therapeutisch sicher zu betrachten sein. Mit Dosen von 2,5–5 µg/kg/min kann die Behandlung begonnen werden und im weiteren Verlauf erfolgt die Dosisanpassung anhand der klinischen Effekte.

Unerwünschte Wirkungen. In niedrigen Dosierungen kann Dobutamin eine periphere Vasodilatation bewirken, was durch den gleichzeitigen Einsatz von Dopamin vermieden werden kann. In geringerem Maße als die natürlichen Katecholamine kann es Herzrhythmusstörungen hervorrufen. Bei Patienten mit Vorhofflimmern kann Dobutamin durch eine beschleunigte AV-Überleitung eine erhöhte Kammerfrequenz induzieren. Des Weiteren können gelegentlich Übelkeit und Erbrechen, Kopfschmerzen, Dyspnoe und Angina pectoris als Ausdruck einer myokardialen Ischämie auftreten. Ein möglicher Volumenmangel sollte vor dem Einsatz von Dobutamin korrigiert werden. Kontraindiziert ist Dobutamin bei hypertrophisch-obstruktiver Kardiomyopathie.

Arzneimittelwechselwirkungen. Im kardiogenen Schock empfiehlt sich die gemeinsame Gabe von Dobutamin und Dopamin, da der vasokonstriktorische Effekt von Dobutamin nur gering ist.

Pflegehinweise

Um unerwünschte Bolusgaben (Cave: Blutdruckspitzen!) oder Unterbrechungen der Katecholamin-Zufuhr durch Gabe anderer Medikamente zu vermeiden, sollten Katecholamine, insbesondere im Bereich der Pädiatrie, über einen speziell gekennzeichneten, separaten Infusionsschenkel appliziert werden bzw. über einen Infusionsschenkel, über den zumindest keine Bolusgaben erfolgen. Bei den z. T. sehr geringen Infusionsgeschwindigkeiten ist unbedingt die Vorlaufzeit zu berücksichtigen, die das Medikament bis zum Erreichen der Katheterspitze benötigt. Bis zum Einsetzen der Wirkung ist gegebenenfalls unter strenger Beachtung der Kreislaufparameter eine Anflutung mit höherer Geschwindigkeit notwendig. Auch beim Wechsel von Infusionssystemen sind die Veränderungen der Katecholamin-Zufuhr so gering wie möglich zu halten. Wie auch Dopamin sollte Dobutamin nicht in einer alkalischen Lösung (z. B. Natriumbikarbonat) infundiert werden. Dies gilt nicht für die kurzzeitige Bolusinjektion.

Amrinon Wincoram®

Indikationen. Amrinon hat am peripheren Gefäßsystem vasodilatatorische Effekte und wirkt am Herzen positiv-inotrop mit Steigerung des Herzzeitvolumens ohne Erhöhung des myokardialen Sauerstoffbedarfs. Dieser wird durch die Nachlastsenkung infolge der peripheren Vasodilatation sogar gesenkt. Amrinon wird daher bei therapierefraktären Formen der Herzinsuffizienz kurzfristig (maximal 14 Tage lang) eingesetzt.

Pharmazeutische Zubereitung. Ampullen zu 100 mg.

Wirk- und Eliminationsverhalten. Die **Wirkung** von Amrinon tritt nach 2–5 min ein und erreicht bei einmaliger Injektion das Maximum nach 10 min. Die Gesamtwirkdauer beträgt 60–90 min. Amrinon wird hauptsächlich in der Leber verstoffwechselt und anschließend über die Nieren ausgeschieden. Beim Erwachsenen beträgt die **Eliminationshalbwertszeit** ($t_{1/2}$) 3–8 h.

DOSIERUNG

Erwachsene. Der Applikationsweg ist ausschließlich parenteral als intravenöse Injektion bzw. Infusion. Empfohlen wird die Gabe einer Sättigungsdosis von 0,75 mg/kg KG intravenös über 2–3 min und die anschließende Verabreichung von 5–10 μg/kg/min als kontinuierliche Infusion. Bei Patienten mit instabiler Herzkreislaufsituation oder bei gleichzeitiger Gabe von Katecholaminen sollte die Sättigungsdosis jedoch über einen längeren Zeitraum gegeben werden. Anderen Empfehlungen zufolge können Dosen bis zu 20 μg/kg/min als kontinuierliche Infusion gegeben werden.

Kinder. Im Kindes- und Neugeborenenalter sollte eine Sättigungsdosis von 3–4,5 mg/kg KG in verteilten Dosen langsam intravenös verabreicht werden, gefolgt von einer kontinuierlichen Infusion mit einer Infusionsrate von 10 μg/kg/min im Kindes- und 3–5 μg/kg/min im Neugeborenenalter. Die Plasmahalbwertszeit im Kindes- und Neugeborenenalter ist mit 7–22 h länger als beim Erwachsenen.

Unerwünschte Wirkungen. Amrinon kann insbesondere bei Therapiebeginn eine ausgeprägte Hypotonie bedingen. Dosisabhängig verursacht es häufig eine asymptomatische Thrombozytopenie, die in der Regel nach Absetzten des Pharmakons oder Dosisreduzierung reversibel ist. Gelegentliche Nebenwirkungen sind Fieber, Geschmacksstörungen, Exanthem, Anstieg der Transaminasen sowie ein renaler Diabetes insipidus. Des Weiteren können vorbestehende Arrhythmien verstärkt werden. Vorsicht ist mit der Anwendung bei hypertrophisch-obstruktiver Kardiomyopathie geboten.

Arzneimittelwechselwirkungen. Die gleichzeitige Gabe von Substanzen, die die Thrombozyteneigenschaften beeinflussen, muss unter Kontrolle klinischer Blutungszeichen erfolgen.

Pflegehinweise

Da Amrinon, insbesondere bei Therapiebeginn, zu ausgeprägten Hypotonien führen kann, sollte eine Überwachung des Blutdrucks erfolgen. Amrinon sollte nicht in Glukose gelöst werden, kann jedoch über glukosehaltige Infusionssysteme infundiert werden.

Atropin — Atropinum sulfuricum®, verschiedene weitere

Indikationen. Atropin hemmt kompetitiv die peripheren muskarinergen sowie die zentralen Effekte von Acetylcholin. Es bewirkt es einen Anstieg der Herzfrequenz, einen Abfall der Speicheldrüsensekretion, der gastrointestinalen Motilität und Schweißsekretion sowie eine Bronchodilatation. Anwendung in der Akut- und Intensivmedizin findet Atropin bei der Therapie der Sinusbradykardie, wenn außerdem eine Hypotonie bzw. gehäuft ventrikuläre Ersatzrhythmen vorliegen, und in der Therapie der Asystolie sowie einer atrioventrikulären Blockierung vom Typ IIa. Des Weiteren wird Atropin als Vagolytikum in der Anästhesie präoperativ eingesetzt, um vagale Reflexe zu hemmen und die Speichel- sowie Bronchialsekretion zu reduzieren. Es kann ebenfalls als Bronchodilatator oder Mydriatikum verwendet werden, ist hier jedoch durch neuere Wirksubstanzen weitestgehend ersetzt worden.

Pharmazeutische Zubereitung. Injektionslösungen zu 0,25 mg, 0,5 mg, 1 mg und 2 mg, Tabletten zu 0,5 mg.

Wirk- und Eliminationsverhalten. Die **Wirkung** von Atropin, das bei peroraler, intramuskulärer oder intratrachealer Applikation schnell und vollständig resorbiert wird, tritt nach 3–5 min ein, wobei sein maximaler Effekt nach etwa 1–2 h erreicht ist. Es wird zu 50% in der Leber verstoffwechselt. Der Rest wird unverändert renal ausgeschieden. Die **Eliminationshalbwertszeit** ($t_{1/2}$) von Atropin beim Erwachsenen beträgt 3–4 h; sie ist im Kindesalter und Senium erhöht.

DOSIERUNG

Erwachsene. Der Applikationsweg ist peroral, subkutan, intravenös oder intratracheal. Im Folgenden sind die für den Gebrauch in der Notfallmedizin relevanten Dosierungen der Therapie der Sinusbradykardie und der anästhesiologischen Prämedikation aufgeführt. Im Rahmen der kardiopulmonalen Reanimation werden 0,5 mg Atropin intravenös in 3- bis 5-minütigen Abständen bis zum Erreichen des erwünschten therapeutischen Effekts injiziert. Hierbei sollte eine Gesamtdosis von 0,04 mg/kg KG nicht überschritten werden. Die Gabe von 3 mg bewirkt eine vollständige Vagusblockade. Steht kein intravenöser Zugang zur Verfügung, so kann Atropin intratracheal appliziert werden. Hierbei ist die Dosis um das 2- bis 2,5fache zu steigern. Bei der Prämedikation werden 0,2 bis 1 mg Atropin 30–60 min vor Einleitung der Anästhesie intramuskulär oder subkutan injiziert.

Kinder. Im Rahmen der kardiopulmonalen Reanimation im Kindesalter werden 0,02 mg/kg als Bolus intravenös injiziert. Die Minimaldosis beträgt hierbei 0,1 mg. Die Dosisanpassung in der anästhesiologischen Anwendung zur Prämedikation erfolgt entsprechend dem Körpergewicht: Säuglinge bis zu 3 kg – 0,1 mg, bis zu 9 kg – 0,2 mg, Kinder bis zu 16 kg – 0,3 mg intramuskulär oder subkutan.

Unerwünschte Wirkungen. Das Auftreten toxischer Effekte ist dosisabhängig. In Dosen von 1–2 mg treten zunehmend trockene Schleimhäute, Durst und verminderte Schweißproduktion auf. Ab 2 mg kommt es zu Tachykardien, Herzrhythmusstörungen und Sehstörungen. Ab 5 mg ist zusätzlich mit Schluckstörungen, Kopfschmerzen und Unruhe zu rechnen. Zentralnervöse Nebenwirkungen wie Erregungszustände, Desorientiertheit, Ataxie, Delirium bis hin zum Koma treten bei Dosierungen von 10 mg und mehr auf. Kontraindiziert ist Atropin bei vorbestehendem Glaukom, obstruktiven Erkrankungen im Bereich des Magen-Darm-Traktes, obstruktiver Uropathie, Asthma bronchiale, Myasthenia gravis oder vorbestehender Tachykardie. Diese Kontraindikationen sind jedoch im Rahmen der kardiopulmonalen Reanimation zu vernachlässigen. Vorsicht ist bei bradykarden Rhythmusstörungen im Rahmen des akuten Myokardinfarkts geboten, da die Atropin-induzierte Tachykardie eine myokardiale Ischämie bedingen kann.

Arzneimittelwechselwirkungen. Die gemeinsame Anwendung von Sympathomimetika und Atropin im Rahmen der kardiopulmonalen Reanimation muss aufgrund synergistischer Effekte mit der Gefahr von Tachyarrhythmien und einer myokardialen Ischämie vorsichtig erfolgen.

Pflegehinweise

Patienten sind über die möglichen Nebenwirkungen dahingehend aufzuklären, dass Tätigkeiten zu vermeiden sind, die Konzentrationsfähigkeit erfordern und mit Unfallgefahr verbunden sind, wie beispielsweise das Führen eines Kraftfahrzeugs im Straßenverkehr oder das Bedienen von Maschinen. Gleichzeitiger Genuss von Alkohol oder die Einnahme von Sedativa sollte unterbleiben.

Natriumhydrogenkarbonat Natriumhydrogenkarbonat Fresenius®

Im kardialen Arrest kann sich innerhalb weniger Minuten eine schwere Azidose entwickeln. In der Regel handelt es sich primär um eine respiratorische Azidose (Hypoventilation) und sekundär – in geringerem Maße – um eine metabolische Azidose (Gewebshypoxie mit Laktatazidose). Daher ist im Schock der wichtigste Schritt in der Therapie der azidotischen Stoffwechsellage die **adäquate Ventilation** des Patienten. Natriumhydrogenkarbonat sollte im kardialen Arrest erst nach Einleitung spezifischer therapeutischer Maßnahmen (Intubation, Ventilation, Defibrillation, antiarrhythmische Therapie) eingesetzt werden und ist lediglich bei vorbestehender Azidose, Hyperkaliämie, Intoxikation mit trizyklischen Antidepressiva oder Phenobarbital indiziert. Ein positiver Effekt von Natriumhydrogenkarbonat auf die „Defibrillierbarkeit", „Reanimierbarkeit" und Mortalität außerhalb dieser Indikationen konnte nicht nachgewiesen werden. Wird Natriumhydrogenkarbonat eingesetzt und liegt keine Blutgasanalyse vor, so werden initial 1 mg/kg KG langsam injiziert. Danach sollten nicht mehr als 0,5 mEq/kg KG in 10 min appliziert werden. Bei Vorliegen einer Blutgasanalyse kann die Natriumhydrogenkarbonatdosis anhand des Basendefizits errechnet werden.

$$NaHCO_3\ (mEq) = Basendefizit\ (mEq/l) \times KG\ kg \times F$$

F =

- 0,2 bei Erwachsenen und Schulkindern
- 0,25 bei Kleinkindern
- 0,3 bei Säuglingen
- 0,5 bei Neugeborenen

Von der errechneten Menge wird in der Regel zunächst nur ein Drittel bis die Hälfte infundiert, um Überkorrekturen zu vermeiden.

Bei normaler Ventilation und Perfusion kann CO_2 abgeatmet werden; unter Reanimationsbedingungen kann es dagegen aufgrund der freien Diffundierbarkeit des CO_2 zu einer paradoxen intrazellulären Azidose kommen, wodurch die myokardiale Kontraktilität und die „Reanimierbar-keit" herabgesetzt werden. Alkalose, erhöhte Plasmaosmolarität und Hypernatriämie sind weitere mögliche unerwünschte Wirkungen. Natriumhydrogenkarbonat bewirkt eine Linksverschiebung der Sauerstoffdissoziationskurve mit resultierender reduzierter Sauerstoffgabe im Gewebe.

Pflegehinweise

Natriumhydrogenkarbonatlösungen sollten nicht gemeinsam mit Katecholaminen infundiert werden, da deren Autooxidation pH-abhängig ist.

Magnesiumsulfat

Cormagnesin®, verschiedene weitere

Magnesium ist ein wesentlicher Kofaktor in einer Vielzahl enzymatischer Reaktionen. Es ist essentiell für die Funktion der Na-K-ATPase und agiert als physiologischer Kalziumkanalblocker. Magnesiummangel kann mit der Entwicklung von kardialen Arrhythmien, einer Herzinsuffizienz und einem akuten Herzversagen verbunden sein. Magnesiumsupplementierung im Rahmen des akuten Myokardinfarktes reduziert daher die Inzidenz von Begleitarrhythmien. Des Weiteren findet Magnesiumsulfat Einsatz in der Therapie von „Torsades-des-pointes-Arrhythmien". Bei der Akuttherapie ventrikulärer Tachykardien werden 1–2 g Magnesiumsulfat in 10 ml 5%iger Dextroselösung über 1–2 min injiziert. Dieselbe Dosis ist beim Kammerflimmern als intravenöser Bolus zu applizieren. Als Dauerinfusion beim akuten Herzinfarkt werden 0,5–1 g pro Stunde gegeben. In der Therapie der „Torsades des pointes" kann diese Dosis bis zu 5–10 g gesteigert werden. Bei der Anwendung hoher Dosen sollten Magnesiumserumspiegel gemessen werden. Magnesium wird fast ausschließlich renal eliminiert. Die Dosis ist bei Niereninsuffizienz zu reduzieren. Bei zu schneller Injektion können vermehrtes Schwitzen, milde Hypotonie und Bradykardien auftreten. Toxische Effekte wie Hyporeflexie, Paralysen, Kollaps und Durchfälle wurden beobachtet und können mit Kalziumglukonat-Gabe behandelt werden.

3 Therapie bronchopulmonaler Erkrankungen

Therapie des Asthma bronchiale und der chronisch-obstruktiven Atemwegserkrankungen

Generelle Empfehlungen. Unter dem Begriff chronisch-obstruktive Atemwegserkrankung („chronic obstructive pulmonary disease", daher die gebräuchliche Abkürzung COPD) werden die chronisch-obstruktive Bronchitis, das obstruktive Lungenemphysem und die periphere Atemwegserkrankung zusammengefasst. Den Krankheitsbildern liegt eine dauerhafte Verengung (chronische Obstruktion) der Atemwege vor. Die Diagnose **chronische Bronchitis** wird gestellt, wenn ein Patient an den meisten Tagen der Woche mehr als drei Monaten lang in zwei aufeinanderfolgenden Jahren an Husten mit Auswurf leidet. Beim **Asthma bronchiale** hingegen kommt es zu Atemnotanfällen, denen eine rückbildbare (reversible) Atemwegsverengung zugrunde liegt. Auf längere Sicht kann sich als Komplikation daraus ein **obstruktives Lungenemphysem** entwickeln. Bei diesem Krankheitsbild hat die vorausgegangene Verengung der Atemwege zu einer Überblähung und Zerstörung von Lungenbläschen (Alveolen) geführt.

Die lang andauernde Entzündung ist wesentlicher Faktor für die Entwicklung und das Fortbestehen der Erkrankungen. Deshalb werden einzuatmende (inhalative) Kortikosteroide bereits beim leichtgradig ausgeprägten **Asthma bronchiale** empfohlen (Tabelle 3.1).

Zur Behandlungsplanung ist eine Einteilung der Erkrankung in Schweregrade hilfreich. Eine vernünftige Stufentherapie wird so ermöglicht. Die Einschätzung der Krankheit durch Arzt und Patient wird durch ein vom Patienten geführtes Peak-flow-Protokoll wesentlich erleichtert. Mit einem einfachen Gerät, dem Peak-flow-Meter, misst der Patient beispielsweise 2-mal täglich den höchsten Wert des Ausatmungsstromes bei größtmöglicher Ausatmung. Angestrebt werden normale Peak-flow-Werte bzw. Werte, die im Tagesverlauf möglichst dicht um einen Mittelwert liegen (tägliche Varianz <20%). Bei der Behandlung werden Substanzen der Dauertherapie, so genannte „Controller", von Substanzen der Bedarfsmedikation, so genannte „Reliefer", unterschieden. „Controller" werden ständig eingenommen und nur bei einer beständigen Änderung des Schweregrades der Erkrankung verändert. „Reliefer" werden dagegen bei Bedarf zusätzlich zur Basismedikation eingesetzt.

Die chronisch-obstruktiven Atemwegserkrankungen haben eine besondere sozialmedizinische Bedeutung. Grundlage der Therapie muss der Verzicht auf Nikotin, auf das Zigarettenrauchen sein. Die Einleitung einer antibiotischen Behandlung oder einer Sauerstofftherapie, einer chirurgi-

Tabelle 3.1. Empfehlungen der Deutschen Atemwegsliga in der Deutschen Gesellschaft für Pneumologie zur Therapie des Asthma bronchiale bei Erwachsenen.

Stufe 1: intermittierend, leichtgradig	Stufe 2: leichtgradig	Stufe 3: mittelgradig	Stufe 4: schwergradig
Dauertherapie			
Keine	Inhalatives Kortikosteroid, niedrige Dosis **oder** DNCG **oder** Nedocromil	Inhalatives Kortikosteroid, mittlere Dosis, **und** lang wirksames Beta$_2$-Sympathomimetikum ggf. Theophyllin	Inhalatives Kortikosteroid hohe Dosis **und** lang wirksames Beta$_2$-Sympathomimetikum **und** Theophyllin **und** orale Kortikosteroide
Bedarfsmedikation			
Kurz wirksames inhalatives Beta$_2$-Sympathomimetikum bei Bedarf (bis ca. 3-mal pro Woche) bzw. vor körperlicher Belastung oder Allergenexposition (Anticholinergikum)	Kurz wirksames inhalatives Beta$_2$-Sympathomimetikum (Anticholinergikum)	Kurz wirksames inhalatives Beta$_2$-Sympathomimetikum (Anticholinergikum)	Kurz wirksames inhalatives Beta$_2$-Sympathomimetikum (Anticholinergikum)

Die Empfehlungen zur Asthmatherapie bei Kindern entnehmen Sie bitte der Originalliteratur, z. B. können Antileukotriene nach o. g. Empfehlungen in den Stufen 2 und 3 eingesetzt werden. Ihr Stellenwert in der Differentialtherapie des Asthma bronchiale ist aber noch in der Diskussion.

schen Einschränkung des Lungenvolumens oder einer Schutzimpfung muss jeweils genau bedacht werden. Die Bedeutung der Inhalationsbehandlung mit Kortikosteroiden bei den chronisch-obstruktiven Atemwegserkrankungen wird immer noch intensiv diskutiert. Bevor Glukokortikosteroide längerfristig inhalativ oder peroral angewendet werden, sollte immer ein „Kortisontest" durchgeführt werden. Hierbei nimmt der Patient beispielsweise 50 mg Prednisolonäquivalent über 5 Tage ein. Dabei werden die Lungenfunktionsparameter engmaschig kontrolliert. Durch Lungenfunktionsmessungen vorher und im Anschluss an die Medikation wird deren Wirksamkeit überprüft. Bei den so genannten „Nonrespondern", d.h. bei Patienten, die auf eine Behandlung mit Kortikosteroiden nicht ansprechen, führt die Gabe dieser Medikamente nur zu unerwünschten Wirkungen. Auch der Stellenwert langwirksamer $Beta_2$-Sympathomimetika (Substanzen, die die $Beta_2$-Rezeptoren des sympathischen Nervensystems erregen) in der Therapie ist zurzeit nicht eindeutig geklärt. Wissenschaftliche Studien hierzu sind noch nicht abgeschlossen. Nach klinischer Einschätzung stellen sie aber, insbesondere bei spätnächtlicher Atemnot, eine wesentliche Bereicherung der therapeutischen Möglichkeiten dar.

In Tabelle 3.2 wird eine Stufentherapie der chronisch-obstruktiven Atemwegserkrankungen vorgestellt, die den Schweregrad der Erkrankungen berücksichtigt. Sie wurde auf der Grundlage verschiedener Expertenempfehlungen entwickelt. In der Lungenheilkunde bietet es sich an, Medikamente nicht oral, intravenös oder subkutan zuzuführen, sondern zu inhalieren. Die Aufnahme der Substanzen kann mit Hilfe von Dosieraerosolen, Trockenpulverinhalationssystemen oder Inhalatoren erfolgen. Damit die Medikamente aber auch verlässlich in ausreichender Menge in die Bronchien gelangen, ist unter Umständen eine gewissenhafte Schulung des Patienten nötig. Mit den modernen Pulverinhalationssystemen (z. B. Turbohaler®, Diskhaler®) kann erreicht werden, dass maximal 30% der zugeführten Substanzmenge in die Bronchien, den Wirkungsort gelangen. Pulverinhalationssysteme sind deshalb die zeitgemäße, bestmögliche Anwendungsform. Da sie auf Treibgas verzichten, gelten sie auch als besonders umweltverträglich. Mit Lungenfunktionstests kann ermittelt werden, ob ein Patient überhaupt über genügend Atemvolumen beim Einatmen (inspiratorische Kapazität) verfügt, um ein Medikament mit einem Pulverinhalationssystem in ausreichender Menge in die Bronchien aufzunehmen. Die meisten Patienten erbringen den angestrebten PIF („peak inspiratory flow") von etwa 60 l. Aber auch ein PIF von nur 30 l genügt in der Regel für eine ausreichende Arzneimittelkonzentration in den Bronchien. Nur 10–15% eines Medikamentes gelangen bei bestmöglicher Anwendung eines Treibgasdosieraerosols in den Bronchialbaum. Deshalb ist grundsätzlich die Verwendung von Inhalationshilfen, so genannten „Spacern" zu empfehlen. Die Medikamentenmenge in Luftröhre und Bronchien kann hierdurch auf etwa 20% gesteigert werden. Daneben können unerwünschte Nebenwirkungen wie Hustenreiz oder der Befall

Tabelle 3.2. Empfehlungen zur Therapie der chronisch-obstruktiven Atemwegserkrankungen.

Stufe 1: leichtgradig	Stufe 2: leicht bis mittelgradig	Stufe 3: mittelgradig	Stufe 4: schwergradig
Kurzwirksames $Beta_2$-Sympathomimetikum bei Bedarf	Kurzwirksames $Beta_2$-Sympathomimetikum	Kurzwirksames $Beta_2$-Sympathomimetikum	Kurzwirksames $Beta_2$-Sympathomimetikum hohe Dosis
	und Parasympatholytikum	**und** Parasympatholytikum	**und** Parasympatholytikum, hohe Dosis
		und Theophyllin p.o. ggf. inhalatives Kortikosteroid (nach p.o. „Kortisontest")	**und** Theophyllin p.o./i.v. **und** Glukokortikoide p.o./i.v.
		ggf. langwirksames inhalatives $Beta_2$-Sympathomimetikum	ggf. inhalatives Kortikosteroid
			ggf. langwirksames inhalatives $Beta_2$-Sympathomimetikum

der Mundhöhle mit Candida albicans bei Anwendung von Kortikoidsprays vermindert werden. Kompressorinhalatoren eignen sich besonders für die Anwendung bei Kindern und älteren Patienten.

$Beta_2$-Sympathomimetika

Generelle Empfehlungen. $Beta_2$-Sympathomimetika sind pharmakologische Substanzen, die die $Beta_2$-Rezeptoren des Sympathikus erregen. Sie sind die stärksten die Bronchien erweiternden (bronchodilatatorischen) Medikamente, die derzeit zur Verfügung stehen. Sie bewirken in den Atemwegen eine Erschlaffung (Relaxation) der glatten Muskulatur, erhöhen die Wasser- und Schleimsekretion, verbessern die Tätigkeit der Flimmerhaare, vermindern die Freisetzung von Überträgerstoffen (Mediatorfreisetzung) und senken den Druck in den Pulmonalarterien (pulmonalarteriellen Druck). Bei langwirksamen $Beta_2$-Sympathomimetika hält die Wirkung nach Inhalation etwa 12 h an. Die Behandlung obstruktiver Atemwegserkrankungen ist durch sie wesentlich bereichert worden. Anwendungsgebiete dieser Präparate sind beispielsweise stabile Zustände des Asthma bronchiale und nächtliche Luftnotzustände. Ein kurz-wirksames Beta$_2$-Sympathomimetikum sollte eingesetzt werden, wenn unter der Behandlung Atemnotzustände zunehmen, es zu einer plötzlichen Verschlimmerung eines Asthma bronchiale kommt, bronchiale Verengungen (Bronchokonstriktionen) oder ein Anstrengungsasthma auftreten. Die Wirkung solcher Substanzen hält etwa 4–6 h an. Ob ein Dosieraerosol oder ein Pulverinhalationssystem gewählt wird, bleibt der Verordnungsgewohnheit des Arztes bzw. der Vorliebe des Patienten überlassen. Die „modernen" Pulverinhalationssysteme sind dabei die wirksamere, umweltverträglicher Anwendungsform (s. oben).

Auch zur peroralen Anwendung stehen Präparate zur Verfügung, z. B. Clenbuterol, Salbutamol. Diese sind zwar so wirkungsvoll wie die Dosieraerosole, bieten aber ungünstigere Nebenwirkungen. Sie sollten deshalb vor allem bei Patienten eingesetzt werden, die mit zu inhalierenden Medikamenten nicht wirkungsvoll behandelt werden können. Weiterhin gibt es intravenös und subkutan anzuwendende Medikamente, die überwiegend für die Notfallbehandlung vorzusehen sind.

Auch allgemein wirksame Sympathomimetika, die nicht ausschließlich die Beta2-Rezeptoren erregen, wie z. B. Adrenalin, wirken bronchienerweiternd. Sie werden in der Notfalltherapie, etwa beim anaphylaktischen Schock, eingesetzt.

Formoterol (Fumaratdihydrat) — Oxis® Turbohaler®, Foradil®P

Indikationen. Formoterol ist ein inhalatives selektives Beta$_2$-Sympathomimetikum mit langer Wirksamkeit (Wirkdauer ca. 12 h), das nur 2-mal am Tag angewendet wird und einen dosisabhängigen relaxierenden Effekt auf die glatte Bronchialmuskulatur hat. Der Einsatz erfolgt in der Therapie obstruktiver Atemwegserkrankungen, bei stabilen Zuständen des Asthma bronchiale und nächtlichen Luftnotzuständen.

Pharmazeutische Zubereitung. Formoterol steht als Pulverformulierung zur treibgasfreien Inhalation zur Verfügung. Mit dem Inhalationssystem Turbohaler® werden pro Zug 6 bzw. 12 µg Formoterol freigesetzt. Um die Wirkstoffmengen von 6 bzw. 12 µg exakt dosieren zu können, wurde eine kleine Menge Laktosepulver (594 bzw. 588 µg) beigemischt. Der Wirkstoff zerfällt im Inhalationssystem in Einzelpartikel, sodass eine hinreichend geringe Teilchengröße für eine effektive Medikamentendeposition gewährleistet ist. Mit dem Kapselinhalationssystem Foradil®P werden je Inhalation 12 µg Formoterolfumarat freigesetzt; weiterer Bestandteil ist ebenfalls Laktosepulver.

Wirk- und Eliminationsverhalten. Der **Wirkeintritt** ist ca. 1–3 min nach Inhalation zu beobachten. Inhaliertes Formoterol wird schnell resorbiert. Maximale **Plasmaspiegel** werden ca. 15–30 min nach Inhalation erreicht.

Stoffwechsel/Ausscheidung: ca. 30% der abgegebenen Dosis beim Turbohaler-Inhalationssystem werden endobronchial deponiert, etwa 50% geschluckt und aus dem Magen-Darm-Trakt resorbiert. Etwa 10% der abgegebenen Dosis nach Inhalation werden unverändert renal ausgeschieden. Die **Eliminationshalbwertszeit** ($t_{1/2}$) beträgt etwa 8 h.

DOSIERUNG

Erwachsene. In der Regel werden 2-mal täglich 1 Inhalation à 12 µg angewendet. Die Maximaldosis beträgt 8 Inhalationen à 6 µg bzw. 4 Inhalationen à 12 µg. Bei Verwendung des Kapselinhalationssystems werden 2-mal tgl. 1 Kapsel bis maximal 2-mal 2 = 4 Inhalationskapseln = 48 µg Formoterolfumarat inhaliert.

Kinder. Zur Anwendung bei Kleinkindern liegen noch keine ausreichenden Erfahrungen vor, sodass Empfehlungen nicht gegeben werden können. Für Kinder ab 6 Jahre wird 2-mal tgl. 1 Inhalationskapsel empfohlen.

Sonderfälle. Bei **Leber- oder Niereninsuffizienz** sind erhöhte Serum- und Gewebekonzentrationen zu erwarten; eine Dosisanpassung ist nach generellen Überlegungen aber wahrscheinlich nicht erforderlich.

Unerwünschte Wirkungen. Kopfschmerzen, Palpitationen, Tremor, Agitiertheit, Schlafstörungen, Muskelkrämpfe, Tachykardien treten auf und zeigen das typische medikamentengruppenspezifische Nebenwirkungsprofil. Zum Teil sind diese dosisabhängig. Wenngleich unwahrscheinlich, könnten bei Patienten mit Laktoseunverträglichkeit durch die sehr kleine Beimischung von Laktose zum freigesetzten Formoterol Unverträglichkeitsreaktionen ausgelöst werden.

Arzneimittelwechselwirkungen. Betablocker und $Beta_2$-Sympathomimetika verringern sich gegenseitig in ihrer Wirkung. Chinidin, Disopyramid, Procainamid, Phenothiazine, Antihistaminika und trizyklische Antidepressiva können zu einer QT-Zeit-Verlängerung führen und das arrhythmogene Potential von Formoterol erhöhen. Substanzen, die sympathomimetische Effekte verstärken, wie z. B. L-Dopa, L-Thyroxin, Oxytocin und Alkohol, können die kardiale Toleranz gegenüber Betasympathomimetika erniedrigen. Diuretika verstärken den hypokaliämischen Effekt der Betasympathomimetika, Digitalis das arrhythmogene Potential.

Schwangerschaft und Laktation. Nach generellen Überlegungen ist nicht zu erwarten, dass Formoterol über die substanzgruppenspezifischen Einschränkungen hinaus unerwünschte Wirkungen in der Schwangerschaft hervorrufen könnte. Entsprechende Erfahrungen liegen aber noch nicht vor, sodass die Indikation – insbesondere im 1. Trimenon – z.Z. noch sehr restriktiv gestellt werden sollte. Bei Anwendung von Betasympathomimetika sollte vorsichtshalber nicht gestillt werden.

Pflegehinweise

Besondere Überwachung ist bei Patienten mit frischem Myokardinfarkt, bei arterieller Hypertonie, Hyperthyreose oder schweren kardiovaskulären Erkrankungen (z. B. koronare Herzkrankheit [Angina pectoris], Tachyarrhythmie, schwere Herzinsuffizienz, AV-Blockierung) erforderlich. Diese Erkrankungen stellen teilweise Kontraindikationen zur Verordnung von Formoterol dar. Die Behandlung mit $Beta_2$-Sympathomimetika kann generell zu Hypokaliämien und zu Hyperglykämien führen. Nicht indiziert sind langwirksame $Beta_2$-Sympathomimetika bei akuten Luftnotzuständen – etwa bei akuten Asthmaanfällen –; in diesen Situationen müssen kurzwirksame $Beta_2$-Sympathomimetika zum Einsatz kommen. Langwirksame $Beta_2$-Sympathomimetika werden vielmehr zur Basistherapie reversibler obstruktiver Atemwegserkrankungen eingesetzt. Es ist zu bedenken, dass sie kein Ersatz für antiinflammatorische Substanzen – in aller Regel inhalative Kortikosteroide – sind, sondern meist eine sinnvolle Ergänzung der Medikation darstellen.

Salmeterol (Xinafoat) aeromax®, Serevent® Diskus

Indikationen. Salmeterol ist ein langwirksamer (Wirkdauer ca. 12 h) inhalativer selektiver $Beta_2$-Rezeptoragonist, der relaxierend auf die glatte Bronchialmuskulatur wirkt. Therapeutisch wird dies beim Asthma bronchiale genutzt. Die wichtigste Indikation stellt die Basistherapie der reversiblen obstruktiven Atemwegserkrankungen dar. Salmeterol ist kein Ersatz für entzündungshemmende Substanzen (in der Regel inhalative Kortikosteroide); vielmehr wird es im Allgemeinen zusätzlich zu diesen eingesetzt. Ob auch die obstruktive Bronchitis eine Indikation für ein langwirksames $Beta_2$-Sympathomimetikum darstellt, ist zwar nach klinischen Erwägungen wahrscheinlich, aber durch Therapiestudien bisher nicht hinreichend belegt.

Pharmazeutische Zubereitung. Salmeterol steht als Trockenpulverinhalat mit 0,05 mg Wirkstoff in 12,5 mg Pulver/Inhalation (Beimischung: Laktosepulver) und als Treibgasdosieraerosol mit 0,025 mg/Sprühstoß zur Verfügung.

Wirk- und Eliminationsverhalten. Der **Wirkeintritt** ist 10–20 min nach Inhalation zu beobachten. Die maximale Wirkung wird nach ca. 2 h erreicht. Die Serumkonzentrationen nach Inhalation sind ausgesprochen niedrig; eine Akkumulation bei wiederholter ordnungsgemäßer Anwendung tritt nicht ein. **Stoffwechsel/Ausscheidung:** Nach Abbau in der Leber erfolgt die Ausscheidung zum kleineren Teil über die Nieren und zum überwiegenden Teil über den Stuhl. Die **Eliminationshalbwertszeit** ($t_{1/2}$) beträgt ca. 5,5 h.

DOSIERUNG

Erwachsene. Die übliche Erwachsenendosis beträgt 2-mal tgl. 1 Inhalation à 0,05 mg bis maximal 2-mal tgl. 2 Inhalationen. Vom Dosieraerosol werden 2-mal tgl. 2 Sprühstöße à 0,025 mg bis maximal 2-mal tgl. 4 Sprühstöße appliziert.

Kinder. Kindern kann Salmeterol ab ca. 4 Jahren verordnet werden. Die Dosis wird mit 2-mal tgl. 1 Inhalation des Pulverinhalats entsprechend 2-mal tgl. 0,05 mg bzw. bis zu 2-mal tgl. 2 Inhalationen des Dosieraerosols angegeben.

Sonderfälle. Bei **Leber- oder Niereninsuffizienz** sind höhere Plasma- und Gewebekonzentrationen zu erwarten; über erforderliche Dosisanpassungen liegen noch keine detaillierten Angaben vor. Jedoch sollten insbesondere Patienten mit Lebererkrankungen unter Salmeterol engmaschig überwacht werden.

Unerwünschte Wirkungen. Das Profil unerwünschter Wirkungen entspricht dem allgemeinen Profil der $Beta_2$-Sympathomimetika und umfasst Kopfschmerzen, Palpitationen, Tremor, Agitiertheit, Schlafstörungen, Muskelkrämpfe, Tachykardien.

Arzneimittelwechselwirkungen. Die Interaktionen sind vergleichbar mit anderen Vertretern der Medikamentengruppe: Betablocker vermindern die Wirksamkeit von $Beta_2$-Sympathomimetika, wie umgekehrt auch $Beta_2$-Sympathomimetika die Wirkung von Betablockern inhibieren. Chinidin, Disopyramid, Procainamid, Phenothiazine, Antihistaminika und trizyklische Antidepressiva können zu einer QT-Zeit-Verlängerung führen und das arrhythmogene Potential von Salmeterol erhöhen. Substanzen, die sympathomimetische Effekte verstärken, wie z. B. L-Dopa, L-Thyroxin, Oxytocin und Alkohol, können die kardiale Toleranz gegenüber Betasympathomimetika erniedrigen. Diuretika verstärken den hypokalämischen Effekt der Betasympathomimetika, Digitalis das arrhythmogene Potential.

Schwangerschaft und Laktation. Da Betasympathomimetika prinzipiell den Uterustonus reduzieren, ist die Verordnung in der Schwangerschaft besonders kritisch zu überprüfen. Tierexperimentell geht Salmeterol in die Muttermilch über; Daten aus der Humanmedizin liegen nicht vor.

Pflegehinweise

Besondere Überwachung ist bei Patienten mit frischem Myokardinfarkt, bei arterieller Hypertonie, Hyperthyreose oder schweren kardiovaskulären Erkrankungen (z. B. koronare Herzkrankheit [Angina pectoris], Tachyarrhythmie, schwere Herzinsuffizienz, AV-Blockierung) erforderlich. Diese Erkrankungen stellen teilweise Kontraindikationen zur Verordnung von Salmeterol dar. Die Behandlung mit $Beta_2$-Sympathomimetika kann generell zu Hypokaliämien und zu Hyperglykämien führen. Der Einsatz bei **akuten** Luftnotzuständen ist problematisch, da die Wirkung erst nach 10–20 min einsetzt; wiederholte Anwendungen wegen einer vermeintlichen Unwirksamkeit können eine Überdosierung zur Folge haben. Generell sollte bei akuter Atemnot ein kurzwirksames $Beta_2$-Sympathomimetikum zum Einsatz kommen.

Salbutamol (Sulfat) — Sultanol®, verschiedene andere

Indikationen. Salbutamol ist ein selektives $Beta_2$-Sympathomimetikum mit einer Wirkdauer von 4–6 h, das dosisabhängig relaxierend auf die glatte Bronchialmuskulatur wirkt. Neben dem bronchodilatatorischen Effekt verursacht Salbutamol einen klinisch relevanten wehenhemmenden Effekt.

Pharmazeutische Zubereitung. Salbutamol ist für die orale Darreichung (Tabletten zu 2 und 4 mg; Retardtabletten zu 4 und 8 mg), in Form von Suppositorien (1 und 2 mg), Injektionslösungen (Ampullen mit 1 ml zu 0,5 mg), Infusionskonzentraten (Ampullen mit 1 ml zu 5 mg), als Dosieraerosol (0,1 mg pro Sprühstoß), als Pulverinhalat (0,2 und 0,4 mg pro Einzeldosis), als Fertiginhalat (Ampullen mit 2,5 ml zu 1,25 und 2,5 mg) sowie als Inhalationslösung (1 ml enthalten 5 mg) verfügbar.

Wirk- und Eliminationsverhalten. Der **Wirkeintritt** nach Inhalation setzt mit ca. 5-minütiger Latenz ein, bei peroraler Einnahme nach ca. 30–60 min. Salbutamol wird nach Einnahme einer nichtretardierten Tablette zwar nahezu vollständig aus dem Magen-Darm-Trakt resorbiert; es findet aber bereits in der Darmmukosa ein ausgeprägter Abbau statt. **Stoffwechsel/Ausscheidung:** Etwa 80% der Substanz werden nach peroraler Einnahme innerhalb von 72 h im Urin ausgeschieden. Die **Eliminationshalbwertszeit** ($t_{1/2}$) beträgt ca. 4 h.

DOSIERUNG

Erwachsene. Peroral werden 2-mal tgl. 4–8 mg als Retardtabletten oder 3- bis 4-mal tgl. 2–4 mg als Tablette eingenommen. Zur Inhalation werden 3- bis 4-mal tgl. 1 Ampulle des Fertiginhalats zu 1,25–2,5 mg verwendet, 3- bis 4-mal tgl. 5–10 Tropfen der Inhalationslösung oder 2- bis 4-mal tgl. 1–2 Sprühstöße à 0,1 mg des Dosieraerosols.

Kinder. Kinder im Alter von 6–12 Jahren erhalten 3- bis 4-mal tgl. 2–4 mg als Retardtablette; Kinder von 3–6 Jahren 3- bis 4-mal tgl. 1 mg als Retardtablette. Säuglingen und Kleinkindern werden 2-mal tgl. 1 mg als Suppositorium verabreicht, Kindern von 2–12 Jahren 2- bis 4-mal 2 mg als Suppositorium. Zur Inhalation erhalten Kinder 2- bis 4-mal tgl. 1 Sprühstoß à 0,1 mg des Dosieraerosols.

Sonderfälle. Eine Dosisanpassung bei **Leber- oder Niereninsuffizienz** ist weder für die Inhalation via Dosieraerosol noch für die perorale Darreichung erforderlich.

Unerwünschte Wirkungen. Unruhe, Tremor, Muskelkrämpfe, Angina-pectoris-Symptomatik bis zur Entwicklung eines Myokardinfarkts, Herzrhythmusstörungen, Appetitlosigkeit und Hypokaliämien werden beobachtet und treten im Wesentlichen dosisabhängig auf. Bei hyperthyreoter Stoffwechsellage können die Symptome einer Schilddrüsenüberfunktion verstärkt werden.

Arzneimittelwechselwirkungen. Es resultiert eine Wirkungsabschwächung bei gleichzeitiger Gabe von Betablockern oder Sulfonylharnstoffderivaten. Eine Salbutamol-bedingte Hypokaliämie kann durch gleichzeitige Gabe eines Diuretikums verstärkt werden. Bei der Kombination von Salbutamol mit Theophyllin ist das Auftreten von Herzrhythmusstörungen möglich.

Schwangerschaft und Laktation. Generell werden nicht Beta-Mimetika, sondern die Theophylline als Mittel der 1. Wahl für Asthmatikerinnen in der Schwangerschaft angesehen. Im Tierversuch wurden nach hohen Dosen von Beta-Mimetika teratogene Effekte nachgewiesen. Beim Menschen ist bislang keine Fetotoxizität beschrieben worden, sodass bei strenger Indikationsstellung die Verordnung von Salbutamol möglich ist. Salbutamol passiert die Plazentaschranke. Beta-Mimetika gehen in die Muttermilch über, sodass Trinkstörungen, Tachykardien und Herzrhythmusstörungen beim Säugling möglich sind.

Pflegehinweise

Es sollen in der Regel nicht mehr als 12 Sprühstöße à 0,1 mg des Dosieraerosols pro Tag verabreicht werden. Insbesondere bei Kindern und älteren Menschen sollte man sich davon überzeugen, dass die Anwendung des Dosieraerosols beherrscht wird. Neben der richtigen Haltung des Aerosols (über Kopf) ist die Inhalationstechnik (Koordination von

Einatmung und Sprühen, fester Lippenschluss) zu überprüfen. Bei koronarer Herzkrankheit können Beta$_2$-Mimetika wie Salbutamol Angina-pectoris-Anfälle auslösen, weshalb die Patienten darauf hingewiesen bzw. entsprechend überwacht werden sollten.

Terbutalin — Bricanyl®, verschiedene andere

Indikationen. Terbutalin ist wie Salbutamol ein selektiver Beta$_2$-Rezeptoragonist und wirkt relaxierend auf die glatte Bronchialmuskulatur. Therapeutisch wird dies beim Asthma bronchiale und bei der obstruktiven Bronchitis genutzt.

Pharmazeutische Zubereitung. Zur Inhalation stehen Dosieraerosole zu 0,25 und 0,5 mg/Sprühstoß, Letzteres ohne Treibgas, und Lösungen mit 10 mg/ml zur Verfügung. Für die perorale Anwendung gibt es Tabletten zu 2,5 mg und Retardtabletten bzw. -kapseln zu 7,5 mg.

Wirk- und Eliminationsverhalten. Der **Wirkeintritt** bei Inhalation ist nach ca. 5 min zu beobachten, bei Einnahme nichtretardierter Tabletten nach 30–60 min; bei peroraler Einnahme findet eine deutliche Inaktivierung in der Darmwand und bei der ersten Leberpassage statt. **Stoffwechsel/Ausscheidung:** ca. 90% der Substanz werden renal eliminiert. Die terminale **Eliminationshalbwertszeit** ($t_{1/2}$) von Terbutalin beträgt 14–18 h, während die Plasmahalbwertszeit bei nur 2–5 h liegt.

DOSIERUNG

Erwachsene. Per os werden 2- bis 3-mal tgl. 2,5–5 mg als unretardierte Tablette oder 2-mal tgl. 7,5 mg als Retardtablette eingenommen; inhaliert werden 2- bis 3-mal tgl. 5–10 Tropfen (entsprechend 2,5–5 mg) mit dem Inhalator. Per Dosieraerosol werden 3-mal tgl. 1–2 Sprühstöße à 0,5 mg oder 3- bis 4-mal tgl. 1–2 Sprühstöße à 0,25 mg inhaliert. Die maximale Tagesdosis ist mit 12 Sprühstößen à 0,25 mg angegeben.

Kinder. Kinder von 3–6 Jahren nehmen tgl. 2-mal 1/2 Tabl. à 1,25 mg ein; Kinder von 7–14 Jahren 2-mal 2,5 mg; die Retardtabletten bzw. -kapseln zu 7,5 mg sind für Kinder nicht geeignet. Kinder von 5–12 Jahren inhalieren maximal 6 Sprühstöße des Dosieraerosols tgl. verteilt auf 3–4 Einzeldosen.

Sonderfälle. Bei **Niereninsuffizienz** brauchen die inhalativen und peroralen Dosen nicht angepasst zu werden. Parenterale Gaben sollen um 50% dosisreduziert werden, wenn die glomeruläre Filtrationsrate zwischen 10 und 50 ml/min beträgt; bei präurämischen Patienten ist Terbutalin in der intravenösen Darreichungsform nicht indiziert.

Unerwünschte Wirkungen. Unruhe, Tremor, Muskelkrämpfe, Herzrhythmusstörungen, Appetitlosigkeit und Hypokaliämien können auftreten. Sie sind meist dosisabhängig und seltener nach Inhalation als nach peroraler Applikation zu beobachten. Kardiale Arrhythmien und myokardiale Ischämien können insbesondere bei vorbestehender koronarer Herzkrankheit und Überdosierungen auftreten. Die Symptome einer Hyperthyreose können verstärkt werden.

Arzneimittelwechselwirkungen. Betablocker und Terbutalin hemmen sich gegenseitig. Nahrungsmittel vermindern die Bioverfügbarkeit von Terbutalin.

Schwangerschaft und Laktation. Betasympathomimetika sind nach Theophyllin Mittel der 2. Wahl zur Behandlung obstruktiver Atemwegserkrankungen in der Schwangerschaft und sollten nur bei strenger Indikationsstellung verordnet werden. Terbutalin hat wehenhemmende Wirkung. Es passiert die Plazenta und tritt in die Muttermilch über. Trinkstörungen, Tachykardien und Herzrhythmusstörungen können beim Säugling resultieren.

Pflegehinweise

Es sollen in der Regel nicht mehr als 12 Sprühstöße à 0,25 mg des Dosieraerosols pro Tag appliziert werden. Insbesondere bei Kindern und älteren Menschen sollte man sich davon überzeugen, dass die Anwendung des Dosieraerosols beherrscht wird. Neben der richtigen Haltung des Aerosols (über Kopf) ist die Inhalationstechnik (Koordination von Einatmung und Sprühen, fester Lippenschluss) zu überprüfen. Bei Patienten mit koronarer Herzkrankheit können Beta$_2$-Mimetika wie Terbutalin Angina-pectoris-Anfälle auslösen, weshalb eine entsprechende Aufklärung bzw. Überwachung erfolgen sollte.

Fenoterol (Hydrobromid) Berotec®

Indikationen. Fenoterol ist ebenfalls ein Betasympathomimetikum mit überwiegender Wirkung auf die Beta$_2$-Rezeptoren. Die Stimulation dieser Rezeptoren bewirkt eine Relaxation der glatten Bronchialmuskulatur. Dies wird therapeutisch zur Broncholyse bei obstruktiven Atemwegserkrankungen sowie zur Tokolyse (Präparat: Partusisten®) genutzt.

Pharmazeutische Zubereitung. Fenoterol steht als Saft, der 0,5 mg/ml enthält, als Tablette zu 2,5 mg, als Inhalationslösung (1 Hub fördert 0,1 ml mit 0,1 mg), als Dosieraerosol mit 0,1 mg und 0,2 mg/Sprühstoß und als Pulverinhalat à 0,2 mg zur Verfügung. Weiterhin gibt es ein Kombinationspräparat (Berodual®), das Fenoterol (0,05 mg/Sprühstoß) und Ipratropiumbromid (0,02 mg/Sprühstoß) enthält.

Wirk- und Eliminationsverhalten. Nach Inhalation von Fenoterol setzt die Bronchodilatation innerhalb von Minuten ein, bei peroraler Einnahme nach 30–60 min. Fenoterol wird rasch, aber unvollständig im Magen-Darm-Trakt resorbiert. **Stoffwechsel/Ausscheidung:** Es findet eine ausgeprägte Inaktivierung bei der ersten Leberpassage statt. Etwa 40% der oralen Dosis werden über den Stuhl ausgeschieden; 35% innerhalb von 24 h im Urin. Die **Eliminationshalbwertszeit** ($t_{1/2}$) für Fenoterol beträgt 6–7 h.

DOSIERUNG

Erwachsenendosis. Es werden für die perorale Anwendung 3-mal tgl. 2,5–5 mg als Tablette verordnet bzw. 3-mal tgl. 5–10 ml als Saft; per Dosieraerosol werden 3- bis 4-mal tgl. 1 Sprühstoß à 0,1 mg bis maximal ca. 12 Sprühstöße pro Tag inhaliert. Bei guter Verträglichkeit und höherem Bedarf kann die Dosis auf 3- bis 4-mal tgl. 1 Sprühstoß à 0,2 mg bis maximal ca. 12 Sprühstöße pro Tag gesteigert werden.

Kinder. Kinder ab 6 Jahre erhalten 3-mal tgl. 2,5 mg als Tablette, Kleinkinder 3-mal tgl. 1,25–2,5 mg. Als Saft werden Kindern 3-mal tgl. 5 ml, Kleinkindern 3-mal tgl. 2,5–5 ml und Säuglingen ab dem 4. Lebensmonat 2- bis 3-mal tgl. 2,5 ml verabreicht. Zur Inhalation erhalten Kinder ab 6 Jahre 4-mal tgl. 1–2 Sprühstöße zu 0,1 mg des Dosieraerosols; Kinder zwischen 4 und 6 Jahren 4-mal tgl. 1 Sprühstoß zu 0,1 mg.

Sonderfälle. Chronische Lebererkrankungen können die systemischen Effekte von Fenoterol verstärken.

Unerwünschte Wirkungen. Fenoterol hat die für Betasympathomimetika typischen unerwünschten Wirkungen wie Unruhe, Muskelkrämpfe, Angina-pectoris-Symptomatik bis zur Myokardischämie, Herzrhythmusstörungen und Appetitlosigkeit. Zusätzlich bzw. ausgeprägter treten Hypokaliämien, Tachykardien, Tremor, Hyperhidrosis sowie Wehenhemmung auf. Eine Hyperthyreosesymptomatik kann verstärkt werden. Es sind Herz-Kreislauf-Versagen bzw. Todesfälle nach Fenoterol beschrieben. Vermutet wird, dass Fenoterol weniger selektiv als Salbutamol oder Terbutalin an die $Beta_2$-Rezeptoren bindet. Da die Nebenwirkungen von Fenoterol mit der Gabe zu hoher Dosierungen zusammenhängen könnte, weren Einzeldosen des Dosieraerosols von 0,1 mg/Sprühstoß empfohlen.

Arzneimittelwechselwirkungen. Betablocker und Fenoterol hemmen sich gegenseitig in ihrer Wirkung. Weitere Interaktionen wie Formoterol.

Schwangerschaft und Laktation. Beta-Mimetika sind nach den Theophyllinen Mittel der 2. Wahl zur Bronchodilatation in der Schwangerschaft und sollten nur unter strenger Indikationsstellung verordnet werden. Fenoterol wirkt wehenhemmend. Im Tierexperiment passiert Fenoterol die Plazentaschranke und tritt auch in die Muttermilch über. Trinkstörungen, Tachykardien und Herzrhythmusstörungen können beim Säugling auftreten.

Pflegehinweise

Im Kombinationspräparat Berodual® ist das Fenoterol niedriger dosiert (0,05 mg/Sprühstoß) als in der Darreichungsform des Monopräparats (0,1 und 0,2 mg/Sprühstoß). Insbesondere bei Kindern und älteren Menschen sollte man sich davon überzeugen, dass die Anwendung des Dosieraerosols beherrscht wird. Neben der richtigen Haltung des Aerosols (über Kopf) ist die Inhalationstechnik (Koordination von Einatmung und Sprühen, fester Lippenschluss) zu überprüfen. Patienten mit kardialen Erkrankungen müssen Fenoterol unter besonders engmaschiger Überwachung erhalten. Wegen der möglichen Herz-Kreislauf-Depression sollten Herzfrequenz und Blutdruck kontrolliert werden und bei Auffälligkeiten ein Arzt benachrichtigt werden.

Theophyllin — Solosin®, verschiedene andere

Indikationen. Theophyllin ist bronchodilatatorisch schwächer wirksam als die Betasympathomimetika. Es hat vielfältige Effekte: Relaxation der Bronchialmuskulatur, Steigerung der mukoziliaren Clearance, Hemmung der Mediatorfreisetzung, Steigerung der Atemmuskelkontraktilität, Senkung des Pulmonalarteriendrucks u.a.m. Zudem ist eine antiinflammatorische Wirksamkeit wahrscheinlich. Theophyllin hat neben den inhalativen Kortikosteroiden und den Beta-Mimetika einen festen Platz in der Stufentherapie obstruktiver Atemwegserkrankungen (s. Tabelle 3.2). Insbesondere bei nächtlichen Atemnotanfällen sind retardierte Theophyllin-Formulierungen effektiv.

In der Pädiatrie wird Theophyllin wegen seiner Stimulation des Atemantriebs bei Frühgeborenen zur Behandlung inaktiver Apnoen eingesetzt. Des Weiteren hat es seinen Stellenwert in der Therapie der bronchopulmonalen Dysplasie.

Pharmazeutische Zubereitung. Tabletten, Kapseln, Retardkapseln, Tropfen, Brausetabletten und Suppositorien mit 100–375 mg Theophyllin und Ampullen für die parenterale Anwendung mit 100–500 mg sind handelsüblich verfügbar.

Wirk- und Eliminationsverhalten. Theophyllin wird nach peroraler Gabe aus dem Magen-Darm-Trakt fast vollständig resorbiert. Maximale Serumkonzentrationen sind 1–2 Stunden nach peroraler Einnahme eines nichtretardierten Präparates zu beobachten. Nahrung verzögert die Resorption. Die Bioverfügbarkeit ist hoch. **Stoffwechsel/Ausscheidung:** ca. 90% von Theophyllin werden in der Leber verstoffwechselt, etwa 10% unverändert im Urin ausgeschieden. Der Abbau wird durch Fluorchinolone und Verapamil verlangsamt, durch Tabakrauch und unter Omeprazol-Therapie beschleunigt. Die **Eliminationshalbwertszeit** ($t_{1/2}$) für Erwachsene beträgt 8,2 h (3,6–12,8). Die Clearance für Theophyllin unterliegt großen inter- und intraindividuellen Schwankungen.

DOSIERUNG

Erwachsene. Theophyllin wird hauptsächlich für die perorale Anwendung verordnet; Injektionen sollten zugunsten von (Kurzzeit-) Infusionen über mindestens 20 min vermieden werden. Intramuskuläre Injektionen sind sehr schmerzhaft und daher nicht zu empfehlen; sie bieten keinen Vorteil. Suppositorien werden langsam und unzuverlässig resorbiert. Zur intravenösen Dauerbehandlung werden z. B. als Initialdosis („loading dose") beim unvorbehandelten Erwachsenen 5–6 mg/kg KG appliziert, gefolgt von einer Erhaltungsdosis von 0,5 mg/kg KG/h. Spätestens 12 h nach Beginn der Infusion wird die Erhaltungsdosis nach der Serumkonzentration, deren therapeutischer Bereich zwischen 8–20 mg/l liegt, adaptiert. In der peroralen Applikationsform beträgt sie ca. 10 mg/kg KG/Tag bei einem nichtrauchenden, ansonsten gesunden Patienten, dessen Alter nicht >70 Jahre liegt. Sie wird in der retardierten Formulierung aufgeteilt in 2 Einzeldosen verabreicht (Tabelle 3.3).

Kinder. Kinder von 1–9 Jahren erhalten als Anfangsdosis 20 mg/kg KG/Tag; Kinder von 9–12 Jahren 16 mg/kg KG/Tag. Die weitere Dosierung wird nach der Serumkonzentration angepasst (s. Erwachsenendosis, therapeutischer Bereich).

Sonderfälle. Raucher haben eine gesteigerte Theophyllin-Clearance und benötigen entsprechend höhere Dosen (ca. 16 mg/KG/Tag) als Nichtraucher. In seltenen Ausnahmen wird Theophyllin derart schnell metabolisiert, dass die zweimalige Einnahme eines retardierten Präparats nicht zu ausreichenden Serumkonzentrationen führt und drei Einzeldosen erforderlich sind (sog. Schnellmetabolisierer). Umgekehrt verzögern akute **Virusinfekte**, insbesondere mit Influenzavirus B, sowie eine vorbestehende Herzinsuffizienz, ein Cor pulmonale oder eine Leberzirrhose den Theophyllin-Abbau erheblich. In diesen Situationen sollten engmaschig Kontrollen der Serumkonzentrationen durchgeführt werden, denn der tägliche Theophyllin-Bedarf kann auf ca. 5 mg/kg KG/Tag absinken. Eine **chronische Niereninsuffizienz** verzögert die Theophyllin-Elimination nicht erkennbar. Urämisch bedingte gastrointestinale Symptome können jedoch durch Theophyllin verstärkt werden.

Unerwünschte Wirkungen. Bei Theophyllin-Serumkonzentrationen über 20 mg/l sind gastrointestinale Störungen (Übelkeit, Erbrechen, Inappetenz) und Kopfschmerzen zu erwarten, ab 35 mg/l, teilweise aber schon bei erheblich niedrigeren Serumkonzentrationen, schwere Arrhythmien und epileptische Anfälle. Bei schneller intravenöser Injektion können Blutdruckabfall, Synkopen oder Asystolien auftreten. Deshalb ist die Gabe als Kurzinfusion vorzuziehen. Es liegen Theophyllin-Präparationen in Form von Salzen vor, z. B. Theophyllin-Ethylendiamin (Aminophyllin). Diese Trägerstoffe können ihrerseits Allergien und Bronchospasmen auslösen.

Arzneimittelwechselwirkungen. Die Theophyllin-Clearance ist wesentlich abhängig von der Aktivität von Cytochrom P450 1A1 und wird deswegen durch Rifampicin, Phenobarbital, Carbamazepin und Phenytoin erhöht (Dosissteigerung des Theophyllin-Präparates oft erforderlich, ggf. Serumkonzentrationsbestimmung!). Eine erniedrigte Clearance findet sich bei gleichzeitiger Einnahme von Cimetidin, Ranitidin, Propranolol, Erythromycin, Verapamil, Diltiazem und Gyrasehemmern, wie z. B. Ciprofloxacin (Dosisreduktion des Theophyllinpräparates oft erforderlich, ggf. Serumkonzentrationsbestimmung!). Tetrazykline erhöhen das Risiko gastrointestinaler Nebenwirkungen und steigern die Theophyllintoxizität. Die Wirkung von Diazepam, teils auch der Diazepam-Derivate, wird durch Theophyllin abgeschwächt.

Tabelle 3.3. Empfehlungen zur Theophyllin-Dosierung in Abhängigkeit von der Serumkonzentration des Medikaments. Theophyllin-Serumkonzentration[a]

Dosisempfehlung	Therapeutischer Bereich
8–20 mg/l	Dosis beibehalten; Serumkonzentrationen alle 6–12 Monate kontrollieren
20–25 mg/l	Tagesdosis um 10% reduzieren
25–30 mg/l	Nächste vorgesehene Einzeldosis auslassen und die Gesamtdosis um 25% reduzieren[b]
Über 30 mg/l	Die nachfolgenden 2 Einzeldosen auslassen und die Gesamtdosis um 50% reduzieren[b]
7,5–10 mg/l	Dosis um 25% erhöhen[b]
5–7,5 mg/l	Dosis um 25% erhöhen[b]

[a] Es sollte sichergestellt sein, dass in den 48 Stunden vor der Blutentnahme die Medikation richtig eingenommen und nicht geändert wurde. Die Serumkonzentrationen beziehen sich auf maximale Serumspiegel, d. h. 1–2 h nach Präparateinnahme in unretardierter und 4–6 h nach Einnahme in retardierter Form.

[b] Eine kurzfristige Kontrolle der Theophyllin-Serumkonzentration (z. B. nach 48–72 h) ist zu empfehlen.

Schwangerschaft und Laktation. Theophyllin gilt als das Mittel der Wahl zur Dauertherapie und zur Akutintervention in der Schwangerschaft. Eine strenge Indikationsstellung ist dennoch angezeigt, da in Tierversuchen nach hohen Dosen teratogene Effekte gesehen wurden. Beim Menschen wurde bisher keine Fetotoxizität nachgewiesen. In der Perinatalphase können beim Säugling u.a. Erbrechen, Trinkstörungen, Tachykardien bzw. Herzrhythmusstörungen und Hypoglykämien auftreten. Gleiches gilt für die Stillperiode, da die Substanz in die Muttermilch übertritt.

Pflegehinweise

Bei der Gabe von Theophyllin ist die orale Retardformulierung am verträglichsten. Insbesondere in der Kombination von Theophyllin mit Betasympathomimetika kann es zu unerwünschten Wirkungen kommen (Tachykardie, komplexe Herzrhythmusstörungen). Patienten sollten über mögliche Theophyllin-Nebenwirkungen aufgeklärt sein und diese ggf. dem Arzt unverzüglich berichten. Bei der Anwendung von Theophyllin-Tropfen bei Neugeborenen empfiehlt es sich, spezielle Verdünnungen herstellen zu lassen, um bei der sonst sehr geringen Tropfenzahl Überdosierungen zu vermeiden. Theophyllinsalze (z. B. Aminophyllin®) werden heute in der oralen Formulierung kaum noch eingesetzt.

Inhalative Glukokortikoide

Generelle Empfehlungen. Die Asthmamortalität sinkt parallel zur zunehmenden Häufigkeit der Verordnungen inhalativer Steroide. Ist eine dauerhafte Asthmatherapie erforderlich, muss nach heutigem Verständnis ein inhalatives Glukokortikoid verordnet werden. Dabei ist in den empfohlenen Dosierungen eine Suppression der Hypthalamus-Nebennierenrinden-Achse nicht zu erwarten, wohl aber ein Einfluss auf Plasmakortisolkonzentrationen und Kortisolausscheidung über den Urin.

Glukokortikoide haben bei lokaler Applikation im Bronchialbaum sowohl antiinflammatorische als auch immunsuppressive Wirkung. Sie hemmen die Proliferation, Differenzierung und Aktivierung von Entzündungszellen; sie vermindern die erhöhte mikrovaskuläre Permeabilität; sie hemmen die Schleimsekretion, die Freisetzung und Wirksamkeit von Mediatoren (antiödematöse Wirkung!) und setzen die bronchiale Hyperreagibilität herab.

Die zurzeit verfügbaren inhalativen Steroide unterscheiden sich in ihrer Wirksamkeit wenig, bei der Auswahl kann sich der Arzt deshalb von Kriterien wie Preis des Präparates und Qualität des Applikationssystems leiten lassen. Abhängig vom Applikationssystem kann der verschluckte Anteil der Substanz bis zu 90% betragen, wodurch je nach Ausmaß der

Verstoffwechselung des Präparates unterschiedlich ausgeprägte systemische Effekte auftreten können. Allen Substanzen ist gemeinsam, dass sie aus der Lunge in den Blutkreislauf aufgenommen werden und somit auch über diesen Weg systemische Effekte ausüben. Es gibt Hinweise darauf, dass systemische Wirkungen, wie z. B. Veränderungen der Hautdicke und der Kollagensynthese in Haut und Knochen oder die Begünstigung einer Kataraktentstehung, auftreten können. Bei Kindern wird u.U. eine Wachstumsverzögerung beobachtet.

Dennoch überwiegt der therapeutische Nutzen durch inhalative Kortikosteroide zumindest in der Indikation Asthma bronchiale eindeutig, sodass die Kenntnis systemischer unerwünschter Wirkungen zwar Anlass sein sollte, individuell auf die niedrigste erforderliche Dosis einzustellen, keinesfalls aber auf inhalative Steroide zu verzichten.

Budesonid Pulmicort®, Pulmicort®Turbohaler®, verschiedene andere

Indikationen. Budesonid ist ein Glukokortikoid, das mit hoher Affinität an den Glukokortikoidrezeptor bindet. Die Effekte werden überwiegend über lokale antiinflammatorische und immunsuppressive Wirkungen entfaltet. Der Einsatz erfolgt in der Therapie des Asthma bronchiale und der chronischen obstruktiven Bronchitis bzw. bei chronisch obstruktiven Ventilationsstörungen.

Pharmazeutische Zubereitung. Es stehen Dosieraerosole zu 0,05 und 0,2 mg/Sprühstoß zur Verfügung. Weiterhin gibt es ein Trockenpulverinhalationssystem (Turbohaler®) mit 0,2 und 0,4 mg/Inhalation sowie Budesonid als Suspension zur Inhalation mit 0,5 mg/2 ml und 1,0 mg/2 ml. Zudem gibt von Budesonid Darreichungsformen zur enteralen Applikation allerdings ausschließlich zur Anwendung bei entzündlichen Darmerkrankungen (z. B. Präparat Entocort® als Kapseln zu 3 mg).

Wirk- und Eliminationsverhalten. Nach Inhalation ist die maximale **Plasmakonzentration** innerhalb von 5–10 min erreicht. Dies spricht für eine rasche Resorption und eine nur geringe Umwandlung in der Lunge. **Stoffwechsel/Ausscheidung:** Die nach Verschlucken der Substanz systemisch resorbierten Wirkstoffanteile werden rasch in der Leber zu Metaboliten mit nur geringer Aktivität abgebaut und größtenteils renal ausgeschieden. Die **Eliminationshalbwertszeit** ($t_{1/2}$) beträgt ca. 2 h.

DOSIERUNG

Erwachsene. Der klinische Effekt ist dosisabhängig. Erwachsene und Jugendliche über 12 Jahre inhalieren in der Regel 2-mal tgl. 1–2 Sprühstöße. Bei nicht ausreichendem Therapieeffekt kann auf eine Dosis von 1,6 mg tgl. (entsprechend einer Tagesdosis von 8 bzw. 4 Sprühstößen/Inhalationen) gesteigert werden; eine lineare Dosis-Wirkungs-Beziehung im Bereich zwischen 0,4 und 1,6 mg applizierten Budesonids wurde nachgewiesen. Erwachsene und Jugendliche inhalieren tgl. 2-mal 2–4 mg = 0,5–1 mg; die Maximaldosis wird mit 4 mg Budesonid pro Tag angegeben.

Kinder. Kinder inhalieren 2-mal 1 Sprühstoß zu 0,2 mg pro Tag; dies kann auf maximal 0,8 mg pro Tag entsprechend 4 Sprühstößen/Inhalationen gesteigert werden. Säuglinge, Kleinkinder und Kinder bis 12 Jahre inhalieren Suspension mit 0,25–0,5 mg Budesonid 2-mal tgl.; die maximale Tagesdosis wird mit 2 mg angegeben.

Sonderfälle. Es ist denkbar, dass bei **gestörter Leberfunktion** Budesonid verzögert metabolisiert wird; dies wird aber z.Z. als klinisch nicht relevant erachtet, sodass Empfehlungen für eine Dosisanpassung nicht vorliegen.

Unerwünschte Wirkungen. Heiserkeit, oropharyngeale Kandidiasis sowie Husten beim Inhalieren sind die häufigsten Nebenwirkungen. Eine Suppression des Hypothalamus-Hypophysen-Nebennierenregelkreislaufs ist bei hohen Dosen zu erwarten. Als Schwellendosis hierfür wurden bisher 0,8 mg angegeben; dies wird aktuell aber erneut untersucht. Im Kindesalter ist – zumindest bei Behandlung mit Hochdosen – eine Retardierung des Längenwachstums möglich.

Arzneimittelwechselwirkungen. Studien über Interaktionen sind nicht bekannt. Die zeitgleiche Verordnung von Ketoconazol, einem potenten Inhibitor des Cytochrom P450 3A, kann evtl. zu erhöhten Budesonid-Konzentrationen führen; die klinische Signifikanz dieses Befundes ist nicht bekannt.

Schwangerschaft und Laktation. Hinreichende Daten über die Verträglichkeit von Budesonid in der Schwangerschaft liegen nicht vor. Auch sind keine Daten über einen möglichen Übergang in die Muttermilch verfügbar; dies ist aber wahrscheinlich.

Pflegehinweise

Das Auftreten einer oropharyngealen Kandidiasis kann durch optimale Inhalationstechnik drastisch gesenkt werden (Inhalation vor dem Essen mit Spacer, im Anschluss Mund ausspülen). Patienten sollten darüber informiert sein, dass inhalative Steroide zumindest beim Asthma bronchiale eine Dauertherapieform darstellen, die auch bei subjektiver Beschwerdearmut angewendet werden muss. Bei Behandlung von Patienten mit Tuberkulose oder anderen Infektionskrankheiten ist besondere Aufmerksamkeit geboten.

Fluticason (Propionat) Flutide®, Flutide®Rotadisk®, verschiedene andere

Indikationen. Fluticason ist ein synthetisches Glukokortikoid mit hochpotenter antiinflammatorischer Wirksamkeit, dessen Affinität zum Glukokortikoidrezeptor deutlich höher als die vergleichbarer inhalativer Glukokortikoide ist. Eine höhere Wirksamkeit des Präparats konnte in klinischen Studien bisher aber nicht eindeutig nachgewiesen werden. Der Einsatz erfolgt in der Therapie des Asthma bronchiale und der chronischen obstruktiven Bronchitis bzw. bei chronisch obstruktiven Ventilationsstörungen.

Pharmazeutische Zubereitung. Es stehen Dosieraerosole mit 0,025 mg, 0,05 mg, 0,1 mg, 0,125 mg und 0,25 mg Fluticason/Sprühstoß zur Verfügung, ferner Trockenpulver zur Inhalation 0,05 und 0,25 mg pro Inhalation. Zudem gibt es Fluticason-haltige Nasensuspensionen und Dermatologika.

Wirk- und Eliminationsverhalten. Nach einmaliger Inhalation ist eine therapeutische Wirkung z. B. beim Asthma bronchiale nicht zu erwarten. Der **Wirkeintritt** nach Inhalation kann zwar evtl. bereits nach 24 h verspürt werden; u.U. vergehen aber 1–2 Therapiewochen, bis der therapeutische Effekt erkennbar ist. Der systemische Effekt verschluckter Wirksubstanz ist sehr gering. **Stoffwechsel/Ausscheidung:** Die Elimination der Substanz erfolgt überwiegend hepatisch; weniger als 5% werden renal als Metabolite ausgeschieden. Die **Eliminationshalbwertszeit** ($t_{1/2}$) beträgt ca. 7,8 h.

DOSIERUNG

Erwachsene. Erwachsene inhalieren 2-mal tgl. 2–4 Sprühstöße à 0,25 mg bzw. 2-mal tgl. 1 Pulverinhalation.

Kinder. Kinder ab 6 Jahre inhalieren 2-mal tgl. 2 Sprühstöße à 0,025 mg. Die Dosis ist stets individuell so anzupassen, dass eine Kontrolle der Beschwerden erreicht wird. Hiernach ist die minimale Erhaltungsdosis zu ermitteln.

Sonderfälle. Bei **Leberinsuffizienz** muss die Funktion der Nebennierenrinde regelmäßig überprüft werden, da erhöhte Medikamentenspiegel mit der Konsequenz einer Suppression der endogenen Kortisolproduktion resultieren können.

Unerwünschte Wirkungen. Pharyngitis, Sinusitis, Dysphonie, Zephalgien und oropharyngeale Kandidiasis sind die häufigsten Nebenwirkungen. Auch Angioödeme und Bronchospasmen wurden selten beobachtet. Eine Beeinflussung des Hypothalamus-Hypophysen-Nebennierenregelkreislaufs ist bei hohen Dosen zu erwarten.

Arzneimittelwechselwirkungen. Bei zeitgleicher Gabe von Ketoconazol resultieren evtl. erhöhte Spiegel von Fluticason, da das für den Fluticason-Abbau benötigte Enzymsystem Cytochrom P450 3A inhibiert wird.

Schwangerschaft und Laktation. Gut kontrollierte Studien über die Sicherheit der Fluticason-Inhalation während der Schwangerschaft liegen nicht vor. Insofern ist die Indikationsstellung besonders streng zu handhaben. Auch sind Angaben über einen möglichen Übergang in die Muttermilch nicht verfügbar, dies ist aber wahrscheinlich.

Pflegehinweise

Das Auftreten einer oropharyngealen Kandidiasis kann durch optimale Inhalationstechnik drastisch gesenkt werden (Inhalation vor dem Essen mit Spacer, im Anschluss Mund ausspülen). Patienten sollten darüber informiert sein, dass inhalative Steroide zumindest bei Asthma bronchiale eine Dauertherapieform darstellen, die auch bei subjektiver Beschwerdearmut angewendet werden muss. Die Wirksamkeit der Medikation ist u.U. erst verzögert, d. h. nach 1–2 Wochen, spürbar.

Besondere Aufmerksamkeit ist bei der Überwachung von Patienten geboten, deren Therapie von einer systemischen (p.o./i.v.) Glukokortikoidtherapie auf eine inhalative umgestellt werden soll. Eine evtl. bestehende medikamenteninduzierte Nebennierenrindeninsuffizienz könnte klinisch manifest werden, da die inhalativen Steroide weniger systemische Wirkungen ausüben.

Beclometason (Dipropionat) — Sanasthmax®, verschiedene andere

Indikationen. Das inaktive Beclometasondipropionat (BDP) muss erst in das hochwirksame Beclometasonmonopropionat (BMP) umgewandelt werden. Dies erfolgt in der Lunge verzögert und nicht vollständig, sodass unverändertes, nichtwirksames BDP nach Inhalation vermehrt in den Systemkreislauf gelangt und dort zum wirksamen BMP umgewandelt wird. Hierin ist ein erhöhtes Risiko zu unerwünschten systemischen Effekten begründet. Die Indikation für Beclometason ist ebenfalls das Asthma bronchiale.

Pharmazeutische Zubereitung. Beclometason ist als Dosieraerosol zu 0,05 mg, 0,1 mg und 0,25 mg/Sprühstoß sowie treibgasfrei als Pulverinhalator in den gleichen Dosierungen sowie zusätzlich mit 0,2 mg/Inhalation erhältlich. Zudem gibt es Darreichungsformen für die Nasenheilkunde (Sprühflaschen, 0,05 mg Beclometason pro Sprühstoß).

Wirk- und Eliminationsverhalten. Die Resorption von Beclometason aus dem Magen-Darm-Trakt erfolgt langsam, es werden zudem große Teile bei der ersten Leberpassage eliminiert. **Wirkeintritt:** Nach Inhalation einer Einzeldosis ist kein Therapieeffekt erkennbar. Dieser stellt sich erst nach einigen Tagen ein, u.U. können bis zum Erreichen der maximalen Wirkung 1–3 Therapiemonate vergehen. **Stoffwechsel/Ausscheidung:** Der Metabolismus der Substanz nach Inhalation konnte bisher nicht hinreichend untersucht werden. Nach oraler Applikation werden 10–15% innerhalb von 96 h mit dem Urin ausgeschieden; 50–64% werden im Stuhl gefunden. Die **Eliminationshalbwertszeit** ($t_{1/2}$) aus dem Plasma beträgt 3 h.

DOSIERUNG

Erwachsene. Die applizierte Dosis von Beclometason steht in nahezu linearer Beziehung zum klinischen Effekt und wird deshalb dem individuellen Bedarf angepasst. Erwachsene und Jugendliche über 12 Jahre erhalten in der Regel 2-mal tgl. 1–2 Sprühstöße zu 0,25 mg. Dies kann bei schweren Verläufen auf täglich 2-mal 3 bis maximal 2-mal 4 Sprühstöße gesteigert werden und wird dann schrittweise auf die Erhaltungsdosis reduziert. Eine häufigere Inhalation als 2-mal pro Tag bringt bei COPD und Asthma bronchiale keine Vorteile; nur 1 Inhalation pro Tag ist allerdings nicht effektiv.

Kinder. Von 6–12 Jahren erhalten Kinder tgl. 2-mal 1 Sprühstoß zu 0,25 mg. Diese Dosis sollte nicht überschritten werden.

Sonderfälle. Bei **chronischen Lebererkrankungen** besteht das Risiko, dass aufgrund einer verminderten hepatischen Metabolisierung von Beclometason die Nebennierenrindenfunktion supprimiert werden könnte; dies dürfte klinisch aber keine Relevanz erlangen.

Unerwünschte Wirkungen. Heiserkeit, oropharyngeale Kandidiasis sowie Husten beim Inhalieren sind die häufigsten Nebenwirkungen. Selten treten eine Eosinophilie im Differentialblutbild, Bronchospasmen oder Lungeninfiltrate mit Eosinophilie auf. Quincke-Ödeme sind beschrieben worden. Systemische Kortikosteroidnebenwirkungen treten dosisabhängig bei Erwachsenen ab ca. 0,8 mg Beclometasondipropionat auf, die Schwellendosis für die Auslösung einer Suppression der Nebennieren beträgt ca. 1,6 mg/Tag. Im Kindesalter ist – zumindest bei Behandlung mit Hochdosen – eine Verzögerung des Knochenstoffwechsels und des Längenwachstums möglich.

Arzneimittelwechselwirkungen. Interaktionen mit anderen Medikamenten sind nicht bekannt.

Schwangerschaft und Laktation. In Tierversuchen wurden unter Beclometason Gaumenspalten beobachtet; in der Humanmedizin weisen die bisherigen Erfahrungen nicht auf eine Teratogenität hin. Daten über eine mögliche Sekretion in die Muttermilch liegen nicht vor. Diese ist aber wahrscheinlich.

Pflegehinweise

Heiserkeit kann Zeichen einer Stimmbandatrophie sein, die reversibel ist und sich meist nach Dosisreduktion bessert. Das Auftreten einer oropharyngealen Kandidiasis kann durch optimale Inhalationstechnik drastisch gesenkt werden (Inhalation vor dem Essen mit Spacer, im Anschluss Mund ausspülen). Bei Behandlung von Patienten mit Tuberkulose oder anderen Infektionskrankheiten ist besondere Aufmerksamkeit geboten. Zur Verbesserung der Compliance sollten die Patienten darüber informiert sein, dass die Steroidwirkung in der Regel erst nach ca. einer Woche spürbar einsetzt und dass das therapeutische Prinzip eine langdauernde konsequente Inhalation erfordert. Deshalb soll auch über das Therapieansprechen frühestens nach einigen Wochen konsequenter Therapie entschieden werden. Bei Umsetzen von systemischer auf inhalative Steroidgabe ist eine ausschleichende orale Therapie erforderlich, da bei Suppression der Nebennieren durch Beclometason keine ausreichende Substitution erfolgt.

Flunisolid — Inhacort®

Indikationen. Flunisolid hat neben seiner Glukokortikoidwirkung einen geringen mineralokortikoiden Effekt. Auch diese Substanz wird beim Asthma bronchiale und bei obstruktiven Ventilationsstörungen eingesetzt. Flunisolid weist im Vergleich zu den besser untersuchten Substanzen Beclometason und Budesonid keine Vorteile auf. Die topische Wirkstärke wird unterschiedlich beurteilt; sie soll bei Flunisolid stärker als bei Beclometasondipropionat ausgeprägt sein.

Pharmazeutische Zubereitung. Handelsüblich sind Dosieraerosole zu 0,25 mg/Sprühstoß zu erhalten.

Wirk- und Eliminationsverhalten. Bereits 2 min nach Inhalation können erhebliche **Plasmakonzentrationen** von Flunisolid gefunden werden. **Stoffwechsel/Ausscheidung:** Flunisolid wird in der Leber verstoffwechselt und zu fast gleichen Anteilen in Stuhl und Urin ausgeschieden. Nur ein sehr geringer Anteil wird unverändert renal eliminiert. Die **Eliminationshalbwertszeit** ($t_{1/2}$) beträgt 1–7 h.

DOSIERUNG

Erwachsene. Es werden 2-mal 2 Sprühstöße pro Tag inhaliert; die Dosierung kann auf maximal 2-mal 4 Sprühstöße pro Tag (entsprechend einer Tagesdosis von 2 mg) erhöht werden.

Kinder. Kinder von 6–14 Jahren inhalieren 2-mal tgl. 1 Sprühstoß, maximal 2-mal tgl. 2 Sprühstöße.

Sonderfälle. Angaben über die Effekte von Begleiterkrankungen (z. B. Leber- oder Nierenerkrankungen) auf die Pharmakokinetik liegen nicht vor.

Unerwünschte Wirkungen. Kopfschmerz, Schwindel, Übelkeit oder Erbrechen, Heiserkeit und Entzündungen im Oropharynx (Kandidiasis) wurden berichtet. Selten können Bronchospasmen auftreten.

Arzneimittelwechselwirkungen. Mit im Handel befindlichen Medikamenten sind keine Interaktionen bekannt. Flunisolid kann in Kombination mit Stanozolol (Methylandrostanopyrazol), einem Anabolikum, zu einem vermehrten Auftreten von Ödemen und Akne führen.

Schwangerschaft und Laktation. In Tierversuchen wurde nach Hochdosen von Flunisolid eine hohe Inzidenz von Gaumenspalten bei Mäusefeten gesehen. Da hinreichende Erfahrungen aus der Humanmedizin nicht vorliegen, kann Flunisolid in der Schwangerschaft nicht empfohlen werden. Auch gibt es keine Informationen darüber, ob Flunisolid in die Muttermilch übertritt; dies ist aber wahrscheinlich.

Pflegehinweise

Das Auftreten einer oropharyngealen Kandidiasis kann durch optimale Inhalationstechnik drastisch gesenkt werden (Inhalation vor dem Essen mit Spacer, im Anschluss Mund ausspülen). Bei Behandlung von Patienten mit Tuberkulose oder anderen Infektionskrankheiten ist besondere Aufmerksamkeit geboten.

Anticholinergika

Ipratriopiumbromid Atrovent®, verschiedene andere

Indikationen. Anticholinergika sind kompetitive Antagonisten des Acetylcholins. Bei der chronisch-obstruktiven Bronchitis ist die Bronchokonstriktion mehr als beim Asthma bronchiale durch cholinerge Stimuli hervorgerufen. Deshalb haben die Anticholinergika (z. B. Ipratropiumbromid) hier einen höheren Stellenwert in der Therapie. Neben der Broncholyse ist für das synthetische Atropinderivat Ipratropium auch eine antitussive Wirkung bei Patienten mit chronischer Bronchitis und mit persistierendem Husten nach Infekten der oberen Atemwege belegt.

Pharmazeutische Zubereitung. Handelsüblich sind Dosieraerosole zu 0,02 mg/Sprühstoß, 0,025% Lösung zur Inhalation mit 1 ml zu 0,25 mg sowie Pulverinhalationskapseln zu 0,2 mg. Weiterhin ist unter dem Handelsnamen Berodual® ein Kombinationspräparat von Ipratropium (0,02 mg/Sprühstoß) mit Fenoterol (0,05 mg/Sprühstoß) erhältlich. Als Kardiakum (bradykarde Rhythmusstörungen!) gibt es zudem Filmtabletten und Injektionslösung (Präparat Itrop®).

Wirk- und Eliminationsverhalten. Die **Wirkung** inhalierten Ipratropiums setzt im Vergleich zu den Betasympathomimetika verzögert, d.h. nach 30–60 min ein, die sehr niedrigen Blutspiegel erreichen ihr Maximum nach 1–2 h. **Stoffwechsel/Ausscheidung:** Ipratropium wird teilweise hepatisch metabolisiert und überwiegend biliär eliminiert; nur ca. 3% der inhalierten Dosis werden innerhalb von 6 Tagen renal ausgeschieden. Die **Eliminationshalbwertszeit** ($t_{1/2}$) nach Inhalation beträgt 3,2 h, die Wirkdauer 3–7 h.

DOSIERUNG

Erwachsene. Im Allgemeinen werden 3-mal tgl. 1–2 Sprühstöße inhaliert; bei Bedarf kann eine Dosiserhöhung bis auf 12 Sprühstöße pro Tag sinnvoll sein. Zur Pulverinhalation kommen 3-mal tgl. 1 Kapsel à 0,2 mg zur Anwendung.

Kinder. Über 6 Jahre inhalieren Kinder die Erwachsenentagesdosis von 3-mal tgl. 1–2 Sprühstößen. Bei Kindern <6 Jahren gilt die gleiche Dosisempfehlung. Jedoch liegen für diesen Altersbereich bisher keine umfassenden Erfahrungen vor, sodass hier eine besonders intensive Patientenüberwachung erforderlich ist.

Sonderfälle. Eine Dosisanpassung bei **Niereninsuffizienz** ist nicht erforderlich.

Unerwünschte Wirkungen. Atropinartige Nebenwirkungen sind möglich. Diese umfassen u.a. Harnverhalt, Mundtrockenheit und Glaukom, sie sind aber selten. Ebenso können nach Inhalation Husten und Bronchospasmen auftreten; allergische Reaktionen bis zur Anaphylaxie sind beschrieben worden.

Arzneimittelwechselwirkungen. Die Wirkungen von Betasympathomimetika und von Theophyllin bzw. anderen Xanthin-Derivaten können verstärkt werden.

Schwangerschaft und Laktation. Hinweise für eine teratogene oder embryotoxische Wirkung liegen bisher nicht vor. Dennoch ist die Indikation in der Schwangerschaft insbesondere im 1. Trimenon streng zu stellen.

Pflegehinweise

Der Einsatz von Ipratropiumbromid erfolgt im Erwachsenenalter v.a. bei der chronisch-obstruktiven Bronchitis. In Kombination mit Beta-Mimetika ist die Wirkung nicht stärker als die der Einzelsubstanzen allein. Im Säuglingsalter ist Ipratropiumbromid zur Behandlung einer Bronchialobstruktion den Betasympathomimetika überlegen, da in dieser Altersgruppe die Rezeptorenempfindlichkeit noch gering ist. Bei Einsatz eines Dosieraerosols sollte man sich insbesondere bei Kindern und älteren Menschen davon überzeugen, dass die Handhabung beherrscht wird. Neben der richtigen Haltung des Aerosols (über Kopf) ist die Inhalationstechnik (Koordination von Einatmung und Sprühen, fester Lippenschluss) zu überprüfen.

Antileukotriene

Generelle Empfehlungen. Leukotriene sind Mediatoren, die hauptsächlich von den Mastzellen und eosinophilen Granulozyten synthetisiert werden (früher: „slow reacting substances of anaphylaxis"). Ihnen wird eine Beteiligung an der Entstehung des Asthma bronchiale zugeschrieben; sie können durch Synthesehemmung oder Rezeptorblockade gehemmt werden. Jedoch kann aktuell der Stellenwert dieses erst kürzlich zur Therapie zugelassenen neuen Wirkprinzips innerhalb der Differentialtherapie obstruktiver Atemwegserkrankungen noch nicht exakt definiert werden. So muss z. B. die Frage geklärt werden, ob durch ihre Anwendung andere Medikamente – etwa Glukokortikoide – eingespart werden können. Zurzeit werden die Schweregrade 2 und 3, also leichtgradiges kontinuierliches und mittelgradig ausgeprägtes Asthma bronchiale, als Indikation genannt. Bisher kann nicht zweifelsfrei entschieden werden, ob bestimmte Patientengruppen mit Asthma bronchiale von Antileukotrienen besonders profitieren. Weitgehend gesichert scheint dies für das Anstrengungsasthma und die durch Acetylsalicylsäure verursachten Luftnotzustände zu sein.

Montelukast (Natrium) Singulair®

Indikationen. Montelukast ist ein Leukotrien-Rezeptorantagonist, der die asthmatische Frühreaktion nach Allergenexposition abschwächt, weniger ausgeprägt auch die allergische Spätreaktion; die Bronchokonstriktion bei Anstrengungsasthma und Analgetikaintoleranz und die bronchiale Hyperreagibilität werden gehemmt.

Pharmazeutische Zubereitung. Kautabletten mit 5 mg und Filmtabletten mit 10 mg Montelukast zur peroralen Anwendung stehen zur Verfügung.

Wirk- und Eliminationsverhalten. Montelukast wird präventiv eingenommen; der **Wirkeintritt** kann nach ca. einem Behandlungstag beobachtet werden. Die maximale **Plasmakonzentration** ist bei Einnahme der Filmtablette nach 3,7 h erreicht, bei Einnahme der Kautablette nach 2 h. **Stoffwechsel/Ausscheidung:** Montelukast wird fast ausschließlich hepatisch metabolisiert und biliär ausgeschieden. Die **Eliminationshalbwertszeit** ($t_{1/2}$) beträgt ca. 4,9 h.

DOSIERUNG

Erwachsene. Von Jugendlichen über 15 Jahren und von Erwachsenen werden 1-mal tgl. 1 Filmtablette à 10 mg abends vor dem Schlafen eingenommen.

Kinder. Kinder im Alter von 6–12 Jahren erhalten 1-mal tgl. 5 mg abends als Kautablette. Für Kinder unter 6 Jahren liegen bisher keine hinreichenden Erfahrungen zur Sicherheit der Medikation vor.

Sonderfälle. Bei leichtgradiger **Leberinsuffizienz** ist eine Dosisanpassung nicht erforderlich; für Patienten mit schwerer Leberinsuffizienz liegen bisher keine Erfahrungen vor. Bei leichtgradiger **Niereninsuffizienz** ist eine Dosisanpassung nicht erforderlich; Erfahrungen bei Patienten mit schwergradiger/terminaler Niereninsuffizienz liegen noch nicht hinreichend vor.

Unerwünschte Wirkungen. Angaben zur Arzneimittelsicherheit sind bei neuen Präparaten immer mit besonderer Aufmerksamkeit zu interpretieren. In klinischen Studien waren Nebenwirkungen in der Regel nur leicht ausgeprägt. Die häufigst genannten waren Zephalgien und abdominelle Beschwerden, Fieber sowie Verdauungsstörungen. In der Literatur sind einige Fälle von Churg-Strauss-Syndrom zu finden, die in Verbindung mit Antileukotrienen gebracht werden.

Arzneimittelwechselwirkungen. Interaktionen mit Pharmaka, die zur Therapie des Asthma bronchiale eingesetzt werden, sind nicht bekannt;

weiterhin wurden Interaktionen ausgeschlossen mit oralen Kontrazeptiva, Digoxin, Warfarin. Da das Cytochrom-P450-Enzymsystem bei der Metabolisierung benötigt wird, sind Interaktionen bei zeitgleicher Medikation mit Substanzen, die auf das Enzym Einfluss nehmen, zu erwarten, so z. B. mit Phenobarbital, Phenytoin, Rifampicin.

Schwangerschaft und Laktation. Kontrollierte Studien über die Arzneimittelsicherheit in Schwangerschaft und Stillzeit liegen noch nicht vor.

Pflegehinweise

Die Therapie mit Antileukotrienen ist zur Vorbeugung von Asthmaanfällen angezeigt. Akute Luftnotzustände sind keine Indikation für Präparate dieser Gruppe. Die Filmtablette kann unabhängig von der Nahrungsaufnahme eingenommen werden, während die Kautablette 1 h vor oder 2 h nach der Nahrungsaufnahme einzunehmen ist.

Antiallergika

Dinatriumcromoglycinsäure (DNCG) — Intal®

Indikationen. DNCG wirkt durch Mastzellstabilisation ausschließlich in der Prophylaxe des Asthma bronchiale und anderer allergischer Erkrankungen; die Substanz besitzt keine direkte bronchodilatatorische oder entzündungshemmende Potenz. DNCG beeinflusst sowohl die allergische Sofort- als auch die Spätreaktion und ist wegen der guten Verträglichkeit beim leichten exogen-allergischen Asthma bronchiale Therapeutikum der 1. Stufe (s. Tabelle 3.1). Die Wirksamkeit der Substanz auch bei nicht allergisch bedingter Bronchokonstriktion – z. B. beim Anstrengungsasthma – weist auf zusätzliche Wirkmechanismen als nur die Mastzellstabilisation hin.

Pharmazeutische Zubereitung. Dosieraerosole zu 1 mg/Sprühstoß, Lösungen zur Inhalation in 2 ml Brechampullen zu 20 mg, Pulver zur Inhalation, zumeist in Kapselform zu 20 mg, stehen zur Verfügung.

Wirk- und Eliminationsverhalten. Die Substanz wird enteral nur unzureichend resorbiert (ca. 1%) und muss inhaliert werden. **Stoffwechsel/Ausscheidung:** DNCG wird nicht verstoffwechselt und nach Inhalation zu etwa 87% biliär und 10% renal eliminiert. Die **Eliminationshalbwertzeit** ($t_{1/2}$) beträgt ca. 90 min.

DOSIERUNG

Erwachsene und Kinder. Erwachsene und Kinder inhalieren die gleiche Tagesdosis von 4-mal 2 Sprühstößen bzw. 4-mal 1 Ampulle bzw. 4-mal 1

Kapsel. Die Dosis kann bei mangelnder Wirksamkeit verdoppelt werden.

Sonderfälle. Es ist denkbar, dass DNCG bei **Leberinsuffizienz** im Plasma in höheren Konzentrationen vorliegt.

Unerwünschte Wirkungen. Gelegentlich auftretende unerwünschte Wirkungen sind: Husten nach Pulverinhalation, Gastroenteritiden, Myositiden und Dermatitiden. Anaphylaktische Reaktionen sind beschrieben worden, treten aber extrem selten auf.

Arzneimittelwechselwirkungen. Für DNCG sind keine Interaktionen mit anderen Medikamenten bekannt.

Schwangerschaft und Laktation. DNCG wird seit seiner Einführung 1968 Schwangeren verordnet und scheint keine Teratogenität zu besitzen. Dennoch wird eine Kontraindikation für das 1. Trimenon angegeben. Eine Exkretion in die Muttermilch findet nicht statt.

Pflegehinweise

Bei eosinophiler Pneumonie darf DNCG nicht verordnet werden. Langzeitstudien haben ergeben, dass eine therapeutische Kombinationsstrategie, die DNCG enthält, hilft, Begleitmedikation einzusparen. Patienten sollten darüber informiert sein, dass die Wirkung des DNCG nur bei längerfristiger konsequenter Anwendung (d. h. frühestens nach 2 Wochen) eintritt und dass eine 4-mal tägliche Gabe erforderlich ist. So kann ggf. Compliance-Problemen vorgebeugt werden. Insbesondere bei Kindern und älteren Menschen sollte man sich davon überzeugen, dass die Anwendung des Dosieraerosols beherrscht wird. Neben der richtigen Haltung des Aerosols (über Kopf) ist die Inhalationstechnik (Koordination von Einatmung und Sprühen, fester Lippenschluss) zu überprüfen.

Ketotifen (Fumarat) Zaditen®, verschiedene andere

Indikationen. Ketotifen ist eine Substanz mit mindestens zwei verschiedenen Wirkmechanismen: Zum einen ist es ähnlich dem DNCG ein Zellstabilisator, zum anderen ein hochpotenter nichtkompetitiver Histamin-Antagonist am H_1-Rezeptor. Der Stellenwert von Ketotifen in der Behandlung des Asthma bronchiale kann noch nicht exakt benannt werden; ein Vorteil gegenüber anderen Antiallergika kann sein, dass es als oral zugeführtes Präparat auch auf weitere allergische Manifestationsformen, z. B. Konjunktivitiden oder Dermatitiden, wirkt. Allgemein profitieren wahrscheinlich am ehesten junge atopische Asthmatiker mit saisonalen Beschwerden von einer Therapie mit Antiallergika. Der maximale Therapieeffekt von Ketotifen ist oft erst nach mehreren Therapiewochen zu beobachten. Ketotifen hilft, Begleitmedikation einzusparen.

Pharmazeutische Zubereitung. Anders als DNCG kann Ketotifen peroral appliziert werden. Zur Verfügung stehen Kapseln und Filmtabletten zu 1 mg sowie Sirup à 5 ml zu 1 mg.

Wirk- und Eliminationsverhalten. Ketotifen wird rasch und zu über 90% aus dem Magen-Darm-Trakt resorbiert. **Stoffwechsel/Ausscheidung:** Ketotifen wird in der Leber umgewandelt und sowohl biliär als auch renal eliminiert. Die **Eliminationshalbwertszeit** ($t_{1/2}$) beträgt 22 h.

DOSIERUNG

Erwachsene. In den ersten 3–4 Behandlungstagen werden 1-mal 1 mg Ketotifen entsprechend 1 Kapsel, 1 Filmtablette oder 5 ml Sirup verordnet. Danach werden 2-mal 1 mg pro Tag gegeben. Bei Bedarf kann die Dosis auf tgl. 2-mal 2 mg gesteigert werden.

Kinder. Jugendliche und Kinder ab 2 Jahren erhalten zunächst 1-mal tgl. 1 mg 3–4 Tage lang, dann 2-mal tgl. 1 mg. Bei ungenügender Wirksamkeit ist eine Dosissteigerung auf 2-mal 2 mg bei Kindern ab 10 Jahren möglich.

Sonderfälle. Der Effekt von **Lebererkrankungen** ist nicht bekannt; denkbar ist eine verminderte Biotransformation mit nachfolgend ansteigenden Blutspiegeln.

Unerwünschte Wirkungen. Schwindel, Mundtrockenheit, Kopfschmerzen und Appetitsteigerung werden beobachtet. Sie können im weiteren Verlauf der Behandlung abklingen. Müdigkeit tritt besonders in den ersten Therapiewochen auf. Selten sind Exantheme und Urtikaria.

Arzneimittelwechselwirkungen. In der Kombination von Ketotifen mit oralen Antidiabetika sind reversible Thrombozytopenien beobachtet worden. Die sedierenden Eigenschaften von Ketotifen können durch Alkohol, Sedativa oder Psychopharmaka verstärkt werden.

Schwangerschaft und Laktation. Hinreichende Erfahrungen über Ketotifen in der Schwangerschaft liegen nicht vor, sodass die Verordnung nicht empfohlen werden kann. Ebenfalls sind keine verlässlichen Daten über mögliche Exkretion der Substanz in die Muttermilch verfügbar.

Pflegehinweise

Ketotifen wird in der Behandlung des Asthma bronchiale eingesetzt, der Stellenwert dieses Pharmakons kann noch nicht exakt benannt werden (s. Indikationen). Die Zubereitung als Sirup enthält Kohlenhydrate, die ggf. im Ernährungsplan von Diabetikern berücksichtigt werden müssen, andere Formulierungen enthalten Äthanol. Ketotifen hat sedierende Eigenschaften, weshalb das Konzentrationsvermögen und z. B. auch die Fahrtüchtigkeit beeinträchtigt werden können.

Mukolytika

Ambroxol — Mucosolvan®, verschiedene andere

Indikationen. Ambroxol hat sekretolytische Aktivität und stimuliert die Surfactant-Synthese in den Typ-II-Pneumozyten. Weiterhin sind antioxidative und antientzündliche Eigenschaften für Ambroxol beschrieben worden.

Pharmazeutische Zubereitung. Ambroxol steht als Tablette zu 30 mg, Brausetablette zu 30 und 60 mg, Granulat (Beutel mit 4 g zu 30 mg), Retardkapsel zu 75 mg, Tropfen (1 ml zu 7,5 mg), Saft (1 ml zu 3 mg), Sirup (5 ml zu 15 mg), Lösung zur Inhalation (2 ml zu 15 mg), Suppositorium zu 15 und 30 mg und als Injektionslösung (Ampullen mit 2 ml zu 15 mg) zur Verfügung.

Wirk- und Eliminationsverhalten. Ambroxol wird rasch aus dem Magen-Darm-Trakt resorbiert. Die maximale **Plasmakonzentration** wird 30–180 min nach peroraler Gabe beobachtet. Ambroxol verteilt sich rasch in allen Geweben. Im Vergleich unterschiedlicher Organe werden in der Lunge sehr hohe Wirkstoffkonzentrationen erreicht. **Stoffwechsel/Ausscheidung:** Ambroxol wird in der Leber verstoffwechselt und überwiegend renal eliminiert.

DOSIERUNG

Erwachsene. In den ersten 2–3 Behandlungstagen werden 3-mal 30 mg (nichtretardierte Formulierung) eingenommen, danach 2-mal 30 mg bzw. 3-mal tgl. 15 mg. Die Dosis kann in der Akutbehandlung auf 2-mal tgl. 60 mg gesteigert werden. In der retardierten Darreichungsform wird tgl. 1 Kapsel verordnet. Inhaliert werden 1- bis 2-mal tgl. 2–3 ml mit 7,5 mg/ml. Parenteral werden tgl. 2- bis 3-mal 15–30 mg intravenös, subkutan oder intramuskulär injiziert. Als Suppositorien werden 2- bis 3-mal tgl. 30 mg verabfolgt.

Kinder. Kinder bis 2 Jahre nehmen 2-mal tgl. 7,5 mg ein; Kinder von 2–5 Jahren 3-mal tgl. 7,5 mg, von 6–12 Jahren 2- bis 3-mal tgl. 15 mg. Inhaliert werden von Kindern unter 5 Jahren 1- bis 2-mal tgl. 2 ml, von Kindern über 5 Jahren die Erwachsenendosis von 1- bis 2-mal tgl. 2–3 ml. Rektal erhalten Kinder ab 5 Jahren 2- bis 3-mal tgl. 15 mg als Suppositorium. Zur Prophylaxe des Atemnotsyndroms Neugeborener werden 2–3 Tage prae partum 1000 mg über 2 h infundiert. Nach der Geburt erfolgt zur Therapie eines Atemnotsyndroms über einige Tage die Gabe von 3-mal10 mg/kg KG i.v., anschließend wird die Dosis auf 10 mg/kg KG, verteilt auf 3 Einzeldosen, reduziert.

Sonderfälle. Bei schwerer **Nieren- oder Leberinsuffizienz** können Ambroxol oder dessen Metabolite akkumulieren; wegen der großen therapeutischen Breite der Substanz wird jedoch nach Herstellerangaben eine Dosisanpassung nicht erforderlich.

Unerwünschte Wirkungen. Übelkeit, Erbrechen, Durchfälle, Kopfschmerzen, Ekzeme können auftreten. Besondere Vorsicht ist bei Paragruppenallergie (z. B. Sonnenschutzmittel) geboten. Bei Allergikern können die Hilfsstoffe einiger Zubereitungen (z. B. Sulfite) Symptome wie z. B. Dyspnoe oder Durchfälle auslösen. Anaphylaktische Reaktionen treten selten auf. Bei hochdosierten Infusionen sind epileptische Anfälle beobachtet worden.

Arzneimittelwechselwirkungen. Mukolytika sind nicht gleichzeitig mit Antitussiva zu verordnen, da ein Sekretstau droht. Unter Ambroxol ist eine erhöhte Penetration von Antibiotika (Erythromycin, Amoxicillin, Cefuroxim) in das Bronchialsystem beobachtet worden.

Schwangerschaft und Laktation. Obwohl auch tierexperimentell keine Hinweise auf Teratogenität vorliegen, ist im 1. Trimenon die Indikation streng zu stellen. Ambroxol tritt in die Muttermilch über.

Pflegehinweise

Ambroxol wirkt schleimlösend. Wegen eines möglichen Sekretstaus sollte es nicht gleichzeitig mit hustenstillenden Medikamenten gegeben werden. Grundlage aller expektorationsfördernden Maßnahmen ist die ausreichende Flüssigkeitszufuhr. Bei länger als 1–2 Wochen anhaltendem Husten sollte eine weitere Diagnostik veranlasst werden. Mischungen der Injektionslösung mit Substanzen, die einen pH >6,3 haben, sind zu vermeiden, da freie Ambroxolbase ausgefällt wird.

N-Acetylcystein — Fluimucil®, verschiedene andere

Indikationen. Acetylcystein ist ein Abkömmling der natürlich vorkommenden Aminosäure Cystein. Die reaktive SH-Gruppe bewirkt zum einen eine Schleimlösung, zum anderen kann sie zur Entgiftung bestimmter Substanzen, beispielsweise bei der Paracetamol-Intoxikation, eingesetzt werden.

Pharmazeutische Zubereitung. Acetylcystein ist als Tablette oder Filmtablette zu 200 mg, als Brausetablette zu 100, 200 und 600 mg, als Kapsel zu 200 mg und als Granulat zu 100–300 mg erhältlich. Weiterhin sind Lösungen zur Inhalation und zur Injektion mit 3 ml zu 300 mg verfügbar. In der Zubereitung als Antidot ist Acetylcystein auch in anderen Konzentrationen erhältlich.

Wirk- und Eliminationsverhalten. Nach peroraler Gabe erfolgt die gastrointestinale Resorption rasch; maximale **Plasmakonzentrationen** sind bereits nach 1–2 h zu beobachten. Die **Bioverfügbarkeit** ist wegen einer erheblichen Verstoffwechselung in der Darmwand und bei der ersten Leberpassage niedrig. **Stoffwechsel/Ausscheidung:** Acetylcystein wird fast ausschließlich in Form inaktiver Metabolite renal eliminiert, die **Eliminationshalbwertszeit** ($t_{1/2}$) nach oraler Gabe beträgt 6,25 h.

DOSIERUNG

Erwachsene. Bei akuten Erkrankungen werden 3-mal tgl. 1 Beutel, 1 Kapsel oder 1 Brausetablette zu je 200 mg eingenommen. Die Dosis kann verdoppelt werden. In der retardierten Formulierung wird 1 Brausetablette zu 600 mg vorzugsweise abends verabreicht. Inhaliert werden 1- bis 2-mal tgl. 1 Ampulle zu 300 mg. Zur parenteralen Applikation werden 2- bis 3-mal tgl. 1 Ampulle zu 300 mg intravenös oder 1- bis 2-mal tgl. 1 Ampulle tief intraglutäal injiziert. Zur Dauerbehandlung chronischer Erkrankungen werden 2-mal tgl. 1 Beutel, 1 Kapsel oder 1 Brausetablette zu 200 mg empfohlen.

Kinder. Vom 10. Lebenstag bis zu 2 Jahren erhalten Kinder zunächst 25–50 mg des Granulats täglich. Bei guter Verträglichkeit wird in einigen Tagen auf die Erhaltungsdosis von 2- bis 3-mal tgl. 50 mg des Granulats erhöht. Kindern von 2–6 Jahren werden 2- bis 3-mal tgl. 100 mg verordnet, Kindern von 6–14 Jahren 3-mal tgl. 100 mg. Parenteral wird Kindern 2- bis 3-mal tgl. 1/2–1 Ampulle (150–300 mg) langsam intravenös verabfolgt. Die Dosis kann bei Kindern im Schulalter auf 2- bis 3-mal tgl. 1–1,5 Ampullen gesteigert werden. Zur Mukoviszidosetherapie wird die Dosierung individuell gestaltet. Acetylcystein als Antidot wird nach anderen Kriterien intravenös verabfolgt (s. entsprechende Toxikologiehandbücher).

Sonderfälle. Bisher liegen kaum Untersuchungen über die Acetylcystein-Dosierung bei **Leber- oder Niereninsuffizienz** vor; nach Herstellerangaben soll die Halbwertszeit bzw. die Elimination nicht verändert sein.

Unerwünschte Wirkungen. Übelkeit, Erbrechen, Durchfälle, Stomatitis werden beobachtet. Selten treten allergische Reaktionen bis hin zur Anaphylaxie auf. Bei Inhalation kann es insbesondere bei Asthmatikern zu Bronchospasmen kommen.

Arzneimittelwechselwirkungen. Viele Antibiotika sind nicht gleichzeitig mit Acetylcystein einzunehmen, sondern mit mindestens 2-stündiger Latenz, da es zu einer Wirkungsabschwächung kommt; Ausnahmen hiervon sind: Amoxicillin, Erythromycin, Cefuroxim.

Schwangerschaft und Laktation. Tierexperimentell ergaben sich keine Hinweise auf Teratogenität. Da aber hinreichende Erfahrungen nicht vorliegen, ist Acetylcystein in der Schwangerschaft kontraindiziert bzw. nur nach strenger Indikationsstellung zu verordnen. Acetylcystein ist in geringem Maße plazentagängig; Daten über die Einnahme in der Stillzeit bzw. zum möglichen Übertritt in die Muttermilch liegen nicht vor.

Pflegehinweise

Acetylcystein wirkt schleimlösend. Grundlage für alle expektorationsfördernden Maßnahmen ist die ausreichende Flüssigkeitszufuhr. Bei länger als 1–2 Wochen anhaltendem Husten sollte umgehend eine weitere Diagnostik veranlasst werden. Einige Zubereitungen enthalten Kohlenhydrate, die bei der Diätberechnung von Diabetikern berücksichtigt werden müssen. Weiterhin ist teilweise Phenylalanin enthalten, was bei Patienten mit Phenylketonurie zu bedenken ist. Acetylcystein ist in sehr hohen Dosierungen bei Paracetamol-Intoxikationen wirksam, wenn es möglichst bald nach Intoxikation intravenös und in hoher Dosierung verabfolgt wird. Acetylcystein sollte nur unter strenger Indikationsstellung zur Inhalation eingesetzt werden, da – insbesondere bei Asthmatikern – Bronchospasmen ausgelöst werden können.

Antitussiva

Codein (Phosphat) — Dicodid®, verschiedene andere

Indikationen. Codein ist im Opium (zu 0,7–2,5%) enthalten und hat wie Morphium antitussive Eigenschaften. Das suchterzeugende Potential ist im Vergleich zu Morphin wesentlich geringer ausgeprägt. Etwa 10% von

Codein werden zu Morphin umgewandelt. Dieses ist vermutlich für die analgetische Wirkkomponente verantwortlich, da Codein selbst kaum an den Opioidrezeptor bindet.

Pharmazeutische Zubereitung. Handelsüblich sind nichtretardierte Zubereitungen wie Tropfen mit 100 g zu 1–2,5 g, Saft mit 100 g zu 0,15–0,2 g, Sirup mit 100 g zu 100–240 mg, Tabletten zu 10, 30 und 50 mg, und retardierte Formulierungen wie Retardsaft mit 100 ml zu 2,2 g, Retardtabletten zu 50 mg, Retarddragees zu 57,5 mg und Retardkapseln zu 20 mg. Weiterhin sind Injektionslösungen mit 1 ml zu 15 mg erhältlich.

Wirk- und Eliminationsverhalten. Codein wird aus dem Magen-Darm-Trakt gut resorbiert; allerdings ist die **Bioverfügbarkeit** niedrig. Maximale **Plasmakonzentrationen** werden ca. 60 min nach peroraler Gabe erreicht. **Stoffwechsel/Ausscheidung:** Codein wird in der Leber verstoffwechselt und überwiegend in inaktiver Form mit dem Urin ausgeschieden. Die **Eliminationshalbwertszeit** ($t_{1/2}$) beträgt 3–5 h, bei niereninsuffizienten Patienten 9–18 h.

DOSIERUNG

Erwachsene. Üblicherweise werden 1- bis 3-mal tgl. 10–30 mg nichtretardierter Substanz verordnet, die maximale Tagesdosis in der Therapie von Reizhusten ist 210 mg. In retardierter Form werden 2-mal tgl. 20–60 mg eingenommen. Parenteral werden 2- bis 3-mal tgl. 7,5–15 mg subkutan injiziert. Jugendliche über 14 Jahren nehmen die Erwachsenendosis ein.

Kinder. Bei Kindern im Alter von 2–5 Jahren beträgt die Dosis 1- bis 2- (bis 3-)mal tgl. 2,5–5 mg, im Alter von 6–14 Jahren 5–10 mg nichtretardierter Substanz. In retardierter Form (Tropfen, Saft) beträgt die Dosis bei Kindern von 2–4 Jahren 1- bis 2-mal tgl. 10 mg, von 4–6 Jahren 1- bis 2-mal tgl. 20 mg, von 6–14 Jahren 1- bis 2-mal tgl. 30 mg.

Sonderfälle. Bei Niereninsuffizienz sind die Dosierungen zu reduzieren bzw. die Dosisintervalle zu verlängern.

Unerwünschte Wirkungen. Kopfschmerzen, Müdigkeit, Übelkeit, Erbrechen und Obstipation werden beobachtet. Codein wirkt atemdepressiv, insofern ist bei Patienten mit chronischen Lungenleiden Vorsicht geboten. Es können Miktionsbeschwerden und Spasmen des M. sphincter Oddi auftreten. Seltener sind Bradykardie, Orthostasereaktion, Hypothermie und Unruhe.

Arzneimittelwechselwirkungen. Die Wirkung von Alkohol, Barbituraten, Benzodiazepinen und anderen Sedativa, Psychopharmaka und Antihistaminika kann durch Codein verstärkt werden. Die Toxizität von Zidovudin wird erhöht.

Schwangerschaft und Laktation. Es sind Lippen- und Gaumenspalten mit der Einnahme von Codein in Zusammenhang gebracht worden; insofern ist eine sehr strenge Indikationsstellung speziell im 1. Trimenon zu empfehlen. Nach Anwendung in der Perinatalperiode können Entzugssyndrome und Atemdepression beim Neugeborenen auftreten. Codein passiert die Plazentaschranke und tritt in die Muttermilch über.

Pflegehinweise

Eine typische Indikation für Codein ist der unproduktive Reizhusten. Eine zeitgleiche Kombination mit Mukolytika sollte vermieden werden, da ein Sekretstau droht. Länger als 1–2 Wochen anhaltender Husten sollte zu einer weiterführenden Diagnostik Anlass geben. Bei akuter Überdosierung mit Codein ist als Antidot Naloxon verfügbar. Zu berücksichtigen ist allerdings, dass Naloxon nur eine sehr kurze Wirkdauer hat und deshalb eventuell wiederholt verabreicht werden muss. Die Pankreasenzymwerte können fälschlicherweise erhöht im Serum bestimmt werden. Nicht indiziert ist Codein bei akutem Asthma bronchiale. Wegen der möglichen Atemdepression darf Codein im Säuglingsalter nicht eingesetzt werden.

4 Gastroenterologika

Zu der Gruppe der Gastroenterologika gehören alle die Medikamente, mit denen Erkrankungen des Magen-Darm-Traktes behandelt werden. Die Erkrankungen des Magen-Darm-Kanals, wie die Ulkuskrankheit, nichtulzeröse Verdauungsstörungen (Dyspepsien) oder entzündliche Darmerkrankungen, stellen in der Regel keine Lebensbedrohung für die Patienten dar. In allen Industrienationen stehen sie aber an vorderster Stelle als Ursache für Arbeitsunfähigkeit, Krankenhauseinweisung oder Invalidität. Die große Zahl zur Verfügung stehender Medikamente weist darauf hin, dass therapeutisches Handeln hier häufig auf Erfahrungswissen beruht. Bei kritischer Prüfung schrumpft die Menge tatsächlich wirksamer Arzneimittel beträchtlich. Kontrollierte klinische Studien müssen wesentliche Grundlage bei der Erstellung von Therapieplänen sein.

Bei der Behandlung des **gastroduodenalen Ulkus** (Geschwür der Magen- oder Zwölffingerdarmschleimhaut) wird versucht, das Gleichgewicht zwischen die Schleimhaut angreifenden (aggressiven) Faktoren und die Schleimhaut schützenden (protektiven) Faktoren wiederherzustellen. Zu den aggressiven Faktoren zählen die Magensäure, Pepsin und die Infektion mit Helicobacter pylori, zu den protektiven Faktoren Bicarbonat, Schleim und Prostaglandin. H_2-Antagonisten (Substanzen, die die H_2-Rezeptoren der Belegzellen besetzen und dadurch die Histaminwirkung dort blockieren) und Protonenpumpenhemmer (Substanzen, die den Protonentransport der Belegzellen behindern) verringern die Produktion der Magensäure. Sie werden auch zur Behandlung der Refluxösophagitis, bei der es durch aufsteigende Magensäure zu einer Entzündung der Speiseröhrenschleimhaut kommt, eingesetzt. Es gilt heute als gesichert, dass die Infektion mit Helicobacter pylori eine zentrale Rolle sowohl bei dem gastroduodenalen Ulkus als auch bei der Gastritis, der Magenschleimhautentzündung, spielt. Die Ausschaltung dieses Keimes (Eradikation) ist daher ein wesentlicher Aspekt der Therapie. Die Dreifachbehandlung mit Protonenpumpenhemmstoffen und Chemotherapeutika (Clarithromycin und Amoxicillin bzw. Metronidazol) wird deshalb auch als Eradikationstherapie bezeichnet. In der Regel führt die Ausschaltung des Keimes zum Ausheilen der Erkrankung.

Bei **Übelkeit und Erbrechen** wird seit langem unabhängig vom auslösenden Faktor der Dopaminantagonist Metoclopramid eingesetzt. Als wirksamste Substanzklasse für die Behandlung von Übelkeit und Erbrechen unter einer Chemo- oder Strahlentherapie stehen seit Jahren die 5-HT_3-Antagonisten, beispielsweise Ondansetron oder Granisetron, zur Verfügung.

Im folgenden Kapitel werden auch Medikamente zur Behandlung von Störungen der Magen-Darm-Beweglichkeit (gastrointestinalen Motilitätsstörungen) und der **Obstipation** (Stuhlverhalt, Verstopfung) erläutert. Dabei handelt es sich um Substanzen, die die Darmtätigkeit anregen, wie z. B. Bisacodyl, Cisaprid, Domperidon. Bei der **Diarrhöe**, dem Durchfall, hingegen werden Loperamid oder Aktivkohle eingesetzt.

Die Hauptsäulen der medikamentösen Therapie **chronisch-entzündlicher Darmerkrankungen** sind 5-Aminosalicylsäure und Glukokortikoide. Als Mittel der zweiten Wahl gelten hier Immunsuppressiva (z. B. Azathioprin). Mit ihnen gelingt es auch, die Steroiddosierung und die damit verbundenen Nebenwirkungen zu vermindern. Steroide und Immunsuppressiva werden unter den Kapiteln „Nebennierensteroide" und „Rheumatologische Erkrankungen" ausführlich beschrieben.

Protonenpumpeninhibitoren

Omeprazol — Antra®

Indikationen. Omeprazol, der erste Inhibitor der H^+/K^+-ATPase der Parietalzellen des Magens, hemmt die basale und stimulierte Säuresekretion des Magens. Indikationen für die Gabe des Medikaments sind daher die Refluxösophagitis, die Ulkuskrankheit des Magens und des Zwölffingerdarms, die Rezidivprophylaxe der Refluxösophagitis und des Ulkusleidens, das Zollinger-Ellison-Syndrom sowie, in Kombination mit Antibiotika, die Eradikationstherapie für Helicobacter pylori bei entsprechender klinisch gesicherter Indikation (Tabelle 4.1). Diskutiert wird der Einsatz von Omeprazol bei der Stressulkusprophylaxe. Derzeit reichen die Ergebnisse aus randomisierten klinischen Studien für eine Zulassung dieser Indikation auf dem deutschen Markt nicht aus.

Pharmazeutische Zubereitung. Kapseln (magensaftresistent) zu 10 mg, 20 mg und 40 mg; als intravenöse Applikationsform eine Kurzinfusion zu 40 mg.

Wirk- und Eliminationsverhalten. Bei oraler Verabreichung erfolgt der **Wirkeintritt** bereits nach einer Stunde und kann bis 72 h anhalten. Omeprazol wird nach oraler Gabe rasch und fast vollständig aus dem Magen-Darm-Trakt resorbiert. Der sonst ausgeprägte Abbau bei der ersten Leberpassage (**Bioverfügbarkeit** 35–60%) fällt bei Patienten mit eingeschränkter Leberfunktion deutlich geringer aus und lässt die Bioverfügbarkeit auf >90% ansteigen. **Stoffwechsel/Ausscheidung:** Die unwirksamen Stoffwechselprodukte von Omeprazol werden überwiegend renal ausgeschieden. Die **Eliminationshalbwertszeit** ($t_{1/2}$) beträgt bei lebergesunden Probanden 1 h und kann bei chronischen Lebererkrankungen bis auf Werte von 3 h ansteigen.

DOSIERUNG

Erwachsene. In Abhängigkeit von der Schwere der Erkrankung schwankt die perorale Tagesdosis von Omeprazol von 1-mal 10 mg (Rezidivprophylaxe der Refluxösophagitis und des Ulcus ventriculi und duodeni) bis zu 2-mal 40 mg beim Ulcus duodeni mit Komplikationen oder der schwersten Verlaufsform einer Refluxösophagitis. Die Behandlungsdauer richtet sich nach der Indikation und beträgt zwischen 1 Woche bei der Eradikation von Helicobacter pylori und einer Dauertherapie bei dem Zollinger-Ellison-Syndrom. In den meisten Fällen ist im Verlauf der Therapie jedoch eine Dosisreduktion indiziert. Höhere Dosierungen sind lediglich beim Zollinger-Ellison-Syndrom notwendig (bis 2-mal 100 mg/Tag). Die intravenöse Kurzinfusion beim Ulcus duodeni oder ventriculi sollte mindestens alle 12 h in einer Dosis von 40 mg erfolgen.

Kinder. Bei Kindern ist die Anwendung von Omeprazol bis zum heutigen Zeitpunkt noch nicht hinreichend evaluiert, sodass keine prinzipielle Empfehlung ausgesprochen werden kann. Die bisher publizierten Literaturdaten weisen auf eine Dosis von 40 mg/Tag bei einer Körperoberfläche von 1,73 m^2 hin; also sollte eine entsprechende Anpassung der Erwachsenendosis erfolgen.

Sonderfälle. Obwohl es bei **älteren** Menschen und Patienten mit chronischen **Leberkrankungen** zu einer erhöhten Bioverfügbarkeit von Omeprazol kommen kann, ist generell eine Dosisreduktion bei diesen Patienten nicht erforderlich.

Unerwünschte Wirkungen. Am häufigsten werden Kopfschmerzen, Übelkeit, Erbrechen, Durchfälle oder Obstipation unter der Einnahme des

Tabelle 4.1. Auflistung der gesicherten und nichtgesicherten Indikationen für eine Eradikationsbehandlung von Helicobacter pylori

Indikation	Beurteilung der Wirksamkeit
Kompliziertes Ulcus duodeni	Gesichert
Rezidivierendes Ulcus duodeni	Gesichert
Unkompliziertes Ulcus duodeni	Sinnvoll
Ulcus ventriculi ohne NSAR	Sinnvoll
Antrumgastritis	Nicht gesichert
MALT-Lymphom assoziierte dyspeptische Beschwerden	Gesichert
Magenkarzinomprophylaxe	Nicht gesichert
Riesenfaltengastritis	Gesichert

Protonenpumpeninhibitors beobachtet. Darüber hinaus wird vereinzelt über Müdigkeit, Schwäche, allgemeine Abgeschlagenheit, Muskelschmerzen, Angstzustände, eine Mukositis, Kandidosen, Pankreatitiden und Schwindel berichtet. Thrombozytopenien, Neutropenien oder Panzytopenien sind seltener beschrieben. Einzelfälle mit hämolytischen Krisen oder toxischen Agranulozytosen wurden ebenfalls beschrieben, wobei ein kausaler Zusammenhang der Agranulozytose mit der Einnahme des Protonenpumpeninhibitors nicht bewiesen ist. In einigen Fällen wurden Hepatitiden mit oder ohne Ikterus beobachtet, die bei vorbestehender schwerer Lebererkrankung zum Leberversagen und zur hepatischen Enzephalopathie führen können. Nach längerer Einnahme wurde in Einzelfällen eine zunehmende Gynäkomastie beobachtet. Allergische Hautreaktionen, Juckreiz, Haarausfall sowie ein Erythema exsudativum multiforme treten ebenfalls in Einzelfällen auf. Die beschriebenen Nebenwirkungen sind zumindest überwiegend nicht dosisabhängig.

Aufgrund mehrerer Einzelfallbeobachtungen, bei denen nach einer Bolusgabe eine Visusverschlechterung bis zum Visusverlust auftrat, wurde die Bolusapplikationsform zurückgezogen und durch eine intravenöse Kurzinfusion ersetzt.

Arzneimittelwechselwirkungen. Durch den gemeinsamen Cytochrom P-450-abhängigen Abbau kann unter Omeprazol-Therapie die Verabreichung von Benzodiazepinen, Phenytoin oder weiteren oxidativ metabolisierten Pharmaka zu einer verlangsamten Elimination und dem Auftreten von Nebenwirkungen führen. Bei gleichzeitiger Gabe von Omeprazol und Clarithromycin (cave Eradikation von Helicobacter pylori) sind die Plasmakonzentrationen beider Arzneimittel erhöht. Substanzen, die pH-abhängig im sauren Milieu resorbiert werden, können unter Umständen nicht ausreichend aufgenommen werden. Dies gilt vor allem für Antimykotika wie Ketoconazol. Darüber hinaus wird nach Einnahme von Omeprazol die Sicherheit der empfängnisverhütenden Wirkung von hormonalen Kontrazeptiva in Frage gestellt.

Schwangerschaft und Laktation. Eine generelle Empfehlung zur Omeprazol-Therapie in der Schwangerschaft kann bis heute nicht gegeben werden, auch wenn bisher keine teratogenen Nebenwirkungen ätiologisch in Zusammenhang mit Omeprazol gebracht worden sind. Ein Übertritt des Wirkstoffs in die Muttermilch ist nachgewiesen. In der Schwangerschaft und Stillzeit sollte Omeprazol daher nur unter strenger Indikationsstellung verabreicht werden.

Pflegehinweise

Da Omeprazol im sauren Milieu des Magens inaktiviert wird, ist als Darreichungsform eine Magensaft-resistente Kapsel vorgesehen. Der Patient sollte die Kapsel unzerkaut mit etwas Flüssigkeit zu sich nehmen. Nachdem Schmerzfreiheit erreicht wurde, muss die Behandlung mit Omeprazol unbedingt bis zur Abheilung der entsprechenden Läsion ggf. unter Verabreichung einer niedrigeren Dosis fortgeführt werden. Da auch eine symptomatische Besserung der dyspeptischen Beschwerden bei Patienten mit einem Magenkarzinom oder MALT-Lymphom erreicht werden kann, sind gastroskopische Kontrollen indiziert.

Lansoprazol, Pantoprazol — Agopton®, Pantozol®, Rifun®

Diese H^+/K^+-ATPase-Inhibitoren sind kürzer im Handel erhältlich und die Informationen sind geringer als für die Referenzsubstanz. Omeprazol 20 mg ist mit Lansoprazol 30 mg und Pantoprazol 40 mg wirkungsäquivalent.

Helicobacter-pylori-Eradikation

Die Eradikation von Helicobacter pylori sollte in einer Kombination aus einem Protonenpumpeninhibitor und zwei Antibiotika erfolgen (Triple-Therapie). International haben sich zwei Eradikationsregime, die jeweils über eine Woche verabreicht werden, durchgesetzt, da sie einen Therapieerfolg in rund 90% der behandelten Patienten aufweisen.

Medikament	Dosierung
„Französische“ Triple-Therapie über 7 Tage:	
Omeprazoläquivalent	2-mal 20 mg
Clarithromycin	2-mal 250 mg
Metronidazol	2-mal 400 mg
„Italienische“ Tripletherapie über 7 Tage:	
Omeprazoläquivalent	2-mal 20 mg
Amoxycillin	2-mal 1 g
Clarithromycin	2-mal 500 mg

Bei Versagen beider Triple-Therapien sollte eine Gastroskopie mit mikrobiologischer Untersuchung von Helicobacter pylori zur Resistenzbestimmung erwogen werden. Als Alternative kommt noch die so genannte Quadruple-Therapie in Betracht, die nach zwei erfolglosen Eradikationen von der Deutschen Gesellschaft für Verdauungs- und Stoffwechselerkrankungen empfohlen wird (DGVS-Leitlinien).

Quadruple-Therapie über 10 Tage

Medikament	Dosierung	Zeitraum
Omeprazoläquivalent	2-mal 20 mg	Tag 1–10
Wismutsalz	4-mal/Tag	Tag 4–10
Tetracyclin	4-mal 500 mg	Tag 4–10
Metronidazol	3-mal 400 mg	Tag 4–10

Histamin-H_2-Rezeptorantagonisten

Die Substanzen dieser Gruppe hemmen über eine Blockierung des Histamin-H_2-Rezeptors die histaminvermittelte Magensäuresekretion. Dies gilt sowohl für die basale, die nächtliche, die Pentagastrin- als auch die durch Nahrungsmittel stimulierte Magensäuresekretion. Die Plasmakonzentrationen unterliegen starken intra- und interindividuellen Schwankungen, wobei der Effekt nicht mit der Höhe des Plasmaspiegels korreliert. Beim Einsatz von H_2-Rezeptorenblockern ist grundsätzlich zu bedenken, dass auch eine Besserung von dyspeptischen Beschwerden erreicht wird, die durch ein Magenkarzinom oder MALT-Lymphom verursacht werden. Gastroskopische Kontrollen zum Ausschluss von Malignomen sind daher notwendig.

Cimetidin — Tagamet®, verschiedene andere

Indikationen. Cimetidin war der erste handelsüblich verfügbare H_2-Rezeptorenblocker und gilt als Referenzsubstanz für eine Vielzahl später auf den Markt gekommener Pharmaka der gleichen Substanzgruppe. Indikationen sind Erkrankungen, bei denen eine Hemmung der Säureproduktion des Magens erwünscht ist, wie Refluxösophagitis, Gastritis, Magen-Darm-Ulzera, außerdem die Behandlung und Prophylaxe der anaphylaktischen Reaktion in Kombination mit H_1-Rezeptorantagonisten und das Zollinger-Ellison-Syndrom bei Unverträglichkeit für Protonenpumpeninhibitoren.

Pharmazeutische Zubereitung. Tabletten zu 200 mg, 400 mg und 800 mg; Ampullen zu 200 mg, 400 mg und 1000 mg für die intravenöse Verabreichung.

Wirk- und Eliminationsverhalten. Der **Wirkeintritt** setzt bei oraler Gabe nach 1 h und bei intravenöser Applikation nach 15 min ein, der Effekt kann bis zu 24 h anhalten. Cimetidin wird fast vollständig resorbiert, die **Plasmaspiegelmaxima** werden ca. 1,5 h nach Verabreichung gemessen. **Stoffwechsel/Ausscheidung:** 75% der Substanz werden unverändert renal ausgeschieden. Die **Eliminationshalbwertszeit** ($t_{1/2}$) beträgt 2 h bei Nierengesunden und steigt bei terminaler Niereninsuffizienz auf 4,5 h an.

DOSIERUNG

Erwachsene. Die Erwachsenendosis von Cimetidin richtet sich nach der Schwere der Erkrankung. Zur peroralen Akutbehandlung von Magen-Darm-Ulzera und der Refluxösophagitis werden 800–1600 mg Cimetidin täglich verteilt auf 1–4 Gaben verabreicht. Zur Ulkusprophylaxe sind 400 mg einmal täglich zur Nacht ausreichend. Beim Zollinger-Ellison-Syndrom werden Dosen von 2 g täglich und mehr benötigt. Bei der intravenösen Therapie werden Dosen von 1–2 g/Tag kontinuierlich (Infusionsrate maximal 80 mg/h) oder verteilt auf 2–4 Einzelgaben (maximal 200 mg Cimetidin in 2 min) zur Behandlung von Magen-Darm-Ulzera verwendet. Zur Stressulkusprophylaxe reichen Dosen von 1-mal 400 mg täglich zur Nacht aus.

Kinder. Bei Kindern und Jugendlichen werden nur unter strengster Indikationsstellung im Rahmen einer Kurzzeittherapie 15–30 mg/kg KG/Tag, maximal 1600 mg Cimetidin/Tag verteilt über 4 Einzeldosen verabreicht. Bei Neugeborenen liegt die therapeutische Dosis bei 10–20 mg/kg KG pro Tag.

Sonderfälle. Die erwünschte Wirkung von Cimetidin wird bei Patienten mit **Niereninsuffizienz** mit niedrigeren Dosen erreicht. Bei einer Kreatinin-Clearance von 15–30 ml/min liegt die Tagesdosis bei maximal 600 mg, bei einer Kreatinin-Clearance unter 15 ml/min bei 400 mg. Eine Dosisanpassung ist auch bei fortgeschrittenen chronischen **Lebererkrankungen** anzuraten.

Unerwünschte Wirkungen. Am häufigsten werden Kopfschmerzen, allgemeine Abgeschlagenheit, Durchfälle, Obstipation und Übelkeit beobachtet. Insbesondere bei älteren Patienten und Patienten mit schwerer Leber- oder Nierenfunktionseinschränkung können auch zentralnervöse Nebenwirkungen wie epileptische Anfälle, depressive Zustände und Agitiertheit auftreten. Da H_2-Rezeptoren auch am menschlichen Herzen und in den Gefäßen vorkommen, kann es unter der Therapie mit Cimetidin zu verschiedenen kardiovaskulären Nebenwirkungen kommen. Symptomatische Tachykardien oder Bradykardien, Rhythmusstörungen und AV-Block sowie Blutdruckabfälle sind am häufigsten beschrieben. Vereinzelt wurden Asystolien beobachtet. Leuko-, Neutro-, Thrombo- oder Panzytopenien kommen selten vor. Agranulozytosen oder aplastische Anämien sind sehr selten beschrieben. Bei bis zu 4% der behandelten Männer kann die langfristige Gabe von Cimetidin zu einer Gynäkomastie führen.

Arzneimittelinteraktionen. Cimetidin hemmt Cytochrom P-450-abhängige Stoffwechselprozesse. Dies führt u.a. bei Benzodiazepinen, Phenytoin, Glibenclamid, Diltiazem, Nifedipin, 5-Fluorouracil, Metoprolol und Theophyllin zu einer verlangsamten Elimination und unerwünschten Wirkungen. Darüber hinaus können Substanzen, die tubulär sezerniert werden (z. B. Procainamid), bei gleichzeitiger Gabe von Cimetidin verzögert ausgeschieden werden. Da Cimetidin den Magen-pH erhöht, werden Medikamente, die stark pH-abhängig im sauren Milieu resorbiert werden, unter Umständen nicht ausreichend aufgenommen. Dies gilt vor allem für Antimykotika wie Ketoconazol. Die Alkoholdehydrogenase in der Magenschleimhaut wird ebenfalls durch Cimetidin inhibiert, sodass höhere Blutalkoholspiegel resultieren können.

Schwangerschaft und Laktation. Eine teratogene Wirkung von Cimetidin ist auch nach mehr als 20 Jahren der Anwendung nicht nachgewiesen worden. Ein Übertritt des Pharmakons in die Muttermilch wurde beschrieben. Bei entsprechender Indikationsstellung kann Cimetidin während der Schwangerschaft verordnet werden. Eine Gabe von Cimetidin während der Stillzeit darf nur nach gründlicher Nutzen-Risiko-Bewertung erfolgen.

Pflegehinweise

Die Einnahme von Cimetidin sollte in der Regel abends erfolgen, weil eine Anhebung des nächtlichen pH-Wertes im Magen erwünscht ist. Gleichzeitiger Nikotingenuss kann die Wirkung von Cimetidin auf die Ulkusheilung abschwächen. Die Fortführung der Therapie über den Zeitpunkt des Erreichens der Beschwerdefreiheit hinaus ist zwingend notwendig, da diese vor der Ulkusheilung erzielt wird. Wegen der möglichen kardiovaskulären Nebenwirkungen sollten Herzfrequenz und Blutdruck kontrolliert werden. Die Wirkung von Alkohol kann unter Therapie mit Cimetidin verstärkt sein.

Ranitidin (Hydrochlorid) — Zantic®, Sostril®

Indikationen. Ranitidin ist ein spezifischer Blocker des H_2-Rezeptors mit einer 4fach höheren Potenz als Cimetidin. Es wird zur Behandlung aller dyspeptischen Erkrankungen eingesetzt, bei denen eine Hemmung der Säureproduktion des Magens gewünscht wird. Die Indikationen sind Refluxösophagitis, Gastritis, Ulkuskrankheit, Stressulkusprophylaxe, Säureaspirationsprophylaxe unter der Geburt und während der Narkose, Behandlung und Prophylaxe der anaphylaktischen Reaktion in Kombination mit einem H_1-Rezeptorantagonisten und bei Unverträglichkeit für Protonenpumpeninhibitoren das Zollinger-Ellison-Syndrom.

Pharmazeutische Zubereitung. Filmtabletten zu 150, 300 mg und Brausetabletten zu 150 und 300 mg.; Ampullen zu 50 mg für die intravenöse Verabreichung.

Wirk- und Eliminationsverhalten. Die **Plasmakonzentrationen** von Ranitidin unterliegen erheblichen intra- sowie interindividuellen Schwankungen. Der **Wirkeintritt** setzt bei oraler Gabe nach 1 h und bei intravenöser Applikation nach 15 min ein. Der Effekt kann bis zu 24 h anhalten und korreliert nicht mit der Plasmakonzentration. Ranitidin wird fast vollständig im Magen-Darm-Trakt resorbiert. Die Plasmaspiegelmaxima werden ca. 2 h nach Verabreichung gemessen. **Stoffwechsel/Ausscheidung:** 70% der Substanz werden unverändert renal ausgeschieden. Die **Eliminationshalbwertszeit** ($t_{1/2}$) beträgt 2 h bei Nierengesunden und steigt bei terminaler Niereninsuffizienz auf 7 h an.

DOSIERUNG

Erwachsene. Die Dosierung richtet sich nach der Schwere der Erkrankung. Zur peroralen Akutbehandlung von Magen-Darm-Ulzera und der Refluxösophagitis werden 1- bis 2-mal 300 mg Ranitidin täglich verabreicht. Zur Ulkusprophylaxe sind 150 mg einmal täglich zur Nacht ausreichend. Zur Verhinderung der Säureaspiration reichen einmalig 150 mg aus. Beim Zollinger-Ellison-Syndrom werden Dosen von 600–900 mg täglich und mehr benötigt. Bei der intravenösen Therapie werden Bolusgaben von 4-mal 50 mg/Tag zur Behandlung von Magen-Darm-Ulzera verwendet. Zur Stressulkusprophylaxe reichen 2- bis 3-mal 50 mg täglich aus. Die intravenöse Applikation erfolgt entweder über eine Bolusinjektion (50 mg über 2 min) oder die kontinuierliche Gabe von 0,125–0,25 mg/kg KG/h.

Kinder. Kinder (ab 10 Jahren) und Jugendliche (bis 14 Jahre) erhalten Ranitidin nur unter strengster Indikationsstellung; beschränkt auf eine Kurzzeitbehandlung beträgt die Tagesdosis 2-mal täglich 2 mg/kg KG, maximal 300 mg pro Tag, verteilt auf 2 Einzeldosen.

Sonderfälle. Die erwünschte Wirkung von Ranitidin kann bei Patienten mit **Niereninsuffizienz** mit niedrigeren Dosen erreicht werden. Bei einer Kreatinin-Clearance von <50 ml/min liegt die Tagesdosis bei maximal 150 mg. Eine Dosisanpassung ist auch bei fortgeschrittenen chronischen **Lebererkrankungen** erforderlich. Bei Kindern liegen bis heute keine ausreichenden Erfahrungen mit Ranitidin vor, sodass eine generelle Empfehlung zur Therapie mit Ranitidin nicht gegeben werden kann.

Unerwünschte Wirkungen. Diese unterscheiden sich nicht wesentlich von Cimetidin. Am häufigsten wird über Kopfschmerzen, allgemeine Abgeschlagenheit, Durchfälle, Obstipation und Übelkeit geklagt. Insbesondere bei älteren Patienten, Patienten mit schwerer Leber- oder Nierenfunktionseinschränkung können auch zentralnervöse Nebenwirkungen wie Verwirrtheit, Halluzinationen, depressive Zustände und Agitiertheit auftreten. Da H_2-Rezeptoren auch am menschlichen Herzen und in den Gefäßen vorkommen, kann es unter der Therapie mit Ranitidin zu verschiedenen kardiovaskulären Nebenwirkungen kommen. Symptomatische Tachykardien oder Bradykardien, Rhythmusstörungen und AV-Block sowie Hypotensionen sind beobachtet worden. In Einzelfällen wurden Asystolien beschrieben. Leuko-, Neutro-, Thrombo- oder Panzytopenien wurden seltener gesehen. Agranulozytosen oder aplastische Anämien sind sehr selten.

Arzneimittelwechselwirkungen. Ranitidin ist wie viele andere Substanzen in der Lage, Cytochrom P-450-abhängige Stoffwechselprozesse zu blockieren. Dies führt u.a. bei Benzodiazepinen, Phenytoin und Glibenclamid zu einer verlangsamten Elimination. Dieser Effekt ist jedoch bei weitem nicht so ausgeprägt wie bei Cimetidin. Darüber hinaus können Substanzen, die tubulär sezerniert werden (z. B. Procainamid), bei gleichzeitiger Gabe von Ranitidin verzögert ausgeschieden werden. Da Ranitidin den Magen-pH erhöht, werden Substanzen, die stark pH-abhängig im sauren Milieu resorbiert werden, unter Umständen nicht ausreichend aufgenommen (z. B. Vitamin B_{12}). Die Alkoholdehydrogenase in der Magenschleimhaut wird durch Ranitidin ebenfalls inhibiert, sodass höhere Blutalkoholspiegel resultieren können. Fraglich ist eine Beeinträchtigung des Theophyllin-Abbaus, weshalb Theophyllin-Spiegel unter der Therapie kontrolliert werden sollten.

Schwangerschaft und Laktation. Eine teratogene Wirkung von Ranitidin ist auch nach mehr als 15 Jahren der Anwendung nicht nachgewiesen worden. Ein Übertritt der Substanz in die Muttermilch wurde beschrieben. Bei entsprechender Indikationsstellung kann Ranitidin in der Schwangerschaft verordnet werden.

Pflegehinweise

Die Einnahme von Ranitidin sollte in der Regel abends erfolgen, weil eine Anhebung des nächtlichen pH-Wertes im Magen erwünscht ist. Gleichzeitiger Nikotingenuss kann die Wirkung von Ranitidin auf die Ulkusheilung abschwächen. Die Fortführung der Therapie mit Ranitidin über den Zeitpunkt des Erreichens der Beschwerdefreiheit hinaus ist zwingend notwendig, da diese vor der Ulkusheilung erzielt wird.

Wegen der möglichen kardiovaskulären Nebenwirkungen sollten Herzfrequenz und Blutdruck kontrolliert werden. Die Wirkung von Alkohol kann unter Therapie mit Ranitidin verstärkt sein.

Famotidin Pepdul®, Ganor®

Indikationen. Famotidin ist ein spezifischer Blocker des H_2-Rezeptors mit einer 30fach höheren Potenz als Cimetidin, der zur Behandlung aller Erkrankungen eingesetzt wird, bei denen eine Hemmung der Säureproduktion des Magens erwünscht ist. Indikationen sind Refluxösophagitis, Gastritis, Ulkuskrankheit und bei Unverträglichkeit für Protonenpumpeninhibitoren das Zollinger-Ellison-Syndrom.

Pharmazeutische Zubereitung. Tabletten zu 20 mg, 40 mg, schnellauflösende Plättchen (linguale Applikation) zu 20 mg und 40 mg und Ampullen zu 20 mg für die intravenöse Verabreichung.

Wirk- und Eliminationsverhalten. Der **Wirkeintritt** setzt bei oraler Gabe nach 1 h und bei intravenöser Applikation nach 15 min ein, der Effekt kann bis zu 24 h anhalten. Famotidin wird rasch gastrointestinal resorbiert, hat jedoch eine deutlich geringere orale **Bioverfügbarkeit** als Cimetidin und Ranitidin. Die **Plasmaspiegelmaxima** werden ca. 2 h nach Gabe erreicht. **Stoffwechsel/Ausscheidung:** 70% der Substanz werden unverändert renal ausgeschieden. Die **Eliminationshalbwertszeit** ($t_{1/2}$) beträgt 3 h bei Nierengesunden und ist damit länger als bei den älteren H_2-Rezeptorantagonisten. Bei terminaler Niereninsuffizienz kann die Eliminationshalbwertszeit auf bis zu 20 h ansteigen.

DOSIERUNG

Erwachsene. Die Dosierung richtet sich nach der Schwere der Erkrankung. Zur peroralen Akutbehandlung von Magen-Darm-Ulzera und der Refluxösophagitis werden 1- bis 2-mal 40 mg Famotidin täglich verabreicht. Zur Ulkusprophylaxe sind 20 mg einmal täglich zur Nacht ausreichend. Beim Zollinger-Ellison-Syndrom werden Dosen von bis zu 2-mal 80 mg täglich und mehr benötigt. Bei der intravenösen Therapie werden 2-mal 20 mg/Tag zur Behandlung von Magen-Darm-Ulzera verwendet. Zur Stressulkusprophylaxe reichen 2-mal 20 mg täglich aus. Die intravenöse Applikation erfolgt entweder über eine Bolusinjektion (40 mg über 2 min) oder als Kurzinfusion über 30 min.

Kinder. Bei Neugeborenen liegen keine ausreichenden Daten vor. Bei Kindern >1 Jahr beträgt die erforderliche Dosis 0,4–1,6 mg/kg KG pro Tag. Für Famotidin liegen jedoch deutlich weniger Erfahrungen im Kindesalter vor als bei den älteren H_2-Rezeptorantagonisten, sodass der Einsatz von Famotidin im Kindesalter generell nicht empfohlen werden kann.

Sonderfälle. Die therapeutische Dosis von Famotidin kann bei **niereninsuffizienten** Patienten mit niedrigeren Dosen erreicht werden. Bei einer Kreatinin-Clearance von <30 ml/min liegt die Tagesdosis bei maximal 20 mg. Eine Dosisanpassung ist bei fortgeschrittenen chronischen **Lebererkrankungen** erforderlich.

Unerwünschte Wirkungen. Diese unterscheiden sich nicht wesentlich von denen von Cimetidin und Ranitidin. Am häufigsten wird über Kopfschmerzen, allgemeine Abgeschlagenheit, Durchfälle, Obstipation und Übelkeit geklagt. Insbesondere bei älteren Menschen und Patienten mit schwerer Leber- oder Nierenfunktionseinschränkung können auch zentralnervöse Nebenwirkungen wie epileptische Anfälle, depressive Zustände und Agitiertheit auftreten. Da H_2-Rezeptoren auch am menschlichen Herzen und in den Gefäßen vorkommen, kann es unter der Therapie mit Famotidin zu verschiedenen kardiovaskulären Nebenwirkungen kommen. Symptomatische Tachykardien oder Bradykardien sowie Hypotensionen sind am häufigsten beschrieben. Einige Studien bei gesunden Probanden und Patienten mit Herzinsuffizienz weisen darauf hin, dass Famotidin Schlag- und Herzminutenvolumen senkt – ein Effekt, der für die älteren H_2-Blocker nicht beschrieben ist. Leuko-, Neutro-, Thrombo- oder Panzytopenien wurden seltener gesehen. Agranulozytosen oder aplastische Anämien sind sehr selten. Auch hepatische Nebenwirkungen wie Ikterus oder Anstieg der Cholestaseparameter (alkalische Phosphatase) werden selten beobachtet. Wie auch unter der Anwendung mit Cimetidin und Ranitidin wird in Einzelfällen bei Männern eine Brustspannung beziehungsweise eine Gynäkomastie beobachtet.

Arzneimittelwechselwirkungen. Famotidin ist im Gegensatz zu Cimetidin und Ranitidin kein Inhibitor des Cytochrom P-450-Systems. Da Famotidin den Magen-pH erhöht, werden Substanzen, die pH-abhängig im sauren Milieu resorbiert werden, unter Umständen nicht ausreichend aufgenommen. Dies gilt vor allem für Antimykotika wie Ketoconazol.

Schwangerschaft und Laktation. Eine teratogene Wirkung von Famotidin ist auch nach mehr als 10 Jahren der Anwendung nicht nachgewiesen worden. Ein Übertritt der Substanz in die Muttermilch ist nachgewiesen. Bei entsprechender Indikationsstellung sollte jedoch aufgrund der längerfristigen Erfahrungen mit Cimetidin und Ranitidin während der Schwangerschaft auf die älteren H_2-Rezeptorenblocker zurückgegriffen werden.

Pflegehinweise

Die Einnahme von Famotidin sollte in der Regel abends erfolgen, weil eine Erhöhung des nächtlichen pH-Wertes des Magensafts erwünscht ist. Die Fortführung der Therapie mit Famotidin über den Zeitpunkt des Erreichens der Beschwerdefreiheit hinaus ist zwingend erforderlich, da diese vor der Ulkusheilung erzielt wird. Gleichzeitiger Nikotingenuss kann die Wirkung von Famotidin auf die Ulkusheilung abschwächen. Wegen möglicher kardiovaskulärer Nebenwirkungen sollten Herzfrequenz und Blutdruck kontrolliert werden.

Antazida — Maaloxan® und andere

Indikationen. Antazida gehören zu den ältesten Magentherapeutika. Ihre Wirkung beruht im Wesentlichen darauf, dass sie als Basen die durch die Belegzellen des Magens produzierte Salzsäure abpuffern. Darüber hinaus sind jedoch auch Schleimhautschutzeffekte beschrieben worden (Verbesserung der Mikrozirkulation sowie eine Sekretionssteigerung von protektivem Mukus oder Bikarbonaten). Der Einsatz der Antazida soll bei Erkrankungen erfolgen, deren Ursache in einer gesteigerten Säureproduktion liegt oder wenn ein Schutz vor der aggressiven Wirkung von Säuren erwünscht ist. Durch die Anhebung des Magen-pH wird ebenfalls die Aktivierung von Pepsinogen verhindert. Darüber hinaus werden beim duodenogastralen Reflux die Gallensäuren abgebunden. Seit der Einführung von H_2-Rezeptorantagonisten und der Protonenpumpeninhibitoren beschränkt sich der Einsatz der Antazida am ehesten auf die Stressulkusprophylaxe, die Refluxerkrankung der Speiseröhre und die Linderung von dyspeptischen Beschwerden. Antazida gelten außerdem derzeit als einziges wirksames Therapeutikum beim duodenogastralen Reflux.

Die häufigste Anwendung erfolgt jedoch ohne ärztliche Verordnung zur Linderung von „Sodbrennen" und „saurem Aufstoßen". Außerhalb der Gastroenterologie können aluminiumhaltige Antazida auch zur Verhinderung der Phosphatresorption bei chronischer Nierensuffizienz eingesetzt werden.

Alle Antazida sind schwache Basen, sodass nach Kontakt mit einer Säure schwer lösliche Salze entstehen. Die Basen bestehen aus einer anionischen Komponente (Hydroxide, Karbonate oder Silikate) und einem Kation (Aluminium, Magnesium oder Kalzium). Am häufigsten werden Aluminiumhydroxid, Magnesiumperoxid oder Kalziumkarbonat angewendet. Aluminiumhydroxid weist einen späteren Wirkeintritt und eine verlängerte Wirkdauer im Vergleich zu den anderen Antazida auf. Während Aluminiumhydroxid zur Obstipation führen kann, hat Magnesiumhydroxid dagegen laxierende Eigenschaften. Kalziumkarbonat zeichnet sich durch seinen besonders raschen Wirkeintritt aus. Daraus lässt sich folgern, dass eine Kombination verschiedener Antazida eine Potenzierung der Wirkeffekte ergeben sollte.

Pharmazeutische Zubereitung. Seit langem sind Suspensionen, Lutsch- und Kautabletten sowie Kapseln und Pulver erhältlich. Es sind keine Wirkunterschiede bei den unterschiedlichen galenischen Zubereitungen festgestellt worden. Der Kombination von Antazida mit Spasmolytika,

Pflanzenextrakten oder anderen Substanzen fehlt bislang der klinische Nachweis einer über die Hemmung der Säure hinausgehenden Effektivität.

DOSIERUNG

Erwachsene. Je nach Indikationsstellung variieren die erforderlichen Tagesdosen. Die längste Wirkdauer entfalten die Antazida, wenn sie 1–3 h nach einer Mahlzeit angewandt werden. Es sind jedoch zusätzliche Gaben zur Nacht oder bei persistierender Symptomatik sinnvoll. Die Einzeldosis sollte 30–50 mval betragen und in der Regel mindestens 4-mal täglich angewandt werden. In der Regel ist die Dosis darüber hinaus jedoch den subjektiven Beschwerden des Patienten anzupassen. Eine generelle Empfehlung zur Behandlung von Duodenal- oder Magenulzera kann heute bei moderneren Behandlungsstrategien nicht mehr gegeben werden, mit Ausnahme des durch duodenogastralen Reflux bedingten Magenulkus, bei dem eine Tagesdosis von 200–400 mval angestrebt werden sollte. Für die Senkung des Serumphosphatspiegels bei chronischer Niereninsuffizienz hat sich die Dosis individuell am Serumphosphatspiegel zu orientieren. Insgesamt ist zu beachten, dass zahlreiche Antazida die angestrebte Wirkdosis von 50 mval erst bei weitaus höheren Dosierungen erreichen als in der Empfehlung des Herstellers angegeben wird.

Unerwünschte Wirkungen. Aluminiumhaltige Antazida können neben der Obstipation bei dialysepflichtigen Patienten zur Aluminiumenzephalopathie und bei chronischer Anwendung zur chronischen Nierenschädigung führen. Insgesamt ist die Aluminiumenzephalopathie heutzutage jedoch so selten, dass sie lediglich als potentielle Möglichkeit angesehen werden muss. Häufiger wird jedoch eine Osteoporose als Folge der mangelnden Phosphatresorption beobachtet. Magnesiumhaltige Antazida weisen eine laxierende Wirkung bis zur Diarrhöe auf. Bei niereninsuffizienten Patienten kann eine Hypermagnesiämie ohne sichere klinische Relevanz beobachtet werden. Kalziumhaltige Antazida führen insbesondere bei der chronischen Niereninsuffizienz zur Hyperkalzämie. Bei gleichzeitig exzessiver Milchzufuhr kann ein Milch-Alkali-Syndrom resultieren.

Arzneimittelwechselwirkungen. Aufgrund der physikochemischen Eigenschaften und ihrer luminalen Wirkung im Magen-Darm-Trakt lassen die Antazida eine Vielzahl an Wechselwirkungen erwarten. Insbesondere sind die veränderten Resorptionsbedingungen für Medikamente erwähnenswert, deren Aufnahme mit dem Magen-pH korreliert. Auch die renale Elimination kann durch Veränderung des pH im Tubulussystem beeinflusst werden. Im Gegensatz zur Bedeutung bei den Protonenpumpeninhibitoren und H_2-Rezeptorenblockern bleibt die klinische Relevanz dieses Effekts jedoch fraglich, insbesondere wenn der Abstand zu den Mahlzeiten und der sonstigen Tabletteneinnahme eingehalten wird. Bei paralleler Einnahme ist die Abnahme der Bioverfügbarkeit für zahlreiche Stoffe belegt. Dieser Effekt ist jedoch am häufigsten durch die Adsorption oder Bindung der Substanzen an das Antazidum oder Teile des Antazidums bedingt. Eine klinische Relevanz besteht für Tetrazykline, Gyrasehemmer, Isoniazid oder Digoxin. Andere Substanzen akkumulieren bedingt durch eine verminderte renale Ausscheidung (basisches Chinidin). Somit sollte Patienten grundsätzlich empfohlen werden, Antazida frühestens 2 h nach einer Mahlzeit und Tabletteneinnahme anzuwenden.

Schwangerschaft und Laktation. Aluminium-, kalzium- oder magnesiumhaltige Antazida können gefahrlos im 2. und 3. Trimenon einer Schwangerschaft eingesetzt werden. Im ersten Trimenon sollte eine Anwendung nur unter strenger Indikation erfolgen, auch wenn bis heute keine teratogenen Effekte nachgewiesen werden konnten. Eine Übertragung mit der Muttermilch ist bei den oben genannten Dosierungen nicht zu erwarten.

Pflegehinweise

Trotz der rezeptfreien Abgabe muss festgestellt werden, dass Antazida keine nebenwirkungsfreien oder sogar indifferente Substanzen sind. Während Aluminiumhydroxid zur Obstipation führen kann, hat Magnesiumhydroxid dagegen laxierende Eigenschaften und kann somit auch Diarrhöen bewirken. Der chronische Gebrauch von Natriumbikarbonat (Natron) kann nicht nur zu einer systemischen Alkalose führen, sondern auch zu einer ausgeprägten Natriumbelastung. Diese ist bei Herzinsuffizienz und der arteriellen Hypertonie ausgesprochen unerwünscht. Die Patienten sollten hierauf aufmerksam gemacht werden. Auch kann es zu einem Rebound-Phänomen mit überschießender Magensäuresekretion nach der initialen Abpufferung kommen. Da die Resorptionsbedingungen anderer Medikamente durch die Einnahme von Antazida verändert werden können, sollte den Patienten grundsätzlich empfohlen werden, Antazida frühestens 2 h nach einer Mahlzeit und Tabletteneinnahme anzuwenden. Sowohl die Refluxerkrankung als auch dyspeptische Beschwerden über einen Zeitraum von mehr als einer Woche bedürfen der gastroenterologischen Abklärung, ebenso ein Wiederauftreten der Symptome nach initialer Beschwerdelinderung.

Sucralfat — Ulcogant®

Indikationen. Sucralfat weist in saurem und leicht basischem Milieu eine gelartige Konsistenz auf und bildet einen Oberflächenbelag auf der Mukosa des oberen Magen-Darm-Traktes. Es besteht eine hohe Affinität zu Läsionen wie Ulzera. Die weitere Wirkung von Sucralfat ergibt sich aus der Senkung der Pepsinaktivität und der Adsorption von Gallensäuren. Eine Säureneutralisation wie bei den Antazida erfolgt nicht. Ähnlich wie bei den Antazida ist eine prostaglandinvermittelte direkte zytoprotektive Wirkung experimentell beschrieben (vermehrte Bikarbonat- und Mukussekretion). Die Indikation für Sucralfat ist die Ulkusrezidivprophylaxe außer bei der Helicobacter-pylori-Infektion, und häufig erfolgt ein Einsatz bei der Stressulkusprophylaxe auf der Intensivstation. Sucralfat scheint vergleichbar wirksam wie die H_2-Antagonisten bei der Prävention Stressulkus-induzierter gastrointestinaler Blutungen bei schwer kranken Patienten zu sein. Da es den pH-Wert nicht senkt, ist das Risiko einer nosokomialen Pneumonie aufgrund einer bakteriellen Besiedlung des Magens im Vergleich zu H_2-Antagonisten geringer. Eine Wirksamkeit weist die Substanz in einigen Fällen bei der heterogenen Gruppe der dyspeptischen Beschwerden auf.

Pharmazeutische Zubereitung. Suspension zu 0,2 g/ml bzw. Granulat (1 g/Beutel), Tabletten zu 0,5 und 1 g sowie Kautabletten zu 1 g.

Wirk- und Eliminationsverhalten. Sucralfat wirkt isoliert luminal im Gastrointestinaltrakt. Etwa 90% der oral aufgenommenen Substanz erscheinen unverändert im Stuhl. Ein kleiner Prozentsatz (<2%) wird renal ausgeschieden.

DOSIERUNG

Erwachsene. Die tägliche Dosis von 4 g sollte auf 4 Einzelgaben zu jeweils 1 g verteilt werden. Die Applikation sollte eine Stunde vor der Mahlzeit und zur Nacht erfolgen. Alternativ kann die 2-mal tägliche Gabe zu 2 g angewandt werden. Auf die gleichzeitige Gabe von aluminiumhaltigen Antazida sollte verzichtet werden. Die Therapiedauer richtet sich nach der Indikation und kann bis zu einem Jahr empfohlen werden.

Unerwünschte Wirkungen. Obstipation, Mundtrockenheit, metallischer Geschmack, Übelkeit, Kopfschmerzen und Urtikaria treten in bis zu 5% der behandelten Patienten auf. In der Regel führen die Nebenwirkungen jedoch nicht zum Therapieabbruch. Ähnlich wie bei den Antazida kann die langfristige Anwendung zu einem Phosphatmangel mit konsekutiver Osteopenie führen. Wie auch bei den aluminiumhaltigen Antazida kann durch die Gabe von Sucralfat bei eingeschränkter Nierenfunktion ein Anstieg des Aluminiumspiegels im Serum mit den entsprechenden klinischen Symptomen resultieren (Aluminiumenzephalopathie mit zerebraler Krampfneigung).

Arzneimittelwechselwirkungen. Aufgrund des Wirkmechanismus von Sucralfat sind zahlreiche Interaktionen denkbar. Experimentell konnte gezeigt werden, dass durch Adsorption von Pharmaka die Bioverfügbarkeit eingeschränkt werden konnte, klinisch konnten signifikante Wechselwirkungen bisher nicht aufgezeigt werden. Ein Einfluss auf die Resorption gerinnungshemmender Medikamente kann nicht ausgeschlossen werden. Daher sollte deren Dosierung unter Sucralfat überwacht werden. Sucralfat sollte jedoch prinzipiell in zeitlichem Abstand (ca. 2 h) zu anderen Medikamenten verabreicht werden.

Schwangerschaft und Laktation. Aufgrund der minimalen Resorption wird Sucralfat auch während der Schwangerschaft empfohlen. Ergebnisse klinischer Studien zur Unbedenklichkeit in der Schwangerschaft liegen jedoch nicht vor. An eine Erhöhung des Serumaluminiumspiegels bei eingeschränkter Nierenfunktion muss jedoch gedacht werden. Eine strenge Indikationsstellung sollte die Regel sein. Bei geringer systemischer Bioverfügbarkeit ist ein Übertritt in die Muttermilch nicht beschrieben.

Pflegehinweise

Auf die gleichzeitige Anwendung aluminiumhaltiger Antazida sollte aufgrund der höheren Aluminiumbelastung verzichtet werden. Zur Steigerung der Wirksamkeit und Verhinderung von Wechselwirkung mit anderen Pharmaka ist auf die konsequente Verabreichung 1 h vor den Mahlzeiten und getrennt von anderen Medikamenten zu achten. Wegen der nicht auszuschließenden Beeinflussung der Resorption gerinnungshemmender Medikamente ist an eine Überwachung der Gerinnungsparameter zu denken und auf das Auftreten möglicher Thrombosen zu achten.

Pirenzepin — Gastrozepin® und andere

Indikationen. Pirenzepin, der erste selektive Acetylcholinrezeptorantagonist am Muskarinrezeptor der Magenschleimhaut, hemmt die basale und stimulierte Magensäuresekretion. Die Hauptindikation wird derzeit in der Prophylaxe des Stressulkus gesehen, ein Einsatz bei dyspeptischen Beschwerden oder in der Ulkusrezidivprophylaxe ist möglich. Zur Behandlung von Ulzera im Magen und Duodenum sollte jedoch wegen der höheren Wirksamkeit auf H_2-Rezeptorantagonisten oder Protonenpumpeninhibitoren zurückgegriffen werden.

Pharmazeutische Zubereitung. Tabletten zu 25 und 50 mg sowie Ampullen zu 10 mg zur intravenösen Applikation.

Wirk- und Eliminationsverhalten. Pirenzepin wird nur unvollständig resorbiert und weist wegen seiner geringen Lipophilie im Gewebe nur eine geringe Konzentration auf (Liquor). **Stoffwechsel/Ausscheidung:** Pirenzepin wird kaum metabolisiert, und jeweils die Hälfte der Substanz wird renal oder biliär ausgeschieden. Die **Eliminationshalbwertszeit** ($t_{1/2}$) beträgt rund 11 h, was die 2-mal tägliche Gabe ermöglicht. Bei Niereninsuffizienz oder Leberschädigung mit entsprechend verminderter renaler oder biliärer Exkretion erfolgt die Ausscheidung über den jeweils anderen Weg.

DOSIERUNG

Erwachsene. Oral 2-mal 25–75 mg/Tag; intravenös 2-mal 10 mg.

Sonderfälle. Lediglich bei deutlich **eingeschränkter Nierenfunktion** (Kreatinin-Clearance <25 ml/min) ist eine Dosisadaptation erforderlich, da ansonsten anticholinerge Nebenwirkungen auftreten könnten.

Unerwünschte Wirkungen. Dosisabhängig weist Pirenzepin typische atropinartige Nebenwirkungen auf. Am häufigsten wird über eine Mundtrockenheit, Halskratzen, Müdigkeit und Akkommodationsschwierigkeiten berichtet. In der Regel (>50%) treten die Symptome jedoch erst bei einer Tagesdosis >100 mg auf.

Arzneimittelwechselwirkungen. Pirenzepin und H_2-Rezeptorantagonisten wirken additiv auf die Hemmung der Säureproduktion des Magens.

Schwangerschaft und Laktation. Die Anwendung während der Schwangerschaft und Stillzeit ist aufgrund fehlender klinischer Daten kontraindiziert.

Pflegehinweise

Die Verabreichung sollte außerhalb der Mahlzeiten erfolgen, da eine gleichzeitige Nahrungsaufnahme die ohnehin geringe Bioverfügbarkeit noch weiter absenkt. Da Müdigkeit und Akkommodationsschwierigkeiten (atropinartige Nebenwirkungen) auftreten können, muss auf eine mögliche Beeinträchtigung der Fahrtauglichkeit hingewiesen werden.

Misoprostol — Cytotec®

Indikationen. Misoprostol ist ein synthetisches Prostaglandin-E-Analogon, das dosisabhängig sowohl die basale, die histaminvermittelte, die gastrinvermittelte als auch die nahrungsabhängige Magensäuresekretion hemmt. Darüber hinaus hat Misoprostol einen Schutzeffekt auf die Magenmukosa. Diese Substanz wird daher bevorzugt eingesetzt, wenn Schleimhautläsionen nach Einnahme von nichtsteroidalen Antirheumatika vorliegen bzw. zur Prophylaxe derartiger Läsionen.

Pharmazeutische Zubereitung. Tabletten zu 200 mcg.

Wirk- und Eliminationsverhalten. Misoprostol wird schnell und fast vollständig resorbiert und unterliegt einem raschen Metabolismus in der Leber. Der aktive Hauptmetabolit erreicht bereits 15–30 min nach oraler Gabe sein **Plasmaspiegelmaximum** und wird dann mit einer **Halbwertszeit** von nur 20 min überwiegend renal (70%) eliminiert.

DOSIERUNG

Erwachsene. 2- bis 4-mal täglich 200 mcg zu den Mahlzeiten. Die Anwendungsdauer beträgt 4 bis maximal 8 Wochen.

Kinder. Über den Einsatz bei Kindern und Jugendlichen liegen nur wenige Daten vor, sodass eine generelle Therapieempfehlung bei Kindern und Jugendlichen nicht gegeben ist.

Sonderfälle. Bei **Nieren- oder Leberfunktionseinschränkungen** ist eine Dosisanpassung von Misoprostol nicht notwendig, da wegen der sehr kurzen Halbwertszeit und der Dosierungsintervalle keine Kumulation zu erwarten ist.

Unerwünschte Wirkungen. Am häufigsten wird über eine Diarrhöe oder abdominelle Schmerzen bei bis zu 20–40% der Patienten berichtet. Selten werden Kopfschmerzen beschrieben.

Arzneimittelwechselwirkungen. Klinisch relevante Wechselwirkungen sind bisher nicht beschrieben. Bei gleichzeitiger Anwendung nichtsteroidaler Antirheumatika wurde eine verminderte Bioverfügbarkeit dieser Substanzen beobachtet, was am ehesten auf eine verminderte Resorption zurückgeführt wurde. Unter paralleler Anwendung magnesiumhaltiger Antazida wird der laxierende Effekt von Misoprostol verstärkt.

Schwangerschaft und Laktation. Misoprostol ist als Prostaglandin-E-Analogon in der Lage, Uteruskontraktionen auszulösen, sodass in der Schwangerschaft eine Kontraindikation für die Verabreichung gilt. Da keine Angaben zum Übertritt in die Muttermilch vorliegen, sollte Misoprostol auch nicht in der Stillzeit angewandt werden.

Pflegehinweise

Das Auftreten abdomineller Beschwerden und dünner Stühle ist möglich, insbesondere bei gleichzeitiger Einnahme magnesiumhaltiger Antazida. Frauen im gebärfähigem Alter sollten Misoprostol nur unter sicherer Empfängnisverhütung anwenden, da die Substanz einen Abort auslösen kann. Postmenopausal können in seltenen Fällen Uterusblutungen auftreten.

Wismutsalze — Bismofalk® und andere

Indikationen. Wismutsalze (z. B. Wismutnitrat, -gallat, -karbonat, oder -salizylat) weisen im Gastrointestinaltrakt zahlreiche Eigenschaften auf. Wismutsalze steigern die Sekretion von Mukus und Bikarbonat im Magen und sind in der Lage, Gallensäuren zu binden. Sie hemmen die Aktivität von Pepsin und verhindern den schädigenden Effekt von Pepsin auf Schleimhautläsionen des Magens. Wismutsalze weisen eine antibiotische Aktivität auf, die man sich bei der Reservetherapie der Helicobacter-pylori-Eradikation zu Nutze macht. Auch bei einigen Formen der mikroskopischen Kolitis oder der Kollagenkolitis weisen Wismutsalze Heilungseffekte bezüglich der Durchfallsymptomatik wie auch der histologischen Veränderungen im Dickdarm auf. Es konnte ebenfalls ein Effekt in der Behandlung der Reisediarrhöe nachgewiesen werden, wobei hier immer die hohe spontane Ausheilungsrate bedacht werden muss.

Pharmazeutische Zubereitung. Aufgrund der Vielzahl der Präparate mit unterschiedlichen Wismutsalzen soll auf eine detaillierte Auflistung aller Darreichungsformen der Wismutverbindungen verzichtet werden.

Wirk- und Eliminationsverhalten. Die Resorption von Wismutsalzen im Gastrointestinaltrakt ist nur sehr gering. Mehr als 99% der oral verabreichten Medikation werden unverändert mit dem Stuhl ausgeschieden. Eine Dosisanpassung bei Leber- oder Nierenfunktionseinschränkung ist daher bei sachgerechter Anwendung nicht erforderlich.

DOSIERUNG

Erwachsene. Die empfohlene Dosis richtet sich nach der jeweiligen Indikation. Bei der Behandlung der Helicobacter-pylori-Infektion im Rahmen der Triple-Therapie mit Metronidazol und einem Tetracyclin/Amoxicillin werden 4-mal 300 mg Wismut täglich verabreicht. Zur Therapie von Gastritis oder Magen- bzw. Zwölffingerdarmgeschwüren beträgt die Normaldosierung für Erwachsene täglich 3-mal 300 mg Wismut (Wismutgallat, Wismutnitrat). Diese gilt aufgrund erheblicher

Nebenwirkungsraten bei allerdings hohen Eradikationsraten nur als Ultima Ratio.

Unerwünschte Wirkungen. Bei Überschreitung der empfohlenen Richtdosierungen sind auch systemische Nebenwirkungen wie eine Wismutenzephalopathie beschrieben. Die Gabe von Wismut kann bei Patienten Oberbauchschmerzen, Übelkeit und Durchfälle hervorrufen. Eine Verfärbung von Zahnfleisch und Zunge kann bei unsachgemäßer Anwendung (Kauen oder Lutschen der Tabletten) hervorgerufen werden.

Arzneimittelwechselwirkungen. Bei gleichzeitiger Anwendung von Kalzium, Eisen oder Tetrazyklinen kann durch Chelatbildung deren Aufnahme gehemmt werden. Daher sollen Wismutsalze grundsätzlich in zeitlichem Abstand zu anderen Arzneimitteln eingenommen werden.

Schwangerschaft und Laktation. Wismutsalze sind trotz geringer systemischer Aufnahme potentiell plazentagängig und gelangen in die Muttermilch, sodass in der Schwangerschaft und während der Stillzeit Wismutpräparate nicht verabreicht werden sollten.

Pflegehinweise

Bei unsachgemäßer Anwendung (Kauen oder Lutschen der Tabletten) kann eine Verfärbung von Zahnfleisch und Zunge hervorgerufen werden. Gastrointestinale Beschwerden und durchfallartige Stühle können auftreten. Bedingt durch die Bildung von Wismutsulfid im Gastrointestinaltrakt kommt es in der Regel zu einer Schwarzverfärbung des Stuhls. Wegen der möglichen Beeinträchtigung der Resorption anderer Medikamente sollten Wismutsalze grundsätzlich nicht zeitgleich mit anderen Arzneimitteln eingenommen werden.

Metoclopramid — Paspertin®

Indikationen. Die Wirkungen von Metoclopramid beruhen auf seinen anticholinergen wie auch antidopaminergen Eigenschaften. Im Magen-Darm-Trakt wird die physiologische Motilität verstärkt, es kommt zu einer Erhöhung der aboralen Peristaltik, einer Tonussteigerung im Antrum und einer Erschlaffung des Pylorussphinkters. Diese prokinetischen Eigenschaften sind im Wesentlichen auf den oberen Magen-Darm-Trakt vom distalen Ösophagus bis in den mittleren Dünndarm beschränkt. Die antiemetische Wirkung von Metoclopramid ist neben der prokinetischen Eigenschaft im Wesentlichen auf direkte zentrale Effekte im Bereich der Medulla oblongata (Brechzentrum) zurückzuführen. So ist Metoclopramid in der Lage, opiatbedingtes Erbrechen zu verhindern. Im

Bereich der Medulla oblongata und an den peripheren Dopaminrezeptoren wirkt Metoclopramid als ein kompetitiver Dopaminantagonist. Die Nebenwirkungen der Substanz sind hauptsächlich auf die zentralen Angriffspunkte zurückzuführen. Die Indikationen von Metoclopramid sind aufgrund der unterschiedlichen Wirkkomponenten vielfältig. Als Prokinetikum wird die Substanz bei der diabetischen Gastropathie, dem gastroösophagealen Reflux, bei Übelkeit und Erbrechen unabhängig vom auslösenden Agens (Schädelhirntrauma, Migräne, Gastroenteritiden, postoperatives Erbrechen und bedingt durch Leber- und Nierenerkrankungen) eingesetzt. Auch bei Zytostatika-induziertem Erbrechen kann Metoclopramid als Mittel erster Wahl eingesetzt werden. Dies gilt für Zytostatika mit geringem emetischen Potential; bei solchen mit hohem emetischem Potential sollten hingegen primär selektive Serotoninantagonisten eingesetzt werden.

Pharmazeutische Zubereitung. Tabletten und Kapseln zu 10 mg, Retardkapseln (15, 20, 25 und 30 mg), Suppositorien zu 10 und 20 mg, Ampullen zu 10 und 50 mg für die intravenöse Applikation sowie Tropfen, Lösung bzw. Saft (1,4, 4,5, 5 und 5,67 mg/ml).

Wirk- und Eliminationsverhalten. Metoclopramid wird schnell und vollständig resorbiert, unterliegt aber einer hohen präsystemischen Elimination. Es besteht eine ausgeprägte intra- und interindividuelle Variabilität der **Plasmakonzentrationen.** Die **Bioverfügbarkeit** rektal applizierten Metoclopramids entspricht der der oralen Darreichungsform. Der **Wirkeintritt** hängt von der Art der Applikation ab. Nach intravenöser Gabe tritt die Wirkung nach 1–3 min ein, nach intramuskulärer Applikation nach 10–15 min, nach oraler Gabe erst nach 30–60 min. Die Wirkdauer beträgt ca. 3 h. Bei Anwendung retardierter Präparate hält die Wirkung bis zu 12 h an. Die Elimination erfolgt mit ca. 80% renal, wobei ca. 30% der Substanz unverändert renal ausgeschieden werden. Die **Eliminationshalbwertszeit** ($t_{1/2}$) beträgt 4–6 h. Bei hohen Plasmaspiegel ist verstärkt mit extrapyramidalen Nebenwirkungen des Metoclopramid zu rechnen.

DOSIERUNG

Erwachsene. Die orale Dosis beträgt in der Regel 10 mg und sollte 3- bis 4-mal täglich eine halbe Stunde vor den Mahlzeiten eingenommen werden. Unter Umständen kann je nach klinischem Ansprechen die Dosis gesteigert werden.

Kinder. Bei Kindern ab 3 Jahren beträgt die Einzeldosis 0,1 mg/kg KG, die höchste Tagesdosis 0,5 mg/kg KG.

Sonderfälle. Bei **Niereninsuffizienz** steigt die Eliminationshalbwertszeit auf 9–19 h an. Bei Abfall der Kreatinin-Clearance auf <40 ml/min ist eine Halbierung der Dosis (in der Regel 5 mg) empfohlen. Die weitere Dosierung sollte dann nach dem Effekt und Auftreten von Nebenwirkungen gesteuert werden. Bei **Lebererkrankungen** ist eine Dosisanpassung nicht erforderlich. Bei **älteren** Patienten sollte ähnlich wie bei der Niereninsuffizienz vorgegangen werden.

Unerwünschte Wirkungen. Sehr bedeutsame Nebenwirkungen des Metoclopramids sind extrapyramidale Effekte, die durch die antidopaminergen Eigenschaften der Substanz bedingt sind. Hierzu gehören neben parkinsonartigen Erscheinungen auch das dystonisch-dyskinetische Syndrom. Diese Nebenwirkungen werden besonders bei hohen Dosierungen, bevorzugt bei intravenöser Gabe und vor allem gehäuft bei Kindern, beobachtet. Dystone Erscheinungen können bereits nach wenigen Stunden oder Tagen auftreten und fallen vor allem initial im Schulter-Arm-Bereich und im Bereich der Oropharyngealmuskulatur auf. Ein akinetisches Syndrom kann bereits nach einer Therapiedauer von wenigen Wochen eintreten. Nach langfristiger Einnahme (Monate bis Jahre) sind auch Spätdyskinesien und Hyperkinesien beschrieben worden. Seltener treten Schlafstörungen, Angstzustände oder Bewusstseinsstörungen auf. Schwere depressive Verstimmungen, die nicht sicher dosisabhängig sind, können jederzeit unter der Therapie beobachtet werden. Metoclopramid hebt die dopaminerg gesteuerte Hemmung der Prolaktinsekretion auf, sodass klinische Erscheinungen einer Hyperprolaktinämie mit Gynäkomastie, Galaktorrhöe oder Zyklusstörungen nach langfristiger Einnahme auftreten können. Die prokinetischen erwünschten Effekte können auch zu einer verkürzten intestinalen Transitzeit mit Diarrhöen führen.

Arzneimittelwechselwirkungen. Trotz der prokinetischen Eigenschaften des Metoclopramids sind keine klinisch relevanten Resorptionsänderungen von Pharmaka bekannt. Lediglich für Digoxin ist eine marginale Senkung der maximalen Plasmakonzentration beschrieben worden.

Schwangerschaft und Laktation. Embryotoxische Nebenwirkungen sind unter Metoclopramid-Gabe nicht beschrieben. Es sollte jedoch eine strenge Indikationsstellung erfolgen. Der Übertritt von Metoclopramid in die Muttermilch ist gegeben, sodass aufgrund der Unreife des Gehirns und bekannter Empfindlichkeit des ZNS von Säuglingen gegenüber Dopaminantagonisten eine Metoclopramid-Behandlung der Mutter während der Stillzeit kontraindiziert ist.

Pflegehinweise

Metoclopramid kann, bedingt durch die prokinetischen Eigenschaften, zu einer verkürzten gastrointestinalen Transitzeit und somit zu Diarrhöen führen. Zur Festlegung der notwendigen Dosierung sollte daher auch die Stuhlhäufigkeit herangezogen werden. Patienten sollten vor Beginn einer längerfristigen Therapie über die potentiellen extrapyramidalen Nebenwirkungen aufgeklärt werden, im Säuglingsalter sollte Metoclopramid aufgrund dieser Nebenwirkungen nicht zum Einsatz kommen.

Cisaprid Propulsin®/Alimix®

Indikationen. Cisaprid ist ein Prokinetikum mit isolierter Wirkung auf die glatte Muskulatur des gesamten Magen-Darm-Traktes. Durch Stimulation der Acetylcholinfreisetzung kommt es zu einer Tonussteigerung des distalen Ösophagussphinkters und zur Verstärkung der peristaltischen Aktivität, wodurch ein gastroösophagealer Reflux vermindert wird. Antrale und duodenale Motilität sowie die Magenentleerungsgeschwindigkeit werden erhöht, der Gallereflux in den Magen wird dadurch vermindert. Darüber hinaus verkürzt Cisaprid sowohl die Transitzeit des Dünndarms als auch des Dickdarms. Im Gegensatz zu Metoclopramid weist Cisaprid keine antidopaminergen Eigenschaften auf und hat daher keine zentrale antiemetische Wirkung. Die Indikationen zur Gabe von Cisaprid sind die Refluxösophagitis, die Gastroparese unterschiedlicher Ätiologie (diabetisch, idiopathisch, postoperativ), die funktionelle Dyspepsie vom Motilitätstyp, die funktionelle postoperative Dünndarmmotilitätsstörung sowie das seltene Krankheitsbild der intestinalen Pseudoobstruktion. Allerdings wurde der Indikationsbereich in den USA in jüngster Zeit aufgrund schwerer Herzrhythmusstörungen stark eingeschränkt. Die Substanz wird dort nur noch für Erwachsene mit schwerem nächtlichen Sodbrennen bei gastroösophagealem Reflux eingesetzt. Der Einsatz bei der chronischen Obstipation, begleitend zur ballaststoffreichen Ernährung, ist umstritten.

Pharmazeutische Zubereitung. Tabletten zu 5, 10 und 20 mg und Suspension 1 mg/ml.

Wirk- und Eliminationsverhalten. Nach oraler Gabe werden die **Plasmaspiegelmaxima** nach 1–2 h erreicht. Cisaprid unterliegt einer hohen präsystemischen Elimination. **Stoffwechsel/Ausscheidung:** Die Ausscheidung erfolgt zu gleichen Teilen über Fäzes und Urin. Nur ca. 10% der Substanz werden unverändert eliminiert. Die **Eliminationshalbwertszeit** ($t_{1/2}$) beträgt 7–10 h.

DOSIERUNG

Erwachsene. Erwachsene 3-mal täglich 5–10 mg, mindestens 15 min vor den Mahlzeiten. Bei der Erhaltungstherapie der Refluxösophagitis werden Dosierungen von 2-mal 10 mg oder 1-mal 20 mg angewandt. Die Therapiedauer kann bis zu einem Jahr ausgedehnt werden.

Kinder. Bei Säuglingen ab der 5. Lebenswoche und Kleinkindern werden 3- bis 4-mal 0,2 mg/kg KG empfohlen. Bei einem Körpergewicht >25 kg werden Einzeldosierungen bis zu 5 mg gegeben.

Sonderfälle. Bei Patienten mit **Leber- und Niereninsuffizienz** ist die Tagesdosis zu halbieren.

Unerwünschte Wirkungen. Neben allgemeinen Nebenwirkungen wie Kopfschmerz, Müdigkeit und Schwindel können aufgrund der cholinomimetischen Wirkung von Cisaprid abdominelle Krämpfe und dosisabhängig eine Diarrhöe auftreten. Darüber hinaus sind – nachdem die Substanz nun mehrere Jahre auf dem Markt ist – zum Teil schwere Herzrhythmusstörungen (Tachykardie/Kammerflimmern/QT-Verlängerung/Torsade de pointes) vorwiegend bei prädisponierten Patienten festgestellt worden (z. B. unter Komedikation mit Cytochrom-P-3A4-hemmenden Arzneimitteln oder mit Risikofaktoren für Herzrhythmusstörungen). Eine proarrhythmogene Komponente, bedingt durch QT-Zeitverlängerung, führte zu der beschränkten Freigabe in den USA, mit der Erfordernis, vor Verordnung von Cisaprid ein EKG abzuleiten. Kontraindiziert ist es bei Verlängerung der QT-Zeit über 450 Millisekunden und bei Elektrolytstörungen. Eine Elektrolytkontrolle muss vor Beginn der Einnahme erfolgen.

Arzneimittelwechselwirkungen. Arzneimittel, die das Enzymsystem Cytochrom P-3A4 hemmen, können zu einem Anstieg des Cisaprid-Plasmaspiegels mit der Gefahr der QT-Zeitverlängerung und Herzrhythmusstörungen führen. Eine gleichzeitige Anwendung ist daher kontraindiziert. Aufgrund der veränderten gastrointestinalen Motilität unter Gabe von Cisaprid sind zahlreiche weitere Interaktionen denkbar. So wird die Diazepam-Resorption beschleunigt, und es können höhere Plasmaspiegelmaxima resultieren. Andererseits wird durch die verkürzte Dünndarmtransitzeit die Bioverfügbarkeit von Digoxin vermindert, was jedoch klinisch nicht relevant ist. Die parallele Anwendung von Cimetidin und Cisaprid führt zu höheren Plasmaspiegelmaxima von Cisaprid, am ehesten durch verminderten oxidativen Metabolismus in der Leber bedingt.

Schwangerschaft und Laktation. Über das teratogene Risikoprofil von Cisaprid liegen bisher keine ausreichenden Erkenntnisse vor. Ein Übertritt des Pharmakons in geringer Konzentration in die Muttermilch ist beschrieben. Die Konzentration liegt dabei deutlich unter der Dosis, die allgemein in der Behandlung von Säuglingen empfohlen wird.

Pflegehinweise

Die Dosis von Cisaprid sollte sich nicht nur an der allgemein anerkannten Dosierungsempfehlung ausrichten, sondern sollte auch bei Auftreten von Diarrhöen als Zeichen der verkürzten Darmtransitzeit modifiziert werden. Patienten mit kardialen Grunderkrankungen sollten Cisaprid nur unter engmaschiger ärztlicher Kontrolle verordnet bekommen.

Domperidon — Motilium®

Indikationen. Als Dopaminantagonist weist Domperidon ein ähnliches Wirkprofil und vergleichbare pharmakologische Eigenschaften wie Metoclopramid auf. Allerdings passiert es kaum die Blut-Hirn-Schranke und hat deshalb geringere zentrale Wirkungen und Nebenwirkungen. Bei funktionell dyspeptischen Beschwerden zeigt Domperidon in Einzelfällen ein Ansprechen, eine generelle Therapieempfehlung für diese Indikation kann jedoch nicht gegeben werden. Es ist geeignet zur Prophylaxe bei mäßiggradig emetogener zytostatischer Therapie. Neben Diarrhöen können eine Hyperprolaktinämie, eine Galaktorrhöe und eine Gynäkomastie auftreten. Die **Eliminationshalbwertszeit** ($t_{1/2}$) liegt bei 7–16 h und kann bei Niereninsuffizienz auf bis zu 21 h ansteigen. Aufgrund des geringen renalen Anteils an der Gesamt-Clearance (weniger als 2% werden unverändert renal eliminiert) kommt es jedoch nicht zu einer Akkumulation der aktiven Substanz. Bei chronischen Lebererkrankungen liegen keine Untersuchungen vor. Die **Tagesdosis** beträgt 40–120 mg täglich, verteilt auf 3–4 Einzelgaben. Die Einnahme soll wie bei Metoclopramid 15 min vor den Mahlzeiten erfolgen. Daten über Arzneimittelinteraktionen bezüglich der Pharmakokinetik liegen nicht vor. In der Schwangerschaft und Stillzeit soll Domperidon nicht verordnet werden.

Ondansetron — Zofran®

Indikationen. Ondansetron war der erste verfügbare selektive Serotoninantagonist (5-HT_3-Rezeptorantagonist). Die Substanz wird als Antiemetikum bei durch Zytostatika oder Strahlentherapie bedingtem Erbrechen eingesetzt. Neben der Verwendung bei hochemetogenen Zytostatikaschemata (Cisplatin, Dacarbazin) wirkt Ondansetron auch bei Zytostatika mit geringerer emetogener Potenz, die primär auf eine konventionelle Therapie (Kortikoide, Metoclopramid) nicht ansprechen.

Pharmazeutische Zubereitung. Als Applikationsformen stehen eine intravenöse Bolusgabe zu 4 und 8 mg, Lösung ebenso wie Tabletten zu 4 und 8 mg und Lingual-Schmelztabletten zu 4 und 8 mg zur Verfügung.

Wirk- und Eliminationsverhalten. Die maximalen **Plasmakonzentrationen** werden 1,5 h nach oraler Gabe erreicht. **Stoffwechsel/Ausscheidung:** Ondansetron unterliegt einer ausgeprägten hepatischen Metabolisierung. Je die Hälfte der Substanz werden renal und über den Stuhl ausgeschieden. Die **Eliminationshalbwertszeit** ($t_{1/2}$) beträgt 3 h. Bei älteren Menschen ist die Halbwertszeit auf 5 h verlängert, eine Empfehlung zur Dosisreduktion ist jedoch nicht notwendig.

DOSIERUNG

Erwachsene. Die Dosierung richtet sich nach der individuellen emetogenen Wirkung der Zytostatika. In der Regel werden bei hochemetogenen Zytostatikaschema 8 mg vor Gabe der Zytostatika verabreicht. Unter der laufenden Therapie ist dann eine Wiederholung nach 4 und 8 h in einer Dosis von jeweils 4–8 mg angezeigt. Unter Umständen muss die Therapie oral mit 4 mg alle 12 h für die nächsten Tage fortgesetzt werden.

Kinder. Bei Kindern über 4 Jahren können unmittelbar vor Chemotherapie 5 mg/m^2 Körperoberfläche i.v. über 15 min mit anschließender oraler Gabe von 4 mg Ondansetron alle 12 h (morgens und abends) über 5 Tage gegeben werden.

Unerwünschte Wirkungen. Unerwünschte Wirkungen sind unter Gabe von Ondansetron häufig nicht eindeutig auf das Pharmakon selbst zurückzuführen, da die in der Regel begleitende Polychemotherapie und die zugrunde liegende maligne Grunderkrankung häufig eine Differenzierung nicht erlauben. Eindeutige Hinweise liegen für Müdigkeit, Obstipation und Anstiege der Serumtransaminasen vor. Ähnlich wie für Metoclopramid wurden auch für Ondansetron extrapyramidalmotorische, frühdyskinetische Nebenwirkungen beschrieben, die bereits kurze Zeit nach Beginn der Therapie auftraten. Die Symptome äußern sich in unwillkürlichen Bewegungsstörungen der Kopf- und Halsmuskulatur oder der Extremitäten. Sehr selten treten manchmal schwerwiegend verlaufende Überempfindlichkeitsreaktionen vom Soforttyp einschließlich Anaphylaxie auf. Hierbei liegt sogar eine Kreuzreaktion mit anderen selektiven 5-HT_3-Antagonisten vor. Selten wurden Brustschmerzen, Blutdruckabfall, Bradykardie und Arrhythmie berichtet.

Schwangerschaft und Laktation. Da die Indikation für die Therapie mit Ondansetron (Chemo-/Strahlentherapie) eine Schwangerschaft und das Stillen ausschließt, liegen für eine Therapie unter solchen Bedingungen keine ausreichenden Informationen vor. Tierexperimentelle Untersuchungen ergaben keine Hinweise auf teratogene Effekte.

Pflegehinweise

Vorsicht ist geboten bei der Behandlung von Patienten mit schwerer Beeinträchtigung der Darmmotilität, da Ondansetron die Motilität des unteren Magen-Darm-Traktes zusätzlich vermindert.

Dolasetron Anemet®

Indikationen. Dolasetron ist wie Ondansetron ein selektiver 5-HT_3-Rezeptorantagonist. Das Indikationsspektrum entspricht dem des Ondansetron. Zusätzlich wird es auch zur Vorbeugung und Behandlung von Übelkeit und Erbrechen nach Operationen vor allem im abdominellen Bereich eingesetzt. Der Wirkmechanismus entspricht dem des Ondansetron.

Pharmazeutische Zubereitung. Als Injektionslösung zu 12,5 mg und 100 mg zur intravenösen Applikation sowie Filmtabletten zu 50 mg und 200 mg (entsprechen 37 mg/148 mg Dolasetron).

Wirk- und Eliminationsverhalten. Dolasetron wird rasch ($t_{1/2}$ <10 min) in seinen pharmakologisch aktiven Metaboliten umgewandelt. Dieser wird zu 30% unverändert renal eliminiert, der Rest durch die Leber verstoffwechselt. Die **Eliminationshalbwertszeit** ($t_{1/2}$) beim Menschen beträgt 7–9 h. Eine Dosisanpassung ist weder bei Nieren- noch bei Leberinsuffizienz notwendig.

DOSIERUNG

Erwachsene. Bei Übelkeit und Erbrechen durch zytostatische Chemotherapie werden etwa 30 min vor jeder Chemotherapiebehandlung 1 Ampulle zu 100 mg i.v. oder etwa 60 min vor jeder Chemotherapiebehandlung 1 Filmtablette zu 200 mg verabreicht. Gegen verzögertes Auftreten von Übelkeit und Erbrechen wird täglich eine Einzeldosis von 1 Filmtablette 200 mg gegeben. Bei Übelkeit und Erbrechen nach Operationen: Zur Vorbeugung 12,5 mg i.v. am Ende der Narkose oder 1 Filmtablette zu 50 mg während der Prämedikationsphase ca. 1–2 h vor Operationsbeginn. Zur Behandlung sollten 12,5 mg i.v. sofort nach Auftreten der Übelkeit oder des Erbrechens gegeben werden. Dolasetron kann bei jeder Chemotherapie bis zu 4 aufeinander folgende Tage lang gegeben werden.

Unerwünschte Wirkungen. Neben den für Ondansetron beschriebenen Nebenwirkungen sind für Dolasetron reversible Veränderungen der EKG-Intervalle (PR- und QT-Verlängerung, QRS-Verbreiterung) berichtet worden. Bei Intervallverlängerungen sind kardiale Folgeerscheinungen im Sinne eines Blockbildes oder Herzrhythmusstörungen selten möglich.

Schwangerschaft und Laktation. Tierexperimentelle Untersuchungen ergaben keine Hinweise auf fruchtschädigende Wirkungen. Aufgrund unzureichender Erfahrungen darf Dolasetron nur unter strengster Indikationsstellung in der Schwangerschaft verabreicht werden. Es ist unbekannt, ob Dolasetron in die Muttermilch übergeht. Daher sollte während der Behandlung nicht gestillt werden.

Pflegehinweise

Vorsicht ist geboten bei der Behandlung von Patienten mit schwerer Beeinträchtigung der Darmmotilität, da Dolasetron die Motilität des unteren Magen-Darm-Traktes zusätzlich vermindert.

Granisetron

Kevatril®

Indikationen. Granisetron ist ein selektiver 5-HT_3-Antagonist. Wie Ondansetron wird die Substanz als Antiemetikum bei durch Zytostatika oder Strahlentherapie bedingtem Erbrechen eingesetzt.

Pharmazeutische Zubereitung. Ampullen mit 3,35 mg/3 ml Granisetron-HCl (entspricht 3 mg Granisetron) zur intravenösen Darreichung.

Wirk- und Eliminationsverhalten. Die Resorption von Granisetron erfolgt schnell und vollständig, der Abbau durch Verstoffwechselung. Die **mittlere Plasmahalbwertszeit** von Granisetron beträgt nach intravenöser und oraler Gabe 9 h bei jedoch großer interindividueller Variabilität. Eine Dosisanpassung bei Leber- und Niereninsuffizienz ist nicht erforderlich.

DOSIERUNG

Erwachsene. Erwachsene erhalten als Einzeldosis 1 Ampulle zu 3 mg intravenös. Die Infusion soll vor Beginn der zytostatischen Therapie beendet sein. In klinischen Studien wurde für die Mehrzahl der Patienten nur eine Einmalgabe von Granisetron benötigt, um Übelkeit und Erbrechen über 24 h zu kontrollieren. Bis zu zwei zusätzliche 5-minütige Infusionen von je einer Ampulle Granisetron können maximal innerhalb von 24 h verabreicht werden. Für Patienten, die während des Chemotherapiezyklus bis zu 5 aufeinander folgende Tage Granisetron erhalten, gilt eine Tagesdosis von 3 mg, wie bei der initialen Prophylaxe. Die Maximaldosierung sollte 9 mg (entspricht 3 Ampullen Granisetron) nicht überschreiten.

Sonderfälle. Für **ältere** Patienten oder für Patienten mit **Nieren- und Leberinsuffizienz** gelten die Dosierungsempfehlungen für Erwachsene.

Unerwünschte Wirkungen. Wie bei Ondansetron werden unter Granisetron selten Überempfindlichkeitsreaktionen, gelegentlich sogar anaphylaktische Reaktionen, beobachtet. Andere allergische Reaktionen, einschließlich leichter Hautausschläge, kommen ebenfalls sehr selten vor. Das Nebenwirkungsprofil entspricht im Wesentlichen dem des Ondansetron.

Schwangerschaft und Laktation. Tierexperimentelle Untersuchungen ergaben keine Hinweise auf fruchtschädigende Wirkungen. Aufgrund unzureichender Erfahrungen darf Granisetron nur unter strengster Indikationsstellung in der Schwangerschaft verabreicht werden. Es ist unbekannt, ob Granisetron in die Muttermilch übergeht. Daher sollte während der Behandlung nicht gestillt werden.

Pflegehinweise

Vorsicht ist geboten bei der Behandlung von Patienten mit schwerer Beeinträchtigung der Darmmotilität, da Granisetron die Motilität des unteren Magen-Darm-Traktes zusätzlich vermindert.

Tropisetron — Navoban®

Indikationen. Tropisetron ist wie Ondansetron ein selektiver 5-HT_3-Antagonist. Der Indikationsbereich umfasst Übelkeit, Brechreiz und Erbrechen bei Therapie mit Zytostatika und vor allem abdominellen Operationen.

Pharmazeutische Zubereitung. Ampullen zu 2 mg/2 ml und 5 mg/5 ml zur intravenösen Applikation. Kapseln zu 5 mg zur oralen Applikation.

Wirk- und Eliminationsverhalten. Tropisetron wird rasch und nahezu vollständig (zu über 95%) aus dem Gastrointestinaltrakt resorbiert. Die maximalen **Plasmakonzentrationen** werden innerhalb von 3 h erreicht. Tropisetron wird nach Verstoffwechselung in Urin und Fäzes (5:1) ausgeschieden. Die **Eliminationshalbwertszeit** ($t_{1/2}$) beträgt ca. 8 h. Sie kann bei Patienten mit verlangsamter Metabolisierung bis auf 45 h verlängert sein. Eine Dosisanpassung bei Leber- und Niereninsuffizienz ist nicht erforderlich.

DOSIERUNG

Erwachsene. Erwachsene erhalten unmittelbar vor Gabe des Chemotherapeutikums 5 mg i.v. oder oral. Die Therapie kann dann über 5 Tage in Einzeldosen von je 5 mg/Tag fortgesetzt werden.

Kinder. Bei Kindern werden 0,2 mg/kg bis max. 5 mg/Tag verabreicht. Unmittelbar vor Gabe des Chemotherapeutikums werden initial 0,2 mg/kg bis max. 5 mg (1 Amp.) langsam i.v. injiziert. Die Behandlung wird bis zu weiteren 5 Tagen oral fortgesetzt. Dazu werden 0,2 ml Injektionslösung/kg (entspr. 0,2 mg/kg Tropisetron) bis zu max. 5 ml (1 Amp.) mit Orangensaft oder Colagetränken gemischt getrunken. Zur Vorbeugung von Übelkeit, Brechreiz und Erbrechen bei intraabdominal-gynäkologischen Operationen werden unmittelbar vor Narkoseeinleitung 2 mg langsam i.v. verabreicht.

Sonderfälle. Bei Patienten mit **eingeschränkter Leber- oder Nierenfunktion** sowie bei **älteren** Patienten ist eine Dosisanpassung nicht erforderlich.

Unerwünschte Wirkungen. Keine weiteren Nebenwirkungen als für die Referenzsubstanz Ondansetron bereits beschrieben.

Schwangerschaft und Laktation. Tropisetron ist kontraindiziert in der Schwangerschaft. Tierversuche ergaben, dass Tropisetron in die Muttermilch übergeht. Daher sollte während der Behandlung nicht gestillt werden.

Pflegehinweise

Vorsicht ist geboten bei der Behandlung von Patienten mit schwerer Beeinträchtigung der Darmmotilität, da Tropisetron die Motilität des unteren Magen-Darm-Traktes zusätzlich vermindert.

Scopolamin — Scopoderm® TTS

Scopolamin (L-Hyoscin) ist ein Anticholinergikum. Im Gegensatz zum strukturähnlichen Atropin wirkt es in niedrigen Dosierungen motorisch dämpfend und sedierend. Es wird als Therapeutikum bei Übelkeit und Erbrechen, bedingt durch Reise- oder Seekrankheit, eingesetzt und transdermal als Membranpflaster appliziert. Die Pflaster setzen über einen Zeitraum von 72 h die Wirksubstanz von 0,5 mg in einer Rate von 5 µg/h frei. Darüber hinaus wird durch eine Klebeschicht eine Initialdosis von 140 µg verabreicht, die einer schnellen Aufsättigung dient. Durch Bestimmung der Urinausscheidung konnte festgestellt werden, dass so nach 24 h ein Steady State erreicht werden kann. Die höchsten Plasmaspiegel wurden nach retroaurikulärer Applikation gemessen. Das Pflaster muss bereits 6–8 h vor Antritt der Reise angewandt werden. Die antiemetische Effektivität und die Wirkdauer ist individuell sehr unterschiedlich und am ehesten durch die unterschiedliche transdermale Resorption bedingt. Die

Mehrzahl der Patienten berichtet über typische anticholinerge Nebenwirkungen wie Mundtrockenheit, Seh- und Akkommodationsstörungen sowie Müdigkeit. Diese Effekte können bis zu 24 h nach Abnehmen des Pflasters anhalten. Bei älteren Patienten sowie bei Kindern werden auch psychotische Reaktionen und Halluzinationen beobachtet. Bei Kindern unter 10 Jahren und in der Stillzeit soll Scopolamin nicht angewandt werden. Bei allgemeiner Nutzen-Risiko-Abwägung liegen keine hinreichenden Daten vor, die zu einer Anwendung in der Schwangerschaft raten würden, insbesondere da es zu einer deutlichen Steigerung der kindlichen Herzfrequenz kommen kann. Patienten müssen darauf hingewiesen werden, dass die Teilnahme am Straßenverkehr durch die Sehstörungen und die Müdigkeit deutlich beeinträchtigt sein kann.

Loperamid — Imodium®, verschiedene andere

Indikationen. Loperamid ist ein synthetisches Opioid. Die Substanz bindet an die Opiatrezeptoren des Darmes und führt zu einer Motilitätshemmung mit deutlicher Steigerung der intestinalen Transitzeit. Daneben wird auch die intestinale Sekretion gehemmt. Bei akuten unspezifischen Diarrhöen, inklusive der Reisediarrhöe, ist Loperamid das Standardtherapeutikum mit schnell einsetzender Wirkung. Daneben kann Loperamid auch bei chronischen Diarrhöen im Rahmen entzündlicher Darmerkrankungen, nach Dünndarmresektion oder bei der Malabsorption eingesetzt werden.

Pharmazeutische Zubereitung. Kapseln zu 2 mg sowie Lösung zu 0,2 mg/ml. Plättchen zur lingualen Applikation zu 2 mg.

Wirk- und Eliminationsverhalten. Ein Drittel der Substanz wird unverändert über den Stuhl ausgeschieden. Loperamid wird bereits intensiv in der Darmwand und in der Leber metabolisiert. Über den Urin werden lediglich rund 1% der primären Substanz ausgeschieden. Die **Eliminationshalbwertszeit** ($t_{1/2}$) beträgt ca. 10 h. Für die Einzeldosierung konnte eine Dosis-Wirkungs-Beziehung bezüglich des obstipierenden Effektes nachgewiesen werden.

DOSIERUNG

Erwachsene. Bei akuter Diarrhöe werden zunächst 4 mg verabreicht, danach reichen 2 mg nach jedem ungeformten Stuhl aus. Die maximale Tagesdosis soll 12 mg nicht überschreiten. Die mittlere Dosierung bei der chronischen Diarrhöe liegt bei 4 mg/Tag.

Sonderfälle. Bei **Nieren- oder Leberfunktionseinschränkungen** sind keine Dosisanpassungen vorgesehen.

Unerwünschte Wirkungen. Im Verhältnis zur häufigen Anwendung werden Nebenwirkungen nur selten berichtet. Die am häufigsten beobachteten Symptome, wie Müdigkeit, Mundtrockenheit, Benommenheit, Übelkeit oder abdominelle Schmerzen, dürften am ehesten auf die zugrunde liegende Erkrankung zurückzuführen sein. In Einzelfällen wurde ein toxisches Megakolon, z. B. bei Colitis-ulcerosa-Patienten, beobachtet.

Arzneimittelwechselwirkungen. Klinisch relevante Wechselwirkungen sind nicht beschrieben.

Schwangerschaft und Laktation. In der Schwangerschaft ist die Anwendung von Loperamid aufgrund mangelnder Erfahrungen kontraindiziert. Auch das Stillen sollte wegen der Gefahr der Neurotoxizität (u.a. Krämpfe) für das Kind nicht erfolgen.

Pflegehinweise

Ohne gastroenterologische Abklärung ist die Einnahme von Loperamid bei febrilen Temperaturen oder blutigem bzw. schleimigem Stuhl (z. B. als Ausdruck eines akuten Schubs einer Colitis ulcerosa oder einer pseudomembranösen Kolitis) kontraindiziert. Sollte ein Wirkeintritt nach 48 h nicht zu verzeichnen sein, ist die Therapie nicht mehr erfolgversprechend. Eine Anwendungsbeschränkung liegt nur für Kinder unter 2 Jahren vor.

Diphenoxylat — Reasec®

Indikationen. Diphenoxylat ist ebenfalls ein synthetisches Opioid. Es vermindert wie alle Opioide die intestinale Motilität und hemmt die bei Diarrhöe auftretende gesteigerte intestinale Sekretion. Für die klinische Praxis liegen Kombinationspräparate von 2,5 mg Diphenoxylat pro Tablette mit 0,025 mg Atropin vor. Die subtherapeutische Atropindosis soll einem Missbrauch von Diphenoxylat entgegenwirken. Eine potentielle Suchtgefahr resultiert aus den systemischen morphinartigen Wirkungen (Euphorie, Aufhebung von Opiatentzugserscheinungen, Ausbildung einer physischen Abhängigkeit bei langem Gebrauch), die jedoch erst bei hohen Dosen (>40 mg) zu beobachten sind. Diphenoxylat wird bei der unkomplizierten akuten Diarrhöe sowie bei verschiedenen Formen der chronischen Diarrhöe (Malabsorption, Dünndarmresektion, chronisch-entzündliche Darmerkrankung außerhalb des akuten Schubes) eingesetzt. Ähnlich wie Loperamid darf Diphenoxylat nicht bei fieberhaftem Infekt oder blutigen bzw. schleimigen Stuhlentleerungen appliziert werden.

Pharmazeutische Zubereitung. Tabletten zu 2,5 mg Diphenoxylat-HCl und Atropinsulfat 0,025 mg.

Wirk- und Eliminationsverhalten. Die Substanz wird rasch enteral resorbiert und in den aktiven Hauptmetaboliten (Diphenoxin) umgewandelt. Die **Eliminationshalbwertszeit** ($t_{1/2}$) von Diphenoxin beträgt 7 h. Etwa 15% der Substanz werden renal eliminiert, wobei nur ca. 1% unverändert ausgeschieden werden. 50% werden mit dem Stuhl ausgeschieden.

DOSIERUNG

Erwachsene. Die reguläre Tagesdosis bei der akuten Diarrhöe beträgt 4-mal 5 mg/Tag. Nach Erreichen einer Beschwerdelinderung soll die Tagesdosis reduziert werden. Tritt nach 48 h kein deutlicher Wirkeffekt auf, sollte die Therapie abgebrochen und eine weiterführende Diagnostik angeschlossen werden.

Kinder. Kinder über 5 Jahre werden unter Berücksichtigung des Körpergewichtes und des Dehydratationszustandes in der Regel mit der halben Erwachsenendosis behandelt.

Sonderfälle. Bei der akuten Diarrhöe muss die therapeutische Dosis individuell ermittelt werden. Auch bei der chronischen Diarrhöe sollte ein Wirkeintritt innerhalb der ersten Tage zu beobachten sein. Wenn nach 10 Tagen kein klinischer Effekt zu beobachten ist, kann der Therapieversuch beendet werden.

Unerwünschte Wirkungen. Im Wesentlichen wird über allgemeine unspezifische Symptome wie Benommenheit, Müdigkeit und abdominelle Schmerzen berichtet, wie sie im gleichen Maße ohne Diphenoxylat bei der akuten Diarrhöe beobachtet werden. Daneben treten jedoch auch typische anticholinerge atropinbedingte Nebenwirkungen auf. Diese werden besonders häufig bei hoher Dosierung, bei Kindern und Patienten mit eingeschränkter Leberfunktion beobachtet. Aufgrund der zentralnervösen Wirkung dieses Opioids muss mit zahlreichen Interaktionen mit anderen zentralnervös wirksamen Substanzen gerechnet werden. Dies gilt auch für den Genuss von Alkohol. Bei Überdosierung beziehungsweise Intoxikation kommt es über eine zentrale Atemhemmung zu einer respiratorischen Insuffizienz. Der Effekt kann auch erst mit einer Latenz von mehr als 20 h auftreten und kann mit fraktionierter Gabe von Naloxon behandelt werden.

Arzneimittelwechselwirkungen. Neben den bereits beschriebenen zentralnervösen Interaktionen sind keine weiteren Arzneimittelinteraktionen bezüglich Resorption oder Metabolismus beschrieben, obwohl die Substanz primär die gastrointestinale Motilität hemmt.

Schwangerschaft und Laktation. Die Substanz tritt in die Muttermilch über, sodass sie während der Stillperiode kontraindiziert ist. Da keine ausreichenden Erfahrungen bei der Anwendung während einer Schwangerschaft bestehen, muss die Anwendung von Diphenoxylat während der Schwangerschaft abgelehnt werden.

Pflegehinweise

Aufgrund der atropinartigen Wirkkomponente kann die Fahrtüchtigkeit durch Sehstörungen beeinträchtigt sein. Wegen des gemeinsamen zentralnervösen Angriffspunktes muss der gleichzeitige Genuss von Alkohol vermieden werden. Es ist zu bedenken, dass bei hohen Dosen (>40 mg) eine potentielle Suchtgefahr besteht, die aus den systemischen morphinartigen Wirkungen resultiert. Bei Überdosierungen kann es zu einer Ateminsuffizienz kommen.

Aktivkohle (Carbo medicinalis)

Indikationen. Aktivkohle wirkt als unspezifisches Adsorbens mit einer Oberfläche von 1000–3000 m^2/g. Der Einsatz von Aktivkohle erfolgt bei akuten Intoxikationen von Arzneistoffen und Giften. Bis auf Laugen, Mineralsäuren, Zyanide, Lithium, Eisensalze und Ethylalkohol weist Aktivkohle eine hohe Bindungsaffinität auf. Aktivkohle bindet intraluminale Pharmaka, somit auch biliär sezernierte Substanzen und kann damit den enterohepatischen Kreislauf unterbrechen. Auch werden über die Darmschleimhaut sezernierte Substanzen gebunden. Somit kann Aktivkohle unter Umständen auch längere Zeit nach der Resorption zur Entgiftung eingesetzt werden. Zum Beispiel kann durch eine wiederholte Gabe die Eliminationsgeschwindigkeit von Theophyllin, Antidepressiva und Salizylaten deutlich erhöht werden. Neben dem Einsatz bei Intoxikationen ist auch eine Wirkung bei akuten unspezifischen Durchfallerkrankungen belegt. Eine Bindung oder Inaktivierung bakterieller Toxine wird vermutet.

Pharmazeutische Zubereitung. Carbo medicinalis steht als Pulver, Granulat, Tabletten, Kapseln und Kompretten zur Verfügung.

DOSIERUNG

Erwachsene. Bei Intoxikationen wird Aktivkohle als Aufschwemmung enteral in der Regel über eine Magensonde appliziert. Die Dosis beträgt 30–120 g, wobei 30 g Kohle in 250 ml Wasser gelöst werden. Eine wiederholte Gabe alle 4–6 h von 20–50 g kann indiziert sein. Die Therapiedauer richtet sich nach der Intoxikationssubstanz und muss daher mit einer kompetenten Giftnotrufzentrale abgesprochen werden. Zur Verhinderung einer Obstipation und einer Giftresorption wird Aktivkohle in der Regel mit Laxanzien kombiniert (Natriumsulfat, Laktulose), um die Darmpassage zu beschleunigen. Der Therapiebeginn sollte möglichst rasch nach der Ingestion der Substanz erfolgen.

Kinder. Kinder unter 12 Jahren sollten mit einer Dosis von 15–30 g behandelt werden (1–2 g/kg KG).

Unerwünschte Wirkungen. Bei wiederholter Anwendung sind Obstipation und eine mechanische Behinderung der Darmpassage beschrieben.

Arzneimittelwechselwirkungen. Bei Einnahme von Aktivkohle (z. B. als Hausmittel im Rahmen einer unproblematischen Durchfallerkrankung) muss immer mit einer Verminderung der Resorption gleichzeitig eingenommener Arzneistoffe und einer dadurch bedingten Wirkungsverminderung gerechnet werden (vgl. Hauptwirkung). Bei der akuten unkomplizierten Durchfallerkrankung liegt häufig bereits eine geringere Resorption enteral applizierter Pharmaka vor. Die gleichzeitige Anwendung von Aktivkohle kann diesen Effekt aufgrund seiner Hauptwirkung selbstverständlich verstärken.

Pflegehinweise

Die Anwendung von Aktivkohle führt zu einer Schwarzverfärbung des Stuhls. Auf die verminderte Wirksamkeit gleichzeitig verabreichter Pharmaka muss hingewiesen werden. Die Gabe von Aktivkohle kann, insbesondere bei Kindern, auf erhebliche Widerstände stoßen. Häufig ist die Applikation über eine Magensonde die einzige Möglichkeit, um die erforderlichen Mengen der Substanz zu verabreichen; dies gilt auch für bewusstseinsgetrübte Patienten. Bedacht werden sollte, dass Aktivkohle sehr farbecht ist, das Tragen von Schutzkleidung (z. B. Plastikschürzen) ist zu empfehlen.

Bisacodyl — Dulcolax®, verschiedene andere

Indikationen. Bisacodyl gehört zur Gruppe der diphenolischen Laxanzien. Es wirkt im Dickdarm antiabsorptiv und sekretionsfördernd, es erfolgt eine Aufweichung und Volumenzunahme des Stuhls. Durch die Dehnung der Darmwand kommt es zu einem mechanischen Defäkationsreiz. Eine Indikation besteht lediglich für die zeitlich limitierte Therapie der schweren Obstipation, zur Darmentleerung vor chirurgischen Eingriffen und zur Verbesserung der Kolonkontrastdarstellung beim Barium-Kontrasteinlauf. Die individuelle Empfindlichkeit für Bisacodyl unterliegt einer ausgeprägten Variabilität.

Wirk- und Eliminationsverhalten. Nach oraler Gabe wird Bisacodyl teilweise bereits im Dünndarm resorbiert und in der Leber zu Diphenolen verstoffwechselt. Diese werden an Glucuronsäure gekoppelt und dann biliär sezerniert. Die hydrophilen Konjugate werden im Dünndarm nahezu nicht resorbiert. Im Dickdarm erfolgt durch die bakterielle Flora eine erneute Abspaltung und Bildung freien Diphenols. Der verzögerte **Wirkeintritt** von 8–12 h wird durch die Zwischenschaltung des enterohepatischen Kreislaufs erklärt.

DOSIERUNG

Erwachsene. Die Dosierung soll 0,3 mg/kg KG nicht überschreiten und liegt bei Erwachsenen in der Regel bei oraler Gabe zwischen 5 und 15 mg. Diese Empfehlung gilt auch für Kinder, die älter als 2 Jahre sind. Bei rektaler Anwendung beträgt die Regeldosis 10 mg. Parallel soll eine ausreichende Flüssigkeitszufuhr bedacht werden. Um eine vorzeitige Wirkstofffreigabe aus den magensaftresistenten Formulierungen zu vermeiden, sollen die Dragees nicht zusammen mit puffernden Substanzen wie Antazida eingenommen werden.

Schwangerschaft und Laktation. Embryotoxische oder teratogene Effekte wurden bisher nicht beschrieben, sodass die gelegentliche Einnahme während der Schwangerschaft möglich ist. Obwohl Angaben zum Übertritt in die Muttermilch fehlen, bestehen gegen Einmalgaben während der Stillzeit (in der Regel im Wochenbett) keine Bedenken.

Unerwünschte Wirkungen. Der langfristige Missbrauch führt zu Elektrolytverlusten, die ihrerseits über einen sekundären Hyperaldosteronismus eine Obstipation unterhalten können.

Pflegehinweise

Zur Vermeidung einer vorzeitigen Wirkstofffreisetzung aus den magensaftresistenten Formulierungen sollen die Dragees nicht zusammen mit puffernden Substanzen wie Antazida eingenommen werden. Der Stuhlgang wird bei älteren Menschen häufig zum zentralen Thema, Laxanzienabusus ist nicht selten. Aufklärende Gespräche über die inter- und intraindividuellen Schwankungen der Stuhlhäufigkeit sind ebenso wichtig wie der Hinweis auf eine ausgewogene, ballaststoffreiche Ernährung und eine ausreichende Flüssigkeitszufuhr. Auch bei unerfahrenen Müttern sollte – bei unauffälligem körperlichem Untersuchungsbefund des Neugeborenen bzw. des Säuglings – ein beruhigendes Gespräch dahin gehend erfolgen, dass die Stuhlfrequenz gesunder Kinder durchaus zwischen mehrmals täglich (in jeder Windel) bis zu einmal in der Woche liegen kann, um so einem voreiligen Laxanziengebrauch vorzubeugen bzw. ihn zu unterbinden.

Laktulose

Bifiteral® und andere

Indikationen. Laktulose ist ein synthetisches Disaccharid, bestehend aus Galaktose und Fruktose, das im Dünndarm nahezu nicht resorbiert wird (<1%). Im Dickdarm wird Laktulose durch die bakterielle Dickdarmflora unter anderem in Laktat und Acetat gespalten. Es folgt eine intraluminale Absenkung des pH sowie ein (osmotisch bedingter) Flüssigkeitseinstrom. Die vermehrte Flüssigkeitsmenge im Darmlumen wirkt abführend. Aufgrund seiner zuverlässigen Wirksamkeit und geringen Nebenwirkungsrate ist Laktulose das Laxans der Wahl bei älteren Patienten und Kindern. Durch Änderung des intraluminalen pH-Wertes wird die ansässige bakterielle Flora so weit gehemmt, dass die intestinale Ammoniakproduktion deutlich gesenkt werden kann. Darüber hinaus ist eine Reabsorption des Ammoniak im sauren Milieu (durch Ionisierung zu NH_4^+) verringert. Somit ergibt sich für Laktulose als zweite Indikation die Therapie der hepatischen Enzephalopathie. Der vorliegende verminderte Ammoniakmetabolismus in der Leber kann durch Hemmung der intestinalen Bildung und Reabsorption von Ammoniak behandelt werden. Anzumerken ist jedoch, dass die hepatische Enzephalopathie klinisch erst mit einer Latenz von 24–48 h auf die Absenkung des Ammoniakspiegels reagiert.

Pharmazeutische Zubereitung. Folgende Darreichungsformen liegen für die Referenzsubstanz Bifiteral® vor: Sirup mit 66,7 g Laktulose/100 ml; Pulver und Pulverbeutel mit 10 g Laktulose/10 g Pulver.

DOSIERUNG

Erwachsene. Bei der Obstipation beträgt die Erwachsenendosis 1- bis 2-mal 5–10 g/Tag. Kinder erhalten 3–6 g/Tag. Bei der hepatitischen Enzephalopathie sind deutlich höhere Dosierungen angezeigt, in der Regel bis zu 4-mal 30 g/Tag. Unter intensivmedizinischen Bedingungen im Coma hepaticum werden Dosierungen bis 6-mal 40 g/Tag verabreicht. Die Dosierung richtet sich nach dem klinischen Effekt und der Anzahl der induzierten weichen Stühle.

Unerwünschte Wirkungen. Der hochdosierte Einsatz von Laktulose kann zur Dehydratation mit konsekutiver Hypernatriämie führen. Die langfristige Anwendung führt eher zur Hypokaliämie.

Schwangerschaft und Laktation. Einzelgaben in der Schwangerschaft und Stillperiode sind möglich.

Pflegehinweise

Der Stuhlgang wird bei älteren Menschen häufig zum zentralen Thema, Laxanzienabusus ist nicht selten. Aufklärende Gespräche über die inter-

und intraindividuellen Schwankungen der Stuhlhäufigkeit sind ebenso wichtig wie der Hinweis auf eine ausgewogene, ballaststoffreiche Ernährung und eine ausreichende Flüssigkeitszufuhr. Auch bei unerfahrenen Müttern sollte – bei unauffälligem körperlichen Untersuchungsbefund des Neugeborenen bzw. des Säuglings – ein beruhigendes Gespräch dahin gehend erfolgen, dass die Stuhlfrequenz gesunder Kinder durchaus zwischen mehrmals täglich (in jeder Windel) bis zu einmal in der Woche liegen kann, um so einem voreiligen Laxanziengebrauch vorzubeugen bzw. ihn zu unterbinden.

Ceruletid — Takus®

Indikationen. Ceruletid ähnelt strukturell dem Cholecystokinin (CCK) und dem Gastrin II. Daraus resultieren pharmakologisch und physiologisch ähnliche Wirkungen. Es bewirkt eine Zunahme der Darmbewegung und eine verkürzte Passagezeit. Die Indikation für Ceruletid entsteht bei der lang anhaltenden postoperativen Darmatonie sowie beim paralytischen Ileus. Darüber hinaus wird Ceruletid in der gastrointestinalen Funktionsdiagnostik eingesetzt (Pankreasfunktion, intraoperative röntgenologische Darstellung der Gallenwege, sonographische Funktionsdiagnostik der Gallenblase). Durch moderne endoskopische Untersuchungsverfahren sowie nichtinvasive Funktionstests ist der Stellenwert von Ceruletid in der gastrointestinalen Funktionsdiagnostik jedoch deutlich rückläufig.

DOSIERUNG

Erwachsene. Die Dosis beträgt 0,3 μg/kg KG i.m. oder 2 ng/kg/min per infusionem.

Sonderfälle. Bei Pankreatitis und Obstruktion der Gallenwege darf Ceruletid nicht angewandt werden.

Unerwünschte Wirkungen. Häufige unerwünschte Nebenwirkungen sind Übelkeit, Brechreiz, Erbrechen und Tenesmen, die in bis zu 10% der behandelten Patienten auftreten. Darüber hinaus wird häufig über ein Hitzegefühl und Schmerzen im Bereich der intramuskulären Applikationsstelle berichtet.

Schwangerschaft und Laktation. Während der Schwangerschaft und Stillperiode ist Ceruletid wegen fehlender Erfahrungen kontraindiziert.

Pflegehinweise

Bei Auftreten von Tenesmen sollte die Ceruletid-Infusion beendet und ein Arzt hinzugezogen werden.

Sulfasalazin — Azulfidine®, Colo-Pleon®

Indikationen. Sulfasalazin oder Salazosulfapyridin ist ein Doppelmolekül, in dem Sulfapyridin und 5-Aminosalicylsäure (5-ASA; Mesalazin) verbunden sind. Sulfasalazin wird in der Behandlung von Patienten mit chronisch-entzündlichen Darmerkrankungen (M. Crohn, Colitis ulcerosa) eingesetzt. Dies gilt sowohl für den akuten Schub wie auch zur Rezidivprophylaxe bei der Colitis ulcerosa. Beim M. Crohn ist eine Wirksamkeit als Rezidivprophylaxe klinisch nicht gesichert. Darüber hinaus besteht eine Indikation bei der Strahlenkolitis und der kollagenen Kolitis. Bei einer Beteiligung des Dünndarms ist Sulfasalazin weniger wirksam. Es gilt als gesichert, dass 5-Aminosalicylsäure das therapeutisch wirksame Prinzip dieser Substanz darstellt.

Pharmazeutische Zubereitung. Tabletten, Dragees (einschließlich magensaftresistente Zubereitungen) und Suppositorien zu 500 mg sowie Klysmen mit 3 g/100 ml.

DOSIERUNG

Erwachsene. In der Initialtherapie erhalten Erwachsene 3–4 g/Tag verteilt auf drei Dosen. Durch eine einschleichende Dosierung wird die Nebenwirkungsrate vermindert. Zur Rezidivprophylaxe werden 2 g/Tag verabreicht. Zur Behandlung der so genannten „Linkskolitis“ (Rektum, Sigma und Colon descendens) im Rahmen der Colitis ulcerosa eignen sich auch die Suppositorien und Klysmen.

Kinder. Kinder über 2 Jahre werden mit einer Dosis von 40–60 mg/kg KG pro Tag in der initialen Phase, später zur Rezidivprophylaxe mit 30 mg/kg KG behandelt. Bei Kindern wird die Tagesdosis auf 4 Einzelgaben verteilt.

Sonderfälle. Bei **Langsam-Azetylierern**, bei Patienten mit schwer **eingeschränkter Nierenfunktion** sowie beim seltenen **Glukose-6-Phosphatdehydrogenasemangel** können durch eine Dosisreduktion Nebenwirkungen verhindert werden.

Pharmakokinetik, Unerwünschte Wirkungen, Arzneimittelwechselwirkungen, Hinweise und Patienteninformation s. Kap. Rheumatologika.

Mesalazin — Salofalk®, verschiedene andere

Indikationen. Mesalazin (5-Aminosalicylsäure, 5-ASA) ist der aktive Wirkteil des Sulfasalazins. Im Darmlumen wirkt 5-ASA lokal antiinflammatorisch. Der Mechanismus der entzündungshemmenden Wirkung ist unbekannt. Möglicherweise spielt eine Hemmung der Lipoxygenase eine Rolle. Weiterhin könnte ein Einfluss auf den Prostaglandingehalt der Darmmukosa beteiligt sein. Mesalazin wird in der Behandlung von Patienten mit chronisch-entzündlichen Darmerkrankungen (M. Crohn, Colitis ulcerosa) eingesetzt. Dies gilt sowohl für den akuten Schub wie auch zur Rezidivprophylaxe bei der Colitis ulcerosa. Beim M. Crohn ist eine Wirksamkeit in der Rezidivprophylaxe nicht gesichert. Bei einer Beteiligung des Dünndarms ist Mesalazin weniger wirksam. Für die orale Gabe stehen magensaftresistente Tabletten und Retardtabletten zur Verfügung. Damit soll eine frühzeitige intestinale Resorption verhindert werden, um in den distalen Darmabschnitten hohe Wirkkonzentrationen zu erreichen. Bei pathologisch verkürzter Darmpassage kann die Freisetzung von Mesalazin vermindert sein. Eine Freisetzung der pH-abhängigen Formulierung wird ebenfalls durch Pharmaka erreicht, die den intraluminalen pH-Wert senken, wie z. B. Laktulose.

Pharmazeutische Zubereitung. Klysmen/Suspension (2 g/4 g), Suppositorien (250 mg/500 mg/1 g), Retardtabletten (250 mg/500 mg), magensaftresistente Tabletten (250 mg/500 mg).

Wirk- und Eliminationsverhalten. Bedingt durch die besondere Galenik der magensaftresistenten Tabletten wird Mesalazin erst im terminalen Ileum sowie im Kolon freigesetzt. Der Wirkstoff wird in geringem Umfang resorbiert und überwiegend renal ausgeschieden. Die **Eliminationshalbwertszeit** ($t_{1/2}$) beträgt 0,7–2,4 h.

Unerwünschte Wirkungen. Die Nebenwirkungsrate ist deutlich geringer als bei Sulfasalazin. Jedoch weisen rund 15–20% der Patienten, die wegen Nebenwirkungen von Sulfasalazin auf Mesalazin umgestellt werden, erneute Nebenwirkungen auf. Neben allgemeinen Nebenwirkungen wie Übelkeit, Müdigkeit, abdominellen Schmerzen können auch typische Salizylatnebenwirkungen auftreten. Selten werden eine interstitielle Nephritis, eine Perimyokarditis oder Pankreatitis beobachtet. In Einzelfällen wurden Veränderungen des Blutbildes (z. B. aplastische Anämie, Agranulozytose) berichtet. Bei der Anwendung von Klysmen und Suppositorien können lokale Irritationen und ein Analpruritus auftreten.

DOSIERUNG

Erwachsene. Die orale Tagesdosis beträgt 1–3 g verteilt auf 3 Einzelgaben. Wie auch bei Sulfasalazin können bei distaler Darmbeteiligung vor allem auch Klysmen und Suppositorien eingesetzt werden: Suppositorien bis täglich 1,5 g (können auf mehrere Tagesdosen verteilt werden), und Klysmen 4 g täglich abends vor dem Schlafengehen.

Schwangerschaft und Laktation. Aufgrund geringer Datenlage kann eine Therapieempfehlung für die Schwangerschaft und Stillzeit nicht gegeben werden. Dies gilt im Besonderen für das erste Trimenon einer Schwangerschaft. In den letzten 2 Wochen der Schwangerschaft sollte die Behandlung ausgesetzt werden, sofern das Krankheitsgeschehen es erlaubt. Der Wirkstoff geht in azetylierter Form in geringer Menge in die Muttermilch über. Es liegen keine Ergebnisse über hierdurch ausgelöste mögliche ungünstige Effekte am Menschen vor. Daher sollte während der Therapie nicht gestillt werden.

Osalazin — Dipentum®

Hierbei handelt es sich um zwei 5-ASA-Moleküle, die miteinander verbunden sind. Durch bakterielle Spaltung in den distalen Darmabschnitten wird die Wirksubstanz zur Verfügung gestellt. Wirkprinzip und Nebenwirkungsspektrum entsprechen dem des Mesalazins. Die Indikation ist auf die Rezidivprophylaxe der Colitis ulcerosa beschränkt.

Terlipressin (Triglycyl-Lysin-Vasopressin) — Glycylpressin®

Terlipressin ist ein synthetisches Vasopressinderivat, das nach i.v.-Applikation in die aktive Wirkform Lysin-Vasopressin verstoffwechselt wird. Therapeutisch nutzbar ist die vasokonstriktorische Komponente, die regional unterschiedlich ausgeprägt ist. Nach intravenöser Bolusgabe kommt es durch eine verminderte Leberdurchblutung zu einer Senkung des Pfortaderflusses. Der diastolische Blutdruck wird gesteigert. Aufgrund der Senkung des portalvenösen Druckes wird Terlipressin bei der akuten Ösophagusvarizenblutung eingesetzt. Dazu werden 1–2 mg als Bolus i.v. verabreicht. Im Abstand von 4–6 h kann die Gabe wiederholt werden. Therapiebedürftige Blutdruckabfälle treten selten auf. Aufgrund der Vasokonstriktion können bei Patienten mit einer koronaren Herzkrankheit unter Terlipressin kardiale Komplikationen auftreten (z. B. Angina-pectoris-Arrhythmien). In der Schwangerschaft ist die Substanz kontraindiziert. Derzeit steht pharmakologisch noch **Octreotide (Sandostatin)** zur Pfortaderdrucksenkung zur Verfügung, dessen Effekt auf die Reduktion der Mortalität der Ösophagusvarizenblutung noch ausgeprägter ist als der von Terlipressin.

5 Therapie endokrinologischer Erkrankungen

Schilddrüsenhormone und Thyreostatika

Schilddrüsenhormone sind Wirkstoffe, die wegen ihres Einflusses auf nahezu alle Steuerungsvorgänge des Körpers von größter Bedeutung sind. Sie gehören zur Gruppe der Steroidhormone. Zur Bildung von Trijodthyronin (T_3) und Thyroxin (T_4) wird Jod in die Schilddrüse aufgenommen und in die Hormone eingebaut. Jod beeinflusst allerdings nicht nur die Bildung der Schilddrüsenhormone, sondern auch deren Absonderung (Sekretion) aus der Schilddrüse. Daneben hat Jod eine entscheidende Bedeutung für die Regulation des Wachstums der Schilddrüse. Das eigentlich bioaktive Schilddrüsenhormon ist T_3.

Eine vermehrte Bildung von Schilddrüsenhormonen führt zu einer Überfunktion des Organs (Hyperthyreose). Krankheitszeichen sind Gewichtsabnahme, Durchfälle, Muskelschwäche, Wärmeunverträglichkeit und zentralnervöse Störungen. Bei einer Unterfunktion der Schilddrüse können Symptome wie Gewichtszunahme, Verstopfung, Kälteunverträglichkeit, zentralnervöse Störungen im Sinne einer Verlangsamung sowie ein Myxödem auftreten. Mit Myxödem wird eine rötliche Schwellung insbesondere des Unterhautfettgewebes bezeichnet, die im Gegensatz zu anderen Ödemen typischerweise auf Druck nicht mit einer Dellenbildung reagiert. Vor allem im Alter sind Über- oder Unterfunktionen der Schilddrüse oft kaum erkennbar. Krankheitsverläufe mit nur einem oder wenigen der genannten Krankheitszeichen (mono- bzw. oligosymptomatische Verlaufsformen) sind dann häufig.

Zu den Thyreostatika zählt eine Reihe von Substanzen wie Perchlorat, Thiocyanate, Thioharnstoffderivate, Betarezeptorenblocker, Lithiumsalze und hohe Dosen von Jod. Aufgrund unterschiedlicher Mechanismen hemmen diese Wirkstoffe die Schilddrüsenhormonbildung. Die Verminderung der Schilddrüsenhormonspiegel im Serum hat dabei eine Erhöhung der Ausschüttung von TSH (Thyreoidea-stimulierendes Hormon: das die Schilddrüse anregende Hormon) der Hypophyse zur Folge. Die genannten Wirkstoffe werden zur Behandlung der Schilddrüsenüberfunktion eingesetzt.

Levothyroxin-Natrium — Euthyrox®, Thevier®, L-Thyroxin-Henning®

Indikationen. Schilddrüsenhormone werden zur Substitution aller Formen einer Schilddrüsenunterfunktion (Hypothyreose) verwendet. Nicht unumstritten ist ihr Einsatz zur Volumenreduktion einer Schilddrüsenvergrößerung (Struma diffusa oder nodosa), da diese Behandlung im Gegensatz zur Jodverabreichung die Jodverarmung eher weiter verschlechtert.

Pharmazeutische Zubereitung. Levothyroxin-Natrium Tabletten zu 25, 50, 75, 100, 125, 150, 175, 200 und 300 µg. Ampullen zu 500 µg zur intravenösen Anwendung.

Wirk- und Eliminationsverhalten. Schilddrüsenhormone liegen außerordentlich stark proteingebunden vor. **Stoffwechsel/Ausscheidung:** Sie werden in der Leber glukuronidiert und sulfatiert und zu 20–40% über den Stuhl ausgeschieden. Die **Eliminationshalbwertszeit** ($t_{1/2}$) von T_4 beträgt 6–7 Tage, sie ist bei Hypothyreose auf 9–19 Tage verlängert und bei einer Hyperthyreose auf 3–4 Tage verkürzt.

DOSIERUNG

Erwachsene. Zur oralen Einstellung wird T_4 in einer Dosis von 2 µg T_4/kg KG/Tag (Faustregel!) substituiert. Diese Dosis sollte bei Patienten, deren Schilddrüsenfunktion (z. B. nach Thyreoidektomie oder nach Hypophysenoperation) akut ausfällt, sofort in voller Höhe gegeben werden. Bei Patienten, die einen graduellen Verlust der Schilddrüsenfunktion erlitten haben, sollte die Dosis zur Vermeidung von Nebenwirkungen langsam gesteigert werden. In den seltenen Fällen, in denen eine intravenöse Gabe notwendig ist, wird bei athyreoten Patienten die Tagesdosis als Infusion appliziert.

Sonderfälle. Die Dosierungsanpassung erfolgt nach laborchemischen Werten und nach dem klinischen Befund. Dabei dient die Bestimmung von TSH bei Patienten mit intakter Hypophysenfunktion als entscheidende Größe für die Dosierungsanpassung. Bei Patienten mit **Koronarsklerose** wird wegen der Steigerung des Sauerstoffbedarfs durch Schilddrüsenhormone eine einschleichende Dosierung empfohlen (z. B. 25 µg L-T_4 mit einer Erhöhung der Dosis alle 2 Wochen). Bei Auftreten von pektanginösen Beschwerden muss zumindest vorübergehend eine Dosisreduktion erfolgen. Sind die Bindungsproteine durch Pharmaka oder weitere Erkrankungen verändert, muss ggf. eine Dosisadaptation erfolgen. Wichtige Beispiele hierfür sind eine Erhöhung der Bindungsproteine in der **Schwangerschaft** (s. unten) oder bei **Lebererkrankungen** wie auch eine Verminderung derselben beim **nephrotischen Syndrom**.

Unerwünschte Wirkungen. Bei Über- bzw. Unterdosierung finden sich Zeichen der Hyper- bzw. Hypothyreose. Insbesondere kardiale Symptome (pektanginöse Beschwerden) sind hier von großer klinischer Bedeutung und sollten bei Patienten in den relevanten Altersgruppen gezielt vor der

Einleitung der Substitutionstherapie erfragt werden. Eine lang dauernde Untersubstitution erhöht das Risiko von Gefäßerkrankungen durch eine Störung des Fettstoffwechsels. In seltenen Fällen sind allergische Reaktionen auf Schilddrüsenhormonpräparate beschrieben. Bei Vorliegen einer Nebenniereninsuffizienz und Hypothyreose muss zunächst eine Substitution mit Glukokortikoiden vorgenommen werden, um eine Addison-Krise durch Stimulation des Stoffwechsels mittels Schilddrüsenhormonen zu vermeiden.

Arzneimittelwechselwirkungen. Die Resorption kann durch diätetische Einflüsse, durch Cholestase oder durch ein Malabsorptionssyndrom vermindert werden. Eine Resorptionshemmung wird durch Acetylsalicylsäure und durch die orale Einnahme von Ionenaustauschern wie Cholestyramin induziert. Phenytoin oder Diazepam verdrängen Thyroxin aus der Plasmaproteinbindung und verändern damit die Homöostase. Östrogene erhöhen die Fraktion der Thyroxin-Bindungsproteine und ändern die zirkulierenden Gesamthormonspiegel, ohne die relevante Fraktion der freien Hormone zu verändern. Ähnliche Veränderungen finden sich bei Leberfunktionsstörungen. Phenhydan und Phenobarbital stimulieren, Clofibrat hemmt den Abbau von Thyroxin.

Schwangerschaft und Laktation. Teratogene Effekte einer Schilddrüsenhormonsubstitution bei der Mutter sind bei Einstellung der Plasmaspiegel in den oberen Normbereich nicht zu erwarten. Es ist zu berücksichtigen, dass die Bindungsproteine erhöht sind. Gegebenenfalls muss eine Dosisanpassung vorgenommen werden.

Pflegehinweise

Es ist darauf zu achten, dass das Medikament morgens nüchtern – ca. 30 min vor dem Frühstück – verabreicht wird, da Nahrungsaufnahme dessen Resorption verändert. Werden unter Therapie mit Levothyroxin-Natrium die Zeichen einer Hyper- bzw. Hypothyreose bemerkt (s. Einleitung), so ist der behandelnde Arzt zu informieren, damit die Dosis des Präparates angepasst werden kann.

Trijodthyronin entsprechend Liothyronin

Thybon®, Thyrotardin®, Trijodthyronin BC N®

Indikationen. Auch Trijodthyronin wird zur Behandlung aller Formen der Hypothyreose (Schilddrüsenunterfunktion) eingesetzt. Darüber hinaus wird es in der Nuklearmedizin bei Patienten mit Schilddrüsenkarzinomen vor Radiojodtestung und -therapie verwendet und nach intravenöser Verabreichung bei der Intensivtherapie hypothyreoter Patienten.

Pharmazeutische Zubereitung. Liothyronin-Tabletten zu 20, 50 und 100 µg. Ampullen zu 100 µg zur i.v.-Anwendung.

Wirk- und Eliminationsverhalten. Die Plasmaproteinbindung von T_3 ist hoch. **Stoffwechsel/Ausscheidung:** Nur 0,2–0,5% von Trijodthyronin (T_3) liegen in freier Form vor. Auch diese Substanz wird in der Leber glukuronidiert, 20–40% werden über den Stuhl ausgeschieden. Die Eliminationshalbwertszeit ($t_{1/2}$) von T_3 beträgt ca. 1 Tag, sie ist bei Schilddrüsenüberfunktion auf 17 h verkürzt und bei einer Schilddrüsenunterfunktion auf 1,5 Tage verlängert.

DOSIERUNG

Erwachsene. 20–60 µg/Tag langsam einschleichend dosieren, da T_3 wegen seines rascheren Wirkungseintritts besonders leicht kardiale Nebenwirkungen auslösen kann. Eine intravenöse Therapie wird nur bei schwer kranken Myxödempatienten angewendet, die nicht in der Lage sind zu schlucken. Die Dosierung (100 µg/Tag als kontinuierliche Infusion) richtet sich stark nach der individuellen Situation.

Unerwünschte Wirkungen. Bei Über- bzw. Unterdosierung finden sich Zeichen der Hyper- bzw. Hypothyreose. Insbesondere kardiale Symptome (pektanginöse Beschwerden) sind hier von großer klinischer Bedeutung und sollten bei Patienten in den relevanten Altersgruppen gezielt während des Aufbaus der Substitutionstherapie erfragt werden. Eine lang andauernde Untersubstitution erhöht das Risiko von Gefäßerkrankungen durch eine Störung des Fettstoffwechsels. In seltenen Fällen sind allergische Reaktionen auf Schilddrüsenhormonpräparate beschrieben. Bei Vorliegen einer Nebenniereninsuffizienz und Hypothyreose muss zunächst eine Substitution mit Glukokortikoiden vorgenommen werden, um durch die Gabe von Schilddrüsenhormonen nicht eine Addison-Krise zu provozieren.

Arzneimittelwechselwirkungen. Die Resorption kann durch diätetische Einflüsse, durch Cholestase oder durch ein Malabsorptionssyndrom vermindert werden. Eine Resorptionshemmung wird durch Acetylsalicylsäure und durch die orale Einnahme von Ionenaustauschern wie Colestyramin induziert. Phenytoin oder Diazepam verdrängen Trijodthyronin aus der Plasmaproteinbindung und verändern damit die Homöostase. Östrogene erhöhen die Fraktion der Bindungsproteine und ändern die zirkulierenden Gesamthormonspiegel (vor allem von Thyroxin), ohne die relevante Fraktion der freien Hormone zu verändern. Ähnliche Veränderungen finden sich bei Leberfunktionsstörungen. Phenhydan und Phenobarbital stimulieren den Metabolismus von Trijodthyronin.

Schwangerschaft und Laktation. Teratogene Effekte einer Schilddrüsenhormonsubstitution der Mutter sind bei Einstellung der Plasmaspiegel in den oberen Normbereich nicht zu erwarten. Es ist zu berücksichtigen, dass die Bindungsproteine erhöht sind. Gegebenenfalls muss eine Dosisanpassung vorgenommen werden.

Pflegehinweise

In der Regel wird die Therapie mit Levothyroxin (T_4) der mit Trijodthyronin (Liothyronin; T_3) vorgezogen. T_3 muss morgens nüchtern ca. 30 min vor dem Frühstück eingenommen werden, da Nahrungsaufnahme die Resorption vermindert. Auch im Falle einer T_3-Therapie ist auf die Zeichen einer Schilddrüsenunterfunktion und -überfunktion zu achten (s. Einleitung) und der behandelnde Arzt ist gegebenenfalls zu informieren, um die T_3-Dosis anzupassen.

Kombinationspräparate mit T_3 und T_4 z. B. Novothyral®, Prothyrid®, Thyreocomb®

Pharmazeutische Zubereitung. Levothyroxin- und Jodid- (Jodtyrax®, Thyreocomb®-)Tabletten zu 70 bzw. 100 µg Levothyroxin und 150 bzw. 100 µg Jodid. Levothyroxin- und Liothyronin- (Novothyral®, Prothyrid®-) Tabletten zu 100 µg Thyroxin und 10 bzw. 20 µg Liothyronin; s. Angaben zu den Einzelkomponenten.

Pflegehinweise

Eine Kombination von Thyroxin, das die Jodaufnahme in die Schilddrüse hemmt, und Jodid, das über eine Erhöhung der intrathyreoidalen Jodkonzentrationen seine Wirkung entfaltet, ist pathophysiologisch nicht sinnvoll.

Jodsalze z. B. Jodetten®, Jodid-Tabletten®, Lugol-Lösung

Indikationen. Jod ist ein Spurenelement, das enteral mit der Nahrung aufgenommen wird. Jod wird in Schilddrüsenhormone eingebaut und dies ist seine einzige, bislang gesicherte Bedeutung für den menschlichen Organismus. Eine tägliche Zufuhr von ca. 150–200 µg wird beim Erwachsenen empfohlen. Eine nicht ausreichende Jodzufuhr über die Nahrung führt zunächst zu einer reaktiven Vergrößerung der Schilddrüse und eventuell zu einer Schilddrüsenunterfunktion. In der Bundesrepublik Deutschland beträgt die Jodzufuhr durchschnittlich 50–100 µg pro Tag, in einigen Gebieten ist sie noch niedriger und führt zur so genannten endemischen Struma. In der Schwangerschaft ist die Jodausscheidung im Urin erhöht und kann mit einem Jodmangel verknüpft sein. Somit ist die Indikation zur Gabe von Jodpräparaten die Behandlung von Jodmangelzuständen mit konsekutiver Struma diffusa. Präoperativ kann bei der Hyperthyreose eine Verbesserung der Schilddrüsenfunktion durch hohe Joddosen erreicht werden („Plummerung").

Pharmazeutische Zubereitung. Kaliumjodid-Tabletten mit einem Jodgehalt von 100, 200, 500 µg und 2 mg. Lugol-Lösung (5% Jod + 10% Kaliumjodid)

Wirk- und Eliminationsverhalten. Jod ist ein Spurenelement, das mit hoher Effektivität von der Schilddrüse aus der Nahrung aufgenommen wird. Die tägliche Versorgung mit Nahrungsjod sollte 150–200 µg betragen. Das in Schilddrüsenhormonen gebundene Jod wird durch Dejodinierung teilweise für die Synthese rückgewonnen und entspricht einer Versorgung für ca. 1 Jahr. Ein Teil des Jods wird über die Nieren ausgeschieden.

DOSIERUNG

Erwachsene. In der Behandlung einer Jodmangelstruma werden 200–400 µg Jodid/Tag über mehrere Monate gegeben. Die langfristige Substitutionsdosis beträgt 100–200 µg/Tag. In der präoperativen Vorbereitung („Plummerung") werden 6 mg/Tag (etwa 5–10 Tropfen/Tag) als Lugol-Lösung appliziert. Der Effekt ist nach ca. 10 Tagen maximal, danach kann es zu einem sog. „Escape-Phänomen" kommen, d. h. das angebotene Jod führt nicht länger zu einer Suppression der Schilddrüsenfunktion, sondern wird für die De-novo-Synthese von Schilddrüsenhormonen mit dramatischer Verschlechterung der klinischen Symptomatik genutzt.

Sonderfälle. In der Schwangerschaft besteht ein höherer Jodbedarf aufgrund erhöhter renaler Verluste der Mutter und aufgrund der Mitversorgung der kindlichen Schilddrüse. Das Jodangebot in der Nahrung sollte um 200 µg Jodid/Tag liegen. Die Schilddrüsenhormonkonzentrationen und TSH sollten unter einer Jodidtherapie überprüft werden. Die Größe der Schilddrüse sollte mit Hilfe der Sonographie im Verlauf kontrolliert werden.

Unerwünschte Wirkungen. Bei dem Vorliegen einer Schilddrüsenautonomie sowie bei Immunthyreopathien kann es durch eine therapeutische Applikation von Jod zur Induktion einer Hyperthyreose kommen. Hohe Jodgaben können bei sensiblen Patienten eine Jodallergie auslösen.

Arzneimittelwechselwirkungen. Eine Therapie mit Lithiumsalzen führt zu einer Hemmung der Jodaufnahme und zur Hypothyreose.

Schwangerschaft und Laktation. Es besteht ein höherer Jodbedarf. Eine Substitution mit ca. 200 µg Jodid/Tag wird empfohlen. Hohe Jodidgaben können zu Störungen der totalen Schilddrüsenfunktion führen.

Pflegehinweise

Bei Gabe von Jod in therapeutischen Dosen kommt es in der Regel nicht zu einer Jodallergie.

Natriumperchlorat Irenat®

Indikationen. Natriumperchlorat hemmt die Aufnahme von Jod in die Schilddrüse und setzt bereits vorhandenes Jod aus der Schilddrüse frei. Indikationen für seine Gabe sind die Knotenstruma, eine Autonomie und autoimmunologische Schilddrüsenerkrankungen. Es wird selten zur Therapie einer Schilddrüsenüberfunktion eingesetzt.

Pharmazeutische Zubereitung. Natriumperchlorat-Tropfen 1 ml (ca. 15 Tropfen) enthalten 300 mg.

Wirk- und Eliminationsverhalten. Nach ca. 4 h werden die höchsten **Plasmakonzentrationen** von Perchlorat im Schilddrüsengewebe erreicht. **Wirkungseintritt:** Perchlorat hemmt die Jodaufnahme akut, hat aber bei Schilddrüsenüberfunktion einen späteren Wirkungsbeginn. **Stoffwechsel/Ausscheidung:** Perchlorat wird innerhalb von 72 h über die Nieren ausgeschieden.

DOSIERUNG

Erwachsene. Perchlorat wird in der Dosis von 3-mal 15 Tropfen/Tag in der Prophylaxe bei Exposition mit radioaktivem Jod oder mit jodhaltigen Kontrastmitteln gegeben. Dabei wird es oft mit 5 mg Thiamazol/Tag kombiniert, beginnend einen Tag vor Jodexposition und bis eine Woche nach Untersuchung. Bei entsprechend gefährdeten Patienten ist eine anschließende Nachbehandlung mit 5 mg Thiamazol über weitere zwei Wochen angezeigt. In der selten durchgeführten Therapie von Hyperthyreosen mit Perchlorat werden anfänglich Dosen von 40–50 Tropfen (800–1000 mg)/Tag und später eine Erhaltungsdosis von 20 mg empfohlen. Wegen der kurzen Halbwertszeit müssen diese Dosen auf 3–6 Einzelgaben verteilt werden.

Sonderfälle. Wenn Natriumperchlorat in der Therapie von **Hyperthyreosen** appliziert wird, muss nach klinischem Befund und Schilddrüsenhormonstatus (TSH, T_3, T_4) die Dosis angepasst werden.

Unerwünschte Wirkungen. Das Nebenwirkungsprofil ist dem der Jodisationshemmer ähnlich und umfasst eine Hemmung der Hämatopoese mit Ausbildung von Agranulozytose, Panzytopenie und Lymphadenopathie. Daneben finden sich hepatische Nebenwirkungen mit Auftreten einer Hepatitis und Cholestase, Hauterscheinungen mit Juckreiz, Erythemen, Urtikaria, aber auch Haarausfall. Da Natriumperchlorat kaum langfristig verabreicht wird, sind allerdings keine validen Daten zu Langzeiterfahrungen verfügbar. Die meisten der Nebenwirkungen sind dosisabhängig.

Arzneimittelwechselwirkungen. Die gleichzeitige Gabe von Perchlorat und Jodisationshemmern (Thiamazol, Propycil) führt über unterschiedliche Angriffspunkte der Wirkungen zu synergistischen Effekten.

Schwangerschaft und Laktation. Es liegen keine ausreichenden Daten für die Gabe von Perchlorat in der Gravidität und Laktation vor. Eine Gabe von Perchlorat sollte daher nicht durchgeführt werden.

Pflegehinweise

Beim Auftreten von Blutbildveränderungen im Sinne einer Verminderung der weißen Blutkörperchen bzw. aller Blutbildreihen sowie bei Zeichen einer Leberschädigung (Transaminasenerhöhung, Ikterus) muss das Präparat abgesetzt werden.

Thiamazol — z. B. Favistan®, Thyrozol®, Methimazol®

Indikationen. Thiamazol wird bei allen Formen der Schilddrüsenüberfunktion verwendet. Bei immunologischen Erkrankungen der Schilddrüse wird Thiamazol zusammen mit Schilddrüsenhormonen verabreicht, um eine normale Schilddrüsenfunktion zu erhalten.

Pharmazeutische Zubereitung. Thiamazol-Tabletten zu 5 und 20 mg. Ampullen zu 40 mg.

Wirk- und Eliminationsverhalten. Thiamazol wird fast vollständig gastrointestinal aufgenommen. Es hemmt die Jodaufnahme 24 h lang. **Stoffwechsel/Ausscheidung:** Die Substanz wird zu ca. 85% unverändert im Urin ausgeschieden. Die **Eliminationshalbwertzeit** ($t_{1/2}$) liegt bei 2–6 h.

DOSIERUNG

Erwachsene. Thiamazol wird in der Behandlung der Hyperthyreose mit 2,5–10 mg/Tag dosiert. Nur bei schweren Verlaufsformen erscheint eine höher dosierte Therapie (bis 40 mg/Tag) initial sinnvoll. Im Rahmen einer Immuntherapie wird bei einer Kombinationsbehandlung von Thyreostatika und Thyroxin eine geringere Rate von Rezidiven berichtet. Insbesondere bei kardialen Problemen im Sinne von Tachykardien oder Arrhythmien ist die periphere Konversionshemmung durch Propranolol in der Dosis von 2- bis 3-mal 40–80 mg/Tag hilfreich (s. Betarezeptorenblocker).

Sonderfälle. Eine Dosisadjustierung muss nach dem klinischen Verlauf sowie nach den Effekten auf die Laborparameter erfolgen, wobei die lange Halbwertszeit von Schilddrüsenhormonen bei der Therapieüberwachung berücksichtigt werden muss. Als Kontrollparameter der Therapie wird die Messung von TSH sowie die der freien und gebundenen Schilddrüsenhormone herangezogen.

Unerwünschte Wirkungen. Die Häufigkeit von Nebenwirkungen für Thiamazol liegt bei ca. 5%. Am wichtigsten ist eine Hemmung der Hämatopoese mit Ausbildung von Agranulozytose, Panzytopenie und Lymphadenopathie. Diese kann sich zunächst als Infekt mit Fieber manifestieren. Thyreostatika können auch direkt febrile Reaktionen induzieren. Schwerwiegend sind auch die hepatischen Nebenwirkungen mit Auftreten einer Hepatitis und Cholestase. Es kann zu Hauterscheinungen wie Juckreiz, Erythemen, Urtikaria, aber auch zu Haarausfall kommen. Ein durch Thyreostatika induziertes nephrotisches Syndrom ist beschrieben. Die meisten der Nebenwirkungen sind dosisabhängig. Bei Auftreten von hämatologischen Nebenwirkungen oder bei Leberfunktionsstörungen müssen die Präparate abgesetzt werden. Hämatologische Nebenwirkungen in der Anamnese sind Kontraindikationen für die Gabe von Thiamazol.

Arzneimittelwechselwirkungen. Thiamazol beschleunigt die Elimination von Glukokortikoiden wie Prednisolon. Eine Therapie mit Amiodaron kann aufgrund des hohen Jodanteils von Amiodaron zu schwer abschätzbaren Veränderungen der Schilddrüsenstoffwechsellage führen. Sowohl eine Verstärkung einer hyperthyreoten Stoffwechsellage als auch ein rascher Abfall von Schilddrüsenhormonen unter Amiodaron sind beschrieben. Thiamazol wie andere Thyreostatika vermindern über eine Verlangsamung der Metabolisierung Vitamin-K-abhängiger Gerinnungsfaktoren die Wirkung von Vitamin-K-Antagonisten.

Schwangerschaft und Laktation. Die Dosierung sollte so niedrig wie möglich gehalten werden. Alle Thyreostatika sind plazentagängig und können zu Schilddrüsenfunktionsstörungen beim Kind führen. Das Auftreten einer Aplasia cutis beim Kind ist unter Thiamazol beschrieben.

Thiamazol geht zu einem geringen Prozentsatz (ca. 0,2%) in die Muttermilch über. Vom Stillen unter thyreostatischer Therapie sollte daher abgeraten werden.

Pflegehinweise

Auch Thiamazol führt zu Blutbildschäden inklusive Leukozytopenien, sodass eine Infekgefährdung des Patienten unter der Therapie gegeben sein kann. In diesem Falle muss der Patient dem behandelnden Arzt vorgestellt werden.

Carbimazol — z. B. Carbimazol®, verschiedene andere

Indikationen. Carbimazol wird bei allen Formen der Schilddrüsenüberfunktion verwendet. Es wirkt – wie Thiamazol – auch bei immunologisch bedingten Schilddrüsenerkrankungen. In diesen Fällen kann durch gleichzeitige Gabe von T_4 eine normale Schilddrüsenfunktion erhalten werden.

Pharmazeutische Zubereitung. Carbimazol-Tabletten zu 5 und 10 mg.

Wirk- und Eliminationsverhalten. Die volle **Wirkung** von Carbimazol setzt erst nach einer Woche ein. **Stoffwechsel/Ausscheidung:** Carbimazol wird enzymatisch rasch zu Thiamazol verstoffwechselt. Innerhalb von 48 h werden 85% von Thiamazol im Urin ausgeschieden.

DOSIERUNG

Erwachsene. Carbimazol wird in einer Dosierung von 10 mg gegeben. Selten ist bei schweren Verlaufsformen eine höhere Dosierung von 40 mg über einige Tage sinnvoll. Insbesondere bei kardialen Problemen im Sinne von Tachykardien oder Arrhythmien ist die periphere Konversionshemmung durch Propranolol in der Dosis von 2- bis 3-mal 40–80 mg/Tag hilfreich (s. Betarezeptorenblocker).

Sonderfälle. Eine Dosisanpassung muss nach klinischer Wirkung wie nach den Effekten auf die Laborparameter erfolgen, wobei die lange Halbwertszeit von Schilddrüsenhormonen bei der Therapieüberwachung zu berücksichtigen ist. Als Kontrollparameter der Therapie wird die Messung von TSH sowie die der freien und gebundenen Schilddrüsenhormone herangezogen.

Unerwünschte Wirkungen. Die Häufigkeit von Nebenwirkungen von Carbimazol liegt wie für Thiamazol bei ca. 5%. Wichtigste Nebenwirkungen sind eine Hemmung der Hämatopoese mit Ausbildung von Agranulozytose, Panzytopenie und Lymphadenopathie. Diese kann sich zunächst als Zeichen eines Infekts mit Fieber manifestieren. Thyreostatika können auch direkt febrile Reaktionen induzieren. Schwerwiegend sind auch die hepatischen Nebenwirkungen mit Auftreten einer Hepatitis und Cholestase. Als leichtere Nebenwirkungen kann es zu Hauterscheinungen mit Juckreiz, Erythemen, Urtikaria, aber auch zu Haarausfall kommen. Ein durch Thyreostatika induziertes nephrotisches Syndrom ist beschrieben. Die meisten der Nebenwirkungen sind dosisabhängig. Bei Auftreten von Nebenwirkungen wie hämatologischen Veränderungen oder Leberfunktionsstörungen muss das Präparat abgesetzt werden. Hämatologische Nebenwirkungen in der Anamnese sind Kontraindikationen für die Gabe von Carbimazol.

Arzneimittelwechselwirkungen. Carbimazol beschleunigt wie Thiamazol die Elimination von Glukokortikoiden wie Prednisolon. Eine Therapie mit Amiodaron kann aufgrund seines hohen Jodanteils zu schwer abschätzbaren Veränderungen der Schilddrüsenstoffwechsellage führen. Sowohl eine Verstärkung einer hyperthyreoten Stoffwechsellage als auch ein rascher Abfall von Schilddrüsenhormonen unter Amiodaron sind beschrieben. Carbimazol vermindert wie andere Thyreostatika über eine Abnahme der Metabolisierung Vitamin-K-abhängiger Gerinnungsfaktoren die Wirkung von Vitamin-K-Antagonisten.

Schwangerschaft und Laktation. Die Dosierung sollte so niedrig wie möglich gehalten werden. Alle Thyreostatika sind plazentagängig und können zu Schilddrüsenfunktionsstörungen beim Kind führen. Das Auftreten einer Aplasia cutis beim Kind ist beschrieben. Carbimazol geht zu einem geringen Prozentsatz in die Muttermilch über. Vom Stillen unter thyreostatischer Therapie sollte daher abgeraten werden.

Pflegehinweise

Wie Natriumperchlorat und Thiamazol führt auch Carbimazol zu Blutbildschäden, insbesondere Leukozytopenien. Bei Auftreten von Infekten muss der Patient dem behandelnden Arzt zur Blutbildkontrolle vorgestellt werden.

Propylthiouracil — z. B. Propycil®, verschiedene weitere

Indikationen. Auch dieses Medikament wird zur Behandlung aller Formen der Schilddrüsenüberfunktion eingesetzt. Bei immunologisch bedingten Schilddrüsenerkrankungen wird es in Kombination mit T_4 zur Aufrechterhaltung einer normalen Schilddrüsenfunktion verwendet. Eine spezielle Indikation für die Gabe von Propylthiouracil liegt in der Behandlung der sog. T_3-Hyperthyreose.

Pharmazeutische Zubereitung. Propylthiouracil-Tabletten zu 25 und 50 mg.

Wirk- und Eliminationsverhalten. Propylthiouracil wird fast vollständig aus dem Magen-Darm-Trakt resorbiert. Die maximalen **Plasmaspiegel** werden nach 1 h erreicht. Die Wirkungsdauer beträgt 2–3 h. **Stoffwechsel/Ausscheidung:** Die Substanz wird überwiegend verstoffwechselt, nur 10% werden unverändert über die Nieren ausgeschieden. Die kinetische **Eliminationshalbwertszeit** ($t_{1/2}$) beträgt 1–2 h.

DOSIERUNG

Erwachsene. Propylthiouracil muss aufgrund der Plasmahalbwertszeit mindestens 2-mal täglich gegeben werden. Initial werden 3 Dosen von 100 mg/Tag appliziert, die Erhaltungsdosis liegt bei 2–3 Dosen à 50 mg/Tag. Im Rahmen einer Immuntherapie wird über eine geringere Rezidivrate bei einer Kombinationstherapie von Thyreostatika und Thyroxin berichtet. Insbesondere bei kardialen Problemen im Sinne von Tachykardien oder Arrhythmien ist die periphere Konversionshemmung durch Propranolol in der Dosis von 2- bis 3-mal 40–80 mg/Tag hilfreich (s. Betarezeptorenblocker).

Sonderfälle. Eine Dosisanpassung muss nach klinischer Wirkung sowie nach den Effekten auf die Kontrollparameter erfolgen, wobei die lange Halbwertszeit von Schilddrüsenhormonen bei der Therapieüberwachung berücksichtigt werden sollte. Als Kontrollparameter der Therapie wird die Messung von TSH sowie die der freien und gebundenen Schilddrüsenhormone herangezogen.

Unerwünschte Wirkungen. Wichtigste Nebenwirkungen sind eine Hemmung der Hämatopoese mit Ausbildung von Agranulozytose, Panzytopenie und Lymphadenopathie. Diese kann als Zeichen eines Infekts von Fieber begleitet sein. Thyreostatika können auch direkt febrile Reaktionen induzieren. Schwerwiegend sind die hepatischen Nebenwirkungen mit Auftreten einer Hepatitis und Cholestase. Im Rahmen einer Idiosynkrasie gegen Propylthiouracil kann es zu Funktionsstörungen der Leber bis hin zu Todesfällen kommen. Als leichtere Nebenwirkungen kann es zu Hauterscheinungen mit Juckreiz, Erythemen, Urtikaria, aber auch zu Haarausfall kommen. Ein durch Thyreostatika induziertes nephrotisches Syndrom ist beschrieben. Die meisten der Nebenwirkungen sind dosisabhängig. Bei hämatologischen Nebenwirkungen oder bei Leberfunktionsstörungen müssen die Präparate abgesetzt werden. Hämatologische Nebenwirkungen in der Anamnese sind Kontraindikationen für die Gabe von Propylthiouracil.

Arzneimittelwechselwirkungen. Eine Therapie mit Amiodaron kann aufgrund seines hohen Jodanteils zu schwer abschätzbaren Veränderungen der Schilddrüsenstoffwechsellage führen. Sowohl eine Verstärkung einer hyperthyreoten Stoffwechsellage als auch ein rascher Abfall von Schilddrüsenhormonen unter Amiodaron sind beschrieben. Carbimazol wie andere Thyreostatika vermindert über eine Verlangsamung der Metabolisierung von Vitamin-K-abhängigen Gerinnungsfaktoren die Wirkung von Vitamin-K-Antagonisten.

Schwangerschaft und Laktation. Die Dosierung sollte so niedrig wie möglich gehalten werden. Alle Thyreostatika sind plazentagängig und können zu Schilddrüsenfunktionsstörungen beim Kind führen. Propylthiouracil geht in die Muttermilch über. Vom Stillen unter thyreostatischer Therapie sollte daher abgeraten werden.

Pflegehinweise

Wie bei allen genannten Präparaten zur Behandlung der Schilddrüsenüberfunktion muss auch unter Gabe von Propylthiouracil das Blutbild regelmäßig kontrolliert und bei Auftreten von Infekten der behandelnde Arzt informiert werden.

Propranolol

Propranolol hat eine inhibierende Wirkung auf die Konversion von Thyroxin zum eigentlich aktiven Trijodthyronin und kann daher in der Therapie von Hyperthyreosen eingesetzt werden. Dies ist insbesondere günstig, wenn ausgeprägte kardiale Symptome im Sinne von Tachyarrhythmien im Vordergrund stehen. Auch bei Freisetzung von präformierten Schilddrüsenhormonen aus der Schilddrüse z. B. bei einer sub-/akuten Thyreoiditis – einer Situation, in der durch Jodinations- und Jodisationsblocker nur wenig Effekte zu erwarten sind – kann Propranolol eingesetzt werden. Propranolol wird in einer Dosierung von 2-mal 40 mg bis 2-mal 80 mg initial appliziert und die Dosis im weiteren Verlauf anhand des klinischen Befundes adjustiert. Eine detaillierte Propranolol-Monographie findet sich in Kap. 1 auf S. 62.

Nebennierensteroide

Diese werden in der Nebennierenrinde aus Cholesterol synthetisiert. Die Glukokortikoide werden – wie androgen wirksame Nebennierensteroide – durch das von der Hypophyse gebildete ACTH steuernd beeinflusst. Dies gilt auch für Mineralokortikoide. Bei einem Ausfall der Nebennierenrindenfunktion kommt es zur Unterfunktion des Organs (M. Addison), die durch Gabe der genannten Hormone therapiert wird. Eine vermehrte Sekretion von Glukokortikoiden führt zum klinischen Bild des Cushing-Syndroms, das auch bei Gabe von Glukokortikoiden aus therapeutischer Indikation (rheumatische Erkrankungen, obstruktive Ventilationsstörungen, Zustand nach Organtransplantation u.a.m.) resultieren kann. Bei der vermehrten Sekretion von Mineralokortikoiden, dem Conn-Syndrom, liegen eine Natriumretention mit Ödemen, eine Hypokaliämie und eine benigne arterielle Hypertonie vor. Bei den Glukokortikoiden gibt es ein breites Spektrum unterschiedlicher Präparate mit unterschiedlicher therapeutischer Potenz und unterschiedlich stark ausgeprägten Nebenwirkungen.

Cortison

Hydrocortison-Hoechst®, Cortison Ciba®, verschiedene weitere

Indikationen. Primäre, sekundäre und tertiäre Nebenniereninsuffizienz, verschiedene Formen des adrenogenitalen Syndroms und des Hirsutismus.

Pharmazeutische Zubereitung. Hydrocortison-Tabletten zu 10 mg, Ampullen zu 100, 250, 1000 mg zur i.m.- und i.v.-Anwendung. Cortisonacetat-Tabletten zu 25 mg.

Wirk- und Eliminationsverhalten. Hydrocortison wird rasch aus dem Intestinaltrakt resorbiert. Die maximalen **Plasmaspiegel** werden nach einer 1 h erreicht. Die **Wirkung** hält 8–12 h an. **Stoffwechsel/Ausscheidung:** Die Substanz wird in der Leber glukuronidiert und sulfatiert. Die **Eliminationshalbwertszeit** ($t_{1/2}$) beträgt ca. 1,5 h.

DOSIERUNG

Erwachsene. Die Dosierung liegt bei einer Substitutionstherapie für die unterschiedlichen Formen der Nebenniereninsuffizienz bei 5–30 mg Hydrocortison/Tag bzw. bei 25–37,5 mg Cortisonacetat/Tag. Diese Therapie muss bei Patienten mit einer Addison-Erkrankung lebenslang durchgeführt werden. In der Regel reicht die Mineralokortikoidwirkung von Hydrocortison aus. Insbesondere bei zentralen Formen der Addison-Erkrankung ist eine Mineralokortikoidsubstitution nicht erforderlich, bei adrenalen Formen muss sie im Einzelfall mit synthetischen Mineralokortikoiden durchgeführt werden (s. Mineralokortikoide, S. 298 ff.). In der Addison-Krise sowie zur perioperativen Behandlung von Patienten mit Nebenniereninsuffizienz sollten 100 mg Hydrocortison/8 h via Perfusor kontinuierlich intravenös gegeben werden. Eine Substitution der Mineralokortikoidwirkung ist über synthetische Mineralokortikoide in der Akutsituation wegen des verzögerten Wirkungseintritts nicht sinnvoll. In diesen Fällen muss 5% NaCl per infusionem zum Ausgleich der Hyponatriämie eingesetzt und parallel mit der Mineralokortikoidgabe begonnen werden, um über den Verlauf von einigen Tagen hier eine ausreichende Wirkung zu erzielen. Zur Suppressionstherapie bei adrenogenitalem Syndrom werden in der Regel langwirksame Glukokortikoide gegeben. Im Einzelfall kann allerdings, wie im Kindesalter, eine orale Therapie mit Hydrocortison z. T. zur Suppression der endogenen Androgenproduktion der Nebennieren durchgeführt werden, insbesondere um negative Einflüsse auf das Größenwachstum zu vermeiden.

Sonderfälle. Bei Patienten mit allen Formen der **Nebenniereninsuffizienz** muss in Stresssituationen die Dosis von oral appliziertem Hydrocortison auf ca. 50–70 mg pro Tag oral angepasst werden, bei Operationen und großen Eingriffen auf 100 mg Hydrocortison i.v. alle 8 h mittels Perfusor. Auch in der **Gravidität** muss wegen der Vermehrung der Bindungsproteine im Einzelfall die Substitutionsdosis angepasst werden. Die Adjustierung der üblichen Substitutionsdosis richtet sich nach dem subjektiven Befinden des Patienten. Plasmakortisolmessungen unter Therapie sind nicht sinnvoll. ACTH ist aufgrund der hohen Variabilität durch die pulsatile Sekretion ebenfalls kein adäquater Parameter des Verlaufs. Lediglich bei Patienten mit **M. Addison** kann über eine ACTH-Bestimmung der Grad der hypophysären Hypersekretion abgeschätzt werden. Zur Kontrolle der Mineralokortikoidwirkung kann eine Bestimmung des Plasmarenins herangezogen werden (s. Mineralokortikoide, S. 298 ff.). Die Dosisanpassung erfolgt beim klassischen 21-Hydroxylasedefekt über eine Bestimmung des Tagesprofils von 17-OH-Progesteron bzw. in der ACTH-Stimulation.

Unerwünschte Wirkungen. Die zur Substitution eingesetzten Hydrocortison-Dosen verursachen bei adäquater Substitution keine bislang beschriebenen Nebenwirkungen. Bei falsch-hoher Applikation von Hydrocortison können die Nebenwirkungen eines Cushing-Syndroms beobachtet werden mit stammbetonter Gewichtszunahme, Ausbildung eines Vollmondgesichtes, Plethora, Büffelnacken, Akne, Hautatrophie u. Ä. Über die mineralokortikoide Wirkung können hypertensive Zustände provoziert werden.

Arzneimittelwechselwirkungen. Die Nebenwirkungen von nichtsteroidalen Antirheumatika können im Einzelfall auch durch die Wirkung der zur Substitution eingesetzten Glukokortikoide erhöht werden. Interaktionen sind über die Applikation der zur Substitution benutzten Glukokortikoide nicht zu erwarten.

Schwangerschaft und Laktation. Die Wirkung von Glukokortikoiden wird durch die Vermehrung der Bindungsproteine in der Gravidität vermindert. Allerdings muss die Substitutionsdosis bei Patientinnen mit einer Nebenniereninsuffizienz nur selten angepasst werden, Kortikosteroide gehen in die Muttermilch über und können die Steuerung der Nebennierenachse des Neugeborenen beeinflussen.

Pflegehinweise

Hydrocortison führt in adäquater Dosierung bei Nebennierenrindeninsuffizienz verabreicht zu keinen Nebenwirkungen. Dies muss den aufgrund dieser Indikation behandelten Patienten wegen den verbreiteten Ängsten gegenüber unerwünschten Effekten von Glukokortikoiden bei der Aufklärung deutlich gemacht werden. Andererseits ist die Substitutionstherapie lebensnotwendig und in Stresssituationen (z. B. Operationen) muss die Dosis erhöht werden. Der Patient soll die Symptome einer Nebennierenunterfunktion bzw. eines M. Addison kennen und darüber aufgeklärt werden.

Methylprednisolon, Prednisolon

z. B. Urbason®, Decortin-H®, verschiedene weitere

Indikationen. Methylprednisolon/Prednisolon wird zur immunsuppressiven Therapie von Zuständen nach Organtransplantation, bei Erkrankungen des rheumatischen Formenkreises, entzündlichen Darmerkrankungen wie der Colitis ulcerosa oder dem M. Crohn, autoimmunologischen Hepatitiden und verschiedenen Vaskulitiden eingesetzt. Darüber hinaus sind allergische/anaphylaktische Reaktionen, obstruktive Lungenerkrankungen, verschiedene Tumorerkrankungen und die Tumorhyperkalzämie Indikationen für deren Gabe.

Pharmazeutische Zubereitung. Methylprednisolon-Tabletten zu 4, 8, 16, 40 mg, Dragees zu 4, 8 mg, Ampullen zu 20, 40 mg zur intramuskulären oder lokalen Applikation, zu 16, 32, 250, 1000 mg zur intravenösen und intramuskulären Applikation. Prednisolon-Tabletten zu 1, 5, 20, 50 mg, Ampullen zu 10, 25, 50, 100, 250, 1000 mg zur lokalen, intramuskulären und intravenösen Anwendung.

Wirk- und Eliminationsverhalten. Nach oraler Gabe wird Methyl-/Prednisolon rasch aus dem Gastrointestinaltrakt resorbiert. **Stoffwechsel/Aus-**

scheidung: Prednisolon wird in der Leber glukuronidiert und sulfatiert und danach renal ausgeschieden. Die **Eliminationshalbwertszeit** ($t_{1/2}$) beträgt 2–3 h.

DOSIERUNG

Erwachsene. Methyl-/Prednisolon werden in einem weiten Dosierungsbereich von >100 mg bis <5 mg/Tag verabreicht. Die Aufnahme erfolgt oral. Üblicherweise und insbesondere bei niedrigen Dosen wird eine zirkadiane Gabe mit 2/3 der Dosis morgens und 1/3 der Dosis mittags oder abends bevorzugt. Bei Patienten mit nächtlich oder frühmorgendlich auftretendem Asthma bronchiale ist die abendliche Gabe von Glukokortikoiden für die Unterdrückung nächtlicher Symptome häufig entscheidend. Eine Therapie mit Glukokortikoidpulsen, wobei sehr hohe Dosen von Glukokortikoiden über 2–3 Tage gegeben werden und diese Behandlung in Intervallen von mehreren Tagen bis Wochen wiederholt wird, ist für die meisten Indikationen verlassen worden. Die Dauer der Therapie richtet sich nach der Grundkrankheit. Wegen der Nebenwirkungen gilt, dass die Therapie so kurz wie möglich sein sollte. Insbesondere bei lang andauernder Behandlung muss die niedrigste Dosis für die Kontrolle der Grundkrankheit gewählt werden. Dieses Behandlungsprinzip ist auch Basis einer alternierenden Gabe, die z. B. beim nephrotischen Syndrom im Kindesalter eingesetzt wird, um die Glukokortikoiddosis zu senken. Zur Suppressionstherapie bei adrenogenitalem Syndrom bzw. bei Hirsutismus werden Methyl-/Prednisolon in einer der individuellen Reaktion angepassten Dosierung im Bereich von 5–10 mg/Tag abends appliziert.

Sonderfälle. Dosis und Dauer einer pharmakologischen Therapie richten sich nach klinischen Effekten. Eine Glukokortikoidtherapie, die in Dosen von 7,5–10 mg Prednisolon über einen Zeitraum von 3–4 Tagen hinaus verabreicht wurde, kann nur durch Glukokortikoide, d. h. durch langsamen Abbau der pharmakologischen Dosis beendet werden, da ansonsten die Gefahr der Manifestation einer Nebenniereninsuffizienz gegeben ist. Gute Kontrollparameter zur Einschätzung der Glukokortikoidwirkung existieren nicht. Bei unterschiedlicher Kreuzreaktivität in den Testverfahren ist die Bestimmung von Glukokortikoiden im Plasma oder Urin unter Therapie nicht sinnvoll. Eine Überprüfung der hypothalamisch-hypophysären Suppression kann durch einen CRH-Test erfolgen, die der adrenalen Funktion kann durch einen Synacthen®-Test nach eintägigem Absetzen der Medikation vorgenommen werden, um einen gewissen Anhalt für das Maß der endogenen Achse zu erhalten. Als weiterer nicht sehr spezifischer Überwachungsparameter müssen mögliche Nebenwirkungen wie Gewichtsänderungen, Blutdruckanstieg, Beschwerden im Bereich des Skelettsystems oder der Augen (Glaukom, Linsentrübung) gesucht werden. Laborchemisch findet sich eine Leukozytose und im Differentialblutbild eine relative Granulozytose, Eosinopenie sowie Lymphozytopenie. Der Blutzuckerspiegel ist häufig über die kontrainsulinäre Wirkung der Glukokortikoide erhöht.

Unerwünschte Wirkungen. Pharmakologische Gaben von Methyl-/Prednisolon führen bei Anwendung über einen Zeitraum von mehreren Tagen hinaus zu einer Suppression der endogenen Regulation der Nebennierenachse und können nach Absetzen zur Nebennierenrindeninsuffizienz wegen einer Atrophie der Nebennierenrinde führen. Mit einer Nebennierenrindenatrophie ist zu rechnen, wenn die Therapie über einen Zeitraum von mehreren Wochen durchgeführt wird und Dosen von Methylprednisolon bzw. Prednisolon von über 5 mg/Tag verwendet werden. Die Dosis sollte bei lang andauernder Applikation pharmakologischer Dosen daher so niedrig wie möglich gewählt werden. Die Symptome des Glukokortikoidentzugs sind vom Spektrum her identisch mit denen des M. Addison (Hyponatriämie, Hyperkaliämie mit Hypovolämie und Hypotonie, Leistungsinsuffizienz, Schwäche, gastrointestinale Symptome). Eine seltene allergische Reaktion auf Glukokortikoide ist beschrieben.

Die euphorisierende Wirkung von Glukokortikoiden kann bei einzelnen Patienten in Abhängigkeit von Dosis und Präparat zu psychotischen Krankheitsbildern fuhren. Methyl-/Prednisolon kann psychogene Wirkungen auslösen. Es finden sich depressive Reaktionen, Angstzustände, aber auch Schlaflosigkeit, Wahnideen, Halluzinationen, Stupor bis zur Demenz. Diese Symptome sind nach Absetzen der Präparate reversibel. Die Krampfschwelle bei Epileptikern kann verändert und eine Epilepsie manifest werden. Relativ unspezifische Symptome wie Zephalgien, Schwitzen, Schwindel, Nervosität und Palpationen können ausgelöst werden. Lang dauernde Applikation pharmakologischer Dosen von Methyl-/Prednisolon führt zu Veränderungen der Muskulatur. Die Patienten klagen über Muskelschwäche bis hin zu Paresen. Die Steroidmyopathie ist die häufigste Ursache einer Myopathie. Sie kann von allen genannten Steroiden ausgelöst werden. Am Skelett ist die Induktion einer Osteoporose mit Spontanfrakturen durch eine steroidbedingte Hemmung der intestinalen Kalziumaufnahme, eine Aktivierung der Osteoklastenüberfunktion mit einem verstärkten Knochenabbau, eine Verminderung des Aufbaus von Knochen und eine vermehrte Ausscheidung von Kalzium über die Niere sind beschrieben. Aseptische Knochennekrosen, insbesondere im Bereich des Humerus- und Femurkopfes, werden teilweise schon nach kurzer Anwendungszeit aller Glukokortikoide beobachtet und sollen auf Gefäßverschlüsse zurückzuführen sein. Es entwickelt sich eine relative Leukozytose mit relativer Lymphozytopenie sowie Eosinopenie und Abnahme der Monozyten. Über die immunsuppressive Wirkung von Glukokortikoidderivaten ist das Infektrisiko der Patienten erhöht. Patienten mit dieser Medikation zeigen eine Appetitsteigerung und Gewichtszunahme wie beim Cushing-Syndrom. Die Therapie kann eine Hyperglykämie und einen sog. Steroiddiabetes auslösen. Anstiege von Cholesterin und Triglyzeriden sind beschrieben. Die früher breit diskutierte ulzerogene Wirkung von Glukokortikoiden muss nach neueren Literaturangaben in Zweifel gezogen werden. Danach findet sich kein höheres Risiko von Magen-/Darmulzera unter einer reinen Glukokortikoidtherapie als in der Normalbevölkerung. Über die Mineralokortikoidwirkung von Prednisolon kommt es zu Gewichtszunahme mit Salz- und Wasserretention, Verlusten von Kalium über den Urin und Entwicklung einer arteriellen Hypertonie. Es finden sich trophische Störungen der Haut mit Purpura, Striae, insbesondere im Bereich des Abdomens; Ekchymosen sind wahrscheinlich das Ergebnis einer erhöhten Kapillarbrüchigkeit unter Steroiden. Ein Hirsutismus wird am häufigsten unter Dexamethason und nur selten unter Prednisolon gesehen, während die Steroidakne unter allen Präparaten beobachtet wird. Die lokale Anwendung von Glukokortikoidderivaten führt ebenfalls zu einer erhöhten Infektionsgefahr. Am Auge besteht bei topischer Anwendung und entzündlichen Ulzera Perforationsgefahr. Hier findet sich auch bei systemischer Anwendung eine Erhöhung des Augeninnendrucks und es kann zur Ausbildung eines subkapsulären Katarakts kommen. Insbesondere entzündlich verändertes Gewebe ist in der Lage, lokal angewendete Glukokortikoide auch systematisch aufzunehmen und damit trotz lokaler Anwendung systemische Nebenwirkungen zu erzeugen.

Arzneimittelwechselwirkungen. Die Nebenwirkungsrate von nichtsteroidalen Antirheumatika wird durch Glukokortikoide erhöht. Medikamente, die zu einem Kaliumverlust führen, werden durch gleichzeitige Gabe von Glukokortikoiden in ihrer Wirkung verstärkt (Amphotericin B, Diuretika, Laxanzien). Die Wirkung von Glukokortikoiden wird durch Barbiturate durch Induktion der Metabolisierung vermindert. Ähnliches gilt für Diphenhydramin, Ephedrin und Rifampicin. In diesen Fällen muss die Prednisolon-Dosis angepasst werden. Bei Schädigung der Darmflora in Folge einer Antibiotikatherapie sowie nach Gabe von Cholestyramin kann es zu Resorptionsstörungen der Glukokortikoide kommen. Umgekehrt ist gezeigt worden, dass bei Vorliegen von entzündlichen Veränderungen der Haut oder des Darmes die Resorption der Kortikoide erhöht sein kann. Bei Patienten mit Osteoporose, floriden Infektionserkrankungen oder Diabetes mellitus sollten sie mit großer Vorsicht angewendet werden (relative Kontraindikationen). Ähnliches gilt für die Herzinsuffizienz und eine chronische Niereninsuffizienz.

Schwangerschaft und Laktation. Die Wirkung von Glukokortikoiden wird durch die Vermehrung der Bindungsproteine in der Gravidität vermindert. Nach Verabreichung von Glukokortikoiden während der Schwangerschaft wird ein gehäuftes Auftreten von Aborten, aber auch ein erhöhtes teratogenes Risiko diskutiert (Aortenanomalie, Fallot-Tetralogie, Katarakt, Hydrozephalus, Anenzephalus, offene Gaumenspalten,

Nebenniereninsuffizienz des Neugeborenen, Hypospadie). Sichere teratogene Einflüsse bei Dosierungen bis 20 mg Prednisolon pro Tag sind bislang nicht belegt. Kortikosteroide gehen in die Muttermilch über und können die Steuerung der Nebennierenachse des Neugeborenen beeinflussen.

Pflegehinweise

Bei einer langfristigen Glukokortikoidtherapie mit Methylprednisolon/Prednisolon muss eine Osteoporoseprophylaxe mit Kalzium- und ggf. Vitamin-D-Substitution durchgeführt werden. Bei plötzlichem Absetzen dieser Glukokortikoide können die Symptome einer Nebenniereninsuffizienz (M. Addison) auftreten, deshalb ist das Medikament immer ausschleichend über einen Zeitraum von zumindest mehr als 3 Tagen abzusetzen. Bei langfristiger Glukokortikoidgabe kann eine Nebennierenatrophie resultieren, die eine Substitutionstherapie mit Glukokortikoiden über einen Zeitraum bis zu einem Jahr erforderlich macht. Die klinischen Zeichen einer Nebenniereninsuffizienz sind Hypotonie, Leistungsinsuffizienz, Schwäche sowie gastrointestinale Beschwerden. Verabreicht man Methylprednisolon/Prednisolon beim anaphylaktischen Schock, so ist zu beachten, dass bis zum Auftreten der gewünschten Wirkung eine Latenzzeit von 15–30 min vergeht. Somit ist bei der Indikation eines anaphylaktischen Schocks zuerst immer die Gabe von Adrenalin erforderlich (Sofortwirkung) und dann erst sollte die Verabreichung des Glukokortikoids erfolgen.

Prednison — z. B. Decortin®, verschiedene weitere

Indikationen. Prednison wird zur immunsuppressiven Therapie von Zuständen nach Organtransplantation, bei Erkrankungen des rheumatischen Formenkreises, entzündlichen Darmerkrankungen wie der Colitis ulcerosa oder dem M. Crohn, autoimmunologischen Hepatitiden und verschiedenen Vaskulitiden eingesetzt. Darüber hinaus sind allergische/anaphylaktische Reaktionen, obstruktive Lungenerkrankungen, verschiedene Tumorerkrankungen und die Tumorhyperkalzämie Indikationen für deren Gabe.

Pharmazeutische Zubereitung. Prednison-Tabletten zu 1, 5, 20, 50 mg, Suppositorien zu 5, 10, 30, 100 mg.

Wirk- und Eliminationsverhalten. Prednison wird rasch aus dem Magen-Darm-Trakt resorbiert, die **Wirkung** hält 12–24 h an. **Stoffwechsel/Ausscheidung:** Prednison wird in der Leber zu Prednisolon umgebaut, das die eigentliche Wirksubstanz darstellt. Es wird ausgeschieden durch hepatische Glukuronidierung und Sulfatierung. Die **Eliminationshalbwertszeit** ($t_{1/2}$) beträgt 12–36 h.

DOSIERUNG

Erwachsene. Prednison wird in einem weiten Dosierungsbereich von >100 mg bis <5 mg/Tag verabreicht. Die Aufnahme erfolgt oral. Üblicherweise und insbesondere bei niedrigen Dosen wird eine zirkadiane Gabe mit 2/3 der Dosis morgens und 1/3 der Dosis mittags oder abends bevorzugt. Bei Patienten mit nächtlich oder frühmorgendlich auftretendem Asthma bronchiale ist die abendliche Gabe von Glukokortikoiden für die Unterdrückung nächtlicher Symptome häufig entscheidend. Eine Therapie mit Glukokortikoidpulsen, wobei sehr hohe Dosen von Glukokortikoiden über 2–3 Tage gegeben werden und diese Behandlung in Intervallen von mehreren Tagen bis Wochen wiederholt wird, ist für die meisten Indikationen verlassen worden. Die Dauer der Therapie richtet sich nach der Grundkrankheit. Wegen der Nebenwirkungen gilt, dass die Therapie so kurz wie möglich sein sollte und besonders bei lang andauernder Behandlung die Dosis so niedrig wie für die Kontrolle der Grundkrankheit nötig gewählt werden sollte. Dieses Behandlungsprinzip ist auch Basis einer alternierenden Gabe, die z. B. beim nephrotischen Syndrom im Kindesalter eingesetzt wird, um die Glukokortikoiddosis zu senken. Zur Suppressionstherapie bei adrenogenitalem Syndrom bzw. bei Hirsutismus wird Prednison in einer der individuellen Reaktion angepassten Dosierung im Bereich von 5–10 mg/Tag abends appliziert.

Sonderfälle. Dosis und Dauer einer pharmakologischen Therapie richten sich nach den jeweils erzielten klinischen Effekten. Eine Glukokortikoidtherapie, die in Dosen über 7,5–10 mg Prednison über einen Zeitraum von 3–4 Tagen hinaus verabreicht wurde, kann nur durch Ausschleichen der Glukokortikoide, d. h. durch langsamen Abbau der pharmakologischen Dosis beendet werden, da ansonsten die Gefahr der Manifestation einer Nebenniereninsuffizienz gegeben ist. Gute Kontrollparameter zur Einschätzung der Glukokortikoidwirkung existieren nicht. Eine Bestimmung der hypophysären ACTH-Sekretion führt aufgrund der ausgeprägten Pulsatilität des Hormons bei Entnahmen über 24 h zu sicheren Aussagen und ist daher lediglich für wissenschaftliche Fragestellungen, aber nicht für die Routinediagnostik nutzbar. Bei unterschiedlicher Kreuzreaktivität in den Testverfahren ist die Bestimmung von Glukokortikoiden im Plasma oder Urin unter Therapie nicht sinnvoll. Eine Überprüfung der hypothalamisch-hypophysären Suppression kann durch einen CRH-Test erfolgen, die der adrenalen Funktion durch einen Synacthen®-Test nach eintägigem Absetzen der Medikation. Dies gibt einen gewissen Anhalt für das Maß der Suppression der endogenen Achse Als weitere, nicht sehr spezifische Überwachungsparameter muss nach möglichen Nebenwirkungen wie Gewichtsänderungen, Blutdruckanstieg, Beschwerden im Bereich des Skelettsystems oder der Augen gesucht werden. Laborchemisch findet sich eine Leukozytose und im Differentialblutbild eine relative Granulozytose, Eosinophilie sowie Lymphozytopenie. Der Blutzuckerspiegel ist häufig über die kontrainsulinäre Wirkung der Glukokortikoide erhöht.

Unerwünschte Wirkungen. Pharmakologische Dosen von Prednison führen bei Anwendung über einen Zeitraum von mehreren Tagen hinaus zu einer Suppression der endogenen Regulation der Nebennierenachse und können nach Absetzen zur Nebennierenrindeninsuffizienz bzw. zu einer Atrophie der Nebennierenrinde führen. Mit einer Nebennierenrindenatrophie ist zu rechnen, wenn die Therapie über einen Zeitraum von mehreren Wochen durchgeführt wird und Dosen von Prednison von über 5 mg verwendet werden. Die Dosis sollte bei lang andauernder Applikation pharmakologischer Dosen daher so niedrig wie möglich gewählt werden. Die Symptome des Glukokortikoidentzugs sind vom Spektrum her identisch denen des M. Addison (Hyponatriämie, Hyperkaliämie mit Hypovolämie und Hypotonie, Leistungsinsuffizienz, Schwäche, gastrointestinale Symptome). Eine seltene allergische Reaktion auf Prednisolon ist beschrieben. Die euphorisierende Wirkung von Prednison kann bei einzelnen Patienten in Abhängigkeit von Dosis und Präparat zu psychotischen Krankheitsbildern führen. Prednison kann psychogene Wirkungen auslösen. Es finden sich depressive Reaktionen, Angstzustände, aber auch Schlaflosigkeit, Wahnideen, Halluzinationen, Stupor bis zur Demenz. Diese Symptome sind nach Absetzen der Präparate reversibel. Es kann die Krampfschwelle bei Epileptikern verändern und eine Epilepsie manifest werden lassen. Relativ unspezifische Symptome wie Zephalgien, Schwitzen, Schwindel, Nervosität und Palpitationen können ausgelöst werden. Lang dauernde Applikation pharmakologischer Dosen von Prednison führt zu Veränderungen der Muskulatur. Die Patienten klagen über Muskelschwäche, Muskelatrophie bis hin zu Paresen. Die Steroidmyopathie ist die häufigste Ursache einer Myopathie. Sie kann von allen oben genannten Steroiden ausgelöst werden. Am Skelett ist die Induktion einer Osteoporose mit Spontanfrakturen durch eine steroidbedingte Hemmung der intestinalen Kalziumaufnahme, eine Aktivierung der Osteoklastenfunktion mit einem verstärkten Knochenabbau, eine Verminderung des Aufbaus von Knochen und eine vermehrte Ausscheidung von Kalzium über die Niere beschrieben. Aseptische Knochennekrosen, insbesondere im Bereich des Humerus- und Femurkopfes, werden teilweise schon nach kurzer Anwendungszeit der Glukokortikoide beobachtet und sollen auf Gefäßverschlüsse zurückzuführen sein. Es entwickelt sich eine relative Leukozytose mit relativer Lymphozytopenie sowie Eosinopenie und Abnahme der Monozyten. Über die immunsuppressive Wirkung von Prednison ist das Infektrisiko der Patienten erhöht. Patienten mit dieser

Medikation zeigen eine Appetitsteigerung und Gewichtszunahme wie beim Cushing-Syndrom. Die Therapie kann eine Hyperglykämie und einen sog. Steroiddiabetes auslösen. Anstiege von Cholesterin und Triglyzeriden sind beschrieben. Die früher breit diskutierte ulzerogene Wirkung von Glukokortikoiden muss nach neueren Literaturangaben in Zweifel gezogen werden. Danach findet sich kein höheres Risiko von Magen-/Darmulzera unter einer reinen Glukokortikoidtherapie als in der Normalbevölkerung. Über die Mineralokortikoidwirkung von Prednison kommt es zu Gewichtszunahme mit Salz- und Wasserretention, Verlusten von Kalium über den Urin und Entwicklung einer arteriellen Hypertonie. Es finden sich trophische Störungen der Haut mit Purpura, Striae, insbesondere im Bereich des Abdomens. Ekchymosen sind wahrscheinlich das Ergebnis einer erhöhten Kapillarbrüchigkeit unter Steroiden. Ein Hirsutismus wird am häufigsten unter Dexamethason und nur selten unter Prednison gesehen, während die Steroidakne unter allen Präparaten beobachtet wird. Die lokale Anwendung von Glukokortikoidderivaten führt zu einer erhöhten Infektgefahr. Am Auge besteht bei topischer Anwendung bei entzündlichen Ulzera Perforationsgefahr. Hier findet sich auch bei systemischer Anwendung eine Erhöhung des Augeninnendrukks und es kann zur Ausbildung einer subkapsulären Katarakt kommen. Insbesondere entzündlich verändertes Gewebe ist in der Lage, lokal angewendete Glukokortikoide auch systemisch aufzunehmen und damit trotz lokaler Anwendung systemische Nebenwirkungen zu erzeugen. Prednison ist bei Patienten, die psychotisch auf Glukokortikoide reagiert haben, kontraindiziert. Bei Patienten mit Osteoporose, floriden Infektionen und Diabetes mellitus sollten sie mit großer Vorsicht angewendet werden (relative Kontraindikationen). Ähnliches gilt für die Herzinsuffizienz und eine chronische Niereninsuffizienz.

Arzneimittelwechselwirkungen. Die Nebenwirkungsrate von nichtsteroidalen Antirheumatika wird durch Prednison erhöht. Medikamente, die zu einem Kaliumverlust führen, werden durch gleichzeitige Gabe von Glukokortikoiden in ihrer Wirkung verstärkt (Amphotericin B, Diuretika, Laxanzien). Die Wirkung von Glukokortikoiden wird durch Barbiturate vermindert. Ähnliches gilt für Diphenhydramin, Ephedrin und Rifampicin. In diesen Fällen muss die Dosis angepasst werden. Prednison verändert die Wirkung von ACE-Hemmern wie Captopril oder Enalapril, die umgekehrt die knochenschädigende Wirkung von Glukokortikoiden beeinflussen. Bei Schädigung der Darmflora in Folge einer Antibiotikatherapie sowie nach Gabe von Cholestyramin kann es zu Resorptionsstörungen der Glukokortikoide kommen. Umgekehrt ist gezeigt worden, dass bei Vorliegen von entzündlichen Veränderungen der Haut oder des Darms die Resorption der Kortikosteroide erhöht sein kann.

Schwangerschaft und Laktation. Die Wirkung von Glukokortikoiden wird durch die Vermehrung der Bindungsproteine in der Gravidität vermindert. Nach Verabreichung von Glukokortikoiden während der Schwangerschaft wird ein gehäuftes Auftreten von Aborten, aber auch ein erhöhtes teratogenes Risiko diskutiert (Hydrozephalus, Anenzephalus, offene Gaumenspalte, Aortenanomalie, Fallot-Tetralogie, Katarakt, Nebenniereninsuffizienz des Neugeborenen, Hypospadie). Sichere teratogene Einflüsse bei Dosierungen bis 20 mg Prednison pro Tag sind bislang nicht belegt. Kortikosteroide gehen in die Muttermilch über und können die Steuerung der Nebennierenachse des Neugeborenen beeinflussen.

Pflegehinweise

Bei einer langfristigen Glukokortikoidtherapie mit Prednison muss eine Osteoporoseprophylaxe mit Kalzium- und ggf. Vitamin-D-Substitution durchgeführt werden. Bei plötzlichem Absetzen dieser Glukokortikoide können die Symptome einer Nebenniereninsuffizienz (M. Addison) auftreten, deshalb ist das Medikament immer ausschleichend über einen Zeitraum von zumindest mehr als 3 Tagen abzusetzen. Bei langfristiger Glukokortikoidgabe kann eine Nebennierenatrophie resultieren, die eine Substitutionstherapie mit Glukokortikoiden über einen Zeitraum von bis zu einem Jahr erforderlich macht. Die klinischen Zeichen einer Nebenniereninsuffizienz sind Hypotonie, Leistungsinsuffizienz, Schwäche sowie gastrointestinale Beschwerden. Verabreicht man Prednison beim anaphylaktischen Schock, so ist zu beachten, dass bis zum Auftreten der gewünschten Wirkung eine Latenzzeit von 15–30 min vergeht. Somit ist bei der Indikation eines anaphylaktischen Schocks zuerst immer die Gabe von Adrenalin erforderlich (Sofortwirkung) und dann erst sollte die Verabreichung des Glukokortikoids erfolgen.

Dexamethason — Fortecortin®, verschiedene weitere

Indikationen. Dexamethason wird vorwiegend zur Behandlung des Hirnödems eingesetzt. Bei den übrigen für Prednisolon und Prednison genannten Indikationen wird Dexamethason wegen seiner langen biologischen Halbwertszeit und seiner hohen therapeutischen Potenz eher selten eingesetzt, da andere Glukokortikoide besser steuerbar sind. Demgegenüber wird die lange Wirkdauer von Dexamethason in der Therapie des adrenogenitalen Syndroms genutzt.

Pharmazeutische Zubereitung. Dexamethason-Tabletten zu 0,5, 0,75, 1,5 und 4 mg. Ampullen zu 2, 3, 4, 5, 6, 8, 10, 20, 40, 48, 100 und 120 mg als Fertiglösung zur i.v.- oder i.m.-Anwendung bzw. als Kristallsuspension (4 und 8 mg).

Wirk- und Eliminationsverhalten. Die Wirkdauer beträgt 36–72 h. **Stoffwechsel/Ausscheidung:** Das Medikament wird in der Leber verstoffwechselt, seine **Eliminationshalbwertszeit** ($t_{1/2}$) beträgt 3–5 h.

DOSIERUNG

Erwachsene. Dexamethason wird unter ähnlichen Kriterien wie Methyl-/Prednisolon angewendet. Eine bedeutende Rolle spielen die Präparate in der Therapie des Hirnödems bei zentralen Tumoren, wo sehr hohe Dosen im Bereich von 4-mal 4 mg/Tag i.v. appliziert werden. Ähnlich hohe Dosierungen werden auch in der Behandlung der Tumorhyperkalzämien angewendet. Zur Suppressionstherapie bei adrenogenitalem Syndrom bzw. bei Hirsutismus werden 0,5–1 mg Dexamethason/Tag abends appliziert.

Sonderfälle. Die Dosis und Dauer der Therapie richtet sich nach den jeweils erzielten klinischen Effekten. Eine Glukokortikoidtherapie, die in Dosen über 0,5 mg Dexamethason über einen Zeitraum von 3–4 Tagen hinaus verabreicht wurde, kann nur durch Ausschleichen, d. h. durch langsame Reduktion der Dosis beendet werden, da ansonsten die Gefahr der Manifestation einer Nebenniereninsuffizienz gegeben ist.

Unerwünschte Wirkungen. Die unerwünschten Wirkungen auf Muskulatur (Atrophie), Kalziumhomöostase und Knochenstoffwechsel (Hemmung der intestinalen Kalziumresorption, vermehrter Knochenabbau, verminderter Knochenaufbau, Verstärkung der renalen Kalziumexkretion), Gewichtsentwicklung (Steigerung des Appetits und Gewichtszunahme) sowie Infektrisiko entsprechen denen von Prednisolon bzw. Prednison. Dexamethason hat stärkere Wirkungen als andere Glukokortikoide auf die Entwicklung einer Insulinresistenz und führt über diesen Mechanismus häufig zu einer Triglyzeriderhöhung. Es löst unter den Glukokortikoiden am häufigsten Hirsutismus aus. Dexamethason hat stärkere psychogene Effekte als die oben genannten Glukokortikoide. Es finden sich depressive Reaktionen, Angstzustände, aber auch Schlaflosigkeit, Wahnideen, Halluzinationen, Stupor bis zur Demenz. Diese Symptome sind nach Absetzen der Präparate reversibel. Dexamethason ist bei Patienten, die psychotisch auf Glukokortikoide reagiert haben, kontraindiziert. Bei Patienten mit Osteoporose, floriden Infektionen oder bei Diabetikern sollte es mit großer Vorsicht angewendet werden (relative Kontraindikationen). Ähnliches gilt für die Herzinsuffizienz und eine chronische Niereninsuffizienz.

Arzneimittelwechselwirkungen. Die Nebenwirkungen von nichtsteroidalen Antirheumatika werden durch Dexamethason verstärkt. Medikamente, die zu einem Kaliumverlust führen, werden durch gleichzeitige

Gabe von Glukokortikoiden in dieser Wirkung verstärkt (Amphotericin B, Diuretika, Laxantien). Die Wirkung von Glukokortikoiden wird durch Barbiturate vermindert. Ähnliches gilt für Diphenhydramin, Ephedrin und Rifampicin. In diesen Fällen muss die Dosis angepasst werden. Bei Schädigung der Darmflora in Folge einer Antibiotikatherapie sowie nach Gabe von Cholestyramin kann es zu Resorptionsstörungen der Glukokortikoide kommen. Umgekehrt ist gezeigt worden, dass bei Vorliegen von entzündlichen Veränderungen der Haut oder des Darms die enterale Resorption verstärkt sein kann.

Schwangerschaft und Laktation. Die Wirkung von Glukokortikoiden wird durch die Vermehrung der Bindungsproteine in der Gravidität vermindert. Nach Verabreichung von Glukokortikoiden während der Schwangerschaft wird ein gehäuftes Auftreten von Aborten, aber auch ein erhöhtes teratogenes Risiko diskutiert (Hydrozephalus, Anenzephalus, offene Gaumenspalte, Katarakt, Aortenanomalie, Fallot-Tetralogie, Nebenniereninsuffizienz des Neugeborenen, Hypospadie). Sichere teratogene Einflüsse sind bislang nicht belegt. Kortikosteroide gehen in die Muttermilch über und können die Steuerung der Nebennierenachse des Neugeborenen beeinflussen.

Pflegehinweise

Bei einer langfristigen Glukokortikoidtherapie mit Dexamethason muss eine Osteoporoseprophylaxe mit Kalzium- und ggf. Vitamin-D-Substitution durchgeführt werden. Bei plötzlichem Absetzen dieser Glukokortikoide können die Symptome einer Nebenniereninsuffizienz (M. Addison) auftreten, deshalb ist das Medikament immer ausschleichend über einen Zeitraum von zumindest mehr als 3 Tagen abzusetzen. Bei langfristiger Glukokortikoidgabe kann eine Nebennierenatrophie resultieren, die eine Substitutionstherapie mit Glukokortikoiden über einen Zeitraum von bis zu einem Jahr erforderlich macht. Die klinischen Zeichen einer Nebenniereninsuffizienz sind Hypotonie, Leistungsinsuffizienz, Schwäche sowie gastrointestinale Beschwerden. Anstiege des Serumcholesterins werden unter Dexamethason häufiger als bei der Gabe anderer Glukokortikoide beobachtet.

Fludrocortison — Astonin H®, Fludrocortison®

Indikationen. Fludrocortison ist ein Mineralokortikoid und wird vor allem in der Substitutionstherapie der primären Nebenniereninsuffizienz (M. Addison) verwendet. Daneben kommt es bei einzelnen Formen des adrogenitalen Syndroms, beim Salzverlustsyndrom und bei autonomer Neuropathie mit ausgeprägter Hypotonie zum Einsatz. Bei sekundären

Formen der Nebennierenrindeninsuffizienz ist eine Mineralokortikoidgabe nicht erforderlich.

Pharmazeutische Zubereitung. Fludrocortison-Tabletten zu 100 µg.

Wirk- und Eliminationsverhalten. Fludrocortison wird rasch enteral resorbiert. **Stoffwechsel/Ausscheidung:** Die Substanz wird in der Leber innerhalb von 24 h verstoffwechselt und Konjugate über die Nieren ausgeschieden. Die **Eliminationshalbwertszeit** ($t_{1/2}$) beträgt 1–2 h.

DOSIERUNG

Erwachsene. Fludrocortison wird je nach Wirkung einschleichend dosiert. Es werden initial 50 µg Fludrocortison/Tag (1/2 Tbl.) gegeben und diese Dosis bis auf maximal 150 µg/Tag gesteigert.

Sonderfälle. Die Adjustierung der Dosis erfolgt nach klinischen Gesichtspunkten. Eine Hypokaliämie sollte vor Einsatz der Präparate korrigiert werden (s. Hinweise).

Unerwünschte Wirkungen. Fludrocortison ist bei arterieller Hypertonie kontraindiziert, ebenso bei hydropischen Zuständen und ausgeprägten Ödemen. Liegen Zeichen der Herzinsuffizienz vor, sollten Mineralokortikoide nur unter strenger Indikationsstellung eingesetzt werden. Überdosierungen führen über eine Salz- und Wasserretention zu Blutdruckanstieg, Gewichtszunahme und peripheren Ödemen. Ein ausgeprägter Kaliumverlust kann auftreten. Ausgelöst durch diese Elektrolytverschiebung wie durch eine Ödembildung können Kopfschmerzen auftreten.

Arzneimittelwechselwirkungen. Fludrocortison verstärkt die kaliuretische Wirkung von Amphotericin B, Diuretika, Herzglykosiden und Laxantien. Die Wirkung von Fludrocortison wird durch Barbiturate vermindert. Ähnliches gilt für Diphenhydramin, Ephedrin und Rifampicin. In diesen Fällen muss die Dosis angepasst werden. Dies ist vor allem bei der Substitutionstherapie zu berücksichtigen. Mineralokortikoide wirken ACE-Hemmern wie Captopril oder Enalapril entgegen. Bei Schädigung der Darmflora in Folge einer Antibiotikatherapie sowie nach Gabe von Cholestyramin kann es zu einer verminderten Resorption von Fludrocortison kommen.

Schwangerschaft und Laktation. Die Wirkung von Mineralokortikoiden wird durch die Vermehrung der Bindungsproteine in der Gravidität vermindert.

Pflegehinweise

Die adäquaten Parameter zur Kontrolle des Therapieerfolges bei der Gabe von Fludrocortison sind der Blutdruck, das Serumnatrium und die Plasmareninaktivität. Eine Hypokaliämie sollte vor Beginn der Therapie mit Fludrocortison korrigiert werden.

Androgene und Antiandrogene

Testosteron wird als natürliches Androgen in den Leydig-Zellen des Hodens gebildet und ist der wichtigste Parameter zur Beurteilung der androgenen Sekretion des Mannes. Auch die Frau bildet Androgene in Nebennieren und Ovar. Auf verschiedenen Ebenen kann versucht werden, die Androgenwirkung pharmakologisch zu beeinflussen. Die Androgene fördern beim Mann die Entwicklung der primären sowie sekundären Geschlechtsmerkmale und führen zum Krankheitsbild der **Pubertas praecox**, wenn sie beim Knaben vor dem normalen Eintritt der Pubertät gebildet werden. Ausfälle der Hodenfunktion – seien sie primär, sekundär oder tertiär – führen zu einem **Hypogonadismus** mit Ausfall von Libido und Potenz sowie zum Sistieren der Spermabildung. Androgene stimulieren auch die Bildung von Erythropoietin, dem in der Niere gebildeten Hormon, das die Synthese der roten Blutkörperchen stimuliert. Bei der Frau führt eine verstärkte Sekretion von Androgenen zum klinischen Bild des **Hirsutismus** mit Fehlbehaarung, Aknebildung, Zyklusstörungen und Infertilität. Androgene wirken auch einer Osteoporose entgegen, da sie zu Östrogen verstoffwechselt werden. Antiandrogene sind Stoffe, die sich von Gestagenen und dem Mineralokortikoidantagonisten Spironolacton ableiten.

Testosteronenanthat — z. B. Testoviron®, verschiedene weitere

Indikationen. Testosteronenanthat wird zur Behandlung des männlichen Hypogonadismus sowie zur Auslösung der Pubertät beim Knaben mit einem verzögerten Pubertätseintritt genutzt.

Pharmazeutische Zubereitung. Ampullen zu 50, 100 mg Testosteron als Kombination Testosteronproprionat und -enanthat. Testosteronenanthat Ampullen zu 250 mg, jeweils zur intramuskulären Injektion.

Wirk- und Eliminationsverhalten. Das Medikament hat eine Plasmaeiweißbindung von 98–99%. **Stoffwechsel/Ausscheidung:** Androgene werden in verschiedenen Geweben bzw. Organen wie Haut, Fettgewebe oder Leber metabolisiert und die Metabolite über die Nieren ausgeschieden. Die **Eliminationshalbwertszeit** ($t_{1/2}$) beträgt ca. 8 Tage.

DOSIERUNG

Erwachsene.. Für die Substitutionstherapie bei Pubertas tarda sowie bei lang bestehendem Androgenmangel sollten Androgene zunächst niedrig dosiert gegeben werden. Testosteronenanthat wird tief intramuskulär injiziert. Hier wird bei Patienten mit lange bestehendem Androgenmangel, wie auch beim Jugendlichen mit einer Pubertas tarda, mit 50–100 mg Depot begonnen, die alle 3–4 Wochen appliziert werden. Die Dosis ist beim Erwachsenen auf eine Enddosis von 250 mg alle 3 Wochen zu steigern. Dieses Vorgehen vermeidet nicht nur psychische Probleme (rasche Induktion der Pubertät), sondern auch somatische Nebenwirkungen wie einen Priapismus. Eine solch langsame Anpassung ist nicht erforderlich, wenn eine normale Androgenversorgung vorbestand, z. B. nach traumatischer Kastration oder nach akutem Ausfall der hypothalamisch-hypophysären Stimulation.

Sonderfälle. Wie oben beschrieben, ist bei Patienten mit länger andauerndem Androgenmangel eine langsame Steigerung der Dosen empfehlenswert. Bei hohen Dosen in der Pubertät kommt es zu einem frühzeitigen Schluss der Epiphysenfugen und Beendigung des Längenwachstums, ein Effekt, der zur Kontrolle des Längenwachstums bei Hochwuchs genutzt wird. Als Kontrollparameter kann eine Messung der Gonadotropine wie der Plasmaandrogenspiegel herangezogen werden, die im Zusammenhang mit den klinischen Befunden eine Einschätzung der Therapieeffekte erlaubt. Bei Patienten mit **arterieller Hypertonie, Herz- oder Niereninsuffizienz** und bei Patienten mit **Epilepsie** ist eine genaue Überwachung in der Anfangsphase der therapeutischen Einstellung notwendig, um über die mögliche Ödembildung eine Verschlechterung der Grunderkrankung zu vermeiden.

Unerwünschte Wirkungen. Unter hochdosierter Testosterongabe sind Leberfunktionsstörungen mit Cholestase beschrieben. Die Induktion von Hepatomen und nodulär regenerativen wie fokal nodulären Hyperplasien der Leber wurde mit einer Testosterontherapie in Verbindung gebracht. In 5–8% der Fälle werden Übelkeit und Erbrechen angegeben. Eine Wasserretention muss vor allem bei herz- und niereninsuffizienten Patienten berücksichtigt werden. Allergische Reaktionen sind in seltenen Fällen beschrieben. Als Folge der Testosteronwirkung kommt es zu Aknebildung, vermehrt fettender Haut und einem männlichen Behaarungstyp sowie zu Veränderungen der psychischen Situation mit Stimulation von Libido und Potenz sowie verstärkter Aggressivität. Insbesondere langfristig hypogonadale Patienten müssen auf diese Wirkung der Androgene hingewiesen werden. Es bestehen wachstumsfördernde Effekte bei sexualsteroidsensiblen Tumoren z. B. Prostata- und Mammakarzinomen. Die Spermatogenese wird durch die übliche intramuskuläre Applikation von

Testosteronestern supprimiert. Eine Testosteronbehandlung ist in solchen Fällen kontraindiziert. Eine hochdosierte Androgensubstitution beim Pubertierenden führt zu einem verfrühten Schluss der Epiphysenfugen und kann das Längenwachstum negativ beeinflussen. Die therapeutische Anwendung bei Patienten mit Lebererkrankungen, arterieller Hypertonie und Herz-/Nierenerkrankungen sollte im Einzelfall überprüft werden. Bei der Frau gibt es keine Indikationen zur Androgenapplikation.

Arzneimittelwechselwirkungen. Substanzen wie Aminophenazon, Phenytoin, Phenobarbital, Phenylbutazon und Östrogene interagieren über eine Enzyminduktion bzw. Konkurrenz mit dem Metabolismus der Androgene und zwingen zu einer Dosisanpassung bei längerfristiger Behandlung. Der Metabolismus von oralen Antikoagulantien wird gehemmt, weshalb eine engere Kontrolle von Gerinnungsparametern und ggf. eine Dosisanpassung nach Induktion einer Androgenbehandlung notwendig ist.

Schwangerschaft und Laktation. Die Gabe von Androgenen ist bei der Frau kontraindiziert.

Pflegehinweise

Androgene werden als Dopingmittel im Hochleistungssport in meist sehr hohen Dosen verwendet. Dabei können sie zu Leberfunktionsstörungen und hepatischen Tumoren führen. Psychogene Wirkungen wie aggressives Verhalten sowie die Stimulation von Libido und Potenz sind zu beachten. Regelmäßige Kontrollen der Prostata inklusive des Prostata-spezifischen Antigens sind unter einer Androgentherapie erforderlich.

Testosteronundecanoat — Andriol®

Indikationen. Testosteronundecanoat ist die gegenwärtig einzige oral anwendbare Form eines Androgenpräparats. Die Wirkung ist schwächer als die vom intramuskulär applizierbarem Testosteronenanthat. Sie reicht nicht aus, um beim kompletten Hypogonadismus eine vollständige Substitution zu gewährleisten. Das Medikament kann aber bei Knaben mit verzögerter Pubertät diese auslösen.

Pharmazeutische Zubereitung. Kapseln zu 40 mg.

Wirk- und Eliminationsverhalten. Die maximalen Testosteronkonzentrationen im Blut werden ca. 4 h nach Gabe von Testosteronundecanoat erreicht. Die Substanz wird über Chylomikronen bzw. Lymphwege in den Körper aufgenommen. **Stoffwechsel/Ausscheidung:** Testosteronundecanoat wird in den Zielgeweben hydrolysiert bzw. in der Leber glukuronidiert und anschließend in Metabolitenform über die Nieren ausgeschieden.

DOSIERUNG

Erwachsene. Zur oralen Einstellung mit Testosteronundecanoat werden 2- bis 4-mal 40 mg als Kapseln/Tag gegeben. Die Einnahme sollte mit fettreichen Speisen durchgeführt werden, da der First-pass-Effekt der Leber durch eine bevorzugte Aufnahme über den Lymphweg umgangen wird.

Sonderfälle. Die Adjustierung der Dosis richtet sich nach dem klinischen Effekt.

Unerwünschte Wirkungen. Priapismus und andere Zeichen der Überstimulation können insbesondere in der Anfangszeit der Behandlung auftreten. In seltenen Fällen sind allergische Reaktionen berichtet worden.

Arzneimittelwechselwirkungen. Bei gleichzeitiger Behandlung mit gerinnungshemmenden Medikamenten sind unter der Therapie Kontrollen der Prothrombinzeit nach Quick erforderlich, da die Wirkung dieser Präparate verstärkt werden kann.

Pflegehinweise

Androgene werden als Dopingmittel im Hochleistungssport in meist sehr hohen Dosen verwendet. Dabei können sie zu Leberfunktionsstörungen und hepatischen Tumoren führen. Psychogene Wirkungen wie aggressives Verhalten sowie die Stimulation von Libido und Potenz sind zu beachten. Regelmäßige Kontrollen der Prostata inklusive des Prostata-spezifischen Antigens sind unter einer Androgentherapie erforderlich.

Testosteronpflaster — Testoderm 15, Andropatch

Indikationen. Testosteronpflaster ist zur Substitution bei allen Formen des männlichen Hypogonadismus geeignet

Pharmazeutische Zubereitung. 1 Pflaster enthält 15 mg Testosteron (Testoderm 15) mit einer Abgaberate von 6 mg/24 h zur skrotalen Anwendung. Pflaster zur Anwendung außerhalb des Skrotums (Andropatch) enthalten 5 mg Testosteron.

Wirk- und Eliminationsverhalten. Der gewünschte Substitutionseffekt wird erzielt, wenn nach 3–6 h die **maximalen Plasmaspiegel** unter der Verabreichung des Testosteronpflasters erreicht werden.

DOSIERUNG

Erwachsene. Im täglichen Wechsel wird das Pflaster morgens auf die rasierte Skrotalhaut aufgeklebt, nachdem das Pflaster mit dem Föhn erwärmt wurde, um die Klebeeigenschaften zu verbessern. Andropatch wird ebenfalls im täglichen Wechsel abends auf die Haut aufgebracht. In der Regel müssen beim Erwachsenen 2 Pflaster für eine ausreichende Substitution appliziert werden.

Sonderfälle. Skrotalpflaster können nicht in ihrer Dosis angepasst werden, da gegenwärtig nur eine Testosteronkonzentration verfügbar ist. Bei den nicht skrotal aufgebrachten Pflastern kann eine Anpassung der Dosierung durch Kleben mehrerer Pflaster erreicht werden.

Unerwünschte Wirkungen. Lokal wird mit beiden Pflastertypen über Hautveränderungen mit Jucken, Irritationen sowie Schwellungen berichtet. Diese unerwünschten Wirkungen finden sich mit dem nicht skrotal aufgebrachten Pflaster in bis zu 50% der Patienten, während Studien zur skrotal applizierten Form seltener diese unerwünschten Wirkungen zeigten (Juckreiz in ca. 12%). Als Ausdruck der Wirkung kann es zu einer vermehrten Bildung von Seborrhöe, Akne und Glatzenbildung kommen. Extrem hohe Testosteronspiegel können Elektrolytveränderungen und Ödembildungen auslösen. Dies gilt insbesondere, wenn gleichzeitig eine Glukokortikoidbehandlung erfolgt. Ein Priapismus kann vor allem bei Neueinstellungen auftreten. Bei Diabetikern kann der Blutzuckerspiegel erhöht werden. Längere Anwendungen hoher Dosen vermindern die Spermienproduktion und das Ejakulatvolumen. Selten finden sich Leberfunktionsstörungen oder eine Polyzythämie. Es bestehen wachstumsfördernde Effekte auf Sexualsteroid-abhängige Tumore, z. B Prostata- und Mammakarzinome. In seltenen Fällen sind hepatozelluläre Karzinome, Hepatitis und ein Ikterus beschrieben. Hoch dosiert können Androgene in der Pubertät den Schluss der Epiphysenfugen provozieren und damit Einfluss auf das Größenwachstum nehmen. Eine Gynäkomastie kann durch Testosteron ausgelöst werden. In sehr seltenen Fällen kann eine Schlafapnoe ausgelöst oder verstärkt werden. Depressionen und psychische Veränderungen können unter einer Testosteronapplikation auftreten.

Arzneimittelwechselwirkungen. Bei gleichzeitiger Anwendung von gerinnungshemmenden Medikamenten kann deren Wirkung verstärkt werden. Kontrollen der Prothrombinzeit nach Quick sind erforderlich.

Propranolol wird unter gleichzeitiger Applikation von Testosteron rascher metabolisiert. Der hepatische Abbau von Testosteron wird durch Phenobarbital gesteigert.

Pflegehinweise

Androgene werden als Dopingmittel im Hochleistungssport in meist sehr hohen Dosen verwendet. Dabei können sie zu Leberfunktionsstörungen und hepatischen Tumoren führen. Psychogene Wirkungen wie aggressives Verhalten sowie die Stimulation von Libido und Potenz sind zu beachten. Regelmäßige Kontrollen der Prostata inklusive des Prostata-spezifischen Antigens sind unter einer Androgentherapie erforderlich.

Sildenafil — Viagra®

Indikationen. Sildenafil ist zur Behandlung der Erektionsschwäche (erektile Dysfunktion) geeignet und erhöht die Frequenz und Qualität der Erektionen. Anderweitig therapierbare Ursachen der erektilen Dysfunktion müssen vor Einsatz des Präparates ausgeschlossen werden.

Pharmazeutische Zubereitung. Sildenafil als Tabletten à 25 mg, 50 mg und 100 mg.

Wirk- und Eliminationsverhalten. Sildenafil wird aus dem Magen-Darm-Trakt rasch resorbiert und erreicht die höchsten **Plasmaspiegel** 30–60 min nach Einnahme beim nüchternen Patienten und 90–180 min nach vorheriger Nahrungsaufnahme. **Stoffwechsel/Ausscheidung:** Das Präparat wird in der Leber metabolisiert und 40% sind in der systemischen Zirkulation (Blutkreislauf) verfügbar. 80% werden über die Fäzes und ca. 13% über die Nieren ausgeschieden. Die **Eliminationshalbwertszeit** ($t_{1/2}$) beträgt 4 h.

DOSIERUNG

Erwachsene. Die Maximaldosis beträgt 100 mg einmal täglich.

Sonderfälle. Verlässliche Daten über eine Dosisanpassung stehen gegenwärtig nicht zur Verfügung. Eine Dosisreduktion sollte jenseits des 65. Lebensjahres, bei **Leberzirrhose**, schwerer **Nierenfunktionseinschränkung** oder bei gleichzeitiger Einnahme von Medikamenten, die das Cytochrom-P450-System beeinflussen, vorgenommen werden. Siehe hierzu auch Arzneimittelwechselwirkungen.

Unerwünschte Wirkungen. Im Vordergrund stehen Nebenwirkungen auf das Gefäßsystem, da Sildenafil über eine Hemmung der Phosphodiesterase Typ 5 die Degradation von zyklischem Guanosinmonophosphat hemmt. Sildenafil ist kontraindiziert bei Patienten mit kardiovaskulären Vorerkrankungen, insbesondere Patienten mit koronarer Herzkrankheit, die Nitroglycerin oder andere organische Nitrate einnehmen. Flush tritt in 4–8,5% der Fälle als unerwünschte Wirkung auf. 11–16% der Patienten klagen über milde und transiente Zephalgien. In höheren Dosen fanden sich Sehstörungen (3%). Milde Formen von Dyspesie wurden in 4–8,5% der Fälle beschrieben.

Sildenafil sollte nicht bei bekannten Allergien gegen die Substanz gegeben werden. Patienten mit anatomischen Deformitäten des Penis sollten Sildenafil nicht erhalten. Ebenso ist Sildenafil kontraindiziert bei Retinitis pigmentosa, bei Patienten, die zu Priapismus neigen sowie bei Patienten mit Sichelzellanämie, multiplem Myelom oder Leukämie.

Arzneimittelwechselwirkungen. Cimetidin wirkt als unspezifischer Inhibitor des Cytochrom-P450-Systems und kann den Wirkspiegel von Sildenafil erhöhen. Erythromycin als spezifischer Inhibitor von CYP3A4 kann in ähnlicher Weise, aber ausgeprägter die Sildenafil-Serumspiegel erhöhen und über eine verringerte Degradation von cGMP hypotensive Effekte auslösen. Rifampicin induziert Cytochrom-P450–3A4-Enzyme und kann daher die Wirkung von Sildenafil abschwächen. Einflüsse auf Tolbutamid und Phenprocoumon, die durch das Cytochrom-P450-System abgebaut werden, sind bislang nicht belegt.

Schwangerschaft und Laktation. Die Gabe von Sildenafil ist bei Frauen nicht getestet und daher nicht indiziert.

Pflegehinweise

Bei Patienten mit kardialen Vorerkrankungen, insbesondere solchen mit Angina pectoris, muss Sildenafil mit Vorsicht gegeben werden, gegebenenfalls sollte vorher ein Belastungs-EKG angefertigt werden. Es sollte nicht zusammen mit Nitroglycerin verabreicht werden.

Cyproteronacetat — Androcur®, Androcur-10®, Androcur Depot®

Indikationen. Cyproteronacetat konkurriert mit den Androgenen um den Androgenrezeptor und hebt damit die Androgenwirkung auf. Beim Mann wird das Präparat in der Therapie des Prostatakarzinoms und bei sexuellen Störungen (Hypersexualität) eingesetzt. Frauen, die unter Hirsutismus, Alopezie und Akne seborrhoica leiden, werden ebenfalls mit Cyproteronacetat behandelt, oftmals in Kombination mit Östrogenen, sodass eine zusätzliche kontrazeptive Wirkung resultiert.

Pharmazeutische Zubereitung. Tabletten zu 10, 50 mg. Ampullen zu 300 mg zur intramuskulären Injektion. In Kombination mit Ethinylestradiol 0,035 mg (Diane-35®).

Wirk- und Eliminationsverhalten. Das Medikament wird vollständig aus dem Magen-Darm-Trakt resorbiert. **Maximale Plasmaspiegel** werden nach 3–4 h erreicht. **Stoffwechsel/Ausscheidung:** Es erfolgt eine Metabolisierung in der Leber und anschließend eine Ausscheidung über die Nieren. Die **Eliminationshalbwertszeit** ($t_{1/2}$) beträgt 38 h. Wird Cyproteronacetat zur Behandlung des Hirsutismus bei der Frau verwendet, müssen die Patientinnen darauf hingewiesen werden, dass der erwünschte Effekt erst nach ca. 6 Monaten zu erwarten ist.

DOSIERUNG

Erwachsene. Bei der Frau zur Behandlung von Androgenisierungserscheinungen tägl. 1 Tbl. Cyproteronacetat 2 mg und Ethinylöstradiol 35 µg (Diane-35®). Beginn mit 1 Dragee täglich am 1. Zyklustag. Nach 21 Tagen wird eine Pause von 7 Tagen eingelegt, bevor ein neuer Zyklus beginnt. Bei schwereren Androgenisierungserscheinungen tägl. 1 Tbl. Cyproteronacetat 10 mg (Androcur®) vom 1.–15. Tag in Kombination mit Diane-35® (Hammerstein-Schema). Bei Männern wird zur Triebdämpfung Cyproteronacetat 2-mal 50 mg bis 2-mal 100 mg täglich gegeben. Alternativ kann auch Cyproteronacetat (300 mg alle 10–14 Tage) als Depotpräparat tief intramuskulär injiziert werden. Beim Prostatakarzinom alle 10–14 Tage 1–2 Ampullen zu 300 mg tief i.m. oder 1- bis 2-mal 2 Tbl. zu 50 mg alle 14 Tage. Eine Kombination mit einem lang wirksamen GnRH-Agonisten verstärkt die Wirkung über die Unterdrückung der endogenen Androgenproduktion.

Sonderfälle. Je nach klinischem Effekt muss die Dosis bzw. das Dosierungsschema angepasst werden. Findet sich nach einer Behandlungsdauer von einigen Monaten (langsame Reaktion der Zielorgane auf die Therapie beachten) keine Veränderung des klinischen Zustandes bei Patientinnen mit **Hirsutismus**, muss das Schema modifiziert werden (s. Erwachsenendosis). Cyproteronacetat supprimiert die hypothalamohypophysäre Achse. Eine Messung der Gonadotropine kann daher höchstens zur Überprüfung der Compliance eingesetzt werden. Als Kontrollparameter des Behandlungserfolges dient das klinische Bild des Patienten bzw. der Abfall der Zielhormone (Androgene beim Mann, Östradiol bei der Frau).

Unerwünschte Wirkungen. Beim Mann führt die Gabe von Cyproteronacetat zur Spermatogenesehemmung und kann über eine Verschiebung des Östrogen-Androgen-Verhältnisses die Entwicklung einer Gynäkomastie begünstigen. Der Androgenentzug kann Stimmungsschwankungen mit depressiver Verstimmung und Antriebsminderung auslösen. Cyproteronacetat kann kardiovaskuläre Nebenwirkungen mit Retention von Natrium und Wasser durch eine Interaktion mit dem Renin-Angiotensin-System verursachen und führt im Einzelfall zu einem Anstieg des Körpergewichts bei beiden Geschlechtern. Die Ausbildung von Kopfschmerzen, epileptische Anfälle und selten sensorische Ausfälle, akute Seh- oder Hörstörungen wurden beschrieben. Herz-Kreislauf- und Nierenerkrankungen können durch die wasserretinierende Wirkung der Präparate ungünstig beeinflusst werden. Die Verträglichkeit von Kontaktlinsen kann herabgesetzt werden. Gastrointestinale Beschwerden mit Übelkeit und Erbrechen werden ebenfalls bei beiden Geschlechtern beschrieben, vor allem während der Einstellungsphase. Klinisch relevant sind darüber hinaus Interaktionen mit dem Gerinnungssystem, die zu Thrombosen und Thrombophlebitiden führen können. Über eine Interaktion des Gestagenanteils dieser Präparate mit dem Fettstoffwechsel ist das Arterioskleroserisiko erhöht. Bei der Frau können ein Spannungsgefühl in den Brüsten sowie Pigmentierungsstörungen der Haut (Chloasmabildung) auftreten. Eine häufige Nebenwirkung der Präparate sind Zwischenblutungen, die allerdings meist im weiteren Verlauf der Therapie verschwinden. Eine Induktion von DNA-Reparaturmechanismen als Ausdruck einer erhöhten Rate von DNA-Veränderungen und die Auslösung von Leberzellkarzinomen durch Cyproteronacetat wird diskutiert. Die klinische Anwendung ist daher auf die oben diskutierten Indikationen eingeschränkt worden. Eine Kontraindikation besteht bei frischen Thrombosen. Gegenanzeigen für die Gabe sind Endometriose, Mastopathie, gutartige Gebärmuttertumoren und hormonabhängige Tumoren des Uterus und der Mammae. Bei vorbestehenden Leberkrankungen sollte die Indikationsstellung im Einzelfall geprüft werden.

Arzneimittelwechselwirkungen. Barbiturate beschleunigen die Metabolisierung, ebenso Carbamazepin und Phenytoin. Breitbandantibiotika reduzieren die enterale Resorption über eine Veränderung der Keimflora ebenso wie diese durch Cholestyramin beeinträchtigt werden kann. Die Wirksamkeit von oralen Antidiabetika wird abgeschwächt und es kommt zu einer Verschlechterung der Glukosetoleranz.

Schwangerschaft und Laktation. Cyproteronacetat ist während Gravidität und Stillzeit kontraindiziert.

Pflegehinweise

In der Behandlung des Hirsutismus der Frau muss auf den langsam eintretenden Effekt einer solchen Therapie hingewiesen werden. Klinisch erkennbare Wirkungen im Sinne einer Besserung der Überbehaarung sind erst nach ca. 6 Monaten zu erwarten.

Chlormadinonacetat Chlormadinon 2 mg Jenapharm®, verschiedene andere

Indikationen. Auch Chlormadinonacetat konkurriert mit den Androgenen um den Androgenrezeptor und hebt damit die Androgenwirkung auf. Im Vergleich zu Cyproteronacetat ist die antiandrogene Wirkung von Chlormadinonacetat schwächer. Es wird vor allen Dingen bei Frauen in der Therapie von Hirsutismus, Alopezie und Akne seborrhoica angewendet. Oftmals wird es dabei mit Östrogenen kombiniert und hat dann auch kontrazeptive Wirkungen.

Pharmazeutische Zubereitung. Tabletten zu 2 mg, mit Mestranol 0,05 mg (Gestamestrol N®) sowie mit Ethinylestradiol 0,05 mg (Neo-Eunormin®).

Wirk- und Eliminationsverhalten. Maximale Plasmaspiegel werden nach 2–3 h erreicht. **Stoffwechsel/Ausscheidung:** Die Substanz wird in der Leber metabolisiert und über die Nieren sowie den Stuhl ausgeschieden. Die **Eliminationshalbwertszeit** ($t_{1/2}$) beträgt 80 h.

DOSIERUNG

Erwachsene. Chlormadinonacetat wird in einer Dosierung von 1 mg in Kombination mit Ethinylöstradiol 50 mg oder in einer Dosierung von 2 mg in Kombination mit Mestranol 50 µg auch als Kontrazeptivum eingesetzt. Es sollte wegen des höheren Östrogenanteils besonderen Indikationen vorbehalten bleiben.

Sonderfälle. Je nach klinischem Effekt muss die Dosis bzw. das Dosierungsschema angepasst werden. Findet sich nach einer Behandlungsdauer von einigen Monaten (langsame Reaktion der Zielorgane auf die Therapie beachten) keine Veränderung des klinischen Zustands bei Patientinnen mit **Hirsutismus**, muss das Schema modifiziert werden. Chlormadinonacetat supprimiert die hypothalamisch-hypophysäre Achse. Eine Messung der Gonadotropine kann daher höchstens zur Überprüfung der Compliance eingesetzt werden. Als Kontrollparameter des Behandlungserfolgs dient der klinische Zustand des Patienten bzw. der Abfall der Zielhormone. Für die Dosisanpassung gelten dieselben Überlegungen wie für Cyproteronacetat.

Unerwünschte Wirkungen. Herz-, Kreislauf- und Nierenerkrankungen können durch die wasserretinierende Wirkung von Chlormadinonacetat ungünstig beeinflusst werden. Frische Thrombosen stellen eine Kontraindikation für die Gabe dar. Gegenanzeigen sind auch Endometriosen, eine Mastopathie, gutartige Gebärmuttertumoren und hormonabhängige

Tumoren des Uterus und der Mammae. Bei vorbestehenden Lebererkrankungen sollte die Indikationsstellung im Einzelfall geprüft werden.

Arzneimittelwechselwirkungen. Enzyminduktoren wie Barbiturate, Carbamazepin, Phenytoin oder Rifampicin beschleunigen die Metabolisierung von Chlormadinonacetat und vermindern die Wirkung. Antazida und Lipidsenker können im Gastrointestinaltrakt die Resorption von Chlormadinonacetat vermindern.

Schwangerschaft und Laktation. Chlormadinonacetat ist während Gravidität und Stillzeit kontraindiziert.

Pflegehinweise

Frauen, die wegen eines Hirsutismus mit Chlormadinonacetat behandelt werden, müssen darauf hingewiesen werden, dass mit einem langsamen Wirkungseintritt sowie einer Verbesserung der Fehl- bzw. Überbehaarung erst nach ca. 6 Monaten zu rechnen ist.

Flutamid — Fugerel®

Indikationen. Flutamid wird in der antiandrogenen Behandlung von Prostatatumoren eingesetzt.

Pharmazeutische Zubereitung. Tabletten zu 250 mg.

Wirk- und Eliminationsverhalten. Flutamid wird nach oraler Applikation rasch aus dem Magen-Darm-Trakt resorbiert. **Stoffwechsel/Ausscheidung:** Die Elimination erfolgt nach Glukuronidierung in der Leber. Die **Plasmahalbwertszeit** ($t_{1/2}$) liegt bei ca. 6–8 h.

DOSIERUNG

Erwachsene. In der Behandlung von Prostatakarzinomen wird Flutamid in einer Dosis von 3-mal 250 mg eingesetzt.

Sonderfälle. Eine Dosisadjustierung ist unter den oben genannten Dosen nicht erforderlich. Als Kontrollparameter dient die Bestimmung der Androgene.

Unerwünschte Wirkungen. Neben den hemmenden Wirkungen auf die Spermatogenese, die bei der Zielgruppe von Patienten keine klinische Relevanz hat, führt der Androgenentzug unter Flutamid-Gabe zu Stimmungsschwankungen mit Antriebsminderung und Depressionen.

Pflegehinweise

Flutamid bedingt einen Androgenentzug und damit psychische Folgen bei den behandelten Patienten (Stimmungsschwankung, Antriebsminderung). Darauf ist hinzuweisen.

Östrogene, Gestagene, Antiöstrogene, Antigestagene

Östrogene

Diese werden in Nebennieren, Hoden, im Fettgewebe, in den Thekazellen des Graf-Follikels, im Corpus luteum, in der Plazenta und durch Verstoffwechslung aus Androgenen gebildet. Sie haben Wirkungen auf die Genitalorgane der Frau, auf die Gonadotropinsekretion und senken die Blutspiegel von Sexualsteroiden, Schilddrüsenhormonen und Cortisol. Sie wirken protektiv auf die Entstehung einer Osteoporose. Durch Erhöhung des HDL-Cholesterins und Senkung von LDL-Cholesterin haben sie eine wichtige Schutzfunktion gegen die Entstehung der Arteriosklerose und sind dafür verantwortlich, dass Frauen bis zur Menopause fast niemals eine koronare Herzkrankheit bzw. einen Herzinfarkt entwickeln.

Gestagene

Diese werden im Corpus luteum des Ovars, während der Schwangerschaft, in der Plazenta und in den Nebennieren gebildet. Es sind die Gegenspieler der Östrogene. Sie führen zu einer zellulären Schuppung während der Menstruation. Durch den Gestagen-induzierten Temperatureffekt kommt es physiologischerweise in der zweiten Zyklushälfte zu einem Anstieg der Kerntemperatur. Durch die Entwicklung von synthetischen Steroiden mit gestagener Wirkung kann die kontrazeptive Wirkung der Gestagene therapeutisch genutzt werden. Dabei spielen die Hemmung der Gonadotropinsekretion, die Störung des Aufbaus des Endometriums und eine erhöhte Viskosität des Zervikalschleims, durch den eine Penetration der Spermien verhindert wird, die entscheidende Rolle. Letztere Wirkung wird in Form einer alleinigen niedrigdosierten Gestagengabe (Minipille, s. S. 320 ff.) therapeutisch genutzt.

Antiöstrogene

Natürliche Antagonisten der Östrogenwirkung sind die Gestagene. Darüber hinaus sind eine Reihe synthetischer Verbindungen – wie Clomifen und Tamoxifen – in der Lage, antiöstrogen zu wirken. Sie stimulieren die

Ausschüttung von GnRH sowie Gonadotropinen und werden bei zentral bedingten Ovulationsstörungen therapeutisch eingesetzt.

Antigestagene

Häufig diskutiert wird die antigestagene und antiglukokortikoid wirksame Substanz RU 468, die luteolytisch und die Progesteronsynthese blokkierend wirkt. Deswegen kann die Substanz als die „Pille danach" eingesetzt werden. Sie löst im Frühstadium der Schwangerschaft uterine Blutungen aus und kann bis zur 7. Schwangerschaftswoche in ca. 80% der Fälle zu einem Abort führen.

Konjugierte Östrogene z. B. Presomen®, verschiedene weitere

Indikationen. Die therapeutisch verwendeten Östrogene sind von dem im Organismus vorhandenen Östradiol abgleitet. Östrogene haben reproduktive Funktionen bei der Frau, Bedeutung für deren Wohlbefinden und vermindern das Risiko des Auftretens von Osteoporose und Arteriosklerose. Bei der Substitutionstherapie mit Östrogenen steht diesen erwünschten Effekten das Risiko der Entwicklung eines Endometriumkarzinoms und eine Steigerung der Thromboseneigung gegenüber. Nach wie vor ist es Gegenstand der Diskussion, ob eine Risiko-Nutzen-Abwägung unter Einbeziehung dieser als gesichert anzusehenden Nebenwirkungen für eine Östrogensubstitutionstherapie der Frau spricht.

Pharmazeutische Zubereitung. Kapseln oder Dragees zu 0,3, 0,6, 1,25 mg mit konjugierten Östrogenen (Östronsulfat plus Equilin) und Fixkombinationen mit 5 mg Medrogeston (Presomen compositum®).

Wirk- und Eliminationsverhalten. Die meisten peroral applizierbaren Östrogene werden rasch aus dem Gastrointestinaltrakt resorbiert. **Stoffwechsel/Ausscheidung:** Sie werden in der Leber zu weniger aktiven Östrogenen verstoffwechselt und letztlich als Metabolite zu 80% über die Nieren ausgeschieden. Die **Eliminationshalbwertszeit** ($t_{1/2}$) beträgt für Östronsulfat 4,5 h.

DOSIERUNG

Erwachsene. In der Substitutionstherapie sollten konjugierte Östrogene als Monotherapie nur bei Patientinnen eingesetzt werden, bei denen eine Hysterektomie durchgeführt worden ist. Wegen der Gefahr einer Hyperplasie oder karzinomatöser Entartung der Endometriumschleimhaut sollten konjugierte Östrogene sonst nur in Kombination mit Gestagenen appliziert werden. Als Monotherapie werden konjugierte Östrogene in einer Dosis von 0,6 oder 1,25 mg 1-mal täglich appliziert. In der Kombinationstherapie werden diese Präparationen mit Gestagenen (Medrogeston 5 mg) in der zweiten Zyklushälfte kombiniert (Presomen 0,6/1,25 comp®) und es schließt sich nach einer 21-tägigen Behandlung eine 7-tägige Einnahmepause an.

Sonderfälle. Man beginnt mit einer Dosis von 0,6 mg, die im Einzelfall gesteigert wird, um eine bessere Suppression der Gonadotropine zu erreichen. Eine Dosisanpassung oder Umstellung erfolgt bei Nebenwirkungen. Die Messung der Gonadotropine in der Postmenopause kann nur einen relativ ungenauen Anhalt für die richtige Einstellung geben. Sie sollten einen deutlichen Abfall in der Menopause zeigen, müssen aber nicht normalisiert werden. FSH ist hierbei wegen den niedrigeren Amplituden seiner Freisetzungspulse der verlässlichere Parameter.

Unerwünschte Wirkungen. Die Nebenwirkungen sind stark von der Dosis abhängig. Klinisch wichtig ist die Endometriumhyperplasie, die bei kontinuierlicher Applikation von Östrogenen auch in der Substitutionsdosis beobachtet wird. Das Risiko von Neoplasien des Endometriums steigt unter reiner Östrogengabe an, Zwischenblutungen können auftreten. Alle Patientinnen, die mit Östrogenen behandelt werden, sollten daher ca. halbjährlich gynäkologisch untersucht werden. Über die Veränderung des plasmatischen Gerinnungssystems kann es bei dafür sensiblen Patienten zu Thrombosen, Phlebitiden und Thromboembolien kommen. Bei den für die Substitution verwendeten Dosen sind diese Nebenwirkungen außerordentlich selten, ebenso wie Störungen der Leberfunktion (cholestatischer Ikterus, Lebertumore). Häufig sind Wirkungen auf das Renin-Angiotensin-System mit Ausbildung von Ödemen, Brustspannung, Gewichtszunahme, aber auch Blutdruckanstieg und Kopfschmerzen. In diesem Rahmen werden auch Stimmungsschwankungen und akute Seh- sowie Hörstörungen beschrieben. Selten sind Pigmentveränderungen der Haut (Chloasmabildung, Urticaria, Erytheme). Bei Patienten mit Porphyrie ist die Auslösung von Symptomen unter Östrogenen beschrieben. Kontraindikationen sind schwere Leberfunktionsstörungen. Ein bestehendes thromboembolisches Krankheitsbild ist eine absolute Kontraindikation, während bei vorausgegangenen Thrombosen oder Embolien die Indikation im Einzelfall überprüft werden muss. Eine absolute Kontraindikation für eine Substitutionstherapie besteht hier allerdings nicht. Bei hormonabhängigen Tumoren des Genitaltraktes oder bei Mammakarzinomen besteht ebenfalls eine absolute Kontraindikation für die Gabe von Östrogenen. Auch bei Vorliegen einer Endometriose sollte nur unter besonderer Indikationsstellung therapiert werden. Eine sorgfältige Überwachung der Patienten ist bei Diabetes mellitus, arterieller Hypertonie, Phlebitiden, intermittierender Porphyrie und Mastopathie angezeigt.

Arzneimittelwechselwirkungen. Östrogene verstärken die Wirkung von Metoprolol, Imipramin, einiger Benzodiazepine durch Hemmung des Metabolismus dieser Präparate. Antiepileptika, Barbiturate, Rifampicin, Cholestyramin und Breitbandantibiotika erniedrigen die Östrogenplasmakonzentrationen durch eine Beschleunigung des Metabolismus der Östrogene, Cholestyramin und Breitbandantibiotika durch Verminderung der enteralen Resorption. Orale Antidiabetika werden in ihrer Wirkung abgeschwächt.

Schwangerschaft und Laktation. Die Gabe von Östrogenen ist in der Gravidität und Laktation kontraindiziert.

Pflegehinweise

Die mit konjugierten Östrogenen behandelten Patientinnen müssen auf die besondere Notwendigkeit regelmäßiger gynäkologischer Kontrollen (Cave: Endometriumkarzinom) und eine möglicherweise erhöhte Thromboseneignung (Cave: Immobilisation) hingewiesen werden. Die konjugierten Östrogene sind nicht kontrazeptiv wirksam.

Estradiolvalerat und Kombinationen

z. B. Progynova®, verschiedene weitere

Indikationen. Die synthetischen Östrogene vom Typ des Estradiolvalerats sind im Vergleich zu den natürlichen Östrogenen stärker wirksam. Die therapeutisch verwendeten Östrogene sind von dem im Organismus vorhandenen Östradiol abgleitet. Östrogene haben reproduktive Funktionen bei der Frau, Bedeutung für deren Wohlbefinden und vermindern das Risiko des Auftretens von Osteoporose und Arteriosklerose. Bei der Substitutionstherapie mit Östrogenen steht diesen erwünschten Effekten das Risiko der Entwicklung eines Endometriumkarzinoms und eine Steigerung der Thromboseneigung gegenüber. Nach wie vor ist es Gegenstand der Diskussion, ob eine Risiko-Nutzen-Abwägung unter Einbeziehung dieser als gesichert anzusehenden Nebenwirkungen für eine Östrogensubstitutionstherapie der Frau spricht.

Pharmazeutische Zubereitung. Als Monotherapie: Estradiolvalerat Tabletten zu 2 und 1 mg. Als Kombinationspräparat: Dragees zu Estradiolvalerat 1 mg und Estriol 2 mg über die ersten 11 Tage und Dragees zu Estradiolvalerat 1 mg, Estriol 2 mg und Levonorgestrel 0,25 mg Tag 12 bis 21 (Cyclo-Östrogynal®). Ampullen zur parenteralen Anwendung zu Estradiolvalerat 4 mg und Prasteronenantat 200 mg tief intramuskulär (Gynodian Depot®).

Wirk- und Eliminationsverhalten. Innerhalb von 30–60 min werden hohe Estradiol-**Plasmaspiegel** erreicht. **Stoffwechsel/Ausscheidung:** Estradiolvalerat wird in Estradiol und Valeriansäure bereits in der Darmschleimhaut und dann bei der ersten Leberpassage gespalten. Estriol wird dann fast vollständig verstoffwechselt, sodass nur 1–2% unverändert im Blutkreislauf (systemischer Zirkulation) vorliegen. Die glukuronidierten und sulfatierten Metaboliten von Estradiol werden über die Nieren ausgeschieden. Die **Eliminationshalbwertszeit** ($t_{1/2}$) beträgt ca. 90 min. Levonorgestrel zeigt ähnliche pharmakokinetische Eigenschaften, allerdings beträgt seine Eliminationshalbwertszeit ($t_{1/2}$) 24 h.

DOSIERUNG

Erwachsene. Bei hysterektomierten Patientinnen werden 2 mg Estradiolvalerat täglich gegeben. In der Kombinationstherapie wird 1 mg Estradiolvalerat mit 2 mg Estriol kombiniert und in der zweiten Zyklushälfte Levonorgestrel 0,25 mg gegeben, bevor nach 21 Tagen der Therapie eine Behandlungspause von 7 Tagen eintritt. Als Kombinationspräparat kann Estradiolvalerat 4 mg mit Prasteronenanthat 200 mg intramuskulär einmal alle 4 Wochen gegeben werden.

Unerwünschte Wirkungen. Die unerwünschten Wirkungen der Präparate setzen sich aus den bekannten Nebenwirkungen der Einzelkomponenten zusammen. Sowohl durch Östrogene wie durch Gestagene können Zwischenblutungen ausgelöst werden. Alle Patientinnen sollten ca. halbjährlich gynäkologisch untersucht werden. Über die Veränderungen des plasmatischen Gerinnungssystems kann es zu Thrombosen, Phlebitiden und Thromboembolien kommen. Leberfunktionsstörungen mit Transaminasenerhöhung und Veränderungen des Galleflusses sind unter dem Einfluss von Östrogenen wie Gestagenen beschrieben. Lebertumore (Adenome, fokal noduläre Hyperplasie, Hamartome, aber selten auch maligne Tumore) sollen häufiger auftreten. Insgesamt wird unter Antikonzeption die Häufigkeit solcher Tumore auf 1,3/100.000 Frauenjahre geschätzt. Häufig sind Wirkungen auf das Renin-Angiotensin-System mit Ausbildung von Ödemen, Brustspannung, Gewichtszunahme, aber auch Blutdruckanstieg und Kopfschmerzen. In diesem Rahmen werden auch Stimmungsschwankungen und akute Seh- sowie Hörstörungen beschrieben. Die ZNS-Symptome wie Kopfschmerzen, sensorische Ausfälle, Seh- und Hörstörungen werden überwiegend den Gestagenen zugeschrieben, ohne dass ein Zusammenhang mit zerebrovaskulären Komplikationen bewiesen ist. Selten sind Pigmentveränderungen der Haut (Chloasmabildung, Urticaria, Erytheme). Bei Patienten mit Porphyrie ist die Auslösung von Symptomen unter Östrogenen beschrieben. Bei Patienten mit unbehandelten Fettstoffwechselstörungen ist eine Gestagentherapie kontraindiziert. Patienten mit Diabetes mellitus, Neigung zu Ödemen bei Herzinsuffizienz oder bei Patienten mit ausgeprägter Hypertonie ist eine sorgfältige Indikationsstellung und Überwachung notwendig.

Arzneimittelwechselwirkungen. Barbiturate, Rifampicin, aber auch Antiepileptika wie Carbamazepin oder Phenytoin beschleunigen über eine Enzyminduktion den Metabolismus der Gestagene, Breitbandantibiotika und Cholestyramin können mit der Resorption interagieren und setzen damit die Wirkung herab. Die Wirkung von Metoprolol, Imipramin und einiger Benzodiazepine wird durch eine Hemmung des Metabolismus dieser Präparate verstärkt. Bei Diabetikerinnen kann es bei gleichzeitiger Einnahme von Antidiabetika zu einer Verschlechterung der Glukosetoleranz kommen.

Schwangerschaft und Laktation. Die Gabe von Östrogenen und Gestagenen ist in Gravidität und Laktation kontraindiziert.

Pflegehinweise

Die mit synthetischen Östrogenen behandelten Patientinnen müssen auf die mögliche Notwendigkeit regelmäßiger gynäkologischer Kontrollen (Cave: Endometriumkarzinom) und eine möglicherweise erhöhte Thromboseneignung (Cave: Immobilisation) hingewiesen werden. Die synthetischen Östrogene sind nicht kontrazeptiv wirksam.

Transdermale Östrogene — Estraderm TTS®, Estracomb TTS®, Fem 7®

Indikationen. Estradiol – ein transdermal applizierbares Östrogen – wird als Monosubstanz oder sequentiell in der zweiten Zyklushälfte in einer festen Kombination mit Norethisteronacetat im Klimakterium zur Verminderung der klimakterischen Beschwerden, zur Prävention der Östrogenmangelosteoporose und Verminderung des Arterioskleroserisikos eingesetzt.

Pharmazeutische Zubereitung. Transdermale Applikation als Pflaster mit 2, 4, 8 mg Estradiol mit einer Resorptionsfläche von 5, 10, 20 cm^2 entsprechend einer Wirkstoffabgabe von 25, 50, 100 µg/24 h. In den Kombinationspräparaten wird in den ersten 2 Wochen 4 mg Estradiol (Wirkstoffabgabe 25 µg/24 h) als Monosubstanz gegeben und in den folgenden 2 Wochen mit 10 mg Estradiol (Wirkstoffabgabe 0,05 mg/24 h) mit 30 mg Northistosteronacetat (Wirkstoffabgabe 0,25 mg/24 h) kombiniert.

Wirk- und Eliminationsverhalten. 8 h nach Applikation werden die maximalen Estradiol-**Plasmaspiegel** erreicht.

DOSIERUNG

Erwachsene. Als Monotherapie bei hysterektomierten Frauen wird eine transdermale Gabe von Estradiol mit einer durchschnittlichen Abgabe von 25–100 µg Estradiol empfohlen. Das Pflaster wird alle 3 Tage gewechselt. Aus Gründen der Protektion der Uterusschleimhaut sollte in allen anderen Fällen die Pflastertherapie mit Gestagenen in der 3. Behandlungswoche kombiniert werden, indem z. B. Medrogeston in 5-mg-Tabletten (Prothil 5®) appliziert wird. Daran schließt sich eine behandlungsfreie Woche an.

Sonderfälle. Bei Auftreten von unerwünschten Wirkungen wie Spannungsgefühl in Brust, Fluor vaginalis, Durchbruchsblutungen oder Wasserretention sollte die Dosis durch Wahl eines niedriger dosierten Pflasters vermindert werden. Bei Interferenzen mit anderen Arzneimitteln muss die Dosis durch eine höhere Estradiol-Konzentration des Pflasters angepasst werden.

Unerwünschte Wirkungen. Es kann zu vorübergehenden Rötungen und Irritationen an der Applikationsstelle kommen. Fluor vaginalis und Durchbruchsblutungen sind als Ausdruck der Östrogenwirkung möglich. Leberfunktionsstörungen mit Transaminasenerhöhung und Veränderung des Galleflusses sind unter dem Einfluss von Östrogenen wie Gestagenen beschrieben. Die Ausbildung von Lebertumoren (Adenome, fokal noduläre Hyperplasie, Hamartome aber selten auch maligner Tumore) ist beschrieben. Insgesamt wird unter Antikonzeption die Häufigkeit solcher Tumore auf 1,3/100.000 Frauenjahre geschätzt. Häufig sind Wirkungen auf das Renin-Angiotensin-System mit Ausbildung von Ödemen, Brustspannung, Gewichtszunahme, aber auch Blutdruckanstieg und Kopfschmerzen. In diesem Rahmen werden auch Stimmungsschwankungen und akute Seh- sowie Hörstörungen beschrieben. Die ZNS-Symptome wie Kopfschmerzen, sensorische Ausfälle, Seh- und Hörstörungen werden überwiegend den Gestagenen zugeschrieben, ohne dass ein Zusammenhang mit zerebrovaskulären Komplikationen bewiesen ist. Selten finden sich Pigmentveränderungen der Haut (Chloasmabildung, Urticaria, Erytheme). Bei Patienten mit Porphyrie ist die Auslösung von Symptomen unter Östrogenen beschrieben.

Arzneimittelwechselwirkungen. Die gleichzeitige Einnahme von Präparaten, die mikrosomale Leberenzyme induzieren wie Barbiturate, Hydantoine, Carbamazepin, Phenylbutazon, Rifampicin oder Ampicillin, kann die Wirksamkeit reduzieren. Estradiol kann den Effekt blutgerinnungshemmender und Blutzucker-senkender Arzneimittel vermindern.

Schwangerschaft und Laktation. Während Gravidität und Laktation sollten Östrogene nicht eingesetzt werden.

Pflegehinweise

Die mit transdermalen Östrogenen behandelten Patientinnen müssen auf die Notwendigkeit regelmäßiger gynäkologischer Kontrollen (Cave: Endometriumkarzinom) und eine mögliche Thromboseneignung (Cave: Immobilisation) hingewiesen werden. Die transdermalen Östrogene sind nicht kontrazeptiv wirksam.

Clomifen — Clom 50®, verschiedene weitere

Indikationen. Clomifen wird zur Auslösung einer Schwangerschaft bzw. zur adjuvanten oder palliativen Behandlung von östrogensensiblen Tumoren wie Mammakarzinomen, Endometriumkarzinomen oder Hypernephromen eingesetzt.

Pharmazeutische Zubereitung. Tabletten zu 50 mg.

Wirk- und Eliminationsverhalten. Clomifen wird nach oraler Gabe rasch aus dem Magen-Darm-Trakt resorbiert. **Stoffwechsel/Ausscheidung:** Die Metabolisierung erfolgt in der Leber und die Ausscheidung via Fäzes. Die **Eliminationshalbwertszeit** ($t_{1/2}$) beträgt 5–7 Tage.

DOSIERUNG

Erwachsene. Zur Ovulationsauslösung werden 50 mg Clomifen vom Tag 5–9 des Zyklus tägl. gegeben; bei Vorliegen einer Amenorrhöe am 5.–9. Tag nach einer Gestagen-induzierten Blutung.

Sonderfälle. Die Clomifen-Dosis kann bei unzureichender Wirksamkeit zur Auslösung einer Ovulation schrittweise auf 100 mg erhöht und die Dauer der Therapie auf einen Zeitraum zwischen Tag 2 und 11 des Zyklus angepasst werden. Überstimulationserscheinungen wie unzureichende Effekte während der Clomifen-Therapie werden durch sonographische Kontrollen des Reifungsgrades der Follikel sowie durch Messung von Östradiol und Progesteron im Plasma überprüft.

Unerwünschte Wirkungen. Häufigste Nebenwirkung der Clomifen-Therapie sind Vergrößerungen und Zystenbildungen des Ovars. Eine weitere unerwünschte Wirkung des Präparates ist eine Dysmukorrhöe. Daneben werden Symptome des Östrogenentzugs beobachtet wie Hitzewallungen und Schweißausbrüche. Mehrlingsschwangerschaften durch Überstimulation sind häufig. Visusstörungen mit „verschwommenem Sehen“ oder „Flackern“ (Flimmerskotome) werden berichtet. Es bestehen gegenwärtig keine Hinweise auf ein teratogenes Risiko der Substanz. Leberfunktionsstörungen sind beschrieben. Sehstörungen sollten zu einem Absetzen des Präparates veranlassen. Unklare uterine Blutungen, Sehstörungen, Halluzinationen sind wie schwere Leberfunktionsstörungen absolute Kontraindikationen für eine Clomifen-Therapie.

Schwangerschaft und Laktation. Clomifen wird zur Auslösung einer Schwangerschaft eingesetzt, sollte aber, obwohl kein erhöhtes teratogenes Risiko beschrieben ist, unmittelbar nach Ovulationsauslösung abgesetzt werden.

Pflegehinweise

Die mit Clomifen behandelten Frauen müssen darauf hingewiesen werden, dass die Gefahr von Aborten und Mehrlingsschwangerschaften besteht. Auch Sehstörungen und eine Verschlechterung des Reaktionsvermögens werden dem Clomifen zugeschrieben. Eine Therapie mit dieser Substanz sollte nur in Zentren durchgeführt werden, die darauf spezialisiert sind und adäquate Möglichkeiten zur Nachsorge und Überwachung der Patienten haben.

Tamoxifen — Nolvadex®, verschiedene weitere

Indikationen. Ähnlich wie Clomifen wird Tamoxifen in der Behandlung Östrogen-sensibler Tumore (Mammakarzinom, Endometriumkarzinom oder Hypernephrom) eingesetzt. Tamoxifen kann ebenfalls eine Schwangerschaft auslösen, ist aber für diese Indikation in Deutschland gegenwärtig nicht zugelassen.

Pharmazeutische Zubereitung. Tamoxifen-Tabletten zu 10, 20, 30, 40 mg.

Wirk- und Eliminationsverhalten. Tamoxifen wird rasch im Magen-Darm-Trakt resorbiert, die **maximalen Plasmaspiegel** werden nach 4–7 h erreicht. **Stoffwechsel/Ausscheidung:** Die Substanz wird über die Galle nach enterohepatischem Kreislauf ausgeschieden. Die **Eliminationshalbwertszeit** ($t_{1/2}$) beträgt mehrere Tage.

DOSIERUNG

Erwachsene. Tamoxifen wird in der Tumortherapie mit 20–40 mg/Tag dosiert, wobei Dosissteigerungen in Abhängigkeit von der Wirkung möglich sind.

Sonderfälle. Die Adjustierung der Tamoxifen-Dosis erfolgt nach dem klinischem Effekt.

Unerwünschte Wirkungen. Als Nebenwirkung einer Tamoxifen-Therapie sind Zystenbildungen des Ovars beschrieben. Eine weitere unerwünschte Wirkung des Präparates ist die Dysmukorrhöe. Daneben werden Symptome des Östrogenentzugs wie Hitzewallungen und Schweißausbrüche beobachtet. Mehrlingsschwangerschaften durch Überstimulation sind häufig. Es bestehen gegenwärtig keine Hinweise auf ein teratogenes Risiko der Substanz. Leberfunktionsstörungen sind beschrieben. Sehstörungen sollten zu einem Absetzen des Präparates veranlassen. Häufiger als für Clomifen sind Halluzinationen unter Tamoxifen beschrieben. Unklare uterine Blutungen, Sehstörungen, Halluzinationen stellen ebenso wie schwere Leberfunktionsstörungen eine absolute Kontraindikation dar.

Arzneimittelwechselwirkungen. Bei gemeinsamer Gabe von Tamoxifen und Antikoagulantien vom Kumarin-Typ kann es zu einer Verlängerung der Prothrombinzeit (nach Quick) kommen. Eine sorgfältige Überwachung des Laborparameters ist in diesen Fällen erforderlich.

Schwangerschaft und Laktation. Tamoxifen ist in der Schwangerschaft kontraindiziert.

Pflegehinweise

Auch die Tamoxifen-Therapie sollte nur in Zentren durchgeführt werden, die entsprechende Erfahrungen haben. Sehstörungen und Halluzinationen sind beachtenswerte Nebenwirkungen.

Minipille — Micronovum®, verschiedene weitere

Indikationen. Es handelt sich um ein reines Gestagenpräparat, das zur Schwangerschaftsverhütung eingesetzt wird, aber eine geringere therapeutische Sicherheit als andere Ovulationshemmer hat.

Pharmazeutische Zubereitung. Levonorgestrel-Dragees zu 0,03 mg (Mikrolut®, Mikro 30 Wyeth®); Norethisteron-Tabletten zu 0,35 mg (Micronovum®).

Wirk- und Eliminationsverhalten. 1–2 h nach der Gabe werden die **maximalen Plasmaspiegel** erreicht. **Stoffwechsel/Ausscheidung:** Die Metabolisierung erfolgt in der Leber, während die Metabolite zur Hälfte etwa über die Nieren, zur Hälfte über die Gallenflüssigkeit ausgeschieden werden. Die **Eliminationshalbwertszeit** ($t_{1/2}$) beträgt 24 h.

DOSIERUNG

Erwachsene. Als Minipille wird täglich 1 Tbl. zu 0,03–0,035 mg Levonorgestrel bzw. 0,35 mg Norethisteron gegeben.

Sonderfälle. Unter der Einnahme der Minipille wird der Zyklus häufig nicht gestört. Die Gonadotropine bleiben im normalen Bereich.

Unerwünschte Wirkungen. Die unerwünschten Wirkungen der Minipillen entsprechen denen von höher dosierten Gestagenen, sind aber zahlenmäßig und in der Intensität wesentlich seltener. Es kann zu Übelkeit, Appetitstörungen, Schwindel, Zephalgien, depressiven Verstimmungen und Veränderungen der Libido kommen.

Arzneimittelwechselwirkungen. Leberenzyminduktoren wie Barbiturate, Antiepileptika oder Tuberkulostatika (Rifampicin) können den Metabolismus beschleunigen und so die Wirksamkeit vermindern. Ampicillin und andere Antibiotika können über eine Beeinflussung des enterohepatischen Kreislaufs die Minipille-Plasmaspiegel erniedrigen.

Schwangerschaft und Laktation. Diese Präparate sind in der Schwangerschaft kontraindiziert. Laktation, Milchfluss und die Zusammensetzung der Milch werden nicht wesentlich durch orale Kontrazeptiva beeinflusst. Die Steroide gehen mit der Milch auf das Kind über. Wirkungen auf das Kind mit Brustdrüsenschwellungen, vaginalen Blutungen und beschleunigter Knochenreifung bei Neugeborenen sind berichtet worden.

Pflegehinweise

Die Patientinnen müssen darauf hingewiesen werden, dass die kontrazeptive Sicherheit der Minipille geringer ist als die anderer oraler Kontrazeptiva. Der so genannte „Pearl-Index“ liegt bei 2,5 Versager/100 Frauenjahre im Vergleich zu 0,2 Versager/100 Frauenjahre bei Gabe von Kombinationspräparaten zur Schwangerschaftsverhütung. Raucherinnen müssen auf das erhöhte Risiko thromboembolischer Komplikationen hingewiesen werden.

Hochdosierte Gestagene: Medhydroxyprogesteronsulfat — Clinovir®, verschiedene weitere

Indikationen. Sie werden zur Abortprophylaxe, bei Corpus-luteum-Insuffizienz, bei der Endometriose, Endometriumkarzinomen, Mastopathien und Mammakarzinomen eingesetzt. Sie haben auch Bedeutung für die Behandlung des prämenstruellen Syndroms und der Flushsymptomatik bei Östrogenentzug.

Pharmazeutische Zubereitung. Medhydroxyprogesteronacetat Tabletten zu 2,5, 5, 100, 200, 250, 400, 500 mg, Ampullen zu 500, 1000 mg zur intramuskulären Applikation, Ampullen zu 150 mg als mikrokristalline Suspension zur intramuskulären Applikation (Depotform).

Wirk- und Eliminationsverhalten. Noch 6 Monate nach Gabe einer Depotform sind **Plasmakonzentrationen** nachweisbar, wobei deren Maxima nach 1–4 h erreicht werden. **Stoffwechsel/Ausscheidung:** Die in der Leber gebildeten Metabolite werden zu einem Drittel über die Nieren und zu zwei Drittel via Fäzes ausgeschieden. Die **Eliminationshalbwertszeit** ($t_{1/2}$) beträgt 24 h.

DOSIERUNG

Erwachsene. Zur Induktion einer Blutung in der Substitutionstherapie wird Medhydroxyprogesteronacetat zu 5 mg mit einer Östrogentherapie kombiniert. Dies kann auch lediglich alle 3 Monate als einwöchige Zusatzbehandlung durchgeführt werden, welche von einer einwöchigen Tablettenpause gefolgt wird. Als Depotform kann Medhydroxyprogesteronacetat alle 3 Monate intramuskulär verabreicht werden, wenn andere Methoden der Antikonzeption nicht praktikabel sind. Bei Störungen des Menstruationszyklus, einer Corpus-luteum-Insuffizienz, beim prämenstruellen Syndrom, einer Mastodynie oder zur Abortprophylaxe werden Dosen von 5 mg appliziert.

Sonderfälle. Höhere Dosierungen von Gestagenen führen zu einer Suppression der Gonadotropinsekretion. Die parallele Einnahme von Pharmaka, die mit Resorption oder Metabolisierung der Präparate interagieren, reduziert die therapeutische Sicherheit der Präparate.

Unerwünschte Wirkungen. Häufig werden bei einer reinen Gestagengabe Schmier- und Zwischenblutungen berichtet. Bei höheren Dosen kommt es zu unregelmäßigen Zyklen oder zur Amenorrhöe. ZNS-Symptome wie Kopfschmerzen, sensorische Ausfälle, Seh- und Hörstörungen werden beschrieben, ohne dass ein Zusammenhang mit zerebrovaskulären Komplikationen bewiesen ist. Leberfunktionsstörungen mit Transaminasenerhöhung und Veränderung des Galleflusses sind unter dem Einfluss von Gestagenen beschrieben. Die Ausbildung von Lebertumoren (Adenome, fokal noduläre Hyperplasie, Hamartome, aber selten auch maligne Tumore) ist beschrieben. Östrogene wie Gestagene können diese Veränderungen auslösen. Insgesamt wird unter Antikonzeption die Häufigkeit solcher Tumore auf 1,3/100.000 Frauenjahre geschätzt. Die Beeinflussung des plasmatischen Gerinnungssystems unter Gestagenen ist umstritten. Es kommt zur Beeinträchtigung der Glukosetoleranz und einer Verminderung in der Produktion von Transportproteinen. Gestagene wirken atherogen durch eine Senkung des HDL- und eine Erhöhung des LDL-Cholesterins. Die Reninaktivität steigt an. Es wird eine Ödembildung und Gewichtszunahme beobachtet. Über eine androgene Partialwirkung der Präparate kann es, insbesondere bei höheren Dosierungen, zu Androgenisierungserscheinungen mit Aknebildung und Hirsutismus kommen. Gestagene können einen diffusen Haarausfall auslösen. Vergleichbar den Östrogenen sind schwere Leberfunktionsstörungen Kontraindikationen für eine Gestagentherapie. Auch ein bestehendes thromboembolisches Krankheitsbild ist eine absolute Kontraindikation, während bei vorausgegangenen Thrombosen oder Embolien die Indikation im Einzelfall überprüft werden muss. Eine absolute Kontraindikation für eine Substitutionstherapie besteht hier allerdings nicht. Bei Patienten mit unbehandelten Fettstoffwechselstörungen ist eine Gestagentherapie kontraindiziert. Die Gabe bei Patienten mit Diabetes mellitus, mit einer Neigung zu Ödemen wegen Herzinsuffizienz oder mit ausgeprägter Hypertonie bedarf einer sorgfältigen Indikationsstellung und Überwachung.

Arzneimittelwechselwirkungen. Die Wirkung von Medhydroxyprogesteron kann durch gleichzeitige Therapie mit Enzyminduktoren wie Barbituraten, Hydantoinen und Rifampicin sowie über eine Störung des enterohepatischen Kreislaufs durch Antibiotika vermindert werden.

Schwangerschaft und Laktation. Diese Präparate sind in der Schwangerschaft kontraindiziert. Laktation, Milchfluss und die Zusammensetzung der Milch werden nicht wesentlich beeinflusst. Die Steroide gehen mit der Milch auf das Kind über. Wirkungen auf das Kind mit Brustdrüsenschwellung, vaginalen Blutungen und beschleunigter Knochenreifung bei Neugeborenen sind berichtet worden.

Pflegehinweise

Da unter der Therapie mit hochdosierten Gestagenen Blutdrucksteigerungen auftreten können, sind Blutdruckkontrollen erforderlich. Die Patientinnen müssen auf das mögliche Auftreten von Schmier- und Zwischenblutungen hingewiesen werden.

Analogpräparate

Verbindung	Handelsname	Indikation	Dosierung [mg]
Chlormadinonacetat	Gestafortin®	Unterdrückung von	2
Lynestrenol	Exlutona®	Flush-Symptomen	0,5
	Orgametril®	nach Östrogenentzug	5
Medrogeston	Prothil®		5/25
Megestrolacetat	Megestat 408		40

Hormonale Kontrazeptiva

Verschiedene Sexualsteroide wie Androgene, Gestagene und Östrogene können durch Unterdrückung der Gonadotropinsekretion als Ovulationshemmer verwendet werden. Dabei verbietet sich die Gabe von Androgenen wegen vermännlichender Nebenwirkungen und Gestagene werden lediglich niedrigdosiert in der „Minipille" therapeutisch genutzt. Östrogene wirken nicht über eine Hemmung der Gonadotropinsekretion kontrazeptiv, vielmehr stören sie in Kombination mit Gestagenen die Nidation der Eizelle im Endometrium und verändern im Ovar die Steroidbildung. Somit erreicht eine feste Kombination niedriger Dosen von Östrogenen und Gestagenen eine sichere Antikonzeption. Bei der Anwendung von Zweistufenpräparaten wird eine Kombination von niedrigdosierten Östrogenen und Gestagenen in der ersten Zyklushälfte durch einen höheren Gestagenanteil bei gleich bleibender Östrogenkonzentration in der zweiten Zyklushälfte ersetzt. Dreistufenpräparate erhöhen den Gestagenanteil in zwei Anpassungsschritten und zum Teil mitzyklisch auch den Östrogenanteil. Sequenzpräparate enthalten in der ersten Zyklushälfte nur Östrogene, die in der zweiten mit Gestagenen kombiniert werden. Darüber hinaus gibt es als Depotkontrazeptiva Gestagenpräparate, die im Abstand von mehreren Wochen injiziert werden. Aufgrund der besseren therapeutischen Sicherheit in der Kontrazeption und des günstigeren Nebenwirkungsprofils werden in der Regel Kombinationspräparate eingesetzt, insbesondere wenn sie einen Anteil an Ethinylestradiol von nicht mehr als 0,03 mg enthalten. Die hormonelle Kontrazeption für den Mann ist noch im experimentellen Stadium.

Kombinationspräparate — z. B. Conceplan®, Femovan®, Marvelon®, Minulet®, Neorlest 21®

Indikationen. Diese sog. Ovulationshemmer werden zur Schwangerschaftsverhütung verabreicht. Auch die Behandlung der Endometriose, die Verschiebung des Menstruationszeitpunktes und dessen Unterdrückung sind Indikationen wie auch die funktionelle Dysmenorrhöe, Uterusblutungen und Mittelschmerz.

Pharmazeutische Zubereitung. Tabletten von
- Ethinylestradiol 0,03 mg + Norethisteron 0,5 mg (Conceplan M®),
- Ethinylestradiol 0,03 mg + Norethisteronacetat 0,6 mg (Neorlest 21®),
- Ethinylestradiol 0,03 mg + Gestoden 0,075 mg (Femovan®, Minulet®),
- Ethinylestradiol 0,03 mg + Desogestrel 0,15 mg (Marvelon®)

Wirk- und Eliminationsverhalten. Die diesbezüglichen Eigenschaften der Kombinationspräparate ergeben sich aus den Angaben zur Kinetik der Östrogene und Gestagene, die in den entsprechenden Vorabschnitten aufgeführt sind. Die **Eliminationshalbwertszeiten** ($t_{1/2}$) betragen für das Östrogen Ethinylstradiol, das in der Leber zu Östron und Östradiol metabolisiert wird, 15–26 h und für das Gestagen Norethisteron, das ebenfalls hepatisch verstoffwechselt wird, 4–13 h.

DOSIERUNG

Erwachsene. 1 Tablette pro Tag vorzugsweise zum gleichen Zeitpunkt des Tages. Beginn der Behandlung mit dem ersten Tag der Menstruationsblutung. Die Einnahmedauer beträgt 21 Tage und wird von einem einnahmefreien Intervall von 7 Tagen gefolgt.

Sonderfälle. Eine Dosisadjustierung wird nicht vorgenommen. Die Sicherheit der Kombinationspräparate kann jedoch durch die Interaktion mit anderen Pharmaka (s. unten) beeinträchtigt werden. Die Gonadotropinserumspiegel sind unter Kombinationspräparaten erniedrigt. Dies wird häufig in der endokrinologischen Abklärung gynäkologischer Erkrankungen übersehen und führt zu unnötiger Diagnostik.

Unerwünschte Wirkungen. Die Nebenwirkungen entsprechen denen der Östrogene und Gestagene. Es kommt zu einer Verstärkung der Plasmaproteinbindung und damit zu erhöhten zirkulierenden Thyroxin- und Trijodthyroninwerten, ohne dass eine Störung der Schilddrüsenfunktion vorliegt. Es besteht eine erhöhte Neigung zu Pilzerkrankungen der Scheide.

Durch die niedrigen Östrogenanteile der Kombinationspräparate ist die Gefahr thromboembolischer Nebenwirkungen klein geworden und betrifft vor allem Patientinnen, die z. B. durch einen Nikotinabusus zusätzliche Risikofaktoren aufweisen. Östrogene interagieren mit der hepatischen Synthese von Gerinnungsfaktoren. Die Auswirkungen sind allerdings so gering, dass lediglich in Risikogruppen (z. B. Patienten mit Hämophilie) eine klinische Relevanz resultiert. Über eine Interaktion mit dem Renin-Angiotensin-System kann es zur Ausbildung einer arteriellen Hypertonie kommen. Dies wird bei Präparaten mit einem Östrogenanteil von mehr als 50 μg Ethinylestradiol beobachtet. Die Ödemneigung unter dem Östrogenanteil ist gering. Zerebrovaskuläre Komplikationen scheinen auch unter niedrig dosierten Östrogengaben (Ethinylestradiol 0,03 mg) vermehrt aufzutreten. Östrogene wie Gestagene haben einen geringen appetitsteigernden Effekt. Die überwiegende Zahl von Studien verneint das erhöhte Risiko für die Entstehung eines Mammakarzinoms unter der Einnahme oraler Kontrazeptiva. Insbesondere für die niedrig dosierten Präparate liegen gegenwärtig keine Informationen zu einem erhöhten Risiko der Brustkrebsentwicklung vor. Das Risiko von Endometriumkarzinomen ist unter der Therapie mit Kombinationspräparaten vermindert. Ähnliches gilt für Myome des Uterus, Ovarialkarzinome und Zysten des Ovars. Kontraindikationen sind schwere Formen der Hypertonie, eine ausgeprägte

Herzinsuffizienz, zerebrale Durchblutungsstörungen, schwere Leberfunktionseinschränkungen (Dubin-Johnson-, Rotor-Syndrom, Cholestase, Lebertumore). Bei frischen thromboembolischen Prozessen sollten keine oralen Kontrazeptiva gegeben werden. Es besteht ein erhöhtes Risiko von thrombembolischen Komplikationen bei Raucherinnen. Bei sexualsteroidsensiblen Neoplasmen sind orale Kontrazeptiva kontraindiziert.

Arzneimittelwechselwirkungen. Die gleichzeitige Gabe von Barbituraten, Carbamazepin, Phenytoin, Primidon oder Rifampicin beschleunigt die Metabolisierung oraler Kontrazeptiva. Dadurch kann die kontrazeptive Wirkung aufgehoben werden. Breitbandantibiotika können über eine Schädigung der Darmflora die Resorption und damit die Wirkung vermindern, dadurch kann die kontrazeptive Wirkung aufgehoben werden. Orale Antidiabetika können in ihrer Wirkung abgeschwächt und damit die Kohlenhydrattoleranz herabgesetzt werden.

Schwangerschaft und Laktation. Antikonzeptiva sind während Gravidität und Laktation kontraindiziert.

Pflegehinweise

Bei Patientinnen mit Thromboseneigung (z. B. AT-III-, Protein-C-, Protein-S-Mangel, APC-Resistenz), Raucherinnen und bei Immobilisation muss das erhöhte Risiko thromboembolischer Komplikationen bedacht werden. Die Frauen sollen darauf hingewiesen und gegebenenfalls Maßnahmen zur Thromboseprophylaxe eingeleitet werden.

Zwei- und Dreistufenpräparate/Sequenzpräparate

Indikationen. Diese Präparate sind modifizierte Kombinationspräparate und entsprechen in den Indikationen denen der o. g. Kombinationspräparate Die antikonzeptionelle Sicherheit der Zwei- und Dreistufenpräparate ist mit der der Kombinationspräparate vergleichbar. Die der Sequenzpräparate ist geringer. Die Nebenwirkungen sind von den Einzelbestandteilen und der Höhe der Steroidkonzentrationen abhängig. Da für eine sichere Kontrazeption ein Östrogenanteil von 30–35 μg Ethinylestradiol ausreicht, ist die Indikation für höher dosierte Präparate vor allem klinischen Situationen vorbehalten, in denen z. B. durch verstärkte Metabolisierung der Östrogene etwa bei gleichzeitiger Applikation von Antiepileptika ein höher dosierter Anteil benötigt wird.

Hypophysenhormone, Stimulatoren und Inhibitoren

Gonadotrope Achse. GnRH und seine Analoga sind in der Lage, akut die Gonadotropinsekretion der Hypophyse zu stimulieren. Ihre therapeutische Bedeutung besteht in der Regulation einer gestörten Interaktion von Hypothalamus und hypophysärer Gonadotropinsekretion. Hier kann durch Berücksichtigung der zeitlichen Muster der physiologischen Sekretion von GnRH bei Ausfall der hypothalamischen Steuerung eine normale Gonadotropinsekretion und damit eine Normalisierung der Testes- und Ovarialfunktion erreicht werden. GnRH-Analoga werden zur gezielten Störung dieses Regelkreises benutzt, da über eine lang anhaltende Rezeptorinteraktion mit oder ohne Stimulation der nachgeordneten Signalwege eine Desensitivierung mit Suppression der Gonadotropin-abhängigen Sexualsteroidsekretion erreicht wird. Der Einsatz von ovulationsstimulierenden Stilbenderivaten in der Therapie der Infertilität der Frau ist bereits unter dem Kapitel Antiöstrogene (s. S. 318 ff.) diskutiert worden.

Somatomammotrope Achse. Ein Ausfall der Wachstumshormonsekretion kann durch eine Substitution mit rekombinanten humanem Wachstumshormon ausgeglichen und damit die Wachstumspotenz bei Kindern mit Wachstumshormonmangel normalisiert werden. Eine tumorbedingte Hypersekretion von Wachstumshormonen kann durch den Einsatz inhibitorisch wirkender Somatostatin-Analoga unterdrückt werden. Dopaminrezeptoragonisten werden wegen ihrer hemmenden Wirkung auf die Hypersekretion von Prolaktin bei Hyperprolaktinämien, aber auch bei Prolaktinomen eingesetzt. Bei einigen Patienten mit Akromegalie findet sich unter dieser Substanzgruppe auch eine Suppression des Wachstumshormons.

Hypophysenhinterlappen. Bei Auftreten eines Diabetes insipidus durch Ausfall der Hypophysenhinterlappenfunktion kann eine suffiziente Substitution durch eine subkutane oder intranasale Gabe eines Vasopressin-Analogons erreicht werden. Vasopressin wird in hohen Dosen auch in der Therapie von intestinalen Blutungen verwendet. Oxytocin wird in der Geburtshilfe zur Behandlung der Wehenschwäche verwendet.

GnRH — Relefact LHRH®, verschiedene weitere

Indikationen. GnRH wird bei Ausfall der hypothalamischen GnRH-Sekretion, bei angeborenem Mangel oder komplettem Ausfall im Rahmen eines Kallmann-Syndroms, einer hypothalamischen Amenorrhöe oder nach erworbenen Veränderungen wie Operationen des Hypothalamus (Kraniopharyngeom) verwendet. Die Therapie dient zur Induktion bzw. Wiederherstellung der Fertilität.

Pharmazeutische Zubereitung. Ampullen zu 25 μg, 100 μg zur subkutanen und intravenösen Applikation.

Wirk- und Eliminationshalbwertszeit. Der **Wirkeintritt** von GnRH ist bereits 20–30 min nach subkutaner Gabe nachweisbar. Das Präparat hat eine außerordentlich kurze **Eliminationshalbwertszeit** ($t_{1/2}$).

DOSIERUNG

Erwachsene. Die Behandlung der Infertilität durch eine Fehlfunktion der hypothalamischen GnRH-Sekretion wird durch GnRH in pulsatiler subkutaner oder intravenöser Applikation 5–20 µg alle 2 h durchgeführt. Zur Kontrolle wird eine Messung der Gonadotropin-Plasmaspiegel sowie der Zielhormone – Androgene oder Östrogene – herangezogen.

Pflegehinweise

Die Behandlung mit GnRH sollte wegen ihrer Komplexität und der Notwendigkeit engmaschiger Kontrollen ausschließlich spezialisierten Zentren vorbehalten sein, wobei sie vor allem der Herstellung einer Fertilität dient.

GnRH-Agonisten und -Antagonisten — Zoladex®, verschiedene weitere

Diese werden zur Suppression der Gonadenfunktion bei Sexualhormonabhängigen Tumoren eingesetzt (s. Kap. 8, S. 448). Dasselbe Prinzip der chemischen Kastration wird auch in der Behandlung einer Pubertas praecox und bei seltenen Formen der weiblichen Infertilität (Syndrom der polyzystischen Ovarien) angewandt. Bei der Komplexität der Behandlung sollte diese Therapieform ebenfalls dafür spezialisierten Zentren vorbehalten bleiben.

Gonadotropine, humanes Choriogonadotropin (HCG) — Primogonyl®, verschiedene weitere

Humanes menopausales Gonadotropin (HMG) — z. B. Humegon®, Pergonal®

Indikationen. HCG und HMG werden in Kombination zur Behandlung der Infertilität bei hypothalamisch-hypophysärer Schädigung beim Mann wie bei der Frau eingesetzt.

Pharmazeutische Zubereitung. HCG-Ampullen zu 250, 500, 1000, 1500, 2500, 5000 IE zur subkutanen oder intramuskulären Anwendung; HMG-

Ampullen zu 75 IE LH und 75 IE FSH, FSH-Ampullen zu 75, 150 IE FSH (Fertinorm®).

Wirk- und Eliminationsverhalten. Dieses entspricht dem physiologisch gebildetem Hormon. Die **Eliminationshalbwertszeiten** ($t_{1/2}$) schwanken zwischen 40–75 min.

DOSIERUNG

Erwachsene. Weibliche Fertilitätsbehandlung: Zur Wiederherstellung der Fertilität nach hypothalamisch-hypophysärer Schädigung werden bei der Frau täglich 1–2 Ampullen HMG (75 IE) intramuskulär oder subkutan bis zur vollen Follikelreifung (maximal 2–3 Wochen) appliziert. Nach sonographischer Darstellung eines oder maximal zweier dominanter Follikel und bei Östradiol-Serumspiegeln zwischen 600 und 1200 pg/ml werden in der Regel 5000–10.000 IE HCG intramuskulär oder subkutan zur Auslösung einer Ovulation gegeben.

Männliche Fertilitätsbehandlung: Beim Mann werden 2-mal pro Woche 1000–2500 IE HCG intramuskulär oder subkutan über ca. 4–8 Wochen verabfolgt. Diese Therapie wird dann mit 3-wöchentlichen Gaben von 150 IE HMG intramuskulär oder subkutan kombiniert und führt frühestens nach 3 Monaten zu einer Erhöhung der Spermienkonzentration im Ejakulat. Die Behandlung muss im Einzelfall über ein halbes bis ein Jahr fortgesetzt werden, um eine ausreichende Spermienkonzentration für eine Fertilität zu erreichen.

Sonderfälle. Eine Therapieüberwachung bei der Frau erfolgt durch Bestimmung der Serumspiegel von Östradiol sowie entscheidend durch Überprüfung der Follikelreifung mittels Ultraschall.

Unerwünschte Wirkungen. Allergische Reaktionen auf HCG wie HMG sind in seltenen Fällen beschrieben. Eine Überstimulation der Ovarien mit Hypertrophie und Zystenbildung, auch mit Auftreten abdomineller Beschwerden wie Schmerzen, Übelkeit, Erbrechen, aber auch Aszitesbildung kommen vor. Trotz engmaschiger Überwachung der Therapie kommt es gehäuft zu Mehrlingsschwangerschaften und auch extrauteriner Gravidität unter dieser Therapieform. Weitere Nebenwirkungen sind abhängig von der Höhe der Sexualsteroide und entsprechen dem Nebenwirkungsspektrum, das unter dem Abschnitt Östrogene (s. S. 312 ff.) bzw. Androgene (s. S. 330 ff.) beschrieben ist. Sie können gemildert bzw. unterdrückt werden, wenn eine Überstimulation durch Messung der erreichten Sexualsteroidplasmaspiegel während der Therapie vermieden wird. Die Behandlung mit Gonadotropinen verbietet sich, wenn sexualsteroidabhängige Tumoren vorliegen. Bei Patienten mit Herzinsuffizienz muss eine Therapie mit Gonadotropinen unter Berücksichtigung einer möglichen Volumenretention durchgeführt werden.

Pflegehinweise

Mit HCG und HMG behandelte Frauen sind darauf hinzuweisen, dass die Möglichkeit einer Extrauteringravidität sowie von Mehrlingsschwangerschaften besteht. Beim Mann sollte die Kryokonservierung von Spermien für einen erneuten Kinderwunsch erwogen werden.

Rekombinantes humanes Wachstumshormon Genotropin®, Norditropin®, Zomacton®, verschiedene weitere

Indikationen. Die Substanz wird zur Behandlung des Minderwuchses bei idiopathischem oder erworbenem Wachstumshormonmangel bei Kindern eingesetzt. Das rekombinant hergestellte humane Wachstumshormon (GH) birgt nicht die Gefahr der früher aus Leichenhypophysen gewonnen Extrakte mit der Verursachung einer Creutzfeld-Jakob-Erkrankung.

Pharmazeutische Zubereitung. Rekombinantes humanes GH: Ampullen zu 2, 4, 12, 16, 24, 36 IE zur subkutanen und intramuskulären Anwendung. Seit kurzem steht auch ein besser haltbares Präparat als Pulver und Lösungsmittel in Einmalspritze zur Verfügung (Dosierungen zu 0,6 IE, 1,2 IE, 1,8 IE, 3,6 IE).

Wirk- und Eliminationsverhalten. Die Angaben zur **Eliminationshalbwertszeit** ($t_{1/2}$) liegen bei 20–30 min.

DOSIERUNG

Erwachsene. Die Dosierung erfolgt individuell. Beim Erwachsenen wird mit Dosen von 0,4–0,6 IE/Tag (entsprechend 0,15–0,2 mg/Tag) abends s.c. begonnen und nach klinischen Kriterien wie nach den IGF-1-Serumspiegeln so gesteigert, dass Letztere im Normbereich liegen. Selten werden höhere Dosen als 2,0 IE/Tag benötigt.

Kinder. Beim kindlichen Wachstumshormonmangel bzw. für die Behandlung von Turner-Patienten werden Dosen von 2,0 IE/Tag oder höher verabreicht.

Unerwünschte Wirkungen. Unter GH kann es durch Stimulation des Renin-Angiotensin-Systems zur Natriumretention und Ödembildung kommen. Dies kann Kopfschmerzen, Visusveränderungen und eine intrazerebrale Druckerhöhung (Pseudotumor cerebri) auslösen. Es wurde eine hypertensive Dysregulation und die Ausbildung eines Karpaltunnelsyndroms beschrieben. Häufig klagen die Patienten zu Beginn der Behandlung über Arthralgien. Der Insulin-antagonistische Effekt kann die Glukosetoleranz verschlechtern. Bei gleichzeitig vorliegenden Malignomen, bei manifestem Diabetes mellitus, bei ausgeprägten Formen einer Hypertonie oder bei vorbestehenden hydropischen Zuständen sollte keine Therapie mit GH durchgeführt werden.

Schwangerschaft und Laktation. Es existieren keine Erfahrungen über eine Substitutionstherapie mit GH während Schwangerschaft und Laktation.

Pflegehinweise

Nach der Gabe von rekombinanten humanen Wachstumshormonen sind Blutdruckwerte und der klinische Befund des Patienten regelmäßig zu kontrollieren, da erhöhte Blutdruckwerte, Kopfschmerzen, Visusstörungen und Ödeme auftreten können. Der adäquate Parameter für die Messung der erwünschten hormonellen Effekte ist die Bestimmung des Zielhormons IGF-1 sowie des IGF-Bindungsproteins 3.

Octreotid — Sandostatin®

Indikationen. Somatostatin-Analoga wie Octreotid werden bei der Akromegalie, hormonaktiven gastrointestinalen Tumoren wie Gastrinomen, Karzinoiden, Vipomen oder Glukagonomen eingesetzt. Da Somatostatin eine außerordentlich kurze Halbwertszeit aufweist, ist eine Dauertherapie nur mit länger wirksamen Analoga möglich. Diese müssen subkutan appliziert werden, da sie bei oraler Gabe im Magen inaktiviert werden. Nach subkutaner Anwendung beträgt die **Eliminationshalbwertszeit** ($t_{1/2}$) von Octreotid ca. 8 h.

Pharmazeutische Zubereitung. Octreotid-Ampullen zu 50, 100, 500, 1000 μg.

DOSIERUNG

Erwachsene. Octreotid wird in einer Dosis von 50–500 μg alle 8–12 h subkutan appliziert.

Sonderfälle. Entsprechend den Effekten und Nebenwirkungen kann die Dosis angepasst werden. Bei einer Halbwertszeit von ca. 8 h kann über kürzere Applikationsintervalle eine zusätzliche Wirkungssteigerung erreicht werden. Eine Tachyphylaxie ist beschrieben. Als Kontrollparameter dient das jeweils pathologisch sezernierte Hormon sowie langfristig die Tumorgröße. Octreotid hat allerdings keinen langfristigen, über die

Anwendung des Präparates hinaus anhaltenden Einfluss auf die Tumorgröße.

Unerwünschte Wirkungen. Lokale Reaktionen an der Injektionsstelle wie Schmerzen, Kribbelparästhesien, Stechen, Rötung werden beobachtet. Gastrointestinale Reaktionen wie Appetitlosigkeit, Übelkeit, Bauchschmerzen, Blähungen, Flatulenz, Diarrhöen und Steatorrhöe sind insbesondere in der Anfangsphase der Therapie häufiger und können durch langsame Steigerung der Dosis gemildert werden. Dies gilt auch für die Störung der Glukosetoleranz mit insbesondere postprandialer Hyperglykämie. Durch einen Einfluss auf die Gallenblasenmotilität wird nicht selten eine Cholelithiasis, aber auch eine Erhöhung der Cholestase-anzeigenden Enzyme beobachtet. Ein Octreotid-induzierter Vitamin-B_{12}-Mangel kann zu einer Vitamin-B_{12}-Mangelanämie führen. Bei Vorbestehen oder Auftreten einer Cholestase, bei Subileus oder ileusartigen Beschwerden ist die Gabe von Somatostatin-Analoga kontraindiziert. Bei Patienten mit einem Diabetes mellitus muss die Therapie sehr engmaschig überwacht werden.

Arzneimittelwechselwirkungen. Somatostatin-Analoga können die Sekretion von Thyreotropin (TSH) unterdrücken und eine zentrale Suppression der TSH-Sekretion auslösen. Octreotid kann die intestinale Resorption von Medikamenten durch eine Verkürzung der intestinalen Passagezeit verschlechtern und beispielsweise die Plasmakonzentrationen von Cyclosporin erniedrigen.

Schwangerschaft und Laktation. Octreotid ist nur bei strenger Indikationsstellung im Einzelfall in der Schwangerschaft indiziert.

Pflegehinweise

Bei Patienten mit Diabetes mellitus ist eine engmaschige Blutzuckerkontrolle erforderlich. Bei starken Blutzuckerschwankungen ist der behandelnde Arzt zu informieren.

Bromocriptin Pravidel®, Kirim®

Lisurid Dopergin®

Cabergolin Dostinex®

Indikationen. Es handelt um Ergotamin-Derivate, die Dopamin-D_2-Rezeptoren stimulieren und Prolaktin hemmen. Dementsprechende Indikationen sind Hyperprolaktinämie, Prolaktin-produzierende Hypophysentumoren, bestimmte Formen der Akromegalie, in der Geburtshilfe zum Abstillen sowie bei Prolaktin-abhängigen Zyklusstörungen die Induktion der Fertilität.

Pharmazeutische Zubereitung. Bromocriptin-Tabletten zu 2,5 mg, Kapseln zu 5, 10 mg; Lisurid-Tabletten zu 200 mg; Carbergolin-Tabletten zu 0,5, 1 mg

Wirk- und Eliminationshalbwertszeit. 30–60 min nach der Gabe werden die **maximalen Plasmaspiegel** von Lisurid und nach 30–120 min die von Cabergolin erreicht. **Stoffwechsel/Ausscheidung:** Alle Substanzen werden in der Leber verstoffwechselt. Die **Eliminationshalbwertszeit** ($t_{1/2}$) von Lisurid beträgt 10–24 h, die von Cabergolin 3–4 Tage.

DOSIERUNG

Erwachsene. Bromocriptin wird mit einer abendlichen Dosierung von 1,25 mg (1/2 Tbl.) einschleichend gegeben. Diese Dosis reicht in der postpartalen Periode meist aus. Für die Behandlung nichtschwangerschaftsbedingter Hyperprolaktinämien oder von Prolaktinomen wird die Dosierung einschleichend nach einigen Tagen auf 1/2 Tbl. morgens und abends gesteigert, um über eine weitere Steigerung eine Dosis von 2- bis 3-mal 1 Tbl./Tag zu erreichen. Für Lisurid gilt dies vergleichbar, mit einer einschleichenden Dosierung beginnend mit 100 µg (1/2 Tbl.) abends und Steigerung auf 2-mal 1 Tbl./Tag. Carbergolin wird in einer Dosierung von 0,5–1 mg 2-mal/Woche gegeben.

Sonderfälle. Entsprechend dem erwünschten Effekt und den Prolaktinspiegeln kann die Dosis bis auf 10–50 mg Bromocriptin/Tag oder 4-mal 200 µg Lisurid/Tag gesteigert werden. In Einzelfällen muss höher dosiert werden. Für Carbergolin liegen noch keine ausreichenden Untersuchungsergebnisse für höhere Dosierungen vor. Postpartal genügt eine Kontrolle des klinischen Effekts (Laktation). Bei Hyperprolaktinämien wie Prolaktinomen wird der Erfolg über die Messung der Serumprolaktinspiegel sowie über die Bestimmung der Tumorgröße mit Hilfe von bildgebenden Methoden (NMR, CCT) überwacht.

Unerwünschte Wirkungen. Über eine Aktivierung dopaminerger Systeme kommt es zu einer Reihe von Nebenwirkungen. Zephalgien, Schwindel, Müdigkeit, Halluzinationen, Verwirrtheit, Dyskinesien sowie psychomotorische Unruhe und Schlafstörungen werden als zentralnervöse Nebenwirkung beschrieben. Für den Patienten können kardiovaskuläre Nebenwirkungen gefährlich werden mit Hypotension und Palpitationen bis hin zu kollaptischen Erscheinungen. Relativ häufig klagen die Patienten über Magen-Darm-Beschwerden mit Appetitlosigkeit, Übelkeit und

Obstipation. Das Spektrum der Nebenwirkungen ist für die einzelnen Präparate nicht identisch, sodass ein Umstellungsversuch auf ein anderes Analogpräparat versucht werden kann. Allergische Erscheinungen sind ungewöhnlich. In seltenen Fällen werden Pleuraergüsse nach Bromocriptin und Lisurid berichtet. Eine Überempfindlichkeit gegen Mutterkornalkaloide sowie vorbestehende Störungen, die die oben beschriebenen Nebenwirkungen verstärken, stellen Gegenanzeigen für die Gabe von Bromocriptin, Lisurid und Carbergolin dar.

Arzneimittelwechselwirkungen. Die gleichzeitige Gabe von Ergotaminalkaloiden ist ungünstig, da ein Ergotismus ausgelöst werden kann. Auch bei gleichzeitiger Gabe blutdrucksenkender Medikamente ist eine Überwachung erforderlich, weil es zu Hypotonien kommen kann. Erythromycin kann die Bromocriptin-Plasmaspiegel erhöhen. Die Verträglichkeit von Bromocriptin wird durch Alkohol herabgesetzt.

Schwangerschaft und Laktation. Ein teratogenes Risiko dieser Präparate ist nicht nachgewiesen. Sie werden bei Zyklusstörungen auf dem Boden von Hyperprolaktinämien zur Fertilitätsinduktion eingesetzt. Bromocriptin wie Lisurid führen in der Laktationsperiode zum Sistieren der Laktation.

Pflegehinweise

Dopaminagonisten wie Bromocriptin, Lisurid und Cabergolin werden in deutlich höheren Dosierungen auch zur Behandlung des regionalen Dopaminmangels – z. B. beim M. Parkinson – genutzt. Die beschriebenen Nebenwirkungen bilden sich häufig nach einigen Wochen der Therapie zurück, wobei die Behandlung unter vorsichtiger Steigerung der Dosierung bis zum Erreichen des erwünschten Effektes begonnen werden soll. Bei suffizienter Behandlung der Hyperprolaktinämie besteht das Risiko des Auftretens einer Schwangerschaft.

Desmopressin — Minirin®

Indikationen. Diabetes insipidus mit hypothalamischem Ausfall der Sekretion des antidiuretischen Hormons (ADH). Der Diabetes insipidus kann ohne bekannte Ursache oder auch als Folge von Traumen und Tumoren (z. B. von Kraniopharyngeomen) auftreten. Nicht unumstritten ist die Gabe von Desmopressin zur Steigerung der Gerinnungsaktivität bei leichten und mittelschweren Formen der Hämophilie A und des Willebrand-Jürgens-Syndroms vor Operationen, bei Zahnextraktionen und nach Unfällen.

Pharmazeutische Zubereitung. Desmopressin-Lösung zur intranasalen Anwendung als Dosierspray (0,1 ml enthalten 10 µg) oder als Einmalpipette (0,1 ml enthalten 20 µg), Desmopressin-Ampullen zur subkutanen, intramuskulären und intravenösen Anwendung (1 ml enthalten 4 µg). Desmopressin-Tabletten enthalten 2 mg (entsprechend 0,178 mg Desmopressin).

Wirk- und Eliminationsverhalten. Die **maximalen Plasmaspiegel** werden nach 1 h erreicht. Desmopressin wird über die Nieren ausgeschieden. Die **Eliminationshalbwertszeit** ($t_{1/2}$) liegt bei ca. 3,5 h.

DOSIERUNG

Erwachsene. 1–4 µg 1- bis 2-mal täglich, je nach Wirkung auf die Trinkmenge bzw. Urinausscheidung. Als Tabletten sind meist höhere Dosen von 2- bis 3-mal 1 Tablette notwendig. Als Antihämorrhagikum werden 0,3–0,4 µg/kg KG Desmopressin langsam über 30 min ca. 1/2 h vor dem Eingriff appliziert. Postoperativ ist ggf. eine Nachbehandlung erforderlich. In der Behandlung einer Enuresis nocturna wird anfangs 1 Tablette abends empfohlen.

Sonderfälle. Eine Überprüfung der Plasma- und Urinosmolalität sowie der Flüssigkeitsbilanz ist zur Einstellung der Desmopressin-Therapie entscheidend.

Unerwünschte Wirkungen. Diese ergeben sich aus den Wirkungen. Bei Überdosierung kann es zu einer Wasserretention mit Gewichtszunahme, Hyponatriämie und in schweren Fällen zur Ausbildung eines Hirnödems mit Krämpfen kommen. Diese Nebenwirkungen können mit Kopfschmerzen, Übelkeit und abdominellen Krämpfen verbunden sein.

Arzneimittelwechselwirkungen. Bei gleichzeitiger Anwendung von Oxytocin verstärken sich die antidiuretischen Effekte von Desmopressin. Clofibrat, Indometacin und Carbamazepin können die antidiuretische Wirkung von Desmopressin verstärken. Glibenclamid kann diese vermindern.

Schwangerschaft und Laktation. Desmopressin wird in sehr geringen Konzentrationen in der Muttermilch ausgeschieden. Hinweise auf einen negativen Einfluss während der Gravidität oder ein teratogenes Risiko sind nicht bekannt.

Pflegehinweise

Eine sorgfältige Kontrolle der Flüssigkeitsbilanz (Ein- und Ausfuhr) ist unter Desmopressin-Therapie erforderlich. Diesbezügliche Imbalancen müssen umgehend dem behandelten Arzt gemeldet werden.

Kalziumregulierende Substanzen

Die tägliche Kalziumzufuhr liegt beim Erwachsenen bei ca. 1,2 g. Mehr als 90% des Körperkalziums sind im Skelettsystem gebunden. Eine Störung des Kalziumgleichgewichtes – beispielsweise durch einen Ausfall der Nebenschilddrüsenfunktion – führt zu tetanischen Muskelkrämpfen (Pfötchenstellung der Hände), denen durch Kalziumgabe begegnet werden kann. Auch Vitamin D und dessen Abkömmlinge wie Dihydrotachysterol u.a.m. erhöhen das Serumkalzium durch eine Steigerung der intestinalen Kalziumresorption. In Leber und Nieren werden Vorstufen von Vitamin D in die eigentliche Wirksubstanz umgewandelt. Das in den Nebenschilddrüsen gebildete Parathormon gewährleistet die Erhaltung der zirkulierenden Blutkalziumkonzentrationen und des Kalziumgleichgewichtes im Organismus. Dabei erhöht es die Resorption von Kalzium intestinal sowie aus dem Knochen und fördert die Kalziumreabsorption in den Nieren. Calcitonin hemmt die Kalziumresorption aus dem Knochen und senkt damit die Serumkalzium- sowie die Phosphatspiegel durch eine Erhöhung der Kalzium- und Phosphatausscheidung der Nieren. Auch eine andere Substanzgruppe – die Bisphosphonate – senken den Serumkalziumspiegel aufgrund physikochemischer Interaktionen mit Kalziumphosphat und verringern den Knochenumsatz. Neuere selektive östrogene Rezeptormodulatoren (SERM) beeinflussen den Knochen- und Cholesterinstoffwechsel sowie weitere Zielorgane (Raloxifen).

Kalzium — Calcium Sandoz®, verschiedene weitere

Indikationen. Kalzium wird verabreicht bei Hypokalzämien, die durch Störungen der Resorption von Kalzium im Magen-Darm-Trakt verursacht sind, bei medikamentös bedingter Osteoporose – beispielsweise durch Glukokortikoide-, bei Ausfall der Nebenschilddrüsenfunktion und nach Operationen, bei Pseudohypoparathyreoidismus und renaler Osteopathie (renale tubuläre Azidose).

Pharmazeutische Zubereitung. Calciumaspartat (Calciretard®) Dragees zu 350 mg, Ampullen zu 1 g; Calciumlactat Granulat zu 1000 mg; Calciumcarbonat Brausetabletten zu 500, 1000 mg, Calciumlactogluconat und -carborlat Brausetabletten zu 500, 1000 mg; Calciumgluconat- und -lactobionat-Ampullen zu 2,25 und 4,5 mmol.

Wirk- und Eliminationshalbwertszeit. Kalzium wird aus dem Magen-Darm-Trakt rasch resorbiert. **Stoffwechsel/Ausscheidung:** Es wir überwiegend über die Nieren und nur zum kleinen Teil in Speichel und Galle ausgeschieden.

DOSIERUNG

Erwachsene. Die Dosis der Kalziumsubstitution richtet sich nach der Indikation und dem Ausmaß der Hypokalzämie. Zur Prophylaxe einer Osteoporose werden 0,5–1 g Kalzium/Tag substituiert. Nach neuesten Arbeiten wird durch eine abendliche Gabe von Kalzium die nächtliche Aktivierung des Knochenabbaus signifikant vermindert, sodass die abendliche Gabe empfohlen wird. Zum Ausgleich einer manifesten Hypokalzämie sollten höhere Dosen verteilt auf mehrere Einzeldosen gegeben werden. Bei intravenöser Gabe muss auf eine langsame Applikation zur Vermeidung von Nebenwirkungen geachtet werden.

Sonderfälle. Eine Dosisadjustierung richtet sich nach dem klinischen Zustand des Patienten und den Laborbefunden. Bei einer **Hypokalzämie** aufgrund eines Nebenschilddrüsenausfalls ist das Ziel der Behandlung nicht die Normalisierung der zirkulierenden Kalziumserumkonzentrationen, sondern die Beschwerdefreiheit des Patienten. Wichtigster Kontrollparameter ist die Messung der Kalziumserumkonzentrationen, wobei insbesondere bei Dysproteinämien die Messung des ionisierten Kalziums indiziert ist. Bestimmungen von Parathormon und Vitamin D sowie die der Knochenumsatzmarker Osteokalzin, dem I-Carboxyterminalen Peptid (ICTP) oder der „Cross-links" im Urin geben zusätzlich Aufschluss über Ursachen der Störung und Effektivität der Therapie.

Unerwünschte Wirkungen. Unter einer intravenösen Applikation von Kalzium kann es bei Vorliegen einer Vitamin-D-Hypervitaminose zu Gewebsverkalkungen kommen. Kalzium führt bei paravenöser Applikation zu Gewebsnekrosen. Die rasche intravenöse Applikation oder eine Überdosierung von Kalzium kann kardiovaskuläre Nebenwirkungen von Rhythmusstörungen bis zum Herzstillstand auslösen. Die Gabe von Kalziumpräparaten ist bei Vorliegen einer Hyperkalzämie kontraindiziert. Bei Patienten mit Niereninsuffizienz wie bei hyperkalziurischen Patienten ist sie nur unter enger Überwachung und bei strenger Indikationsstellung gerechtfertigt.

Arzneimittelinteraktionen. Antikonvulsiva, Alkohol, Gluthetemid und Glukokortikoide hemmen die intestinale Kalziumresorption, Komplexbildner wie EDTA, Neomycin, aber auch Phosphate binden Kalzium im Darm und verhindern dessen Resorption durch physikochemische Interaktion. Calcitonin und Mithramycin hemmen die ossäre Kalziumresorption. Schleifendiuretika stimulieren die renale Kalziumausscheidung und können Hypokalzämien auslösen. Bei gleichzeitiger Therapie mit Herzglykosiden oder Kalziumkanalblockern ist eine Überwachung des Patienten erforderlich. Kalziumpräparate können über eine enterale Interaktion die Resorption von Tetrazyklinen vermindern.

Schwangerschaft und Laktation. Der Kalziumbedarf in Schwangerschaft und Laktation ist erhöht.

Pflegehinweise

Im sauren Milieu (renale tubuläre Azidose) ist die Ausscheidung von Kalzium über die Nieren erhöht. Somit ist z. B. bei Patienten mit eingeschränkter Nierenfunktion eine häufige Kontrolle des Serumkalziums erforderlich.

Cholecalciferol (Vitamin D_3) Vigantoletten®, Vigantol®

Indikationen. Vitamin D_3 wird zur Rachitisprophylaxe, in der Therapie der Osteomalazie und der Hypokalzämie bei Hypoparathyreoidismus eingesetzt.

Pharmazeutische Zubereitung. Cholecalciferol-Tabletten zu 500, 1000, 10.000, 200.000 IE, Öl zu 20.000 IE/ml (= 30 Tropfen), Ampullen zu 50.000 IE.

Wirk- und Eliminationsverhalten. Etwa 2/3 der verabreichten Dosis werden aus dem Dünndarm in die systemische Zirkulation (Blutkreislauf) resorbiert. **Stoffwechsel/Ausscheidung:** Bei intakter Leberfunktion wird Vitamin D_3 vor allem über die Gallenflüssigkeit ausgeschieden, es wird im Fettgewebe gespeichert und kann bei Intoxikationen noch nach Wochen rückverteilt werden. Seine **Eliminationshalbwertszeit** ($t_{1/2}$) beträgt 4–5 Tage. Der primäre Weg der Ausscheidung von Vitamin D ist über die Galle. Vitamin D tritt in den enterohepatischen Kreislauf ein.

DOSIERUNG

Erwachsene. Eine manifeste Rachitis oder Osteomalazie wird initial mit Dosen von bis 200.000 IE Cholecalciferol therapiert. Die Dauertherapie bei Hypoparathyreoidismus oder Formen der Parathormonresistenz wird mit 10.000–200.000 IE durchgeführt. Bei Malabsorptionssyndromen z. B. primär biliärer Zirrhose wird Cholecalciferol 50.000 IE 1–2 Ampullen alle 4 Wochen intramuskulär gegeben. Zur Osteoporosetherapie werden bei Erwachsenen in der Regel 1000 IE/Tag appliziert.

Sonderfälle. Eine Dosisadjustierung ist in Abhängigkeit von der Grunderkrankung und unter enger Kontrolle der Kalziumserumkonzentrationen individuell vorzunehmen. Da bei Patienten mit langanhaltendem **Vitamin-D-Mangel** zunächst eine starke Rekalzifierung des Knochens stattfindet, ist der Kalziumbedarf in der Anfangsphase der Therapie erheblich höher und muss durch adäquate Kalziumgaben angepasst werden. Für alle Behandlungsformen, insbesondere aber in der Behandlung des Vitamin-D-Mangels gilt die Notwendigkeit einer engmaschigen Kontrolle des Serum-Kalziums und -Phosphats, vor allem in der Anfangsphase, um Überdosierungen zu vermeiden.

Unerwünschte Wirkungen. Bemerkenswerte Nebenwirkungen sind Hyperkalzämien und Hyperkalzurie mit zentralnervösen Veränderungen wie Schwäche, Müdigkeit, Abgespanntheit, Kopfschmerzen, Ausbildung eines Psychosyndroms. Daneben finden sich gastrointestinale Störungen wie Übelkeit, Erbrechen, Diarrhöe sowie renale Störungen mit Verminderung der Konzentrationsfähigkeit der Nieren. Bei Kumulation (vorwiegend Cholecalciferol, weniger stark bei anderen Vitamin-D-Analoga) kann es zu Weichteilverkalkungen kommen sowie zu Verkalkungen des Myokards, der Arterien und der Nieren (Nephrokalzinose). Hyperkalzämische Störungen sowie eine vorbestehende Vitamin-D-Intoxikation sind Kontraindikationen für die Therapie.

Arzneimittelwechselwirkungen. Thiazide erhöhen das Hyperkalzämierisiko. Barbiturate, Gluthetimid, Phenytoin und Rifampicin greifen in den Stoffwechsel von Vitamin D ein und können Vitamin-D-Mangelerscheinungen auslösen. Cholestyramin vermindert die Resorption von Vitamin D. Östrogene können über eine Stimulation der Transcalciferin-Synthese die Fraktion des zirkulierenden Vitamin D erhöhen.

Die Gabe soll nur bei strenger Indikationsstellung erfolgen, da Vitamin D zu Missbildungen führen kann.

Pflegehinweise

Unter der Therapie mit Vitamin D_3 sind engmaschige Kontrollen der Serumkalziumkonzentration und des klinischen Zustandes der Patienten erforderlich. Bei Symptomen einer Hyperkalzämie (z. B. Anorexie, Kopfschmerzen, Erbrechen, Übelkeit) ist der behandelnde Arzt ebenso rasch zu unterrichten wie bei Veränderungen des Serumkalziums.

Calcitriol und Calcifediol

Delakmin 2000/5000®, verschiedene weitere

Indikationen. Beide Substanzen werden zur Rachitisprophylaxe, in der Therapie der Osteomalazie und der Hypokalzämie bei Hypoparathyreoidismus verwendet. Die beiden Substanzen ersetzen Cholecalciferol bei Patienten mit Niereninsuffizienz, da hier eine physiologische Aktivierung von 25-OH-Vitamin D in den Nieren nicht mehr stattfinden kann.

Pharmazeutische Zubereitung. Calcitriol-Kapseln zu 0,25, 0,5 μg; Calcifediol-Kapseln zu 2000, 5000 IE.

Wirk- und Eliminationsverhalten. Die pharmakologische Wirksamkeit hält 3–5 Tage an. **Stoffwechsel/Ausscheidung:** Bei einem ausgeprägten enterohepatischen Kreislauf der Substanz dauert deren Ausscheidung via Fäzes mehrere Tage.

DOSIERUNG

Erwachsene. Calcitriol und Calcifediol werden verwendet, wenn raschere und kürzer dauernde Wirkungen erwünscht sind. Die Dosierung in der Therapie der renalen Osteopathie liegt bei 2-mal 2000 bis 2-mal 5000 IE Calcifediol oder bei 0,25–0,5 μg Calcitriol.

Sonderfälle. Eine Dosisadjustierung ist in Abhängigkeit von der Grunderkrankung und unter enger Kontrolle der Kalziumserumkonzentrationen individuell vorzunehmen. Da bei Patienten mit langanhaltendem **Vitamin-D-Mangel** zunächst eine starke Rekalzifierung des Knochens stattfindet, ist der Kalziumbedarf in der Anfangsphase der Therapie erheblich höher und muss durch adäquate Kalziumgaben angepasst werden. Für alle Behandlungsformen, insbesondere aber in der Therapie des Vitamin-D-Mangels, gilt die Notwendigkeit einer engmaschigen Kontrolle des Serumkalziums und -phosphats, vor allem in der Anfangsphase, um Überdosierungen zu vermeiden.

Unerwünschte Wirkungen. Bemerkenswerte Nebenwirkungen sind Hyperkalzämie mit zentralnervösen Veränderungen wie Schwäche, Müdigkeit, Abgespanntheit, Kopfschmerzen und die Ausbildung eines Psychosyndroms. Daneben finden sich gastrointestinale Störungen wie Übelkeit, Erbrechen, Diarrhöe sowie renale Störungen mit Verminderung der Konzentrationsfähigkeit der Nieren. Bei Kumulation (vorwiegend Cholecalciferol, weniger stark bei anderen Vitamin-D-Analoga) kann es zu Weichteilverkalkungen kommen sowie zu Verkalkungen des Myokards, der Arterien und der Nieren (Nephrokalzinose). Hyperkalzämische Störungen sowie eine vorbestehende Vitamin-D-Intoxikation sind Kontraindikationen für die Therapie.

Arzneimittelwechselwirkungen. Da Calcitriol auch den Phosphattransport in Darm, Nieren und Knochen beeinflusst, müssen sich die Gaben von Phosphatbindern nach den Serumphosphatkonzentrationen richten. Thiazide erhöhen das Hyperkalzämierisiko. Barbiturate, Gluthetimid, Phenytoin und Rifampicin greifen in den Stoffwechsel von Vitamin D ein und können Vitamin-D-Mangelerscheinungen auslösen. Cholestyramin vermindert die Resorption von Vitamin D. Östrogene können über eine

Stimulation der Transcalciferin-Synthese die Fraktion des zirkulierenden Vitamin D erhöhen.

Schwangerschaft und Laktation. Die Gabe von Calcitriol und Calcifediol soll nur bei strenger Indikationsstellung erfolgen, da hohe Dosen Vitamin D ein teratogenes Risiko beinhalten.

Pflegehinweise

Unter der Therapie mit Vitamin D_3 sind engmaschige Kontrollen der Serumkalziumkonzentration und des klinischen Zustandes der Patienten erforderlich. Bei Symptomen einer Hyperkalzämie (z. B. Anorexie, Kopfschmerzen, Erbrechen, Übelkeit) ist der behandelnde Arzt ebenso rasch zu unterrichten wie bei Veränderungen des Serumkalziums.

Dihydrotachysterol

A.T. 10®, Tachystin®

Indikationen. Dihydrotachysterol wird zur Rachitisprophylaxe, in der Therapie der Osteomalazie und der Hypokalzämie bei Hypoparathyreoidismus eingesetzt.

Pharmazeutische Zubereitung. Dihydrotachysterol Perlen/Kapseln zu 0,5 mg, Tropfen (30 Tropfen = 1 ml) zu 1, 10 mg/ml.

Wirk- und Eliminationsverhalten. Dihydrotachysterol wird rasch aus dem Magen-Darm-Trakt resorbiert. **Stoffwechsel/Ausscheidung:** Es wird in der Leber 25-hydroxyliert. Die Wirkdauer von Dihydrotachysterol ist kürzer als die von Vitamin D_2 und von daher sind die Effekte besser kontrollierbar.

DOSIERUNG

Erwachsene. Dihydrotachysterol wird 1- bis 3-mal tgl. zu 0,125 mg Perlen bzw. 15–45 Tropfen (0,2 mg/ml) bei Ausfall der Parathormonwirkung verabreicht.

Sonderfälle. Eine Dosisadjustierung ist in Abhängigkeit von der Grunderkrankung und unter enger Kontrolle der Kalziumserumkonzentrationen individuell vorzunehmen. Eine genaue und engmaschige Kontrolle der Serumkalziumkonzentrationen ist vor allem in der Anfangsphase der Therapie erforderlich. Therapieziel beim Hypoperathyreoidismus ist die Anhebung des Serumkalziumspiegels in den unteren Normbereich.

Unerwünschte Wirkungen. Bei Überdosierungen von Dihydrotachysterol muss mit dem Auftreten von Hyperkalzämien und entsprechenden Symptomen gerechnet werden.

Arzneimittelwechselwirkungen. In Kombination mit Thiaziden ist das Risiko von Hyperkalzämien erhöht.

Schwangerschaft und Laktation. Eine Therapie während der Schwangerschaft und Laktation erfordert engmaschige Kontrollen der Serumkalziumkonzentrationen.

Pflegehinweise

Unter der Therapie mit Dihydrotachysterol sind engmaschige Kontrollen der Serumkalziumkonzentration und des klinischen Zustandes der Patienten erforderlich. Bei Symptomen einer Hyperkalzämie (z. B. Anorexie, Kopfschmerzen, Erbrechen, Übelkeit) ist der behandelnde Arzt ebenso rasch zu unterrichten wie bei Veränderungen des Serumkalziums. Eine gleichzeitige Verabreichung von Dihydrotachysterol und anderen Vitamin-D-Abkömmlingen ist zu vermeiden.

α-Calcidol — Doss®, Bondiol®

Indikationen. α-Calcidol ist ein neueres länger wirksames Vitamin-D-Analogon. Es wird zur Behandlung der Osteoporose und zusammen mit Kalzium auch bei Glukokortikoid-induzierten Osteoporosen eingesetzt, wobei gegenwärtig noch keine gesicherten Daten für die letztere Indikation vorliegen. Darüber hinaus wird α-Calcidol in der Behandlung der renalen Osteopathie sowie zur Substitutionstherapie bei Hypoparathyreoidismus verwendet.

Pharmazeutische Zubereitung. α-Calcidol Kapseln zu 0,25 und 1 μg.

Wirk- und Eliminationsverhalten. α-Calcidol wird rasch aus dem Gastrointestinaltrakt resorbiert. **Stoffwechsel/Ausscheidung:** Es wird in der Leber durch Hydroxylierung in seinen aktiven Metaboliten 1,25-$(OH)_2$-Vitamin-D_3 umgewandelt. Seine **Eliminationshalbwertszeit** ($t_{1/2}$) beträgt 3–5 Tage.

DOSIERUNG

Erwachsene. Die tägliche Dosis beträgt im Regelfall 1 μg/Tag.

Sonderfälle. Diese Dosis muss nach den Serumkalziumkonzentrationen bzw. dem Kalziumphosphatprodukt angepasst werden. Eine regelmäßige Kontrolle von Kalzium und Phosphat ist daher erforderlich.

Unerwünschte Wirkungen. Bemerkenswerte Nebenwirkungen bei einer Hyperkalzämie und Hyperkalzurie sind zentralnervöse Veränderungen wie Schwäche, Müdigkeit, Abgespanntheit, Kopfschmerzen, Ausbildung eines Psychosyndroms. Daneben finden sich gastrointestinale Störungen wie Übelkeit, Erbrechen, Diarrhöe sowie renale Störungen mit Verminderung der Konzentrationsfähigkeit der Nieren. Bei Kumulation kann es zu Weichteilverkalkungen kommen sowie zu Verkalkungen des Myokards, der Arterien und der Nieren (Nephrokalzinose). Hyperkalzämische Störungen sowie eine vorbestehende Vitamin-D-Intoxikation sind Kontraindikationen für die Therapie.

Arzneimittelwechselwirkungen. Thiazide erhöhen das Hyperkalzämierisiko. Barbiturate, Gluthetimid, Phenytoin und Rifampicin greifen in den Stoffwechsel von Vitamin D ein und können Vitamin-D-Mangelerscheinungen auslösen. Cholestyramin vermindert die Resorption von Vitamin D. Östrogene können über eine Stimulation der Transcalciferin-Synthese die Fraktion des zirkulierenden Vitamin D erhöhen. Eine gleichzeitige Behandlung mit magnesiumhaltigen Antazida kann eine Hypermagnesiämie auslösen.

Schwangerschaft und Laktation. Die Gabe von α-Calcidol soll nur bei strenger Indikationsstellung erfolgen, da hohe Dosen von Vitamin D ein teratogenes Risiko beinhalten. Eine detaillierte Dokumentation zur α-Calcidol-Anwendung in Schwangerschaft und Stillzeit existiert jedoch nicht.

> **Pflegehinweise**
>
> Unter der Therapie mit α-Calcidol sind engmaschige Kontrollen der Serumkalziumkonzentration und des klinischen Zustandes der Patienten erforderlich. Bei Symptomen einer Hyperkalzämie (z. B. Anorexie, Kopfschmerzen, Erbrechen, Übelkeit) ist der behandelnde Arzt ebenso rasch zu unterrichten wie bei Veränderungen des Serumkalziums.

Humancalcitonin — Cibacalcin®

Lachscalcitonin — Calci 50®, Calcimonta®, Karil®

Indikationen. Calcitonin wird in den parafollikulären Zellen der Schilddrüse gebildet und führt zu einem Abfall des Serumkalziums- und -phosphatspiegels. Es hemmt die Freisetzung von Kalzium aus dem Knochen. Somit wird es bei Hyperkalzämien, die durch Knochenmetastasen verursacht sind, bei der „High-turnover-Osteoporose“ oder beim M. Paget eingesetzt. Bei den genannten Indikationen kann die analgetische Wirkung des Calcitonins ein erwünschter Begleiteffekt sein.

Pharmazeutische Zubereitung. Humancalcitonin-Ampullen zu 0,25, 0,5 mg, Lachscalcitonin-Ampullen zu 50, 100 IE.

Wirk- und Eliminationsverhalten. Die **Wirkeintritt** erfolgt rasch (nach Minuten). **Stoffwechsel/Ausscheidung:** Lachs- sowie humanes Calcitonin werden vorwiegend in den Nieren verstoffwechselt. Die **Eliminationshalbwertszeit** ($t_{1/2}$) beträgt 4–12 min.

DOSIERUNG

Erwachsene. In der schweren Hyperkalzämie wird 1 IE Lachscalcitonin/kg/h in 0,9%iger Kochsalzlösung infundiert, bzw. 3- bis 6-mal 0,5 mg humanes Calcitonin/Tag appliziert. Bei tumorbedingten Knochenschmerzen werden 100–200 IE Lachscalcitonin bzw. 0,5–1 mg humanes Calcitonin alle 6 h subkutan oder intramuskulär gegeben. In der Therapie einer „High-turnover-Osteoporose" ist die Gabe von Calcitonin nicht unumstritten, da eine Reihe preisgünstigerer Alternativen zur Unterdrückung des Knochenumsatzes zur Verfügung stehen (z. B. bei der Frau: in der Postmenopause Östrogene; bei beiden Geschlechtern: Bisphosphonate, s. unten). Die Dosierung von Calcitonin, in Therapieintervallen von 4–6 Wochen Dauer gegeben, beträgt 50–100 IE Lachscalcitonin oder 0,25 mg humanes Calcitonin/Tag subkutan. Auch beim M. Paget stehen zumeist günstigere therapeutische Alternativen (z. B. Bisphosphonate, s. unten) zur Verfügung. Die Dosierung liegt hier bei 100 IE Lachscalcitonin bzw. 0,5 mg humanes Calcitonin/Tag subkutan. Auch hier muss die Dosis angepasst werden.

Sonderfälle. Eine Dosisadjustierung muss nach dem klinischen Befund und den Wirkungen der Therapie im Einzelfall vorgenommen werden. Die Dosierung richtet sich bei hyperkalzämischen Zuständen nach Serumkalzium- und -phosphatkonzentrationen sowie nach dem klinischen Befund. Dies gilt auch für eine tumorbedingte Hyperkalzämie. Bei der Therapie der **Osteoporose** sollten Knochenumsatzparameter wie Osteocalzin und karboxyterminales Peptid oder „Cross-links" im Urin zusätzlich herangezogen werden. Beim M. Paget ist die Aktivität der knochenspezifischen alkalischen Phosphatase von großer Bedeutung für die Beurteilung des Therapieerfolges.

Unerwünschte Wirkungen. Nebenwirkungen werden bei der Gabe von menschlichem Calcitonin häufiger als bei Lachscalcitonin beobachtet. Sie drücken sich in gastrointestinalen Symptomen wie Übelkeit, Erbrechen, Appetitlosigkeit, Bauchkrämpfen und Diarrhöen aus. Eine Flushsymptomatik, insbesondere im Gesicht, wird häufig berichtet. Patienten klagen häufig kurzfristig nach Injektion über Prickeln der Hände. Kopfschmerzen und allgemeine Abgeschlagenheit sind schwer von den Symptomen der zugrunde liegenden Erkrankung zu trennen. Die Therapie führt in Einzelfällen zu lokalen Entzündungszeichen. Ebenfalls selten sind anaphylaktische Reaktionen beobachtet worden. Eine Anwendung bei Hypokalzämien ist kontraindiziert.

Arzneimittelwechselwirkungen. Interaktionen bestehen mit anderen kalziumsenkenden (Furosemid) oder -stimulierenden Medikamenten.

Schwangerschaft und Laktation. Hierzu liegen so wenig Erfahrungen vor, dass der Einsatz nicht möglich erscheint.

Pflegehinweise

Die im Vordergrund stehenden Nebenwirkungen von Calcitonin sind das Auftreten von Kopfschmerz und Flushsymptomatik. Die Patienten sind darauf vor Therapiebeginn hinzuweisen, um eine bessere Akzeptanz der Behandlung zu erzielen.

Etidronat

Diphos®, verschiedene weitere

Indikationen. Etidronat ist ein sog. Bisphosphonat, das in der Behandlung des M. Paget, von hyperkalzämischen Zuständen, insbesondere der Tumorhyperkalzämie, und der Osteoporose („High-turnover-Osteoporose") eingesetzt wird.

Pharmazeutische Zubereitung. Etidronat-Tabletten zu 200 mg.

Wirk- und Eliminationsverhalten. Etidronat wird nur zum geringen Anteil aus dem Magen-Darm-Trakt resorbiert. Nur 1–9% der applizierten Dosis liegen in der systemischen Zirkulation (Blutkreislauf) vor. Die **maximalen Plasmaspiegel** werden nach ca. 4 h erreicht. **Stoffwechsel/Ausscheidung:** Die Elimination erfolgt unverändert über die Nieren, wobei der primär im Knochen gebundene Anteil von Etidronat im Verlauf der darauf folgenden Monate freigesetzt und über die Nieren ausgeschieden wird. Ansonsten liegt die **Eliminationshalbwertszeit** ($t_{1/2}$) bei 12 h.

DOSIERUNG

Erwachsene. Zur Behandlung des M. Paget wird Etidronat in einer Dosierung von 5 mg/kg KG/Tag bis zu einer Maximaldosis von 400 mg/Tag peroral eingesetzt. Wegen der Wirkung auf die Mineralisation wird eine Intervalltherapie mit einer maximalen Therapiedauer von 3–6 Monaten durchgeführt. In der Therapie der Hyperkalzämie werden höhere Dosen verwendet.

Sonderfälle. Eine Dosisanpassung sollte nach den Therapieeffekten erfolgen. Wichtigste Kontrollparameter sind das Serumkalzium, -phosphat und die Aktivität der alkalischen Phosphatase.

Unerwünschte Wirkungen. Gastrointestinale Symptome stehen im Vordergrund mit Übelkeit, Erbrechen und Durchfall. Bei entzündlichen Erkrankungen des Gastrointestinaltrakts oder Ulzera sollten diese Präparate nicht angewendet werden. Bisphosphonate können in seltenen Fällen zu allergischen Reaktionen führen. Störungen der Blutbildung bis hin zur Panzytopenie sind beschrieben. Selten kommt es passager zu einer Proteinurie. Die Gabe von Bisphosphonaten bei gleichzeitig vorliegender Hypokalzämie ist kontraindiziert. Da die Substanzen renal eliminiert werden, sind sie bei nicht durch eine Hyperkalzämie bedingter Niereninsuffizienz kontraindiziert. Bei vorbestehenden gastrointestinalen Erkrankungen können Bisphosphonate nur bei strenger Indikationsstellung eingesetzt werden.

Arzneimittelwechselwirkungen. Aluminiumhaltige Präparate, Kalzium, Eisen, Magnesium und Antazida hemmen die Resorption der Bisphosphonate nach oraler Gabe.

Schwangerschaft und Laktation. Bisphosphonate sind in Gravidität und Stillperiode kontraindiziert.

Pflegehinweise

Unter der Therapie mit Bisphosphonaten müssen die Parameter der Leber- (Transaminasen, AP, Bilirubin) und Nierenfunktion (Serumkreatinin) sowie das Blutbild regelmäßig kontrolliert werden. Über entsprechende Änderungen ist der behandelnde Arzt zu informieren.

Clodronat — Ostac®

Indikationen. Zur Behandlung des M. Paget wird Clodronat oral eingesetzt. Wegen der Wirkung auf die Mineralisation des Knochens wird eine Intervalltherapie mit einer maximalen Therapiedauer von 3–6 Monaten durchgeführt. In der Therapie der Hyperkalzämie werden höhere Dosen und initial eine intravenöse Applikation verabfolgt. Clodronat oder Pamidronat sollten wegen ihrer stärkeren Wirksamkeit für diese Indikationen dem Etidronat vorgezogen werden.

Pharmazeutische Zubereitung. Clodronat-Kapseln zu 400 mg. Filmtabletten zu 520 mg, Ampullen à 300 mg zur intravenösen Infusion.

Wirk- und Eliminationsverhalten. Die Resorption aus dem Magen-Darm-Trakt ist gering, nur 1–3% der Substanz erreichen den Blutkreislauf (systemische Zirkulation). Die **maximalen Plasmaspiegel** werden 1 h nach oraler Einnahme erreicht. **Stoffwechsel/Ausscheidung:** Die Substanz wird nicht verstoffwechselt, sondern zu 80% nach 24 h über die Nieren ausgeschieden, ca. 20% bleiben im Knochen gebunden. Die **Eliminationshalbwertszeit** ($t_{1/2}$) beträgt nach oraler Gabe 5–6 h, nach intravenöser Applikation 2 h.

DOSIERUNG

Erwachsene. Clodronat wird in der Behandlung eines M. Paget mit 800–2400 mg/Tag peroral dosiert. Wegen der Wirkung auf die Mineralisation wird eine Intervalltherapie mit einer maximalen Behandlungsdauer von 3–6 Monaten durchgeführt. In der Therapie einer Hyperkalzämie wird Clodronat in höherer Dosis (300 mg in physiologischer NaCl über den Tag) langsam (mindestens aber 2 h) intravenös appliziert.

Sonderfälle. Die Dosisadjustierung erfolgt nach dem erwünschten Effekt bzw. ist bei **eingeschränkter Nierenfunktion** vorzunehmen.

Unerwünschte Wirkungen. Gastrointestinale Beschwerden wie Nausea und Diarrhöe können besonders zu Beginn der Behandlung auftreten. In seltenen Fällen sind Hautreaktionen berichtet worden. Nierenfunktionseinschränkungen sind sowohl unter oraler wie parenteraler Therapie beobachtet worden. Die Kalziumkonzentration im Serum kann rasch und in erheblichem Ausmaß absinken.

Arzneimittelwechselwirkungen. Nahrungsmittel mit hohem Kalziumgehalt vermindern die Resorption von Clodronsäure nach oraler Gabe. Die serumkalziumsenkende Wirkung kann durch Gabe von Aminoglykosiden verstärkt werden.

Schwangerschaft und Laktation. Ausreichende Erfahrungen für die Anwendung von Clodronsäure in Gravidität und Laktation liegen beim Menschen nicht vor.

Pflegehinweise

Es sind engmaschige Kontrollen des Serumkalziums unter Clodronat-Gabe erforderlich, da es zu einem raschen Abfall der Serumkalziumkonzentrationen kommen kann. Bei diesbezüglichen Hinweisen ist der behandelnde Arzt zu informieren. Bei intravenöser Gabe gilt dasselbe für Veränderungen der Parameter der Nierenfunktion (Serumkreatininerhöhung). Die Tagesdosis von Clodronat sollte – um die Verträglichkeit zu erhöhen – am ehesten abends eingenommen werden.

Pamidronat Aredia®

Indikationen. Pamidronat ist von den Bisphosphonaten die am stärksten wirksame Substanz und wird von daher insbesondere in der Behandlung der Tumorhyperkalzämie und des M. Paget eingesetzt.

Pharmazeutische Zubereitung. Pamidronat-Ampullen zu 15 mg zur intravenösen Anwendung

Wirk- und Eliminationsverhalten. Pamidronat wird sehr stark im Knochen gebunden. **Stoffwechsel/Ausscheidung:** Es wird über die Nieren ausgeschieden. Innerhalb von 72 h nach i.v.-Verabreichung werden 20–55% von Pamidronat im Urin unverändert gefunden.

DOSIERUNG

Erwachsene. Die Gesamtdosis eines Behandlungsganges mit Pamidronat richtet sich nach dem anfänglichen Kalziumspiegel im Serum des Patienten. Bei einem Ausgangswert von >4,0 mmol/l wird eine Gesamtdosis von 90 mg gegeben. Liegt das Serumkalzium zwischen 3,5 und 4,0 mmol/l werden 60–90 mg gegeben, bei Werten zwischen 3,0 und 3,5 mmol/l 30–60 mg und bei einem Serumkalzium <3,0 mmol/l 15–30 mg. Dies kann entweder als Einzeldosis oder besser verteilt auf mehrere Infusionen an 2–4 aufeinander folgenden Tagen verabreicht werden. Eine Senkung der Serumkalziumkonzentrationen ist innerhalb von 24–48 h zu erwarten. Die Wirkung der Behandlung hängt von der Grundkrankheit ab, jedoch ist eine Wiederholung der Gabe möglich, wenn auch der Behandlungserfolg mit zunehmender Zahl der Therapiemaßnahmen nachlässt.

Sonderfälle. Bei **Nierenerkrankungen** sollte das Präparat bei einer Kreatinin-Clearence unter 35 ml/min nicht mehr angewandt werden. Bei **Lebererkrankungen** ist eine Anpassung notwendig.

Unerwünschte Wirkungen. Am häufigsten ist eine passagere Temperaturerhöhung, die innerhalb der ersten 48 h nach Gabe auftreten kann. Diese kann mit grippeähnlichen Symptomen verbunden sein. Lokale Reaktionen, Übelkeit, Erbrechen und Kopfschmerzen sind beschrieben. Selten ist eine Lymphozytopenie. Eine vorbestehende Niereninsuffizienz kann verschlechtert werden. Eine Hypokalzämie kann sich entwickeln.

Arzneimittelwechselwirkungen. Bislang sind keine Wechselwirkungen von Pamidronat bekannt. Eine Kombination mit anderen kalziumsenkenden Präparaten (Mithramycin) sollte vermieden werden.

Schwangerschaft und Laktation. Zur Applikation von Pamidronat in der Schwangerschaft und Laktation liegen keine Erfahrungen vor; daher ist es kontraindiziert.

Pflegehinweise

Pamidronat darf nicht als Bolus injiziert werden, sondern es muss langsam per infusionem in physiologischer Kochsalzlösung mit einer Infusionsgeschwindigkeit von maximal 30 mg Pamidronat/2 h verabreicht werden.

Alendronat — Fosamax®

Indikationen. Alendronat wird bei der postmenopausalen, der Glukokortikoid-induzierten Osteoporose, dem M. Paget und bei Hyperkalzämien anderweitiger Ursache eingesetzt.

Pharmazeutische Zubereitung. Alendronat-Tabletten à 10 mg.

Wirk- und Eliminationsverhalten. Alendronat wird nur geringfügig aus dem Magen-Darm-Trakt in die systemische Zirkulation übernommen und die **Bioverfügbarkeit** liegt unter 1%. Nahrungsaufnahme reduziert zusätzlich die Resorption, deshalb muss das Medikament in einem Abstand von mehr als 2 h zu den jeweiligen Mahlzeiten eingenommen werden. **Stoffwechsel/Ausscheidung:** Alendronat wird nicht hepatisch metabolisiert und somit unverändert über die Nieren eliminiert. Seine **Eliminationshalbwertszeit** ($t_{1/2}$) beträgt 6 h, die Halbwertszeit im Knochen 10 Jahre.

DOSIERUNG

Erwachsene. Die empfohlene Dosierung für die Behandlung einer Osteoporose liegt bei 10 mg/Tag p.o. Große Studien zeigen eine Tendenz zu einer besseren Wirksamkeit mit höheren Dosen von 20–40 mg/Tag oral. Für die Prävention der Osteoporose werden Dosen von 5 mg/Tag p.o. eingesetzt. Wesentlich höher liegt die Dosierung in der Therapie eines M. Paget. Hier sollten in der Regel 40 mg/Tag p.o. gegeben werden. Wegen seiner Bindung an Kalzium muss Alendronat nüchtern mindestens eine halbe Stunde, besser 2 h vor der Nahrungsaufnahme morgens eingenommen werden. Um Reizungen an der Ösophagusschleimhaut zu vermeiden, sollte Alendronat in aufrechter Haltung mit einem Glas Wasser geschluckt werden.

Sonderfälle. Eine Dosisanpassung ist bei Patienten mit leichter bis mäßiger **Niereninsuffizienz** (Kreatinin-Clearance 35–60 ml/min) nicht erforderlich. Bei Patienten mit einer Kreatinin-Clearance unter 35 ml/min sollte Alendronat nicht eingesetzt werden. Bei einer höheren Clearance muss die Dosis nicht angepasst werden. Es kann aber eine stärkere Kumulation des Präparats im Knochen erwartet werden.

Unerwünschte Wirkungen. Am häufigsten findet sich wie bei den anderen Bisphosphonaten Fieber, das zum Teil mit Myalgien und Arthralgien (4–6%) verbunden ist. Patienten mit M. Paget klagen partiell über transiente Knochenschmerzen. Häufiger sind darüber hinaus lokale Irritationen im Ösophagus, die in ca. 1,5% der Fälle berichtet werden. Eine genaue Aufklärung über den Modus der Einnahme der Substanz ist notwendig, da schwere Reaktionen mit Ulzera des Ösophagus beschrieben sind. Als weitere intestinale Symptome finden sich Übelkeit, Dysphagie, Obstipation, Diarrhöen, Flatulenz und abdominelle Schmerzen. Hypokalzämien und Hypophosphatämien treten dosisabhängig auf. Schließlich werden Transaminasenerhöhungen beobachtet. In einzelnen Fällen kommt es zu Kopfschmerzen. Selten sind allergische Reaktionen beschrieben.

Arzneimittelwechselwirkungen. Interaktionen finden sich mit Nahrungsbestandteilen und Kalzium. Alendronat sollte daher nicht mit anderen Medikamenten zusammen eingenommen werden. Ranitidin erhöht die enterale Resorption von Alendronat. Die Applikation von Acetylsalicylsäure erhöht das Risiko intestinaler unerwünschter Wirkungen.

Schwangerschaft und Laktation. Alendronat hat im Tierversuch teratogene Effekte mit neonatalem Tod.

Pflegehinweise

Wegen der geschilderten Nahrungsabhängigkeit der Aufnahme von Alendronat aus dem Magen-Darm-Trakt in die systemische Zirkulation (Blutkreislauf) sollte das Medikament morgens nüchtern mit ausreichend Flüssigkeit eingenommen werden. Die Nahrungsaufnahme sollte am besten in einem Abstand von 2 h nach der Einnahme von Alendronat erfolgen. Sie sollte im Stehen geschehen, um Reizungen der Speiseröhre zu vermeiden. Eine gleichzeitige Einnahme von Acetylsalicylsäure sollte vermieden werden. Der Patient muss vor Therapiebeginn auf die möglichen Nebenwirkungen im Magen-Darm-Trakt hingewiesen werden. Bei entsprechenden klinischen Zeichen des Auftretens von Nebenwirkungen muss der behandelnde Arzt informiert werden.

6 Therapie des Diabetes mellitus

Generelle Empfehlungen. Dem Diabetes mellitus, der Zuckerkrankheit, liegen Störungen bei der Herstellung, Ausschüttung und/oder der Wirkung des Bauchspeicheldrüsenhormons Insulin zugrunde. Beim juvenilen, jugendlichen oder Typ-1-Diabetes beruht dies auf einer Zerstörung der β-Zellen in der Bauchspeicheldrüse (Pankreas) durch Autoimmunprozesse, bei denen Antikörper gegen körpereigene Proteine gebildet werden. Beim Alters- oder Typ-2-Diabetes liegt dem Krankheitsbild eine verminderte Insulinempfindlichkeit verbunden mit einer gestörten Insulinausschüttung der β-Zellen zu Grunde.

Ziel der Therapie ist es, durch Ausgleichung des absoluten Insulinmangels und durch eine Verbesserung der Insulinwirkung die Störungen im Kohlenhydrat-, Eiweiß-, Fett- und Mineralstoffwechsel soweit wie möglich zu normalisieren. Dem Diabetiker als bedingt Gesundem soll ein normales Leben in Familie, Beruf und Gesellschaft ermöglicht werden. Als Basismaßnahmen haben nach wie vor die Diätberatung mit einer an die Erfordernisse der Krankheit angepassten Ernährung, die Gewichtsoptimierung und, wenn keine Kontraindikationen vorliegen, körperliches Training Bedeutung. Die Schulung des diabetischen Patienten ist ein unentbehrlicher Bestandteil der Therapie.

Kurzfristig sollen ketoazidotische Stoffwechselstörungen (Azidose infolge erhöhter Ketonkörperproduktion bei Hyperglykämie), Infektionen und Hypoglykämien (Unterzuckerung) vermieden werden. Langfristig gilt es, das Auftreten der diabetischen Spätkomplikationen zu verhindern. Dazu gehören die Schädigung der großen und mittelgroßen Arterien (Makroangiopathie), der kleinen Gefäße (Mikroangiopathie) und der Nerven (diabetische Neuropathie). Die Mikroangiopathie führt insbesondere zu Beeinträchtigungen an der Netzhaut (diabetische Retinopathie), der Nieren (diabetische Nephropathie) und der Füße (diabetischer Fuß). Das Auftreten der Langzeitschäden hängt von der Qualität der Einstellung des Diabetes ab. Aber auch mit dem Diabetes verknüpfte Risikofaktoren wie der Bluthochdruck (arterielle Hypertonie) und die Fettstoffwechselstörung (Dyslipoproteinämie) müssen kontrolliert werden. Die von der Amerikanischen Diabetesgesellschaft genannten Zielgrößen (Tabelle 6.1) sollen nach Möglichkeit bis ins hohe Alter angestrebt werden, da auch dann die Lebensqualität noch wesentlich von der Diabeteseinstellung abhängt. Durch möglichst genaue Einhaltung normaler Blutzuckerwerte (zwischen 60 und 160 mg/dl bzw. 3,4–8,9 mmol/l) und guter Einstellung der LDL-Cholesterinwerte („low density lipoproteins") kann bereits eine Verbesserung der Prognose der Typ-2-Diabetiker erreicht werden.

Tabelle 6.1. Zielwerte der Therapie des Diabetes mellitus nach den Empfehlungen der American Diabetes Association

Parameter	Dimension	Normal	Ziel
Blutzucker (kapillär)			
Präprandial	mg/dl	<110	80–120
	mmol/l	<6,1	4,4–6,6
Postprandial[a]	mg/dl	–	68–144
	mmol/l	–	3,8–8,0
Bed-time	mg/dl	<120	100–140
	mmol/l	<6,6	5,5–7,8
HbA_{1c}	%	<6	<7
LDL-Cholesterin	mg/dl	–	≤100
	mmol/l	–	≤2,6
HDL-Cholesterin	mg/dl	–	M >35; F >45
	mmol/l	–	M >0,9; F >1,2
Nüchterntriglyzeride	mg/dl	–	<200
	mmol/l	–	<2,3
Mikroalbuminurie (24 h Sammelurin)	mg/24 h	–	<30
Blutdruck	mmHg	<120/80	<130/85[b]

[a] Therapieziel entsprechend den Empfehlungen diabetologischer Fachkommissionen; [b] bei vorbestehender isolierter systolischer Hypertonie ≥180 mmHg: Blutdruck Zielwert <160, bei systol. Blutdruck zwischen 160 und 179 mmHg → Ziel: Reduktion um 20 mmHg; wurde dieses Ziel erreicht und toleriert, weitere Senkung auf 140 mmHg erforderlich.

Richtgröße der Therapiekontrolle ist das HbA_{1c} (glykolysiertes Hämoglobin) mit einem Zielwert zwischen 6,5 und 7%. Mit Kenntnis der HbA_{1c}-Werte kann eine Aussage über die Blutzuckerwerte des Patienten in den vergangenen 8 Wochen gemacht werden. Die Blutzuckerwerte müssen nüchtern und nach der Mahlzeit (postprandial) in den jeweiligen Normbereich eingestellt werden. Besonders Blutzuckeranstiege nach den Mahlzeiten müssen gering gehalten und Hypoglykämien (Unterzuckerung) vermieden werden. Diese Ziele können nur durch andauernde Schulung der Patienten und eine Blutzuckerselbstkontrolle erreicht werden. Bei rein diätetisch geführten Patienten oder bei gutem Blutzuckertagesprofil unter kleinen Dosen oraler Antidiabetika genügt auch die Harnzuckerselbstkontrolle. Die Blutzuckerselbstkontrolle sollte 1- bis 2-mal wöchentlich auch Messungen 1–2 h nach den Mahlzeiten einschließen.

Unterzuckerungen oder **Hypoglykämien** sind unerwünschte Nebenwirkungen einer Diabetestherapie. Sie sind aber vor allem bei einer straffen Blutzuckereinstellung oft nicht ganz zu vermeiden. Die Ursachen der Hypoglykämie können vielfältig sein: verspätete oder verminderte Nahrungsaufnahme, verstärkte körperliche Aktivität, versehentliche Überdosierung, Magenentleerungsstörungen, Präparatewechsel und Wechselwirkungen mit anderen Medikamenten (Betablockern), Alkohol oder Zweiterkrankungen, wie beispielsweise eine Schwäche der Nebenrindenfunktion (Nebennierenrindeninsuffizienz). Nach einer schweren Hypoglykämie kann es zu ausgeprägten neurologischen Störungen bis hin zu Gewebsuntergängen wichtiger Hirnzentren kommen (Nekrosen in Kortex- und Hippokampusbereich sowie in den Basalganglionneuronen). Hypoglykämien können auch die Langzeitkomplikationen des Diabetes mellitus verschlimmern. Um einer Hypoglykämie frühzeitig begegnen zu können, muss der Patient stets Traubenzuckerwürfel mit sich führen. Beim Vorliegen einer Bewusstlosigkeit ist die intravenöse Gabe von 20–50 g Glukose erforderlich. Als Selbsthilfe durch Angehörige kommt auch eine Glukagoninjektion (1 mg subkutan) in Betracht. Die Einstellung des Diabetes mellitus ist nach jeder schweren Hypoglykämie zu überprüfen.

Stoffwechselentgleisungen mit **Hyperglykämien** und **Ketoazidose** bis hin zum diabetischen Koma (Präkoma, Coma ketoacidoticum, Coma hyperosmolare) entstehen, wenn Insulininjektionen ausgelassen wurden oder wenn aufgrund von Zweiterkrankungen oder Infektionen der Insulinverbrauch gestiegen ist. Im Rahmen solcher Stoffwechselentgleisungen wird die Erkrankung Diabetes mellitus nicht selten erstmalig diagnostiziert. Patienten im Präkoma und Coma diabeticum bedürfen der Behandlung auf einer Intensivstation. Dort erfolgt die intravenöse Insulingabe (Normalinsulin: anfangs 0,1–0,2 IE/kg/h) mit engmaschiger Kontrolle des Blutzuckerwertes, des Wasser- und Elektrolythaushalts (vor allem des Serumkaliums), der Blutgase und der Kreislaufsituation.

Von einer **Schwangerschaft** ist einer insulinpflichtigen Diabetikerin heute nur bei fortgeschrittener Netzhautschädigung (Retinopathie) und Nierenschädigung (Nephropathie) mit Einschränkung der Nierenfunktion abzuraten. Um kindlichen Schädigungen im Sinne von Missbildungen, Unreife oder übergroßem Körpergewicht (Makrosomie) vorzubeugen, muss die Stoffwechsellage der diabetischen Mutter bereits vor der Empfängnis und während der Schwangerschaft optimal eingestellt sein. Die Schwangere sollte von erfahrenen Diabetologen betreut werden. Gegebenenfalls muss die Insulintherapie gesteigert werden oder mit einer Insulinpumpe erfolgen. Die Insulindosierung muss immer wieder an die aktuellen Blutzuckerwerte vor oder nach den Mahlzeiten angepasst werden. Humaloginsulin ist bisher für die Behandlung Schwangerer nicht zugelassen.

Während einer Behandlung mit Insulin sind regelmäßige internistische, augenärztliche und zahnärztliche Kontrollen erforderlich. Vierteljährlich ist die Bestimmung des HbA_{1c} notwendig. Die diabetischen Begleiterkrankungen (Bluthochdruck, Fettstoffwechselstörung, Schädigung großer und kleiner Gefäße und der Nerven) müssen rasch erkannt und behandelt werden.

Insulin

Insulin ist ein Hormon, das in den β-Inselzellen des Pankreas gebildet wird. Durch Bindung des Hormons an die Insulinrezeptoren in Fett-, Muskel- und Leberzellen wird die Aufnahme von Glukose in die Zielgewebe stimuliert. Intrazellulär werden der Glukoseabbau, die Glykogen- und Eiweißsynthese sowie die Triglyzeridbildung gefördert. Insulinextrakte aus Rinder- und Schweinepankreas wurden seit Anfang der zwanziger Jahre zur Therapie des Diabetes mellitus verwendet. Heute werden fast ausschließlich halbsynthetisch oder biosynthetisch gewonnene Humaninsuline eingesetzt. Man unterscheidet kurzwirksame Normal-(Alt-)Insuline und Verzögerungsinsuline (Tabelle 6.2). Durch gezielte Veränderungen am Insulinmolekül (Austausch von einzelnen Aminosäuren) gelang die Herstellung rascher resorbierter, kurz wirksamer so genannter Insulinanaloga (Insulin Lispro (Humalog®), Insulin Aspart (NovoRapid®). Bei ihrer Anwendung entfällt durch den schnellen Wirkungseintritt der sonst übliche Spritz-Ess-Abstand, es wird eine günstigere postprandiale Blutzuckerlage erzielt und das Hypoglykämieresiko (v.a. nachts) vermindert. Mit Insulin glargin (Lantus®), einem weiteren Analoginsulin, wurde ein neues Basalinsulin entwickelt, bei dem die Strukturveränderungen eine verzögerte Aufnahme in den Blutkreislauf bewirken. Lantus® weist über 24 h eine gleichmäßige blutzuckersenkende Wirkung auf, es muss nur 1-mal täglich (abends) injiziert werden.

Indikationen. Eine **Insulin-Dauertherapie** erfolgt zur Behandlung des Diabetes mellitus Typ 1 sowie beim Typ-2-Diabetes bei Versagen der oralen Therapie oder beim Vorliegen schwerer Komplikationen (fortgeschrittene Nephro-, Retino-, Neuropathie, diabetischer Fuß mit Gangrän). Eine **vorübergehende Insulintherapie** kann in Schwangerschaft (Gestationsdiabetes) und Stillzeit, bei schweren Infekten, größeren Operationen, unter Kortikoidbehandlung oder bei schweren katabolen Zuständen erforderlich sein.

Pharmazeutische Zubereitung. Wie oben erwähnt, werden kurzwirksame Normal-(Alt-)Insuline und Verzögerungsinsuline unterschieden. Zur Verzögerung werden Protamin (Neutral Protamin Hagedorn, NPH), Surfen oder Insulin-Zinksuspensionen (Lenteprinzip) eingesetzt. Die trüben Verzögerungsinsuline bilden größere amorphe und kristalline Komplexe und müssen deshalb vor der Anwendung gut gemischt werden. Es stehen fertig hergestellte Mischinsuline mit unterschiedlichen Anteilen von NPH- und Normalinsulin zur Verfügung, wobei der Normalinsulinanteil zwischen 10 und 50% eines solchen Mischinsulins beträgt (s. Tabelle 6.2). Die Insulinstärke wird in Einheiten angegeben: 1 mg Insulin sind ca. 25 IE. In Deutschland sind Insuline in der Stärke U 40 und U 100 erhält-

Tabelle 6.2. Übersicht über einige handelsübliche Insulinpräparate[a]

Präparat[a]	Spezies[b]	Zusammensetzung	Wirkung[c] Beginn [min]	Maxim. [h]	Dauer [h]
Humalog Lispro (Lilly)	Biosynt. Modifiz. Insulin	Lispro Human insulinanalog	15	0,5–1,5	2–5
Normalinsuline					
Actrapid HM (Novo Nordisk)	GeH	100% n	30	1,0–3,0	bis 8
Insuman Rapid (Hoechst)	GeH	100% n	15–30	1,5–3,0	bis 8
Berlinsulin H normal (Berlin-Chemie)	GeH	100% n	15	1,0–3,0	6–8
Huminsulin normal (Lilly)	GeH	100% n	15–30	1,0–3,0	6–8
H-Tronin U 100 für H-Tron (Hoechst)	GeH	100% n	15	1,5–3,0	bis 8
Insulin SNC (Berlin-Chemie)	S	100% n	15	1,0–3,0	6–8
Verzögerungsinsuline					
Protaphan HM(Novo Nordisk)	GeH	100% NPH	90	4,0–12,0	bis 24
Insuman Basal (Hoechst)	GeH	100% NPH	45–60	6,0	bis 24
Berlinsulin H Basal (Berlin Chemie)	GeH	100% NPH	30	2,0–10,0	18–20
Huminsulin Basal (Lilly)	GeH	100% NPH	30	2,0–10,0	20
Semilente MC (Novo Nordisk)	S	Ins.-Zink-Susp., 100% amorph	60– 90	5,0–10,0	bis 16
B-Insulin SC (Berlin-Chemie)	S	amorph	45	3,0–8,0	18
Insulin Monotard HM (Novo Nordisk)	GeH	Ins. Zink-Susp. 30% amorph	120–150	7,0–15,0	bis 24

Tabelle 6.2. Übersicht über einige handelsübliche Insulinpräparate[a] (Forts.)

Präparat[a]	Spezies[b]	Zusammensetzung	Wirkung[c] Beginn [min]	Maxim. [h]	Dauer [h]
Kombinationsinsuline					
Actraphane HM 30/70 (Novo Nordisk)	GeH	30% n, 70% b	30	2,0–8,0	bis 24
Actraphane HM 50/50 (Novo Nordisk)	GeH	50% n, 50% b	30	2,0–8,0	bis 24
Insuman Comb 15 (Hoechst)	GeH	15% n, 85% b	30–45	–	bis 22
Insuman Comb 50 (Hoechst)	GeH	50% n, 50% b	20–30	–	bis 16
Berlinsulin H 30/70 (Berlin Chemie)	GeH	30% n, 70% b	30	1,0–8,0	14–15
Berlinsulin H 40/60 (Berlin Chemie)	GeH	40% n, 60% b	30	1,0–8,0	14–15
Huminsulin Profil III (Lilly)	GeH	30% n, 70% b	30	1,0–8,0	15
Huminsulin Profil IV (Lilly)	GeH	40% n, 60% b	30	1,0–8,0	14–15

[a] *S* Schwein, *H* Human, *geH* gentechnisch hergestelltes Humaninsulin, *NPH* Neutral Protamin Hagedorn, *n* normal, *b* basal;
[b] (Fachinformationen);
[c] wird von verschiedenen Faktoren (z. B. Dosis, Injektionsort) beeinflusst.

lich, d. h. 1 ml Insulinlösung enthält 40 bzw.100 IE. Die Karpulen von Insulinpens und Pumpen enthalten im Regelfall U 100.

Biosynthetisch gefertigte modifizierte Insuline (Insulinanaloga) mit im Vergleich zu Normalinsulin schnellerem Wirkungseintritt sind Insulin Lispro (Humalog®) und Insulin Aspartat (NovoRapid®). Ein weiteres Insulin-Analogon, Insulin glargin (Lantus®), weist über 24 h eine gleichmäßige blutzuckersenkende Wirkung auf, es muss nur 1-mal täglich injiziert werden.

Bei Umstellung auf hochgereinigte Humaninsuline ist bei einigen Patienten eine Dosisreduktion angezeigt, ebenso bei der Umstellung von Normalinsulin auf Humalog.

Wirk- und Eliminationsverhalten. Die Wirkkinetik des jeweiligen Insulins hängt von den verwendeten Trägersubstanzen (z. B. Protamin- und Surfen-Zusätze) sowie vom Kristallisationsgrad (Insulin-Zinksuspensionen) ab, wird aber auch von der Durchblutung der Injektionsstelle und von der Injektionsart beeinflusst. Insulin wird hauptsächlich in Leber und Nieren verstoffwechselt (lediglich 18% der produzierten Menge wird renal ausgeschieden). Nach intravenöser Gabe von Normalinsulin beträgt die **Eliminationshalbwertszeit** 4–5 min.

Strategien der Insulintherapie. **Konventionelle Insulintherapie (CT):** Hierunter versteht man die ein- oder zweimalige Gabe von Insulin, im Regelfall Intermediärinsulin oder Kombinationszubereitungen. Typischerweise werden vor dem Frühstück und Abendbrot Kombinationsinsuline subkutan injiziert. Da mit dieser Form der Insulintherapie nur bedingt eine gute Stoffwechsellage zu erzielen ist, sollte sie nur noch bei kleineren Kindern, Patienten mit mangelnder Compliance oder älteren Patienten mit eingeschränkter Möglichkeit zur Blutzuckerselbstkontrolle eingesetzt werden. Einmalgaben sind nur noch gerechtfertigt bei Typ-2-Diabetikern in Kombination mit oralen Antidiabetika.

Intensivierte konventionelle Insulintherapie (ICT): Diese verwendet in der Regel das Basis-Bolus-Prinzip und ermöglicht eine wesentlich physiologischere Behandlung. Normalinsulin wird vor den Hauptmahlzeiten gespritzt (Bolus), die NPH-Insulingabe (Basis) erfolgt 1- bis 3-mal täglich, auf jeden Fall vor dem Schlafengehen, zusätzlich meist noch morgens und in einigen Fällen auch mittags. Im Falle eines ausgeprägten Dawn-Phänomens (hohe Blutzuckerwerte in den frühen Morgenstunden) liegen gute Erfahrungen mit Semilente als Bettzeitinsulin vor. Bei abendlichen Blutzuckeranstiegen (Dusk-Phänomen) hilft meist eine kleine Dosis eines NPH-Insulins mittags zusätzlich zum Normalinsulin. Voraussetzung einer ICT ist die mehrfach tägliche Blutzuckerkontrolle und ein gut geschulter Patient, der in der Lage ist, Selbstanpassungen vorzunehmen.

Insulinpumpentherapie: Heute stehen verschiedene Insulinpumpen zur Verfügung, die eine funktionelle Anpassung an die Ernährung, wechselnde körperliche Belastungen und Tagesabläufe ermöglichen. Auch hier werden U-100-Insuline, z. B. H-Tronin 100 für Patronen, die in das Gerät eingelegt werden, verwendet. Die Voraussetzungen sind im Prinzip die gleichen wie für die ICT. Die größere Flexibilität wird mit einem höheren Kontrollaufwand erkauft. Verwendet wird überwiegend Genapol-stabilisiertes Insulin in U-100-Konzentrationen, seltener als U-40-Konzentrationen (H-Tronin U 100 bzw. U 40). Man kann aber auch das Insulin-Analogon Humalog anwenden.

DOSIERUNG

Kinder. Die Dosierung für Kinder ist individuell sehr variabel und hängt von der Krankheitsdauer, dem Alter und Gewicht des Kindes sowie der individuellen Insulinempfindlichkeit ab. Bei Kindern im Kleinkind- und Vorschulalter kann 1 IE Normalinsulin einen Blutzuckerabfall von 6–8 mmol/l bewirken. Der Bedarf liegt bei 0,3–1,0 IE/kg Körpergewicht. Adoleszente im Wachstum zeigen oft ein ausgeprägtes Dawn- und ggf. Dusk-Phänomen. Sie benötigen 0,8–1,5 IE/kg Körpergewicht. Zu beachten ist weiter der im Vergleich zum Erwachsenen im Allgemeinen höhere Insulinbedarf zu den Mahlzeiten.

Sonderfälle. Patienten mit **Leber- oder Niereninsuffizienz** oder **Hypothyreose** können mit niedrigeren Insulindosierungen auskommen. Der Insulinbedarf sinkt bei körperlicher Betätigung; er steigt bei Infektionen und in der Schwangerschaft. Bei Patienten mit Präkoma und Coma diabeticum ist eine vorübergehende intravenöse Insulinapplikation (Normalinsulin: initial 0,1–0,2 IE/kg/h) mit engmaschiger Kontrolle der Blutglukose, des Wasser- und Elektrolythaushalts (vor allem des Serumkaliums), der Blutgase und der Kreislaufsituation erforderlich, die in der Regel unter intensivmedizinischen Bedingungen erfolgen sollte.

Unerwünschte Wirkungen. Die wichtigste akute unerwünschte Wirkung einer Insulinbehandlung ist die Hypoglykämie, die verschiedene Ursachen haben kann (s. oben). Allergische Reaktionen vom Soforttyp sind selten, häufiger sind Lokalreaktionen vom verzögerten Typ mit einer Infiltration an der Injektionsstelle, die mehrere Tage andauern kann. Reaktionen gegen Human- oder Schweineinsuline – beim Letzteren aufgrund der Strukturähnlichkeit zum Humaninsulin – sind selten. Oft sind allergische Reaktionen durch Konservierungsstoffe bedingt; sie sind durch einen Wechsel des verwendeten Präparats zu vermeiden. Eine Insulinresistenz durch insulinbindende Antikörper ist wegen der zunehmenden Spezifität der Präparate selten geworden.

Weitere seltene Komplikationen der Insulinbehandlung sind Lipodystrophien und Lipohypertrophien an der Injektionsstelle, eine vorübergehende Wasserretention (Insulinödeme) und reversible Sehstörungen.

Arzneimittelwechselwirkungen. ACE-Hemmer und $Alpha_1$-Blocker verbessern die Insulinsensitivität. Betablocker (selektive und nichtselektive) und Diuretika (Thiazide, Schleifendiuretika) verstärken die Insulinresistenz und verschlechtern die Glukosetoleranz. Ebenso ist eine verminderte Insulinwirkung bei gleichzeitiger Verabreichung von Glukokortikoiden, Glukagon, Nikotinsäurederivaten und Diazoxid zu beachten, Dosisanpassungen sind erforderlich.

Betablocker können die hormonelle Gegenregulation bei Hypoglykämien und die Wahrnehmung hypoglykämischer Warnsymptome (Tachykardie, Hungergefühl, Schwitzen, Zittern, Unruhe, Verhaltensauffälligkeiten etc.) abschwächen.

Schwangerschaft und Laktation. Insulin ist zur Einstellung des Diabetes mellitus während der Schwangerschaft und Stillzeit essentiell, die Therapieführung sollte möglichst durch einen erfahrenen Diabetologen erfolgen. Eine optimale Stoffwechseleinstellung ist zur Minimierung schädigender Einflüsse auf den Fetus ausgesprochen wichtig (s. oben).

Pflegehinweise

Die wichtigsten Nebenwirkungen der Insulintherapie sind **Hypoglykämien**, auf die wegen der drohenden Bewusstlosigkeit besonders geachtet werden sollte. Ihre Ursachen können vielfältig sein: verspätete oder verminderte Nahrungsaufnahme, verstärkte körperliche Aktivität, versehentliche Überdosierung, Magenentleerungsstörungen bei autonomer viszeraler Neuropathie, Präparatewechsel und Interaktionen mit Medikamenten (Betablocker), Alkohol und Zweiterkrankungen (z. B. Nebennierenrindeninsuffizienz). Warnsymptome sind beispielsweise Tachykardie, Hungergefühl, Schwitzen, Zittern, Unruhe oder Verhaltensauffälligkeiten. Bei ihrem Auftreten sollte eine Blutzuckerbestimmung erfolgen. Bei tatsächlich vorliegender Hypoglykämie (Blutzucker <60 mg/dl bzw. 3,4 mmol/l) und bewusstseinklarem Patienten sollten schnell verfügbare Kohlenhydrate (Traubenzucker, Coca Cola etc.) verabreicht werden, im Falle einer getrübten Bewusstseinslage ist umgehend der Arzt zu verständigen. Die erforderlichen Notfallmaßnahmen sind hier die Verabreichung von Glucose i.v. bzw. die Gabe von 1 mg Glukagon s.c. (Notfallset!). Zu bedenken ist, dass Betablocker die hormonelle Gegenregulation bei Hypoglykämien und die Wahrnehmung hypoglykämischer Symptome beeinträchtigen. Im Anschluss an eine (schwere) Unterzuckerung ist die Hypoglykämiewahrnehmung für mindestens 24 h herabgesetzt.

Zur Vermeidung von **Lipodystrophien** sollten die Injektionsstellen gewechselt bzw. die Patienten dazu aufgefordert werden, nicht immer „in ihre Lieblingsstellen zu spritzen". Bei der Anwendung von Verzögerungsinsulin ist unbedingt zu bedenken, dass dieses vor der Verabreichung ausreichend durchmischt werden muss; wichtig ist, dass das Insulin geschwenkt und *nicht geschüttelt* wird.

Voraussetzung für eine effektive Insulintherapie ist die Teilnahme des Patienten an einem strukturierten Schulungsprogramm. Hier werden die grundlegenden Ernährungsprinzipien bei Diabetes sowie die Akut- und Spätkomplikation des Diabetes dargestellt. Weiterhin wird der Patient in der Blutzuckerselbstkontrolle und in der Insulininjektionstechnik unterrichtet. Ziel der Schulung sollte weiterhin sein, den Patienten zu befähigen, kleine Korrekturen der Insulindosen auf der Grundlage der gemessenen Blutzuckerwerte vorzunehmen. Der Patient muss in der Lage sein, eine Hypoglykämie zu erkennen und rasch zu bekämpfen.

Alpha-Glukosidaseinhibitoren

Mit den Alpha-Glukosidaseinhibitoren wurde 1980 ein neues Wirkprinzip in die Diabetestherapie eingeführt. 1991 kam mit der Acarbose die erste diesbezügliche Substanz auf den Markt. Inzwischen stehen mit Miglitol und Voglibose weitere Medikamente dieser Substanzklasse zur Verfügung.

Durch Hemmung spezifischer Enzyme der Kohlenhydratverdauung im Bürstensaum des Dünndarms (Alpha-Glukosidasen) wird die Freisetzung von in der Nahrung enthaltenen Di-, Oligo- und Polysacchariden verzögert. Größere Mengen unverdauter Kohlenhydrate gelangen in den unteren Dünndarm und das Kolon. Die Resorption von Monosacchariden wie Glukose und Fruktose wird nicht gehemmt, d. h. es kommt nicht zu einer Malabsorption. Die Energiebilanz und das Körpergewicht bleiben somit etwa konstant. Der verzögerte postprandiale Blutglukoseanstieg steht in Einklang mit der für den Typ-2-Diabetes typischen verzögerten postprandialen Insulinsekretion. Gleichzeitig kommt es zur Absenkung des Hyperinsulinismus. Dies erklärt auch die Minderung der postprandialen Hypertriglyzeridämie. Die leichte Abnahme des Nüchternblutzuckers spricht für eine generelle Verbesserung der Insulinempfindlichkeit. Unter alleiniger Therapie mit Alpha-Glukosidaseinhibitoren treten keine Hypoglykämien auf.

Acarbose Glucobay®

Indikationen. Acarbose wird beim **Typ-2-Diabetes** als sog. „First Line Drug" bei diätetisch nicht ausreichend guter Einstellung eingesetzt. In der Kombinationstherapie kann es gemeinsam mit Metformin oder Sulfonylharnstoffen (Voraussetzung: ausreichende Insulinrestsekretion) bei unzureichender Wirkung bzw. unbefriedigender Blutzuckerlage angewendet werden. Bei adipösen Typ-2-Diabetikern mit Hyperinsulinismus kommt auch eine Kombinationstherapie von Acarbose mit Sulfonylharnstoffen plus Metformin in Betracht. Des Weiteren kann Acarbose in Kombinationstherapie mit 1–2 Insulininjektionen bei Typ-2-Diabetes eingesetzt werden sowie zur Insulineinsparung bei adipösen Typ-2-Diabetikern mit hohem Insulinbedarf und zur Reduktion postprandialer Blutzuckerspitzen trotz intensivierter Insulintherapie.

Beim **Typ-1-Diabetes** gelten rasch wechselnde Hypo- und Hyperglykämien („brittle Diabetes") trotz intensivierter konventioneller Insulintherapie oder Pumpe und ein exzessiver postprandialer Glukoseanstieg als Indikationen für den zusätzlichen Einsatz von Acarbose.

Kontraindikationen sind chronisch-entzündliche Darmerkrankungen, Erkrankungen, die durch Blähungen verschlechtert werden (Hernien, Kolondivertikulitis, Stenosen), Alter unter 18 Jahren, Schwangerschaft und Stillzeit sowie schwere Niereninsuffizienz (Plasmakreatinin >180 µmol/l).

Pharmazeutische Zubereitung. Tabletten zu 50 und 100 mg.

Wirk- und Eliminationsverhalten. Der aus dem Magen-Darm-Trakt resorbierte Anteil von unveränderter Acarbose liegt zwischen 0,7 und 1,6% der verabreichten Dosis. **Stoffwechsel/Ausscheidung:** Acarbose und seine Abbauprodukte werden rasch und vollständig eliminiert. Etwa 79% der Dosis werden im Stuhl wieder gefunden, etwa 20% im Darm abgebaut. Die Spaltprodukte werden resorbiert und vorwiegend über die Nieren ausgeschieden. Acarbose muss mit dem Essen, am besten mit den ersten Bissen der Mahlzeit, eingenommen werden.

Strategie der Acarbose-Therapie. Acarbose ist besonders geeignet für adipöse Typ-2-Diabetiker mit erhöhten postprandialen Glukosewerten. Im höheren Lebensalter sind Diabetiker meist multimorbide, haben eine leicht eingeschränkte Nierenfunktion und neigen zur Obstipation. Diese Patienten stellen eine Domäne der Acarbose-Behandlung als First Line Drug dar, da Acarbose keine Hypoglykämien verursacht, kaum resorbiert wird und leicht abführend wirkt. Acarbose wurde erfolgreich in der Kombination mit Metformin und mit Sulfonylharnstoffen eingesetzt, wenn mit einer Monotherapie keine ausreichend gute Stoffwechsellage erreichbar war. Bei insulinbehandelten Typ-2-Diabetikern mit scheinbar hohem

Insulinbedarf gelingt eine Insulinersparnis um ca. 30%. Besteht eine beginnende Insulinpflichtigkeit, kann durch die Gabe von Acarbose zu den Hauptmahlzeiten und einer abendlichen oder „Bed-time-Injektion“ oft eine Besserung der Stoffwechselführung erreicht werden. Bei Typ-1-Diabetikern glättet Acarbose schwankende Blutzuckerwerte und verbessert so die Diabeteseinstellung. Da die Substanz nicht zur Steigerung der Insulinsekretion führt, bleibt das Körpergewicht konstant oder fällt leicht ab. Durch Verhinderung präprandialer Heißhungerattacken wird der Gewichtszunahme vorgebeugt.

DOSIERUNG

Erwachsene. Acarbose sollte bei Therapiebeginn einschleichend dosiert (initial 2-mal 25–50 mg) und anschließend schrittweise gesteigert werden, bis die HbA_{1c}-Zielwerte erreicht sind. Die maximalen Dosen liegen bei 3-mal 200 mg pro Tag. Die Erhöhung der Dosis kann im Abstand von 1–3 Wochen oder auch im späteren Behandlungsverlauf erfolgen.

Unerwünschte Wirkungen. Abdominelle Beschwerden mit Flatulenz (Gasbildung infolge der Verstoffwechselung der nichtresorbierten Kohlenhydrate durch die intestinale Mikroflora) und Meteorismus infolge bakterieller Verdauung eines Teiles der Kohlenhydrate im Dickdarm sind die häufigsten Nebenwirkungen, deren Auftreten und Stärke von der Menge und Art der zugeführten Kohlenhydrate sowie der eingenommenen Dosis abhängig sind. Diese unerwünschten Effekte bilden sich zumeist im Verlaufe der Therapie zurück. Diarrhöen sind selten und zwingen dann meist zum Absetzen des Präparats. Vereinzelt kommt es zu flüchtigen Transaminasenerhöhungen und Eisenmangel.

Arzneimittelwechselwirkungen. Antazida, Colestyramin, Enzympräparate und Adsorbenzien können die Wirkung abschwächen. Bei Kombination mit Sulfonylharnstoffen oder Insulin sind Hypoglykämien möglich, die mit Glukose therapiert werden müssen.

Schwangerschaft und Laktation. Die Gabe von Acarbose ist kontraindiziert.

Pflegehinweise

Bei eingeschränkter Nierenfunktion, chronischen Darmerkrankungen sowie bei Zuständen, die sich durch eine vermehrte Gasbildung im Darm verschlechtern können, wie z. B. Hernien, ist Acarbose nur mit Zurückhaltung einzusetzen.

Miglitol Diastabol®

Indikationen. Miglitol ist ein Alpha-Glukosidasehemmer der 2. Generation. Der Einsatz erfolgt beim Typ-2-Diabetes, der mit Diät nicht zufriedenstellend behandelt oder mit Diät und Sulfonylharnstoffen unzureichend eingestellt ist. Als **Kontraindikationen** für eine Therapie mit Miglitol gelten Schwangerschaft und Stillzeit, Alter <18 Jahre, eine bekannte Überempfindlichkeit gegen Miglitol, die fortgeschrittene Niereninsuffizienz (Kreatinin-Clearance <25 ml/min), entzündliche Darmerkrankungen, Dickdarmgeschwüre, ein partieller Darmverschluss oder das Risiko für einen Darmverschluss, chronische Darmerkrankungen, die mit deutlich gestörter Verdauung oder Resorption verbunden sind sowie Zustände, die sich infolge verstärkter Gasbildung im Darm verschlechtern können (z. B. große Hernien).

Pharmazeutische Zubereitung. Tabletten zu 50 und 100 mg.

Wirk- und Eliminationsverhalten. Die pharmakodynamische Wirkung von Miglitol ist auf den Magen-Darm-Trakt beschränkt. Die Substanz wird dosisabhängig resorbiert (6–10 h nach der Einnahme). **Stoffwechsel/Ausscheidung:** Miglitol wird unverändert, vollständig und fast ausschließlich über die Nieren eliminiert. Bei Patienten mit eingeschränkter Nierenfunktion kann die Miglitol-Ausscheidung vermindert sein.

Strategie der Miglitoltherapie. Die Indikation zur Therapie besteht, wenn unter den basalen Therapiemaßnahmen wie Diät, körperlichem Training oder Gewichtsreduktion keine ausreichend gute Blutzuckerlage erzielbar ist. Miglitol ist besonders geeignet für adipöse Typ-2-Diabetiker mit mäßig entgleister Stoffwechsellage und erhöhten postprandialen Blutzuckerwerten. Der Vorteil der Substanz ist, dass sie weder zum Insulinanstieg noch zu einer Gewichtszunahme führt. Besonders für ältere Patienten ist es bedeutsam, dass unter einer Miglitol-Monotherapie keine Hypoglykämien auftreten können, sodass Miglitol hier als First Line Drug günstig ist.

Wegen der möglichen Nebenwirkungen sollte mit kleinen Dosen (2- bis 3-mal 50 mg/Tag) begonnen werden; die Patienten müssen vor Beginn der Therapie über die Nebenwirkungen informiert werden, um frühzeitige Therapieabbrüche zu vermeiden. Die Einnahme erfolgt mit dem ersten Bissen der Mahlzeit.

DOSIERUNG

Erwachsene. Begonnen werden sollte mit 3-mal 50 mg/Tag, nach 4–12 Wochen kann die Dosis auf 3-mal 100 mg/Tag erhöht werden, abhängig von der Verträglichkeit. Diese Dosierungsempfehlung gilt auch für **ältere** Patienten und für Patienten mit **eingeschränkter Leberfunktion**. Bei leichter bis mittelschwerer **Niereninsuffizienz** (Kreatinin-Clearance >25 ml/min) ist keine Dosisanpassung erforderlich.

Unerwünschte Wirkungen. Flatulenz (Gasbildung infolge der Verstoffwechselung der nichtresorbierten Kohlenhydrate durch die intestinale Mikroflora), Meteorismus, Bauchschmerzen, Völlegefühl, weicher Stuhl (infolge des osmotischen Effekts der nichtresorbierten Kohlenhydrate) und Durchfall können auftreten. Auch über Übelkeit, Verstopfung und Verdauungsstörungen wurde berichtet. Die Nebenwirkungen sind ernährungs- und dosisabhängig, sie treten besonders bei Genuss von Haushaltzucker auf. Bei kontinuierlicher Einnahme lassen die unerwünschten gastrointestinalen Wirkungen mit der Zeit nach. Nach Abbruch der Therapie sind die Nebenwirkungen voll reversibel. Bei anhaltendem Durchfall ist die Dosis zu reduzieren, ggf. die Therapie zu beenden. Wenn Miglitol mit Sulfonylharnstoffen oder Insulin kombiniert wird, sind Hypoglykämien möglich.

Arzneimittelwechselwirkungen. Darmadsorbenzien (z. B. Aktivkohle) und Verdauungsenzympräparate, die kohlenhydrataufspaltende Enzyme enthalten (z. B. Amylase, Pancreatin), können die Wirkung des Medikamentes herabsetzen und sollten deshalb nicht zusammen mit Miglitol gegeben werden. Eine Verstärkung der Wirkung von Abführmitteln ist möglich. Bei Miglitol-induzierten Durchfällen kann es zu einer beschleunigten Magen-Darm-Passage von gleichzeitig verabreichten Arzneimitteln, besonders von retardierten Präparaten, kommen.

Miglitol kann die Resorption von Propranolol (Betablocker) oder Ranitidin (H_2-Antagonist) vermindern, sodass eine Dosisanpassung notwendig ist, wenn beide Medikamente zusammen appliziert werden.

Schwangerschaft und Laktation. In der Schwangerschaft ist Miglitol kontraindiziert.

Pflegehinweise

Wird Miglitol mit Sulfonylharnstoffen oder Insulin kombiniert, können Hypoglykämien auftreten, die mit Traubenzucker (Glukose) – nicht mit Haushaltzucker (Saccharose) – zu therapieren sind. Auf Grund des Wirkungsmechanismus muss die Einnahme des Präparats zusammen mit dem Essen erfolgen. Miglitol als Monotherapie hat keine Auswirkung auf die Verkehrstüchtigkeit.

Biguanide

Biguanide (Phenformin, Buformin, Metformin) sind antihyperglykämische Substanzen, die vor 40 Jahren in die Therapie des Diabetes eingeführt wurden. Nach Bekanntwerden tödlicher Laktatazidosen unter Phenformin verblieb in Deutschland nur noch Metformin auf dem Markt. Seit August 1994 ist dieses Medikament für die Mono- und Kombinationsbehandlung bei Typ-2-Diabetes zugelassen.

Metformin Glucophage®, Mescorit®, Siofor® verschiedene andere

Die blutzuckersenkende Wirkung von Metformin beruht primär auf einer Hemmung der aeroben Glykolyse. Außerdem wird die periphere Insulinwirkung verbessert und die Glukoseresorption im Dünndarm sowie die Glukoneogenese in der Leber gehemmt. Es kommt vor allem zu einer Senkung des Nüchternblutzuckers. Zusätzlich scheinen positive Effekte auf die Blutlipide, eine Verbesserung der Fibrinolyse und eine leichte blutdrucksenkende Wirkung zu bestehen. Die Patienten nehmen in den ersten zwei Behandlungsjahren im Mittel um 1–3 kg ab. Metformin verbessert die Wirkung des körpereigenen Insulins und senkt die Insulinspiegel. Bei Monotherapie besteht keine Hypoglykämiegefahr.

Indikationen. Als Mittel der ersten Wahl (First Line Drug) kann Metformin bei unbefriedigender Blutzuckerlage adipöser Typ-2-Diabetiker mit Hyperinsulinismus eingesetzt werden. Als Kombinationstherapeutikum kommt es bei nicht ausreichender Monotherapie mit Alpha-Glukosidasehemmern, Sulfonylharnstoffen oder Repaglinide in Betracht. Des Weiteren kann Metformin zusammen mit Insulinsensitizern (Thiazolidinedionen) oder in Kombination mit Insulin bei Typ-2-Diabetes eingesetzt werden.

Kontraindikationen sind eine Nierenfunktionseinschränkung (Plasmakreatinin >110 µmol/l bzw. >1,2 mg/dl), alle hypoxischen Krankheitsbilder (Herzinsuffizienz, pulmonale Insuffizienz, schwere Arteriosklerose, Myokardinfarkt, Angina pectoris, Herzrhythmusstörungen, Apoplexie, periphere arterielle Durchblutungsstörungen etc.), akute und chronische Leberkrankheiten (außer Fettleber), eine katabole Stoffwechsellage (Gewichtsreduktionsregimes <1000 kcal/Tag, Neoplasien, schwere Infekte, prä- und postoperative Phasen, Hyperthyreose etc.), Alkoholismus, Glykogenosen, der Einsatz 2 Tage vor und 2 Tage nach Kontrastmittelapplikation sowie Schwangerschaft und Stillzeit.

Pharmazeutische Zubereitung. Tabletten zu 500 mg sowie zu 850 mg.

Wirk- und Eliminationsverhalten. Metformin wird innerhalb von 0,9–2,6 h nach Gabe vollständig im Dünndarm resorbiert. Nach oraler Verabreichung von Metformin beträgt die **Bioverfügbarkeit** 50–60%, die **Wirkdauer** liegt bei 8–12 h. **Stoffwechsel/Ausscheidung:** Metformin wird nicht verstoffwechselt und ausschließlich in unveränderter Form renal ausgeschieden. Die höchste Konzentration wird in der Darmwand erreicht. Die **Eliminationshalbwertszeit** ($t_{1/2}$) beträgt 1,7–4,5 h.

Strategie der Metformin-Therapie. Metformin ist als First Line Drug besonders geeignet für adipöse Typ-2-Diabetiker in jüngerem und mittleren Alter. Eine normale Nierenfunktion vorausgesetzt und bei Beachtung der Kontraindikationen ist jedoch auch die Anwendung im höheren Alter möglich. Metformin wirkt besonders gut bei Patienten mit hohem Nüchternblutzucker, d. h. mit hoher nächtlicher Glukoneogenese. Wichtig ist eine Aufklärung des Patienten über mögliche Gefahren. Metformin kann erfolgreich mit allen anderen oralen Antidiabetika und Insulin kombiniert werden. Die Überwachung der Plasmakreatinin-, Transaminasen- und Laktatwerte (2-mal/Jahr) ist bei älteren Patienten erforderlich, bei allen mit Metformin behandelten Patienten sind halbjährliche Plasmakreatininkontrollen obligat.

DOSIERUNG

Erwachsene. Metformin ist in einer Dosierung von 1–2,55 g/Tag, verteilt auf 2–3 Gaben, zu verabreichen. Die Dosierung erfolgt einschleichend mit Initialdosen von morgens und abends 500 mg.

Unerwünschte Wirkungen. Abdominelle Beschwerden mit Übelkeit, Diarrhöen und Anorexie kommen bei ca. 30% der behandelten Patienten vor. Die Nebenwirkungen sind häufig vorübergehender Natur und weniger ausgeprägt, wenn man die Therapie einschleichend beginnt. Eine seltene, aber oftmals tödliche Nebenwirkung ist die Laktatazidose, die durch Hemmung der Glykolyse bei hypoxischen Zuständen auftreten kann.

Arzneimittelwechselwirkungen. Es besteht ein erhöhtes Risiko für eine Laktatazidose bei Alkoholgenuss und gleichzeitiger Gabe von nichtsteroidalen Antirheumatika. Die Wirkung von Kumarinen kann abgeschwächt sein. Eine Verminderung der blutzuckersenkenden Wirkung kann durch Chlorpromazin, Glukokortikoide, Saluretika und Schilddrüsenhormone verursacht werden.

Schwangerschaft und Laktation. Die Verabreichung von Metformin ist während der Schwangerschaft und in der Stillperiode kontraindiziert.

Pflegehinweise

Bei Patienten mit hypoxischen Zuständen kann es durch Hemmung der Glykolyse zu einer tödlich verlaufenden Laktatazidose kommen. Besondere Gefährdung besteht bei eingeschränkter Nierenfunktion, Herzinsuffizienz und Alkoholismus. Patienten mit diesen Erkrankungen sollten nicht mit Metformin therapiert werden (s. Kontraindikationen). Bei akuten Erkrankungen oder unklaren Magenbeschwerden sollte der behandelnde Arzt informiert und die Metformin-Therapie unterbrochen werden.

Sulfonylharnstoffe z. B. Rastinon®, Euglucon®, Amaryl® u.a.

Sulfonylharnstoffe wurden Mitte der fünfziger Jahre als blutzuckersenkende Substanzen in die Diabetestherapie eingeführt. Medikamente der ersten Generation waren Carbutamid, Tolbutamid und Chlorpropamid. Etwa ein Jahrzehnt später kamen die wirksameren Sulfonylharnstoffe der zweiten Generation Glibenclamid, Glipizid, Glisoxepid, Gliclazid und Gliquidon auf den Markt. Zurzeit ist Glibenclamid der noch am häufigsten angewandte Sulfonylharnstoff, gefolgt von Glimepirid. Einen Überblick über die gebräuchlichen Sulfonylharnstoffderivate gibt Tabelle 6.3.

Sulfonylharnstoffe erhöhen die Insulinsekretion aus den β-Zellen des Pankreas und verstärken den Glukosereiz auf die Insulinsekretion. Sie haben keine direkten Effekte auf die Insulinbildung und -wirkung. Sulfonylharnstoffe werden rasch im Dünndarm resorbiert und zum großen Teil in der Leber zu einer Vielzahl von aktiven und inaktiven Verbindungen verstoffwechselt. Die Metaboliten werden fast ausschließlich über die Nieren ausgeschieden. Generell ist die Pharmakokinetik der Sulfonylharnstoffe bei Nierenerkrankungen nur zum Teil bekannt.

Indikationen. Sulfonylharnstoffe sollten vor allem bei schlanken Typ-2-Diabetikern eingesetzt werden oder bei diätetisch nicht führbarem Typ-2-Diabetes mit anzunehmender nachlassender Sekretionsfähigkeit der β-Zelle. Bei adipösen Typ-2-Diabetikern kann ein Einsatz bei denjenigen Patienten erfolgen, die mit Alpha-Glukosidaseinhibitoren und/oder Metformin nicht ausreichend führbar sind oder die Alpha-Glukosidaseinhibitoren oder Metformin nicht vertragen. Außerdem kommt eine Kombinationsbehandlung mit Insulin bei mit antihyperglykämischen oralen Antidiabetika nicht führbarem Typ-2-Diabetes in Betracht. Eine Kombinationsbehandlung mit Insulin ist erfolgreich und indiziert, solange mit 1 Insulininjektion (im Regelfall NPH-Insulin) von maximal 24 E eine ausreichende Stoffwechselkontrolle gelingt. Vor allem für ältere Menschen ist dies ein komfortables und praktikables Vorgehen. Je nach Blutzuckerverlauf kann Insulin als Bed-time-Injektion oder am Morgen gegeben werden. Mit der Bettzeitspritze wurden die besseren Langzeitergebnisse erzielt.

Absolute Kontraindikationen sind der Typ-1-Diabetes, Schwangerschaft und Stillzeit, akute Ketoazidose, Präkoma und Koma, Stoffwechseldekompensation im Verlauf von Infektionen, Operationen etc., bekannte Allergien gegen Sulfonamide und Sulfonylharnstoffe, schwere Leber- oder

Tabelle 6.3. Klinisch-pharmakologische Daten gebräuchlicher Sulfonylharnstoffderivate

Medikament	Tabletten zu [mg]	Tägliche Dosis [mg]	Wirk-stärke-relation	Eliminations-halbwertzeit [h]	Wirkdauer [h]	Überwiegende Eliminations-form	Diuretische Wirkung	Entwicklung schwerer Hypoglyk-ämien [%]
Tolbutamid (z. B. Rastinon®, Orabet®)	500, 1000	500–2000, 2–3 Gaben	1	5	6,0–12,0	Renal	+	<1
Glisoxepid (Pro-Diaban®)	4	2,0–12,0, 2–3 Gaben	200	1,7	6,0–12,0	Renal	–	<4
Chlorpropamid (Diabenese®)	100, 250	100–500, Einzeldosis	[a]	33	24,0–72,0	Renal	–	4,0–5,0
Glibenclamid (z. B. Euglucon®, Maninil®)	1, 1,75, 3,5, 5	1,0–10, 1–2 Gaben	200	3–6	18,0–24,0	50% renal, 50% biliär	+	4,0–6,0
Glipizid (Glibenese®)	5	2,5–40,0, 1–2 Gaben[b]	100	3,3	16,0–24,0	Überwiegend renal	–	2,0–4,0
Glimepirid (Amaryl®)	1, 2, 3	1,0–4,0 (max. 6,0), Einmalgabe[c]	200[126]	5–8	24	58% renal 35% Fäzes, Abbau in der Leber	–	(↓)

[a] Stärkste Wirkung unter der ersten Generation von Sulfonylharnstoffen, in manchen Untersuchungen genauso wirksam wie Glibenclamid;
[b] vor dem Essen, Dosis >15 mg/Tag auf 2 Dosen verteilen;
[c] unmittelbar vor dem Frühstück oder der 1. Hauptmahlzeit.

Niereninsuffizienz (Plasmakreatinin >200 µmol/) sowie große Operationen.

Strategien der Sulfonylharnstofftherapie. Sulfonylharnstoffe sollen wegen sonst drohender Stoffwechselentgleisungen einschleichend dosiert und Maximaldosen eingehalten werden. Viele gefährliche Nebenwirkungen sind durch eine Dosisanpassung und die Selbstkontrolle des Blutzuckers vermeidbar. Höhere Dosen zu Beginn der Therapie sollten nur bei ausgeprägter Stoffwechselentgleisung eingesetzt werden. Sulfonylharnstoffe können zusammen mit Alpha-Glukosidasehemmern oder Metformin gegeben werden, wenn mit einer Monotherapie dieser antihyperglykämischen Substanzen keine ausreichend gute Stoffwechselkontrolle erreicht wird. In Zukunft sollte dies auch für Thiazolidinedione (Pioglitazon, Rosiglitazon) gelten. Gelingt mit einer Sulfonylharnstofftherapie keine ausreichende Stoffwechseleinstellung, so kann in einigen Fällen eine Kombination mit einer 1-mal tgl. Injektion eines Verzögerungs-(NPH-)Insulins erfolgreich sein (besonders bei ausgeprägt adipösen Patienten mit schwerer Insulinresistenz oder älteren Patienten).

Ein besonderes Problem stellt das Sulfonylharnstoffversagen dar. Dies kann zum einen auf eine Erschöpfung der β-Zelle zurückzuführen sein, zum anderen auf ein Nichteinhalten der Diät, Zweitkrankheiten oder Noncompliance. Durch Hafer-Obst-Tage und eine Patientenschulung können diese Patienten zum Teil kurzfristig rekompensiert werden. Bei einer Diabetesdauer mehr als 10–15 Jahren ist allerdings häufig eine Insulintherapie erforderlich.

Unerwünschte Wirkungen. Die wichtigste Komplikation der Therapie mit Sulfonylharnstoffderivaten ist die Hypoglykämie. Vor allem bei älteren Patienten wurden in bis zu 6% der behandelten Fälle mindestens einmal monatlich Hypoglykämien beschrieben. Auch Patienten mit Leber- oder Niereninsuffizienz sind verstärkt hypoglykämiegefährdet.

Durch die Selbstkontrolle mittels eines Blutzuckermessgeräts können heute Hypoglykämien überwiegend vermieden werden. Gastrointestinale und dermatologische unerwünschte Wirkungen sind eher selten. Werden Sulfonylharnstoffe zu früh bei noch bestehendem Hyperinsulinismus eingesetzt, kommt es im Mittel zu einer Gewichtszunahme von 3–5 kg innerhalb der ersten 3 Jahre nach Therapiebeginn.

Arzneimittelwechselwirkungen. Diuretika (Thiazide, Schleifendiuretika) und Betablocker (β1-selektive und nichtselektive) verschlechtern die Glukosetoleranz und die Insulinsensitivität, Betablocker beeinträchtigen die Hypoglykämiewahrnehmung und die hormonelle Gegenregulation bei Hypoglykämien. Kortikoide, Glucagon, Diazoxid und Nikotinsäurederivate verschlechtern die Glykämielage. Therapieänderungen sind meist erforderlich.

Pflegehinweise

Sulfonylharnstoffe können nur bei Patienten eingesetzt werden, bei denen noch eine Sekretionsfähigkeit der β-Zelle des Pankreas besteht, d. h. sie sind beim Typ-1-Diabetes nicht indiziert. Wegen der vermehrten Insulinfreisetzung kann es zu Hypoglykämien kommen, verstärkt hypoglykämiegefährdet sind Patienten mit Leber- und Niereninsuffizienz. Die Patienten sollten die Warnsymptome einer Unterzuckerung kennen, wie Tachykardie, Hungergefühl, Schwitzen, Zittern oder Unruhe. Bei ihrem Auftreten sollten eine Blutzuckerbestimmung erfolgen und ggf. entsprechende Gegenmaßnahmen ergriffen werden (Zufuhr schnell verfügbarer Kohlenhydrate); s. auch Pflegehinweise im Abschnitt Insulintherapie.

Tolbutamid — Rastinon®, Orabet® und andere

Tolbutamid ist das am schwächsten wirksame Sulfonylharnstoffderivat. Es hat die kürzeste Wirkdauer und sollte deshalb in 3 Einzeldosen zu den Hauptmahlzeiten gegeben werden. Wegen der kurzen Wirkdauer und des Abbaus in der Leber ist es der Sulfonylharnstoff mit den wenigsten Nebenwirkungen und der geringsten Hypoglykämiegefährdung. Die Ausscheidung der Stoffwechselprodukte erfolgt über die Nieren. Bei Niereninsuffizienz besteht infolge Akkumulation und verzögerter Elimination der aktiven Substanz und der Metaboliten eine erhöhte Hypoglykämiegefährdung.

Pharmazeutische Zubereitung. Tabletten zu 500 und 1000 mg.

DOSIERUNG

Erwachsene. Siehe Tabelle 6.3.

Glisoxepid — Pro Diaban®

Glisoxepid ist das am kürzesten wirksame Sulfonylharnstoffderivat der 2. Generation. Es wird in 3 Einzeldosen zu den Hauptmahlzeiten gegeben. Es wird schnell und vollständig aus dem Darm resorbiert. Die maximale Plasmakonzentration und Wirkung (Insulinfreisetzung) wird nach einer Stunde erreicht. Glisoxepid wird zur Hälfte in der Leber in inaktive Metaboliten abgebaut.

Pharmazeutische Zubereitung. Tabletten zu 4 mg.

DOSIERUNG

Erwachsene. Siehe Tabelle 6.3.

Chorpropramid

Chorpropramid hat die längste Wirkungsdauer und die gefährlichsten Nebenwirkungen. Die Substanz ist in Deutschland nicht zugelassen. Seine Anwendung kann nicht länger empfohlen werden.

Glibenclamid Euglucon®, Maninil®, verschiedene andere

Glibenclamid ist das in Europa am häufigsten verwendete Sulfonylharnstoffderivat. Etwa 90% des Medikaments werden im Magen-Darm-Trakt resorbiert. Die **Wirkdauer** beträgt 18–24 h. Glibenclamid wird je zur Hälfte in der Leber verstoffwechselt und unverändert über die Nieren ausgeschieden. Die Metaboliten werden vorwiegend renal eliminiert. Bei **Niereninsuffizienz** kann es zur Akkumulation sowohl der Muttersubstanz als auch der aktiven Metaboliten und somit zu einem erhöhten Hypoglykämierisiko kommen. Patienten mit einer Niereninsuffizienz sollten deshalb nicht mit Glibenclamid therapiert werden. Da Glibenclamid als lipophile Substanz an der Innenseite der Zellmembran der β-Zelle gebunden wird, ist seine Wirkdauer wesentlich länger als die Plasmahalbwertszeit.

Pharmazeutische Zubereitung. Tabletten zu 1, 1,75, 3,5 und 5 mg.

DOSIERUNG

Erwachsene. Siehe Tabelle 6.3. Die Maximaldosis von 7–10 mg/Tag sollte nicht überschritten werden.

Unerwünschte Wirkungen. Häufigste Nebenwirkung ist die Hypoglykämie, die zum Koma führen kann. Cholestatische Hepatosen, Agranulozytosen und aplastische Anämien sind beschrieben.

Arzneimittelwechselwirkungen. Siehe oben. Akuter Alkoholabusus kann nach Einnahme von Glibenclamid zu Hypoglykämien führen. Chronischer Alkoholabusus beschleunigt den Abbau von Glibenclamid. Medikamente, die die Glibenclamidwirkung verstärken, sind unter anderem Chinolon-Antibiotika (Gyrasehemmer), Azapropazon (Analgetikum), Disopyramid (Antiarrhythmikum), Fenyramidol (Myotonolytikum) und MAO-Hemmer.

Glipizid Glibenese®

Wie Glibenclamid ist es etwa hundertfach wirksamer als Tolbutamid. Glipizid wird im Magen-Darm-Trakt rasch resorbiert und hat eine **Wirkdauer** von 16–24 h. Es wird in der Leber zu verschiedenen nichtaktiven Metaboliten verstoffwechselt, die rasch renal eliminiert werden. Etwa 15% der Dosis werden unverändert im Urin ausgeschieden. Glipizid sollte in 2–3 Einzeldosen genommen werden. Die Gefahr protrahierter Hypoglykämien ist weniger ausgeprägt als unter Glibenclamid. Dies gilt wahrscheinlich auch bei eingeschränkter Nierenfunktion.

Pharmazeutische Zubereitung. Tabletten zu 5 mg.

DOSIERUNG

Erwachsene. Siehe Tabelle 6.3.

Unerwünschte Wirkungen und Arzneimittelwechselwirkungen. Siehe Glibenclamid und S. 36 und 39.

Glimepirid Amaryl®

Glimepirid ist ein Sulfonylharnstoffderivat der 3. Generation, das 1997 eingeführt wurde. Im Vergleich zu Glibenclamid ist es bereits in niedrigeren Dosen effektiv und weist eine längere Wirkdauer auf, die eine Einmalgabe erlaubt. Glimepirid führt zu einer deutlich mahlzeitenabhängigen Insulinsekretion mit Erhöhung des Insulinspiegels um bis zu 50%. Der Vorteil gegenüber den herkömmlichen Sulfonylharnstoffen besteht in den geringeren negativen Auswirkungen bei kardialen Ischämien (koronare Herzkrankheit, Angina pectoris). Nüchternblutzucker und HbA_{1c} werden in ähnlichem Ausmaß wie durch Glibenclamid gesenkt, die ausgeprägtere absenkende Wirkung auf Nüchterninsulinspiegel und C-Peptidwerte spricht für eine zusätzliche extrapankreatische Wirkung von Glimepirid.

Pharmazeutische Zubereitung. Tabletten zu 1, 2 und 3 mg.

DOSIERUNG

Erwachsene. Siehe Tabelle 6.3. Die Maximaldosis von 4–6 mg/Tag sollte nicht überschritten werden. Die Substanz ist für die Einmalgabe empfohlen, der maximale Effekt kann aber wahrscheinlich bei 2-mal täglicher Dosierung erreicht werden. Die Einnahme erfolgt unmittelbar vor dem Frühstück oder, wenn der Patient kein Frühstück zu sich nimmt, unmittelbar vor der 1. Hauptmahlzeit.

Unerwünschte Wirkungen. Hypoglykämien treten nach den bisherigen Berichten seltener als unter Glibenclamid auf, sind aber möglich, wobei besonders ältere Menschen, Alkoholiker und Patienten mit einer Lebererkrankung oder Niereninsuffizienz gefährdet sind. Unverträglichkeiten von Seiten des Magen-Darm-Trakts und Überempfindlichkeitsreaktionen sind selten, aber möglich, Leberfunktionsstörungen bzw. Hepatitiden und Blutbildveränderungen wurden beschrieben. Eine Kreuzallergie mit Sulfonamiden, Sulfonamidabkömmlingen und Probenecid ist zu beachten.

Arzneimittelwechselwirkungen. Siehe oben. ASS in hoher Dosierung kann die Wirkung von Glimepirid verstärken. Alkoholabusus kann Hypoglykämien induzieren.

Neue Insulinsekretagoga

Repaglinide — Novo Norm®

Repaglinide ist seit Oktober 1998 in Deutschland zugelassen. Der Wirkstoff ist ein neuartiges kurz wirksames orales Sekretagogum mit einer der Nahrungsaufnahme weitgehend angepassten Insulinsekretion. Repaglinide wirkt hoch selektiv an den β-Zellen des Pankreas und stimuliert dort die Insulinfreisetzung; an der menschlichen Herz- und Skelettmuskulatur ist die Affinität ca. 200-mal geringer. Die Insulinfreisetzung wird nur in Gegenwart von Glukose stimuliert, nicht aber, wenn nur wenig Nahrung aufgenommen wird. Durch die glukoseabhängige Steigerung der Insulinsekretion führt Repaglinide zu einer raschen Erhöhung des prandialen Insulinspiegels und es kommt zu einer schnellen Senkung des Blutzuckers. Der Nüchterninsulinspiegel wird hingegen nicht beeinflusst. Die nur auf die Mahlzeiten bezogene Einnahme erlaubt eine relativ flexible Therapie. Das Körpergewicht ändert sich nicht wesentlich, ebenso hat Repaglinide keinen Einfluss auf die Blutfette.

Die Wirksamkeit der Substanz ist etwa mit der von Glibenclamid, Gliclazid oder Metformin vergleichbar, sie ist stärker als die von Glipizid. Bei Patienten, die mit Metformin nicht optimal eingestellt waren, führte die zusätzliche Behandlung mit Repaglinide zu einer Verbesserung der Blutzuckerwerte (synergistischer Effekt).

Indikationen. Repaglinide wird beim Typ-2-Diabetes eingesetzt, wenn mit Diät, körperlicher Aktivität und Gewichtsreduktion keine ausreichend gute Stoffwechselsituation erzielt werden kann. **Kontraindikationen** sind der Typ-1-Diabetes, die diabetische Ketoazidose mit und ohne Koma sowie Schwangerschaft und Stillzeit, Alter <18 Jahre oder >75 Jahre (da bisher hierzu keine Studien vorliegen), schwere Leber- oder Nierenfunktionsstörungen, die gleichzeitige Einnahme von Substanzen, die CYP 3A4 hemmen (z. B. Ketoconazol, Itraconazol, Erythromycin, Fluconazol,

Mibefradil) oder induzieren (z. B. Rifampicin und Phenytoin) sowie eine Überempfindlichkeit gegen Repaglinide oder einen der Hilfsstoffe.

Pharmazeutische Zubereitung. Tabletten zu 0,5 mg, 1,0 mg und 2,0 mg.

Wirk- und Eliminationsverhalten. Repaglinide wird rasch resorbiert und verstoffwechselt (Maximalkonzentration im Plasma nach 45 min). **Stoffwechsel/Ausscheidung:** Die Substanz wird zu 98% in der Leber durch das Isoenzym Cytochrom-P 450-3A4 metabolisiert. Die Ausscheidung erfolgt überwiegend bilär (90%) und zu einem kleinen Teil über die Nieren (8%). Die **Eliminationshalbwertszeit** ($t_{1/2}$) beträgt ca. 1 h, nach 4–6 h ist die Substanz völlig eliminiert.

Strategie der Repaglinide-Therapie. Bei Umstellung von anderen oralen Antidiabetika auf Repaglinide beträgt die empfohlene Anfangsdosis 1 mg. Eine Kombination mit Metformin ist möglich. Wird der Patient zusätzlich zu einer bereits laufenden Metformin-Therapie auf Repaglinide eingestellt, sollte mit 0,5 mg begonnen werden. Die Einnahme erfolgt unmittelbar (0–30 min) vor jeder Hauptmahlzeit (Frühstück, Mittag, Abendbrot). Wird eine Hauptmahlzeit ausgelassen, nimmt der Patient auch kein Repaglinide ein. Hauptmahlzeiten und damit der Zeitpunkt der Medikamenteneinnahme können zeitlich verschoben werden Die volle Wirksamkeit des Medikaments wird erst zwischen der 1. und 3. Behandlungswoche erreicht, deshalb sollten Dosissteigerungen erst nach 1–2 Wochen vorgenommen werden.

Bei Patienten mit Leber- oder Niereninsuffizienz und bei älteren Typ-2-Diabetikern ist die Repaglinide-Konzentration im Blut zwar erhöht, Hypoglykämien treten jedoch im Vergleich zu Gesunden nicht häufiger auf. Patienten mit leichter Einschränkung der Nierenfunktion sollten aber vorsichtig eingestellt werden (längere Dosisanpassungsintervalle). Patienten mit fortgeschrittener Niereninsuffizienz wird Repaglinide nicht empfohlen.

DOSIERUNG

Erwachsene. Einnahme nur zu den Hauptmahlzeiten; Häufigkeit der Gabe deshalb abhängig von der Anzahl der Hauptmahlzeiten; empfohlene Anfangsdosis 0,5 mg, Dosisänderung im Abstand von 1–2 Wochen, maximale Einzeldosis 4 mg, maximale Tagesdosis 16 mg.

Unerwünschte Wirkungen. Repaglinide kann, da es die Insulinsekretion stimuliert, Hypoglykämien verursachen. Schwankende Blutzuckerwerte können Sehstörungen induzieren. Weiterhin wurden gastrointestinale Beschwerden beschrieben, in einzelnen Fällen kam es zu einem Anstieg der Leberenzymwerte, auch allergische Reaktionen sind möglich. Insgesamt ist das Risiko von Hypoglykämien im Vergleich zu Sulfonylharnstoffen besonders nachts tendenziell vermindert. Da Repaglinide kurz wirkt, treten langanhaltende Hypoglykämien selten auf. Auch das flexible, auf Hauptmahlzeiten bezogene Dosierungsregime senkt das Risiko von Hypoglykämien.

Arzneimittelwechselwirkungen. Eine gleichzeitige Therapie mit nichtselektiven Betarezeptorenblockern kann die Symptome einer Hypoglykämie verschleiern und verstärken. Alkohol kann die hypoglykämische Wirkung der Substanz verstärken und verlängern. Weiterhin wurde eine Verstärkung der hypoglykämischen Wirkung durch folgende Substanzen beschrieben: Monoaminoxidasehemmer, ACE-Hemmer, Salicylate, NSAIDS, Octreotide sowie Anabolika.

Orale Kontrazeptiva, Thiazide, Kortikoide, Danazol, Schilddrüsenhormone und Sympathomimetika können die hypoglykämische Wirkung von Repaglinide vermindern. Bei gleichzeitiger Einnahme von Medikamenten, die über die Galle ausgeschieden werden, sind Interaktionen möglich. Weitere wichtige Interaktionen s. unter Kontraindikationen S. 374 f. Erhält ein Patient Digoxin, Warfarin oder Theophyllin, ist keine Dosisanpassung von Repaglinide erforderlich. Mit Cimetidin wurden keine pharmakokinetischen Wechselwirkungen gesehen.

Schwangerschaft und Laktation. Kontraindikation.

Pflegehinweise

Alkohol und verschiedene Medikamente (s. oben) können die hypoglykämische Wirkung von Repaglinide verstärken und verlängern, weshalb hier auf die Warnsymptome einer Unterzuckerung besonders geachtet werden sollte. Bedacht werden muss, dass bei einer Therapie mit Betablockern die Hypoglykämiewahrnehmung beeinträchtigt sein kann. Der Patient sollte entsprechende Hinweise zur Vermeidung von Hypoglykämien erhalten, besonders bei aktiver Teilnahme am Straßenverkehr (Autofahren etc.).

Nateglinide — Starlix®

Nateglinide bewirkt ebenfalls eine Insulinfreisetzung. Das Präparat zeichnet sich durch einen raschen, dosisabhängigen Anstieg und einen schnellen Abfall der Insulinsekretion aus (15 min nach Einnahme beginnend, ca. 4 h anhaltend). Es führt praktisch zu einer Restitution der bei Typ-2-Diabetikern gestörten frühen postprandialen Insulinsekretion. Damit bewirkt die Substanz eine nahezu normale postprandiale Glukoseregulation, wobei die Effekte dosisabhängig sind. Es kommt zu signifikanten

Abnahmen von Nüchternblutzucker, HbA1c und Fructosamin. Hypoglykämien werden selten beobachtet.

Thiazolidinedione („Insulinsensitizer")

Diese Substanzen stellen ein neues Therapieprinzip beim Typ-2-Diabetes dar. Sie verbessern die periphere, besonders die muskuläre Insulinsensitivität und steigern den Glukoseeintritt in die Zellen. In hohen Dosen (600 mg Troglitazone/Tag) wurde eine Abnahme der hepatischen Glukoseproduktion beschrieben. Es gibt auch Hinweise darauf, dass sich in frühen Diabetesstadien die Insulinsekretion nach Einnahme von Thiazolidinedionen verbessert. Thiazolidinedione wirken über die Aktivierung spezifischer Rezeptoren des Zellkerns (PPAR-γ).

Troglitazone

Troglitazone ist der erste Vertreter dieser seit 1997 in den USA und Japan zur Diabetestherapie zugelassenen Substanzklasse. Nach oraler Gabe erfolgt eine rasche Resorption, die maximale Plasmakonzentration wird innerhalb von 2–3 h erreicht. Troglitazone wird in der Leber verstoffwechselt und induziert das Cytochrom P450 3A4. Die Elimination der Substanz erfolgt vor allem über die Galle und nur minimal über die Nieren; die Eliminationshalbwertszeit ($t_{1/2}$) beträgt ca. 20 h. Wegen über 40 Todesfällen infolge Leberversagens ist Troglitazone in den USA nur noch in der Kombination mit Sulfonylharnstoffen oder Metformin erlaubt. In Deutschland und in anderen europäischen Ländern ist wegen dieser gravierenden Nebenwirkung mit einer Zulassung der Substanz nicht zu rechnen.

Rosiglitazon — Avandia®

Rosiglitazon ist ca. 100fach potenter als Troglitazone und kann deshalb wesentlich niedriger dosiert werden. Es hat eine sehr hohe Bioverfügbarkeit (ca. 99%). Die maximale Plasmakonzentration wird ca. 1 Stunde nach der Einnahme erreicht, die Eliminationshalbwertszeit ($t_{1/2}$) beträgt 3–4 h. Im Gegensatz zu Troglitazone induziert Rosiglitazon nicht den Cytochrom-P450-3A4-Metabolismus, sondern wird über CYP 2 C 8 verstoffwechselt. Es ist überwiegend hydrophil. Über die Senkung der Lipolyse kommt es zur Abnahme der freien Fettsäuren und damit zu einer herabgesetzten hepatischen Glukoseproduktion. Weiterhin führt die Substanz zur erhöhten Glukoseaufnahme im Skelettmuskel. Die Verbesserung der Blutzuckerwerte (mit Senkung des Nüchternblutzuckers und des HbA_{1c})

wird ohne Anstieg der Insulinspiegel erreicht. Rosiglitazon führt zu einer Zunahme der Fläche und Dichte der Inselzellareale.

Wird Rosiglitazone zusätzlich zu einer bereits laufenden Therapie mit Sulfonylharnstoffen, Metformin oder Insulin appliziert, resultiert eine weitere Senkung von Nüchternblutzucker und HbA_{1c}.

Nebenwirkungen der Therapie sind eine Zunahme des Plasmavolumens und Ödeme. Weiterhin wurden Gewichtszunahmen um ca. 5% gefunden. Unter einer Therapie mit Rosiglitazon kann es zu einem Anstieg des Serumcholesterins, von HDL- und LDL-C kommen. Hypoglykämien sind unter einer Monotherapie nicht zu erwarten, Nebenwirkungen bezüglich der Leber sind zwar nicht beschrieben, Kontrollen der Transaminasen vor und während der Therapie sind aber obligat. Liegt die ALAT (GOT) vor Therapiebeginn über dem 2,5fachen des oberen Grenzwerts, sollte eine Therapie mit Rosiglitazon nicht begonnen werden.

Die Dosierung liegt zwischen 2 und 8 mg/Tag, wobei die Gesamtdosis 1-mal eingenommen oder auf 2 Einzeldosen verteilt werden kann, die gesplittete Applikation ist wahrscheinlich effektiver. Das Medikament kann unabhängig von der Mahlzeit eingenommen werden. Die volle Wirksamkeit tritt erst 6–8 Wochen nach Therapiebeginn ein. Rosiglitazon kann nur in Gegenwart von Insulin wirken.

Bei eingeschränkter Nierenfunktion oder Hämodialysetherapie ist keine Dosisanpassung erforderlich.

Signifikante Interaktionen mit Nifedipin, oralen Kontrazeptiva, Metformin, Acarbose, Digoxin, Ranitidin oder Warfarin wurden nicht gefunden. Abklärungsbedürftig bleiben mögliche Nebenwirkungen am Darm.

Pioglitazon

Pioglitazon ist ein weiteres Thiazolidinedion-Derivat, das sich in der Phase der klinischen Prüfung befindet. Die Substanz senkt erhöhte Blutzuckerwerte ebenfalls durch eine Verbesserung der Insulinsensitivität. Weiterhin steigert sie die Glukoseaufnahme in die Zellen und unterdrück die hepatische Glukoseproduktion. Nüchtern- und postprandialer Blutzucker werden gesenkt. Pioglitazon wird nach oraler Einnahme rasch und in einem hohen Prozentsatz (zwischen 85 und 96%) aus dem Magen-Darm-Trakt resorbiert. Maximale Serumkonzentrationen traten nach 2–4 h auf. Piogliatzon muss nur einmal täglich eingenommen werden.

Nebenwirkungen der Behandlung sind eine diskrete Gewichtszunahme (<1,0 kg), eine leichte Zunahme des Plasmavolumens und Knöchelödeme. Unter einer Monotherapie treten keine Hypoglykämien auf. Die volle Wirksamkeit wird bezüglich der Blutzuckersenkung nach 4–6 Wochen, bezüglich der HbA_{1c}-Senkung nach 12 Wochen erreicht. In Kombination mit Sulfonylharnstoffen, Metformin oder auch Insulin kommt es zur Abnahme von Nüchternblutzucker und HbA_{1c}-Wert.

Sowohl in der Monotherapie als auch in der Kombinationsbehandlung bei mit Sulfonylharnstoffen oder Metformin unbefriedigend eingestellten Typ-2-Diabetikern führt Pioglitazon zur Verbesserung der Blutzuckerlage, zur Abnahme der Nüchterntriglyzeride und zu einem Anstieg von HDL-Cholesterin. Cholesterin und LDL zeigen keine wesentlichen Veränderungen. Neben den Verbesserungen von Nüchternplasmaglukose und HbA_{1c} kommt es bei Typ-2-Diabetikern zu einem Anstieg des insulinstimulierten Glukoseumsatzes. Nüchterninsulin und C-Peptid werden reduziert.

Unter der Kombinationstherapie mit Sulfonylharnstoffen oder Metformin bzw. Insulin werden vermehrt Hypoglykämien, Gewichtszunahme und Ödeme, verglichen mit einer Sulfonylharnstoff- bzw. Insulinmonotherapie, beobachtet. Leberenzymveränderungen oder Leberschäden wurden unter Gabe von Pioglitazon nicht beobachtet, die Substanz wird gut vertragen.

7 Therapie von Fettstoffwechselstörungen, Harnsäureerhöhung bzw. Gicht

7.1 Therapie der Fettstoffwechselstörungen

Im menschlichen Blut sind die Fette an Eiweißkörper gebunden. Diese Lipoproteine lassen sich abhängig von ihrer Dichte mittels der Elektrophorese in unterschiedliche Fraktionen aufspalten.

Die Erhöhung des Cholesterinspiegels im Serum ist ein bedeutender Risikofaktor für die Entstehung und den Verlauf der Arteriosklerose. Eine den Fettspiegel senkende (lipidsenkende) Behandlung erscheint umso nützlicher, je höher das Risiko des Auftretens von Herz-Kreislauf-Erkrankungen einzuschätzen ist. Die Verminderung des LDL-Cholesterins („low density lipoprotein") im Blut führt sowohl zu einer Senkung der Sterblichkeit an Erkrankungen der Herzkranzgefäße (koronare Herzkrankheit, KHK) als auch zu einer Senkung der Gesamtsterblichkeit. Eine Erhöhung der Neutralfette (Triglyzeride) im Blut (Hypertriglyzeridämie) kann bei gleichzeitig erniedrigtem HDL-Cholesterin („high density lipoprotein") oder bei falscher Zusammensetzung der Lipoproteine ebenfalls zu Gefäßschäden führen. Wird das Risiko des Auftretens einer Erkrankung der Herzkranzgefäße (koronares Risiko) hoch eingeschätzt, sollte der LDL-Cholesterinspiegel durch die Behandlung auf Werte von <115–135 mg/dl gesenkt werden.

Grundlage der Therapie aller Fettstoffwechselstörungen (Hyperlipoproteinämien, Dyslipoproteinämien, Hyperlipidämien) ist die Ernährungsumstellung. Vermindert und/oder verändert werden muss der Fettanteil, insbesondere der Cholesterinanteil der Nahrung. Bei bestehendem Übergewicht gilt es, das Körpergewicht zu reduzieren. Weitere Risikofaktoren, die zur Entstehung und zum Fortschreiten der Arteriosklerose beitragen können, sollten ausgeschaltet werden. Angestrebt werden muss der Verzicht auf das Rauchen, die Zunahme körperlicher Bewegung sowie die Behandlung eines Bluthochdrucks (arterielle Hypertonie). Fettstoffwechselstörungen können infolge anderer Erkrankungen als sekundäre Hyperlipidämien auftreten. Dazu gehören Diabetes mellitus, Krankheiten der Leber, der Gallenwege oder der Nieren, Entzündung der Bauchspeicheldrüse (Pankreatitis), Übergewicht (Adipositas) oder eine Unterfunktion der Schilddrüse (Hypothyreose). Auch bei vermehrtem Alkoholkonsum und Einnahme von Medikamenten wie Glukokortikoiden, Diuretika, Betarezeptorenblockern, Cyclosporin kann es zu Störungen im Fettstoffwechsel kommen. In jedem Fall muss zunächst die eigentliche Ursache der Fettstoffwechselstörung behandelt werden. Eine zusätzliche Behandlung mit Medikamenten ist angezeigt, wenn die oben genannten Maßnahmen das LDL-Cholesterin nicht ausreichend senken. Ziel der Therapie ist dabei zum einen, das Auftreten der Arteriosklerose zu verhindern (Primärprävention). Dies gilt besonders für Patienten mit hohem Risiko für eine Herzkranzgefäßerkrankung, wie bei bekannten Herzkranzgefäßerkrankungen in der Familie, bei starken Rauchern, bei bekanntem Bluthochdruck oder Diabetes mellitus. Ist es bereits zum Auftreten von Arterioskleroseschäden gekommen, zielt die Behandlung auf die Verringerung des Fortschreitens der Arteriosklerose (Sekundärprävention).

Wenn die Erhöhung der Cholesterinwerte (isolierte Hypercholesterinämie) im Vordergrund steht, werden HMG-CoA-Reduktasehemmer, Ionenaustauschharze, Nikotinsäure oder Fibrate eingesetzt. Sind sowohl Cholesterin als auch Triglyzeride erhöht (kombinierte Hyperlipidämie), erfolgt die Behandlung vorzugsweise mit HMG-CoA-Reduktasehemmern, Fibraten oder Nikotinsäure. Beim Vorliegen einer reinen Erhöhung der Triglyzeride (Hypertriglyzeridämie) hingegen sind Fibrate oder Nikotinsäure Mittel der Wahl (Tabelle 7.1).

In schweren Fällen einer trotz Behandlung nur schlecht einzustellenden vererbten Fettstoffwechselstörung (familiären Hyperlipoproteinämie) muss der Einsatz technischer Verfahren erwogen werden. Dabei wird der Anteil an LDL-Cholesterin im Blut außerhalb des Körpers maschinell gesenkt (extrakorporale LDL-Elimination, LDL-Apherese). Diese Form der Behandlung sollte nur in darauf spezialisierten Zentren erfolgen.

Anionenaustauscherharze

Anionenaustauscherharze binden im Darm Gallensäuren und scheiden sie vermehrt mit dem Stuhl aus. Dies aktiviert die LDL-Rezeptoren der Leber. Daraufhin wird Cholesterin verstärkt in die Zelle aufgenommen und zur Gallensäurenbildung herangezogen. Die Konzentration an Cholesterin und LDL („low density lipoprotein“) im Blut sinkt dabei. Die Konzentration der VLDL („very low density lipoprotein“) bleibt unverändert bzw. ist in den ersten Tagen der Behandlung leicht erhöht. Die Langzeittherapie bewirkt eine leichte Erhöhung der HDL-Konzentration („high density lipoprotein“) im Serum von bis zu 10%.

Colestyramin — Quantalan®, Vasosan P® verschiedene andere

Indikationen. Colestyramin ist indiziert bei Patienten mit Hyperlipoproteinämien des Typs II nach Fredrickson. Weitere Einsatzmöglichkeiten sind die chologene Diarrhöe, Pruritus und Ikterus bei partiellem Gallengangsverschluss. Untersuchungen zur Langzeittherapie mit Colestyramin bei Männern mittleren Alters mit hohem koronarem Risiko konnten eine Reduzierung der Herz-Kreislauf-Morbidität und -Mortalität zeigen. Eine Kombinationstherapie mit HMG-CoA Reduktasehemmern, Nikotinsäure

Tabelle 7.1. Klinisch pharmakologische Daten von verschiedenen Lipidsenkern

Pharmakon	Substanzgruppe	Erhaltungsdosis (peroral)	Eliminations-halbwertszeit [h]	Ausscheidung	Plasmaprotein-bindung [%]	Wirkung Blutfette
Fenofibrat	Clofibrinsäure-analogon	3-mal tägl. 100 mg zu den Mahlzeiten, 1-mal 250 mg (Retardform)	7	ca. 90% im Urin	99	Cholesterin ↓; LDL ↓; HDL ↑; Triglyzeride ↓↓
Gemfibrozil	Clofibrinsäure-analogon	1-mal tägl. 900 mg abends	1,5–2,0	ca. 70% im Urin; <2% unverändert	97	Cholesterin ↓; LDL ↓; HDL ↑; Triglyzeride ↓↓
Xantinolnikotinat	Nikotinsäure-derivat	2-mal tägl. 1 g (Retardform)	–	Überwiegend im Urin	5	Cholesterin ↓; LDL ↓; HDL ↑; Triglyzeride ↓↓
Acipimox	Nikotinsäure-analogon	2-mal tägl. 250 mg nach den Mahlzeiten	2,0	Vorwiegend unverändert im Urin	26	Cholesterin ↓; LDL ↓; HDL ↑; Triglyzeride ↓↓
Pravastatin	HMG-CoA-Reduktasehemmer	1-mal tägl. 10–20 mg abends	2,9	Überwiegend biliär	55–60	Cholesterin ↓; LDL ↓↓↓; HDL ↑; Triglyzeride ↓
Fluvastatin	HMG-CoA-Reduktasehemmer	1- bis 2-mal tägl. 40 mg	2,3	Überwiegend biliär	98	Cholesterin ↓; LDL ↓↓↓; HDL ↑; Triglyzeride ↓
Atorvastatin	HMG-CoA-Reduktasehemmer	1-mal täglich 10–80 mg	14	Überwiegend biliär	98	Cholesterin ↓; LDL ↓↓↓; HDL ↑; Triglyzeride ↓
Cerivastatin	HMG-CoA-Reduktasehemmer	1-mal täglich 0,1–0,3 mg	2–3	Überwiegend biliär	99	Cholesterin ↓; LDL ↓↓↓; HDL ↑; Triglyzeride ↓

↓ Verminderung; ↑ Erhöhung; – unverändert.

oder Fibraten ist effektiv und kann bei ausgewählten Patienten indiziert sein.

Pharmazeutische Zubereitung. Granulat und Pulver (Einzeldosen zu je 4 g).

Wirk- und Eliminationsverhalten. Colestyramin wird enteral nicht resorbiert und somit über den Stuhl ausgeschieden, deshalb sind keine Plasmaspiegel der Substanz nachweisbar. Der **Wirkungseintritt** erfolgt nach 2–4 Tagen, das Maximum ist nach ca. 2 Wochen erreicht. Im Anschluss an das Absetzen der Therapie kehrt die Lipidkonzentration im Serum nach etwa 2–4 Wochen zum Ausgangswert zurück.

DOSIERUNG

Erwachsene. Die Tagesdosis von Colestyramin beträgt 16–24 g und kann bei unzureichender Senkung des Cholesterinspiegels bis auf 32 g pro Tag gesteigert werden. Die Tagesdosis sollte, auf 2–3 Einzeldosen verteilt, jeweils vor den Mahlzeiten mit reichlich Flüssigkeit verabreicht werden.

Kinder. Dosierung bei Kindern (6–12 Jahre): 80 mg/kg Körpergewicht.

Sonderfälle. Bei Patienten mit einer vorbestehenden **Obstipation** ist die Therapie mit einer niedrigeren Dosierung zu beginnen.

Unerwünschte Wirkungen. Die unerwünschten Wirkungen von Colestyramin betreffen vorwiegend den Verdauungstrakt: Obstipation (bis zu 20% der behandelten Patienten), Übelkeit, Sodbrennen, Völlegefühl, gelegentlich Diarrhöe. Einer Obstipation kann durch Dosisreduzierung und Umstellung der Ernährung auf faserreiche Kost entgegengewirkt werden. Mit Vasosan P® liegt eine fixe Kombination mit Pektin vor, die einer Obstipation weitgehend vorbeugt. Hohe Dosierungen können aufgrund einer ungenügenden Fettresorption zur Steatorrhöe führen. Eine verminderte Resorption der fettlöslichen Vitamine (Vitamin A, D und K) kann nach längerer Behandlungsdauer entsprechende Mangelerscheinungen hervorrufen. Durch eine Hemmung der enteralen Kalziumresorption ist bei langer Anwendung von Colestyramin die Entwicklung einer Osteoporose möglich.

Arzneimittelwechselwirkungen. Die Behandlung mit Colestyramin kann Resorptionsstörungen anderer Arzneimittel bewirken, insbesondere von Kumarinderivaten, Herzglykosiden, Thiaziden, Schilddrüsenhormonen und Tetrazyklinen. Weitere zu verabfolgende Medikamente sollten daher wenigstens 1 h vor oder frühestens 4–6 h nach der Einnahme von

Colestyramin eingenommen werden. Dies gilt auch für eine Kombinationsbehandlung mit zusätzlichen lipidsenkenden Medikamenten. **Erwünschte Interaktion:** Colestyramin hemmt den enterohepatischen Kreislauf von Digitoxin und kann deshalb bei Digitoxinüberdosierungen eingesetzt werden.

Schwangerschaft und Laktation. Während der Schwangerschaft und Stillperiode sollte die Behandlung mit Colestyramin auf Grund der möglichen Malabsorption von fettlöslichen Vitaminen unterbrochen werden.

Pflegehinweise

Die Einnahme von Colestyramin zu den Mahlzeiten ist zu bevorzugen. Die Patienten sollten darauf hingewiesen werden, das Medikament mit einer ausreichenden Flüssigkeitsmenge (>120 ml) z. B. Saft oder Brühe einzunehmen.

Colestipol — Cholestabyl Granulat®, verschiedene andere

Colestipol, ein weiteres Anionenaustauscherharz, ist in der lipidsenkenden Wirkung und den Nebenwirkungen dem Colestyramin vergleichbar (s. oben). Die Substanz ist als Granulat in Beuteln zu je 5 g im Handel. Die übliche Dosierung für Erwachsene beträgt 15–30 g/Tag, verteilt auf 3–4 Einzeldosen. Die Behandlung sollte mit einer Dosierung von 5–10 g/Tag begonnen und langsam auf die genannte Erhaltungsdosis gesteigert werden.

Clofibrinsäurederivate und Analoga

Bezafibrat — Cedur®, verschiedene andere

Indikationen. Bezafibrat reduziert die im Blut zirkulierenden VLDL-Lipoproteine wie auch das Gesamtcholesterin und die LDL-Lipoproteine. Die Substanz hemmt die Cholesterinsynthese und steigert die Lipoproteinlipaseaktivität. Bezafibrat beschleunigt außerdem den Abbau von LDL. Die HDL-Lipoproteine steigen während der Therapie an. Bezafibrat bewirkt eine deutliche Senkung der Serumtriglyzeride (Reduktion um 25–60%).

Pharmazeutische Zubereitung. Bezafibrat ist in Form von Dragees zu 200 mg, Retarddragees zu 400 mg und Filmtabletten zu 200 mg erhältlich.

Wirk- und Eliminationsverhalten. Bezafibrat wird rasch und vollständig aus dem Magen-Darm-Trakt resorbiert. Die **Bioverfügbarkeit** beträgt etwa 90%. **Stoffwechsel/Ausscheidung:** Die Substanz wird zu 95% über die Nieren ausgeschieden, 50% davon in unveränderter Form, 20% in Form von Glukuroniden. Die **Eliminationshalbwertszeit** ($t_{1/2}$) von Bezafibrat beträgt 1–2 h, bei Anwendung von Retardpräparaten 2–4 h.

DOSIERUNG

Erwachsene. Die durchschnittliche Erwachsenendosis von Bezafibrat beträgt 600 mg/Tag, die in der Regel auf 3 Gaben verteilt nach den Mahlzeiten eingenommen werden. Retarddragees werden üblicherweise 1-mal täglich nach dem Essen verabreicht.

Kinder. Zur Anwendung und Dosierung bei Kindern liegen keine ausreichenden Erfahrungen vor.

Sonderfälle. Bei Patienten mit **eingeschränkter Nierenfunktion** ist folgende Dosierung zu wählen: Plasmakreatinin bis 1,5 mg/dl: 3-mal tägl. 200 mg; Plasmakreatinin zwischen 1,6 und 2,5 mg/dl: 2-mal tgl. 200 mg; Plasmakreatinin zwischen 2,6 und 6 mg/dl: 1-mal tgl. 200 mg. Bei Plasmakreatininwerten über 6 mg/dl ist Bezafibrat kontraindiziert. Auf ausreichende und regelmäßige Flüssigkeitszufuhr ist zu achten. Patienten mit deutlichem **Eiweißmangel** und **Dialysepatienten** erhalten 200 mg Bezafibrat jeden dritten Tag. Um Überdosierungen zu vermeiden, können Bestimmungen des Plasmaspiegels von Bezafibrat durchgeführt werden. Bei **Leber-** (Ausnahme Fettleber) und **Gallenblasenerkrankungen** ist die Anwendung von Bezafibrat kontraindiziert.

Unerwünschte Wirkungen. Diese betreffen vor allem den Magen-Darm-Trakt und beinhalten Gastritiden, Übelkeit und Diarrhöen. Da Bezafibrat die Cholesterinkonzentration in der Galle erhöht, besteht nach längerer Anwendung die Gefahr der Gallensteinbildung. Häufig kommt es unter einer Langzeittherapie mit Bezafibrat zu einem leichten Anstieg des Plasmakreatinins. Einzelfälle einer Rhabdomyolyse, meist bei Überdosierungen, wurden beobachtet. Gelegentlich können Kopfschmerzen auftreten, vor allem zu Beginn der Behandlung und bei zu hoher Dosierung. Bezafibrat kann das Auftreten einer Urtikaria und Haarausfall verursachen. Potenzstörungen wurden beobachtet. In sehr seltenen Fällen entwickelten sich nach Bezafibrat Thromboembolien.

Arzneimittelwechselwirkungen. Bezafibrat verstärkt die Wirkung von Antikoagulanzien vom Kumarintyp, Antidiabetika und Phenytoin. Bei gleichzeitiger Verordnung muss die Dosis dieser Arzneimittel reduziert werden.

Schwangerschaft und Laktation. Bei schwangeren und stillenden Frauen ist Bezafibrat kontraindiziert.

Pflegehinweise

Die Einnahme von Bezafibrat sollte nach den Mahlzeiten erfolgen. Auf eine regelmäßige und ausreichende Flüssigkeitszufuhr ist zu achten.

Clofibrat — Clofibrat 500 Stada®, Regelan N 500®

Clofibrat war die erste Substanz, mit der eine wirksame Triglyzeridsenkung und HDL-Cholesterinanhebung gelang. Bezüglich seiner Wirksamkeit und dem Effekt auf einen erhöhten Serumcholesterinwert wird es von anderen Clofibrinsäurederivaten und -analoga übertroffen. Clofibrat ist vorwiegend indiziert bei Hyperlipoproteinämien des Typs III, IV und V nach Frederickson. Die Substanz ist in Kapselform zu 500 mg erhältlich. Die **Erwachsenendosis** beträgt üblicherweise 1,5 g/Tag, verteilt auf mehrere Einzelgaben. Etwa 5 Tage nach Therapiebeginn sinkt der Triglyzeridspiegel, die **maximale Wirkung** ist nach etwa 3 Wochen erreicht. Die enterale Resorption erfolgt rasch und vollständig, 60–80% der Substanz werden über die Nieren ausgeschieden. Die **Eliminationshalbwertszeit** ($t_{1/2}$) beträgt 12–22 h, sie ist stark verlängert bei Patienten mit **Nierenfunktionsstörungen**. Zu den **unerwünschten Wirkungen** von Clofibrat s. Bezafibrat. Das Risiko einer **Gallensteinbildung** ist unter der Therapie mit Clofibrat erhöht. Clofibrat ist in der Schwangerschaft und bei stillenden Müttern, bei Patienten mit schwerer Leber- und Nierenfunktionseinschränkung und bei Patienten mit Cholelithiasis kontraindiziert.

HMG-CoA-Reduktasehemmer

Hydroxy-Methyl-Glutaryl-Coenzym-A-Reduktase (HMG-CoA-Reduktase) ist das geschwindigkeitsbestimmende Enzym der Cholesterinsynthese. Durch die Hemmung dieses Enzyms entsteht ein intrazellulärer Mangel an Cholesterin, der durch eine vermehrte Aktivität der LDL-Rezeptoren bzw. durch eine Zunahme der LDL-Rezeptorenanzahl ausgeglichen wird. Die Synthese von Cholesterin wird nicht so stark unterdrückt, dass die Cholesterinspeicher entleert werden.

Lovastatin — Mevinacor®

Indikationen. Lovastatin ist ein HMG-Coenzym-A-Reduktase-Hemmer, der dosisabhängig Gesamtserumcholesterin und LDL-Fraktion um bis zu 40%, die Serumtriglyzeride um bis zu 25% senkt. Die Anwendung von

Lovastatin kann auch bei schweren Fällen erblicher Hypercholesterinämien erfolgen.

Pharmazeutische Zubereitung. Tabletten zu 10, 20 und 40 mg.

Wirk- und Eliminationsverhalten. Nach oraler Gabe wird Lovastatin schnell und zu ca. 30% aus dem Magen-Darm-Trakt resorbiert. Der **Wirkungseintritt** erfolgt nach etwa 2 Wochen, die maximale Wirkung ist nach 4–6 Wochen erreicht. **Stoffwechsel/Ausscheidung:** Die inaktive Muttersubstanz wird während der ersten Leberpassage fast vollständig eliminiert und in wirksame Metabolite umgewandelt. Die **Plasmakonzentration** der aktiven Metabolite ist höher, wenn das Arzneimittel mit den Mahlzeiten eingenommen wird. Lovastatin wird zu mehr als 80% über die Galle, zu etwa 10% über die Nieren ausgeschieden. Die **Eliminationshalbwertszeit** ($t_{1/2}$) beträgt ca. 2 h. Nach Absetzen der Therapie kehrt die Serumcholesterinkonzentration innerhalb von 4–6 Wochen zum Ausgangswert zurück.

DOSIERUNG

Erwachsene. Beginn mit 20 mg täglich zur Abendmahlzeit, in Abhängigkeit von Serumcholesterinspiegelkontrollen in 4-wöchentlichen Abständen evtl. Dosisanpassung. Die Tageshöchstdosis beträgt 80 mg Lovastatin, die als Einzeldosis oder als Gabe zum Frühstück und Abendessen verabreicht wird. Bei Patienten mit Serumcholesterinwerten von mehr als 300 mg/dl kann mit einer Tagesdosis von 40 mg Lovastatin begonnen werden.

Kinder. Erfahrungen zur Anwendung von Lovastatin bei Kindern und Säuglingen liegen bisher nicht vor.

Sonderfälle. Bei Absinken des LDL-Cholesterins im Serum unter 75 mg/dl bzw. des Gesamtcholesterins unter 140 mg/dl muss die Lovastatin-Dosis reduziert werden. Bei erheblich **eingeschränkter Nierenfunktion** (Kreatinin-Clearance <30 ml/min) sollte eine Tageshöchstdosis von 20 mg Lovastatin nicht überschritten werden. Bei aktiven **Lebererkrankungen**, Cholestase, persistierender Erhöhung der Transaminasen und Myopathien sollte Lovastatin nicht angewendet werden.

Unerwünschte Wirkungen. Bei etwa 5% der Patienten treten leichte gastrointestinale Beschwerden, wie Diarrhöe, Verstopfung, Flatulenz oder epigastrische Schmerzen, auf. Des Weiteren können sich Kopfschmerzen, Schlafstörungen und Hautausschläge entwickeln. Myalgien in Form von ziehenden Schmerzen vor allem in den Muskeln der Extremitäten wurden beobachtet. Asymptomatische passagere Anstiege der Transaminasen und der CPK wurden berichtet. Einzelfälle mit einer akuten Rhabdomyolyse bei Myoglobinurie und der Entwicklung eines akuten Nierenversagens wurden beobachtet. Vereinzelt wurden hintere Schalentrübungen der Augenlinse festgestellt.

Arzneimittelwechselwirkungen. Das Auftreten einer Rhabdomyolyse mit nachfolgendem Nierenversagen wurde für Lovastatin häufiger bei kombinierter Therapie mit Gemfibrozil, Nikotinsäure, Erythromycin, Cyclosporin und anderen Immunsuppressiva beobachtet. Die Anwendung der o.g. Kombinationen sollte erst nach sorgfältiger Nutzen-Risiko-Abwägung erfolgen. Gleichzeitiger Alkoholkonsum kann Muskelschmerzen, verbunden mit Fieber oder Unwohlsein, auslösen. Bei gleichzeitiger Anwendung von oralen Antikoagulanzien ist die Prothrombinzeit verlängert. Die Interaktion mit Digoxin bewirkt eine Erhöhung des Digoxinplasmaspiegels. Bei gleichzeitiger **Cyclosporin-Therapie** kommt es zu einer verminderten Ausscheidung von Lovastatin, sodass die Lovastatin-Dosis reduziert werden muss und eine Tagesdosis von 20 mg nicht überschritten werden sollte.

Schwangerschaft und Laktation. Während der Schwangerschaft und bei stillenden Müttern ist Lovastatin kontraindiziert. Über die Anwendung in der Schwangerschaft liegen keine Daten vor. Es ist nicht bekannt, ob die Substanz in die Muttermilch übergeht.

Pflegehinweise

Ein erheblicher Alkoholkonsum sollte während der Behandlung mit Lovastatin vermieden werden. Eine cholesterinsenkende Diät ist während der Therapie mit Lovastatin fortzusetzen. Vor und während der Therapie sollten in periodischen Abständen die Transaminasen kontrolliert und ophthalmologische Untersuchungen durchgeführt werden.

Simvastatin — Denan®, Zocor®

Simvastatin, ein Analogon von Lovastatin, ist ebenfalls die inaktive Form des Arzneimittels, die erst bei der ersten Leberpassage in die pharmakologisch aktiven Metabolite überführt wird. Es hat sehr ähnliche pharmakologische Eigenschaften wie Lovastatin, jedoch die doppelte Wirkstärke. Tabletten zu 5, 10 und 20 mg sind erhältlich. Die Anfangsdosierung beträgt 5–10 mg/Tag als Einzelgabe am Abend. Die Dosis kann ggf. auf 40 mg/Tag gesteigert werden. Bei älteren Patienten sollte eine **Tagesdosis** von 20 mg nicht überschritten werden. Ebenso wie bei Lovastatin sollten unter Gabe von Simvastatin die Transaminasen und die CPK kontrolliert werden. Myopathien und Rhabdomyolysen sind bei gleichzeitiger Anwendung von Fibraten, Nikotinsäure und Immunsuppressiva vereinzelt beschrieben. Simvastatin sollte bei Kindern nicht angewendet werden, da diesbezüglich bisher keine ausreichenden Erfahrungen vorliegen.

Pravastatin — Liprevil®, Pravasin®

Pravastatin ist eine Weiterentwicklung des Mevastatins und wird als dessen aktive Arzneiform appliziert. Die **Bioverfügbarkeit** der unveränderten Substanz beträgt 17% und ist bei gleichzeitiger Nahrungsaufnahme vermindert. Pravastatin unterliegt einem First-pass-Effekt. Die **Eliminationshalbwertszeit** ($t_{1/2}$) liegt bei 2,9 h. Pravastatin reduziert dosisabhängig das LDL-Cholesterin (23–30%), das Gesamtcholesterin (17–24%) sowie die Triglyzeride (15%). Durch eine lipidsenkende Behandlung mit Pravastatin kann bei Postinfarktpatienten mit niedrigen Ausgangswerten des Serumcholesterins eine Risikominimierung für tödliche und nichttödliche Reinfarkte erreicht werden. Weiterhin wird der Bedarf an Angioplastien oder Bypass-Operationen sowie das Risiko, einen Schlaganfall zu erleiden, verringert. Tabletten zu 5, 10 und 20 mg sind erhältlich. Die **Anfangsdosierung** beträgt 5–10 mg/Tag als Einzelgabe am Abend. Die Dosis kann ggf. auf 40 mg/Tag gesteigert werden. Dosisanpassungen sollen frühestens nach 4 Wochen durchgeführt werden. Ebenso wie bei Simvastatin sollten unter Gabe von Pravastatin die Serumtransaminasen und die CPK kontrolliert werden. Myopathien und Rhabdomyolysen sind bei gleichzeitiger Anwendung von Fibraten, Nikotinsäure und Immunsuppressiva vereinzelt beschrieben. Patienten mit gleichzeitiger Ciclosporin-Behandlung sollten mit einer niedrigen Anfangsdosis beginnen. Pravastatin sollte bei **Kindern** nicht angewendet werden, da diesbezüglich bisher keine ausreichenden Erfahrungen vorliegen.

Cerivastatin — Zenas®

Cerivastatin-Natrium ist ein HMG-CoA-Reduktase-Hemmer, der in einem **Dosisbereich** von 0,1–0,3 mg den Cholesterinserumspiegel innerhalb von 24 Wochen um 13–20% reduziert. Das LDL-Cholesterin wird in diesem Zeitraum um 15–30% vermindert, während das HDL-Cholesterin um etwa 9% ansteigt. Die absolute Bioverfügbarkeit beträgt 60% und wird durch gleichzeitige Nahrungsaufnahme nicht beeinflusst. Die **Eliminationshalbwertszeit** ($t_{1/2}$) liegt bei 2–3 h. Das Nebenwirkungsspektrum sowie die Häufigkeit des Auftretens von Nebenwirkungen unterscheidet sich nicht von den anderen Statinen.

Atorvastatin Sortis®

Atorvastatin, ein weiterer Hemmstoff der HMG-CoA-Reduktase, unterscheidet sich von den anderen verfügbaren Statinen durch eine stärkere Senkung des LDL-Cholesterins (25–61%) und der Triglyzeride (32–46%). Die Substanz wird hauptsächlich über die Galle eliminiert, unterliegt aber keinem enterohepatischen Kreislauf. Die mittlere **Eliminationshalbwertszeit** ($t_{1/2}$) beträgt 14 h. Die **Anfangsdosierung** beträgt 10 mg und kann individuell auf maximal 80 mg gesteigert werden. Der maximale therapeutische Effekt wird nach 4 Wochen erreicht. Das Spektrum der häufigen Nebenwirkungen umfasst Kopfschmerzen, Muskelschmerzen, Durchfall und Blähungen. Myopathien und Rhabdomyolysen unter der Therapie mit Atorvastatin sind beschrieben. Die CPK sowie die Serumtransaminasen sind unter der Therapie regelmäßig zu kontrollieren. Bei deutlich erhöhten CPK-Werten im Serum (≥10fach) ist Atorvastatin abzusetzen. Atorvastatin ist kontraindiziert bei Lebererkrankungen bzw. einer Erhöhung der Serumtransaminasen um mehr als das Dreifache der Norm sowie in **Schwangerschaft** und **Stillzeit**. Eine Dosisanpassung bei Patienten mit Nierenfunktionsstörungen ist erforderlich.

Nikotinsäure und Derivate

Pyridylmethanol, Nicotinylalkohol Radecol®

Indikationen. Nicotinylalkohol wird in der Leber zu Nikotinsäure oxidiert und senkt Gesamtcholesterin, VLDL- und LDL-Cholesterin sowie die Triglyzeride im Serum durch eine Verminderung der Synthese von VLDL. Die Ausscheidung von Cholesterin mit dem Stuhl wird gesteigert. Der Wirkungsmechanismus der Nikotinsäure ist nicht vollständig geklärt. Nicotinylalkohol ist indiziert bei Hyperlipoproteinämien des Typ II–V nach Fredrickson. Es ist somit ein „Breitbandantilipämikum".

Pharmazeutische Zubereitung. Tabletten 25 bzw. 100 mg, Ampullen zur Infusionszubereitung (10 ml enthalten 1 g 3-Pyridylmethanol).

Wirk- und Eliminationsverhalten. Nicotinylalkohol wird vollständig aus dem Magen-Darm-Trakt resorbiert. **Stoffwechsel/Ausscheidung:** Die Substanz wird in der Leber durch die Alkoholdehydrogenase zu Nikotinsäure oxidiert. Die **Eliminationshalbwertszeit** ($t_{1/2}$) der Nikotinsäure beträgt eine Stunde. Im Urin erscheinen neben der Nikotinsäure noch weitere Metabolite. Durch Nicotinylalkohol kommt es innerhalb weniger Tage zur Absenkung der Cholesterinkonzentration und der Triglyzeride im Serum. 2–6 Wochen nach Absetzen der Therapie kehren die Lipidkonzentrationen in den Ausgangsbereich zurück.

DOSIERUNG

Erwachsene. Zur Behandlung von Hyperlipoproteinämien werden initial 2-mal täglich 150 mg gegeben, die Dosis kann bis zum Erreichen des erwünschten Effekts in wöchentlichen Intervallen auf 900–1500 mg gesteigert werden.

Kinder. Erfahrungen zur Anwendung und Dosierung von Nicotinylalkohol bei Kindern liegen bisher nicht vor.

Unerwünschte Wirkungen. Flush, Wärmegefühl und Kopfschmerzen sind häufige Nebenwirkungen, die in ihren Ausprägungen durch eine einschleichende Dosierung gemildert werden können. Höhere Dosen können zu Hypotensionen mit Orthostaseneigung führen. Bei Langzeitbehandlung in hohen Dosen bewirkt Nicotinylalkohol eine Verminderung der Glukosetoleranz mit Erhöhung des Nüchternblutzuckers. Nebenwirkungen im Gastrointestinalbereich sind Übelkeit, Erbrechen, Sodbrennen, Gastritiden, Hungergefühl und Diarrhöen. Die Ausprägung der Magen-Darm-Beschwerden lässt sich vermindern, wenn das Arzneimittel während des Essens oder mit Milch bzw. nach dem Essen ohne Flüssigkeit eingenommen wird. Bei der Langzeitanwendung kann es zu einem Anstieg der Transaminasen, dem Auftreten eines cholestatischen Ikterus (selten) oder einer Porphyrinurie kommen. Allergische Reaktionen wurden selten beobachtet. Bei ausgeprägter Herzinsuffizienz soll Nicotinylalkohol nicht angewendet werden.

Arzneimittelwechselwirkungen. Nicotinylalkohol verstärkt die Wirkung von blutdrucksenkenden Medikamenten. Eine Dosisanpassung des jeweiligen Antihypertensivums kann erforderlich werden. Bei gleichzeitiger Gabe von Antidiabetika kann eine Verminderung der blutzuckersenkenden Wirkung resultieren. Eine Dosisanpassung ist notwendig.

Schwangerschaft und Laktation. Eine strenge Indikationsstellung ist in der Schwangerschaft sowie bei stillenden Frauen angezeigt.

Pflegehinweise

Die Ausprägung der durch Nicotinylalkohol hervorgerufenen Magen-Darm-Beschwerden lässt sich vermindern, wenn das Arzneimittel während des Essens oder mit Milch bzw. nach dem Essen ohne Flüssigkeit eingenommen wird. Bei Diabetikern sollte eine engmaschige Überwachung des Kohlenhydratstoffwechsels erfolgen (mögliche verminderte Glukosetoleranz).

7.2 Therapie der Harnsäurediathese/Gicht

Unter einer Harnsäurediathese wird die Neigung des Körpers zu erhöhten Harnsäurespiegeln im Blut verstanden, was zum Auftreten der Erkrankung Gicht führen kann. Die Behandlung der Gicht zielt auf eine Normalisierung der Harnsäurekonzentration im Serum. Die Grundlage der Behandlung besteht in einer purinarmen Diät. Meist ist die allein ausreichend, wenn die Harnsäure im Plasma <9 mg/dl beträgt, keine klinischen Symptome auftreten und keine Uratsteine vorliegen. Zur medikamentösen Behandlung der Gicht stehen Arzneimittel zur Verfügung, die die Harnsäurebildung hemmen (Urikostatika) oder die die Harnsäureausscheidung fördern (Urikosurika). Zur Vorbeugung des Auftretens eines Gichtanfalls sind Serumharnsäurewerte um 5,5 mg/dl anzustreben. Zur Behandlung des akuten Gichtanfalls sind beide Medikamentengruppen nicht geeignet, hier kommen vor allem nichtsteroidale Antirheumatika (z. B. Indometacin) oder Colchicin (s. S. 395) zur Anwendung.

Allopurinol — Zyloric®, verschiedene andere

Indikationen. Allopurinol ist ein Urikostatikum, das die Bildung von Harnsäure durch kompetitive Hemmung der Xanthinoxidase reduziert. Die Plasmakonzentrationen und die renale Ausscheidung von Harnsäure werden gesenkt, die Plasmaspiegel von Hypoxanthin und Xanthin nehmen zu. Allopurinol ist indiziert bei Gicht und sekundärer Hyperurikämie, zur Vorbeugung der Harnsäurenephropathie, bei Lesch-Nyhan-Syndrom und bei rezidivierenden Calciumoxalat-Harnsteinen.

Pharmazeutische Zubereitung. Dragees, Tabletten und Kapseln zu 100 und 300 mg sowie als Retardpräparat (300 mg).

Wirk- und Eliminationsverhalten. Allopurinol wird nach oraler Gabe rasch resorbiert (70–80%) und zu dem aktiven Metaboliten Oxipurinol oxidiert. **Stoffwechsel/Ausscheidung:** 6–30% von Allopurinol werden unverändert über die Nieren ausgeschieden. Allopurinol hat eine **Eliminationshalbwertszeit** ($t_{1/2}$) von 2–3 h, Oxipurinol bei Patienten mit normaler Nierenfunktion von etwa 28 h. Bei Patienten mit **Nierenfunktionseinschränkung** verlängert sich die Eliminationshalbwertzeit auf 5–10 Tage. Die Wirkung setzt nach 2–4 Tagen ein, das Wirkungsmaximum wird nach etwa 2–3 Wochen erreicht.

DOSIERUNG

Erwachsene. Initial 100 mg/Tag als Einzeldosis nach dem Essen, Dosissteigerung in wöchentlichen Abständen bis ein Harnsäurespiegel im Plasma von <6 mg/dl erreicht ist. Die durchschnittliche Dosierung beträgt 200–300 mg/Tag. Eine Tageshöchstdosis von 800 mg sollte nicht überschritten werden (Tabelle 7.2).

Kinder. Kinder unter 6 Jahren erhalten 150 mg/Tag, solche zwischen 6 und 10 Jahren 300 mg/Tag (Indikation: sekundäre Hyperurikämie bei Neoplasien). Bei der Indikation Gicht ist das Medikament für Kinder kontraindiziert.

Unerwünschte Wirkungen. In etwa 10% kommt es zu Hauterscheinungen, besonders häufig zu Beginn der Therapie oder bei Patienten mit Nierenfunktionseinschränkung. Am häufigsten treten makulopapulöse Hautausschläge auf, exfoliative Dermatitiden, Hautnekrosen und Erytheme sind seltener. Allopurinol kann lebensbedrohliche Überempfindlichkeitsreaktionen hervorrufen, die meistens mit Organbeteiligungen einhergehen (Niere, Leber, Augen, Gastrointestinaltrakt und Blut). In einigen Fällen wurde nach Allopurinol eine allergische Vaskulitis beobachtet, insbesondere bei Patienten mit vorbestehender Niereninsuffizienz und in Kombination mit Thiaziddiuretika. Gastrointestinale Symptome wie Übelkeit, Erbrechen und abdominelle Schmerzen können auftreten.

Arzneimittelwechselwirkungen. Allopurinol beeinflusst den Stoffwechsel von 6-Mercaptopurin. Diese Wirkung kann bei der Therapie von Tumoren genutzt werden. Bei Patienten, die mit Allopurinol wegen Hyperurikämie oder Gicht behandelt werden, muss die Dosis von 6-Mercaptopurin oder Azathioprin um ca. 75% verringert werden. Allopurinol steigert den antikoagulatorischen Effekt von Kumarinderivaten. In Dosen über 300 mg hemmt Allopurinol den Theophyllinmetabolismus. Bei gemeinsamer Gabe von ACE-Hemmern und Allopurinol entsteht eine Wirkungsverstärkung beider Arzneistoffe. Die Kombination sollte vermieden werden.

Tabelle 7.2. Dosierungsanpassung von Allopurinol bei Patienten mit eingeschränkter Nierenfunktion

Kreatininclearance [ml/min]	Plasmakreatinin[a] [mg/dl]	Erhaltungsdosis von Allopurinol
80	~1,2	250 mg täglich
~60	~1,5	200 mg täglich
~40	~2,0	150 mg täglich
~20	~3,2	100 mg täglich
~10	~5,2	100 mg jeden 2. Tag
~0	>39,5	100 mg jeden 3. Tag

[a] Approximative Korrelation mit der Kreatinin-Clearance.

Schwangerschaft und Laktation. Eine strenge Indikationsstellung ist während Schwangerschaft und Laktation angezeigt. Embryotoxische Effekte sind möglich (Teratogenität bei Mäusen).

Pflegehinweise

Allopurinol sollte während der Mahlzeiten eingenommen werden. Auf eine ausreichende Flüssigkeitszufuhr ist zu achten. Der Alkoholkonsum ist einzuschränken, weil dadurch die Harnsäurekonzentration im Serum erhöht wird. Die Einnahme von Vitamin C (Ansäuerung des Urins) kann bei Allopurinol-Gabe die Entstehung von Nierensteinen begünstigen. Zu Beginn der Allopurinol-Therapie können gleichzeitig nichtsteroidale Antirheumatika angewendet werden, um dem Auftreten von Gichtanfällen vorzubeugen. Eine purinarme Diät unterstützt die Behandlung mit Allopurinol, da Nahrungspurine die Verstoffwechselung von Allopurinol verändern. Auf das Auftreten von Überempfindlichkeitsreaktionen sollte besonders geachtet werden, da diese lebensbedrohlich sein können (s. oben).

Benzbromaron — Benzbromaron-ratiopharm®, verschiedene andere

Indikationen. Benzbromaron ist ein Urikosurikum, das die renale Harnsäureausscheidung über eine Hemmung der tubulären Rückresorption steigert. Entsprechend nimmt die Serumharnsäurekonzentration ab. Die Indikationen entsprechen denen von Allopurinol.

Pharmazeutische Zubereitung. Erhältlich als Tabletten zu 50 und 100 mg. Zusätzlich sind fixe Kombinationen mit Allopurinol vorhanden.

Wirk- und Eliminationsverhalten. Benzbromaron wird zu 1-Hydroxybenzbromaron (Eliminationshalbwertzeit 20 h) und einem weiteren Metaboliten mit ungeklärter Struktur verstoffwechselt. Die **Eliminationshalbwertszeit** ($t_{1/2}$) der Muttersubstanz beträgt 3,3 h. Die Ausscheidung erfolgt überwiegend über die Galle, lediglich 5% der verabreichten Dosis erscheinen im Urin.

DOSIERUNG

Erwachsene. Die Behandlung mit Benzbromaron wird mit 20 mg/Tag begonnen, langsame Steigerung der Dosis bis die Serumharnsäurekonzentration bei einem Wert von etwa 5,5 mg/dl liegt. Die Erhaltungsdosis beträgt 20–100 mg/Tag.

Unerwünschte Wirkungen. Zu Beginn einer Therapie mit Benzbromaron kann die auftretende Harnsäureflut zu einer intrarenalen Harnsäureausfällung mit Bildung von Harnsäuresteinen und Kristallurie führen. Mögliche Uratnephropathien mit Nierenkoliken können resultieren. Urikosurika können insbesondere zu Beginn der Therapie einen akuten Gichtanfall auslösen. Benzbromaron darf nicht bei Bromidüberempfindlichkeit und bei Nierensteindiathese angewendet werden. Der akute Gichtanfall stellt eine Kontraindikation für einen Therapiebeginn mit Benzbromaron dar. Die Substanz kann gastrointestinale Beschwerden in Form von Völlegefühl, Übelkeit, Brechreiz und Diarrhöen hervorrufen. Die Durchfälle sind mit einem erheblichen Flüssigkeits-, Elektrolyt- und Plasmaverlust verbunden.

Arzneimittelwechselwirkungen. Benzbromaron schwächt die Wirkung von Allopurinol durch die Ausscheidungsbeschleunigung von Oxypurinol, einem wirksamen Metaboliten von Allopurinol, ab. Durch Salicylate und Sulfinpyrazon wird die urikosurische Wirkung von Benzbromaron abgeschwächt.

Schwangerschaft und Laktation. Ausreichende Erfahrungen zur Anwendung von Benzbromaron in der Schwangerschaft liegen nicht vor. Embryotoxische Wirkungen sind möglich, daher sollte während der Schwangerschaft auf die Anwendung verzichtet werden. Benzbromaron darf in der Stillzeit nicht eingesetzt werden.

Pflegehinweise

Benzbromaron ist bei Patienten mit Niereninsuffizienz (Kreatinin-Clearance <25 ml/min) wirkungslos. Um renale Komplikationen (Uratnephropathie) zu vermeiden, sollte initial eine einschleichende Dosierung gewählt und die Diurese auf etwa 2 l/Tag gesteigert werden. Ein Urin-pH-Wert im sauren Bereich begünstigt die Uratkonkrementbildung, daher ist für eine annähernd neutrale Reaktion (pH 6,5–7,0), evtl. durch die orale Gabe von Alkalicitrat (Harnalkalisierung), zu sorgen.

Colchicin — Colchicum-Dispert®, Colchisat® Bürger

Indikationen. Colchicin, ein Alkaloid der Herbstzeitlosen (Colchicum autumnale), wird noch heute zur Behandlung des akuten Gichtanfalls verwendet. Es wirkt antiphlogistisch durch die Hemmung der Phagozytoseaktivität im erkrankten Gewebe. Indikation ist ausschließlich der akute Gichtanfall.

Pharmazeutische Zubereitung. Colchicin ist in Form von Dragees (0,5 mg) und Tropfen (0,5 mg/g) im Handel.

Wirk- und Eliminationsverhalten. Colchicin wird enteral rasch resorbiert und an Plasmaeiweiße und Zellproteine gebunden. **Stoffwechsel/Ausscheidung:** Zum Teil wird es unverändert über die Nieren, zum Teil in Form von Metaboliten mit der Galle ausgeschieden. Es besteht ein enterohepatischer Kreislauf. Colchicin hat eine relativ lange **Eliminationshalbwertszeit** ($t_{1/2}$ 9,9 ± 4,8 h), die starke Eiweißbindung und ein enterohepatischer Kreislauf des Medikaments können zur Kumulation führen.

DOSIERUNG

Erwachsene. Beim akuten Gichtanfall 1 mg/h über 4 h, anschließend 0,5–1 mg bis zur Besserung der Beschwerden (maximal 6–8 mg/24 h). Nach Rückbildung der Symptomatik sollte die Dosis rasch reduziert werden. Anfallsprophylaxe zu Beginn einer Allopurinol-Therapie: 0,5–1,5 mg Colchicin/Tag oder jeden 2. Tag während der ersten Behandlungsmonate.

Sonderfälle. Bei **Nieren- und Leberfunktionsstörung** ist die Dosis zu reduzieren.

Unerwünschte Wirkungen. Übelkeit, Erbrechen und Durchfälle treten sehr häufig unter der Therapie auf. Bei schweren Diarrhöen muss die Colchicin-Dosis reduziert oder das Medikament abgesetzt werden. Leukopenien, Myopathien, Agranulozytosen und aplastische Anämien wurden unter der Therapie mit Colchicin beobachtet. Zeichen einer Überdosierung sind Durchfälle, abdominelle Koliken und gastrointestinale Blutungen. Durch eine Überdosierung wird das Wachstum der Knochenmarkzellen stark gehemmt (hohe Mortalität bei Intoxikation).

Schwangerschaft und Laktation. Colchicin ist während der Schwangerschaft kontraindiziert und sollte mindestens drei Monate vor einer geplanten Schwangerschaft abgesetzt werden.

Pflegehinweise

Generell sollte der akute Gichtanfall wegen der besseren Verträglichkeit bevorzugt mit nichtsteroidalen Antirheumatika behandelt werden.

8 Antineoplastische Therapie

Zur antineoplastischen Therapie gehören Behandlungsverfahren, die einer Geschwulstbildung entgegenwirken sollen. Im Rahmen einer Chemotherapie werden Zytostatika eingesetzt, d. h. Medikamente, die die rasche Vermehrung der schnell wachsenden Tumorzellen verhindern sollen.

Die Wirksamkeit der Chemotherapie eines Tumors hängt von seiner Wachstumsfraktion ab. Unter der Wachstumsfraktion wird der Anteil an Zellen verstanden, der sich in den aktiven Phasen der Zellreifung und Zellteilung befindet. Einige Zytostatika können nur in bestimmten Abschnitten des Zelllebens als so genannte **zellzyklusphasenspezifische** Substanzen wirksam werden. So beispielsweise die Antimetaboliten, die in der S-Phase (Synthesephase), und die Spindelgifte, die in der M-Phase (Mitosephase) eingreifen. Der Tumorzellanteil, der sich gerade nicht in der entsprechenden Phase befindet, besitzt also eine zeitlich begrenzte Resistenz gegen das entsprechende Zytostatikum und wird deshalb von ihm nicht angegriffen.

Bei einigen schnell wachsenden Tumoren, wie malignen Lymphomen (bösartige Geschwulstbildung des lymphatischen Systems), Leukämien (bösartiges Wachstum weißer Blutzellen) und auch einigen nicht verstreut wachsenden Geschwulsten, wird die Chemotherapie mit dem Ziel eingesetzt, den Patienten von seiner Erkrankung zu heilen (**kurative Absicht**). Schwere akute oder Langzeitnebenwirkungen müssen dabei in Kauf genommen werden, da anderweitige Heilungschancen nicht bestehen. Die so genannte **palliative Therapie** hingegen zielt lediglich auf eine Besserung der Symptome ab ohne Aussicht auf Heilung des Patienten.

Zwischen den gesunden Zellen und den Tumorzellen gibt es keine grundsätzlichen biochemischen Unterschiede. Deshalb werden durch die Zytostatika auch alle Zellen geschädigt, was zum Auftreten zahlreicher Nebenwirkungen führt. Ganz entscheidend ist der Einsatz von **unterstützenden (supportiven) Maßnahmen**. Dazu zählen beispielsweise die Vorbeugung und Behandlung von Infektionen mit Antibiotika, Antimykotika und auch Wachstumsfaktoren, die Behandlung der Übelkeit (antiemetische Therapie), der Blutzellersatz sowie die Schmerztherapie. Die moderne Tumorbehandlung wurde erst dadurch möglich.

Die zytostatische Wirkung betrifft besonders rasch wachsende Zellen. Daher stehen Nebenwirkungen auf Knochenmark, Darm, Haare und Keimzellen im Vordergrund. Durch die Wachstumshemmung der Keimzellen besteht grundsätzlich die Gefahr der Unfruchtbarkeit (**Infertilität**). Dieses Risiko ist bei Männern größer als bei Frauen. Aufgrund der Gefahr kindlicher Missbildungen oder Schädigungen ist eine zytostatische Therapie grundsätzlich während **Schwangerschaft** und **Stillzeit** nicht angezeigt (kontraindiziert). Hiervon betroffen sind alle in diesem Kapitel besprochenen Präparate. Entsprechende Hinweise sind daher auf den Monografieseiten zu den Einzelsubstanzen nicht mehr enthalten. Während und im Verlauf des ersten Jahres nach der Chemotherapie sind Maßnahmen zur Verhinderung einer Schwangerschaft erforderlich.

Alle Zytostatika können das Erbgut des Patienten verändern (**mutagenes Potential**). Dadurch steigt das Risiko der Entstehung bösartiger, maligner Zweiterkrankungen wie Myelodysplasien (Erkrankungen der Stammzellen und des Knochenmarkes), akute Leukämien, maligne Lymphome oder auch solide Tumoren für die Dauer von 1–10 Jahren nach der Behandlung deutlich an. Die Häufigkeit liegt für alle Behandelten bei ca. 1%, für bestimmte Erkrankungen wie den M. Hodgkin, eine Form des malignen Lymphoms, noch höher. Eine Übersicht über die verschiedenen Substanzgruppen von Zytostatika und deren wichtigste Vertreter ist in Tabelle 8.1 gegeben.

Aclarubicin (Aclacinomycin A) — Aclaplastin®

Indikationen. Aclarubicin ist ein von Streptomyces gallilaeus gebildetes zytostatisches Antibiotikum aus der Gruppe der Anthrazykline. Der Wirkmechanismus beruht auf einer Hemmung der DNA- und RNA-Synthese. Es gehört im Unterschied zu Doxo- und Daunorubicin zur Gruppe der Klasse-II-Anthrazykline, die schon bei sehr niedriger Konzentration die RNA-Synthese hemmen, während zur Hemmung der DNA-Synthese deutlich höhere Dosen erforderlich sind. Aclarubicin ist geringer kardiotoxisch als die anderen Anthrazykline. Deshalb ist eine limitierende kumulative Gesamtdosis bisher nicht bekannt. Die Wirkung ist nicht zellzyklusphasenspezifisch, Hauptangriffspunkt im Zellzyklus ist aber die späte S-Phase. Indikationen sind die akute myeloische Leukämie und maligne Lymphome.

Pharmazeutische Zubereitung. Injektionsflaschen zu 20 mg.

Wirk- und Eliminationsverhalten. Die **Eliminationshalbwertszeit** ($t_{1/2}$) beträgt ca. 3 h.

DOSIERUNG

Erwachsene. Bei resistenten akuten Leukämien werden 15–25 mg/m²/Tag intravenös in der Monotherapie über 7 Tage gegeben, wobei eine Wiederholung ab dem Tag 15 möglich ist. In der Kombinationstherapie mit Etoposid oder Vepesid werden 25 mg/m²/Tag über 5 Tage appliziert.

Sonderfälle. Eine Dosierungsanpassung ist bei **chronischen Lebererkrankungen** erforderlich.

Tabelle 8.1. Stoffgruppen der antineoplastischen Substanzen und die wichtigsten Vertreter

Alkylanzien	Zytostatische Antibiotika	Antimetabolite
Stickstofflostderivate	Anthrazykline	Folinsäureantagonisten
Mechlorethamin	Daunomycin (Daunorubicin)	Methotrexat (Amethopterin)
(Mustargen)	Adriamycin (Doxorubicin)	Purinanaloga
Cyclophosphamid	4'-Epi-Doxorubicin (Epirubicin)	6-Mercaptopurin
Ifosphamid	Aclacinomycin (Aclarubicin)	6-Thioguanin
Trofosfamid	Idarubicin	Azathioprin
Chlorambucil	Andere	2-Desoxyceformicin (Pentostatin)
Melphalan	Mitoxantron	2-Chlordeoxyadenosin (2-CDA)
Estramustin (Phosphat)	Bleomycin	2-Fluoro-ara-AMP (Fludarabbin)
Bendamustin	Actinomycin D	Cladribin
Nitrosoharnstoffderivate	Mitomycin C	Pyrimidinanaloga
Carmustin (BCNU)	Mithramycin	5-Fluorouracin (5-FU)
Lomustin (CCNU)		Ftorafur (Tegafur)
Semustin (Methyl-CCNU)		Cytosinarabinosid (Cytarabin)
Nimustin (ACNU)		Gemcitabin
Streptozotocin		Andere
Chlorozotocin		Hydroxyharnstoff
Schwermetallkomplex-verbindungen		
Cisplatin		
Carboplatin		
Alkylsulfat		
Busulfan		
Treosulfan		
Methylhydrazine		
Procarbazin		
Triazene		
Dacarbazin (DTIC)		
Äthyleniminderivate		
Thiotepa		
Alkaloide	**Hormone**	**Hormone**
Vinca-Alkaloide	Östrogene	Antiandrogene
Vincristin (Onkovin)	Estradiolvalerat	Cyproteronacetat
Vinblastin	Ethinylestradiol	Flutamid
Vindesin	Diäthylstilbestrol	Nilutamid
Vinorelbin	Stilbestroldiphosphat	LH-RH-Analoga

Tabelle 8.1. Stoffgruppen der antineoplastischen Substanzen und die wichtigsten Vertreter (Forts.)

Andere Zytostatika	Gestagene	Buserelin
Heyamethylmelamin	Medroxyprogesteronacetat	Goserelin
Amsacrin (mAMSA)	Megestrolacetat	Leuprorelin
Paclitaxel	Androgene	Triptorelin
Docetaxel	Testosteronpropionat	Andere
Enzyme	Drostanolonpropionat	Mitotane
L-Asparaginase	Antioöstrogene	Metyrapon
Phospholipide	Tamoxifen	Bromocriptin
Miltefosin	Toremifen	
Ilmofosin	Droloxifen	
Topoisomerase-I-Hemmer	**Aromatasehemmstoffe**	
Irinotecan (CPT-11)	Aminoglutethimid	
Topotecan (TPT)	Formestan (4-Hydroxyandrostendion)	
	Trilostan	
	Anastrozol	
	Letrozol	

Unerwünschte Wirkungen. Dosislimitierend ist die Knochenmarktoxizität (Leuko- und Thrombozytopenie) bei Dosen von >30 mg/m^2 und einem Tiefpunkt (Nadir) nach 10–15 Tagen. Gastrointestinale Beschwerden manifestieren sich häufig mit Appetitlosigkeit, weniger häufig mit Übelkeit und Erbrechen und selten mit Diarrhöen. Nur gelegentlich kommt es unter der Therapie zu Herzrhythmusstörungen oder EKG-Veränderungen, die im Allgemeinen nach Absetzen der Medikation reversibel sind. Die kumulative Kardiotoxizität ist im Vergleich zu anderen Anthrazyklinen relativ gering. Haarausfall wurde kaum beobachtet (<3%).

Arzneimittelwechselwirkungen. Bei Vorbehandlung mit anderen Anthrazyklinen besteht ein erhöhtes Risiko der Kardiotoxizität. In dieser Situation sind echokardiographische Kontrollen unter der Therapie erforderlich.

Pflegehinweise

Es besteht keine komplette Kreuzresistenz zu den anderen Anthrazyklinen. Bei Paravasaten sind lediglich lokale Indurationen, aber keine Nekrosen zu erwarten.

Actinomycin D (Dactinomycin) — Lyovac-Cosmegen®

Indikationen. Bei Actinomycin D handelt es sich um ein von einer Streptomycesart gebildetes Zytostatikum aus der Gruppe der zytostatischen Antibiotika mit einer nicht zellzyklusphasenspezifischen Wirkung. Es hemmt die DNA-abhängige RNA-Synthese und bewirkt auch Brüche von DNA-Einzelsträngen. Eine Interaktion mit der Strahlentherapie kann zur Verbesserung der Wirksamkeit genutzt werden. Indikationen für Actinomycin D sind der Wilms-Tumor, das Rhabdomyosarkom, Hodentumoren, das Chorionkarzinom und das Ewing-Sarkom.

Pharmazeutische Zubereitung. Injektionsflaschen zu 0,5 mg.

Wirk- und Eliminationsverhalten. Das Medikament verteilt sich nach intravenöser Gabe rasch im Gewebe. **Stoffwechsel/Ausscheidung:** Der größte Teil von Actinomycin D wird unverändert biliär oder renal ausgeschieden. Die **Eliminationshalbwertszeit** ($t_{1/2}$) beträgt ca. 36 h.

DOSIERUNG

Erwachsene. Es werden 0,6 mg/m^2/Tag über 5 Tage alle 3–5 Wochen in der Monotherapie oder in der Kombinationstherapie mit Vincristin, Adriamycin, Cyclophosphamid oder Ifosfamid 15 µg/kg über 5 Tage alle 5 Wochen gegeben.

Kinder. Die Kinderdosis beträgt 450 bis max. 500 µg/m^2/Tag über bis zu 5 Tage mit Wiederholung nach 3 Wochen.

Sonderfälle. Eine Dosisreduktion ist bei **Leber- und Niereninsuffizienz** erforderlich, wobei jedoch keine festen Richtlinien existieren.

Unerwünschte Wirkungen. Dosislimitierend ist die Myelotoxizität (Leukozytennadir nach 7–10 Tagen) und die Stomatitis, wobei Ulzera bis zu 14 Tage nach Ende der Therapie auftreten können. Darüber hinaus sind ausgeprägte Übelkeit, Erbrechen und seltener Diarrhöen zu verzeichnen. Alopezie, Müdigkeit, Abgeschlagenheit, Fieber, Myalgien und selten Hypokalzämie sind weitere Nebenwirkungen. Reversible Beeinträchtigungen der Leber- und Nierenfunktion kommen vor. Schwere Ulzerationen sind bei einem Paravasat zu erwarten.

Arzneimittelwechselwirkungen. Bei Kombination mit Bestrahlung kommen vermehrt Haut- und gastrointestinale Toxizität sowie späte Strahlenschäden der Lunge vor. Dies wird auf die Blockade von Repair-Mechanismen des strahlenvermittelten DNA-Schadens durch Actinomycin D zurückgeführt. Der genannte Mechanismus erklärt allerdings nicht die verspäteten Interaktionen, die mehrere Monate nach der Strahlentherapie auftreten (Recall-Reaktion). Der antibakterielle Effekt von Penicillin kann durch Actinomycin D abgeschwächt oder aufgehoben werden.

Pflegehinweise

Das Medikament kann nicht bei bestehenden Herpesinfektionen angewandt werden, da die Gefahr der schweren Generalisation besteht.

Adriamycin (Doxorubicin)

Adriblastin®, Doxorubicin®, verschiedene andere

Indikationen. Adriamycin ist ein zytostatisch wirksames Antibiotikum, das von Streptomycesarten gebildet wird und zur Gruppe der Anthrazykline gehört. Seine Wirkung besteht in einer Synthesehemmung von DNA und nukleärer RNA sowie in der Erzeugung von DNA-Strangbrüchen. Der Effekt von Adriamycin ist nicht zellzyklusphasenspezifisch. Indikationen sind maligne Lymphome, das Plasmozytom, kleinzellige Bronchialkarzinome, Mammakarzinome, gastrointestinale Tumoren, Ovarialkarzinome, Weichteilsarkome und verschiedene andere solide Tumoren.

Pharmazeutische Zubereitung. Injektionsflaschen zu 10 mg, 20 mg, 50 mg und 150 mg.

Wirk- und Eliminationsverhalten. Adriamycin wird in der Leber verstoffwechselt. Der Hauptmetabolit ist Adriamycinol mit einem deutlich geringeren zytostatischen Effekt als die Muttersubstanz. Die Ausscheidung erfolgt hauptsächlich biliär und nur zu 14–23% über die Nieren. Die **Eliminationshalbwertszeit** ($t_{1/2}$) beträgt ca. 25–28 h.

DOSIERUNG

Erwachsene. In der Monotherapie werden 60–90 mg/m^2 und in der Kombinationstherapie 5–60 mg/m^2 am ersten Therapietag alle 3 Wochen gegeben (Tabelle 8.2). Eine wöchentliche „Low-dose-Therapie“ mit 8–12 mg/m^2 kann zur palliativen Behandlung beim metastasierten Mammakarzinom verabreicht werden. Die topische Anwendung in der Harnblase erfolgt mit Dosen von 30–60 mg/m^2. Eine kumulative Gesamtdosis von 550 mg/m^2 ist einzuhalten. Kleinere wöchentliche Dosen oder Langzeitinfusionen über 96 h senken die Kardiotoxizität bei erhaltener zytostatischer Aktivität. So wird beim Plasmozytom Adriamycin im sog. VAD-Schema (Vincristin, Adriamycin, Dexamethason) als Dauerinfusion über 4 Tage in einer Dosierung von 9 mg/m^2/Tag gegeben.

Tabelle 8.2. Praktisch wichtige onkologische Therapieschemata

Kolonkarzinom:				
Machover-Schema				
Leukovorin		200 mg/m²	i.v.-Bolus	Tag 1–5
5-Fluorouracil		340 mg/m²	i.v.-Bolus	Tag 1–5
Wiederholung am Tag 22.				
Magenkarzinom:				
E	Etoposid	120 mg/m²	i.v. (1-h-Infusion)	Tag 4, 5 und 6
A	Adriamycin	20 mg/m²	i.v. (Bolus)	Tag 1 und 7
P	cis-Platin	40 mg/m²	i.v. (1-h-Infusion)	Tag 2 und 8
Wiederholung am Tag 22–29.				
E	Etoposid	120 mg/m²	i. v. (50-min-Infusion)	Tag 1–3
L	Leucovorin	300 mg/m²	i.v. (10-min-Infusion, initial)	Tag 1–3
F	5-Fluorouracil	500 mg/m²	i.v. (10-min-Infusion)	Tag 1–3
Wiederholung am Tag 22, max. 6–8 Zyklen.				
Sarkom:				
CY	Cyclophosphamid	500 mg/m²	i.v.	Tag 1
V	Vincristin	1,5 mg/m²	i.v.	Tag 1
A	Adriamycin	50 mg/m²	i.v.	Tag 1
DIC	Dacarbazin (DTIC)	250 mg/m²	i.v.	Tag 1–5
Wiederholung am Tag 22–29.				
Akute myeloische Leukämie:				
T	6-Thioguanin	100 mg/m²	p.o. alle 12 h	Tag 3–9
A	Ara-C (Cytosin-Arabinosid)	100 mg/m² 100 mg/m²	kont. Infusion i.v. alle 12 h	Tag 1 und 2 Tag 3–8
D	Daunorubicin	60 mg/m²	i.v. Bolus	Tag 3–5
HA	Hochdosiertes Ara-C (Cytosin-Arabinosid)	3000 mg/m²	i.v. alle 12 h, 3-h-Infusion	Tag 1–3
M	Mitoxantron (vor Ara-C)	10 mg/m²	i.v. 30-min-Infusion	Tag 3–5
Morbus Hodgkin:				
C	Cyclophosphamid	650 mg/m²	i.v.	Tag 1 und 8
O	Oncovin (Vincristin)	1,4 mg/m²	i.v.	Tag 1 und 8
P	Procarbazin	100 mg/m²	p.o.	Tag 1–14
P	Prednison	40 mg/m²	p.o.	Tag 1–14
Wiederholung am Tag 29				
A	Adriamycin	25 mg/m²	i.v.	Tag 1 und 15
B	Bleomycin	10 mg/m²	i.v.	Tag 1 und 15
V	Vinblastin	6 mg/m²	i.v.	Tag 1 und 15
D	Dacarbazin (DTIC)	375 mg/m²	i.v.	Tag 1 und 15
Wiederholung am Tag 29.				

Tabelle 8.2. Praktisch wichtige onkologische Therapieschemata (Forts.)

BEACOPP – Standard				
B	Bleomycin	10 mg/m^2	i.v.	Tag 8
E	Etoposid	100 mg/m^2	i.v.	Tag 1–3
A	Adriamycin	25 mg/m^2	i.v.	Tag 1
C	Cyclophosphamid	650 mg/m^2	i.v.	Tag 1
O	Oncovin (Vincristin)	1,4 mg/m^2	i.v.	Tag 8
P	Procarbazin	100 mg/m^2	p.o.	Tag 1–7
P	Prednison	40 mg/m^2	p.o.	Tag 1–14
Wiederholung am Tag 29.				
Non-Hodgkin-Lymphome:				
Knospe-Schema				
Chlorambucil		0,4 mg/kg[a]	p.o.	Tag 1
Prednison		75 mg	p.o.	Tag 1
Prednison		50 mg p.o.	Tag 2	
Prednison		25 mg	p.o.	Tag 3
Wiederholung am Tag 15 (mindestens 12 Kurse).				
C	Cyclophosphamid	400 mg/m^2	i.v.[b]	Tag 1–5
O	Oncovin (Vincristin)	1,4 mg/m^2	i.v.	Tag 1
P	Prednison	100 mg/m^2	i.v./p.o.	Tag 1–5
Wiederholung am Tag 22.				
C	Cyclophosphamid	750 mg/m^2	i.v.	Tag 1
H	Hydroxydaunorubicin (Adriamycin)	50 mg/m^2	i.v.	Tag 1
O	Oncovin (Vincristin)	1,4 mg/m^2	i.v.	Tag 1
P	Prednison	100 mg	p.o.	Tag 1–5
Wiederholung am Tag 22.				
Plasmozytom:				
Alexanian-Schema				
Melphalan		0,25 mg/kg	p.o.	Tag 1–4
Prednisolon		2 mg/kg	p.o.	Tag 1–4
Wiederholung alle 6 Wochen nach Blutbildkontrollen.				
V	Vincristin	0,4 mg	i.v., Dauerinfusion	Tag 1–4
A	Adriamycin	9 mg/ml	i.v., Dauerinfusion	Tag 1–4
D	Dexamethason	40 mg/ml	p.o.	Tag 1–4, 9–12 und 17–20
Wiederholung am Tag 43.				
Kleinzelliges Bronchialkarzinom:				
A	Adriamycin	60 mg/m^2	i.v.	Tag 1
C	Cyclophosphamid	750 mg/m^2	i.v.	Tag 1 und 2
O	Oncovin (Vincristin)	1,5 mg/m^2	i.v.	Tag 1, 8 u. 15
C	Carboplatin	300 mg/ml	i.v.	Tag 1
E	Etoposid	140 mg/m^2	i.v.	Tag 1–3
V	Vincristin	2 mg	i.v.	Tag 1, 8, 15
Wiederholung am Tag 22.				

Tabelle 8.2. Praktisch wichtige onkologische Therapieschemata (Forts.)

Mammakarzinom:				
C	Cyclophosphamid	600 mg/m^2	i.v.	Tag 1
M	Methotrexat	40 mg/m^2	i.v.	Tag 1
F	5-Fluorouracil	600 mg/m^2	i.v.	Tag 1
Wiederholung am Tag 22.				
A	Adriamycin	40 mg/m^2	i.v.	Tag 1
C	Cyclophosphamid	200 mg/m^2	p.o.	Tag 3–6
Wiederholung am Tag 22–29.				
E	4-Epi-Doxorubicin	40 mg/m^2	i.v.	Tag 1
C	Cyclophosphamid	200 mg/m^2	p.o.	Tag 3–6
Wiederholung am Tag 22–29.				
L	Chlorambucil	6–8 mg	p.o.	Tag 1–4
M	Methotrexat	5–7,5 mg	p. o	Tag 1–3, 8–10
F	5-Fluorouracil	500–750 mg	p.o.	Tag 1 und 8
Wiederholung am Tag 29.				
Ovarialkarzinom:				
P	Cisplatin	50 mg/m^2	i.v.	Tag 1
C	Cyclophosphamid	1000 mg/m^2	i.v.	Tag 1
Wiederholung am Tag 22–29.				
Hodenkarzinom:				
P	Cisplatin	20 mg/m^2	i.v., 30-min-Infusion	Tag 1–5
E	Etoposid	100 mg/m^2	i.v., 1-h-Infusion	Tag 1–5
B	Bleomycin	30 mg	i.v., Bolus	Tag 1, 8,15
Wiederholung am Tag 22.				

[a]Dosissteigerung des Chlorambucils um jeweils 0,1 mg/kg pro Zyklus bis zur Wirksamkeit oder Toxizität. [b]Die Cyclophosphamid-Dosis kann ohne Wirkverlust auch per os gegeben werden.

Kinder. Kinder erhalten die gleichen Dosen wie Erwachsene.

Sonderfälle. Eine Dosisreduktion ist bei erhöhtem Serumbilirubin erforderlich, und zwar um 75% bei Bilirubinwerten von 1,6–3,0 mg/dl und um 50% bei Bilirubinwerten zwischen 1,1 und 1,5 mg/dl. Bei einem Serumbilirubinwert von >3,0 mg/dl darf keine Adriamycin-Gabe mehr erfolgen. Bei **Niereninsuffizienz** ist keine Dosisreduktion erforderlich.

Unerwünschte Wirkungen. Dosislimitierend ist eine ausgeprägte Myelotoxizität, wobei der Leuko- und Thrombozytennadir zwischen dem 10.–14. Tag erreicht wird. Daneben kommt es zu ausgeprägter Stomatitis, Übelkeit, Erbrechen und bei allen behandelten Patienten zu Alopezie. Wichtige Nebenwirkung sind die akute und die kumulative Kardiotoxizität. Während der Injektion können passager Herzrhythmusstörungen

(Sinustachykardien, supraventrikuläre Tachykardien oder Extrasystolien) auftreten, meist ohne klinische Relevanz. Selten ist ein akutes Myokarditis-Perikarditis-Syndrom (Perikarderguss bei einigen Patienten) mit ausgeprägten Arrhythmien und Herzinsuffizienz, die sich innerhalb von 24–48 h entwickeln und letal verlaufen können. Vorwiegend bei älteren Patienten und vorbestehenden Herzerkrankungen kommt es zur dosisabhängigen kumulativen Kardiotoxizität. Die mit Myodegeneration einhergehende Langzeitschädigung tritt dabei häufiger (1–10% der Fälle) bei Überschreiten einer kumulativen Gesamtdosis von 550 mg/m^2 auf. Eine Diagnosesicherung ist mit einer Myokardbiopsie möglich. Eine geringere Gesamtdosis (400 mg/m^2) ist bei Vorliegen von Risikofaktoren, wie Alter über 70 Jahre oder vorbestehenden kardialen Erkrankungen (wie z. B. Myokardinfarkt oder Hypertonieherz), anzustreben. Echokardiographische Verlaufskontrollen der Ejektionsfraktion können eine Verschlechterung der Myokardfunktion aufdecken. Die verlässlichste Methode zum Nachweis der kardiotoxischen Wirkung von Adriamycin ist derzeit die Myokardszintigraphie. Beim Paravasat treten schwerwiegende Gewebsnekrosen auf. Erythem und Schmerz erscheinen innerhalb von 24 h, eine Progredienz ist aber über Wochen möglich, bis tiefe Ulzerationen entstehen, die langsam und schlecht abheilen.

Arzneimittelwechselwirkungen. Eine Mischung von Adriamycin mit Heparin als gemeinsame Infusionslösung ist nicht möglich.

Pflegehinweise

Bei allen behandelten Patienten kommt es zur Alopezie. Wegen der möglichen Kardiotoxizität muss unter Adriamycin-Gabe eine Überwachung der kardialen Funktion durch Messung der Ejektionsfraktion mit Echokardiographie oder mittels Myokardszintigraphie erfolgen. Alleinige EKG-Kontrollen sind unzureichend. Beim sog. VAD-Schema (Vincristin, Adriamycin und Dexamethason, s. Tabelle 8.2) zur Therapie des Plasmozytoms können Vincristin und Adriamycin in einer Mischspritze gemeinsam über 4 Tage infundiert werden. Eine Mischung von Adriamycin mit Heparin als gemeinsame Infusionslösung ist nicht möglich. Bei einem Paravasat sollte der venöse Zugang zunächst belassen werden, um so viel Substanz wie möglich zu aspirieren. Dann erfolgt ein Unterspritzen mit Heparin und Dexamethason (4–8 mg) alle 6 h für mehrere Tage.

Aminoglutethimid — Orimeten®, Rodazol®

Indikationen. Bei Aminoglutethimid handelt es sich um einen unspezifischen Aromatasehemmer. Die Substanz inhibiert insbesondere die extraadrenale Östrogenbildung, die in verschiedenen Geweben (Fett, Leber,

Gehirn, Muskel) und auch im Mammakarzinomgewebe erfolgt. Die durch Aminoglutethimid bewirkte Verminderung des Östrogenspiegels entspricht der einer medikamentösen Adrenalektomie. Daneben liegt eine intraadrenale Wirkungskomponente vor, wodurch die Plasmakortisolspiegel gesenkt werden. Unter Behandlung mit Aminoglutethimid muss eine Hydrokortisonsubstitution erfolgen, um eine reflektorisch vermehrte ACTH-Ausschüttung und damit eine Nebennierenrindenhyperplasie oder auch die Addison-Krise bei Ausbleiben des reflektorischen ACTH-Anstiegs zu verhindern. Eine Indikation für Aminoglutethimid ist das metastasierte Mammakarzinom in der Postmenopause oder nach Ovarektomie. Es scheinen vor allem Patientinnen mit Knochenmetastasen von der Therapie mit dieser Substanz zu profitieren.

Pharmazeutische Zubereitung. Tabletten zu 250 mg.

Wirk- und Eliminationsverhalten. Etwa 75% der oral verabreichten Aminoglutethimid-Dosis werden im Magen-Darm-Trakt resorbiert. **Stoffwechsel/Ausscheidung:** Das Medikament wird überwiegend in der Leber verstoffwechselt. Die **Eliminationshalbwertszeit** ($t_{1/2}$) beträgt zu Beginn der Behandlung ca. 13 h und fällt nach 6-wöchiger Therapie auf ca. 7 h ab.

DOSIERUNG

Erwachsene. Die Dosierung beträgt 2-mal 250 mg/Tag, dazu werden 37,5 mg Hydrocortison täglich gegeben. Aminogluthemid wird einschleichend dosiert, und zwar an Tag 1–3 125 mg abends, an den Tagen 4–6 250 mg abends, an Tag 7–9 125 mg morgens und 250 mg abends und ab Tag 10 dann 2-mal 250 mg/Tag.

Sonderfälle. Eine Dosisreduktion ist nur bei fortgeschrittener chronischen **Lebererkrankungen** erforderlich.

Unerwünschte Wirkungen. Müdigkeit (25–50%), Übelkeit, Obstipation, aber auch Diarrhöen (bis 40%) und Exantheme (bei ca. 10% an Tag 8–16) werden am häufigsten beobachtet. Es kommt zum reversiblen Anstieg der γ-GT und der Transaminasen in bis zu 50% der Fälle. Arterielle Hypotonien werden in ca. 10% der Fälle und selten Leuko- und Thrombozytopenie sowie Hyponatriämie und Hypothyreose beobachtet.

Arzneimittelwechselwirkungen. Der Metabolismus von Dexamethason, aber nicht der von Hydrocortison, wird durch enzyminduzierende Eigenschaften von Aminoglutethimid beschleunigt. Auch Kumarin-Derivate werden beschleunigt abgebaut, daher ist mit der Notwendigkeit der Gabe höherer Kumarin-Dosen zu rechnen.

Pflegehinweise

Prämenopausale nichtovarektomierte Patientinnen benötigen einen mechanischen Empfängnisschutz bis zu 3 Monate nach Absetzen der Therapie mit Aminoglutethimid. Regelmäßige Blutdruck-, Blutbild- und Elektrolytkontrollen sind neben Schilddrüsenfunktionstests erforderlich. Eine verminderte Wirksamkeit von Kumarinen ist zu bedenken, weshalb eine Überprüfung des Quick-Wertes bzw. der INR und ggf. eine Dosisanpassung der oralen Antikoagulanzien erfolgen sollte.

Amsacrin (m-AMSA) Amsidyl®

Indikationen. Amsacrin beeinflusst DNA-Basenpaare, führt zu DNA-Strangbrüchen und zur Modifikation der Zellmembran. Die Wirkung ist zellzyklusphasenspezifisch (frühe S-Phase und G2-Phase). Das Medikament ist auch bei Anthrazyklinresistenz wirksam und hat eine geringere Kardiotoxizität. Indikationen sind die Induktions- und Erhaltungstherapie bei akuter myeloischer und lymphatischer Leukämie sowie maligne Lymphome beim Erwachsenen.

Pharmazeutische Zubereitung. Durchstechflaschen zu 85 mg.

Wirk- und Eliminationsverhalten. Wegen seiner hohen Plasmaeiweißbindung zeigt Amsacrin eine schlechte Penetration in das ZNS. **Stoffwechsel/Ausscheidung:** Die Verstoffwechselung erfolgt in der Leber, das Medikament wird ganz überwiegend biliär und nur zu etwa 20% unverändert über die Nieren ausgeschieden. Die **Eliminationshalbwertszeit** ($t_{1/2}$) beträgt ca. 6 h.

DOSIERUNG

Erwachsene. Die übliche Dosis bei der akuten myeloischen Leukämie beträgt in der Induktionsphase 75–120 mg/m^2/Tag über 3–5 Tage, bei persistierend hoher Blastenzahl kann die Gabe um 3 Tage bis zu einer Gesamtdosis von 720 mg/m^2 verlängert werden. Eine Kombinationstherapie mit Cytosinarabinosid ist möglich. Bei refraktären akuten myeloischen Leukämien werden bis zu 210 mg/m^2/Tag über 3 Tage in Kombination mit Etoposid gegeben. Zum Erreichen einer Remission sind evtl. weitere Zyklen erforderlich, die in Abständen von 2–4 Wochen gegeben werden können. Zur Erhaltungstherapie nach Erreichen einer Remission wird ca. 1/3 der Induktionsdosis gegeben, als einmalige intravenöse Infusion oder über 3 Tage verteilt, z. B. 150 mg/m^2 alle 3–4 Wochen oder 50 mg/m^2/Tag über 3 Tage alle 3–4 Wochen. Bei malignen Lymphomen werden 30–40 mg/m^2/Tag über 3 Tage alle 3–4 Wochen oder auch 100–120 mg/m^2 an Tag 1 alle 3–4 Wochen gegeben.

Kinder. Eine Kinderdosis entfällt, da Amsacrin für Kinder unter 12 Jahren nicht zugelassen ist.

Sonderfälle. Bei chronischen **Lebererkrankungen** mit Serumbilirubinwerten >2 mg/dl ist eine Dosisreduktion um 30% und bei fortgeschrittener **Niereninsuffizienz** (Kreatinin-Clearance <10 ml/min.) um 25–50% erforderlich.

Unerwünschte Wirkungen. Dosislimitierend ist die ausgeprägte Myelotoxizität. Der Leukozytennadir ist am 10.–13. Tag zu erwarten. Bei Therapieintervallen von 4 Wochen wurde keine kumulative Knochenmarktoxizität beobachtet. Thrombozytopenien sind seltener und weniger ausgeprägt. Häufig sind gastrointestinale Nebenwirkungen mit Stomatitis bei 80% sowie Übelkeit und Erbrechen bei ca. 40% der Patienten. Hepatotoxische Eigenschaften manifestieren sich mit einer Erhöhung des Serumbilirubins und der Transaminasen bei ca. 20–40% der Patienten. Eine Kardiotoxizität ist selten. Kardiomyopathien wurden bei 0,4% der Patienten beobachtet. Selten und weniger bedeutsam sind Nebenwirkungen, die das zentrale Nervensystem (Krampfanfälle) und die Haut einschließlich der Haare betreffen.

Arzneimittelwechselwirkungen. Selten entwickeln sich Herzrhythmusstörungen meist bei vorbestehender Hypokaliämie. Bei Vorbehandlung mit Anthrazyklinen besteht eine erhöhte Gefahr kardiotoxischer Effekte. Additive zytostatische Effekte resultieren bei der Kombinationstherapie mit Cytarabin. Amsacrin interferiert mit Plastikmembranen, daher müssen Glasgefäße benutzt werden.

Pflegehinweise

Statt physiologischer Kochsalzlösung als Lösungsmittel muss zur Vermeidung von Präzipitatbildungen 5%ige Glukoselösung verwendet werden. Die Verabreichung erfolgt als Kurzinfusion über 30 min. Spezielle Verdünnungslösungen zur Vermeidung einer Phlebitis stehen zur Verfügung. Die Entnahme von Amsacrin aus der Durchstechflasche muss mit einer Glasspritze erfolgen, da an Plastikmaterial Adsorptionen stattfinden. Eine Normalisierung des Serumkaliumspiegels vor Medikamentengabe kann die Häufigkeit des Auftretens von Herzrhythmusstörungen mindern. Besonders häufig (bei 80%) kommt es bei Anwendung von Amsacrin zu gastrointestinalen Nebenwirkungen mit Stomatitis.

Amastrozol — Arimidex®

Indikationen. Amastrozol ist ein nichtsteroidaler selektiver Aromatasehemmer, der das Wachstum östrogenabhängiger Tumoren beeinträchtigt.

Indikationen sind fortgeschrittene Mammakarzinome bei postmenopausalen Frauen mit progredientem Verlauf nach Behandlung mit Tamoxifen oder einem anderen Antiöstrogen.

Pharmazeutische Zubereitung. Filmtabletten zu 1 mg.

Wirk- und Eliminationsverhalten. Die orale **Bioverfügbarkeit** von Amastrozol liegt bei 80–85%. **Stoffwechsel/Ausscheidung:** Die Substanz wird intensiv verstoffwechselt und vorwiegend über die Nieren ausgeschieden. Die **Eliminationshalbwertszeit** ($t_{1/2}$) beträgt ca. 50 h.

DOSIERUNG

Erwachsene. Es wird 1-mal täglich 1 mg gegeben.

Sonderfälle. Bei schwerer **Niereninsuffizienz** (Kreatinin-Clearance <20 ml/min) und bei mäßiger bis schwerer **Leberfunktionsstörung** ist eine Anwendung nicht möglich.

Unerwünschte Wirkungen. Aufgrund des Östrogenentzugs kommt es häufig zu Hitzewallungen, trockener Scheide und leichtem Haarausfall. Außerdem treten gelegentlich Magen-Darm-Beschwerden, Schwächegefühl, Somnolenz, Kopfschmerzen oder Hautausschlag auf. Leberenzymerhöhungen (häufiger von γ-GT als von alkalischer Phosphatase) sind möglich.

Arzneimittelwechselwirkungen. Die gleichzeitige Gabe östrogenhaltiger Arzneimittel hebt die pharmakologische Wirkung von Amastrozol auf.

Pflegehinweise

Beim Auftreten von Somnolenz oder Schwächegefühl wird die Fähigkeit zur aktiven Teilnahme im Straßenverkehr oder zum Bedienen von Maschinen beeinträchtigt.

Azathioprin — Imurek®, verschiedene andere

Indikationen. Azathioprin, ein Abkömmling von 6-Mercaptopurin, ist ein Antimetabolit, der die DNA- und RNA-Synthese hemmt. Die Substanz führt sowohl zur T- als auch B-Lymphozytopenie und hemmt die Monozytenfunktion. Die Wirkung ist zellzyklusphasenspezifisch (S-Phase). Azathioprin ist ein Immunsuppressivum. Indikationen für die Gabe sind deshalb Organtransplantationen sowie Autoimmunerkrankungen bzw. Erkrankungen des rheumatischen Formenkreises (s. auch Kap. 13, S. 542 f.).

Pharmazeutische Zubereitung. Filmtabletten zu 25 mg und 50 mg. Tabletten zu 50 mg. Durchstechflaschen zu 50 mg.

Wirk- und Eliminationsverhalten. Siehe Azathioprin-Monographie, S. 542 f.

DOSIERUNG

Erwachsene. Zu Beginn der immunsuppressiven Therapie werden etwa 2 mg/kg täglich oral gegeben, meist 100–150 mg/Tag und dann die Dosis entsprechend der Leukozytenzahl justiert, die optimal zwischen 3000 und 4000/µl liegen sollte. Der vollständige, erwünschte klinische Effekt ist erst nach 3–4 Wochen zu erwarten.

Kinder. Kinder erhalten die gleichen Dosen wie Erwachsene (meist 2 mg/kg).

Unerwünschte Wirkungen. Siehe Azathioprin-Monographie, S. 542 f.

Arzneimittelwechselwirkungen. Siehe Azathioprin-Monographie, S. 542 f.

Pflegehinweise

Siehe Azathioprin-Monographie, S. 543.

Bleomycin — Bleomycin®

Indikationen. Bleomycin ist ein von Streptomyces verticillus gebildetes zytostatisches Antibiotikum, das als Hauptwirkung vorwiegend DNA-Einzelstrangbrüche verursacht, woraus sowohl eine Zerstörung präformierter DNA als auch eine Störung der DNA-Synthese resultiert. Die Wirkung ist zellzyklusphasenspezifisch (frühe G2-Phase und M-Phase). Indikationen sind maligne Lymphome, verschiedene solide Tumoren, insbesondere Plattenepithelkarzinome im Kopf-Hals-Bereich, des Ösophagus, des Penis, der Zervix und der Vulva, Bronchialkarzinome sowie Hodentumoren. Das Medikament ist auch zur lokalen Anwendung bei malignen Ergüssen geeignet.

Pharmazeutische Zubereitung. Injektionsflaschen zu 15 mg.

Wirk- und Eliminationsverhalten. Bei intrakavitärer Gabe ist mit einer ca. 50%igen systemischen Wirksamkeit zu rechnen. **Stoffwechsel/Ausscheidung:** Im Gewebe erfolgt die Inaktivierung durch spezielle Enzyme. Diese zeigen in Lunge und Haut – also den beiden Organen, in denen die toxischen Effekte von Bleomycin am ausgeprägtesten sind – eine geringe

Aktivität. Etwa 50% der zugeführten Dosis wird innerhalb von 24 h unverändert über die Nieren eliminiert. Nach intravenöser Gabe wird Bleomycin mit einer **Eliminationshalbwertszeit** ($t_{1/2}$) von ca. 2–5 h ausgeschieden.

DOSIERUNG

Erwachsene. Speziell bei Lymphompatienten ist eine intramuskulär gegebene Testdosis von 1–2 mg zu empfehlen. In der Monotherapie werden 10–20 mg/m^2, in der Kombinationstherapie 10–15 mg/m^2 intravenös 1- bis 2-mal pro Woche oder 15–30 mg/m^2 in der Monotherapie und 10–15 mg/m^2 in der Kombinationstherapie täglich als 24-h-Infusion über 4–5 Tage alle 3 Wochen gegeben. In der topischen Anwendung bei malignen Ergüssen kommen Dosen von 30–180 mg zum Einsatz. Nach Drainage des Ergusses werden in die Perikardhöhle 30–90 mg Bleomycin in 20–30 ml oder in die Pleurahöhle 60–90 mg in 50–100 ml appliziert, der Drainagekatheter für 4–6 h abgeklemmt und Wechsellagerungen des Patienten vorgenommen. Danach wird der Erguss wiederum drainiert.

Kinder. Bei Kindern werden gleiche Dosierungen wie beim Erwachsenen gegeben.

Sonderfälle. Die Dosis muss bei **Niereninsuffizienz** mit einer Kreatinin-Clearance <50 ml/min um 25% und bei einer Kreatinin-Clearance <10 ml/min um 50% reduziert werden. Bleomycin sollte möglichst nicht bei Patienten mit vorbestehenden pulmonalen Erkrankungen verabreicht werden.

Unerwünschte Wirkungen. Die Knochenmarktoxizität und die immunsuppressive Wirkung sind gering. Bei weniger als 50% der Behandelten treten gastrointestinale Symptome (Übelkeit, Erbrechen) und bei ca. 50% heftige Fieberreaktionen auf. Dosisabhängig sind in etwa 50% der Fälle, meist 2–4 Wochen nach Beginn der Behandlung, mukokutane Reaktionen zu erwarten, und zwar Stomatitis, partielle Alopezie, Hyperpigmentation (insbesondere im Bereich mechanisch alterierter Regionen), Hyperkeratosen, Verdickung des Nagelbetts, (morbilliforme) Erytheme sowie Pruritus. Die Veränderungen können sich zu einem sklerodermieähnlichen Bild entwickeln. Die am meisten gefürchtete Langzeiteinwirkung ist die Lungentoxizität, die ebenfalls dosisabhängig auftritt, meist bei älteren Patienten, die eine kumulative Dosis von 400 mg und mehr erhalten haben. Sie verläuft lange asymptomatisch, bevor sich trockener Husten und Dyspnoe manifestieren. Radiologisch zeigen sich bilaterale Infiltrate, die zu einer diffusen interstitiellen Pneumonitis und Lungenfibrose führen können. In der Lungenfunktion sind restriktive Veränderungen und eine verminderte CO-Diffusionskapazität erkennbar. Die Bleomycin-induzierte Pneumonitis verläuft oft tödlich. Risikofaktoren für die Entwicklung einer Lungenfibrose sind Alter über 70 Jahre, vorausgegangene Bestrahlung und eine durchgeführte hyperbare Sauerstoffbeatmung.

Arzneimittelwechselwirkungen. Zur Verzögerung der renalen Ausscheidung von Bleomycin kommt es bei gleichzeitiger Gabe von Cisplatin. Die Lungentoxizität wird durch eine Kombinationstherapie mit BCNU, Vincristin, Busulfan oder durch eine Sauerstoffbeatmung und eine gleichzeitige Bestrahlung verstärkt. Bei Kombination von Bleomycin und Vinblastin wurde ein Raynaud-Syndrom beobachtet.

Pflegehinweise

Wegen der möglichen Lungentoxizität sollten Symptome wie Husten und Luftnot dem behandelnden Arzt umgehend mitgeteilt werden. Fieberanstieg und Schüttelfrost können während der Verabreichung von Bleomycin auftreten. Bei etwa 50% der Patienten kommt es zu Nebenwirkungen an Haut und Schleimhäuten.

Busulfan — Myleran®

Indikationen. Busulfan ist ein bifunktionell wirkendes Alkylans, das zu Querverbindungen zwischen 2 DNA-Strängen führt. Die Substanz ist stark myelotoxisch und wirkt im Knochenmarkstammzellniveau auf frühe Vorläuferzellen. Daher ist der Effekt auf die Leukozytenzahl mit einer zeitlichen Verzögerung von einigen Tagen zu erwarten. Busulfan wirkt zellzyklusphasenspezifisch. Indikationen sind die chronische myeloische Leukämie (CML), die Polycythaemia vera rubra und andere myeloproliferative Erkrankungen.

Pharmazeutische Zubereitung. Manteltabletten zu 0,5 mg und 2 mg.

Wirk- und Eliminationsverhalten. Busulfan wird nach oraler Gabe rasch und vollständig resorbiert. Die **Plasmaspiegelmaxima** werden nach 1–2 h erreicht. **Stoffwechsel/Ausscheidung:** Busulfan wird überwiegend verstoffwechselt, lediglich 1% werden im 24-h-Urin unverändert ausgeschieden. Die **Eliminationshalbwertszeit** ($t_{1/2}$) beträgt ca. 2,5 h.

DOSIERUNG

Erwachsene. Initial werden zur Remissionsinduktion bei der chronischen myeloischen Leukämie 0,1 mg/kg gegeben, wobei es verzögert, meist über ca. 14 Tage, zum Abfall der Leukozytenzahl kommt. Die Dosis muss bei Abfall der Leukozyten auf 50% um ebenfalls 50% reduziert und die Therapie bei einer Leukozytenzahl unter 20.000/µl abgebrochen werden. Der Effekt kann bis zu mehreren Monaten anhalten. Die Therapie wird bei Anstieg der Leukozyten auf über 50.000/µl wieder aufgenommen. In anderen Fällen ist eine kontinuierliche Langzeittherapie angezeigt, die individuell so dosiert wird, dass die Leukozytenzahl im Bereich von 10.000–20.000/µl liegt. Meist sind 1–4 mg/Tag erforderlich.

Sonderfälle. Eine Dosisanpassung ist bei **Knochenmarkinsuffizienz**, nicht jedoch bei Niereninsuffizienz erforderlich. Ebenso ist eine Dosisreduktion vorzunehmen, wenn die Thrombozytenzahl unter 100.000/µl fällt.

Unerwünschte Wirkungen. Die Myelotoxizität kann sehr ausgeprägt und lang andauernd sein und führt bei erheblicher Überdosierung zur gefürchteten irreversiblen Markaplasie. Als zwei weitere ungewöhnliche Nebenwirkungen sind zum einen die pulmonale Toxizität zu betonen, die in Einzelfällen zu einer diffusen Lungenfibrose führt, und zum anderen eine in ca. 5–10% der Fälle auftretende Hyperpigmentierung. Bei einigen Patienten kommt es zu einer Addison-ähnlichen Symptomatik, die durch Schwäche, Müdigkeit und Gewichtsverlust charakterisiert ist, ohne dass eine Insuffizienz der Nebenniere nachweisbar wird. Bei den üblichen Dosierungen kommt es selten zu Haarausfall, zu gastrointestinaler Unverträglichkeit, zu allergischen Hauterscheinungen und zur Cholestase. Die hämorrhagische Zystitis ist eine Rarität.

Arzneimittelwechselwirkungen. Die Gefahr der pulmonalen Toxizität wird durch eine Strahlentherapie und hyperbare Sauerstoffgaben (bei der Narkose) erhöht und kann sich auch längere Zeit nach Abschluss der Therapie noch entwickeln.

Pflegehinweise

Die Einnahme von Busulfan sollte mit ausreichend Flüssigkeit während oder kurz nach der Nahrungsaufnahme erfolgen.

Carboplatin — Carboplat®, Ribocarbon®

Indikationen. Carboplatin, ein Analogpräparat zum Cisplatin, ist ein Schwermetallkomplex, der eine Quervernetzung der DNA-Einzel- und Doppelstränge bewirkt. Indikationen sind das Ovarialkarzinom, das kleinzellige Bronchialkarzinom, Kopf-Hals-Tumoren, Hodentumoren und Zervixkarzinome.

Pharmazeutische Zubereitung. Injektionsflaschen zu 50 mg, 150 mg, 200 mg und 450 mg.

Wirk- und Eliminationsverhalten. Carboplatin reichert sich in Leber, Nieren und Haut an. **Stoffwechsel/Ausscheidung:** Die Substanz wird vorwiegend über die Nieren ausgeschieden. Die **Eliminationshalbwertszeit** ($t_{1/2}$) für das Gesamt-Platin beträgt ca. 5 Tage.

DOSIERUNG

Erwachsene. In der Monotherapie können 400 mg/m^2 intravenös als Kurzinfusion über 15–60 min alle 4 Wochen gegeben werden. In der Kombinationstherapie werden 300 mg/m^2 verabreicht, so beim kleinzelligen Bronchialkarzinom in der Kombination mit Etoposid und Vincristin alle 3–4 Wochen (CEV-Schema; s. Tabelle 8.2). Topisch ist eine intraperitoneale Anwendung möglich.

Kinder. Für Kinder existieren keine Dosisempfehlungen.

Sonderfälle. Bei chemotherapeutisch und radiotherapeutisch vorbehandelten Patienten muss die Anfangsdosis auf 300–320 mg/m^2 reduziert werden. Eine Dosisreduktion ist auch bei **Niereninsuffizienz** erforderlich. Carboplatin sollte bei einer Kreatinin-Clearance <30 ml/min nicht angewandt werden, bis 60 ml/min ist die maximale Gesamtdosis auf 450 mg und bis 80 ml/min auf 600 mg zu begrenzen.

Unerwünschte Wirkungen. Diese unterscheiden sich von denen des Cisplatin mehr durch den Schweregrad als durch die Art. Während die reversible, nichtkumulative Myelotoxizität ausgeprägter und protrahierter und damit dosislimitierend für das Carboplatin ist (Granulozytopenie ca. 20%, Thrombozytopenie ca. 30% und Anämie ca. 50%), treten nichthämatologische Nebenwirkungen eher weniger häufig als beim Cisplatin auf. Die Nephrotoxizität ist seltener (15% ohne Hydratation oder forcierte Diurese), daher ist bei normaler Nierenfunktion ein spezielles Hydratationsprogramm nicht erforderlich. Übelkeit und Erbrechen sind weniger stark, und auch Neurotoxizität und Ototoxizität (5%) sind deutlich geringer ausgeprägt als bei Cisplatin. Sehr selten kommt es zu allergischen Erscheinungen oder zu Haarausfall (<2%).

Arzneimittelwechselwirkungen. Mit erhöhter Nephro- und Ototoxizität ist bei Komedikation z. B. von Aminoglykosiden oder Schleifendiuretika zu rechnen.

Pflegehinweise

Carboplatin ist ein Analogpräparat zum Cisplatin, weshalb ähnliche Wirkungen und Nebenwirkungen auftreten. Besonders im Auge zu behalten ist die Myelotoxizität.

Carmustin (BCNU) Carmubris®

Indikationen. Carmustin (Bis-chloroethylnitrosourea = BCNU) wirkt als bifunktionelles Alkylans. Die DNA-Polymerase sowie die DNA- und Proteinsynthese werden gehemmt. Zudem entwickelt sich ein Mangel an Glutathion. Es besteht nur eine partielle Kreuzresistenz zu den klassischen alkylierenden Substanzen. Carmustin ist ein nicht zellzyklusphasenspezifisches Zytostatikum, das auch in der G-Phase des Zellzyklus eine Aktivität besitzt. Indikationen sind Hirntumoren und Hirnmetastasen, das Plasmozytom, maligne Lymphome, Tumoren des Magen-Darm-Trakts sowie das maligne Melanom.

Pharmazeutische Zubereitung. Trockensubstanz in Injektionsflaschen zu 100 mg. BCNU ist nur in intravenöser Darreichungsform erhältlich und weniger fettlöslich als CCNU.

Wirk- und Eliminationsverhalten. Es besteht eine erhebliche Penetration in das ZNS mit Liquorkonzentrationen, die mehr als die Hälfte der Werte der Plasmaspiegel für das unveränderte Carmustin und seine Metabolite erreichen. **Stoffwechsel/Ausscheidung:** Das Medikament unterliegt einem enterohepatischen Kreislauf, was **Plasmaspiegelmaxima** nach 1 und 4 h erklärt. Es werden aktive Metabolite gebildet. Im Urin werden ca. 30% nach 24 h und ca. 65% nach 96 h wiederaufgefunden. Die **Eliminationshalbwertszeit** ($t_{1/2}$) beträgt ca. 20–70 min.

DOSIERUNG

Erwachsene. 200–250 mg/m² werden in der Monotherapie und 80 mg/m² in der Kombinationstherapie am ersten Therapietag intravenös und dann alle 6–8 Wochen oder alternativ 100 mg/m² an Tag 1 und 2 intravenös alle 6–8 Wochen gegeben.

Sonderfälle. Bei **älteren** und **zytostatisch vorbehandelten Patienten** werden 50–75% der empfohlenen Dosis verabreicht oder ein verlängertes Intervall gewählt (mindestens 8 Wochen). Eine Dosisreduktion ist bei **Nieren-** und bei **Knochenmarkinsuffizienz** erforderlich.

Unerwünschte Wirkungen. Dosislimitierend ist eine verzögerte und potentiell kumulative Myelosuppression. Der Nadir liegt für Leukozyten am 35. Tag und für Thrombozyten ca. am 30. Tag nach Therapiebeginn. Übelkeit und Erbrechen treten häufig auf. Manchmal entstehen stark schmerzhafte Reaktionen an der Injektionsstelle. Mit einer Nephrotoxizität ist bei Erreichen oder Überschreiten einer Gesamtdosis von 1,5 g/m^2 zu rechnen. Das Medikament kann eine Lungenfibrose verursachen. Bei einer Gesamtdosis von >1 g/m^2 besteht ein erhöhtes Risiko der Lungentoxizität bei mindestens 10% der Behandelten. Die Lungenveränderungen sind bei rechtzeitigem Absetzen des Medikaments und/oder Steroidgabe meist reversibel.

Arzneimittelwechselwirkungen. Polyenantimykotika (z. B. Amphotericin B oder Nystatin) können die zytotoxische Wirkung von BCNU verstärken.

Pflegehinweise

Carmustin muss streng intravenös injiziert werden. Manchmal entstehen stark schmerzhafte Reaktionen an der Injektionsstelle. Eine Infusion über 1–2 h unter Lichtschutz ist zu empfehlen. Auf die Gefahr der lokalen Thrombophlebitis ist zu achten. Dosislimitierend ist eine verzögerte und potentiell kumulative Myelosuppression.

Chlorambucil — Leukeran®

Indikationen. Chlorambucil wirkt als bifunktionelles Alkylans. Es führt zur Alkylierung von RNA und DNA mit Einzel- und Doppelstrangvernetzung. Die Wirkung ist nicht zellzyklusphasenspezifisch. Das Präparat ist günstig zur Langzeittherapie. Indikationen sind maligne Lymphome inklusive der chronischen lymphatischen Leukämie, Ovarial- und Mammakarzinom. Chlorambucil wird auch als Immunsuppressivum eingesetzt (z. B. beim Behçet-Syndrom, s. Kap. 13, S.550).

Pharmazeutische Zubereitung. Manteltabletten zu 2 mg und 5 mg.

Wirk- und Eliminationsverhalten. Die orale **Bioverfügbarkeit** von insgesamt ca. 90% wird um 10–20% reduziert, wenn Chlorambucil zusammen mit den Mahlzeiten eingenommen wird. **Stoffwechsel/Ausscheidung:** Chlorambucil wird überwiegend verstoffwechselt, weniger als 1% werden unverändert über 24 h im Urin ausgeschieden. Die **Eliminationshalbwertszeit** ($t_{1/2}$) beträgt für die Muttersubstanz ca. 1,5 h.

DOSIERUNG

Erwachsene. Diese beträgt 0,1–0,2 mg/kg täglich peroral in der Langzeittherapie von niedrigmalignen Non-Hodgkin-Lymphomen oder auch im sog. Knospe-Schema, in dem 0,4 mg/kg an Tag 1 kombiniert mit Kortison alle 14 Tage gegeben werden (s. Tabelle 8.2). Beim Ovarialkarzinom werden 0,2–0,3 mg/kg/Tag gegeben und beim Mammakarzinom in der Kombination (LMF: Leukeran, Methotrexat und Fluorouracil; s. Tabelle 8.2) 5–7,5 mg/m^2/Tag.

Sonderfälle. Eine Dosisreduktion ist bei **Myelosuppression** erforderlich.

Unerwünschte Wirkungen. Die Knochenmarktoxizität steht im Vordergrund. Daneben werden gastrointestinale Symptome und Mukositis beobachtet. Bei hohen Dosen kann es zu zentralnervösen Nebenwirkungen, wie Erregungszuständen, Ataxien oder Krampfanfällen, kommen. Das Auftreten einer interstitiellen Pneumonitis ist beschrieben.

Arzneimittelwechselwirkungen. Es resultiert eine Verstärkung der Nebenwirkungen bei gleichzeitiger Gabe von Phenylbutazon, Vitamin A und Phenobarbital.

Pflegehinweise

Die orale Bioverfügbarkeit von sonst ca. 90% wird um 10–20% reduziert, wenn Chlorambucil zusammen mit den Mahlzeiten eingenommen wird. Regelmäßige Blutbildkontrollen sind wegen der Knochenmarktoxizität während der Therapie mit Chlorambucil erforderlich. Bei hohen Dosierungen ist mit dem Auftreten zentralnervöser Nebenwirkungen zu rechnen (Erregungszustände, Ataxien oder Krampfanfälle).

Cisplatin — Platinex®, verschiedene andere

Indikationen. Cisplatin ist eine Schwermetallkomplexverbindung, deren Wirkungsmechanismus dem von bifunktionellen Alkylanzien entspricht. Durch die Verknüpfung zweier benachbarter Basen vorwiegend innerhalb eines DNA-Strangs („intrastrand cross linking“) wird eine Quervernetzung der DNA bewirkt, die die DNA-, RNA- und Proteinsynthese stört. Die Wirkung ist nicht zellzyklusphasenspezifisch, auch die G-Phase ist betroffen. Indikationen für Cisplatin sind das Ovarialkarzinom, kleinzellige und nichtkleinzellige Bronchialkarzinome, maligne Hodentumoren, das Blasenkarzinom, Ösophagus- und Magenkarzinome, Osteosarkome, Weichteilsarkome, Kollumkarzinome, Endometriumkarzinome, Prostatakarzinome sowie Melanome. Cisplatin ist wegen seiner geringen Clearance aus dem Peritonealraum für die intraperitoneale Applikation geeignet, z. B. bei refraktären Ovarialkarzinomen mit kleinen Tumorresiduen und bei malignem Aszites. Weiterhin kann es via intraarterieller Applikation zur regionalen Therapie z. B. von Lebertumoren eingesetzt werden. Wegen der Wirkung als „Strahlensensitizer" ist Cisplatin wichtiger Kombinationspartner für eine simultane Chemoradiotherapie z. B. bei HNO-Karzinomen.

Pharmazeutische Zubereitung. Trockensubstanz in Durchstechflaschen zu 10 mg, 25 mg, 50 mg und 100 mg.

Wirk- und Eliminationsverhalten. Eine Anreicherung von Cisplatin findet in Nieren, Leber, Darm und Haut statt. Die Liquorgängigkeit ist bei Patienten mit intakter Blut-Hirn-Schranke gering (5% des korrespondierenden Plasmaspiegels). **Stoffwechsel/Ausscheidung:** Die Urin-Recovery liegt nach 24 h bei 14–25% und nach 120 h bei 22–65% für Platin. Die **Eliminationshalbwertszeit** ($t_{1/2}$) von Cisplatin beträgt 5 Tage.

DOSIERUNG

Erwachsene. In verschiedenen Therapieschemata werden 15–20 mg/m² intravenös an Tag 1–5 alle 3–4 Wochen oder 40 mg/m² intravenös an Tag 1–5 alle 4 Wochen bzw. 80–120 mg/m² intravenös an Tag 1 alle 3–4 Wochen gegeben. Zur palliativen Behandlung als Monotherapie werden auch 50 mg/m² intravenös an Tag 1 alle 3 Wochen appliziert. Zur topischen Anwendung bei malignem Aszites werden 90 mg/m² intraperitoneal an Tag 1 alle 3 Wochen gegeben.

Sonderfälle. Bei einer Kreatinin-Clearance <80 ml/min. ist Cisplatin kontraindiziert.

Unerwünschte Wirkungen. Fast alle Patienten (über 90%) leiden unter Übelkeit und Erbrechen. Die Myelotoxizität ist dosislimitierend mit einem Leukozytennadir meist nach 11–14 Tagen und einem Thrombozytennadir nach 21 Tagen. Vor Einführung der heute obligaten Hydratationsprogramme war die Nephrotoxizität dosislimitierend. Bei Dosen über 100 mg/m² kommt es in 18–30% zu einer meist reversiblen Plasmakreatininerhöhung über 2 mg/dl. Neuropathien treten bei 20% der Patienten und Hörstörungen mit klinisch relevantem Hörverlust bei ca. 6% der Patienten auf.

Arzneimittelwechselwirkungen. Es ist mit einer erhöhten Nephro- und Ototoxizität bei Komedikation z. B. von Aminoglykosiden zu rechnen.

Pflegehinweise

Eine intensive antiemetische Therapie ist grundsätzlich erforderlich, da bei mehr als 90% der Patienten Übelkeit und Erbrechen auftreten.

Unbedingt ist ein Hydratationsprogramm zur Vermeidung von Nierenfunktionseinschränkungen durchzuführen. Mit einer erhöhten Nephro- und Ototoxizität muss bei gleichzeitiger Behandlung mit z. B. Aminoglykosiden gerechnet werden.

Cladribin Leustatin®

Indikationen. Cladribin wird intrazellulär angereichert und in die DNS eingebaut. Die hämatologischen Parameter bei Patienten mit Haarzellleukämie werden innerhalb von 8 Wochen und der Knochenmarkbefund innerhalb von 4 Monaten normalisiert. Der Effekt ist zellzyklusphasenspezifisch. Indikationen sind die Haarzellleukämie sowie andere niedrigmaligne Lymphome, einschließlich M. Waldenström und akute Leukämien bei Kindern.

Pharmazeutische Zubereitung. Durchstechflaschen zu 10 mg in 10 ml.

Wirk- und Eliminationsverhalten. Cladribin penetriert in den Liquorraum und erreicht dort ca. 1/4 der Konzentration im Plasma. Die **Eliminationshalbwertszeit** ($t_{1/2}$) beträgt 5,4 h.

DOSIERUNG

Erwachsene. Es werden 0,09–0,1 mg/kg KG (bzw. 3,6 mg/m^2 KOF) täglich an 7 aufeinander folgenden Tagen kontinuierlich infundiert. Bei der Haarzellenleukämie ist meist ein einmaliger Zyklus von 7 Tagen ausreichend, bei anderen Indikationen erfolgen je nach Ansprechen Wiederholungen in Monatsabständen.

Unerwünschte Wirkungen. Schwere Neutropenien treten schon im ersten Behandlungsmonat bei 70%, Infektionen bei 31% und Fieber bei 72% auf. Häufig kommt es in den ersten 14 Tagen zu Müdigkeit, Übelkeit, Hautausschlag, Kopfschmerz und vermindertem Appetit. Außerdem können bei 5–20% Schüttelfrost, Schwäche, Obstipation, Flatulenz, Ödeme, Tachykardie, Husten, Reaktionen an der Einstichstelle, Juckreiz und Arthralgien auftreten. Beschrieben sind Knochenmarkdepression mit anhaltenden Zytopenien und einige Fälle von aplastischer Anämie und hämolytischer Anämie.

Arzneimittelwechselwirkungen. Verstärkte Zytopenien bei gleichzeitiger oder vorausgegangener myelosuppressiver Therapie.

Pflegehinweise

Mit Beeinträchtigung des Reaktionsvermögens, z. B. im Straßenverkehr oder am Arbeitsplatz, ist zu rechnen, dies gilt verstärkt zusammen mit

Alkohol. Wegen des ausgeprägten immunsuppressiven Effekts ist eine supportive Therapie mit Antibiotika erforderlich. Zur Prophylaxe eines Tumorlysissyndroms wird die prophylaktische Gabe von Allopurinol empfohlen.

Cyclophosphamid — Endoxan®, verschiedene andere

Indikationen. In vitro ist Cyclophosphamid inaktiv, daher ist eine direkte Wirkung im Pleuraraum oder im Aszites nicht möglich. In einem mehrschrittigen Prozess erfolgt die Umwandlung in die aktiven Metabolite. Cyclophosphamid ist ein nichtzellzyklusphasenspezifisches Zytostatikum. Indikationen sind maligne Lymphome, akute Leukämien, das Plasmozytom, Ovarialkarzinome, Mammakarzinome, kleinzellige Bronchialkarzinome, Hodentumoren und das Ewing-Sarkom. Weiterhin erfolgt ein Einsatz der Substanz als Immunsuppressivum bei Autoimmunerkrankungen und Erkrankungen des rheumatischen Formenkreises (s. auch S. 550) sowie nach Organtransplantation.

Pharmazeutische Zubereitung. Dragees zu 50 mg und Trockensubstanz in Injektionsflaschen zu 100 mg, 200 mg, 500 mg und 1000 mg sind erhältlich.

Wirk- und Eliminationsverhalten. Die gastrointestinale Resorption von Cyclophosphamid liegt bei ca. 90%. **Stoffwechsel/Ausscheidung:** Die wirksamen Metabolite entstehen vor allem intrazellulär. Die Wiederauffindungsrate der unveränderten Substanz im Urin beträgt ca. 6,5% und die der Metabolite 60%. Die **Eliminationshalbwertszeit** ($t_{1/2}$) der alkylierenden Aktivität beträgt ca. 7,5 h. Cyclophosphamid ist dialysierbar.

DOSIERUNG

Erwachsene. In der Monotherapie 740–1200 mg/m^2 und in der Kombinationstherapie 600–1000 mg/m^2 alle 3–4 Wochen. Höhere Dosen werden zur Konditionierung vor Knochenmarktransplantation gegeben (z. B. 50 mg/kg an 4 aufeinander folgenden Tagen). Bei der kontinuierlichen Therapie werden 1–5 mg/kg täglich gegeben, wobei eine individuelle Anpassung der Dosis nach dem Blutbild erfolgen muss.

Durch Freisetzung von toxischen Abbauprodukten kann sich eine sterile hämorrhagische Zystitis entwickeln, die als Spätfolge Harnblasenmalignome nach sich ziehen kann. Durch Gabe von **Na-2-Mercaptoethansulfonat (Mesna; Uromitexan®)** können diese Stoffe in der Niere entgiftet und die Blasentoxizität sowie auch eventuelle Blasentumoren wirksam verhindert werden. Die Mesnadosen betragen jeweils 20% der Cyclophosphamid-Dosis und werden intravenös unmittelbar im Anschluss sowie 4 und 8 h nach der Cyclophosphamid-Gabe appliziert. Die

Cyclophosphamid-Medikation sollte unter reichlicher Flüssigkeitsgabe erfolgen.

Kinder. Kinder erhalten die gleichen Dosierungen wie Erwachsene.

Sonderfälle. Bei **Niereninsuffizienz** und **chronischen Lebererkrankungen** ist die Plasmahalbwertszeit von Cyclophosphamid verlängert, was mit einer erhöhten Myelosuppression einhergehen kann. Bei einer glomerulären Filtrationsrate von <10 ml/min muss die Dosis um 50% vermindert werden, bei einem Serumbilirubinwert >3 mg/dl ist eine Dosisreduktion um 25% erforderlich.

Unerwünschte Wirkungen. Übelkeit, Erbrechen und Alopezie treten häufig und dosisabhängig auf, dabei ist die dosislimitierende Toxizität die Myelosuppression. Der Nadir der neutrophilen Granulozyten ist am 10. Tag zu erwarten. Die Thrombozyten werden durch Cyclophosphamid ebenfalls, allerdings weniger stark, supprimiert. Durch Freisetzung von toxischen Abbauprodukten kann sich eine sterile hämorrhagische Zystitis entwickeln, die als Spätfolge Harnblasenmalignome nach sich ziehen kann. Nach höher dosierter und Langzeitgabe von Cyclophosphamid ist mit Infertilität zu rechnen. Seltenere Nebenwirkungen sind Kardiomyopathien, die meist bei Dosen über 1,55 g/m^2 und bei zusätzlichen prädisponierenden Faktoren, wie Alter über 50 Jahren und vorausgegangener Anthrazyklintherapie, auftreten. Schließlich ist die seltenere interstitielle Pneumonitis zu erwähnen. Eine lokale Irritation des Gewebes bei versehentlicher paravenöser Injektion tritt nicht auf.

Arzneimittelwechselwirkungen. Mit einer Verstärkung der Myelotoxizität ist bei gleichzeitiger Allopurinol-Gabe durch signifikante Erhöhung der Konzentration von Cyclophosphamid und seiner Metabolite im Serum zu rechnen. Cyclophosphamid führt zur Verstärkung der kardiotoxischen Effekte von Anthrazyklinen und der blutzuckersenkenden Wirkung von Sulfonylharnstoffen.

Pflegehinweise

Die Cyclophosphamid-Gabe sollte unter gleichzeitiger reichlicher Flüssigkeitszufuhr erfolgen. Durch Gabe von Mesna (Uromitexan®) können Blasentoxizität und Harnblasenmalignome als Spätfolge einer Cyclophosphamid-Therapie verhindert werden. Auf den Nachweis von blutigem Urin ist zu achten, eine Abflussbehinderung im Bereich der ableitenden Harnwege muss ausgeschlossen sein. Die Tabletten werden unzerkaut 1/2–2 h vor der Mahlzeit mit Wasser, nicht mit Milch, eingenommen.

Cyproteronacetat

Androcur®, Virilit®

Indikationen. Cyproteronacetat ist ein synthetisches Steroid, das als Antiandrogen wirkt. Durch Blockade der hypothalamisch-hypophysären Rückkopplungsmechanismen wird die Gonadotropin-Ausschüttung vermindert, woraus eine Reduktion der Testosteronsynthese resultiert. Auf zellulärer Ebene wird die rezeptorvermittelte Dihydrotestosteron-Aufnahme in die Zelle kompetitiv gehemmt. Eine Langzeittherapie geht mit einer Erhöhung des Prolaktinspiegels einher. Indikation ist das inoperable Prostatakarzinom (s. auch Kap. 5, S. 306–308).

Pharmazeutische Zubereitung. Tabletten zu 10 mg und zu 50 mg, Depotlösung zu 300 mg.

Wirk- und Eliminationsverhalten. Cyproteronacetat zeigt nach oraler Gabe eine **Bioverfügbarkeit** von 100%, die **maximalen Plasmaspiegel** werden nach ca. 3–4 h erreicht. **Stoffwechsel/Ausscheidung:** Etwa 35% der Substanz werden über die Nieren und ca. 65% über den Stuhl ausgeschieden. Die **Eliminationshalbwertszeit** ($t_{1/2}$) beträgt ca. 38 h.

DOSIERUNG

Erwachsene. Beim Prostatakarzinom und Zustand nach Orchiektomie werden 1- bis 2-mal 100 mg täglich peroral gegeben oder alle 14 Tage 300 mg intramuskulär. Ohne vorausgegangene Orchiektomie werden 2- bis 3-mal 100 mg täglich peroral verabreicht oder 1-mal wöchentlich 300 mg Depotlösung intramuskulär.

Sonderfälle. Eine Dosisreduktion ist bei **Leberfunktionseinschränkung** erforderlich.

Unerwünschte Wirkungen. Die Spermatogenese wird immer und zwar reversibel gehemmt. Cyproteronacetat kann dosisabhängig zur Gynäkomastie führen. Gelegentlich treten depressive Verstimmungen, innere Unruhezustände, Müdigkeit, Antriebsminderung und eingeschränkte Konzentration auf. Es kann in Einzelfällen zu schweren Störungen der Leberfunktion kommen. Bei Diabetikern ist eine Verschlechterung der Glukosetoleranz möglich.

Arzneimittelwechselwirkungen. Unter Therapie mit Antidiabetika ist ein Anstieg der Blutzuckerwerte mit der Notwendigkeit einer Dosiserhöhung möglich.

Pflegehinweise

Kontrollen der Leberwerte und des roten Blutbilds sind erforderlich. Bei Typ-2-Diabetikern kann sich die Glukosetoleranz verschlechtern, weshalb Überprüfungen der Blutzuckerspiegel erfolgen sollten. Mit einer Verminderung des Reaktionsvermögens muss gerechnet werden. Die Patienten sollten auf die mögliche Entwicklung einer Gynäkomastie hingewiesen werden.

Cytosinarabinosid (Cytarabin) — Alexan®, Udicil®, ARA-cell®

Indikationen. Cytosinarabinosid ist ein Antimetabolit, der nach Umwandlung in die aktive Substanz (Ara-C-Triphosphat) zur gestörten Bildung und Funktion der DNA führt. Die Wirkung ist zellzyklusphasenspezifisch (S-Phase). Indikationen sind akute Leukämien, der Blastenschub bei chronischen Leukämien, refraktäre Non-Hodgkin-Lymphome, das myelodysplastische Syndrom und die Meningeosis leucaemica. Beim myelodysplastischen Syndrom wird Cytarabin niedrigdosiert subkutan verabreicht, wodurch über längere Zeit eine kontinuierliche Abgabe in die systemische Zirkulation erzielt wird.

Pharmazeutische Zubereitung. Injektionsflaschen zu 40 mg, 100 mg, 500 mg, 1000 mg und 2000 mg.

Wirk- und Eliminationsverhalten. Cytosinarabinosid wird rasch, überwiegend in der Leber verstoffwechselt und innerhalb von 24 h fast vollständig über die Nieren ausgeschieden, davon nur ca. 10% als unveränderte Substanz. Zur effektiven Therapie ist eine mehrfache tägliche Gabe oder eine Dauerinfusion erforderlich. Die **Eliminationshalbwertszeit** ($t_{1/2}$) beträgt ca. 1/2–2 h. Die Halbwertszeit im ZNS nach intrathekaler Gabe beträgt ca. 2–10 h.

DOSIERUNG

Erwachsene. Zur Induktionstherapie bei der akuten Leukämie werden 100 mg/m^2 alle 12 h intravenös oder auch subkutan über 6–9 Tage oder 100–200 mg/m^2/Tag als kontinuierliche Infusion über 5–10 Tage verabreicht (TAD-Schema, s. Tabelle 8.2). Bei refraktärer Leukämie kommen Dosen von 2–3 g/m^2 alle 12 h als 2-stündige Infusion für 4–12 Dosen zum Einsatz (HAM-Schema, s. Tabelle 8.2). Subkutan zur Remissionserhaltung werden 70–100 mg/m^2/Tag für 5 Tage gegeben. Niedrigdosiert werden 2-mal 10 mg/m^2 s.c. für mindestens 10 Tage beim myelodysplastischen Syndrom eingesetzt. Intrathekal verabreicht man 25–30 mg/m^2 als Einzeldosis 1- bis 2-mal wöchentlich bei der Meningeosis leucaemica allein oder in Kombination mit Methotrexat und Dexamethason.

Sonderfälle. Eine Dosisreduktion (bzw. das Auslassen einer Ara-C-Gabe) wird bei einem Serumbilirubin von >3 mg/dl und bei einem 4fachen Anstieg der Transaminasen oder der alkalischen Phosphatase

(AP) vorgenommen. Ein Therapieabbruch oder eine Therapieunterbrechung ist bei Nystagmus oder anderen zerebellären Störungen, bei konfluierendem makulo-papulösem Exanthem und bei Konjunktivitis, die sich nicht auf topische Kortikoidgabe bessert, erforderlich.

Unerwünschte Wirkungen. Insbesondere bei der Hochdosistherapie sind schwere und durchschnittlich über 3 Wochen anhaltende Knochenmarkdepressionen die Regel. Der Leukozytennadir ist nach 3–11 Tagen und der Thrombozytennadir nach 12–14 Tagen zu erwarten. Megaloblastäre Veränderungen in der regenerierenden Erythropoese sind typisch. Ein grippeähnliches klinisches Bild („flu-like syndrome") mit Arthralgien, Fieber, Knochen- und Brustschmerzen (sog. Cytarabin-Syndrom) kommt gelegentlich vor. Weitere Nebenwirkungen speziell der Hochdosistherapie sind Exantheme und Erytheme der Haut (meist palmar und plantar), Übelkeit und Erbrechen in 100% und Diarrhöen bei 25–60% der Behandelten. Die okuläre Toxizität, meist mit Keratitis, Konjunktivitis und Photophobie, ist häufig, wenn keine Prophylaxe mit kortikoidhaltigen Augentropfen erfolgt. Irreversible zerebelläre Nebenwirkungen (Ataxie, Dysarthrie, Dysdiadochokinese) treten bei Dosen über 3 g/m^2 und längerer Anwendung von mehr als 8 Infusionen, d. h. bei einer kumulativen Dosis von 30 g/m^2 oder mehr auf. Nystagmus kann dafür der erste Hinweis sein. Pulmonale Nebenwirkungen in Form eines nichtkardialen Lungenödems werden bei der Kombinationstherapie mit Amsacrin beobachtet. Die intrathekale Toxizität ist dosisabhängig und manifestiert sich mit Kopfschmerzen und Erbrechen sowie selten Krämpfen und Lähmungen.

Arzneimittelwechselwirkungen. Die Effektivität von Alkylanzien wie Cyclophosphamid wird durch Cytarabin erhöht, indem es die Reparatur von Alkylanzien-bedingten Einzelstrangbrüchen der DNA behindert.

Pflegehinweise

Übelkeit und Erbrechen treten unter der Therapie bei allen Patienten auf. Wegen physikochemischer Interferenzen ist eine simultane Gabe von Cytarabin mit Fluorouracil nicht möglich. Bei neutralem pH kann Cytarabin mit Methotrexat und/oder Kortikosteroiden gemischt werden. Die fertige Infusionslösung, meist in 500 ml 5%iger Glukoselösung, ist für 6 h haltbar. Eine Konjunktivitisprophylaxe mit kortikoidhaltigen Augentropfen (alle 6 h je 2 Tropfen in jedes Auge während der Zytostatikainfusionstherapie und bis zu 24 h nach Ende der Zytostatikagabe) muss bei der Hochdosistherapie erfolgen. Die exakte Einhaltung der 3-stündigen Infusionsdauer bei der Hochdosistherapie verbessert die Verträglichkeit des Medikamentes. Das sog. Cytarabin-Syndrom kann durch Kortikosteroidgabe erfolgreich behandelt werden.

Ein Therapieabbruch oder eine Therapieunterbrechung ist bei Nystagmus oder anderen zerebellären Störungen, bei konfluierendem makulopapulösem Exanthem und bei einer Konjunktivitis, die sich nicht auf topische Kortikoidgabe bessert, erforderlich.

Dacarbazin — D. T. I. C.®, Detimedac®

Indikationen. Dacarbazin wirkt als Alkylans. Die chemische Bezeichnung lautet 5-(3,3-Dimethyl-i-triazerlo-)-imidazol-4-carboxamid (DTIC). Primär ist Dacarbazin als ein nichtzellzyklusphasenspezifisches Zytostatikum wirksam. Die Substanz muss im Dunkeln aufbewahrt und unter Vermeidung von Lichteinwirkung angewandt werden. Dacarbazin hemmt sowohl die RNA- als auch die DNA-Synthese. Indikationen sind das maligne Melanom, Weichteilsarkome, maligne Lymphome sowie solide Tumoren des Kindesalters.

Pharmazeutische Zubereitung. Trockensubstanz in Injektionsflaschen zu 100 mg und 200 mg.

Wirk- und Eliminationsverhalten. Plasmaproteinbindung, Fettlöslichkeit und Liquorgängigkeit von DTIC sind gering. **Stoffwechsel/Ausscheidung:** In vivo wird DTIC in der Leber aktiviert. Die Exkretion erfolgt rasch über die Nieren. Die **Eliminationshalbwertszeit** ($t_{1/2}$) beträgt ca. 5 h.

DOSIERUNG

Erwachsene. Es werden 150–250 mg/m^2/Tag intravenös in der Monotherapie oder 100–200 mg/m^2/Tag in der Kombinationstherapie über 5 Tage alle 3–4 Wochen oder 375 mg/m^2 an Tag 1 alle 3–4 Wochen gegeben.

Sonderfälle. Angaben zur Dosisreduktion bei Leber- und Niereninsuffizienz liegen zwar nicht vor. Bei Patienten mit **Leber- und Nierenfunktionseinschränkung** kann allerdings die Elimination verzögert sein.

Unerwünschte Wirkungen. Beträchtliche gastrointestinale Nebenwirkungen – insbesondere Übelkeit und Erbrechen – stehen im Vordergrund, seltener Diarrhöen. Häufiger tritt eine Pseudogrippe („flu-like syndrome“) innerhalb einer Woche nach Gabe mit Schwäche, Kopfschmerzen, Gliederschmerzen und seltener Fieber auf. In Einzelfällen wurde ein Verschluss der Lebervenen beschrieben. Als Alkylans führt Dacarbazin zu Alopezie, die Substanz ist knochenmarktoxisch, teratogen sowie kanzerogen. Schmerzen bei der Injektion sind typisch. Dosislimitierend ist die Myelotoxizität mit einem Leukozytennadir nach 21–25 Tagen.

Pflegehinweise

Dacarbazin-Substanz muss im Dunkeln aufbewahrt und unter Vermeidung von Lichteinwirkung angewandt werden. Schmerzen bei der Injektion sind typisch.

Daunorubicin — Daunoblastin®, Daunorubicin R.P.®

Indikationen. Daunorubicin gehört zur Gruppe der Anthrazykline, die aktiv von der Zelle aufgenommen und im Kern konzentriert werden. Die DNA-Synthese wird gehemmt, und es kommt zu DNA-Strangbrüchen. Die Wirkung ist nicht zellzyklusphasenspezifisch. Indikationen sind das Neuroblastom und die akuten Leukämien.

Pharmazeutische Zubereitung. Durchstechflaschen zu 20 mg sowie Injektionsflaschen zu 10 mg und zu 50 mg.

Wirk- und Eliminationsverhalten. Die Ausscheidung erfolgt zu 20–30% biliär und zu 14–21% unverändert über die Nieren. Die **Eliminationshalbwertszeit** ($t_{1/2}$) beträgt 18,5–27 h.

DOSIERUNG

Erwachsene. Es werden 30–60 mg/ml an bis zu 3 Tagen alle 3 Wochen verabreicht. Bei der Induktionstherapie der akuten myeloischen Leukämie im 9-tägigen sog. TAD-9-Schema (s. Tabelle 8.2) kombiniert man Thioguanin und Cytarabin mit 60 mg/m^2 Daunorubicin an den Tagen 3–5. In der Induktionstherapie der akuten lymphatischen Leukämie werden jeweils 45 mg/ml über 30 min intravenös an den Tagen 1, 8, 15 und 22 der ersten Therapiephase appliziert.

Sonderfälle. Eine Dosisreduktion um 25% ist bei **Niereninsuffizienz**, bei Kreatinin >3 mg/dl sogar um 50%, erforderlich. Bei einem Serumbilirubin von 1,2–3 mg/dl muss die Daunorubicin-Dosis um 25%, bei einem Serumbilirubin >3 mg/dl um 50% und bei einem Serumbilirubin >4 mg/dl um 75% reduziert werden. Die kumulative Gesamtdosis beträgt 550 mg/m^2, bei einer vorbestehenden Herzinsuffizienz 400 mg/m^2.

Unerwünschte Wirkungen. Im Vordergrund stehen die Knochenmark- und Kardiotoxizität. Häufig kommt es zur Alopezie. Seltener treten Übelkeit und Erbrechen, Stomatitis, Pigmentstörungen, Exantheme oder Tubulusschäden der Niere auf.

Arzneimittelwechselwirkungen. Es besteht eine kumulative Toxizität mit anderen Anthrazyklinen oder Anthrachinonen.

Pflegehinweise

Wegen der Gefahr der Nekrose bei Paravasat muss die Injektion streng intravenös erfolgen. Das Vorgehen beim Paravasat erfolgt wie beim Adriamycin (s. S. 406). Auf kardiotoxische Effekte ist zu achten und ggf. eine Echokardiographie zu veranlassen.

Docetaxel Taxotere®

Indikationen. Docetaxel unterbricht die Zellteilung in der Mitose. Der Effekt ist zellzyklusphasenspezifisch (S-Phase). Indikation ist das lokal fortgeschrittene oder metastasierte anthrazyklinresistente Mammakarzinom.

Pharmazeutische Zubereitung. Durchstechflaschen zu 20 mg und zu 80 mg.

Wirk- und Eliminationsverhalten. Die Parameter sind dosis- und therapieplanungsabhängig. Bei einer 1-stündigen Infusion von 100 mg/m^2 wird ein maximaler **Plasmaspiegel** von 3,7 mg/ml erreicht. **Stoffwechsel/Ausscheidung:** Docetaxel wird in der Leber verstoffwechselt und überwiegend biliär ausgeschieden. Nur 5% werden über die Nieren eliminiert. Die **Eliminationshalbwertszeit** ($t_{1/2}$) beträgt 11,1 h.

DOSIERUNG

Erwachsene. In der Monotherapie werden alle 3 Wochen 100 mg/m^2 KO als intravenöse Infusion über 1 h gegeben.

Sonderfälle. Eine Dosisreduktion ist bei **Leberfunktionsstörung** erforderlich.

Unerwünschte Wirkungen. Häufig entwickelt sich eine Neutropenie, auch mit Fieber, es kann es zu Anämie und Haarausfall kommen. Weiterhin können Überempfindlichkeitsreaktionen auftreten, die durch arterielle Hypotonie und/oder Bronchospasmen gekennzeichnet sein können oder mit leichteren Symptomen wie Hautrötung, Hautausschlag mit oder ohne Juckreiz, Brustbeklemmungen (Angina pectoris), Rückenschmerzen, Atembeschwerden, Fieber oder Schüttelfrost einhergehen. Gelegentlich kommt es zu Infektionen einschließlich Sepsis, Pneumonie, Thrombozytopenie und Blutungen. Seltener sind lokale Reaktionen an der Einstichstelle, Hautabschälungen, Nagelveränderungen (Pigmentstörungen, Nagelablösungen), gastrointestinale Beschwerden, Parästhesien, Sensibilitätsstörungen, Mukositis, Gelenk- und Muskelschmerzen oder allgemeine Erschöpfung. Flüssigkeitsretentionen, die sich als Ödeme und Ergüsse zeigen, treten meist erst nach 4 oder mehr Zyklen auf.

Arzneimittelwechselwirkungen. Durch Medikamente, die auf Cytochrom P450 3A wirken ist eine modifizierte Verstoffwechselung möglich.

Pflegehinweise

Eine prophylaktische Prämedikation mit niedrig dosierten Steroiden kann Flüssigkeitsretentionen lindern oder sogar verhindern, die sonst nach vier oder mehr Zyklen auftreten können.

Epirubicin — Farmorubicin®

Indikationen. Epirubicin gehört zur Gruppe der Anthrazykline, wobei eine deutlich geringere Kardiotoxizität besteht als bei Adriamycin. Die Wirkung, die auf der Verursachung von DNA-Strangbrüchen beruht, ist zellzyklusphasenspezifisch (S- und G1-Phase). Indikationen sind das Mammakarzinom, Ovarial-, Magen-, Pankreas-, Rektum-, kleinzellige Bronchialkarzinome, Non-Hodgkin-Lymphome, Weichteilsarkome, das Prostata- und das Blasenkarzinom.

Pharmazeutische Zubereitung. Injektionsflaschen zu 10 mg, 20 mg, 50 mg.

Wirk- und Eliminationsverhalten. Die Ausscheidung von Epirubicin erfolgt biliär und renal. Die **Eliminationshalbwertszeit** ($t_{1/2}$) beträgt 30–40 h.

DOSIERUNG

Erwachsene. Es werden 75–90 mg/m^2 in der Monotherapie oder 40–60 mg/m^2 intravenös in der Kombinationstherapie an Tag 1 alle 3 Wochen (z. B. EC-Schema beim Mammakarzinom, s. Tabelle 8.2) verabreicht. Als „Low-dose-Therapie" zur Palliation können wöchentlich 15–20 mg/m^2 eingesetzt werden. In der Hochdosistherapie werden 100–180 mg/m^2 gegeben.

Sonderfälle. Bei einem Serumbilirubin >2 mg/dl erfolgt eine Reduktion auf 50%, bei >3 mg/dl auf 25% der Normaldosis. Eine Dosisreduktion ist bei **kardialer Vorschädigung** erforderlich. Die kumulative Gesamtdosis liegt bei 850 mg/m^2.

Unerwünschte Wirkungen. Dosislimitierend ist die Knochenmarktoxizität. Weiterhin kann es zu Kardiotoxizität, Alopezie und Mukositis kommen.

Arzneimittelwechselwirkungen. Auf eine Verstärkung der kardiotoxischen Effekte durch eine Strahlentherapie (650 mg/m^2) ist zu achten. Es besteht eine kumulative Toxizität zusammen mit anderen Anthrazyklinen oder Anthrachinonen.

Pflegehinweise

Die streng intravenöse Applikation ist erforderlich, da die Gefahr der Nekrose bei einem Paravasat besteht. Bei einem Paravasat sollte der venöse Zugang zunächst belassen werden, um so viel Substanz wie möglich zu aspirieren. Dann erfolgt ein Unterspritzen mit Heparin und Dexamethason (4–8 mg) alle 6 h für mehrere Tage. Zur Überwachung der Kardiotoxizität ist die Messung der Ejektionsfraktion des linken Ventrikels mittels Echokardiographie oder Radionuklidangiographie sinnvoll, da das EKG allein zur Beurteilung nicht ausreichend ist.

Estramustin (Phosphat) — Estracyt®, verschiedene andere

Indikationen. Das wasserlösliche Estramustin ist eine alkylierende Substanz mit zusätzlicher hormoneller (östrogenartiger) Wirkung. Die Indikation ist die palliative Therapie fortgeschrittener Prostatakarzinome.

Pharmazeutische Zubereitung. Kapseln zu 150 mg und 300 mg, Trockensubstanz in Injektionsflaschen zu 150 mg und 300 mg.

Wirk- und Eliminationsverhalten. Die orale **Bioverfügbarkeit** beträgt ca. 75%. **Stoffwechsel/Ausscheidung:** Estramustin wird rasch verstoffwechselt. Die Ausscheidung erfolgt vorwiegend biliär und nur zu ca. 10% über die Nieren. Es besteht ein ausgeprägter enterohepatischer Kreislauf.

DOSIERUNG

Erwachsene. Es werden 480–550 mg/m^2 täglich peroral oder 150–200 mg/ml täglich intravenös, auf 3 Tagesdosen verteilt, gegeben für 5–10 Tage und dann weiter oral.

Sonderfälle. Eine Dosisreduktion ist bei **Leberparenchymschaden** erforderlich.

Unerwünschte Wirkungen. Die Hauptnebenwirkungen entstehen aufgrund der Estrogenwirkung, wobei es sich um kardiovaskuläre Effekte handelt (Ödeme, Beinkrämpfe, Thrombophlebitis, selten Lungenembolie oder Myokardinfarkte). Übelkeit und Diarrhöen sind ebenso wie Gynäkomastie häufig. Eine hämatologische Suppression tritt nicht regelmäßig auf.

Arzneimittelwechselwirkungen. Milch reduziert die orale Bioverfügbarkeit von Estramustin. Bei Diabetes mellitus und arterieller Hypertonie kann eine Erhöhung der Dosis von Insulin oder von Antihypertensiva erforderlich sein.

Pflegehinweise

Die Estramustin-Kapseln müssen nach den Mahlzeiten und nicht zusammen mit Milch eingenommen werden, da Milch die orale Bioverfügbarkeit reduziert. Vorsicht ist bei relevanten kardiovaskulären Vorerkrankungen geboten. Eine Herzinsuffizienz kann sich infolge der Estramustin-induzierten Flüssigkeitsretention verschlechtern. Eine prophylaktische Bestrahlung der Mamillen vor Therapiebeginn ist erforderlich.

Etoposid (VP 16) — Vepesid®

Indikationen. Etoposid führt dosisabhängig zu DNA-Strangbrüchen. Es erfolgt ein Arrest der Zelle in der späten S- und frühen G2-Phase, dabei im Unterschied zu den Vincaalkaloiden nicht in der M-Phase. In höherer Konzentration wirkt Etoposid nicht zellzyklusphasenspezifisch. Indikationen sind kleinzellige und nichtkleinzellige Bronchialkarzinome, M. Hodgkin, Non-Hodgkin-Lymphome, akute myeloische Leukämie (AML), Ovarialkarzinome, Chorionkarzinome, Hodenkarzinome und Neuroblastome.

Pharmazeutische Zubereitung. Kapseln zu 50 mg und 100 mg, Injektionsflaschen zu 100 mg.

Wirk- und Eliminationsverhalten. Bei oraler Gabe beträgt die Resorption ca. 50%. Im Liquor liegen weniger als 10% der Plasmakonzentration vor. Die maximale **Plasmakonzentration** ist nach 2 h erreicht. **Stoffwechsel/Ausscheidung:** Nach oraler Gabe werden 25% der Substanz innerhalb von 96 h über die Nieren ausgeschieden, bei intravenöser Applikation liegt die renale Elimination innerhalb von 72 h bei 45%, davon ca. 50% in unveränderter Form. Nur ca. 16% werden biliär ausgeschieden. Nach 1-stündiger Infusion beträgt die **Eliminationshalbwertszeit** ($t_{1/2}$) ca. 8–12 h.

DOSIERUNG

Erwachsene. Bei zytostatisch vorbehandelten Patienten werden 80–120 mg/m^2/Tag intravenös über 3–5 Tage alle 4 Wochen oder bei nicht vorbehandelten Patienten 120–200 mg/m^2/Tag (maximal 330 mg/m^2/Tag) über 3 Tage oder an Tag 2, 3 und 5 alle 4 Wochen in der Monotherapie bzw. 100–120 mg/m^2/Tag über 3–5 Tage alle 3–4 Wochen in der Kombinationstherapie gegeben. Oral als Kapseln werden 100–200 mg/m^2/Tag über 5 Tage (maximal aber 300 mg/m^2) alle 3–4 Wochen verabreicht.

Kinder. Kinder erhalten die gleiche Dosis wie Erwachsene.

Sonderfälle. Bei einem Serumbilirubin von >1,5 mg/dl ist eine Dosisreduktion auf 50% und bei einem Serumbilirubin von >3,0 mg/dl eine Dosisreduktion auf 25% der Normaldosis erforderlich.

Unerwünschte Wirkungen. Wichtigste und dosislimitierende Nebenwirkung ist die Knochenmarktoxizität mit einer Leukozytopenie unter 3000/µl bei ca. 40% (Leukozytennadir an Tag 8–14) und einer Thrombozytopenie unter 100.000/µl bei ca. 14% der Patienten (Thrombozytennadir an Tag 11–17). Es liegt keine kumulative Knochenmarktoxizität vor. Bei i.v.-Therapie werden Übelkeit und Erbrechen in 25% der Fälle, Diarrhöen bei 10% beobachtet, bei Gabe von Kapseln ist bei ca. 50% der Patienten mit Übelkeit und bei 25% mit Erbrechen zu rechnen. Eine reversible Alopezie entsteht in bis zu 90%. Periphere Neuropathien oder zentralnervöse Störungen wie Schläfrigkeit (ca. 3%), Mukositis (5%) und ausgeprägte phlebitische Lokalreaktion werden beobachtet. Nach rascher intravenöser Gabe können Blutdruckabfälle sowie in Einzelfällen Herzrhythmusstörungen und anaphylaktische Reaktionen mit Bronchospasmus auftreten. Selten sind transitorische reversible toxische Leberschäden mit Cholestase.

Arzneimittelwechselwirkungen. Eine Verstärkung der Neuropathie wurde bei Gabe von Vincristin und der Kardiomyopathie bei Anthrazyklinen beschrieben.

Pflegehinweise

Die Substanz ist schlecht wasserlöslich, sodass ein Gemisch von Lösungsvermittlern erforderlich ist. Das Infusionslösungskonzentrat enthält 30 Vol% Alkohol, daher kann die Verkehrstüchtigkeit eingeschränkt sein. Es muss mit physiologischer Kochsalzlösung verdünnt werden, nicht mit Glukoselösung. Die intravenöse Infusion sollte sich über 1/2–2 h erstrecken (Verdünnung von 1:50 bis 1:100), da bei zu rascher Gabe die Gefahr der Auslösung von Blutdruckabfällen und Herzrhythmusstörungen besteht. Eine reversible Alopezie tritt bei bis zu 90% der Patienten auf.

Fludarabin Fludara®

Indikationen. Fludarabin wirkt als Antimetabolit. Es erfolgt eine intrazelluläre enzymatische Aktivierung und der Einbau als „falsche Base" in DNS und RNS. Die Wirkung ist zellzyklusphasenspezifisch (S-Phase). Zusätzlich besteht eine S-Phasen-unabhängige Toxizität in nichtproliferierenden Zellen. Es existiert keine Kreuzresistenz zu anderen Medikamenten, die bei der chronisch lymphatischen Leukämie benutzt werden. Indikationen sind die chronisch lymphatische Leukämie (B-CLL), die auf eine Therapie mit einem Standardalkylans bisher nicht angesprochen hat oder darunter progredient ist, sowie andere niedrigmaligne Non-Hodgkin-Lymphome.

Pharmazeutische Zubereitung. Injektionslösungen zu 50 mg.

Wirk- und Eliminationsverhalten. Die Elimination erfolgt überwiegend renal (60%), davon ca. 23% unverändert. Die **Eliminationshalbwertszeit** ($t_{1/2}$) beträgt ca. 10 h.

DOSIERUNG

Erwachsene. Es werden 25 mg/m^2/Tag für 5 Tage alle 3–4 Wochen über 30 min infundiert und in 100–125 ml Flüssigkeit gelöst verabreicht,

Sonderfälle. Eine Dosisreduktion auf 50% ist bei **Niereninsuffizienz** bei einer Kreatinin-Clearance <50 ml/min erforderlich.

Unerwünschte Wirkungen. Die entscheidende und dosislimitierende Nebenwirkung ist die Myelosuppression. Weiterhin treten Fieber und Schüttelfrost sowie Exantheme auf. Myalgien, Übelkeit, Erbrechen und Diarrhöen sind selten. Fludarabin bewirkt keine Alopezie. Es kann zu schweren neurotoxischen Störungen mit Erblindung kommen. Ein Koma entsteht bei ca. 1/3 der Patienten, wenn sehr hohe Dosen verwendet werden, aber bei Verwendung der üblichen Dosen nur in unter 0,2% der Fälle. Andere ZNS-Symptome sind Schwäche, Sehstörungen, Parästhesien, Agitation und Verwirrtheit.

5-Fluorouracil — Fluorouracil®, verschiedene andere

Indikationen. 5-Fluorouracil wird zu aktiven Metaboliten verstoffwechselt. Als Fluorouracil-Triphosphat (FUTP) wird es als falsches Substrat in die RNA eingebaut, als Fluorodesoxyuridin-Monophosphat (FdUMP) hemmt es die DNA-Synthese. Die Wirkung ist zellzyklusphasenspezifisch (S-Phase). Die Effektivität einer 5-Fluorouraciltherapie kann durch Folinsäure (N-5-Formyl-THF, Leucovorin®) gesteigert werden (Biomodulation). Indikationen sind verschiedene solide Tumoren, wie gastrointestinale Neoplasien (kolorektale Karzinome, Magenkarzinome, Insulinome und Pankreaskarzinome), Mammakarzinome, Ovarial- und Blasenkarzinome sowie Kopf-Hals-Tumoren. Auch eine regionale intraarterielle Applikation in die A. hepatica wird bei Lebermetastasen des kolorektalen Karzinoms durchgeführt. Eine topische Anwendung bei malignem Aszites ist möglich. In Salbenform wird 5-Fluorouracil topisch bei solaren und senilen Keratosen sowie beim M. Bowen angewandt.

Pharmazeutische Zubereitung. Kapseln zu 250 mg, Durchstechflaschen zu 250 mg, 500 mg und 1000 mg, Salbe zu 1 g 5-Fluorouracil pro 20 g Salbe.

Wirk- und Eliminationsverhalten. Wegen einer schlechten **Bioverfügbarkeit** von unter 30% ist die perorale Gabe nicht mehr gebräuchlich. **Stoffwechsel/Ausscheidung:** Die Metabolisierung erfolgt in der Leber. Bei der intraarteriellen Therapie ist mit einer hepatischen Extraktion von ca. 50% zu rechnen. Renal werden ca. 15% unverändert innerhalb von 6 h, 90% davon in der ersten Stunde, ausgeschieden. Die **Eliminationshalbwertszeit** ($t_{1/2}$) beträgt ca. 15 min.

DOSIERUNG

Erwachsene. 5-Fluorouracil wird zur palliativen Chemotherapie, z. B. beim kolorektalen Karzinom, als Bolus intravenös in einer Dosis von 340–400 mg/m^2 an den Tagen 1–5 alle 3 Wochen in dem herkömmlichen Machover-Schema (s. Tabelle 8.2) in Kombination mit Folinsäure gegeben. Heute werden wöchentliche Schemata mit Dosen von 600 mg/m^2 bis zu 2,5 g/m^2/Woche oder Dauerinfusionen von 300 mg/m^2/Tag über mehrere Wochen meist bevorzugt. Zur Verstärkung des Effekts wird Folinsäure (Leucovorin) in stark unterschiedlichen Dosen von 20–500 mg/m^2, meist jedoch zu 200 mg/m^2, verabreicht.

Kinder. Kinder erhalten gleiche Dosen wie Erwachsene.

Sonderfälle. Eine Dosisreduktion bei **Leberinsuffizienz** ist erforderlich, sobald das Bilirubin ≥2 mg/dl beträgt. Die 5-Fluorouracildosis sollte bei **Niereninsuffizienz** bei einem Serumkreatinin >3 mg/dl angepasst werden.

Unerwünschte Wirkungen. Die wichtigsten Nebenwirkungen sind die Mukositis, Stomatitis und Diarrhöen sowie bei den Dauerinfusionsschemata das Hand-and-Foot-Syndrom. Die Knochenmarkstoxizität ist gering, eine Alopezie kommt selten vor. Bei hohen Dosen sind Kleinhirnsymptome möglich (Ataxie, Schwindel, verwaschene Sprache). Als akute Toxizität sind psychotische Reaktionen und Somnolenz möglich.

Arzneimittelwechselwirkungen. Allopurinol vermindert die Toxizität und die Wirkung von Fluorouracil. Die Wirkung von Alkohol wird verstärkt.

Pflegehinweise

Unter Fluorouracil-Gabe sollte eine Sonnenexposition vermieden werden. Auf die Entwicklung einer Stomatitis ist zu achten. Die Patienten sollten auf die verstärkte Wirkung von Alkohol hingewiesen werden.

Flutamid — Fugerel®

Indikationen. Flutamid ist ein nichtsteroidales Antiandrogen, das als Androgenrezeptorblocker wirkt. Es inhibiert die Aufnahme oder Bindung von Testosteron und Dihydrotestosteron im Hoden und in der Prostata. Es kommt zu Anstieg von LH und von Testosteron im Blut. Indikation ist das inoperable Prostatakarzinom.

Pharmazeutische Zubereitung. Tabletten zu 250 mg.

Wirk- und Eliminationsverhalten. Flutamid wird nach oraler Gabe gut resorbiert mit **Plasmaspiegelmaxima** nach 2–4 h. **Stoffwechsel/Ausscheidung:** Flutamid wird extensiv verstoffwechselt, der Hauptmetabolit (Alpha-Hydroxyflutamid) ist biologisch aktiv. Die Elimination ist ganz überwiegend renal, nur ca. 4% erscheinen in den Fäzes nach 72 h. Die **Eliminationshalbwertszeit** ($t_{1/2}$) des Hauptmetaboliten beträgt ca. 8–10 h.

DOSIERUNG

Erwachsene. Es werden 3-mal 250 mg täglich (Gesamtdosis von 750 mg/Tag) gegeben.

Sonderfälle. Eine Dosisreduktion ist bei chronischen **Lebererkrankungen** erforderlich.

Unerwünschte Wirkungen. Das Medikament wird meist kombiniert mit LH-RH-Agonisten gegeben, daher sind individuelle Nebenwirkungen schwierig zu erfassen. Die häufigste Nebenwirkung unter einer Monotherapie ist die Gynäkomastie, teilweise mit Brustwarzenschmerz. Hitzewallungen (60%), Libidoverlust und Impotenz (ca. 30%), Diarrhöe und Übelkeit, Erbrechen (ca. 10%), vorübergehende Leberenzymerhöhungen, Hypertension, Verwirrtheit, Photosensibilität, Müdigkeit, Schlaflosigkeit und verschiedene pulmonale Symptome kommen vor. Selten entwickeln sich Diarrhöen aufgrund einer Laktoseintoleranz.

Arzneimittelwechselwirkungen. Eine Verstärkung der Wirkung von oralen Antikoagulanzien ist möglich.

Pflegehinweise

Die Tabletten werden vorzugsweise nach den Mahlzeiten genommen. Mit einer Feminisierung muss unter der Therapie gerechnet werden. Die Transaminasen sind bei einer Langzeittherapie zu überwachen. Üblicherweise wird eine kombinierte Therapie mit einem LH-RH-Analogon durchgeführt.

G-CSF (Filgrastim, Lenograstim) Neupogen®, Granocyte®

Indikationen. Filgrastim (G-CSF) gehört in die Gruppe der hämatopoetischen Wachstumsfaktoren. Die Substanz stimuliert die Proliferation hämatopoetischer Vorläuferzellen und verkürzt deren Reifungszeit von 5–6 Tagen auf einen Tag. Dies führt zum starken Anstieg der Neutrophilen im peripheren Blut (Schwellendosis 3,5 μg/kg/Tag) bei nur geringem Einfluss auf die Monozyten (Schwellendosis 10 μg/kg/Tag) und fehlendem Einfluss auf Eosinophile, Basophile, Lymphozyten und Thrombozyten. Neben der Proliferations- und Reifungsförderung kommt es zu einer Aktivitätszunahme der reifen Effektorzellen. Beim klinischen Einsatz werden die Anzahl Neutropenie-bedingter Fiebertage, die Tage mit Antibiotikagebrauch wie auch die Schwere einer Mukositis nach zytostatischer Chemotherapie vermindert. Indikationen für G-CSF sind die Verkürzung der Neutropeniedauer durch prophylaktischen Einsatz nach der Chemotherapie bei nichtmyeloischen malignen Erkrankungen, bei Knochenmark- und peripherer Stammzelltransplantation. Eine weitere Indikation ist die Dauertherapie zur Prophylaxe von Infektionen bei angeborener schwerer Neutropenie (Kostmann-Syndrom) mit Neutrophilenzahlen unter 200/μl.

Pharmazeutische Zubereitung. Injektionsflaschen zu 300 μg und 480 μg Filgrastim, Trockensubstanz zur Auflösung mit 1 ml Wasser für Injektionszwecke zu 263 μg Lenograstim.

Wirk- und Eliminationsverhalten. Nach intravenöser Gabe von 3–60 μg/kg Filgrastim (über 20–30 min) betragen die **Plasmaspiegelmaxima** ca. 600 ng/ml, nach einer einzigen subkutanen Gabe ergeben sich Plasmaspiegel von >10 ng/ml für einen Zeitraum von 10–16 h. **Stoffwechsel/Ausscheidung:** Die **Eliminationshalbwertszeit** ($t_{1/2}$) beträgt 1,3–7,2 h.

DOSIERUNG

Erwachsene. Die wirksame Dosis beträgt 5 μg/kg/Tag für beide Präparate. Vom Filgrastim werden bei Patienten mit einem Körpergewicht von bis zu 60 kg 300 μg subkutan und bei Patienten über 60 kg KG 480 μg subkutan pro Tag gegeben. Die Behandlung beginnt frühestens 24 h nach Abschluss der myelosuppressiven Chemotherapie und wird bis zum Anstieg der Neutrophilen in den Normbereich, meist über 7–10 Tage, fortgeführt.

Kinder. Bei Kindern mit schwerer kongenitaler Neutropenie (Kostmann-Syndrom) werden individuell unterschiedliche Dosen G-CSF (3–15 μg/kg) täglich subkutan in der Langzeittherapie gegeben, um die Neutrophilenzahlen im peripheren Blut über 1000/μl zu halten und damit Infektionen zu verhindern.

Sonderfälle. G-CSF sollte immer abgesetzt werden, wenn die Leukozytenzahl über 50.000/μl angestiegen ist.

Unerwünschte Wirkungen. Häufige und relevanteste Nebenwirkungen sind dumpfe, leichte bis mittelschwere Knochenschmerzen, überwiegend im Bereich von Wirbelsäule, Becken und Brust bei 15–20% der Patienten. Diese Beschwerden sprechen gut auf einfache analgetische Maßnahmen an und sind nur selten Grund zum Therapieabbruch. Weitere Nebenwirkungen sind Hautausschlag (unter 20%) und eine Erhöhung von Laborparametern wie alkalischer Phosphatase, Laktatdehydrogenase, Harnsäure und Transaminasen. Antikörperbildung gegen G-CSF mit Wirkverlust spielt in der Therapie keine Rolle. Mit einer Exazerbation entzündlich-immunologischer Erkrankungen, wie z. B. der rheumatoiden Arthritis, ist zu rechnen. Bei der akuten myeloischen Leukämie und beim myelodysplastischen Syndrom kann es zu einer Stimulation der leukämischen Blasten kommen. Eine Anwendung bei diesen Erkrankungen ist daher derzeit nur in klinischen Studien möglich.

Arzneimittelwechselwirkungen. Der Wachstumsfaktor sollte 24 h vor, während und bis zu 24 h nach der zytostatischen Chemotherapie nicht gegeben werden, da bei simultaner Gabe zusammen mit der zytostatischen Chemotherapie eine gesteigerte Toxizität gegenüber den dann stimulierten myeloischen Vorläuferzellen zu erwarten ist und die Gefahr schwerer und anhaltender Neutropenien besteht.

Pflegehinweise

Mit einer Linksverschiebung im Differentialblutbild (Stabkernige und Metamyelozyten) und Erhöhung der alkalischen Leukozytenphosphatase, im Einzelfall sogar mit einer leukämoiden Reaktion, ist zu rechnen. Die Behandlung mit G-CSF darf frühestens 24 h nach Abschluss der myelosuppressiven Chemotherapie begonnen werden.

Gemcitabin — Gemzar®

Indikationen. Gemcitabin ist ein Prodrug, das intrazellulär zu seinen wirksamen Derivaten umgewandelt wird. Der Hauptwirkungsmechanismus besteht im Einbau in die DNS und RNS als „falsche Base". Nachfolgend kommt es zum Strangabbruch. Der Effekt ist vorwiegend zellzyklusphasenspezifisch (S-Phase und G1/S-Übergang). Indikationen sind das lokal fortgeschrittene und das metastasierte exokrine Pankreaskarzinom und das klein- und nichtkleinzellige Bronchialkarzinom.

Pharmazeutische Zubereitung. Durchstechflaschen zu 200 mg und 1000 mg.

Wirk- und Eliminationsverhalten. Gemcitabin wird in Plasma, Leber, Nieren und anderen Organen zu 91–98% zu inaktiven Metaboliten verstoffwechselt, die Ausscheidung erfolgt zu >90% über die Nieren. Die **Eliminationshalbwertszeit** ($t_{1/2}$) liegt bei ca. 17 min bei Langzeitinfusion und bei 8 min bei Kurzzeitinfusion über 30 min.

DOSIERUNG

Erwachsene. In der Monotherapie 1000 mg/m^2 in 30-Minuten-Infusionen wöchentlich über 7 Wochen, dann 1 Woche Pause, weitere Zyklen über jeweils 3 Wochen und 1 Woche Pause. 800–1000 mg/m^2 in der Kombinationstherapie.

Unerwünschte Wirkungen. Bei hohen Dosen kann die Myelosuppression dosislimitierend sein. Bei sehr hohen Dosen ist auch die Haut- und Schleimhauttoxizität dosislimitierend. Spezielle Nebenwirkungen sind grippeähnliches („flu-like") Syndrom mit Gliederschmerzen, Fieber, Kopfschmerzen und Lethargie. Schwach bis mäßig ausgeprägte Ödeme, meist peripher, nicht kardial bedingt, kommen in bis zu 30% vor. Selten sind Übelkeit, Erbrechen, Diarrhöe, Hautausschlag (teils mit Hautjucken), Hepato- und Nephrotoxizität, Protein- und Hämaturie sowie Thrombozytose. Eine Alopezie kommt praktisch nicht vor (Grad 3 in <1%). Ein Bronchospasmus mit Luftnot tritt bei ca. 10% der Patienten kurz nach Infusionsende auf und ist von variabler Dauer (bis zu einem Tag). In Einzelfällen kommt es zu arterieller Hypotonie.

Arzneimittelwechselwirkungen. Nicht bekannt.

> **Pflegehinweise**
>
> Grippeähnliche Syndrome können durch Antirheumatika (z. B. Diclofenac, Paracetamol) symptomatisch gut gebessert werden. Gebrauchsfertige Lösungen von Gemcitabin sind bis zu 24 h bei Zimmertemperatur haltbar (im Kühlschrank Gefahr der Auskristallisation).

GM-CSF (Molgramostim) Leucomax®

Indikationen. GM-CSF („granulocyte-monocyte/macrophage colony-stimulating factor") ist ein hämatopoetischer Wachstumsfaktor, der zur Proliferation und Differenzierung hämatopoetischer Vorläuferzellen und zur Aktivierung der reifen Effektorzellen führt. Die Wirkung wird über membranständige spezifische GM-CSF-Rezeptoren vermittelt. Im klinischen Einsatz führt GM-CSF zur Reduktion des Infektionsrisikos durch Verringerung des Schweregrads der Neutropenie (Anhebung des Neutrophilennadirs) und zur Verkürzung der Neutropeniedauer bei einer myelotoxischen Chemotherapie. Die Wirksamkeit ist beim prophylaktischen Einsatz, beginnend frühestens 24 h nach Ende der Chemotherapie, und beim interventionellen Einsatz bei der bereits eingetretenen febrilen Neutropenie gegeben. Der Anteil proliferierender Vorläuferzellen der Granulo- und Monopoese wird erhöht, die Differenzierungszeit verkürzt, dabei kommt es zum Anstieg der Neutrophilen und der Monozyten sowie zur Erhöhung der Eosinophilen im peripheren Blut. Indikation ist die Reduktion des Infektionsrisikos durch Verringerung des Schweregrads der Neutropenie bei Patienten nach myelotoxischer Chemotherapie.

Pharmazeutische Zubereitung. Trockensubstanz zu 150 μg, 300 μg und 400 μg Molgramostim.

Wirk- und Eliminationsverhalten. Nach subkutanen Dosen von ≥3 μg/kg werden **Plasmaspiegel** von über 1 ng/ml über einen Zeitraum von 8–24 h erreicht. Nach intravenöser Bolusgabe von 0,3–3 μg/kg beträgt die **Eliminationshalbwertszeit** ($t_{1/2}$) 0,2–1,2 h und nach Infusion über 30 min von 3–10 μg/kg 0,6–9 h.

DOSIERUNG

Erwachsene. Der Dosisbereich liegt zwischen 5–10 μg/kg, Praktisch werden bei Patienten mit einem Körpergewicht von bis zu 60 kg 300 μg und bei Patienten über 60 kg Körpergewicht 400 μg subkutan pro Tag jeweils bis zum Erreichen hämatologischer Normalwerte, meist über 7–10 Tage, gegeben.

Unerwünschte Wirkungen. Die wichtigsten Nebenwirkungen sind eine Reaktion an der Injektionsstelle, Hautausschlag, Fieber, Übelkeit, Diarrhöe, Dyspnoe, Müdigkeit und Knochenschmerzen. Selten sind Kopfschmerzen, Schwitzen und Myalgien.

Arzneimittelwechselwirkungen. Der Wachstumsfaktor sollte 24 h vor, während und bis zu 24 h nach der zytostatischen Chemotherapie nicht verabreicht werden, da bei simultaner Gabe zusammen mit der zytostatischen Chemotherapie eine gesteigerte Toxizität gegenüber den dann stimulierten myeloischen Vorläuferzellen zu erwarten ist und die Gefahr schwerer und anhaltender Neutropenien besteht.

Pflegehinweise

Mit Linksverschiebung im Differentialblutbild (Stabkernige und Metamyelozyten) und einer Erhöhung der alkalischen Leukozytenphosphatase, im Einzelfall sogar mit einer leukämoiden Reaktion, ist zu rechnen. Es können Reaktionen an der Injektionsstelle auftreten.

Hydroxyurea (Hydroxycarbamid) — Litalir®, Syrea®

Indikationen. Hydroxyurea führt als Antimetabolit zu einer Hemmung der DNA-Synthese bei normaler RNA- und Proteinsynthese. Es wirkt auf determinierte Stammzellen und im Vergleich zu Busulfan auf spätere Vorläuferzellen. Die Therapie wird damit besser steuerbar. Eine Indikation besteht bei der chronischen myeloischen Leukämie (CML) und bei anderen chronischen myeloproliferativen Erkrankungen (z. B. Polycythaemia vera rubra), wobei keine Kreuzresistenz mit Busulfan besteht.

Pharmazeutische Zubereitung. Kapseln zu 500 mg.

Wirk- und Eliminationsverhalten. Nach oraler Gabe erfolgt eine rasche und vollständige Resorption. Die **Plasmaspiegelmaxima** werden bereits nach 1 h erreicht. **Stoffwechsel/Ausscheidung:** Die Elimination erfolgt überwiegend über die Nieren. Die **Eliminationshalbwertszeit** ($t_{1/2}$) liegt bei 120–200 min.

DOSIERUNG

Erwachsene. Zur Induktionstherapie bei der chronischen myeloischen Leukämie (CML) werden meist 40 mg/kg täglich peroral gegeben. Die

Wirkung setzt schnell ein und hält kurz an, wobei die Leukozytenzahl nach dem Absetzen rasch wieder ansteigt, sodass eine Dauertherapie erforderlich ist. Bei Abfallen der Leukozyten unter 20.000/µl wird eine Dosisreduktion auf 20 mg/kg vorgenommen. Die Dosis wird so angepasst, dass die Leukozytenzahl zwischen 5000 und 10.000/µl liegt.

Sonderfälle. Eine Dosisreduktion um 50% ist erforderlich, wenn im Rahmen einer **Niereninsuffizienz** die Kreatinin-Clearance unter 10 ml/min sinkt.

Unerwünschte Wirkungen. Die Myelosuppression ist dosislimitierend. Weitere Nebenwirkungen sind Übelkeit und Erbrechen, Diarrhöen, Fieber und Mukositis. Darüber hinaus ist mit einer Hauttoxizität (Pigmentierung, Haut- und Nagelatrophie), mit einer Neurotoxizität sowie mit dem Auftreten von allergischen Reaktionen zu rechnen.

Arzneimittelwechselwirkungen. Es kann zu einer Verstärkung des Strahlentherapieerythems und der Knochenmarktoxizität kommen. Mit einer Einschränkung der Reaktionsfähigkeit bei gleichzeitiger Gabe von Psychopharmaka ist zu rechnen.

Pflegehinweise

Blutbildkontrollen sind während der Induktionstherapie bei chronischer myeloischer Leukämie 3-mal wöchentlich erforderlich.

Idarubicin — Zavedos®

Indikationen. Idarubicin gehört als Anthrazyklin zur Gruppe der zytostatischen Antibiotika. Es bewirkt DNA-Doppelstrangbrüche. Durch Veränderung der Grundstruktur gegenüber dem Adriamycin wurde eine höhere Lipophilie mit gesteigerter zellulärer Aufnahme erzielt. Die Wirkung ist nicht zellzyklusphasenspezifisch. Die Indikation zur Idarubicin-Gabe besteht bei der Induktionstherapie der akuten lymphatischen und myeloischen Leukämie (ALL und AML).

Pharmazeutische Zubereitung. Injektionsflaschen zu 5 mg und 10 mg.

Wirk- und Eliminationsverhalten. Die Elimination erfolgt überwiegend biliär und nur zu ca. 8% renal über 24 h. Die **Eliminationshalbwertszeit** ($t_{1/2}$) des unveränderten Idarubicin beträgt ca. 17 h und für den aktiven Hauptmetaboliten Idarubicinol ca. 57 h.

DOSIERUNG

Erwachsene. Bei der Induktionstherapie der akuten Leukämie werden 12 mg/m²/Tag an 3 Tagen oder 8 mg/m²/Tag an 5 Tagen intravenös gegeben und meist mit Cytarabin kombiniert. Die maximale kumulative Gesamtdosis beträgt 120 mg/m².

Sonderfälle. Bei **Leber- und Niereninsuffizienz** (Serumbilirubin >2 mg/dl und Plasmakreatinin >2,5 mg/dl) ist eine Dosisreduktion erforderlich. Eine Kontraindikation zur Gabe von Idarubicin besteht bei Patienten, die über 65 Jahre alt sind.

Unerwünschte Wirkungen. Dosislimitierend ist die Knochenmarktoxizität. Außerdem ist mit Übelkeit und Erbrechen, Diarrhöen, Alopezie, Mukositis, Erhöhungen der Leberenzyme und des Serumbilirubins sowie mit kardiotoxischen Effekten zu rechnen.

Arzneimittelwechselwirkungen. Eine kumulative kardiotoxische Wirkung bei Gabe weiterer Anthrazykline ist zu beachten.

Pflegehinweise

Bei einem Paravasat ist mit Nekrosen zu rechnen. Im Falle eines Paravasats sollte der venöse Zugang zunächst belassen werden, um so viel Substanz wie möglich zu aspirieren. Dann erfolgt ein Unterspritzen mit Heparin und Dexamethason (4–8 mg) alle 6 h für mehrere Tage. Die mögliche Kardiotoxizität ist zu beachten und ggf. eine Echokardiographie zu veranlassen.

Ifosfamid — Holoxan®, IFO-cell®

Indikationen. Nach Aktivierung im Organismus zu Ifosfamid-Lost wird ein „cross-linking“ der DNA (Quervernetzung der DNA durch Verknüpfung zweier benachbarter Basen) bewirkt. Bei Ifosfamid handelt es sich um ein nichtzellzyklusphasenspezifisches Zytostatikum. Indikationen sind Bronchial-, Ovarial-, Zervix-, Mamma- und Pankreaskarzinom, Hodentumoren, Weichteilsarkome, das Ewing-Sarkom sowie maligne Lymphome.

Pharmazeutische Zubereitung. Trockensubstanz in Injektionsflaschen zu 200 mg, 500 mg, 1000 mg und 2000 mg.

Wirk- und Eliminationsverhalten. Die **Bioverfügbarkeit** von Ifosfamid beträgt 100%. Eine Penetration ins ZNS ist möglich, wobei die Liquorspiegel ca. 40–50% der simultan gemessenen Plasmakonzentration betragen. **Stoffwechsel/Ausscheidung:** Die in vitro inaktive Substanz wird in der Leber zu wirksamen Metaboliten verstoffwechselt. Etwa 60–80% der Dosis werden in 72 h über die Nieren ausgeschieden, 50% davon unverändert. Die **Eliminationshalbwertszeit** ($t_{1/2}$) beträgt ca. 5–7 h nach oraler oder intravenöser Gabe.

DOSIERUNG

Erwachsene. In der Monotherapie 1,5–2,5 g/m^2/Tag und in der Kombinationstherapie 1,5–2,0 g/m^2/Tag über 35 Tage alle 3–4 Wochen. In einer Hochdosistherapie werden bis zu 2,4 g/m^2 über 24 h als Dauerinfusion zusammen mit der gleichen Dosis Mesna als Mischinfusion über insgesamt 6 Tage alle 4 Wochen gegeben.

Sonderfälle. Eine Dosisreduktion ist bei **Niereninsuffizienz** erforderlich. Verbindliche Empfehlungen zur praktischen Durchführung der Dosisreduktion liegen allerdings nicht vor.

Unerwünschte Wirkungen. Die lokale Verträglichkeit von Ifosfamid ist gut, da auch bei versehentlicher paravenöser Injektion keine bleibenden Schäden zu erwarten sind. Mit Alopezie ist bei fast allen Patienten und mit Übelkeit und Erbrechen häufig zu rechnen. Die Myelotoxizität ist geringer als bei Cyclophosphamid. Der Nadir der neutrophilen Granulozyten ist am 7.–10. Tag zu erwarten. Selten sind die Thrombozyten betroffen. Weiterhin kommt es zur Bildung der blasentoxischen Substanz Acrolein. Die durch Ifosfamid bedingte hämorrhagische Zystitis wird durch Mesna günstig beeinflusst. Bei Gabe von Mesna ist eine Mikrohämaturie bei 5–18%, eine Makrohämaturie bei <5% nachweisbar. Als weitere Nebenwirkungen kommen zerebelläre Dysfunktion (Ataxie), Krämpfe, Inkontinenz und Sedierung oder Somnolenz bei bis zu 30% der Patienten vor, die eine höhere Dosis erhalten (1,6 g/m^2/Tag für 5 Tage oder über 5 g/Tag als Einzeldosis). Die Erscheinung tritt meist innerhalb von 2 h nach Gabe auf und klingt innerhalb von 3 Tagen nach Therapieende ab. Das Risiko der Entwicklung neurotoxischer Symptome scheint von der Leberfunktion abhängig zu sein. Andere seltenere Nebenwirkungen sind Allergien, Diarrhöe und Stomatitis.

Arzneimittelwechselwirkungen. Die gleichzeitige Gabe von Cisplatin führt zu einer gesteigerten Nephrotoxizität. Eine Blutungsneigung kann bei gleichzeitiger Gabe von oralen Antikoagulanzien resultieren. Die myelosuppressive Wirkung von Ifosfamid wird durch Allopurinol verstärkt. Die Gabe von enzyminduzierenden Pharmaka (z. B. Rifampicin) bewirkt eine Steigerung des Metabolismus und beschleunigte Ausscheidung von Ifosfamid.

Pflegehinweise

Zur Therapie sollte reichlich Flüssigkeit getrunken werden. Die durch Ifosfamid bedingte hämorrhagische Zystitis kann durch Mesna günstig beeinflusst werden. Auf das Auftreten von blutigem Urin ist zu achten. Die lokale Verträglichkeit von Ifosfamid ist gut, da auch bei versehentlicher paravenöser Injektion keine bleibenden Schäden zu erwarten sind. Mit Alopezie ist bei fast allen Patienten und mit Übelkeit und Erbrechen häufig zu rechnen.

Interferon — Intron A®, Roferon®, verschiedene andere

Indikationen. Interferone wurden primär durch ihre zytoprotektive Wirkung gegenüber Virusinfektionen identifiziert. Neben der antiviralen und immunmodulatorischen Wirkung ist für die Onkologie der antiproliferative Effekt interessant. Indikationen sind insbesondere die Haarzellleukämie und die chronische myeloische Leukämie, daneben aber auch solide Tumoren wie das Melanom, das Hypernephrom, Harnblasenkarzinome, das Ovarialkarzinom und das Kaposi-Sarkom bei Patienten mit erworbener Immunschwäche (AIDS) ohne vorangegangene oder bestehende opportunistische Infektionen. Weitere Indikationen betreffen die Erhaltungstherapie bei niedrigmalignen Non-Hodgkin-Lymphomen und beim Plasmozytom.

Pharmazeutische Zubereitung. Injektionsflaschen Interferon-alpha-2b zu 1 Mio., 3 Mio., 5 Mio., 10 Mio. und 30 Mio. IE; Injektionsflaschen Interferon-alpha-2a zu 3 Mio., 4,5 Mio., 9 Mio. und 1 8 Mio. IE.

Wirk- und Eliminationsverhalten. Länger anhaltende Plasmaspiegel werden bei subkutaner Gabe mit **Plasmaspiegelmaxima** nach 4–8 h erreicht. Die maximalen Plasmaspiegel liegen nach subkutaner Applikation einer Dosis von 10 Mio. IE Interferon bei 100 IE/ml. Erst nach 36 h ist Interferon im Blut nicht mehr nachweisbar.

DOSIERUNG

Erwachsene. Bei der Haarzellenleukämie werden unter einer Dosierung von 2-mal 106 U/m^2 3-mal pro Woche subkutan in ca. 80% komplette Remissionen erreicht, die im Mittel innerhalb von 3 Monaten eintreten. Bei der chronischen myeloischen Leukämie sind zur Induktionstherapie 5-mal 106 U/m^2, meist 9-mal 106 U, täglich subkutan erforderlich, die in ca. 50–70% zu kompletten hämatologischen Remissionen führen und die im Mittel ebenfalls nach ca. 3 Monaten eintreten. Patienten, die nicht nach 4 Wochen ansprechen, sollten mit Hydroxyurea weiterbehandelt werden. Als Erhaltungstherapie ist eine Dosis zu wählen, die zu Leukozytenzahlen zwischen 2000 und 4000/µl führt, in der Regel als Dauertherapie.

Sonderfälle. Eine Dosisreduktion ist bei **Knochenmarkinsuffizienz** und bei chronischen **Lebererkrankungen** erforderlich.

Unerwünschte Wirkungen. Die häufigste Nebenwirkung ist ein grippeähnliches Syndrom („flu-like syndrome"), das mit Fieber, Schüttelfrost, Arthralgien, Kopfschmerzen, Mattigkeit und Gliederschmerzen einhergeht. Diese Beschwerden sind meist zu Beginn der Therapie ausgeprägter als im weiteren Verlauf und können oft durch die Gabe einfacher Analgetika gebessert werden. Eine weitere wesentliche Nebenwirkung, die mitunter zum Therapieabbruch führt, betrifft das zentrale Nervensystem und geht mit Somnolenz, Schwindel, Depressionen und Verwirrtheit bis hin zu Psychosen einher. Übelkeit ohne Erbrechen ist häufig. Mit einer Myelosuppression (milde Thrombozytopenie und Leukozytopenie) ist nur bei hohen Dosen zu rechnen. Weiter kommen leichte Erhöhungen der Leberenzyme und diskret erhöhte Blutdruckwerte vor. Die Entwicklung neutralisierender Antikörper führt zur Therapieresistenz. In diesen Fällen ist eine Fortsetzung der Therapie evtl. mit natürlichem Interferon möglich.

Arzneimittelwechselwirkungen. Die Wirkung von Betäubungsmitteln, Schlafmitteln oder Sedativa kann verstärkt werden. Eine Wechselwirkung mit Theophyllin ist möglich, sodass unter der Interferontherapie eine Kontrolle der Theophyllin-Serumkonzentration ratsam ist.

Pflegehinweise

Wegen der möglichen zentralnervösen Nebenwirkungen ist die Einnahme abends vor dem Schlafengehen sinnvoll. Die Patienten sollten auf die verstärkte Wirkung von Betäubungsmitteln, Schlafmitteln oder Sedativa hingewiesen werden.

Irinotecan (CPT-11) Campto®

Indikationen. Irinotecan ist ein halbsynthetischer Abkömmling des Alkaloids Camptothecin. Es bewirkt einen irreversiblen DNA-Strangbruch und induziert eine Apoptose (Zelluntergang). Der Effekt ist zellzyklusphasenspezifisch. Indiziert ist Irinotecan als „Second-line-Therapie" von erwachsenen Patienten mit metastasierten 5-Fluorouracil-resistenten kolorektalen Karzinomen.

Pharmazeutische Zubereitung. Durchstechflaschen zu 40 mg in 2 ml und zu 100 mg in 5 ml Lösung.

Wirk- und Eliminationsverhalten. Irinotecan ist ein Prodrug, das in den meisten Geweben zu dem aktiven Metaboliten verstoffwechselt wird. Die Clearance erfolgt zu ca. 50% über die Galle. Die **Eliminationshalbwertszeit** ($t_{1/2}$) der Muttersubstanz beträgt ca. 8 h, die des aktiven Metaboliten 13 h.

DOSIERUNG

Erwachsene. Es werden 350 mg/m^2 KO als intravenöse Infusion über 30–90 min in Abständen von jeweils 3 Wochen gegeben. Bei einer wöchentlichen Gabe wird mit 100 mg/m^2 und bei 14-tägiger Gabe mit 150 mg/m^2 dosiert.

Unerwünschte Wirkungen. Die dosislimitierende Toxizität besteht in einer verzögert (mehr als 24 h nach Gabe) einsetzenden Diarrhöe. Eine weitere dosislimitierende Toxizität betrifft die neutrophilen Granulozyten. Bei knapp 80% der Patienten tritt eine Neutropenie auf, davon sind ca. 20% als schwer einzustufen (<500 Neutrophile/µl). Die Neutropenie ist reversibel und nicht kumulativ. Weiterhin kann es zu Übelkeit und Erbrechen (10% trotz Prophylaxe mit Antiemetika), Anorexie, abdominellen Schmerzen, Mukositis, Fieber (12%), Anämie (ca. 60%) und Thrombozytopenie (ca. 7,5%) kommen, 9% der Patienten entwickeln ein vorübergehendes schweres akutes cholinerges Syndrom mit früh einsetzenden Diarrhöen, Konjunktivitis, Hypotonus, Schwitzen, Schüttelfrost, Sehstörungen, Miosis, Tränen- und Speichelfluss. Diese Symptome verschwinden nach Verabreichung von Atropin. Sehr häufig ist eine reversible Alopezie. Selten treten milde Hautreaktionen, allergische Reaktionen und Reaktionen an der Einstichstelle auf.

Arzneimittelwechselwirkungen. Nicht bekannt.

Pflegehinweise

Sobald der erste flüssige Stuhl auftritt, sollte der Patient große Mengen elektrolythaltiger Flüssigkeit trinken und außerdem alle 2 h 2 mg Loperamid mindestens 12 und höchstens 48 h lang einnehmen. Ein schweres akutes cholinerges Syndrom (s. oben) kann mit Atropin behandelt werden.

L-Asparaginase — Asparaginase medac®, Erwinia-Asparaginase®

Indikationen. Das aus E. coli oder anderen Bakterien (Erwinia) isolierte Enzym L-Asparaginase führt zum Abbau der essentiellen Aminosäure Asparagin im Interzellulärraum. Asparagin wird in bestimmten malignen lymphatischen Zellen nicht synthetisiert und muss von außen als notwendiges Element für die Proteinsynthese zugeführt werden. Entscheidender Wirkungsmechanismus ist die Hemmung der Proteinsynthese. Die Wirkung ist zellzyklusphasenspezifisch (G1-Phase). L-Asparaginase ist geeignet zur Kombinationstherapie, da keine toxische Wirkung auf das Knochenmark und die gastrointestinale Schleimhaut nachgewiesen ist. Indikationen sind akute lymphatische Leukämien, Non-Hodgkin-Lymphome sowie lymphatische Blastenschübe bei chronischer myeloischer Leukämie.

Pharmazeutische Zubereitung. Durchstechflaschen zu 5000 E und 10.000 E.

Wirk- und Eliminationsverhalten. Die Verstoffwechselung dürfte in der Milz erfolgen. **Stoffwechsel/Ausscheidung:** Bei nur minimaler renaler und biliärer Elimination wird eine immunvermittelte Clearance vermutet. Die **Eliminationshalbwertszeit** ($t_{1/2}$) beträgt ca. 1,5–2 Tage.

DOSIERUNG

Erwachsene. In der Induktionstherapie bei akuter lymphatischer Leukämie werden 5000 E/m^2/Tag als intravenöse Kurzinfusion in 250 ml physiologischer Kochsalzlösung über 30 min in der 3. und 4. Woche, also von Tag 15–28 des Therapieblocks gegeben. Als Testdosis vor Therapiebeginn können in einer Kurzinfusion über 1 h 1000 E gegeben werden. In der Konsolidierungstherapie bei akuter lymphatischer Leukämie wird in 2 Blöcken ebenfalls L-Asparaginase, jeweils an Tag 2 und 16 des Blockes, in einer Dosierung von 10.000 E/m^2 über 1 h infundiert.

Kinder. Bei der Behandlung der akuten lymphatischen Leukämie im Kindesalter werden gleiche Dosen verwendet wie beim Erwachsenen.

Sonderfälle. Eine Dosisreduktion ist bei Hypofibrinogenämie, Antithrombin-III-Erniedrigung und bei einem Quickwert <35% erforderlich. Die Therapie wird bei einem Fibrinogenwert von <50 mg/dl und einem Quickwert von <30% ausgesetzt.

Unerwünschte Wirkungen. Allergische Reaktionen beruhen auf Verunreinigungen durch das E.-coli-Fremdprotein und treten bei 20–30% der Patienten mit Schüttelfrost, Urtikaria, Hautausschlag, arterieller Hypotonie und Bronchospasmus bis hin zum anaphylaktischen Schock auf. In diesen Fällen ist eine Therapiefortführung durch Umstellung auf Erwinia-Asparaginase möglich, da keine Kreuzimmunität besteht. Allerdings entwickeln ca. 20% der Patienten auch gegen das zweite Enzym eine allergische Reaktion. Auf dem Boden der Proteinsynthesestörung kommt es in der Leber zur Synthesestörung mit Abfall unter anderem von Serumalbumin und von Gerinnungsfaktoren. Dabei auftretende Blutgerinnungsstörungen führen zur Blutungsneigung bei Abfall des Serumfibrinogens und des Quickwertes, aber andererseits auch zu Thrombosen durch einen erworbenen Mangel der Gerinnungsinhibitoren Protein S und Antithrombin III. Leberfunktionsstörungen manifestieren sich auch in einer Erhöhung der alkalischen Phosphatase und des Serumbilirubins. Eine verminderte Glukosetoleranz bei Abfall des Insulinspiegels und Hyperglykämie evtl. auch mit Ketoazidose kann sich entwickeln und macht den Einsatz von Insulin notwendig. Die Verschlechterung eines bestehenden Diabetes mellitus ist möglich. Weitere Nebenwirkungen sind eine meist milde, selten hämorrhagische Pankreatitis und – vor allem bei älteren Patienten – zentralnervöse Symptome mit Lethargie, Somnolenz und Stupor bis hin zum Koma. Zwei bis fünf Stunden nach Injektion kann Fieber auftreten, das meist spontan wieder abklingt, selten entwickeln sich bedrohliche Hyperthermien und nur gelegentlich ein Leukozyten- und Thrombozytenabfall.

Arzneimittelwechselwirkungen. Es bestehen Wechselwirkungen mit Methotrexat, abhängig von Dosierung und Dosierungsintervall, da eine Hemmung der Proteinsynthese und Arretierung der Zellen in der G1-Phase durch beide Pharmaka erfolgt.

Pflegehinweise

Eine Substitutionstherapie ist bei einem Serumfibrinogen <80 mg/dl und einem Antithrombin III <70% erforderlich. Diese erfolgt durch Gabe von Frischplasma unter Fortführung der Behandlung. Bei Unterbrechung der Medikation kann es zur Sensibilisierung kommen und bei erneuter Zufuhr zur anaphylaktischen Reaktion. Auf abdominelle Schmerzen als Hinweis auf eine Pankreatitis muss geachtet werden. Laborkontrollen von Serumfibrinogen, Quick-Wert, Antithrombin III, Blutzucker, Blutbild und Amylase sind erforderlich.

LH-RH-Analoga (Buserelin, Leuprorelin, Triptorelin, Goserelin)

Suprefact®, Zoladex®, verschiedene andere

Indikationen. LH-RH-Analoga sind lang wirksame Agonisten des natürlichen Gonadotropin-Releasing-Hormons. Sie verhindern die Produktion und Ausschüttung des luteinisierenden Hormons (LH-RH) aus der Hypophyse und damit die Synthese von Testosteron in den Hoden. Indikation ist das inoperable Prostatakarzinom. Hormonabhängige Prostatakarzinome sprechen auf die Therapie an (ca. 20% sind nicht hormonsensibel). Nach Entfernung der Hoden ist eine Therapie mit diesen Substanzen nicht mehr indiziert. Weiterhin werden diese Medikamente zur Behandlung der Pubertas praecox bei Knaben und Mädchen eingesetzt.

Pharmazeutische Zubereitung. Injektionslösung zu 5,5 mg Buserelin, Nasenspray mit 10 mg Buserelin in 10 ml. Injektionslösung zu 1 mg Leuprorelinacetat. Injektionslösung zu 0,5 mg und 0,1 mg Triptorelin. Injektionsflaschen mit Retardmikrokapseln und Suspensionsmittel zu 3,75 mg Leuprorelinacetat und zu 3,75 mg Triptorelin. Fertigspritzen mit Depotimplantat zu 3,6 mg Goserelin.

Wirk- und Eliminationsverhalten. Bei kontinuierlicher Anwendung von LH-RH-Analoga fallen die Testosteronplasmaspiegel innerhalb von ca. 14–21 Tagen auf Kastratkonzentrationen ab. In den ersten Tagen ist mit einem kurzfristigen Anstieg der Testosteronplasmaspiegel zu rechnen. **Stoffwechsel/Ausscheidung:** Eine rasche Inaktivierung erfolgt durch Enzyme der Leber, der Nieren und anderer Gewebe. Die **Eliminationshalbwertszeit** ($t_{1/2}$) beträgt ca. 3 h.

DOSIERUNG

Erwachsene. Zur initialen Therapie beim Prostatakarzinom 7 Tage lang 3-mal 0,5 mg Buserelin subkutan täglich (1,5 mg/Tag) oder 1 mg Leuprorelinacetat subkutan täglich, ab 8. Behandlungstag nasal 12-mal täglich 1 Sprühstoß zu 0,1 mg Buserelin (1,2 mg/Tag). Es werden 0,5 mg Triptorelin täglich subkutan über 7 Tage initial und dann zur Dauertherapie 0,1 mg täglich gegeben. Die Depotpräparationen, 3,6 mg Goserelin oder 6,75 mg Leuprorelinacetat, werden 1-mal monatlich subkutan appliziert.

Unerwünschte Wirkungen. Die typischen Nebenwirkungen der Östrogentherapie sind nicht zu erwarten. Als Folge des Testosteronentzugs kommt es in allen Fällen zu Potenz- und Libidoverlust, bei vielen Patienten auch zu Hitzewallungen. Seltener entwickeln sich Appetitlosigkeit, Gewichtszunahme, Kopfschmerzen, Knochenschmerzen bei Metastasen, Müdigkeit, Übelkeit, Leberenzymerhöhungen und Hautreaktionen an der Einstichstelle. In seltenen Fällen kommt es beim Mann zu einer Gynäkomastie.

Pflegehinweise

Praktikabel ist eine nasale Therapie mit Buserelin, indem vor und nach den 3 Hauptmahlzeiten jeweils in jedes Nasenloch ein Sprühstoß appliziert wird, also 3- bis 4-mal täglich. Bei Schnupfen muss vor dem Sprühen die Nase geputzt werden. Die Resorption wird durch eine Rhinitis nicht beeinträchtigt. Eine konsequente Langzeittherapie ist erforderlich, eigenmächtiges Absetzen der Medikation durch den Patienten nach Besserung der Beschwerden muss daher verhindert werden. Die Patienten sollten darauf hingewiesen werden, dass als Folge des Testosteronentzugs ein Potenz- und Libidoverlust resultiert, häufig auch Hitzewallungen. Eine Bestrahlung der Mamillen ist nicht notwendig, da es unter LH-RH-Analoga nicht zur Erhöhung des Prolaktinspiegels kommt und damit in der Regel nicht zu Gynäkomastien. Meist wird die Therapie initial mit einem Antiandrogen kombiniert, um ein „flare up" der Tumorerkrankung durch den kurzfristigen initialen Testosteronanstieg zu verhindern. Beim Einsatz in der Endokrinologie sind Konzentrationsbestimmungen von Östrogenen und Androgenen zur Therapiesteuerung geeignet.

Interleukin-2 — Proleukin®

Indikationen. Bei humanem Interleukin-2 handelt es sich um ein T-Zell-Zytokin, das über einen spezifischen Rezeptor wirkt, der sich ebenfalls ganz überwiegend auf verschiedenen T-Zell-Subpopulationen findet. Der Antitumoreffekt beruht auf dem Effekt von Interleukin-2 auf NK-Zellen („natural killer"), auf die Differenzierung und Vermehrung von Leukozyten des peripheren Bluts zu Lymphokin-aktivierten Killerzellen (LAK-Zellen) und auf der Wirkung auf andere zytotoxische Zellen. Indikationen sind das metastasierte Hypernephrom und das maligne Melanom sowie das Rezidiv einer akuten myeloischen Leukämie.

Pharmazeutische Zubereitung. Injektionsflaschen zu 1 mg (18 Mio. IE).

Wirk- und Eliminationsverhalten. Die **Eliminationshalbwertszeit** ($t_{1/2}$) beträgt 85 min.

DOSIERUNG

Erwachsene. Als 24-stündige Dauerinfusion wird eine Dosis von 1 mg (18-mal 106 IE)/m^2 täglich über 4–5 Tage, nach einer Woche erneut in gleicher Dosierung und Zeitverteilung und evtl. nochmals nach 4 Wochen Therapiepause in gleicher Weise ein 5-Tagezyklus verabfolgt. Bei der Rezidivtherapie der akuten myeloischen Leukämie wird ein solches Regime zur Erhaltung über 2 Jahre gegeben.

Kinder. Interleukin-2 wird bei Kindern nicht angewandt.

Sonderfälle. Eine Dosisreduktion ist bei chronischen **Lebererkrankungen** und **Niereninsuffizienz** erforderlich. Bei einem Bilirubinwert >2 mg/dl und einem Kreatininwert ≥2 mg/dl ist eine Therapie nicht möglich. Bei einem Anstieg des Bilirubinwerts oder des Kreatininwerts unter der Therapie auf ≥5 mg/dl ist eine Dosisreduktion in weiteren Kursen um 50% erforderlich, und bei einem Anstieg des Bilirubinwerts oder des Kreatininwerts auf ≥10 mg/dl muss das Medikament abgesetzt werden.

Unerwünschte Wirkungen. Nebenwirkungen erklären sich durch das möglicherweise entstehende „Capillary-leak-Syndrom", die Organinfiltration mit Lymphozyten und die Induktion anderer Zytokine. Am häufigsten kommt es zu Blutdruckabfall mit Tachykardie durch NO-Freisetzung, Übelkeit und Erbrechen, Diarrhöen, Anstieg des Serumkreatinins und des Serumbilirubins. Weiterhin treten Schüttelfrost, Oligurie, Gewichtszunahme, Ödeme, Desorientiertheit, transfusionsbedürftige Anämien oder Thrombozytopenien auf. Seltenere Nebenwirkungen sind Herzinfarkt, Rhinitis, Konjunktivitis, Arthritis und Myalgien sowie lokale Irritationen an der Einstichstelle.

Arzneimittelwechselwirkungen. Die gleichzeitige Gabe von Kortikoiden kann die Wirkung von Interleukin-2 verringern. Interleukin-2 verstärkt die betablockerbedingte Blutdrucksenkung.

Pflegehinweise

Bei Patienten mit vorbestehenden kardiovaskulären Erkrankungen, insbesondere mit Herzrhythmusstörungen, sollte Interleukin-2 nur unter EKG- und Blutdrucküberwachung gegeben werden.

Lomustin — Cecenu®, Lomeblastin®

Indikationen. Lomustin (Cyclohexylnitrosourea, CCNU,) und Semustin (Methyl-CCNU) sind Zytostatika aus der Gruppe der Nitrosoharnstoffe. CCNU ist besonders gut fettlöslich und daher liquorgängig, weshalb ein Einsatz bei Hirntumoren erfolgen kann. Die Wirkung beruht auf der Verursachung von DNA-Strangbrüchen sowie einer Störung von DNA-Repairmechanismen und RNA-Reifung. Es besteht keine Kreuzresistenz mit anderen Alkylanzien. Die Wirkung ist nicht zellzyklusphasenspezifisch. Indikationen sind maligne Lymphome, primäre und sekundäre Hirntumoren und Bronchialkarzinome.

Pharmazeutische Zubereitung. Kapseln zu 40 mg.

Wirk- und Eliminationsverhalten. CCNU wird nach oraler Gabe bereits nach 30 min vollständig resorbiert. Es zerfällt dann sofort, sodass das intakte Medikament im Plasma praktisch nicht nachweisbar ist. Bis zu 30% der gemessenen Plasmaaktivitäten (Lomustin und Metabolite) sind im Liquor nachzuweisen. **Stoffwechsel/Ausscheidung:** Die Ausscheidung der Metaboliten erfolgt vorzugsweise über die Nieren, in geringem Ausmaß biliär. Die **Eliminationshalbwertszeiten** ($t_{1/2}$) betragen für die Aktivität des Chloräthylmetaboliten ca. 72 h und für die Cyclohexylmetaboliten ca. 27 h.

DOSIERUNG

Erwachsene. Es werden 100–130 mg/m^2 peroral an Tag 1 alle 6 Wochen gegeben.

Sonderfälle. Wegen der nephrotoxischen Nebenwirkung ist die Gabe von Lomustin bei fortgeschrittener **Niereninsuffizienz** zu vermeiden.

Unerwünschte Wirkungen. Im Vordergrund steht die mit zeitlicher Verzögerung einsetzende Knochenmarktoxizität, sodass in 6-wöchigen Abständen therapiert werden muss. Wie alle Alkylanzien wirkt CCNU immunsuppressiv, kanzerogen und mutagen. Mit einer Alopezie ist zu rechnen. Zu Erbrechen kommt es meist nach 6–8 h. Selten treten neurologische Störungen wie Ataxie, Desorientiertheit und Apathie auf. Reversible Erhöhungen der Leberwerte sind möglich. Lungenfibrosen sind nach langer und hochdosierter Anwendung möglich. Selten und bei hoher Dosis entwickeln sich nephrotoxische Effekte.

Arzneimittelwechselwirkungen. Eine Verstärkung der knochenmarktoxischen Wirkung von CCNU durch die gleichzeitige Gabe von Theophyllin wurde diskutiert.

Pflegehinweise

Lomustin soll nüchtern eingenommen werden.

Melphalan — Alkeran®

Indikationen. Melphalan, ein Phenylalaninderivat, reichert sich vorzugsweise in Tumoren an, die Phenylalanin benötigen, wie z.B. in Melanin-produzierenden Malignomen. Hohe Konzentrationen der beiden Aminosäuren Leucin und Glutamin hemmen kompetitiv die Aufnahme des Zytostatikums und beeinflussen seine Wirksamkeit. Melphalan wirkt als Alkylans, das in der DNA jeweils zwei Guanosinbasen verbindet. Da keine Irritation des Peritoneums erfolgt und keine hepatische Aktivierung erforderlich ist, kann die Substanz zur intraperitonealen Therapie z. B. beim Ovarialkarzinom eingesetzt werden. Die Wirkung ist nicht zellzyklusphasenspezifisch. Indikationen für Melphalan sind das Plasmozytom, Ovarial- und Mammakarzinom.

Pharmazeutische Zubereitung. Manteltabletten zu 2 mg und 5 mg, Trockensubstanz in Durchstechflaschen zu 50 mg.

Wirk- und Eliminationsverhalten. Nach oraler Gabe unterliegt die gastrointestinale Resorption großen Schwankungen, sie beträgt 25–89%. Die Dosierung muss daher an die Knochenmarktoleranz angepasst werden. **Stoffwechsel/Ausscheidung:** Nach oralen Gaben erscheinen 20–50% von Melphalan unverändert im Stuhl. Nach intravenöser Gabe ergibt sich für das unveränderte Melphalan eine **Eliminationshalbwertszeit** ($t_{1/2}$) von 1–2 h.

DOSIERUNG

Erwachsene. Es werden 0,05–0,15 mg/kg täglich peroral, 0,25 mg/kg Tag 1–4 peroral alle 4–6 Wochen (Alexanian-Schema beim Plasmozytom, s. Tabelle 8.2), 0,3 mg/kg in der Monotherapie und 0,2–0,3 mg/kg in der Kombinationstherapie intravenös alle 4–6 Wochen gegeben.

Sonderfälle. Eine Dosisreduktion ist erforderlich bei Einschränkung der Kreatinin-Clearance um über 50%.

Unerwünschte Wirkungen. Als Vorteil von Melphalan gilt, dass es keine Zystitis verursacht. Dosislimitierend ist die Myelosuppression, die etwa gleich stark ist für Leukozyten und Thrombozyten mit einem Nadir nach 14–21 Tagen. Dieser kann aber auch verzögert nach 4–6 Wochen auftreten. Eine Alopezie ist häufig. Melphalan ist stärker kanzerogen als Cyclophosphamid.

Arzneimittelwechselwirkungen. Cimetidin verringert die Bioverfügbarkeit von Melphalan um ca. 30%.

Pflegehinweise

Die Einnahme erfolgt nüchtern ca. 1/2 Stunde vor dem Essen mit viel Flüssigkeit. Die Injektionslösung enthält 16,7% Alkohol.

6-Mercaptopurin — Puri-Nethol®

Indikationen. 6-Mercaptopurin ist ein Antimetabolit. Der Wirkungsmechanismus besteht in einem Einbau als falsche Base in die DNA und RNA. Weiterhin entstehen Chromosomenbrüche. Die Wirkung ist zellzyklusphasenspezifisch (S-Phase). Indikationen für 6-Mercaptopurin sind die Erhaltungstherapie bei der akuten lymphatischen Leukämie und der Blastenschub bei der chronischen myeloischen Leukämie.

Pharmazeutische Zubereitung. Tabletten zu 50 mg.

Wirk- und Eliminationsverhalten. Die Resorption bei oraler Gabe beträgt ca. 50%, die **Bioverfügbarkeit** 5–37%. Die **Eliminationshalbwertszeit** ($t_{1/2}$) liegt bei 36–90 min.

DOSIERUNG

Erwachsene. Zur Erhaltungstherapie bei der akuten lymphatischen Leukämie werden 60 mg/m²/Tag peroral in Kombination mit Methotrexat 1-mal wöchentlich peroral oder intravenös gegeben.

Sonderfälle. Eine Dosisanpassung ist bei **Leber-** und **Nierenfunktionsstörungen** erforderlich. Verbindliche Dosisempfehlungen zur praktischen Durchführung der Dosisreduktion liegen allerdings nicht vor.

Unerwünschte Wirkungen. 6-Mercaptopurin ist knochenmarktoxisch. Lebernekrosen und Cholestase treten häufiger bei Dosierungen über 2,5 mg/kg Körpergewicht auf. Selten sind Übelkeit und Erbrechen, Mukositis, Fieber, Hyperurikämie und Nephropathie, gelegentlich werden Ulcera ventriculi oder duodeni beschrieben.

Arzneimittelwechselwirkungen. Eine Toxizitätssteigerung ist unter gleichzeitiger Gabe von Allopurinol gegeben. Daher ist eine Dosisreduktion auf 25% der Normaldosis erforderlich. Die Wirkung von oralen Antikoagulanzien wird vermindert.

Pflegehinweise

In der Induktionsphase sind mehrmals wöchentlich Kontrollen des Blutbilds sowie einmal wöchentliche Bestimmungen der Serumtransaminasen erforderlich. Die Abschwächung der Wirkung gerinnungshemmender Medikamente mit möglicher Entwicklung einer Thrombose muss bedacht werden. Die Einnahme von 6-Mercaptopurin muss unter reichlicher Flüssigkeitszufuhr erfolgen.

Methotrexat — Methotrexat®, verschiedene andere

Indikationen. Methotrexat gehört zur Gruppe der Antimetaboliten. Die Wirkung ist zellzyklusphasenspezifisch (S-Phase). Methotrexat hemmt kompetitiv die Dihydrofolsäurereduktase. Leucovorin® (Folinsäure, N-5-Formyl-Tetrahydrofolsäure, Citrovorum-Faktor) kann den durch Methotrexat bedingten Block der Dihydrofolsäurereduktase umgehen und bei entsprechender Dosierung und nicht zu großem Abstand zur Methotrexat-Gabe (meist innerhalb von 24 h) die Wirkung derselben abschwächen oder aufheben. Bei mittelhoch- (100 mg/m^2 bis 1,5 g/m^2) und hochdosierter (1,5 g bis 10 g/m^2) Methotrexat-Therapie ist die Gabe von Leucovorin (Leucovorin-Rescue) zur Vermeidung schwerster toxischer Nebenwirkungen auf die normalen schnell proliferierenden Wechselgewebe zwingend erforderlich. Einzeldosis, Zeitintervall und Dauer des Leucovorin-Rescue müssen dem Verlauf der Methotrexat-Serumspiegel angepasst werden. Indikationen sind akute Leukämien, die Meningeosis leucaemica, maligne Lymphome, Chorion-, Mamma-, Zervix- und Ovarialkarzinom, das kleinzellige Bronchialkarzinom, Osteosarkom, Kopf-Hals-Karzinome sowie ZNS-Tumoren. Zur immunsuppressiven Therapie wird Methotrexat bei Erkrankungen des rheumatischen Formenkreises (z. B. rheumatoide Arthritis, Wegener-Granulomatose) und bei der Psoriasis-Arthritis eingesetzt (s. auch Kap. 13, S. 541 f.).

Pharmazeutische Zubereitung. Durchstechflaschen zu 5 mg, 15 mg, 25 mg, 50 mg, 250 mg, 500 mg, 1 g und 5 g. Tabletten zu 2,5 mg und 10 mg.

Wirk- und Eliminationsverhalten. Orale Dosen <30 mg werden fast vollständig resorbiert, höhere Dosen haben eine orale **Bioverfügbarkeit** von nur ca. 30% und werden daher intravenös verabreicht. **Stoffwechsel/Ausscheidung:** Etwa 90% des Methotrexats werden innerhalb von 30 h im Urin ausgeschieden, davon etwa 50% unverändert. Weniger als 10% werden über den Stuhl eliminiert. Die Löslichkeit im leicht alkalischen Urin ist gut. Die **Eliminationshalbwertszeit** ($t_{1/2}$) beträgt 7–8 h.

DOSIERUNG

Erwachsene. Methotrexat wird, meist in der Kombinationstherapie, mit 30–40 mg/m^2 intravenös niedrig dosiert beim Mammakarzinom, bei Kopf-Hals-Karzinomen, Ewing-Sarkom, Non-Hodgkin-Lymphomen und Chorionkarzinomen gegeben. Eine mittelhohe Dosierung mit 300–500 mg/m^2 als Infusion über 5–8–24 h erfolgt bei kindlichen Leukämien, kolorektalen Karzinomen und Magenkarzinomen. Die hochdosierte Methotrexat-Therapie, 8–12 g/m^2 über 4–6 h, wird beim Osteosarkom eingesetzt. Intrathekal werden 8–12 mg/m^2 (bei Erwachsenen meist eine Gesamtdosis von 15 mg) 1- bis 2-mal wöchentlich allein oder in Kombination mit Cytosinarabinosid und Dexamethason zur Prophylaxe oder Therapie der Meningeosis leucaemica gegeben. Zur immunsuppressiven Therapie bei Erkrankungen des rheumatischen Formenkreises werden initial 15–25 mg/Woche verabreicht und die Dosis in der Langzeittherapie auf 5–15 mg/Woche reduziert.

Eine **Leucovorin®-Gabe** wird üblicherweise bei einer Dosis von ≥500 mg Methotrexat durchgeführt, individuell allerdings auch bereits unter 500 mg. Meist werden 15 mg/m^2 Leucovorin® oral alle 6 h gegeben, bei Erbrechen intravenös die gleiche Dosis alle 3 h. Die Leucovorin®-Gabe beginnt spätestens nach 24 h und wird mindestens bis zu 72 h nach Beginn der Methotrexat-Infusion weitergeführt. Grundsätzlich ist eine Fortführung erforderlich, bis die Methotrexat-Serumkonzentration unter 10^{-7} bis 10^{-8} mol/1 abgefallen ist, bei den meisten Patienten nach 72 h. Eine intensivierte Leucovorin®-Gabe erfolgt bei Methotrexat-Serumkonzentrationen über 10^{-5} mol/1 nach 24 h oder $>10^{-6}$ mol/1 nach 48 h oder $>10^{-7}$ mol/1 nach 72 h. Die Berechnung der erforderlichen Leucovorin-Dosis kann nach der Formel nach Sauer erfolgen.

Formel nach Sauer:

Leucovorin (mg) = 10 × MTX (mg/l)* × 0,76 × kg KG

*MTX (mg/l) = (MTX (mol/l)/10^{-6} mol/1) × 0,5
MTX = Methotrexat

Die Dosierung kann auch einfacher einem graphischen Diagramm nach Kotz u. Krisch entnommen werden.

Sonderfälle. Bei **Niereninsuffizienz** muss die Dosis um 50–70% reduziert werden, sofern die Kreatinin-Clearance <50 ml/min liegt. Eine Hochdosis-Methotrexat-Therapie ist bei glomerulärer Filtrationsrate von <60 ml/min kontraindiziert.

Unerwünschte Wirkungen. Die Hauptnebenwirkungen betreffen den Magen-Darm-Trakt, in Form einer Mukositis bis zu schweren Mundulzerationen und Diarrhöen, und die Myelotoxizität. Bei höheren Dosen ist auf die Entwicklung einer Niereninsuffizienz zu achten. Seltenere Nebenwirkungen sind Leberschäden, ZNS-Symptome, Parästhesien sowie Allergien. Hauterscheinungen („Hand-and-Foot-Syndrome"), makulo-papulöses Exanthem und Fieber sind möglich. Nach intrathekaler Gabe können ein Meningismus und – selten – periphere Lähmungen auftreten.

Arzneimittelwechselwirkungen. Eine Verstärkung der Nephrotoxizität von Methotrexat ist bei gleichzeitiger Cisplatingabe möglich. Eine Hemmung der Methotrexat-Ausscheidung durch Probenecid und in geringerem Maße durch andere organische Säuren, wie nichtsteroidale Antiphlogistika, Penicillin oder Sulfonamide, ist beschrieben. Die Methotrexat-Toxizität ist bei gleichzeitiger Therapie mit Trimethoprim oder anderen Inhibitoren der Dihydrofolat-Reduktase erhöht. Das Auftreten einer Leukenzephalie kann durch Bestrahlung des ZNS begünstigt werden. Cholestyramin reduziert die Resorption von Methotrexat.

Pflegehinweise

Bei einer Hochdosis-Methotrexat-Therapie sind neben Methotrexat-Serumkonzentrationsbestimmungen und einer Leucoverin®-Gabe verschiedene Maßnahmen notwendig. Da die Substanz in saurem Milieu kristallisiert und Präzipitationen in den Nierentubuli entstehen, muss der Urin-pH konstant bei 7 oder darüber liegen (Alkalisierung des Urins). Vor Beginn der Therapie werden 40 mval Bicarbonat in 500 ml 5%iger Glukoselösung gegeben und wiederholt der Urin-pH während der gesamten Behandlungsphase kontrolliert. Am 2. und 3. Tag ist auch eine orale Medikation zur Harnalkalisierung (z. B. Uralyt U®) möglich. Zudem werden 300 mg Allopurinol täglich verabreicht. Wichtig ist eine ausreichende Flüssigkeitszufuhr. Zur Hydrierung werden 2,5–3 l Flüssigkeit/m^2 über 24 h gegeben, um eine Urinmenge von 2,5–3 l/m^2/Tag aufrechtzuerhalten.

Eine Methotrexat-Therapie bei malignen Ergüssen erfordert besondere Maßnahmen, da die Toxizität durch verzögerte Freisetzung des Medikaments aus dem Erguss erhöht ist. Der Erguss muss in jedem Falle vor Therapiebeginn abpunktiert werden, auf ein evtl. rasches Nachlaufen des Ergusses ist zu achten. Eine intrathekale Applikation erfolgt nach Lumbalpunktion und Entnahme einer Liquormenge, die der Menge Lösung entspricht, die anschließend eingespritzt werden soll. Das Zytostatikum muss langsam injiziert werden, wobei die Methotrexat-Konzentration nicht über 5 mg MTX/ml Lösungsmittel liegen sollte.

Miltefosin — Miltex®

Indikationen. Miltofosin ähnelt natürlichen Phospholipiden und reichert sich in Membranen an. Wahrscheinlich beruht die Wirkung hauptsächlich auf der Hemmung membranständiger Enzyme wie der Proteinkinase C und auf der Modulation des Phosphoinositol-Stoffwechselweges. Die Indikation besteht in einer topischen Anwendung auf der Haut bei flächigen und/oder kleinknotigen Hautmetastasen oder Lokalrezidiven des Mammakarzinoms, sofern andere Behandlungsmöglichkeiten (Chemo-/Radiotherapie oder Operation) nicht oder nicht mehr wirksam sind.

Pharmazeutische Zubereitung. Rollrandflaschen zu 10 ml.

Wirk- und Eliminationsverhalten. Relevante Plasmaspiegel sind nicht zu erwarten.

DOSIERUNG

Erwachsene. Einzelapplikation von einem Tropfen pro 10 cm^2 (1 ml entspricht 40 Tropfen). In der ersten Behandlungswoche wird 1-mal täglich, später 2-mal täglich aufgetragen, dabei nicht mehr als 5 ml/Tag (1/2 Flasche). Behandlungsdauer mindestens 8 Wochen.

Unerwünschte Wirkungen. Hautreizungen mit Juckreiz (30%), Rötung (20%), Austrocknung (10%) und Schuppenbildung (10%). Selten Ulzerationen (5%), Übelkeit und Erbrechen (2%). Schmerzhaftes Brennen, insbesondere bei offenen und nässenden Tumorabsiedelungen.

Arzneimittelwechselwirkungen. Nicht bekannt.

Pflegehinweise

Eine simultane systemische Hormon- und Chemotherapie ist möglich. Zusätzlich kann eine Fettcreme 2–3 h nach Auftragen des Miltefosin bei Austrocknung der Haut angewendet werden. Aufgrund toxikologischer Daten werden bei hohen Dosen regelmäßige Kontrollen von Leber- und Nierenfunktionsparametern sowie zu Beginn der Therapie und in 1/2-jährlichen Abständen ophthalmologische Untersuchungen (Retinadegeneration) empfohlen.

Mitomycin C — Mitomycin®

Indikationen. Mitomycin C ist ein aus einer Streptomycesart isoliertes zytostatisches Antibiotikum, das als Alkylans wirkt und Chromosomenbrüche erzeugt. Die Wirkung ist nicht zellzyklusphasenspezifisch, zeigt aber eine Hauptwirkung in der G1- und S-Phase. Indikationen sind solide Tumoren, insbesondere des Magen-Darm-Traktes, das Bronchialkarzinom, das Mammakarzinom, Osteosarkome und Blasentumoren (intravesikal). Intraarteriell ist Mitomycin C bei Lebertumoren anwendbar.

Pharmazeutische Zubereitung. Durchstechflaschen zu 2 mg, 10 mg, 15 mg und 20 mg.

Wirk- und Eliminationsverhalten. Mitomycin wird in der Leber verstoffwechselt, lediglich 10–20% werden unverändert über die Nieren eliminiert. Ein kleiner Teil wird biliär ausgeschieden und unterliegt einer enterohepatischen Zirkulation. Bei intraarterieller Anwendung in der Leber werden nur ca. 20% bei der ersten Leberpassage verstoffwechselt, daher ist also mit einer systemischen Wirkung und Toxizität zu rechnen. Die **Eliminationshalbwertszeit** ($t_{1/2}$) beträgt ca. 45 min.

DOSIERUNG

Erwachsene. 10–15 mg/m^2 in der Monotherapie alle 6 Wochen. 5–10 mg/m^2 in der Kombinationstherapie alle 4–6 Wochen. Bis zu 60 mg/Woche können intravesikal bei Blasenkarzinom gegeben werden. Die kumulative Maximaldosis von ca. 100 mg wird meist nach 3–5 Zyklen erreicht.

Sonderfälle. Eine Dosisreduktion bei **Niereninsuffizienz** ist erforderlich, genauere Angaben sind jedoch nicht verfügbar.

Unerwünschte Wirkungen. Die Knochenmarktoxizität, die sich meist verzögert entwickelt (Granulozytennadir nach 3–4 Wochen) und kumulativ ist, ist die wichtigste Nebenwirkung. Häufiger werden Übelkeit und Erbrechen, Diarrhöe und Alopezie sowie Nephrotoxizität gesehen (bei kumulativen Dosen über 50 mg/ml in Form von Tubulusnekrosen). Es ist mit einer erheblichen Kanzerogenität und Teratogenität zu rechnen. Vereinzelt und nicht dosisabhängig kommt es zu pulmonalen Veränderungen (Pneumonitis, histologisch ähnlich der Busulfan-Lunge), die auf Kortisongaben ansprechen. Selten sind Mikroangiopathien oder ein hämolytisch urämisches Syndrom (HUS) bei einer Langzeittherapie.

Arzneimittelwechselwirkungen. Mitomycin C wird durch gleichzeitige Gabe von Vitamin B_2, B_6, B_{12}, C, K_1, Inosin, ATP, Glutathion, Orotsäure, Cystein und Natriumdithionit inaktiviert. Es besteht eine erhöhte Gefahr von pulmonalen Nebenwirkungen bei gleichzeitiger oder auch späterer Gabe von Vinca-Alkaloiden (meist bei Vindesin beobachtet). Die kardiotoxische Wirkung der Anthrazykline kann möglicherweise verstärkt werden.

Pflegehinweise

Mitomycin C muss streng intravenös oder intraarteriell verabreicht werden, da Nekrosen bei Paravasaten auftreten. Bei einem Paravasat sollte der venöse Zugang zunächst belassen werden, um so viel Substanz wie möglich zu aspirieren. Dann erfolgt ein Unterspritzen mit Heparin und Dexamethason (4–8 mg) alle 6 h für mehrere Tage.

Mitoxantron — Novantron®, Onkotrone®

Indikationen. Mitoxantron gehört zur Gruppe der zytostatischen Antibiotika und zeigt Strukturverwandtschaft zu den Anthrazyklinen. Im Gegensatz zu seinen Muttersubstanzen fehlt der Aminozucker, der für die kardiotoxischen Nebenwirkungen dieser Substanzgruppe verantwortlich gemacht wird. Mitoxantron induziert DNA-Strangbrüche. Die Wirkung ist nicht zellzyklusphasenspezifisch. Indikationen sind das Mammakarzinom, maligne Lymphome, akute Leukämien und das hepatozelluläre Karzinom. Eine besondere Wirksamkeit besteht in der intrakavitären Behandlung von malignen Ergüssen, da Mitoxantron lokal gut verträglich ist und eine lange lokale Verweildauer bei einer geringen systemischen Toxizität gewährleistet.

Pharmazeutische Zubereitung. Injektionsflaschen zu 10 mg, 20 mg, 25 mg und 30 mg.

Wirk- und Eliminationsverhalten. Mitoxantron wird in der Leber verstoffwechselt und biliär eliminiert. Nach intravenöser Gabe beträgt die **Eliminationshalbwertszeit** ($t_{1/2}$) ca. 25–300 h. Dies bedeutet, dass eine große Menge ins Gewebe aufgenommen und langsam wieder freigesetzt wird.

DOSIERUNG

Erwachsene. Bei der akuten Leukämie: 10–12 mg/m²/Tag intravenös für 3–5 Tage alle 3 Wochen (z. B. im HAM-Schema, s. Tabelle 8.2). Bei anderen Indikationen: 14 mg/m² i.v. in der Monotherapie und 10–12 mg/m² i.v. in der Kombinationstherapie an Tag 1 alle 3–4 Wochen. Zur topischen Anwendung bei malignen Ergüssen ist eine intrapleurale, intraperitoneale und perikardiale Anwendung möglich. Nach vorausgegangener möglichst kompletter Thoraxdrainage erfolgt die Instillation von 1- bis 2-mal 30 mg zu 15 ml verdünnt in 50 ml physiologischer Kochsalzlösung (die maximale Mitoxantron-Dosis pro Behandlungszyklus beträgt 60 mg). Das Medikament kann intrapleural belassen werden. Eine Wiederholung ist nach 4 Wochen möglich. Nach möglichst kompletter Drainage des Perikardraums erfolgt die intraperikardiale Instillation von 10–20 mg Mitoxantron in 20–30 ml mit intraperikardialem Belassen des Medikaments. Bei malignem Aszites (z. B. Ovarialkarzinom) wird der Aszites abgelassen und eine mehrfache Spülung der Peritonealhöhle mit insgesamt ca. 4 l physiologischer Kochsalzlösung vorgenommen. Anschließend werden 10–30 mg Mitoxantron verdünnt in 1000 ml physiologischer Kochsalzlösung bei Wechsellagerung des Patienten über 6 h installiert. Dann kann der Aszites abgelassen und die Peritonealhöhle erneut gespült werden.

Kinder. Pädiatrische Dosen in der Behandlung der akuten Leukämie liegen bei bis zu 8 mg/m²/Woche für 3 Wochen oder bis zu 18 mg/m² alle 4 Wochen.

Sonderfälle. Bei **Leberfunktionsstörungen** mit einem Serumbilirubin >3,5 mg/dl ist eine Dosisreduktion um 50% erforderlich. Bei **Niereninsuffizienz** ist keine Anpassung nötig. Eine Dosisreduktion muss bei beträchtlichen Flüssigkeitsansammlungen im 3. Kompartiment („third space") vorgenommen werden.

Unerwünschte Wirkungen. Dosislimitierend ist die reversible Hämatotoxizität. Die Leukozytopenie tritt in 40% der Fälle mit einem Granulozytennadir nach 10–14 Tagen auf. Zur Thrombozytopenie kommt es bei 18%

der Patienten. Übelkeit tritt in 50% und Erbrechen in 20% auf. Eine Stomatitis ist bei täglicher Anwendung in der Behandlung der akuten Leukämie oder bei wöchentlichen Protokollen häufig. Eine Kardiomyopathie entwickelt sich bei einer kumulativen Gesamtdosis von 160 mg/ml sehr selten. Risikofaktoren dafür sind vorbestehende Herzerkrankungen, vorausgegangene Bestrahlung des Herzens und Therapie mit Anthrazyklinen. Bei Patienten ohne Risikofaktoren ist eine kumulative Gesamtdosis von 160 mg/m^2 einzuhalten. Eine Überschreitung ist nur bei regelmäßiger echokardiographischer Kontrolle der Auswurffraktion möglich. Eine Alopezie ist dosisabhängig und tritt häufiger bei Kombination mit weiteren Zytostatika auf. In einer Dosierung von 14 mg/m^2 kommt eine reversible und selten schwere Alopezie in 20% der Fälle vor. Bei einem Paravasat ist im Gegensatz zu den Anthrazyklinen (Adriamycin, Epirubicin und Mitomycin C) keine Gewebsnekrose zu erwarten.

Arzneimittelwechselwirkungen. Bei Vorbehandlung mit Anthrazyklinen ist eine Kardiomyopathie schon bei geringeren Gesamtdosen zu erwarten.

Pflegehinweise

Wegen der möglichen Hämatotoxizität ist die Durchführung von Blutbildkontrollen erforderlich. Eine besondere Wirksamkeit von Mitoxantron besteht in der intrakavitären Behandlung von malignen Ergüssen (intrapleural, intraperitoneal und perikardial). Bei einem Paravasat ist im Gegensatz zu den Anthrazyklinen (Adriamycin, Epirubicin und Mitomycin C) keine Gewebsnekrose zu erwarten. Bei fast allen Patienten tritt eine blaugrüne Urinfärbung in den ersten 24 h nach Verabreichung der Substanz auf.

Paclitaxel — Taxol®

Indikationen. Paclitaxel ist ein Alkaloid aus Rinde, Holz und Nadeln der pazifischen Eibe und wirkt als Spindelgift. Die Substanz zeigt keine Kreuzresistenz mit anderen Zytostatika. Die Wirkung ist zellzyklusphasenspezifisch (späte G2-Phase und frühe M-Phase). Indikationen sind das metastasierte Ovarialkarzinom nach Versagen einer platinhaltigen Standardtherapie und das fortgeschrittene Mammakarzinom.

Pharmazeutische Zubereitung. Injektionsflaschen zu 30 mg.

Wirk- und Eliminationsverhalten. Bis ca. 12% werden unverändert renal ausgeschieden. Die Verstoffwechselung und Ausscheidung dürfte überwiegend hepatobiliär erfolgen. Die **Eliminationshalbwertszeit** ($t_{1/2}$) beträgt ca. 6,5–12,5 h.

DOSIERUNG

Erwachsene. 175 mg/m^2 als Infusion über 3 h alle 3–4 Wochen.

Sonderfälle. Bei **Knochenmarkdepression** und bei schwerer **peripherer Neuropathie** muss die Dosis in den folgenden Kursen um 20% vermindert werden.

Unerwünschte Wirkungen. Die Nebenwirkungen sind bei der 24-Stunden-Infusion deutlich ausgeprägter als bei der empfohlenen Infusion über 3 h. Dosislimitierend ist die Myelosuppression. Eine schwere Neutropenie (<500/µl) findet sich bei 27%, wobei bei 18% der Patienten zusätzlich eine Infektion und bei 6% zusätzlich eine Thrombozytopenie zu beobachten ist. Eine Alopezie tritt bei fast allen Patienten auf. Eine periphere Neuropathie, Übelkeit und Erbrechen, Obstipation sowie kardiotoxische Nebenwirkungen (wie Überleitungsstörungen und Bradykardien) sind in 2% der Fälle zu erwarten. Überempfindlichkeitsreaktionen bis zur Anaphylaxie können sich durch den Lösungsvermittler (Cremophor®) entwickeln, schwere bei ca. 1%, leichte bei 39% der Patienten. Daher ist eine obligate Prämedikation (s. unten) und Überwachung erforderlich. Geringfügige Überempfindlichkeitsreaktionen, wie Exantheme, Dyspnoe, arterielle Hypotonie oder Tachykardie, erfordern keine Therapieunterbrechung und sind relativ rasch reversibel. Arthralgien und Myalgien werden bei 54% – bei 12% der Patienten in schwerer Ausprägung – gesehen.

Arzneimittelwechselwirkungen. Bisher nicht bekannt.

Pflegehinweise

Die Infusion muss mit Mikroporenfiltern (Porendurchmesser ≤0,22 µ; In-Line-Filter) und PVC-freiem Infusionsbesteck erfolgen. Eine Prämedikation ist notwendig, und zwar mit 20 mg Dexamethason 12 h und 6 h sowie mit Cimetidin 300 mg oder Ranitidin 50 mg intravenös 30 min vor der Zytostatikagabe. Ebenso muss eine Überwachung des Patienten erfolgen, die Blutbildkontrollen und die Kontrolle kardiovaskulärer Parameter (wie Herzfrequenz und Blutdruck) umfasst.

Pentostatin (2'-Deoxycoformycin) Nipent®

Indikationen. Pentostatin ist ein Produkt des Streptomyces antibioticus. Die Substanz wirkt als irreversibler Hemmer des Enzyms Adenosindeaminase, das primär in lymphatischen Zellen vorkommt. Von daher resultiert die intensive lymphozytotoxische Wirkung. Die Wirkung ist zellzyklusphasenspezifisch (G1-Phase). Indikation ist die Monotherapie bei der Haarzellleukämie. Eine Wirksamkeit ist auch bei Interferonresistenz und nach Splenektomie zu erwarten.

Pharmazeutische Zubereitung. Injektionsflaschen zu 10 mg.

Wirk- und Eliminationsverhalten. Etwa 90% werden unverändert oder als Metaboliten renal ausgeschieden. Die **Eliminationshalbwertszeit** ($t_{1/2}$) beträgt ca. 6 h.

DOSIERUNG

Erwachsene. Zur Induktionstherapie bei der Haarzellenleukämie werden 4 mg/ml alle 14 Tage als Bolusinjektion intravenös oder als Infusion über 20–30 min gegeben. Diese Therapie erfolgt bis zum Erreichen einer kompletten Remission, dann werden noch 2 weitere Zyklen durchgeführt. Ein Abbruch der Behandlung ist nach 6 Monaten angezeigt, falls keine Komplett- oder Teilremission, und nach 12 Monaten, falls bis dahin keine Komplettremission erreicht wurde.

Sonderfälle. Eine Dosisreduktion bei Zytopenien zu Behandlungsbeginn ist nicht angezeigt. Falls im Verlauf die Leukozyten von 500/µl auf <200/µl abfallen, erfolgt eine Therapieunterbrechung, bis der Ausgangswert wieder erreicht ist. Eine Anämie oder Thrombozytopenie während der Behandlung zwingt nicht zur Dosisreduktion. Pentostatin sollte bei einer Kreatinin-Clearance <60 ml/min nicht gegeben werden.

Unerwünschte Wirkungen. Die myelosuppressive Wirkung und die renale tubuläre Toxizität sind dosislimitierend. Oftmals kommt es zu Lymphozytopenien, die Infektionen mit atypischen Erregern begünstigen. Neurologische Störungen sind häufig, meist Müdigkeit und Lethargie, selten ein Koma. Milde bis mäßige Übelkeit und Erbrechen werden in vielen Fällen beobachtet. Ein Therapieabbruch ist bei schweren Exanthemen oder ZNS-Schäden erforderlich.

Arzneimittelwechselwirkungen. Eine Verstärkung der renalen Toxizität ergibt sich bei Kombination mit anderen nephrotoxischen Pharmaka.

Pflegehinweise

Eine Hydratation mit 500–1000 ml freier Flüssigkeit vor Medikamentengabe und von 500 ml danach ist zur Vermeidung nephrotoxischer Effekte erforderlich.

Procarbazin Natulan®

Indikationen. Procarbazin zählt zu den alkylierenden Zytostatika, zeigt jedoch keine Kreuzresistenz mit den übrigen Vertretern dieser Substanzgruppe. Es wirkt nicht zellzyklusphasenspezifisch. Wegen der guten Liquorgängigkeit wird Procarbazin bei Hirntumoren eingesetzt. Indikationen sind der M. Hodgkin, maligne Non-Hodgkin-Lymphome, die Polycythaemia vera rubra und Hirntumoren.

Pharmazeutische Zubereitung. Kapseln zu 50 mg.

Wirk- und Eliminationsverhalten. Procarbazin wird bei oraler Gabe vollständig resorbiert. Nach 30–90 min sind beträchtliche Mengen im Liquor nachweisbar. Die Spiegel im Liquor sind gleich hoch wie im Plasma. Die **Plasmahalbwertszeit** liegt bei 15 min. In den folgenden 24 h werden bis zu 70% der zugeführten Radioaktivität im Urin eliminiert, vorwiegend als Metabolit und nur weniger als 5% unverändert.

DOSIERUNG

Erwachsene. Es werden 75–100 mg/m^2/Tag oral über 10–14 Tage gegeben (COPP-Schema, s. Tabelle 8.2).

Sonderfälle. Bei **Leber-** und **Niereninsuffizienz** muss ab einem Plasmakreatinin von >2 mg/dl und einem Serumbilirubin von >3 mg/dl eine Dosisreduktion erfolgen.

Unerwünschte Wirkungen. In bis zu 30% der Fälle ist mit zentralnervösen Nebenwirkungen wie Schläfrigkeit, Kopfschmerzen, Ataxie, Alpträumen, Depression und Halluzinationen zu rechnen. Gelegentlich treten Parästhesien auf. Eine gastrointestinale Unverträglichkeit ist bei der üblichen oralen Gabe in 60–90% der Fälle möglich, besteht meist initial und schwächt sich im weiteren Verlauf ab. Dosisabhängig kommt es zur Knochenmarktoxizität mit einem Leukozytennadir nach 2–3 Wochen und immunsuppressiver Wirkung. Mit einer Alopezie, teratogenen und ausgeprägten kanzerogenen Wirkungen mit Prädisposition zu einer akuten nichtlymphatischen Leukämie ist zu rechnen. Dosisabhängig kommt es zu Sterilität. Selten treten allergische Dermatosen sowie periphere Neuropathien, Ataxie, orthostatische Hypotension und ein grippeähnliches Syndrom auf. Vorübergehend pathologische Leberwerte kommen vor. Sehr selten sind fieberhafte pleuropulmonale Reaktionen.

Arzneimittelwechselwirkungen. Die Wirkungen von Barbituraten, Phenothiazin und Paraldehyd können durch Procarbazin verstärkt werden. Durch die Hemmung der Aldehyddehydrogenase kann weiterhin ein

„Antabus-ähnliches Syndrom" bei gleichzeitigem Alkoholgenuss auftreten mit Schwitzen, Flush und Kopfschmerzen. Procarbazin (MAO-Hemmer) kann schließlich zu Interaktionen mit Sympathomimetika und mit anderen MAO-Hemmern wie trizyklischen Antidepressiva führen.

Pflegehinweise

Es kann zu einer Unverträglichkeit gegenüber tyraminhaltigen Nahrungsmitteln, wie Bohnen, Bier, manchen Weinsorten, Bananen, Joghurt und verschiedenen Käsearten, kommen. Dabei sind hypertensive Krisen möglich. Die Verträglichkeit von Alkohol kann herabgesetzt sein.

Streptozotocin — Zanosar®

Indikationen. Stroptozotocin hat eine gewisse selektive Zytotoxizität beim Insulinom und beim malignen Karzinoid sowie – mit etwas geringerer Aktivität – auch bei anderen Adenokarzinomen des Magen-Darm-Trakts. Es führt zur Hemmung der DNA-Synthese und zur Blockade der Schlüsselenzymreaktion des Glukoneogenesewegs. Die Wirkung ist nicht zellzyklusphasenspezifisch. Indikationen sind das Insulinom und das Karzinoid.

Pharmazeutische Zubereitung. Injektionsflaschen zu 1 g.

Wirk- und Eliminationsverhalten. Als hochlipophiles Pharmakon penetriert Streptozotocin gut ins ZNS. **Stoffwechsel/Ausscheidung:** Das Medikament wird rasch und extensiv verstoffwechselt. Die Halbwertszeit der Muttersubstanz beträgt ca. 15 min. Nur 10–20% werden unverändert im Urin ausgeschieden, 50–60% als Metaboliten. Unter 1% werden via Fäzes ausgeschieden. Die **Eliminationshalbwertszeit** ($t_{1/2}$) der aktiven Metabolite beträgt ca. 40 h.

DOSIERUNG

Erwachsene. Es werden 1–1,5 g/m^2/Woche oder 500 mg/m^2/Tag für 5 Tage intravenös gegeben.

Sonderfälle. Eine Dosisreduktion ist bei **Niereninsuffizienz** erforderlich. Diese sollte bei einer glomerulären Filtrationsrate von ≤50 ml/min 25–50% und bei <10 ml/min 75% betragen.

Unerwünschte Wirkungen. Am häufigsten sind Übelkeit und Erbrechen sowie Phlebitiden. Das Medikament ist mäßig myelotoxisch, aber stark nephrotoxisch. Die Nephrotoxizität umfasst verschiedene tubuläre Defekte sowie eine Proteinurie. Eine adäquate Hydratation ist erforderlich. Es kommt zur selektiven Zerstörung der β-Zelle des Pankreas und damit zu einem diabetogenen Status.

Arzneimittelwechselwirkungen. Keine bekannt.

> **Pflegehinweise**
>
> Eine streng intravenöse Verabreichung ist bei Streptozotocin wichtig, Phlebitiden werden häufig beobachtet. Auf eine ausreichende Flüssigkeitszufuhr ist zu achten. Blutzuckerkontrollen sind wegen der medikamentös bedingten Zerstörung der β-Zellen erforderlich.

Tamoxifen — Nolvadex®, verschiedene andere

Indikationen. Tamoxifen ist ein zytostatisch wirksames synthetisches nichtsteroidales Antiöstrogen. Es führt zur kompetitiven Hemmung der spezifischen Östrogenrezeptoren im Zytosol oder auch im Zellkern hormonabhängiger Gewebe. Damit wird eine Hemmung des östrogenabhängigen Tumorwachstums bewirkt. Indikationen sind das metastasierte Mammakarzinom und die adjuvante Therapie nach Primärbehandlung des Mammakarzinoms (s. auch Kap. 5, S. 319 f.).

Pharmazeutische Zubereitung. Tabletten zu 10 mg, 20 mg, 30 mg und 40 mg.

Wirk- und Eliminationsverhalten. Tamoxifen wird nach oraler Gabe gut resorbiert. **Stoffwechsel/Ausscheidung:** Die Verstoffwechselung erfolgt in der Leber, und es findet eine fast vollständige Ausscheidung über die Fäzes statt. Die **Eliminationshalbwertszeit** ($t_{1/2}$) beträgt ca. 4 Tage für Tamoxifen und ca. 9 Tage für den aktiven Hauptmetaboliten.

DOSIERUNG

Erwachsene. Meist werden 20–40 mg täglich oral als Dauertherapie gegeben.

Unerwünschte Wirkungen. Insgesamt besteht eine geringe Nebenwirkungsrate. Die häufigsten Beschwerden sind Übelkeit und Hitzewallungen bei ca. 10% der Patienten, weiter können vaginale Blutungen, Flüssigkeitsretention und Depressionen auftreten. Sehr selten kommt es zu Thrombophlebitiden. Initial können eine Hyperkalzämie und Knochenschmerzen auftreten. Gelegentlich werden eine Leukozytopenie (2%) oder eine passagere Thrombozytopenie beobachtet (Abfall bis auf 50.000/μl), die über 2–4 Wochen anhalten und trotz Weiterführung der Therapie reversibel sind. Persistierende Thrombozytopenien kommen nur in <0,5% der Fälle vor. Bei prämenopausalen Frauen kann die Menstruation völlig unterdrückt werden. Leichter Haarausfall ist möglich. Selten wurden Leberfunktionsstörungen (Cholostase, hepatitisches Syndrom) beschrieben.

Arzneimittelwechselwirkungen. Die Wirkung von Tamoxifen wird durch gleichzeitige Gabe von Östrogenen aufgehoben (Konkurrenz um den Rezeptor).

Pflegehinweise

Zu Therapiebeginn müssen über 14 Tage engmaschig die Thrombozytenzahl und das Serumkalzium kontrolliert werden.

Teniposid (VM 26) — VM 26-Bristol®

Indikationen. Teniposid führt zu DNA-Strangbrüchen. Die Wirkung ist zellzyklusphasenspezifisch (S-Phase und G2-Phase). Indikationen sind maligne Lymphome einschließlich der akuten lymphatischen Leukämie, ZNS-Tumoren und das Harnblasenkarzinom.

Pharmazeutische Zubereitung. Ampullen zu 50 mg.

Wirk- und Eliminationsverhalten. Die ZNS-Konzentrationen des Medikaments betragen ca. 27% von denen der Plasmaspiegel. **Stoffwechsel/Ausscheidung:** 40% der Dosis werden via Fäzes eliminiert. Die **Eliminationshalbwertszeit** ($t_{1/2}$) beträgt ca. 7–15 h.

DOSIERUNG

Erwachsene. Es werden intravenös 30 mg/m²/Tag über 5 Tage alle 2 Wochen oder 40–50 mg/m²/Tag 3-mal pro Woche über 6–9 Wochen oder 100–300 mg/m² 1-mal pro Woche über 6–8 Wochen gegeben. Als Erhaltungstherapie werden 150 mg alle 2 Wochen über mehrere Monate appliziert.

Kinder. Bei der kindlichen akuten Leukämie werden 165–200 mg/m²/Woche oder 165 mg/m² 2-mal pro Woche gegeben.

Sonderfälle. Bei manifester **Knochenmarkinsuffizienz** ist eine Dosisreduktion erforderlich.

Unerwünschte Wirkungen. Dosislimitierend ist die Knochenmarktoxizität (Nadir nach 10–14 Tagen). Weiter kommen gastrointestinale Nebenwirkungen, Stomatitis, intestinale Nekrosen und Perforationen, Leberfunktionsstörungen und Lebervenenverschlüsse (nach Absetzen reversibel), periphere Neuropathien und selten ein anaphylaktischer Schock vor. Mit arteriellen Hypotensionen ist bei rascher Medikamenteninfusion zu rechnen.

Arzneimittelwechselwirkungen. Ein synergistischer Effekt besteht mit Cytarabin.

Pflegehinweise

Eine Ampulle enthält 43 Vol% Alkohol und wird unmittelbar vor Gebrauch im Verhältnis 1:50 mit physiologischer Kochsalzlösung verdünnt und über 60 min streng intravenös infundiert. Die Infusion sollte langsam erfolgen, da sonst mit Blutdruckabfällen zu rechnen ist.

6-Thioguanin — Thioguanin-Wellcome®

Indikationen. 6-Thioguanin gehört in die Gruppe der Antimetabolite. Es wirkt durch Einbau als falsche Base in die RNA und DNA und führt zu Chromosomenbrüchen. Die Wirkung ist zellzyklusphasenspezifisch (S-Phase). Indikationen sind akute Leukämien und die chronische myeloische Leukämie.

Pharmazeutische Zubereitung. Tabletten zu 40 mg.

Wirk- und Eliminationsverhalten. Die **Eliminationshalbwertszeit** ($t_{1/2}$) liegt bei ca. 1,5 h.

DOSIERUNG

Erwachsene. Es werden 100–200 mg/m²/Tag über 5–10 Tage gegeben. Zur Erhaltungstherapie wird eine Dosis von 60–200 mg/m²/Tag appliziert.

Kinder. Die Kinderdosis wird auf 60–75 mg/m²/Tag verringert.

Sonderfälle. Bei **Leber-** und **Nierenfunktionsstörung** ist eine Dosisreduktion erforderlich. Genaue Angaben hierzu sind jedoch nicht verfügbar.

Unerwünschte Wirkungen. Im Vordergrund steht die Knochenmarktoxizität. Daneben kommt es zu gastrointestinalen Nebenwirkungen, Stomatitis, intestinalen Nekrosen und Perforationen, Leberfunktionsstörungen mit Ikterus und Lebervenenverschlüssen (nach Absetzen reversibel).

Arzneimittelwechselwirkungen. Es besteht ein synergistischer Effekt mit Cytarabin.

Pflegehinweise

Die Einnahme sollte mit reichlicher Flüssigkeitszufuhr und nicht zu den Mahlzeiten erfolgen. Beim Lesch-Nyhan-Syndrom ist die Wirkung von Thioguanin infolge eines Enzymdefekts verringert.

Topotecan (TPT) Hycamtin®

Indikationen. Topotecan ist ein wasserlösliches semisynthetisches Derivat des Alkaloids Camptothecin, das einen irreversiblen DNS-Strangbruch und eine Apoptose (Zelluntergang) induziert. Der Effekt ist zellzyklusphasenspezifisch (S-Phase). Indikation ist die „Second-line-Therapie" von erwachsenen Patienten mit fortgeschrittenem Platin- und Paclitaxel-resistentem Ovarialkarzinom sowie mit fortgeschrittenen klein- und nichtkleinzelligen Bronchialkarzinomen.

Pharmazeutische Zubereitung. Durchstechflaschen zu 4 mg.

Wirk- und Eliminationsverhalten. Topotecan verteilt sich schnell und gut im Gewebe und ist liquorgängig. Etwa 20–60% werden innerhalb von 24 h überwiegend unverändert über die Nieren ausgeschieden. Die **Eliminationshalbwertszeit** ($t_{1/2}$) beträgt 2–3 h.

DOSIERUNG

Erwachsene. Zu Beginn werden 1,5 mg/m^2 KO pro Tag als 30-minütige intravenöse Infusion an 5 aufeinander folgenden Tagen gegeben. Mindestens 4 Behandlungszyklen erfolgen mit jeweils 3-wöchigen Pausen.

Sonderfälle. Die Dosis muss bis zu einem Bilirubinspiegel <10 mg/dl nicht reduziert werden. Bei einer Kreatinin-Clearance von 20–40 ml/min sollte die Dosis auf täglich 0,75 mg/m^2 reduziert werden.

Unerwünschte Wirkungen. Im Vordergrund steht die Myelotoxizität mit Neutropenien in 60% im 1. Behandlungszyklus, auch mit Fieber und Infektionen sowie schweren Thrombozytopenien und mittelgradiger bis schwerer Anämie. Weitere Nebenwirkungen sind Übelkeit und Erbrechen, Diarrhöe, Obstipation, Stomatitis, Müdigkeit, Haarausfall (z. T. vollständig oder stark ausgeprägt), Anorexie und Hyperbilirubinämie. Seltener treten Extravasion und leichte Schmerzen sowie Entzündungen an der Injektionsstelle auf.

Arzneimittelwechselwirkungen. Nicht bekannt.

Pflegehinweise

Regelmäßige Blutbildüberwachungen einschließlich Thrombozytenzahl sind bedeutsam. Der nächste Zyklus sollte erst erfolgen, wenn die Neutrophilenzahl >1000/µl, die Thrombozytenzahl >100.000/µl und der Hämoglobinwert >9 mg/dl (ggf. nach Transfusion) beträgt.

Vinblastin — Velbe®, Vinblastin R.P.®, cellblastin®

Indikationen. Vinblastin ist ein zytostatisch wirksames Alkaloid, das den mitotischen Spindelapparat inaktiviert. Der Effekt ist zellzyklusphasenspezifisch (M-Phase). Indikationen sind maligne Lymphome, fortgeschrittene Hodentumoren, das Kaposi-Sarkom, Chorionkarzinom, Mammakarzinom und Hypernephrom.

Pharmazeutische Zubereitung. Injektionsflaschen zu 10 mg.

Wirk- und Eliminationsverhalten. Die Elimination erfolgt überwiegend biliär mit einer **Eliminationshalbwertszeit** ($t_{1/2}$) von ca. 24 h. Weniger als 5% erscheinen im Urin.

DOSIERUNG

Erwachsene. Es werden intravenös 5 mg/m^2 pro Woche oder alle 2 Wochen gegeben.

Sonderfälle. Bei einem Serumbilirubin >1,5 mg/dl erfolgt eine Dosisreduktion um 50%, bei einem Serumbilirubin >3 mg/dl um 75% der Normaldosis.

Unerwünschte Wirkungen. Dosislimitierend ist die Knochenmarktoxizität. Außerdem kommt es zu Obstipation bis zum Ileus, Neuropathien, arterieller Hypertonie und zu Bronchospasmen, die Minuten bis Stunden nach der Injektion auftreten können.

Arzneimittelwechselwirkungen. Eine erhöhte Gefahr der Entwicklung eines Bronchospasmus besteht bei der Kombination mit Mitomycin C.

Eine verminderte hepatische Clearance liegt bei Kombination mit L-Asparaginase, das daher 12–24 h vorher gegeben wird, vor. Eine Veränderung der Wirkung von Phenytoin ist beschrieben, wobei verminderte Phenytoin-Plasmakonzentrationen zu Krampfanfällen fuhren können. Zum Raynaud-Phänomen kann es unter der Kombination mit Cisplatin und Bleomycin bei Patienten mit Hodentumoren kommen.

Pflegehinweise

Bei einem Paravasat ist mit Nekrosen zu rechnen. Im Falle eines Paravasats sollte der venöse Zugang zunächst belassen werden, um so viel Substanz wie möglich zu aspirieren. Dann erfolgt ein Unterspritzen mit Heparin und Dexamethason (4–8 mg) alle 6 h für mehrere Tage. Es ist auf eine kumulative Neurotoxizität zu achten.

Vincristin — Vincristin®

Indikationen. Vincristin ist ein Alkaloid der Vinca rosea (Immergrün), das die Bildung des mitotischen Spindelapparates beeinträchtigt. Auf diese Weise kommt es zu einem Arrest in der Metaphase der Mitose. Die Wirkung ist zellzyklusphasenspezifisch (M-Phase). Indikationen sind akute Leukämien, maligne Lymphome, das Mammakarzinom, das kleinzellige Bronchialkarzinom, Osteosarkom und Weichteilsarkome, der Wilms-Tumor, das Neuroblastom sowie das Melanom.

Pharmazeutische Zubereitung. Durchstechflaschen zu 1 mg und 2 mg, Fertigspritze zu 1 und 2 mg.

Wirk- und Eliminationsverhalten. Die Verstoffwechslung erfolgt in der Leber, und die Metabolite werden ganz überwiegend biliär ausgeschieden. Die **Eliminationshalbwertszeit** ($t_{1/2}$) beträgt ca. 3,5 Tage.

DOSIERUNG

Erwachsene. Es werden intravenös 1,4 mg/m^2 – maximale Einzeldosis 2 mg – wöchentlich gegeben. Die maximale kumulative Gesamtdosis beträgt 20 mg.

Kinder. Die Kinderdosis beträgt 2 mg/m^2

Sonderfälle. Bei einem Serumbilirubin >2 mg/dl erfolgt eine Dosisreduktion um 50% und bei einem Serumbilirubin >4 mg/dl um 75% der Normaldosis. Bei ausgeprägten **Parästhesien** ist eine Dosisreduktion um 50%, bei **Paresen** oder **Ileus** ein Absetzen des Medikaments erforderlich.

Unerwünschte Wirkungen. Die Neurotoxizität von Vincristin ist dosislimitierend. Sie zeigt sich in Parästhesien und motorischen Ausfällen unter dem Bild einer Polyneuropathie. Es besteht keine relevante Myelotoxizität. Die Neuropathie am autonomen Nervensystem führt zu Obstipation bis zum Ileus (routinemäßige Obstipationsprophylaxe ist zu empfehlen), zu Blasenatonie und zu Bronchospasmen. Eine Alopezie ist häufig. In einigen Fällen wird ein Syndrom der inadäquaten ADH-Ausschüttung mit erhöhter Natriumausscheidung und erniedrigten Plasmanatriumwerten beobachtet. Selten kommt es zu Fieber.

Arzneimittelwechselwirkungen. Mit Verstärkung der Neurotoxizität durch Cisplatin und Etoposid ist zu rechnen, es besteht die Gefahr des Auftretens eines Subileus. Ein paralytischer Ileus ist bei Gabe von Opiaten möglich. Ein Bronchospasmus kann bei gleichzeitiger Gabe von Mitomycin C (bis zu 2 Wochen nach der letzten Mitomycin-C-Gabe) auftreten. Die Verminderung der hepatischen Clearance bei Kombination mit L-Asparaginase (Vincristin 12–24 h vorher geben) ist zu beachten. Es kommt zur Verminderung der Wirkung von Phenytoin.

Pflegehinweise

Bei einem Paravasat ist mit Nekrosen zu rechnen. Auf die kumulative Neurotoxizität ist zu achten, die maximale Gesamtdosis beträgt 20 mg. Eine routinemäßige Obstipationsprophylaxe ist zu empfehlen.

Vindesin — Eldisine®

Indikationen. Vindesin ist ein halbsynthetisch gewonnenes Medikament aus dem Alkaloid der Vinca rosea (Immergrün). Die Wirkung beruht auf einer Störung des Aufbaus des mitotischen Spindelapparats der Zelle. Indikationen sind akute Leukämien, ein Blastenschub der chronischen myeloischen Leukämie, maligne Lymphome, das maligne Melanom, nichtkleinzellige Bronchialkarzinome, das Mammakarzinom, Weichteilsarkome und Kopf-Hals-Tumoren.

Pharmazeutische Zubereitung. Injektionsflaschen zu 5 mg.

Wirk- und Eliminationsverhalten. Es erfolgt eine Verstoffwechselung in der Leber und eine ganz überwiegend biliäre Ausscheidung. Die **Eliminationshalbwertszeit** ($t_{1/2}$) beträgt ca. 24 h.

DOSIERUNG

Erwachsene. Es werden intravenös 3 mg/ml und als maximale Einzeldosis dabei 5 mg einmal wöchentlich gegeben. In der Kombinationstherapie werden 1,5–2,0 mg/m^2 wöchentlich appliziert.

Sonderfälle. Bei einem Serumbilirubin >1,5 mg/dl wird eine Dosisreduktion um 50%, bei einem Serumbilirubin >3 mg/dl um 75% der Normaldosis empfohlen.

Unerwünschte Wirkungen. Die Myelotoxizität ist dosislimitierend. Daneben besteht eine ausgeprägte Neurotoxizität mit der Möglichkeit der Entwicklung von Obstipation, Blasenatonie sowie Bronchospasmen.

Arzneimittelwechselwirkungen. Bei der Kombination mit Mitomycin C besteht die Gefahr eines Bronchospasmus. Die hepatische Clearance von Vindesin wird durch L-Asparaginase vermindert, daher sollte Vindesin 12–24 h vorher gegeben werden. Eine Verminderung der Wirkung von Phenytoin ist bei gleichzeitiger Vindesin-Gabe beschrieben.

Pflegehinweise

Es besteht die Gefahr der kumulativen Neurotoxizität. Bei einem Paravasat ist mit Nekrosenbildung zu rechnen. Im Falle eines Paravasats sollte der venöse Zugang zunächst belassen werden, um so viel Substanz wie möglich zu aspirieren. Dann erfolgt ein Unterspritzen mit Heparin und Dexamethason (4–8 mg) alle 6 h für mehrere Tage. Eine routinemäßige Obstipationsprophylaxe ist zu empfehlen.

Vinorelbin — Navelbine®

Indikationen. Vinorelbin ist ein semisynthetisches Vinca-Alkaloidderivat, das die mitotische Zellteilung unterbricht. Es hat im Vergleich zu anderen Vinca-Alkaloiden eine geringere Neurotoxizität. Der Effekt ist zellzyklusphasenspezifisch. Indikationen sind das fortgeschrittene, Anthrazyklin-resistente Mammakarzinom und das fortgeschrittene nichtkleinzellige Bronchialkarzinom (auch in Kombinationsbehandlung mit Cisplatin).

Pharmazeutische Zubereitung. Infusionslösungskonzentrat zu 10 mg in 1 ml und zu 50 mg in 5 ml.

Wirk- und Eliminationsverhalten. Vinorelbin wird zu 75% an Thrombozyten gebunden. Die Substanz wird vorwiegend biliär ausgeschieden. Die **Eliminationshalbwertszeit** ($t_{1/2}$) beträgt über 40 h.

DOSIERUNG

Erwachsene. Es werden wöchentlich 30 mg/m^2 über 15 min intravenös infundiert.

Sonderfälle. Die Anwendung darf bei **Leberfunktionsstörung** und bei **Hämodialyse** nur unter Kontrolle der Plasmaspiegel und engmaschigen hämatologischen Kontrollen erfolgen.

Unerwünschte Wirkungen. Dosislimitierend ist die Neurotoxizität (Darmatonie bei Dosen >45 mg/m^2). Gelegentlich kommt es zu Bronchospasmus und Atemnot sowie Appetitlosigkeit, in Einzelfällen treten Muskelschwäche, Schmerzen im Kiefer oder ein Myokardinfarkt auf.

Arzneimittelwechselwirkungen. Die Mukosatoxizität von 5-Fluorouracil kann verstärkt werden. Eine erhöhte Lungentoxizität in Kombination mit Mitomycin C ist in Einzelfällen möglich.

Pflegehinweise

Auf strenge intravenöse Applikation und auf eine Vermeidung von Augenkontakt ist zu achten. Bei Dosen >45 mg/m^2 ist das Auftreten einer Darmatonie möglich.

9 Antithrombotische Therapie

Die antithrombotische Therapie zielt auf die Verhinderung der Bildung von Blutgerinnseln (Thromben).

Heparine

Heparine gehören zur Gruppe der linearen Mukopolysaccharide. Man findet sie praktisch in allen Organen aller Lebewesen. Sie können als Natrium- oder als Kaliumsalz vorliegen. Die Ketten der im Handel befindlichen Zubereitungen weisen ein Molekulargewicht von 6000–30.000 Dalton auf. Von diesen **nichtfraktionierten Heparinen** werden die aufgespaltenen, **niedermolekularen Heparine** unterschieden, die aus ersteren hergestellt werden. Ihre Molekülkettengröße reicht von 1200–10.000 Dalton. Alle Heparine bewirken über die Aktivierung von **Antithrombin III** eine Hemmung der Blutgerinnung. Antithrombin III ist ein natürlich im Blut vorkommender Eiweißkörper mit gerinnungshemmender Wirkung. Man unterscheidet „High-affinity-Heparine" mit einer hohen von „Low-affinity-Heparinen" mit einer geringeren Bindung an Antithrombin III. Eine Kombination von High-affinity- und Low-affinity-Heparin im Verhältnis von 30:70 ist erforderlich, um die gerinnungshemmende (antithrombotische) Wirkung zu vermitteln.

Klassifikation der Heparine:

- unfraktionierte, konventionelle Heparine, z. B. **Liquemin**®, **Thrombophob**® u. a. m.,
- niedermolekulare Heparine, z. B. **Fraxiparin**®, **Mono-Embolex**® u. a. m.,
- Heparinoide, z. B. **Organan**®.

Indikationen. Heparine werden in der Prophylaxe und Therapie thromboembolischer Erkrankungen eingesetzt. Eine primäre Thromboembolieprophylaxe kann perioperativ oder bei nichtoperativen Erkrankungen erforderlich sein. Heparine werden bei extrakorporaler Zirkulation und als Beschichtung künstlicher Oberflächen zur Antithrombogenität eingesetzt. Therapeutisch werden sie zur Behandlung der manifesten Thrombose verwendet.

Pharmazeutische Zubereitung. Heparine: Ampullen (2500–20.000 IE/0,5–1,0 ml), bei Mehrfachentnahmen (25.000–150.000 IE/5–10 ml), bei Fertigspritzen (5000, 7500, 10.000 IE/0,5–1,0 ml), Durchstechflaschen für Mehrfachentnahmen, Fertigspritzen.

Tabelle 9.1. Darreichungsformen von niedermolekularem Heparin und Indikationen ([a] = noch nicht zugelassen)

Substanz	Ampulle	Fertigspritzen	Durchstechflaschen	Indikationen perioperativ niedriges/mittleres Risiko	hohes Risiko	Thrombose-therapie	Hämo-dialyse
Clexane®	12 mg/0,2 ml	12 mg/0,2 ml	–	x	–	–	–
	24 mg/0,4 ml[a]	24 mg/0,4 ml	–	–	x	–	–
Clivarin®	–	10 mg/0,25 ml	10.000 IE/ml, (5 ml)	x	–	–	–
Embolex®	18 mg/0,5 ml plus 0,5 mg DHE	–	–	–	x	–	–
Fragmin®	160 mg/ml	–	–	–	–	–	x
		15 mg/0,2 ml	–	x	–	–	–
		30 mg/0,2 ml	–	–	x	–	–
Fraxiparin®	–	0,2 ml	–	x[a]	–	–	–
		0,3 ml	–	x	–	–	–
		0,4 ml	–	–	x[a]	x	–
		0,6 ml	–	–	–	x	–
		0,8 ml	–	–	–	x	–
		1,0 ml	9.500 IE/ml (5 ml)	–	–	x	–
Innohep®	21 mg/0,3 ml	21 mg/0,3 ml	120,5 mg/ml (5 ml)	x	–	x	–
	60 mg/1 ml			x	–	x	–
Monoembolex®	18 mg/0,3 ml	18 mg/0,3 ml	6000 IE/ml (15 ml)	–	x	–	–

Tabelle 9.2. Klinisch-pharmakologische Angaben zu Heparinen

Charakteristikum	Heparin	NM-Heparine
Herstellung aus	Darmmukosa des Schweins oder Rinderlunge	Heparin aus Darmmukosa des Schweins
Aktivität Antifaktor Xa U/mg	160–200	100–160
Antithrombin-Aktivität	160–200	40–60
aXa/aIIa Ratio	1	2–4
Biologische Halbwertszeit	1 h	2 h
Neutralisierung	Protaminchlorid	Protaminchlorid

Niedermolekulare Heparine: Diese werden am I. Internationalen Standard für NM-Heparine standardisiert, der 160 Antifaktor Xa IE/mg und 66,5 Antithrombin IE/mg enthält. Mögliche zusätzliche Indikationen mit entsprechenden Zubereitungsformen werden derzeit für die Zulassung geprüft (Tabelle 9.1). Embolex® (1500 aPTT = 3100 aXa IE/0,3 ml) ist ein niedermolekulares Heparin, das zusätzlich 0,5 mg Dihydroergotamin enthält. Die Dosierungen werden für unfraktioniertes Heparin in internationalen Einheiten (IE) angegeben. Niedermolekulare Heparine werden entweder in internationalen Einheiten, gemessen anhand der spezifischen Antifaktor-Xa-Aktivität, oder in mg angegeben.

Wirk- und Eliminationsverhalten. Die **unfraktionierten Heparine** weisen nach intravenöser Verabreichung eine **Halbwertszeit** ($t_{1/2}$) von etwa 60 min auf. Sie erhöht sich bei Dosissteigerungen und bei Patienten mit eingeschränkter Leber- und Nierenfunktion. Nach subkutaner Verabreichung beträgt die Halbwertszeit 2 h. Dies ist wahrscheinlich auf Rückverteilungsphänomene aus subkutanen Depots zurückzuführen.

Niedermolekulare Heparine weisen aufgrund ihrer hohen Bindungsfähigkeit an Antithrombin III eine längere **Eliminationshalbwertszeit** ($t_{1/2}$) auf. Sie beträgt nach intravenöser Verabreichung 2 h (Tabelle 9.2) und nach subkutaner Verabreichung 4 h. Zusätzlich ist die Hemmung des Faktors Xa um ein Mehrfaches gegenüber unfraktioniertem Heparin gesteigert. Bei Patienten mit Leber- und Niereninsuffizienz ist die Halbwertszeit verlängert. Die Ausscheidung von allen Heparinen erfolgt rezeptorgebunden über die Leber sowie zu etwa 60% über die Nieren.

DOSIERUNG

Erwachsene. Die **unfraktionierten Heparine** werden zur **Thromboseprophylaxe** mit 3-mal 5000 Einheiten täglich eingesetzt. Gelegentlich finden sich folgende Dosismodifikationen: 2-mal 5000 IE täglich, 2-mal

7500 IE täglich. Bei der **Therapie der Thrombose** richtet sich die Dosierung nach der aktivierten partiellen Thromboplastinzeit (aPTT). Diese sollte unter einer Therapie auf das 2- bis 3fache verlängert sein. Initial werden 5000 IE intravenös injiziert, anschließend 30.000 IE pro 24 h kontinuierlich intravenös oder 3-mal 10.000 IE täglich subkutan.

Niedermolekulare Heparine werden aufgrund ihrer längeren Halbwertszeit auf die Hemmung von Faktor Xa nur einmal täglich subkutan zur **Thromboseprophylaxe** in der perioperativen Medizin verabreicht. Die Dosierungen finden sich in Tabelle 9.1. Fragmin® ist zur Gerinnungshemmung in der Hämodialyse zugelassen. Für die anderen Substanzen bestehen derzeit keine weiteren Zulassungen.

Kinder. Bei Kleinkindern wird zur **Thromboseprophylaxe** eine Dosis von 3-mal 70 IE/kg Körpergewicht eingesetzt.

Sonderfälle. Bei Patienten mit **niedrigem Körpergewicht** (<50 kg), bei einer **Nierenfunktionseinschränkung** und im **hohen Alter** (reduzierte Nierenfunktion, geringeres Verteilungsvolumen) kann in Ausnahmefällen eine Dosisanpassung von unfraktioniertem Heparin erforderlich sein. Für niedermolekulares Heparin sollte bei **Niereninsuffizienz** eine Dosisanpassung erfolgen, da die Elimination verzögert ist.

Unter einer Thrombosetherapie mit Heparin wird die Dosis anhand der aPTT angepasst, die auf das 2- bis 3fache der Norm verlängert sein soll. Der Dosierungsbereich bei der Thrombosetherapie mit unfraktioniertem Heparin liegt im Mittel bei 30.000 IE/24 h kontinuierlich intravenös oder aufgeteilt in 3 Dosen subkutan. Der therapeutische Bereich einer Heparinbehandlung liegt zwischen 20.000–50.000 IE/Tag.

Von einer **Heparinresistenz** spricht man, wenn eine Verlängerung der aPTT mit Dosierungen von mehr als 50.000 IE/Tag nicht erreicht wird. In der Regel liegt hier ein Mangel an Antithrombin III zugrunde. Weitere Ursachen sind erhöhte Konzentrationen von Heparin-neutralisierenden Proteinen, wie sie im Rahmen von **thrombotischen** oder **malignen Erkrankungen** beobachtet werden. Unter niedermolekularem Heparin ist bisher keine Resistenz beschrieben worden.

Unerwünschte Wirkungen. Die häufigsten und schwersten unerwünschten Wirkungen der Heparine sind Blutungskomplikationen. Diese betreffen alle parenchymatösen Organe, das Gehirn, den Retroperitonealraum sowie die ableitenden Harnwege. Leichte Blutungskomplikationen können in allen Körperregionen auftreten. Eine weitere schwere Nebenwirkung, zu der es sowohl unter unfraktioniertem als auch unter niedermolekularem Heparin kommen kann, ist die Heparin-induzierte Thrombozytopenie (HIT), die in zwei Formen auftreten kann. Bei der HIT Typ I bewirkt die reversible Aktivierung der thrombozytären Adenylatzyklase einen Abfall der Thrombozytenzahl auf 30–50% des Ausgangswertes. Die Thrombozytenzahlen normalisieren sich nach Absetzen oder auch unter weiterer Heparinbehandlung. Bei der HIT Typ II handelt es sich um eine immunologische Reaktion, in deren Rahmen die Thrombozyten in der Regel auf weniger als 50% des Ausgangswerts abfallen und es zu einer thromboembolischen Komplikation kommt. Labornachweise wie der Heparin-induzierte Plättchenaggregationstest (HIPA-Test) sind positiv. Weitere Nebenwirkungen der Heparintherapie sind lokale allergische Reaktionen mit Juckreiz und Rötung, Haarausfall, Osteoporose und gastrointestinale Nebenwirkungen. Bei **schweren Nebenwirkungen** mit lebensbedrohlichen Blutungen ist eine Neutralisation mit **Protaminchlorid** oder **Protaminsulfat** erforderlich. Die Dosis beträgt 1:1 auf der Basis von mg oder angegebenen Einheiten. Ausschlaggebend ist die Anzahl der IE Heparin/ml Blut zur Berechnung der Gesamtdosis von Protamin. Eine zu hohe Dosis an Protamin bewirkt selbst eine Gerinnungshemmung. Bei Blutungen unter subkutan verabreichtem Heparin ist mit einem **Rebound** des gerinnungshemmenden Effekts zu rechnen, da Heparin aus den Depots auch nach Gabe von Protamin weiterhin in das Blut freigesetzt wird. Nach Gabe von Protamin bleibt etwa die Hälfte der Antifaktor-Xa-Aktivität von niedermolekularem Heparin bestehen. Die übrigen Gerinnungsparameter normalisieren sich nach Protaminchlorid wie auch unter einer Therapie mit Heparin. Bei Gabe von Embolex® sind zusätzlich die zahlreichen unerwünschten Wirkungen von Dihydroergotamin (Taubheit, Kälte, Angina pectoris, livide Verfärbung) sowie dessen Kontraindikationen (Koronarsklerose, pAVK, Niereninsuffizienz) zu berücksichtigen.

Arzneimittelwechselwirkungen. Bei kontinuierlicher intravenöser Infusion kann bei gleichzeitiger Verabreichung anderer Substanzen durch denselben Katheter eine Komplexbildung entstehen, die an einer milchigen Verfärbung der Lösung zu erkennen ist. Bei Kombination von Heparin und Acetylsalicylsäure wird die Blutungsgefahr etwa um das 2,5fache erhöht, auch Dextrane führen bei gleichzeitiger Verabreichung zu einer Erhöhung der Blutungsneigung. Hier sollte daher die aPTT (aktivierte partielle Thromboplastinzeit) sorgfältig überwacht werden.

Schwangerschaft und Laktation. Während der Schwangerschaft kann unfraktioniertes Heparin subkutan oder intravenös verabreicht werden. Für die niedermolekularen Heparine liegen derzeit noch keine ausreichenden Erfahrungen vor, wobei nach bisherigen Ergebnissen jedoch keine schädigende Wirkungen auf den Feten zu bestehen scheinen. In der Stillzeit können sowohl unfraktionierte als auch niedermolekulare Heparine verabreicht werden, da wegen der fehlenden Resorption aus dem Magen-Darm-Trakt kein Übertritt in die Muttermilch erfolgt.

Pflegehinweise

Unter einer Thrombosetherapie mit Heparin wird die Dosis anhand der aPTT angepasst, die auf das 2- bis 3fache der Norm verlängert sein soll. Patienten mit einer Blutungsneigung (Hämophilie oder anderen Gerinnungsstörungen) dürfen nur unter besonderen Vorsichtsmaßnahmen mit Heparinen behandelt werden. Alle Patienten mit Heparinnebenwirkungen (schwere Blutungskomplikationen, Heparin-induzierte Thrombozytopenie u. a.) sollten einen Ausweis bzw. Allergiepass erhalten, in dem die Nebenwirkung vermerkt ist. Besondere Vorsichtsmaßnahmen sind bei Patienten mit relativen oder absoluten Kontraindikationen für eine Gerinnungshemmung zu berücksichtigen. Bei schweren Nebenwirkungen mit lebensbedrohlichen Blutungen ist eine Neutralisation mit Protaminchlorid oder Protaminsulfat erforderlich. Die Dosis beträgt 1:1 auf der Basis von mg oder angegebenen Einheiten. Ausschlaggebend ist die Anzahl der IE Heparin/ml Blut zur Berechnung der Gesamtdosis von Protamin.

Bei kontinuierlicher intravenöser Infusion kann bei gleichzeitiger Verabreichung weiterer Substanzen durch denselben Katheter eine Komplexbildung entstehen, die an einer milchigen Verfärbung der Lösung zu erkennen ist.

Danaparoid — Orgaran®

Indikationen. Danaparoid ist ein Heparinoid, das zu 95% aus Chondroitinsulfat und Heparansulfat sowie zu 5% aus niedermolekularem Heparin mit hoher Affinität zu Antithrombin III besteht. Die Substanz wird bei der Heparin-induzierten Thrombozytopenie eingesetzt. Eine Zulassung in der Thromboseprophylaxe und der Thrombosetherapie besteht bisher nicht.

Pharmazeutische Zubereitung. Ampullen (750 IE/ml, entsprechend 100 mg Trockensubstanz).

Wirk- und Eliminationsverhalten. Danaparoid zeigt nach intravenöser Verabreichung eine **Halbwertszeit** ($t_{1/2}$) von ca. 7 h, nach subkutaner Gabe beträgt die Halbwertszeit etwa 14 h. Bei Patienten mit Leber- und Niereninsuffizienz ist die Halbwertszeit verlängert.

DOSIERUNG

Erwachsene. Die Dosierung wird überprüft anhand der Hemmung von Faktor Xa mittels spezieller Gerinnungsanalysen (chrombogenes Substrat oder Gerinnungstest, z. B. Heptest). Die Dosierung für eine Thromboseprophylaxe beträgt 2- bis 3-mal täglich 750 IE subkutan, entsprechend eine Antifaktor-Xa-Aktivität von 0,2–0,4 IE/ml 2–4 h nach subkutaner Verabreichung.

Zur Thrombosetherapie bei Heparin-induzierter Thrombozytopenie (Thrombozytopenie + Thrombose durch Heparin/NM-Heparin) werden 750 IE als Bolus intravenös und 4000 IE/24 h als Dauerinfusion in Plastikmaterial (kein Glas, da Substanz an Glas adsorbiert werden kann) verabreicht. Die angestrebte Antifaktor-Xa-Aktivität sollte 0,6–1,0 IE/ml betragen.

Kinder. Entsprechend der Dosisanpassung an die Antifaktor-Xa-Aktivität werden bei Kindern geringere Dosierungen als Thromboseprophylaxe oder zur Dauerinfusion benötigt.

Sonderfälle. Bei Personen mit **eingeschränkter Nieren- oder Leberfunktion** ist eine Anpassung der Dosis anhand der Antifaktor-Xa-Aktivität, wie oben beschrieben, erforderlich.

Unerwünschte Wirkungen. Die häufigsten und schwersten unerwünschten Wirkungen sind Blutungskomplikationen. Bei 10% der Patienten mit Heparin-induzierter Thrombozytopenie besteht eine sog. Kreuzreaktion, d. h. die Thrombozytenzahlen steigen nach Umsetzen der Antikoagulation auf Danaparoid nicht innerhalb von 3–5 Tagen in den Normbereich an. Übrige Nebenwirkungen, wie sie unter Heparin beschrieben sind, finden sich nur in Form von kutanen allergischen Reaktionen, andere Nebenwirkungen sind aufgrund der relativ seltenen Verabreichung bisher nicht beobachtet. Ein Antidot existiert nicht.

Arzneimittelwechselwirkungen. Diese sind nicht beschrieben. Es bestehen jedoch Vorsichtsmaßnahmen bei gleichzeitiger Anwendung von Thrombolytika oder Substanzen mit Hemmung der Thrombozytenfunktion.

Schwangerschaft und Laktation. Eine Kasuistik zu einer langfristigen Behandlung mit Danaparoid während der Schwangerschaft ist beschrieben worden, nachdem eine Heparin-induzierte Thrombozytopenie Typ II aufgetreten war. Nebenwirkungen waren nicht beobachtet worden.

Pflegehinweise

Danaparoid sollte nur bei definierter Indikation (Heparin-induzierte Thrombozytopenie) eingesetzt werden. Bei Vorliegen einer akuten Allergie ist ein Allergiepass auszustellen. Dauerinfusionen müssen in Plastikmaterial und nicht in Glas erfolgen, da die Substanz an Glas adsorbiert werden kann.

Hirudine

Indikationen. Bei Hirudinen handelt sich um Polypeptide mit einem Molekulargewicht von 6900 Dalton, die direkt an Thrombin binden. Im Gegensatz zu den Heparinen ist die Wirkung unabhängig von Kofaktoren. Indikationen sind Heparin-induzierte Thrombozytopenien (**Refludan®**), die Behandlung der instabilen Angina pectoris (derzeit in Zulassung, Refludan®) sowie die postoperative Thromboseprophylaxe orthopädischer Patienten mit hohem Thromboembolierisiko (**Revasc®**).

Pharmazeutische Zubereitung. Trockensubstanz mit 15 mg (Revasc®) bzw. 20 und 50 mg (Refludan®). Diese wird in NaCl 0,9% gelöst und subkutan oder intravenös verabreicht.

Wirk- und Eliminationsverhalten. Die **Halbwertszeit** ($t_{1/2}$) der Hirudine beträgt nach intravenöser Gabe 60 min, nach subkutaner Verabreichung etwa 180 min. Bei eingeschränkter Nierenfunktion verlängert sich die Halbwertszeit erheblich (s. unter Sonderfälle).

DOSIERUNG

Erwachsene. Hirudin wird zur **Thromboseprophylaxe** in einer Dosierung von 2-mal 15 mg/Tag eingesetzt. Die Dosierung orientiert sich an einer Verlängerung der aPTT: Bei einer Thromboseprophylaxe wird 2–4 h nach subkutaner Verabreichung eine geringfügig verlängerte PTT auf das 1,5fache der Norm erwartet. Bei der Therapie einer Thrombose (Heparin-induzierte Thrombozytopenie), bei instabiler Angina pectoris sowie bei einer extrakorporaler Zirkulation sollte die aPTT auf das 1,5- bis 2,5fache verlängert sein. Die Dosierungsrichtlinien sind nicht komplett einheitlich. Wegen der kurzen Halbwertszeit ist nach intravenösem Bolus (0,1–0,4 mg/kg Körpergewicht) eine kontinuierliche Dauerinfusion von 0,1–0,2 mg/kg/h empfohlen. Die Substanz ist in einer Plastikspritze aufzuheben und kontinuierlich intravenös zu verabreichen. An Glas findet eine Adsorption statt.

Sonderfälle. Bei **eingeschränkter Nierenfunktion** verlängert sich die Halbwertszeit erheblich (bis auf 2–3 Tage); es muss eine an der aPTT orientierte Dosisanpassung erfolgen. Da Hirudin über die Dialysemembranen nicht eliminiert wird, muss bei dialysepflichtigen Patienten unbedingt eine Dosisreduktion erfolgen. Die Dosierung beträgt etwa 0,1 mg/kg als Bolus 3-mal pro Woche, d. h. vor jeder Dialyse. Während der gesamten Phase zwischen 2 Dialysen besteht nach bisherigen Erfahrungen eine wirksame Antikoagulation mit verlängerter aPTT. Auch bei **Kindern** ist eine Dosisanpassung erforderlich.

Unerwünschte Wirkungen. Die häufigsten unerwünschten Wirkungen sind Blutungskomplikationen, die mit steigender Dosis zunehmen. Gelegentlich findet man IgG-, IgA- oder IgM-Antikörper gegen Hirudin nach mehr als 8-tägiger Verabreichung, die biologische Relevanz ist jedoch bislang offen. Allergische Reaktionen oder andere Nebenwirkungen sind bisher nicht beschrieben. Hirudin kann zum jetzigen Zeitpunkt nicht neutralisiert werden. Gegebenenfalls ist eine Elimination über eine Hämofiltration möglich.

Arzneimittelwechselwirkungen. Interaktionen von Hirudin mit anderen Substanzen sind bisher nur für Acetylsalicylsäure beschrieben, bei der es zu einer Verstärkung des Effekts auf die Blutungszeit kommt.

Schwangerschaft und Laktation. Während der Schwangerschaft ist Hirudin bisher nur in Einzelfällen verabreicht worden. Nebenwirkungen sind nicht beobachtet worden. Die Dosierung richtet sich nach der klinischen Indikation (Thromboseprophylaxe oder Thrombosetherapie) und ist ggf. an der aPTT zu steuern. Hinweise zur Verabreichung während der Stillzeit liegen nicht vor.

Pflegehinweise

Mit Ausnahme der Heparin-induzierten Thrombozytopenie gelten die gleichen Kontraindikationen wie für Heparine. Die Anpassung der Dosierung von Hirudin erfolgt über die aPTT. Die Trockensubstanz ist in NaCl 0,9% zu lösen. Die Dauerinfusion muss in einer Plastikspritze erfolgen, da an Glas eine Adsorption stattfindet.

Orale Antikoagulanzien

Indikationen. Die wichtigsten Vertreter der oralen Antikoagulanzien sind **Phenprocoumon** (Marcumar®, Falithrom®) und **Warfarin** (Coumadin®). Sie hemmen die Umwandlung von Vitamin K in seine aktive Form. Dadurch wird die Bildung der Gerinnungsfaktoren II, VII, IX und X sowie von Protein C und Protein S gehemmt. Die wichtigsten Indikationen sind die Rezidivprophylaxe nach Thrombose und Lungenembolie sowie die Primärprophylaxe nach prothetischem Herzklappenersatz, das chronische nichtrheumatische Vorhofflimmern, Herzwandaneurysmen, Kardiomyopathien, intrakardiale Thromben, ein Mitralvitium mit Vorhofflimmern und Zustände nach Implantation von Gefäßprothesen.

Pharmazeutische Zubereitung. Tabletten zu 3 mg (Phenprocoumon) und Tabletten zu 1, 2,5, 5, 7,5, 10 mg und Ampullen zu 50 mg (Warfarin).

Tabelle 9.3. Halbwertszeit einiger Antikoagulanzien beim Menschen

Substanz	Erhaltungsdosis	Halbwertszeit
Phenprocoumon	1–6 mg	160 h
Warfarin	2,5–10 mg	42 h

Wirk- und Eliminationsverhalten. Durch eine sehr hohe Bindung an Plasmaproteine entstehen eine lange Halbwertszeit und vielfältige medikamentöse Interaktionen. Die Wirkung der oralen Antikoagulanzien tritt meist am 2.–3. Tag ein. Sowohl der Eintritt als auch das Ende der Wirkung wird nicht nur von der Halbwertszeit der Substanzen selbst, sondern auch von der Halbwertszeit der einzelnen Gerinnungsfaktoren sowie ihrer Syntheserate beeinflusst. So dauert es nach Absetzen von Phenprocoumon 3–7 Tage, bis die Prothrombinzeit nach Quick auf 50–70% der Norm ansteigt. **Stoffwechsel/Ausscheidung:** Die **Eliminationshalbwertszeit** ($t_{1/2}$) von Phenprocoumon beträgt etwa 160 h, die von Warfarin etwa 42 h (Tabelle 9.3). Die Ausscheidung erfolgt im Wesentlichen durch Verstoffwechselung über das Cytochrom-P450-System in der Leber.

DOSIERUNG

Erwachsene. Die Dosierung erfolgt individuell anhand der Prothrombinzeit nach **Quick** oder der internationalen normalisierten Ratio (INR). Letztere bietet den Vorteil einer von dem benutzten Reagenz unabhängigen Beschreibung des Effekts. Da alle oralen Antikoagulanzien eine relativ lange Halbwertszeit besitzen, wird initial höher dosiert als in der Erhaltungstherapie (**Aufsättigungsdosis**). Die Erhaltungsdosis orientiert sich an der Prothrombinzeit nach Quick, die in der Regel 15–30% der Norm (Norm 70–120% des Gerinnungswerts im gesunden Normalplasma) beträgt. Dies entspricht einer INR von 2,5–4,0.

Für Phenprocoumon sind folgende initialen Dosisberechnungen möglich:

- kg Körpergewicht : 10 = Tabletten in den ersten 3 Tagen (z. B. bei einem Gewicht von 70 kg → 4 Tabletten an Tag 1, 2 Tabletten an Tag 2, 1 Tablette an Tag 3, Quick-INR-Bestimmung an Tag 4).

Für Warfarin ist folgende Standarddosis üblich:

- 10 mg an Tag 1 und 2, Quick-INR-Bestimmung an Tag 3.

Die mittlere Dosierung bei Erwachsenen beträgt 1,5–6 mg Phenprocoumon/Tag oder 2–10 mg Warfarin/Tag. Zur venösen Thromboembolieprophylaxe wird heute die sog. „Low-dose-Antikoagulation“ mit einem Quick-Wert von 25–40% (INR 2,0–3,0) bevorzugt.

Kinder. Empfehlungen für Neugeborene und Kleinkinder liegen nicht vor.

Sonderfälle. Die Dosis der oralen Antikoagulanzien ist wegen der hohen interindividuellen Streuung auf den Einzelfall abzustimmen. Die wöchentliche Dosierung von Phenprocoumon schwankt von Patient zu Patient zwischen 3–30 mg, die von Warfarin zwischen 6–60 mg. Bei **chronischen Lebererkrankungen** und bei **hohem Lebensalter** ist wegen des verlangsamten Metabolismus eine Dosisreduktion erforderlich. Der therapeutische Bereich der Prothrombinzeit nach Quick liegt in der Regel zwischen 15–25% der Norm.

Unerwünschte Wirkungen. Die wichtigste unerwünschte Wirkung oraler Antikoagulanzien ist die Blutungskomplikation. Pro 100 Patientenjahre treten 20 leichte, 4 mittelschwere und 0,2 tödliche Blutungskomplikationen auf. Andere seltene Nebenwirkungen sind Allergie, Juckreiz, Haarausfall und sehr selten toxische Leberschäden, Darmnekrosen sowie die „Marcumar-Nekrose".

Cave: Bei einem **Protein-C-** und **Protein-S-Mangel** kommt es zu Beginn der oralen Antikoagulation zu einem verstärkten Abfall dieser Proteine, sodass eine kurzfristige Hyperkoagulabilität entsteht. Der Abfall von Protein C und Protein S erfolgt aufgrund der kürzeren Halbwertszeit schneller als der Abfall der Gerinnungsfaktoren II, VII, IX und X. Die Hyperkoagulabilität führt zu lokalen Thrombosierungen in der peripheren Strombahn. Die anschließende Hypokoagulabilität verursacht eine Einblutung in die thrombosierten Gefäßbereiche. Auf diese Weise entsteht das klinische Bild der Marcumar-Nekrose. Bei Patienten mit bekanntem Protein-C- oder Protein-S-Mangel ist daher eine sehr langsame Einstellung auf die Erhaltungsdosis der oralen Antikoagulanzien erforderlich. Bei diesen Patienten muss eine überlappende Therapie mit Heparin erfolgen, die mindestens 14 Tage betragen sollte. Bei schweren und **lebensbedrohlichen Blutungskomplikationen** wird eine Anhebung der Prothrombinzeit mittels 2000 Einheiten Prothrombinkomplex (PPSB) als Kurzinfusion intravenös erreicht. Diese Maßnahme ist alle 6–8 h über etwa 48 h nach Maßgabe des Quickwerts zu wiederholen. Gleichzeitig ist zu Beginn der Therapie die Gabe von 20 mg Vitamin K per infusionem, subkutan oder per os erforderlich. Sollte bei einem Patienten als Nebenwirkungen einer Therapie mit Phenprocoumon oder Warfarin eine Allergie oder Haarausfall auftreten, kann das jeweils andere Medikament eingesetzt werden, da diese Nebenwirkungen nie unter beiden Antikoagulanzien vorkommen.

Arzneimittelwechselwirkungen. Orale Antikoagulanzien führen aufgrund der hohen Plasmaeiweißbindung zu vielfältigen Interaktionen mit Pharmaka, die ebenfalls eine hohe Proteinbindung haben (z. B. mit Indometacin und anderen NSAID). Interaktionen mit gleichzeitig verabreichten Medikamenten entstehen durch eine Hemmung der Resorption (z. B. Cholestyramin), durch eine gemeinsame Verstoffwechselung über das Cytochrom-P450-System (Beschleunigung durch Barbiturate, Aminoglutethimid oder Rifampicin, Hemmung durch Cimetidin, nicht jedoch Ranitidin) oder durch eine Unterbrechung des enterohepatischen Kreislaufs (Bindung der Gallensäuren). Es bestehen Unterschiede in den Interaktionen der beiden besprochenen oralen Antikoagulanzien. Während Cimetidin zu einer Verstärkung des gerinnungshemmenden Effektes von Warfarin führt, ist dies für Phenprocoumon nicht beschrieben. Die im Folgenden aufgeführten Medikamente verstärken die Wirkung der oralen Antikoagulanzien und führen zu einer Verlängerung der Prothrombinzeit nach Quick: Amiodaron, Danazol, Acetylsalicylsäure, Azapropazon, Erythromycin, Cefmandol, Cefperazon, Cefazolin, Latamoxef, Chloramphenicol, Cimetidin (Warfarin) – nicht jedoch Ranitidin, Cyclophosphosphamid, 5-Fluorouracil, Methotrexat, Vincristin, Vindesin, Etoposid, Doxurubicin, Procarbazin, Flutamide, Clofibrat, Bezafibrat, Glucagon, Piroxicam, Ketoconazol, Miconazol, Metronidazol (Warfarin), anabole Steroide, Nalidixin-Säure, Cotrimoxazol, Sulfonamide (Warfarin), Tamoxifen, Thyroxin.

Eine Verkürzung der Prothrombinzeit nach Quick (Erhöhung des Quickwertes in %) und eine Verminderung der Wirkung der oralen Antikoagulanzien resultiert aus der gleichzeitigen Therapie mit den folgenden Medikamenten: Aminoglutethimid, Rifampicin, Barbiturate, Carbamazepin, Cholestyramin, Spironolaktion, Gluthetimid, Haloperidol, Vitamin K.

Schwangerschaft und Laktation. Orale Antikoagulanzien führen im ersten Trimenon der Schwangerschaft zu einer Hemmung der Vitamin-K-abhängigen Enzyme des Knochenstoffwechsels, wodurch es zu Fehlbildungen von Knorpel und Knochen (Chondrodysplasie) kommen kann. In dieser Zeit müssen daher Heparine zur Thromboseprophylaxe verabreicht werden. Sechs Wochen vor dem Entbindungstermin sollten orale Antikoagulanzien wieder abgesetzt werden, um Einblutungen in die Plazenta zu vermeiden. Während der übrigen Zeit der Schwangerschaft können orale Antikoagulanzien bei entsprechender Indikation zur Thromboseprophylaxe eingesetzt werden. In der Stillzeit dürfen orale Antikoagulanzien nicht verabreicht werden, da sie in die Muttermilch übertreten und aus dem Magen-Darm-Trakt des Neugeborenen resorbiert werden.

Pflegehinweise

Die Dosierung der oralen Antikoagulanzien erfolgt individuell anhand der Prothrombinzeit nach Quick oder der internationalen normalisierten Ratio (INR). Alle Patienten, die eine orale Antikoagulation erhalten, sollten einen Ausweis mit sich führen, in dem die Tagesdosis und die Prothrombinzeitwerte festgehalten sind. Gefährdet für Nebenwirkungen sind insbesondere Patienten, bei denen anamnestisch medikamentös induzierte Blutungen stattgefunden haben (Magenulzera, Darmblutungen, Urolithiasis, Zystitis). Die erhöhte Gefahr einer Blutung besteht bei einer Kombination mit nichtsteroidalen Antirheumatika und anderen Medikamenten, die den Stoffwechsel der oralen Antikoagulanzien beeinflussen (s. Abschnitt Arzneimittelwechselwirkungen). Nach einer Blutung infolge der Gabe oraler Antikoagulanzien sollte innerhalb der ersten 3 Monate eine gerinnungshemmende Therapie mit Heparinen erfolgen, nach intrazerebralen Blutungen verlängert sich dieser Zeitraum auf 6 Monate. Die Patienten sollten unbedingt darauf hingewiesen werden, dass bestimmte Lebensmittel die Wirkung von Phenprocoumon und Warfarin beeinflussen können. Vitamin K ist als Antagonist von oralen Antikoagulanzien unter anderem in Leber, Spinat und Spargel enthalten. Wichtig ist eine regelmäßige und gleichmäßige Ernährung der Patienten, um die Wirkung der oralen Antikoagulanzien durch Ernährungsumstellungen nicht zu beeinflussen. Der Gehalt an Vitamin K in wichtigen Lebensmitteln ist in Tabelle 9.4 dargestellt.

Eine Kombination oraler Antikoagulanzien mit weiteren gerinnungshemmenden Medikamenten oder Acetylsalicylsäure führt zu einer deutlichen Erhöhung des Blutungsrisikos. Diese Kombinationen sollten nur unter Kontrolle entsprechend ausgewiesener Fachärzte (Hämostaseologen) erfolgen.

Fibrinolytika

Fibrinolytisch wirksame Substanzen sind **Streptokinase** (z. B. Kabikinase®), **Urokinase** (z. B. Actosolv®), anisoylierter Plasminogen-Streptokina-

Tabelle 9.4. Vitamin-K-Gehalt wichtiger Lebensmittel

100 g enthalten	Vitamin K [mg]
Hühnerei, ganz	0,05
Kuhmilch	0,004
Leber (Dorsch, Kabeljau)	0,1
Leber (Rind, Ochse, Schaf, Kalb)	0,3
Leber (Schwein)	0,03
Muskel (Rind, Schaf, Schwein)	0,2
Erbsen, Bohnen	0,02
Erdbeeren, Hagebutten	0,01
Kartoffeln	0,05
Kohlsorten (frisch, Wirsing-, Rosen-, Blumen- und Grünkohl)	0,2
Spinat, frisch	0,4
Tomaten	0,008

Tabelle 9.5. Klinisch-pharmakologische Daten von Fibrinolytika

Eigenschaften	Streptokinase	Urokinase	t-PA
Herstellung	Hämolysierende Streptokokken	Urin oder fetales Nierengewebe	Rekombinante Gentechnologie
Molekulargewicht	47000	54000	60000
Wirkungsmechanismus	Komplexbildung mit Plasminogen	Aktivierung von Plasminogen	Aktivierung Fibrin-gebundenen Plasminogens
Halbwertszeit	15 min	15 min	3–4 min
Initialdosis	250000 IE	250000 IE	ca. 15 mg
Erhaltungsdosis	Abhängig von der klinischen Indikation		

se-Aktivator-Komplex (**APSAC**; Eminase®), rekombinanter Gewebe-Plasminogen-Aktivator (**rt-PA**; Actilyse®; s. Tabelle 9.5). Antifibrinolytika sind **Aprotinin** (Trasylol®) und **Tranexamsäure** (z. B. Anvitoff®).

Die fibrinolytische Wirkung von Streptokinase steht in umgekehrtem Verhältnis zur Dosis: Eine hohe Streptokinase-Dosis bindet Plasminogen (⇒ geringe fibrinolytische Wirkung), bei niedriger Streptokinase-Dosis wird viel Plasminogen in Plasmin umgewandelt und entsprechend eine stärkere Fibrinolyse erzielt. Urokinase aktiviert hingegen direkt Plasminogen zu Plasmin, sodass ein dosisabhängiger fibrinolytischer Effekt entsteht. Rekombinanter Gewebe-Plasminogen-Aktivator (rt-PA) aktiviert an Thrombin gebundenes Plasminogen zu Plasmin. Im Plasma wird Plasmin direkt von α2-Antiplasmin neutralisiert. Dies unterbleibt bei der fibringebundenen Umwandlung von Plasminogen in Plasmin durch rt-PA. Die Wirkung von APSAC führt zu einer direkten Aktivierung von Plasminogen zu Plasmin. Es handelt sich bei diesem Komplex um eine Bindung von Streptokinase an Plasminogen, sodass ein dosisabhängiger Effekt wie bei der Urokinase entsteht.

Indikationen. Der Einsatz von Fibrinolytika erfolgt bei tiefer Beinvenenthrombose (Dauer des Bestehens bis zu 10 Tagen), bei schwerer Lungenembolie, beim frischen Herzinfarkt (Dauer des Bestehens nicht länger als 6 h), bei der peripheren arteriellen Embolie sowie zur lokalen Lyse peripherer arterieller Thrombosen. Andere, spezielle Indikationen, wie instabile Angina pectoris und zerebrale Embolien, werden derzeit klinisch geprüft.

Pharmazeutische Zubereitung. Streptokinase: 100.000, 150.000, 750.000, 1,5 Mio IE als Trockensubstanz. Urokinase: 100.000, 500.000 IE als Trockensubstanz. APSAC: 30 mg als Trockensubstanz. rt-PA: 10, 20, 50 mg als Trockensubstanz.

Wirk- und Eliminationsverhalten. Die **Eliminationshalbwertszeiten** ($t_{1/2}$) der Streptokinase, Urokinase und von rt-PA sind mit 15 min, 15 min und 4–5 min sehr kurz (Tabelle 9.5). Dies liegt zum einen an der unmittelbaren Bindung an Plasminogen und zum anderen an der Neutralisierung durch α2-Antiplasmin bzw. Plasminogen-Aktivator-Inhibitor 1 und 2. **Stoffwechsel/Ausscheidung:** Die Substanzen werden schnell in der Leber verstoffwechselt und über die Nieren ausgeschieden. Der Komplex aus modifiziertem Plasminogen und Streptokinase (APSAC) führt zu einer längeren Halbwertszeit, da der Komplex nicht neutralisiert und langsamer eliminiert wird.

DOSIERUNG

Erwachsene. Aufgrund physiologischer Inhibitoren (α2-Antiplasmin u. a.) sowie eines physiologischen Antistreptokinasetiters werden Streptokinase und Urokinase mit 250.000 Einheiten initial per infusionem über 30 min dosiert. Anschließend werden 100.000 Einheiten pro Stunde bei tiefer Venenthrombose und Lungenembolie infundiert. Bei akutem Myokardinfarkt wird Streptokinase mit 1,5 Mio Einheiten über 90 min gegeben. Bei ultrahoher Kurzzeitlyse der tiefen Venenthrombosen werden 9 Mio Einheiten Streptokinase über 6 h/Tag für maximal 4 Tage verabreicht. APSAC wird bei akutem Myokardinfarkt mit 90 mg als Bolusinjektion appliziert. rt-PA wird mit 10–20 mg als Initialdosis im Bolus intravenös und anschließend mit 10 mg/h über 60–90 min infundiert. Die Dosierungen von APSAC und rt-PA zur Behandlung der tiefen Venenthrombose und der Lungenembolie werden derzeit klinisch geprüft.

Die Dosisanpassung erfolgt anhand der Gerinnungswerte bei der Behandlung der tiefen Venenthrombose und Lungenembolie. Richtwerte sind ein Fibrinogen (nach Clauss) zwischen 50–100 mg% und eine Verlängerung der PTT und Thrombinzeit auf das 2- bis 3fache der Norm. Unter APSAC fällt Fibrinogen leicht, unter rt-PA praktisch nicht ab. Die Dosierung des ggf. zusätzlich zu verabreichenden Heparins richtet sich nach den gemessenen Werten des Fibrinogens. Bei gleichzeitiger rt-PA-Gabe werden initial 30.000 Einheiten Heparin verabreicht. Bei der Therapie der Venenthrombose wird Streptokinase kombiniert mit ca. 15.000 Einheiten Heparin/24 h und Urokinase mit 30.000 IE Heparin/24 h.

Kinder. Die oben genannten Dosierungsrichtlinien gelten auch für Kinder.

Sonderfälle. Bei kurzfristiger Therapie (Herzinfarkt) ist unter der Behandlung kein Drug Monitoring erforderlich. Bei einer längerfristigen Behandlung über 6 h (ultrahohe Kurzzeitlyse mit Streptokinase) oder bei der Therapie einer **tiefen Venenthrombose** bzw. **Lungenembo-**

lie sowie bei der **arteriellen Verschlusskrankheit** ist ein Drug Monitoring erforderlich. Dieses besteht in der Bestimmung von Fibrinogen, aPTT, Thrombinzeit und fakultativ von Reptilasezeit, Thrombinkoagulasezeit, Fibrinmonomer und Antithrombin III. Die therapeutischen Bereiche für Streptokinase und Urokinase bei der tiefen Venenthrombose sind: Fibrinogen 50–100 mg%, die aPTT und die Thrombinzeit sollten auf das 2- bis 3fache der Norm verlängert sein. Bei akutem Myokardinfarkt fällt unter Streptokinase das Fibrinogen ab und steigt innerhalb von 4–24 h an. Sobald das Fibrinogen über 100 mg% liegt, wird hochdosiert mit Heparin (30.000 IE/24 h) behandelt. Bei APSAC kann es zu einem mittelgradigen Abfall des Fibrinogens kommen, sodass mit Heparin 30.000 IE bei einem Fibrinogenspiegel über 100 mg% behandelt wird. Unter rt-PA fällt das Fibrinogen nur unwesentlich ab, sodass gleich zu Beginn der Behandlung hochdosiert mit Heparin (30.000 IE/24 h) therapiert wird.

Die gleichzeitige Heparingabe ist bei allen Substanzen im Rahmen der längerfristigen Therapie von Venenthrombosen und Lungenembolien erforderlich. Bei **chronischen Lebererkrankungen** und Patienten mit **eingeschränkter Nierenfunktion** ist mit vermehrten Blutungskomplikationen zu rechnen. Diese beruhen vor allem auf den Störungen der Hämostase einschließlich der Thrombozytenfunktion. Aufgrund der Zunahme der Blutungskomplikationen bei älteren Menschen sollte eine Fibrinolysetherapie nur bis zu einem Alter von 65–70 Jahren durchgeführt werden. Die Notwendigkeit einer Dosisanpassung bei der Therapie des akuten Myokardinfarktes mit Kurzzeitlyse besteht nicht.

Unerwünschte Wirkungen. Die wichtigsten Nebenwirkungen aller fibrinolytisch wirksamen Substanzen sind die Blutungskomplikationen. Tödliche Blutungen nehmen mit höherem Alter zu und sind vorwiegend zerebral lokalisiert. Unter Streptokinase und rt-PA treten tödliche Blutungskomplikationen in etwa 0,3–0,5% der Patienten auf. Unter APSAC und Urokinase beträgt deren Häufigkeit ca. 0,3%. Schwere Blutungskomplikationen finden sich außer im ZNS retroperitoneal, intrahepatisch und im Magen-Darm-Trakt.

Zur Vermeidung von Blutungskomplikationen ist eine exakte Anamneseerhebung mit Berücksichtigung einer vorbestehenden hämorrhagischen Diathese und möglicher Blutungsquellen wichtig. Da die Entscheidung zur Durchführung einer Fibrinolysetherapie schnell zu erfolgen hat, können in der Regel technische Untersuchungen zum Ausschluss eventueller Blutungsquellen oder die Spiegelung des Augenhintergrundes nicht durchgeführt werden. Das ABC der Kontraindikationen ist in folgender Übersicht zusammengefasst:

Kontraindikationen der Fibrinolysetherapie

- Aneurysmen, bekannte
- Blutdruckwerte >200 mmHg systolisch, >100 mmHg diastolisch
- Cerebrovaskulärer Insult innerhalb der letzten 3 Monate
- Diabetes mellitus, schlecht eingestellt
- Epilepsie
- Frühschwangerschaft
- Gefäßpunktionen, arterielle
- Hämorrhagische Diathese
- Intestinale Blutungen
- Konsumierende Allgemeinerkrankung
- Leberinsuffizienz, schwere
- Malignome im Endstadium
- Niereninsuffizienz, schwere
- Operation innerhalb der letzten 8–10 Tage
- Pankreatitis, akute
- Reanimation innerhalb der letzten 4 Wochen
- Sepsis
- Tuberkulose
- Ulcera ventriculi
- Vorhofflimmern
- zerebralsklerose, schwere

Unter Streptokinase und APSAC kann es zu Fieberreaktionen mit Schüttelfrost aufgrund einer allergischen Reaktion gegen die aus Streptokokken gewonnene Streptokinase kommen. Gelegentlich bzw. im Zweifelsfall wird aus diesen Gründen mit 250 mg Cortison intravenös vorbehandelt. Weiterhin können Übelkeit, Kopfschmerzen und Myalgien auftreten. Ein Quincke-Ödem bzw. anaphylaktische Reaktionen sind sehr selten. Unter Urokinase kann es zu einem Bronchospasmus und zu Exanthemen kommen (antigene Wirkung). Antikörperreaktionen treten nicht auf. Auch bei rt-PA-Gabe wurden allergische Reaktionen bisher nicht beobachtet.

Antidote bei Blutungskomplikationen sind Aprotinin 4-mal 500.000 Einheiten/24 h über 4 Tage als Kurzinfusion intravenös allein oder in Kombination mit Tranexamsäure 4-mal 500 mg/24 h über 2 Tage.

Arzneimittelwechselwirkungen. Unerwünschte Arzneimittelwechselwirkungen von Fibrinolytika mit zusätzlich verabreichten Pharmaka sind nicht bekannt. Additive Effekte bestehen bei gleichzeitiger Verabreichung weiterer Antikoagulanzien, deren Effekte, wie oben beschrieben, kontrolliert werden müssen. Die zeitgleiche Verabreichung von Medikamenten mit ulzerogener Wirkung sollte klinisch streng indiziert sein und überwacht werden. Allerdings gehört die Gabe von Acetylsalicylsäure im Initialstadium des Herzinfarkts zur Standardtherapie.

Schwangerschaft und Laktation. In den ersten 18 Schwangerschaftswochen kann die Anwendung von Fibrinolytika zu einer Ablösung der Plazenta führen. Daher sollte in diesem Zeitraum keine Fibrinolysetherapie durchgeführt werden. Das erhöhte Blutungsrisiko ist auch in der späten Schwangerschaft eine potentielle Gefahr. Die Fibrinolytika sind daher nach der 18. Schwangerschaftswoche nur nach sorgfältiger Abwägung anzuwenden.

In der Stillzeit sind an die Mutter verabreichte Fibrinolytika für das Kind unschädlich, weil sie im Magen-Darm-Trakt nicht in wirksamer Menge resorbiert werden. Auch für die Antifibrinolytika liegen keine Berichte über Schäden beim gestillten Kind vor.

Pflegehinweise

Nach einer Therapie mit Streptokinase oder APSAC kommt es zu einer Antikörperbildung mit Nachweis eines Antistreptokinasetiters. Dieser fällt langsam über einen Zeitraum von 6 Monaten ab. Eine erneute Behandlung mit Streptokinase kann daher erst nach diesem Zeitraum durchgeführt werden. Im Gegensatz dazu sind wiederholte Gaben von Urokinase und rt-PA bei rezidivierenden Gefäßverschlüssen jederzeit möglich. Bei stattgehabten Blutungskomplikationen unter einer Fibrinolysetherapie hat deren erneute Durchführung unter besonders strenger Indikationsstellung zu erfolgen. Feste Regeln gibt es für diese Situationen nicht. Eine Information des Hausarztes über mögliche Blutungskomplikationen nach stattgehabter Fibrinolysebehandlung ist erforderlich.

10 Therapie mit Thrombozytenaggregationshemmern

Generelle Empfehlungen. Bei den Thrombozytenaggregationshemmern handelt es sich um Substanzen, die eine Zusammenballung von Blutplättchen (Thrombozytenaggregation) verhindern. Die Bildung von Blutgerinnseln (Thrombosen) wird dadurch verhütet.

Die Hemmung des Zusammenschlusses der Blutplättchen hat sich als wirksames Verfahren bei einer Reihe von Erkrankungen erwiesen:

- Vorbeugung und Behandlung des Herzinfarkts,
- Vorbeugung weiterer Ereignisse nach einem Herzinfarkt,
- Angina pectoris (schmerzhaftes Engegefühl im Brustkorb infolge einer Minderdurchblutung der Herzkranzgefäße),
- Stentimplantation (operativer Einbau eines Röhrchens zum Offenhalten eines Gefäßes),
- perkutane transluminale Koronarangioplastie, PTCA (Aufdehnung einer Herzkranzgefäßverengung mittels eines Ballonkatheters),
- Vorbeugung weiterer Geschehen nach dem Auftreten eines Schlaganfalls aufgrund einer Blutgerinnselbildung im Gehirn.

Die Verminderung der Blutplättchenaggregation ist auf unterschiedlichen Wegen zu erreichen:

- Hemmung der Bildung von Thromboxanen (natürlich vorkommende Substanzen, die die Thrombozytenaggregation erhöhen) durch Acetylsalicylsäure (s. S. 505–508),
- Hemmung der ADP- (Adenosindiphosphat-)abhängigen Zusammenballung von Blutplättchen durch Ticlopidin oder Clopidogrel,
- Hemmung des Glykoproteinrezeptors GPIIb/IIIa, der eine Verkopplung mehrerer Thrombozyten über Fibrinogenbrücken bewirkt durch Abciximab, Tirofiban, Lamifiban, Eptifibatide.

Die unterschiedlichen Wirkungsmechanismen können sich untereinander verstärken. Oft werden sie gemeinsam mit Hemmern der Plasmagerinnung (Heparin) eingesetzt. Gebräuchlich ist beispielsweise die Kombination aus Acetylsalicylsäure, Abciximab und Heparin bei Patienten mit instabiler Angina pectoris, bei denen ein erhöhtes Herzinfarktrisiko besteht.

Acetylsalicysäure ist in den meisten Fällen das Mittel der Wahl (s. S. 505–508). Bei Unverträglichkeit können Ticlopidin oder Clopidogrel eingesetzt werden. Ob Clopidogrel in Zukunft Acetylsalicylsäure gänzlich ersetzen wird, ist noch nicht zu beurteilen. Zurzeit ist Acetylsalicylsäure das in großen Studien am besten untersuchte Medikament zur Vorbeugung des erstmaligen Herzinfarkts. Beim infolge Minderdurchblutung auftretenden (ischämischen) Schlaganfall zeichnet sich jedoch eine Überlegenheit von Clopidogrel ab.

Acetylsalicylsäure

Siehe Kap. 11, S. 505–508.

Ticlopidin Tiklyd®

Indikationen. Ticlopidin hemmt dosisabhängig und reversibel die Plättchenaggregation, die durch aus den Thrombozyten freigesetztes ADP induziert wird. Die Thromboxansynthese der Plättchen bleibt unbeeinflusst. Nach Gabe der Substanz ist die Bindung von Fibrinogen an die Thrombozyten vermindert, die Blutungszeit um das 3- bis 4fache verlängert. Ticlopidin ist – wie auch seine Metaboliten – *in vitro* ohne Wirkung auf die Thrombozytenaggregation oder auf die plasmatische Gerinnung. Das Medikament ist geeignet zur Schlaganfallprophylaxe bei Patienten mit transitorisch-ischämischen Attacken (TIA), bei reversiblem ischämischem neurologischen Defizit (RIND) und zur Sekundärprophylaxe eines thrombotischen Schlaganfalls. Im Falle von TIA und RIND erscheint Ticlopidin ebenso wirksam wie Acetylsalicylsäure. Die Substanz kann außerdem bei instabiler Angina pectoris eingesetzt werden. Ticlopidin reduziert die Schlaganfall- und Herzinfarktinzidenz bei Patienten mit Claudicatio intermittens und stellt für diese Indikationen eine Therapiealternative zu Acetylsalicylsäure bei Unverträglichkeit dar. Da bei Herzinfarkt und instabiler Angina pectoris eine sofortige Wirkung dringlich ist, Ticlopidin aber 2–5 Tage bis zu seiner vollen Wirksamkeit benötigt, ist für die Akutindikationen Acetylsalicylsäure vorzuziehen. Ticlopidin verlangsamt die Progredienz einer diabetischen Retinopathie. Es reduziert die Häufigkeit von Verschlüssen der AV-Shunts bei Hämodialysepatienten und stellt hier eine Alternative bei Unverträglichkeit von Acetylsalicylsäure dar.

Pharmazeutische Zubereitung. Tablette zu 250 mg.

Wirk- und Eliminationsverhalten. Die Resorption von Ticlopidin liegt bei 90%, die **maximale Plasmakonzentrationen** werden nach 1–3 h erreicht. Die Wirkung auf die ADP-induzierte Plättchenaggregation ex vivo tritt rasch ein. Der Effekt auf die Blutungszeit setzt bei oraler Gabe erst nach 2 Tagen ein und erreicht sein Maximum nach 3–5 Tagen. **Stoffwechsel/Ausscheidung:** Die Substanz wird rasch zu inaktiven Metaboliten verstoffwechselt. Die Ausscheidung erfolgt zu 60% der Dosis in Form von Metaboliten über die Nieren und zu 40% über den Stuhl (davon 30% unverändert). Die **Eliminationshalbwertszeit** ($t_{1/2}$) beträgt 12 h. Nach Absetzen des Medikaments bleibt eine Wirkung auf die Blutungszeit für 2–3 Tage erhalten, und die vollständige Rückkehr zu den Ausgangswerten dauert 4–10 Tage.

DOSIERUNG

Erwachsene. 2-mal täglich eine Tablette zu 250 mg.

Sonderfälle. Bei Patienten mit **schweren Lebererkrankungen** ist eine verlangsamte Metabolisierung bekannt. Diese Patienten sollten Ticlopidin nicht erhalten. Bei Patienten mit **Niereninsuffizienz** kann die Blutungszeit mehr als erwartet verlängert sein, eine Dosisreduktion erscheint bei schwerer und mittelschwerer Niereninsuffizienz indiziert.

Unerwünschte Wirkungen. Am häufigsten (10% der Patienten) sind Nausea, Abdominalschmerzen und Diarrhöe, meist in milder Form und nur anfänglich, aber gelegentlich auch ausgeprägt. An zweiter Stelle stehen reversible Hautreaktionen (makulopapulös oder urtikariell, selten als Erythrodermie sowie Pruritus). Blutbildungsstörungen (Neutropenie, Agranulozytose, Thrombozytopenie und thrombotische, thrombozytopenische Purpura [hohe Mortalität!]) sind bei etwa 2,4% der Patienten zu beobachten. Sie treten meist in den ersten 3 Monaten nach Behandlungsbeginn auf. Selten sind Ikterus mit Hepatitis und Cholestase. VLDL-Cholesterin, Triglyzeride und HDL steigen an. Gelegentlich kommt es zu Kopfweh und Schwindel.

Arzneimittelwechselwirkungen. Pharmakodynamische Interaktionen bestehen mit Acetylsalicylsäure, nichtsteroidalen Antirheumatika, Heparin und oralen Antikoagulanzien mit erhöhtem Blutungsrisiko. Die gleichzeitige Verabfolgung von Antazida reduziert die Bioverfügbarkeit, Cimetidin erhöht die Plasmakonzentrationen von Ticlopidin. Die Kombination mit Warfarin kann zu einer cholestatischen Hepatose führen. Ticlopidin hemmt CYP3A4 und reduziert die Elimination von Carbamazepin, auch Phenytoin-Plasmakonzentrationen steigen unter Ticlopidin an. Durch Theophyllin wird die Halbwertszeit von Ticlopidin deutlich verlängert. Die durch Ticlopidin bedingte Verlängerung der Blutungszeit kann durch Methylprednisolon aufgehoben werden.

Schwangerschaft und Laktation. Ticlopidin sollte in Schwangerschaft und Stillzeit nicht gegeben werden, da keine ausreichenden Informationen vorliegen.

Pflegehinweise

Ticlopidin soll nicht an Patienten mit erhöhter Blutungsneigung oder Magen-Darm-Ulzerationen verabreicht werden. Vor Operationen ist die Substanz rechtzeitig (1 Woche zuvor) abzusetzen, da es sonst zu vermehrten Blutverlusten kommen kann. Vor Beginn und während der ersten 3 Monate der Behandlung mit Ticlopidin sind in 14-tägigen

Abständen ein Differentialblutbild und eine Thrombozytenzählung erforderlich. Der Patient sollte angewiesen werden, bei Auftreten von Geschwüren im Mund-Rachen-Bereich, Tonsillitis und Fieber dies dem Arzt unverzüglich zu melden. Ticlopidin sollte nach der Mahlzeit eingenommen werden, um die gastrointestinalen Nebenwirkungen zu reduzieren.

Clopidogrel — Plavix®

Indikationen. Clopidogrel ist ein irreversibler Hemmer der ADP-induzierten Plättchenaggregation, hat also einen Wirkmechanismus, der dem von Ticlopidin entspricht. Die Substanz ist indiziert für die Primär- und Sekundärprophylaxe des Myokardinfarktes und des Schlaganfalls sowie bei peripherer arterieller Verschlusskrankheit (pAVK). In der Prophylaxe transitorisch-ischämischer Attacken und bei multiplen Perfusionsstörungen (pAVK plus Herzinfarkt) ist Clodipogrel der Acetylsalicylsäure überlegen. Im Vergleich zu Ticlopidin ist die deutlich seltener vorkommende Granulozytopenie sowie die nur einmalige tägliche Gabe vorteilhaft. Kontraindikationen bestehen für aktive Blutungen, Ulzera im Magen-Darm-Trakt oder Blutgerinnungsstörungen.

Pharmazeutische Zubereitung. Tabletten zu 75 mg.

Wirk- und Eliminationsverhalten. Die Resorption erfolgt rasch, Clopidogrel muss zur Entfaltung seiner Wirkung zu einem aktiven Metaboliten verstoffwechselt werden. Die **Plasmaspiegelmaxima** von Muttersubstanz und Hauptmetaboliten werden nach 40–50 min erreicht. Während ein erster Effekt nach 2 h zu verzeichnen ist, dauert es bis zum Erreichen der maximalen Wirkung 3–7 Tage. **Stoffwechsel/Ausscheidung:** Clopidogrel wird umgehend verstoffwechselt; die Metaboliten werden je zur Hälfte über die Nieren und über den Stuhl ausgeschieden. Der Hauptmetabolit hat eine **Eliminationshalbwertszeit** ($t_{1/2}$) von 7–8 h. Nach Absetzen der Therapie dauert es etwa 7 Tage, bis die Plättchenaggregation sich wieder vollständig normalisiert hat, weil die Wirkung von Clopidogrel auf die Thrombozyten irreversibel ist.

DOSIERUNG

Erwachsene. 75 mg/Tag.

Sonderfälle. Bei **Niereninsuffizienz** ist keine Dosisanpassung erforderlich. Für **Leberinsuffizienz** fehlen Dosierungsvorschläge; es wird von der Anwendung abgeraten.

Unerwünschte Wirkungen. Die Gefahr der Myelosuppression ist gering, nur sehr selten sind Granulozytopenie und Agranulozytose beobachtet worden. Abdominaldruck, Übelkeit, Sodbrennen und Durchfall sind bei etwa 5% der Patienten zu erwarten. Eine gastrointestinale Blutung ist ein seltenes Ereignis. Die Leberenzyme können gelegentlich ansteigen. An der Haut können Exantheme und Pruritus auftreten. Gelegentlich sind Kopf-, Gelenk- und Rückenschmerzen gesehen worden.

Arzneimittelwechselwirkungen. Die gleichzeitige Verabfolgung von Acetylsalicylsäure, anderen NSAR, Heparin und oralen Antikoagulanzien erhöhen das Blutungsrisiko. Clopidogrel hat im Gegensatz zu Ticlopidin keine Wirkung auf die Elimination von Theophyllin.

Schwangerschaft und Laktation. Es liegen keine Erfahrungen vor, deswegen sollte die Verabfolgung unterbleiben.

Pflegehinweise

Leberfunktionstests und Differentialblutbild sollten besonders anfänglich beobachtet werden. Vor Operationen ist Clopidogrel abzusetzen; die Zeit bis zur Normalisierung der Plättchenfunktion beträgt 1 Woche. Wegen der – wenn auch seltenen – Gefahr des Auftretens einer Agranulozytose sollte der Patient darauf hingewiesen werden, Fieber, Angina tonsillaris und Geschwüre im Mund-Rachen-Bereich dem Arzt unverzüglich zu melden.

Abciximab — ReoPro®

Indikationen. Abciximab ist ein chimärer monoklonaler Antikörper (Protein) gegen den menschlichen Glykoproteinrezeptor Gp IIb/IIIa. Die Bindung an diesen Rezeptor hat eine ausgeprägte Hemmung der Plättchenaggregation zur Folge, weil die Bildung von Fibrinogen- und Fibrinbrücken zwischen den Plättchen verhindert wird. Da dieser Wirkmechanismus nicht nur die durch Thromboxan ausgelöste Aggregation betrifft, sondern viele Stimuli, ist er dem durch Acetylsalicylsäure ausgelösten Effekt überlegen. Die Bindung an den Glykoproteinrezeptor ist sehr stabil, die Aggregationshemmung der Plättchen hält noch 2–4 Tage nach Absetzen des Medikamentes an. Die Blutungszeit wird etwa um den Faktor 4 verlängert. Abciximab ist bei Hochrisikopatienten mit PTCA sowie bei instabiler Angina pectoris, die nicht auf eine konventionelle Therapie anspricht, indiziert. Bei diesen Patientengruppen werden durch die Therapie Koronarverschlüsse, Herzinfarkt und eine erneute PTCA verhindert. Abciximab ist kontraindiziert bei Patienten unter oralen Antikoagulanzien, bei aktiver Blutung, Schlaganfall, Thrombozytopenie, Zustand nach kürzlicher Operation oder Trauma, arterieller Hypertonie sowie unter Dextran-Verabreichung.

Wirk- und Eliminationsverhalten. Die kurze **Eliminationshalbwertszeit** ($t_{1/2}$) von 30 min entspricht nicht der langen Wirkdauer von 2 Tagen, die durch die enge Bindung an den Glykoproteinrezeptor zustande kommt.

DOSIERUNG

Erwachsene. Bolus von 0,25 mg/kg KG, gefolgt von einer Dauerinfusion über 12–24 h mit 10 µg/min. Diese Therapie sollte 10–60 min vor der PTCA beginnen. Bei Patienten mit instabiler Angina pectoris sollte das Schema 17–23 h vor der PTCA begonnen und 1 h lang nach der PTCA fortgeführt werden.

Sonderfälle. Bei Patienten mit einem Gewicht unter 75 kg ist offenbar die Gefahr einer größeren Blutung erheblich; es existieren aber keine Dosierungsvorschläge für diese Situation.

Unerwünschte Wirkungen. Größere Blutungen, die oft auch Transfusionen erfordern, treten häufig auf. Meist ist die Blutungsquelle die Kathet-erinsertionsstelle im Bein, gefolgt von ZNS und Retroperitoneum. Eine Thrombozytopenie kommt selten vor und kann mit Thrombozytenkonzentrat behandelt werden. Etwa 50% der Patienten entwickeln Antikörper gegen Abciximab; in diesen Fällen sollte nicht wiederholt therapiert werden. Bei Erstgabe sind bisher keine allergischen Reaktionen beobachtet worden.

Arzneimittelwechselwirkungen. Die gleichzeitige Gabe von oralen Antikoagulanzien ist wegen der erhöhten Blutungsgefahr kontraindiziert, diese Substanzen sollen 7 Tage vorher abgesetzt sein bzw. so lange, bis die Prothrombinzeit das 1,2fache der Kontrolle beträgt. Dextran erhöht das Blutungsrisiko erheblich. Heparin wird regelhaft zusammen mit Abciximab gegeben und erhöht das Blutungsrisiko. Deshalb sollten vor der Therapie mit Abciximab die Plättchenzahl, die Prothrombinzeit und die APCT bestimmt werden.

Schwangerschaft und Laktation. Es liegen keine Erfahrungen vor; das Medikament sollte deshalb in Schwangerschaft und Stillzeit nicht verabreicht werden.

Pflegehinweise

Die Therapie mit Abciximab erfordert eine intensive Kontrolle von Laborparametern, um das Blutungsrisiko richtig einzuschätzen. Dazu zählen Messungen der Plättchenaggregation oder der Plättchenzahl, von Hämoglobin, Hämatokrit, Prothrombinzeit, partieller Thromboplastinzeit, Fibrinogen und Fibrinspaltprodukten. Diese Parameter sollten in den ersten 24 h mehrfach, im weiteren dann täglich kontrolliert werden.

11 Analgetika-Antipyretika („Nichtsteroidale Antirheumatika – NSAR")

Generelle Empfehlungen. Die nichtsteroidalen Antirheumatika (NSAR) sind wegen ihrer schmerzlindernden (analgetischen), entzündungshemmenden (antiphlogistischen) und fiebersenkenden (antipyretischen) Wirkungen die am meisten verordneten Medikamente. Zugleich führen sie – absolut gesehen – am häufigsten zu schwerwiegenden Nebenwirkungen, wie Magengeschwüren (Magenulzera), Blutungen und Perforationen (örtliche Gewebszerstörung mit Eröffnung einer Körperhöhle oder eines Hohlorganes).

Bei der Auswahl eines NSAR sind die Eigenschaften der Medikamente sowie die besonderen Gegebenheiten des Patienten zu beachten. NSAR hemmen die Bildung von Prostaglandinen durch Blockade der Cyclooxygenase (COX 1 und COX 2). Prostaglandine bilden eine Substanzgruppe, die im Körper zahlreiche Wirkungen, unter anderem Schmerzen, Fieber oder Entzündungsreaktionen, hervorrufen können. COX 1 ist ein Enzym, das vor allem für die natürliche Prostaglandinbildung verantwortlich ist, wie sie beim Gesunden in Blutplättchen, Nieren und Magenwand abläuft. COX 2 wird hauptsächlich bei Entzündungsreaktionen aktiviert.

Die meisten zurzeit angewendeten NSAR (Diclofenac, Ibuprofen, Piroxicam) sind nichtselektiv, d. h. sie hemmen beide COX-Enzyme. Da sie so auch die natürliche (physiologische) Prostaglandinbildung hemmen, verursachen sie viele unerwünschte Wirkungen. Nichtazetylierte Salicylate und neue selektive (z. B. Meloxicam) und hochselektive COX-2-Hemmer (z. B. Celecoxib) zeichnen sich dadurch aus, dass sie keine oder eine deutlich geringere Hemmung der Verklumpung von Blutplättchen (Thrombozytenaggregation) sowie der Prostaglandinbildung in Nieren und Magen bewirken. Trotzdem haben sie die gleiche klinische Wirksamkeit in Bezug auf Schwellung und Gelenkschmerzen bei Patienten mit rheumatoider Arthritis. Wegen der fehlenden Hemmung der Plättchenaggregation können diese Substanzen aber von Patienten, die operiert werden sollen, bis unmittelbar vor dem Operationstermin genommen werden. Unter Geburten kommt es nach Einsatz dieser Arzneimittel nicht mehr zu vermehrtem Blutverlust. Die unerwünschten Wirkungen auf die Nieren (verminderte Ausscheidung von Natrium, Abnahme der glomulären Filtrationsrate), insbesondere bei Patienten mit Nieren-, Leber- oder Herzfunktionsstörungen, und die Lunge („Analgetikaasthma") werden sehr viel seltener beobachtet. Auch die Wechselwirkungen mit Diuretika, Betablockern und ACE-Inhibitoren bestehen bei den selektiven COX-2-Inhibitoren nicht so ausgeprägt. Deshalb stellen sie in diesen Fällen eine nützliche Alternative zu den nichtselektiven NSAR dar.

Die häufigsten und gefährlichsten unerwünschten Wirkungen der NSAR treten am Magen-Darm-Trakt auf (Magenblutungen, Ulzera, Perforationen, Tod). Das Risiko ist besonders hoch bei älteren Patienten, Frauen, bei hoher Krankheitsaktivität, gleichzeitiger Steroidgabe und vorausgegangener Magen-Darm-Blutung. Das Risiko dieser Komplikationen ist bei Ibuprofen im Vergleich zu Indometacin (doppelt so häufig) und Piroxicam (4-mal so häufig) niedrig. Allerdings wird Ibuprofen meist nur zu analgetischen Zwecken in relativ niedriger Dosierung eingesetzt.

Wechselwirkungen nichtselektiver NSAR treten bei gleichzeitiger Gabe von Antihypertonika (Verlust der Blutdruckkontrolle), Cyclosporin (Zunahme der nierenschädigenden Wirkung), Methotrexat und Lithium (jeweils Abnahme der Ausscheidung und Zunahme der Plasmakonzentration) auf.

Die Unterscheidung der NSAR erfolgt zweckmäßigerweise nach dem Grad der Selektivität. Medikamente wie Indometacin und Piroxicam wirken überwiegend COX-1-hemmend bei hoher Komplikationsrate im Magen-Darm-Trakt. Diclofenac und Ibuprofen hemmen eher COX 2. Zu den vorwiegend (selektiv) COX-2-hemmenden Substanzen zählt Meloxicam, zu den nahezu ausschließlich (hochselektiven) COX-2-hemmenden Stoffen Celecoxib und Rofecoxib.

Selten kommt es nach Gabe von NSAR zu unerwünschten Reaktionen der Leber. Möglich ist ein Enzymanstieg bis hin zu einer rasch fortschreitenden, möglicherweise sogar tödlich verlaufenden Hepatitis. Diclofenac und Piroxicam sind hierfür seltener die Ursache als Indometacin.

Nach Gabe aller NSAR kann eine Agranulozytose (Zerstörung der Granulozyten und deren Vorstufen) oder eine aplastische Anämie (Anämie infolge Störungen der Stammzellen) auftreten. Besonders häufig sind sie nach Phenylbutazon und Indometacin.

Mit Ausnahme der selektiven und hochselektiven COX-Hemmer, tritt die Verminderung der Blutplättchenverklumpung (Thrombozytenaggregationshemmung) dosisabhängig bei allen NSAR auf. Außer bei Acetylsalicylsäure ist sie umkehrbar (reversibel). Metamizol ist ein besonders wirksamer Aggregationshemmer, während Paracetamol keine diesbezügliche Wirkung hat. Ist bei einem Patienten mit Blutungsgefahr (niedrige Thrombozytenzahl, Antikoagulanzientherapie etc.) eine hochwirksame Schmerzausschaltung (Analgesie) erforderlich, so können bei gleichzeitig erforderlicher entzündungshemmender (antiinflammatorischer) Wirkung Codein oder Opiate zusammen mit selektiven COX-Inhibitoren eingesetzt werden.

Die Zubereitung der Arzneimittel (Galenik) kann wesentlichen Einfluss auf die Verträglichkeit haben. So ist magensaftresistente Acetylsalicylsäure deutlich besser verträglich als die magensaftlösliche Form (s. Acetylsalicylsäure).

Die NSAR unterscheiden sich erheblich in Bezug auf ihre Eliminationshalbwertszeiten (Tabelle 11.1). Trotz der kurzen Halbwertszeit von Ibuprofen und Diclofenac ist mit nur 2-maliger Gabe/Tag bei den meisten

Tabelle 11.1. Übersicht zu nichtsteroidalen Analgetika-Antirheumatika

Gen. Name	Handelsname	Erw.-Tagesdosis	Darreichungsform	$t_{1/2}$	Bemerkungen
Acemetacin	Rantudil	180–360 mg	Kapseln 30/60/90 mg	5 h	Metabolisierung zu Indometacin
Acetylsalicylsäure	Aspirin	2–3 g	Tabletten magensaftresistent; 100, 200 mg; Tabletten 100, 300, 500 mg; Injektionslösung 500 mg	10–20 min	Siehe Monografie. Der Hauptmetabolit Salicylat hat dosisabhängige Halbwertszeit. Magensaftresistente Tabletten zeigen weniger unerwünschte Wirkungen am Magen und Darm
Diclofenac	Voltaren	100–150 mg	Dragees 25, 50, 100 (Retard) mg	1–2–1,8 h	Siehe Monografie. Leberwerte beobachten
Disalicylsäure	Salsalat (über internationale Apotheke)	3 g	Kapseln 500 mg		Siehe Monografie. Nur sehr schwacher Inhibitor der Cyclooxygenase, keine Wirkung auf Thrombozyten. Meist einsetzbar bei Aspirin-sensitiven Patienten und in der Schwangerschaft. Einschleichend dosieren
Etofenamat	Rheumon	1 g	Ampullen 1 g	2 h	Gute analgetische Wirksamkeit
Ibuprofen	Aktren	600–2400 mg	Kapseln/Tabletten zu 200, 400, 600, 800 mg	2 + 0,5 h	Siehe Monografie
Indometazin	Amuno	100–150 mg	Kapseln 25, 50 mg	2,4 + 0,4 h	Siehe Monografie. Häufig Kopfweh und ZNS-Nebenwirkungen wie Schwindel, Müdigkeit und Verwirrtheit

Tabelle 11.1. Übersicht zu nichtsteroidalen Analgetika-Antirheumatika (Forts.)

Gen. Name	Handelsname	Erw.-Tagesdosis	Darreichungsform	$t_{1/2}$	Bemerkungen
Ketoprofen	Alrheumun	150–300 mg	Kapseln 50, 100 mg; Supp. 100 mg	1,5–2,5 h	–
Lonazolac	Argun	400–600 mg	Filmtabletten 200 und 300 mg; Supp. 400 mg	6 h	–
Mefenaminsäure	Parkemed	1,5 g	Kapseln 250 mg	2 h	–
Meloxicam	Mobec	7,5–15 mg	Tabletten zu 7,5 mg	15–20 h	Siehe Monografie
Metamizol	Baralgin	4 g	Tabletten 500 mg; Supp. 0,3 g u. 1 g	2–4 h	Cave: Blutdruckabfall bei rascher i.v.-Gabe. Leukopenie
Mofebutazon	Diadin	600 mg	Kapseln 200 mg	0,5–4 h	Wie Phenylbutazon, s. unten
Nabumeton	Arthaxan	1–2 g	Tabletten 1 g; Kapseln 500 mg	22 h	Akt. Metabolit
Naproxen	Apramax	550–1100 mg	Kapseln 550 mg	14 h	Gut untersucht, daher Wechselwirkung mit ACE-Inhibitoren (mehr renale Funktionsstörungen) und Sulfonylantidiabetika (Hypoglykämie) bekannt
Nifluminsäure	Actol	750 mg	Kapseln 250 mg	2–3 h	–
Paracetamol	Paracetamol-ratiopharm	4000 mg maximal	Tabletten, Kapseln 500 mg; Supp. 125, 250, 500, 1000 mg; Saft (40 mg/ml)	2 h	Siehe Monografie

Tabelle 11.1. Übersicht zu nichtsteroidalen Analgetika-Antirheumatika (Forts.)

Gen. Name	Handelsname	Erw.-Tagesdosis	Darreichungsform	$t_{1/2}$	Bemerkungen
Phenylbutazon	Butazolidin	400–600 mg p.o.; 1–2 Supp.	Ampullen 600 mg; Dragees 200 mg; Supp. 250 mg	29–175 h	Indikation: M. Bechterew. Wegen Gefahr der Agranulozytose nach 1. Woche und dann monatlich Blutbildkontrolle
Piroxicam	Felden	20 mg	Tabletten, Kapseln 10, 20 mg; Supp. 20 mg; Injektionslösung 20 mg	30–60 h	Siehe Monografie. Wegen langer Halbwertszeit volle Wirkung erst nach mehreren Tagen. Häufig phototoxische Hautreaktionen
Propyphenazon	Eufibron	1–3 g	Supp. 0,1, 02, 0,3 g; Tabletten 500 mg	1–2 h	Analgetikum in zahlreichen Kombinationen. Risiko wie Metamizol, insbesondere Blutdruckabfall, Hautreaktionen (Stevens-Johnson-, Lyell-Syndrom), Agranulozytose

Patienten mit rheumatoider Arthritis der gleiche therapeutische Erfolg zu erzielen wie mit 4-maliger Gabe. Die Unterschiede in den Halbwertszeiten sind bedeutsam für die Zeit, die bis zum Erreichen der Vollwirkkonzentration vergeht (4 Halbwertszeiten). Bei Piroxicam ist dies erst nach mehreren Tagen der Fall, während bei Ibuprofen die volle Wirkung bereits am ersten Tag eintritt. Bei der Beendigung der Therapie gelten die gleichen Zeitabläufe. Die kurz wirksamen NSAR (Ibuprofen, Diclofenac) zeigen somit eine bessere Steuerbarkeit. Dieser Vorteil macht sich auch bemerkbar, wenn es darum geht, die Gabe des Arzneimittels der Krankheitsaktivität im Tagesverlauf anzupassen (Chronotherapie). Die Beschwerden bei rheumatoider Arthritis sind meist morgens am stärksten ausgeprägt und bessern sich im Verlauf des Tages, während die Osteoarthrose sich im Laufe des Tages verschlimmert. Für morgens auftretende Beschwerden ist die Gabe am Abend und früh morgens wirkungsvoller als mittags und abends; für nachmittags auftretende Beschwerden ist die Einnahme abends und morgens optimal.

Die interindividuellen Unterschiede in der Ansprechrate sind sehr groß. Eine Variation des Dosierungsschemas oder der Einsatz eines anderen Wirkstoffes ist bei NSAR mit kurzer Halbwertszeit praktisch ohne Wirkungsverlust möglich.

Die einzige erwiesenermaßen wirksame Methode, um die erneute Blutungsgefahr bei Patienten zu senken, die in der Vorgeschichte eine Blutung des Magen-Darm-Traktes nach Gabe von NSAR hatten, besteht in der Verabfolgung von Misoprostol. Ist bei einem bestehenden Magen- oder Zwölffingerdarmgeschwür die Gabe von NSAR unerlässlich, so ist die gleichzeitige Gabe von Omeprazol in einer Dosis von 20 mg/Tag ratsam. Bei der Therapie mit NSAR ist die Behandlungsdauer möglichst kurz zu halten, da diese Medikamente den Krankheitsverlauf (z. B. Funktionserhaltung der Gelenke) nicht verbessern, die unerwünschten Wirkungen aber mit der Behandlungsdauer zunehmen.

Acetylsalicylsäure — Aspirin®, Aspisol® u. a.

Indikationen. Acetylsalicylsäure wirkt analgetisch, antiinflammatorisch und antipyretisch. Die Substanz hemmt außerdem die Plättchenaggregation. Der analgetische Effekt ist nach parenteraler Gabe so ausgeprägt, dass Acetylsalicylsäure in dieser Applikationsform auch für ausgeprägte Schmerzzustände (z. B. Tumorschmerzen) erfolgreich genutzt werden kann. Die Plättchenaggregationshemmung tritt bei einmaliger hoher Dosierung (500 mg) praktisch sofort ein. Bei akutem Herzinfarkt, instabiler Angina pectoris oder Fibrinolyse, wenn eine sofortige Wirkung erwünscht ist, kann man initial 300–500 mg p.o. geben und danach mit 100 mg/Tag fortfahren. Ist eine orale Gabe nicht möglich, so kann Lysinmonoacetylsalicylat (Aspisol®) intravenös verabfolgt werden. Mit einer Dauertherapie von 100 mg/Tag ist eine relevante Protektion vor einem

Erstherzinfarkt oder einem Reinfarkt zu erzielen. Bei stabiler Angina pectoris ist die Kombination aus Acetylsalicylsäure und Sotalol der alleinigen Gabe von Sotalol überlegen und führt zu einer Abnahme von Herzinfarkten und plötzlichem Tod. Die Restenosierung nach perkutaner koronarer Angioplastie kann durch Gabe von Acetylsalicylsäure vor und nach der Intervention erheblich reduziert werden. Bei transitorisch-ischämischen Attacken und nach ischämischem Schlaganfall wird das Risiko eines Rezidivs signifikant gesenkt. Bei Vorhofflimmern ohne Klappenerkrankung kann die Häufigkeit von Hirnembolien reduziert werden, allerdings nicht so wirksam wie mit oralen Antikoagulanzien. Venöse Thrombosen (Patienten der Orthopädie, Traumatologie und Inneren Medizin) und Lungenembolien können durch Acetylsalicylsäure deutlich reduziert werden, venöse Thrombosen jedoch weniger effektiv als mit Heparin.

Pharmazeutische Zubereitung. Tabletten 100 mg, 300 mg, 500 mg; 100 mg, 200 mg magensaftresistent; 500 mg Kautabletten; Trockensubstanz (DL-Lysinmono[acetylsalicylat], Aspisol®) 900 mg/Flasche entsprechend 500 mg Acetylsalicylsäure. Die magensaftresistente Darreichungsform ist insbesondere für eine länger dauernde Therapie geeignet, da weniger unerwünschte Wirkungen an Magen und Darm auftreten. Die Trockensubstanz wird in Wasser gelöst, ist dann sofort zu verwenden (langsam i.v. oder i.m.). Diese Form ist neben der parenteralen auch zur oralen Gabe (Kinder!) geeignet. Acetylsalicylsäure wird in Kombinationen mit Paracetamol, Paracetamol und Koffein, mit Zitronensäure, mit Vitamin C und mit Ethenzamid kombiniert. Diese Kombinationen haben keinen erwiesenen therapeutisch relevanten Vorteil gegenüber der Reinsubstanz.

Wirk- und Eliminationsverhalten. Acetylsalicylsäure wird nach oraler Gabe rasch resorbiert, die Wirkung tritt nach ca. 30 min ein (bei magensaftresistenter Form erst nach Magenentleerung, deshalb später). **Stoffwechsel/Ausscheidung:** Es erfolgt eine schnelle Hydrolyse zu Salicylat. Die analgetische Wirkung der Acetylsalicylsäure ist wegen der kurzen Halbwertszeit und der raschen Regeneration der Cyclooxygenase (einige Stunden) nach 2–4 h verschwunden. Die Wirkung auf die Plättchen dauert wegen der irreversiblen Enzymhemmung so lange, wie das Plättchen „lebt“ (~1 Woche). Sie tritt bei einmaliger hoher Dosierung (500 mg) praktisch sofort ein. Bei niedrigerer Dosierung (100 mg) dauert es 1–2 Tage und bei noch niedrigerer Dosierung noch länger, ehe die volle Wirkung auf die Blutplättchen erzielt ist. Salicylat wird in der Leber verstoffwechselt. Bei saurem Urin-pH werden 5%, bei alkalischem Urin-pH bis zu 85% unverändertes Salicylat über die Nieren ausgeschieden. Die **Eliminationshalbwertszeit** ($t_{1/2}$) von Acetylsalicylsäure beträgt 10–20 min, die von Salicylat ist dosisabhängig: 2,4 h bei 0,25 g, 5 h bei 1 g, 6 h bei 1,3 g und 19 h bei 10–20 g (Intoxikation).

DOSIERUNG

Erwachsene. Bei Fieber oder Schmerzen: 500 mg bis 1 g p.o. 2- bis 3-mal täglich; bei akutem rheumatischen Fieber 4–6 g/Tag p.o. auf 1-g-Einzelgaben verteilt. Intravenös (Aspisol®) bei Schmerzen und Fieber. 1 Flasche (entspricht 0,5 g Acetylsalicylsäure). Gabe langsam i.v. oder i.m. Bei sehr starken Schmerzen 2 Flaschen, maximal 10 Flaschen/Tag. Zur Hemmung der Plättchenaggregation bei Herzinfarkt und instabiler Angina pectoris initial 300 mg, dann 100 mg/Tag.

Kinder. Bei Fieber und Schmerzen 65 mg/kg täglich verteilt auf 4–6 Einzelgaben. Bei juveniler rheumatoider Arthritis und bei akutem rheumatischen Fieber 90–130 mg/kg täglich verteilt auf 4–6 Einzelgaben.

Sonderfälle. Bei Urämie und niedriger Albumin-Plasmakonzentration (Alter!) besteht eine erhöhte Gefahr der Intoxikation. Bei Patienten, die älter als 70 Jahre sind, ist die Salicylatkinetik sehr variabel, 50% eliminieren Salicylat verzögert. Monitoring ist deshalb wichtig!

Unerwünschte Wirkungen. Die unerwünschten Wirkungen, zu denen Magenschmerzen, Übelkeit, Erbrechen, okkulter Blutverlust und Magenulzera, Tinnitus, Schwerhörigkeit sowie Verwirrtheit gehören, sind dosisabhängig häufig. Zum Monitoring geeignet ist die Messung von Salicylat. Erste unerwünschte Wirkungen treten meist ab 200 µg/ml auf (Tinnitus); tödliche Vergiftung bei 900 µg/ml. Die unerwünschten Wirkungen nehmen ab 3 g Acetylsalicylsäure/Tag steil zu. Die Auslösung eines Syndroms von Asthma und Angiödem bei Patienten mit Nasenpolypen ist bekannt. Selten tritt ein Leberschaden auf, besonders bei Kindern mit rheumatischem Fieber oder rheumatoider Arthritis sowie bei Erwachsenen mit SLE oder vorbestehender Lebererkrankung. Hohe Dosierungen können die Prothrombinzeit geringgradig verlängern. Die Blutungszeit ist selbst nach nur einmaliger Gabe verlängert (Plättchenaggregationshemmung).

Arzneimittelwechselwirkungen. Pharmakodynamische Interaktionen mit Antikoagulanzien führen zu erhöhtem Blutungsrisiko. Die zahlreichen pharmakokinetischen Interaktionen sind selten klinisch relevant. Jedoch kann Acetylsalicylsäure die renale Ausscheidung von Methotrexat um 35% reduzieren und damit zu lebensgefährlichen oder tödlichen Panzytopenien führen.

Schwangerschaft und Laktation. Im letzten Trimenon eingenommen, kann Acetylsalicylsäure zur Reduktion der Wehentätigkeit, Verlängerung der Austreibungsphase und vermehrten Blutverlust sowie vermehrten Blutungen beim Kind führen. Ein vorzeitiger Verschluss des Ductus arteriosus Botalli ist möglich. Die Salicylatkonzentrationen in der Muttermilch sind gering, jedoch bei hochdosierter Gabe an die Mutter im Säuglingsblut gut nachweisbar und in der Nähe therapeutischer Konzentrationen. Deshalb sollten Salicylate während Schwangerschaft und Stillzeit nicht verabreicht werden.

Pflegehinweise

Vorsicht ist bei Patienten mit bestehendem Magen- oder Duodenalulkus, Blutungsneigung oder Prothrombinmangel, bei Antikoagulation und Asthma bronchiale geboten. Wegen der Möglichkeit eines Reye-Syndroms (akutes Krankheitsbild mit schwerer Enzephalopathie und Verfettung der Leber) soll das Medikament nicht an Kinder mit Windpocken oder Grippe gegeben werden. Wer auf Acetylsalicylsäure mit Bronchospasmus reagiert, wird die gleiche Reaktion auch nach Gabe anderer NSAR zeigen! Auf okkulten Blutverlust ist zu achten, der Hämoglobinwert sollte bei längerer Gabe von >1 g/Tag kontrolliert werden. Bei antirheumatischer Dosierung ist eine Plasmasalicylatbestimmung (gewünschte Konzentration 150–300 µg/ml) wegen erheblicher interindividueller Unterschiede in der Kinetik hilfreich. Das Medikament sollte mit der Mahlzeit und einem Glas Wasser oder Tee eingenommen werden, um Magenbeschwerden zu minimieren. Magenschmerzen, Übelkeit, Erbrechen mit und ohne Blutgerinnsel und/oder schwarzer Stuhl sind dem Arzt sofort zu melden.

Diclofenac — Voltaren®, Voltaren® Emulgel u. a.

Indikationen. Diclofenac bewirkt eine reversible und dosisabhängige Reduktion der Prostaglandinsynthese. Es hemmt entzündlich bedingte Schmerzen, Schwellungen und Fieber sowie die Plättchenaggregation in Abhängigkeit von der Plasmakonzentration. Diclofenac ist wirksam bei rheumatoider Arthritis, Arthrose, M. Bechterew und anderen Erkrankungen aus dem rheumatischen Formenkreis. Es hat gute analgetische Wirksamkeit bei akuter Arthritis (Gicht etc.), Sportverletzungen, Dysmenorrhöe, Zahnschmerzen, postoperativen Schmerzen, Gallen- und Nierenkolik sowie Ischialgie.

Pharmazeutische Zubereitung. Magensaftresistente Dragees, 25 mg, 50 mg. Retarddragee 100 mg. Schnell auflösende Tablette 50 mg. Injektionslösung für i.m.-Gabe 75 mg. Suppositorien 50 mg, 100 mg. Suppositorien für Kinder 25 mg, für Kleinkinder 12,5 mg. Gel oder Salbe 50 oder 100 mg/g. In Kombination mit Misoprostol (50 mg Diclofenac und 200 µg Misoprostol).

Wirk- und Eliminationsverhalten. Nach oraler Gabe wird Diclofenac fast vollständig resorbiert. Ein First-pass-Effekt reduziert die **Bioverfügbarkeit** um 40%. Diese Bioverfügbarkeit wird auch nach Gabe von Suppositorien erreicht. **Stoffwechsel/Ausscheidung:** Diclofenac wird zu zahlreichen inaktiven Metaboliten umgesetzt, die teils über den Urin, teils über die Galle eliminiert werden. Die Ausscheidung von unverändertem Diclofenac im Urin ist ≤1%. Die **Eliminationshalbwertszeit** ($t_{1/2}$) beträgt 1,2–1,8 h.

DOSIERUNG

Erwachsene. 100–150 mg p.o. verteilt auf 2–3 Einzelgaben. 100 mg retardierte Darreichungsform 1-mal/Tag bei Osteoarthrose. 75 mg i.m. bei akuten Schmerzzuständen wird empfohlen, bringt aber kaum schnellere Analgesie, dafür aber erhebliche Risiken. In Kombination mit Misoprostol bei Risikopatienten für eine gastrointestinale Blutung, insbesondere bei Patienten, die schon eine derartige Komplikation gehabt haben, und bei älteren Frauen. Als Externum bei oberflächlichen Entzündungsreaktionen mehrmals täglich auftragen.

Kinder. Bei juveniler rheumatoider Arthritis bei Kindern im Alter von 2–7 Jahren 1–3 mg/kg KG/Tag als Suppositorien.

Sonderfälle. Die Plasmakonzentrationen von Diclofenac sind bei Patienten mit **Nierenfunktionsstörungen** (ClCrea 30–40 ml/min) unverändert, während die Metabolitenkonzentrationen ansteigen. Patienten mit milderen Formen **chronischer Lebererkrankungen** scheinen keine wesentliche Veränderung der Kinetik zu zeigen. Bei **älteren** Patienten ist aufgrund der veränderten Kinetik die Dosis niedriger zu halten als bei jüngeren Patienten. Neben der pharmakokinetischen Problematik sind insbesondere ältere Frauen durch ein erhöhtes Auftreten von unerwünschten gastrointestinalen Wirkungen betroffen.

Unerwünschte Wirkungen. Magenschmerzen, Übelkeit, Durchfall, Appetitverlust sind häufig und treten bei etwa 10% der Patienten auf. Magen- und Duodenalulzera sind selten, können aber eine lebensbedrohliche oder tödliche Perforation oder Blutung bewirken. ZNS-Symptome treten selten (=0,5%) auf und manifestieren sich als Schwindel, Müdigkeit und Kopfweh. Gelegentlich kommt es über eine renale Natriumretention zu Ödembildung; dies trifft besonders auf Patienten mit Leberzirrhose, Nieren- und Herzinsuffizienz zu. Sehr selten treten schwere Hautreaktionen (Erythema multiforme, Stevens-Johnson-Syndrom) auf. Gelegentlich steigen die Leberenzyme an.

Arzneimittelwechselwirkungen. Die Konzentrationen von Lithium und Digoxin steigen unter Diclofenac-Therapie in klinisch relevantem Ausmaß an. Die Wirkung von Antihypertonika wird durch Na^+-Retention abgeschwächt.

Die durch Diuretika bewirkte Natriumausscheidung wird bei gleichzeitiger Gabe von Diclofenac reduziert. Die Kaliumretention durch kaliumsparende Diuretika wird verstärkt, sodass es zu bedrohlicher Hyperkaliämie kommen kann. Methotrexat-Konzentrationen können durch Diclofenac und andere Medikamente dieser Klasse ansteigen. Die Nephrotoxizität von Cyclosporin und anderen Medikamenten wird erhöht.

Schwangerschaft und Laktation. Diclofenac sollte aus den gleichen Gründen wie Acetylsalicylsäure (s. dort) nicht im letzten Trimenon verordnet werden. In der Muttermilch sind die Konzentrationen so gering, dass eine Wirkung auf den Säugling so gut wie ausgeschlossen ist.

Pflegehinweise

Vorsicht ist bei Patienten mit bestehendem Magen- oder Duodenalulkus wegen Zunahme der Blutungsgefährdung und verzögerter Abheilung sowie bei vorliegendem Prothrombinmangel geboten. Patienten unter Antikoagulanzientherapie sind bei Gabe von Diclofenac besonders durch Blutungen größeren Ausmaßes bedroht (Plättchenaggregationshemmung). Bei Asthma bronchiale oder bestehenden Nasenpolypen ist eine Verschlechterung der Atemfunktion möglich. Das Reaktionsvermögen kann beeinträchtigt werden. Diclofenac sollte mit der Nahrung eingenommen werden, um die unerwünschten gastralen Wirkungen zu reduzieren. Magenschmerzen, Übelkeit, Erbrechen mit und ohne schwarzes oder rotes Blutgerinnsel und/oder schwarzer Stuhl sind dem Arzt unverzüglich zu melden.

Indometacin — Amuno®, Indomet-ratiopharm® u. a.

Indikationen. Indometacin ist einer der potentesten Inhibitoren der Cyclooxygenase I. Zusätzlich zu seinen antiinflammatorischen Eigenschaften hat es eine analgetische Wirkung. Indometacin hemmt die Plättchenaggregation dosisabhängig und reversibel. Die Substanz wird eingesetzt zur Behandlung von Osteoarthrose, rheumatoider Arthritis, M. Bechterew, akuter Arthritis, Weichteilrheumatismus, schmerzhaften Schwellungen und Entzündungen nach Operationen, Tumorschmerzen, Nieren- und Gallenkoliken sowie zum Verschluss des Ductus arteriosus Botalli. Obwohl Indometacin eine gute Wirksamkeit zur Senkung der Körpertemperatur bei Fieber hat, sollte es wegen seinem Risikopotential dafür nur restriktiv eingesetzt werden.

Pharmazeutische Zubereitung. Kapseln 25 und 50 mg, Suppositorien 100 mg, Retardkapseln 75 mg, Ampullen 50 mg (Trockensubstanz +

Lösungsmittel) zur i.m.- und p.o.-Applikation. Als Externum (z. B. Indomet-ratiopharm Gel®, 1 g in 100 ml).

Wirk- und Eliminationsverhalten. Indometacin wird nach oraler Gabe schnell und fast vollständig resorbiert (Ausnahme: magensaftresistente und Retardkapseln). Spitzenkonzentrationen werden nach 0,5 (Zäpfchen) bis 2 h erreicht, die **Plasmakonzentrationen** korrelieren gut mit der Analgesie. **Stoffwechsel/Ausscheidung:** Indometacin wird zu zahlreichen biologisch inaktiven Metaboliten abgebaut, ca. 15% werden unverändert über die Nieren ausgeschieden. Die Verstoffwechselung ist bei Früh- und Neugeborenen verlangsamt. Die **Eliminationshalbwertszeit** ($t_{1/2}$) von sonst 2,4 ± 0,4 h ist bei Früh- und Neugeborenen verlängert.

DOSIERUNG

Erwachsene. Für alle Indikationen 50–150 mg, in Ausnahmefällen vorübergehend 200 mg/Tag, beginnend mit 2- bis 3-mal täglich 25 mg.

Kinder. Ab dem 2. Lebensjahr 1–3 mg/kg KG verteilt auf 3–4 Einzeldosierungen, hergestellt aus Ampullenlösung. Bei Frühgeborenen zum Verschluss des Ductus arteriosus 0,1 (–0,2) mg/kg i.v. als Kurzinfusion dreimal alle 8–12 h. Dabei sollte eine gleichzeitige Furosemid-Gabe sowie eine Erhöhung der Natriumzufuhr erfolgen (s. entsprechende Fachliteratur).

Sonderfälle. Siehe Diclofenac.

Unerwünschte Wirkungen. Frontaler Kopfschmerz (20% der Patienten), Müdigkeit, Schwindel, Verwirrtheit, Erbrechen, Übelkeit, Bauchschmerzen, Durchfälle und Blutverluste aus dem Magen-Darm-Bereich treten häufig auf, besonders bei Dosierungen über 100 mg/Tag. Gelegentlich kommt es zu Magen-Darm-Ulzera, auch mit Perforation. Selten sind Psychosen, Halluzinationen, periphere Neuropathie, Ödeme, Blutdruckanstieg und Hyperkaliämie. In Einzelfällen werden akutes Nierenversagen, Hörstörungen, Tinnitus, Hepatotoxizität (meist nur reversibler Enzymanstieg, aber auch fulminanter Verlauf möglich) beobachtet. Die unerwünschten pulmonalen Wirkungen entsprechen denen von Aspirin. Bei Suppositorien können lokale Reizerscheinungen mit Blutung und Schleimsekretion sowie Tenesmen auftreten. Bei i.m.-Gabe kann es zu einer lokalen Reaktion, selten zu einer Fettgewebsnekrose kommen.

Arzneimittelwechselwirkungen. Antazida können die unerwünschten gastralen Wirkungen von Indometacin reduzieren. Antihypertonika und Diuretika werden in ihrer Wirkung abgeschwächt. Bei kaliumsparenden Diuretika kann es zu einer Hyperkaliämie kommen. Lithium-Plasmakonzentrationen können um über 50% ansteigen. Die Methotrexat-Toxizität wird erhöht, wahrscheinlich durch verzögerte renale Elimination. Die Nephrotoxizität von Cyclosporin und anderen nephrotoxischen Medikamenten wird gesteigert.

Schwangerschaft und Laktation. Im letzten Trimenon besteht die Gefahr des vorzeitigen Verschlusses des Ductus arteriosus Botalli. Die Wehentätigkeit wird gebremst und der Blutverlust bei der Geburt erhöht (wie bei Acetylsalicylsäure zu bewerten). In der Muttermilch treten zwar nur geringe Konzentrationen auf, die aber zu Krämpfen beim Säugling führen können. Indometacin sollte in der Schwangerschaft und Stillperiode nicht verabreicht werden.

Pflegehinweise

Siehe Diclofenac. Übelkeit und Magenschmerzen werden durch Verabfolgung mit der Nahrung reduziert, ohne dass die Wirkung des Medikamentes gemindert wird.

Ibuprofen — Aktren®, Imbun® u. a.

Indikationen. Ibuprofen ist ein wirksamer, reversibler Hemmer der Cyclooxygenase mit analgetischen, antiinflammatorischen und antipyretischen Eigenschaften. Es hemmt die Plättchenaggregation und verlängert die Blutungszeit. Die analgetische Wirkung, die auf zentralen und peripheren Mechanismen beruht, ist unabhängig von dem entzündungshemmenden Effekt. Ibuprofen reduziert entzündliche Schwellungen. Die Blutsenkungsgeschwindigkeit und andere laborchemische Entzündungszeichen werden nicht beeinflusst. Die analgetische Wirkung tritt bei niedrigeren Dosierungen (400–800 mg/Tag) ein als die antiinflammatorische (1600–2400 mg/Tag). Auf Grund guter Untersuchungen kann es sicher und nebenwirkungsarm eingesetzt werden.

Pharmazeutische Zubereitung. Kapseln/Tabletten 200/400/600/800 mg. Retardtabletten 400 und 800 mg. Zäpfchen 300 mg. Zur i.m.-Injektion 230 mg Trockensubstanz mit Lösungsmittel. Als Creme 5 g/100 g.

Wirk- und Eliminationsverhalten. Ibuprofen wird rasch und fast vollständig resorbiert, die **Plasmaspiegelmaxima** werden nach 1–2 h erreicht (bei Brausetabletten möglicherweise rascher). **Stoffwechsel/Ausscheidung:** Ibuprofen wird überwiegend zu inaktiven Metaboliten verstoffwechselt, weniger als 1% der Substanz werden unverändert über die Nieren ausgeschieden. Eine Nierenfunktionseinschränkung und hohes Lebensalter haben keine Auswirkung auf die Kinetik. Die **Eliminationshalbwertszeit** ($t_{1/2}$) beträgt 2 ± 0,5 h.

DOSIERUNG

Erwachsene. Analgetische Therapie: 200 mg 3- bis 4-mal täglich; antiinflammatorische Therapie 400–800 mg 3-mal täglich.

Kinder. Ab dem 6. Lebensjahr 20 mg/kg/Tag, Kinder ab dem 12. Lebensjahr 18 mg/kg/Tag verteilt auf 3–4 Einzelgaben.

Unerwünschte Wirkungen. Häufig sind Übelkeit, Magenschmerzen und Durchfall. Gelegentlich werden okkulter Blutverlust und Magen-Darm-Ulzera beobachtet. Es kann zu einer Natriumretention kommen. Nierenversagen ist selten; das Risiko ist erhöht bei Nieren- und Herzinsuffizienz sowie bei Leberzirrhose. Gelegentlich treten Kopfweh, Schwindel, Schlaflosigkeit und (reversibler) Sehschärfeverlust auf. Pathologische Leberenzymwerte, Lymphopenie, Agranulozytose, aplastische Anämie und aseptische Meningitis sind in Ausnahmefällen beobachtet worden. Bei Patienten mit Nasenpolypen und Angiödem kann selten ein Asthmaanfall auftreten.

Arzneimittelwechselwirkungen. Ibuprofen kann die Metabolisierung von Phenytoin verlangsamen und zu toxischen Konzentrationen ansteigen lassen. Durch Natriumretention kann die Wirkung von Antihypertonika reduziert sein. Die Lithiumkonzentration kann in klinisch relevantem Maße ansteigen. Ibuprofen vermag die renale Methotrexat-Elimination erheblich zu reduzieren und so die Toxizität zu steigern. Die Nephrotoxizität von Cyclosporin und anderen nephrotoxischen Medikamenten nimmt zu.

Schwangerschaft und Laktation. Niedrig dosiert (bis 600 mg/Tag) erscheint Ibuprofen in der Schwangerschaft hinreichend sicher zur Behandlung von rheumatoider Arthritis. Da nur sehr wenig Ibuprofen in der Muttermilch erscheint, kann es in niedriger Dosierung auch während der Stillzeit eingesetzt werden.

Pflegehinweise

Auf okkulten Blutverlust, Sehstörungen, Gewichtszunahme und Beeinträchtigung der Nierenfunktion sollte besonders geachtet werden. Diese Nebenwirkungen sind dem behandelnden Arzt umgehend mitzuteilen.

Piroxicam — Felden® u. a.

Indikationen. Piroxicam hemmt die Prostaglandinsynthese und hat antiphlogistische und analgetische Eigenschaften. Laborchemische Entzündungszeichen werden nicht verändert. Die Substanz mindert entzündliche Schwellungen und Schmerzen und hemmt die Plättchenaggregation. Aufgrund der langen Halbwertszeit (s. unten), die eine einmal tägliche Gabe ermöglicht, ist Piroxicam für akute Schmerzen weniger geeignet, sondern eher für eine langdauernde Therapie. Das Medikament kann bei Patienten mit Leberzirrhose, Herz- oder Niereninsuffizienz zu Wasserretention und Abnahme der glomerulären Filtrationsrate führen.

Pharmazeutische Zubereitung. Tabletten/Kapseln 10 und 20 mg. Zäpfchen 20 mg; i.m.-Injektionslösung 20 mg. Als Creme (z. B. Felden-top® Creme) 5 mg/g.

Wirk- und Eliminationsverhalten. Piroxicam wird wahrscheinlich vollständig resorbiert. Die maximalen **Plasmakonzentrationen** werden nach 1–6 h erreicht. **Stoffwechsel/Ausscheidung:** Piroxicam wird zu zahlreichen inaktiven Metaboliten verstoffwechselt, die zusammen mit ca. 5% der unveränderten Substanz über die Nieren ausgeschieden werden. Die **Eliminationshalbwertszeit** ($t_{1/2}$) beträgt 30–60 h. Entsprechend wird der Steady State erst nach mehreren Tagen erreicht.

DOSIERUNG

Erwachsene. 20 mg/Tag. In Ausnahmefällen zur schnellen Erzielung einer vollen Wirkkonzentration maximal 2 Tage lang 30–40 mg/Tag.

Sonderfälle. Bei **älteren** Patienten, insbesondere bei Frauen, ist mit stark verlängerten Halbwertszeiten (bis zu 140 h) zu rechnen. Auch bei Patienten mit **Lebererkrankungen** verlängert sich die Halbwertszeit in klinisch relevantem Ausmaß. Da es dosisabhängig zu einem Anstieg der unerwünschten Wirkungen, insbesondere von Magen- und Duodenalulzera, kommt, ist bei diesen Patienten die Dosis niedrig zu halten.

Unerwünschte Wirkungen. Magenschmerzen, -druck, Übelkeit, Unterleibsschmerzen, Flatulenz, Durchfall, Erbrechen, Anorexie und okkulter Blutverlust sind häufig. Selten kommt es zu heftig blutenden Magen- und Duodenalulzera, auch mit Durchbruch. Hautreaktionen können besonders an den belichteten Partien in Form von Blasenbildung, Juckreiz mit Rötung und Onycholyse auftreten. In Einzelfällen kommt es zu Stevens-Johnson- und Lyell-Syndrom. Ein Anstieg der Transaminasen und der alkalischen Phosphatase ist nach Absetzen reversibel. Selten kommt es zu Nierenversagen (Nierenpapillennekrose, interstitielle Nephritis) und Hämaturie sowie Na^+-Retention mit oder ohne Ödembildung. Kopfweh, Schwindel, Schlafstörungen und Verwirrtheit sind selten. Suppositorien können lokale Reizerscheinungen verursachen. Bei Injektionen sind Fettgewebsnekrosen beobachtet worden.

Arzneimittelwechselwirkungen. Piroxicam kann die Wirkung von Diuretika und Antihypertonika abschwächen. Die Lithium-Konzentration kann bis in den toxischen Bereich ansteigen. Bei Gabe von kaliumsparenden Diuretika besteht die Gefahr einer Hyperkaliämie. Piroxicam kann die Ausscheidung von Methotrexat in klinisch relevantem Ausmaß verzögern und die Nephrotoxizität von Cyclosporin und anderen nephrotoxischen Medikamenten erhöhen.

Schwangerschaft und Laktation. Die unerwünschten gastralen Wirkungen treten bei Schwangeren häufiger auf als bei Nichtschwangeren. Piroxicam sollte nicht an Schwangere verabfolgt werden. Es tritt in die Muttermilch über und sollte deshalb auch in der Stillzeit nicht eingenommen werden.

Pflegehinweise

Die empfohlenen Dosierungen sollten nicht überschritten werden. Auf das Auftreten von okkultem Blutverlust sollte geachtet werden. Wegen der möglichen Verschlechterung ist bei Herz- und Niereninsuffizienz besondere Vorsicht geboten. Die Patienten sollten darauf hingewiesen werden, dass vor allem an den belichteten Partien Hautreaktionen in Form von Blasenbildung und Juckreiz mit Rötung sowie eine Onycholyse auftreten können. Weiteres s. Diclofenac.

Paracetamol — Ben-u-ron® u. a.

Indikationen. Paracetamol ist ein schwaches Analgetikum und Antipyretikum; es ist kaum antiphlogistisch wirksam und hemmt die Prostaglandinsynthese beim Menschen wenig. Paracetamol hat keinen Einfluss auf die Plättchenaggregation und die Blutungszeit und verursacht keine Magen-Darm-Ulzera. Die analgetische und antipyretische Wirkung setzt nach etwa 1 h ein und hält 3–5 h an.

Pharmazeutische Zubereitung. Tabletten, Kapseln 500 mg, Suppositorien 125, 250, 500, 1.000 mg. Saft (1 ml enthält 40 mg). Pulver (1 Beutel enthält 6 g).

Wirk- und Eliminationsverhalten. Paracetamol wird rasch und vollständig resorbiert. Die **Plasmakonzentrationen** liegen bei etwa 10–20 mg/l. **Stoffwechsel/Ausscheidung:** In der Leber erfolgt die Verstoffwechselung zu inaktiven Metaboliten, nur 5% werden unverändert über die Nieren ausgeschieden. Die **Eliminationshalbwertszeit** ($t_{1/2}$) beträgt 2 h; sie ist verlängert bei Hepatitis und Neugeborenen und verkürzt bei Hyperthyreose und in der Schwangerschaft.

DOSIERUNG

Erwachsene. Einzeldosis 500–1000 mg, Tagesdosis maximal 4000 mg.

Kinder. Säuglinge bis 7 kg (Alter bis 1/2 Jahr): Einzeldosis von 70–100 mg, Tagesdosis bis 350 mg; Säuglinge bis 10 kg (Alter bis 1 Jahr): Einzeldosis 100–150 mg, Tagesdosis bis 500 mg; Kleinkinder bis 15 kg (Alter bis 3 Jahre): Einzeldosis 150–200 mg, Tagesdosis bis 750 mg; Kleinkinder bis 22 kg (Alter bis 6 Jahre): Einzeldosis 200–300 mg, Tagesdosis bis 1000 mg; Schulkinder bis 30 kg (Alter bis 9 Jahre): Einzeldosis 300–500 mg, Tagesdosis bis 1500 mg; Schulkinder bis 40 kg (Alter bis 12 Jahre): Einzeldosis 400–600 mg, Tagesdosis 2000 mg.

Sonderfälle. Für **chronische Alkoholiker** besteht bezüglich der lebertoxischen Wirkung selbst in therapeutischer Dosierung ein besonderes Risiko (tödliches Leberkoma), wohingegen Patienten mit Hepatitis oder Leberzirrhose nicht vermehrt gefährdet sind.

Unerwünschte Wirkungen. Bei Überdosierung besteht die Gefahr einer tödlichen Leberzellnekrose, die bei Alkoholikern jedoch auch schon bei wesentlich niedrigeren Konzentrationen auftreten kann. Meist dauert es 1–2 Tage, ehe sich die Leberintoxikation manifestiert; gelegentlich ist das Leberversagen von einer Tubulusnekrose mit Nierenversagen begleitet. Mit einer akuten schweren Vergiftung mit Leberzellnekrose ist zu rechnen, wenn die Plasmaspiegel 4 h nach Einnahme ≥200 mg/l oder 12 h nach Einnahme ≥50 mg/l sind. Eine chronische Überdosierung (3–5–8 g/Tag) führt ebenfalls zu Leberzellschaden. Zu einer analgetischen Nephropathie kann es nach jahrelanger Einnahme von kg-Mengen kommen. Gelegentlich treten urtikarielle Reaktionen auf.

Arzneimittelwechselwirkungen. Obwohl eine Zunahme der Leberzellschädigung durch Induktion des Metabolismus von Paracetamol denkbar ist (beschleunigte Bildung des toxischen Stoffwechselproduktes), ist eine klinisch relevante Interaktion mit Barbituraten oder Phenytoin bisher nicht bekannt. Chronischer Alkoholabusus führt zu vermehrter Toxizität von Paracetamol.

Pflegehinweise

Patienten sollten auf die Möglichkeit einer Intoxikation mit schwerer Leberschädigung hingewiesen werden. Bei akuter Vergiftung muss innerhalb der ersten 8 h Erbrechen induziert und der Magen gespült werden. Bei hohen Plasmakonzentrationen (s. unter unerwünschten Wirkungen) ist Acetylcystein als Antidot bei Therapiebeginn bis zu 24 h nach der Vergiftung wirksam (initial 140 mg/kg, gefolgt von 70 mg/kg alle 4 h über 72 h, d.h. 17 Einzeldosen über 3 Tage). Die orale Gabe von Acetylcystein ist ebenso wirksam wie die parenterale Verabreichung. Aktivkohle sollte nicht gegeben werden, da sonst die Wirkung von Acetylcystein p.o. beeinträchtigt wird.

Meloxicam

Indikationen. Meloxicam gehört in die Klasse der selektiven COX-Inhibitoren. Entsprechend hemmt es die Plättchenaggregation nicht und senkt die renale Prostaglandinsynthese kaum. In Dosierungen >7,5 mg geht die Selektivität allerdings zumindest teilweise verloren. Die Halbwertszeit von 15–20 h erlaubt eine einmalige tägliche Verabfolgung und macht das Medikament für längere Therapieintervalle besser geeignet als für kurzfristige Behandlungen. Meloxicam ist besser verträglich als Diclofenac und zeigt weniger Interaktionen mit Antihypertensiva, Lithium und Methotrexat. Die Substanz ist wirksam bei Osteoarthritis, rheumatoider Arthritis und M. Bechterew.

Pharmazeutische Zubereitung. Tabletten zu 7,5 mg.

Wirk- und Eliminationsverhalten. Meloxicam wird gut resorbiert. Die maximalen **Plasmakonzentrationen** werden nach 5 h erreicht. **Stoffwechsel/Ausscheidung:** Der Abbau erfolgt fast ausschließlich durch Verstoffwechselung zu inaktiven Metaboliten. Die **Eliminationshalbwertszeit** ($t_{1/2}$) beträgt 15–20 h. Steady-state-Konzentrationen werden entsprechend nach 3–5 Tagen erreicht. Bei Frauen liegen sie etwas höher als bei Männern.

DOSIERUNG

Erwachsene. 7,5 mg/Tag, bei nicht ausreichender Wirkung 15 mg/Tag. Diese Dosis sollte nicht überschritten werden, da die unerwünschten, nicht aber die erwünschten Wirkungen zunehmen.

Sonderfälle. Patienten mit leichtem bis mittelschwerem **Nieren-** und **Leberfunktionsstörungen** zeigen keine veränderte Pharmakokinetik, bei schwerer Nieren- und Leberfunktionsinsuffizienz sollte Meloxicam nicht verabreicht werden. Bei **älteren** Patienten ist die Eliminationsgeschwindigkeit leicht verlangsamt.

Unerwünschte Wirkungen. Dyspepsie, Übelkeit, Magendruck, Bauchschmerzen und Diarrhöe sind öfter zu beobachten, selten kommt es zu Magen-Darm-Blutungen, Ulkus oder Perforation. Sehr selten sind Leukopenie und Thrombopenie, Photosensibilisierung, Ödeme, Benommenheit, Schwindel und Leberfunktionsverschlechterung.

Arzneimittelwechselwirkungen. Interaktionen mit Furosemid bestehen nicht. Die Lithiumelimination wird geringgradig verlangsamt. Meloxicam hat keine Auswirkung auf die Pharmakokinetik von niedrig dosiertem Methotrexat.

Schwangerschaft und Laktation. Die Verabfolgung von Meloxicam ist im letzten Trimenon kontraindiziert, weil Plazenta- und Ductus-Botalli-Blutfluss abnehmen können. Wegen fehlender Daten sollte Meloxicam nicht an Schwangere und Stillende verabreicht werden.

Pflegehinweise

Meloxicam sollte an Patienten mit anamnestischen Gastrointestinalulzera in den letzten 12 Monaten nicht verabreicht werden. Die Maximaldosis von 15 mg/Tag sollte nicht überschritten werden, da nur die unerwünschten, nicht aber die erwünschten Wirkungen zunehmen.

Celecoxib — Celebrex®

Indikationen. Celecoxib wird zur Therapie der aktivierten Arthrose und rheumatoiden Arthritis eingesetzt. Es handelt sich um ein neues nichtsteroidales Antirheumatikum (NSAR), das ausschließlich die Cyclooxygenase II, die bei Entzündungen ausgebildet wird, hemmt. Celecoxib führt sehr viel seltener zu gastrointestinalen Ulzera als die bisher eingesetzten konventionellen NSAR, die auch die Cyclooxygenase I im Magen hemmen. Es hemmt die Plättchenaggregation nicht, weil es die Cyclooxygenase in den Plättchen nicht hemmt.

Pharmazeutische Zubereitung. Kapseln mit 100 oder 200 mg.

Wirk- und Eliminationsverhalten. Celecoxib wird gut resorbiert und erreicht seine maximale **Plasmakonzentration** nach 2–4 h. **Stoffwechsel/Ausscheidung:** Celecoxib wird metabolisiert. Einige Patienten verfügen nicht über die dazu nötigen Enzyme, sodass bei ihnen höhere Konzentrationen vorliegen. Die Ausscheidung von unverändertem Celecoxib beträgt weniger als 1%. Die **Eliminationshalbwertszeit** ($t_{1/2}$) liegt bei 8–12 h.

DOSIERUNG

Erwachsene. Bei Osteoarthrose werden 2-mal 100 mg pro Tag oder 1-mal 200 mg verabfolgt. Patienten mit rheumatoider Arthritis erhalten 2-mal 200 mg pro Tag. Es ist möglich, die Dosierung bei unzureichender Wirkung zu verdoppeln. Bei Kindern sollte Celecoxib nicht angewendet werden.

Sonderfälle. Bei Patienten mit **Leberfunktionsstörungen** ist die Plasmakonzentration von Celecoxib deutlich erhöht. Diese Patienten sollten nur die üblichen Dosierungen erhalten und sind besonders sorgfältig zu überwachen. Bei Patienten mit **eingeschränkter Nierenfunktion** ist die Elimination unverändert. Bei diesen Patienten besteht jedoch die Gefahr, dass ein Nierenversagen eintritt, weshalb die Dosis im unteren Bereich zu halten ist.

Unerwünschte Wirkungen. Gelegentlich kommt es zu Bauchschmerzen, Diarrhöe, Flatulenz und Aufstoßen. Ulzera treten unter Celecoxib selten auf. Die Thrombozytenaggregation wird nicht gehemmt, sodass es zu keiner Verlängerung der Blutungszeit kommt. Eine Asthma-auslösende Gefahr, wie bei den konventionellen NSAR, ist gering. Gelegentlich treten Nierenfunktionsstörungen, Hautreaktionen, Schwindel, Depressionen, Schlaflosigkeit und Sehstörungen auf.

Arzneimittelwechselwirkungen. Celecoxib kann die Wirkung von oralen Antikoagulanzien verstärken. Celecoxib reduziert die renale Lithium-Ausscheidung bei Patienten, die mit Lithium behandelt werden. ACE-Hemmer können zusammen mit Celecoxib eine Verschlechterung der Nierenfunktion herbeiführen. Celecoxib reduziert die Wirkung von Diuretika und blutdrucksenkenden Arzneimitteln. Die nierenschädigenden Wirkungen von Cyclosporin und Takrolimus werden durch Celecoxib verstärkt. Celecoxib kann die Ausscheidung von Methotrexat verlangsamen, sodass es zu hohen Konzentrationen kommen kann.

Schwangerschaft und Laktation. Celecoxib soll in Schwangerschaft und Laktation nicht eingesetzt werden, weil keine Erfahrungen vorliegen.

Pflegehinweise

Das Interaktionspotential ist gering ausgeprägt, aber muss insbesondere mit Bezug auf die antihypertensive Therapie beachtet werden. Das Reaktionsvermögen der Patienten kann abnehmen. Obwohl Celecoxib weniger oft zu gastrointestinalen Blutungen Anlass geben kann, ist die Möglichkeit einer solchen Komplikation nicht ausgeschlossen und auf Erbrechen von Blut oder den Nachweis von schwarzen Stuhl ist sorgfältig zu achten. Da Celecoxib die Plättchenaggregation nicht hemmt, müssen Patienten, die niedrig dosierte Acetylsalicylsäure erhalten, weiterhin damit behandelt werden.

Rofecoxib — Vioxx®

Indikationen. Rofecoxib ist zur Behandlung der aktivierten Arthrose (Osteoarthritis) zugelassen. Es hemmt die bei der Entzündung ausgebildete Cyclooxygenase II und die von diesem Enzym abhängige Prostaglandinproduktion. Es hemmt also nicht die immer in den Blutplättchen vorhandene Cyclooxygenase I, die für die Plättchenaggregation mitverantwortlich ist. Es hemmt auch die im Magen vorhandene Cyclooxygenase I nicht wie die älteren Medikamente dieser Klasse und ist deswegen relativ gut magenverträglich.

Pharmazeutische Zubereitung. Tabletten mit 12,5 mg und 25 mg, Suspension mit 12,5 mg pro 5 ml und 25 mg pro 5 ml.

Wirk- und Eliminationsverhalten. Die höchsten **Plasmakonzentrationen** werden nach 2–3 h erreicht. **Stoffwechsel/Ausscheidung:** Rofecoxib wird metabolisiert und nur etwa 1% unverändert über den Urin eliminiert. Die **Eliminationshalbwertszeit** ($t_{1/2}$) liegt bei 17 h. Der volle therapeutische Effekt wird nach 3 Tagen erreicht.

DOSIERUNG

Erwachsene. Bei Osteoarthrose 12,5–25 mg/Tag. Zur Schmerztherapie, wofür Rofecoxib zurzeit in Deutschland noch nicht zugelassen ist, 50 mg/Tag.

Kinder. Rofecoxib soll bei Kindern nicht angewendet werden.

Sonderfälle. Ältere Patienten zeigen höhere Konzentrationen von Rofecoxib und sollten deswegen niedrig dosiert therapiert werden. Bei **Leberfunktionsstörungen** ist auch mit höheren Konzentrationen zu rechnen und nur die 12,5 mg/Tag-Dosierung empfehlenswert. Bei **Nierenfunktionsstörungen** ist die Pharmakokinetik unverändert, aber wegen der Gefahr des Nierenversagens sollte vorsichtig dosiert werden.

Unerwünschte Wirkungen. Während gastrointestinale Perforation, Blutungen und Obstruktionen unter Rofecoxib seltener sind als unter den konventionellen nichtsteroidalen Antirheumatika, liegen Bauchweh, Diarrhöe, Flatulenz und Dyspepsie in einer ähnlichen Häufigkeit vor. Die Thrombozytenaggregation wird durch Rofecoxib nicht gehemmt und die Blutungszeit nicht verlängert. Gelegentlich kommt es zu Natriumretention mit Ödembildung und Hypertonie, Erhöhung der Leberenzyme, Kopfschmerzen, Juckreiz.

Arzneimittelwechselwirkungen. Rofecoxib verstärkt die Wirkung oraler Antikoagulanzien. Die Plasmakonzentration von Methotrexat steigt unter Rofecoxib deutlich an. Die Lithium-Konzentration steigt an, weil die renale Lithium-Elimination reduziert ist. ACE-Hemmer können in Kombination mit Rofecoxib zu einer Verschlechterung der Nierenfunktion führen.

Rofecoxib reduziert die Wirkung von Diuretika und Antihypertonika. Die nierenschädigende Wirkung von Cyclosporin oder Tacrolimus kann durch Cyclosporin verstärkt werden.

Schwangerschaft und Lakation. Es liegen keine Daten vor; Rofecoxib sollte daher in diesen Perioden daher nicht gegeben werden.

Pflegehinweise

Patienten, die niedrig dosierte Acetylsalicylsäure erhalten, müssen diese auch unter einer Rofecoxib-Behandlung weiterhin einnehmen, da Rofecoxib die Plättchenaggregation nicht hemmt. Auf die Entwicklung von Ödemen ist zu achten.

Metamizol — Baralgin® u. a.

Indikationen. Metamizol ist ein sehr wirksamer Hemmer der Prostaglandinsynthese. Es wirkt analgetisch, antipyretisch und antiphlogistisch und hemmt die Plättchenaggregation. Therapeutisch wird jedoch praktisch ausschließlich seine gute analgetische Wirkung ausgenutzt. Sie ist so ausgeprägt, dass sie oftmals auch für Tumorschmerzen und bei Koliken ausgenutzt werden kann. Auch bei Fieber, das auf andere Medikamente nicht anspricht, ist Metamizol einsetzbar. Die analgetisch-antipyretische Wirkung und die Hemmung der Plättchenaggregation sind dosisabhängig und reversibel. Der Einsatz sollte auf kurzfristige Gaben beschränkt werden, da es selten – aber vermehrt bei chronischer Gabe – zu Leukopenien und Agranulozytose kommt.

Pharmazeutische Zubereitung. Tabletten 500 mg; Tropfen (1 ml enthält 500 mg); Sirup (1 ml enthält 50 mg); Zäpfchen 0,1, 0,3 und 1 g; Ampullen 2,5 g/5 ml.

Wirk- und Eliminationsverhalten. Bei oraler Gabe werden maximale **Plasmakonzentrationen** nach 1–1,5 h erreicht. **Stoffwechsel/Ausscheidung:** Metamizol wird rasch zu zahlreichen, z. T. aktiven Metaboliten verstoffwechselt und liegt nach oraler Gabe im Blutplasma nur in sehr geringen Mengen unverändert vor. Über 90% der Metabolite werden über die Nieren ausgeschieden. Die **Eliminationshalbwertszeit** ($t_{1/2}$) liegt bei 7 h.

DOSIERUNG

Erwachsene. 1–4 g/Tag p.o. Bei akuten starken Schmerzen 1–2 Ampullen/Tag i.m. oder langsam i.v.

Kinder. Bei Kindern 1/2–1 Tropfen/kg KG, ab 4. Lebensjahr 1 Supp. 0,3 g.

Unerwünschte Wirkungen. Häufig sind Blutdruckabfall bis tödlicher Schock, besonders bei älteren Patienten und bei rascher i.v.-Gabe, aber auch nach oraler Gabe (Tropfen). Hautreaktionen wie Erytheme, Stevens-Johnson- und Lyell-Syndrom kommen vor. Bei Patienten mit bekanntem Asthma und gleichzeitig bestehenden Nasenpolypen oder allergischer Rhinitis kommt es gelegentlich zu einem Asthmaanfall. Selten, aber lebensbedrohlich ist eine Leukopenie/Agranulozytose/Thrombozytopenie, die meist nach 10–14 Tagen auftritt. Die Anwendung ist deshalb auf eine kurzfristige Gabe zu beschränken. Nierenfunktionsstörungen sind selten.

Arzneimittelwechselwirkungen. Die Cyclosporin-Konzentration im Plasma wird gesenkt.

Schwangerschaft und Laktation. Wegen der ausgeprägten Prostaglandinsynthesehemmung ist mit vorzeitigem Verschluss des Ductus arteriosus Botalli, Abschwächung der Wehenstärke und vermehrtem intrapartalem Blutverlust zu rechnen. Metamizol sollte deshalb in der Schwangerschaft nicht verabreicht werden. Eine Einnahme in der Stillzeit sollte wegen des Übertritts in die Muttermilch nicht erfolgen.

Pflegehinweise

Metamizol hat eine sehr gute analgetische Wirkung und ist außerdem bei Fieber, das auf andere Medikamente nicht anspricht, einsetzbar. Eine i.v.-Gabe sollte wegen des häufig zu beobachtenden Blutdruckabfalls langsam erfolgen. Bei Heiserkeit, Angina, Rachenulzerationen und Fieber muss an eine Agranulozytose gedacht und der behandelnde Arzt sofort informiert werden. Die Anwendung von Metamizol sollte auf einen kurzen Zeitraum beschränkt bleiben.

Topische Antirheumatika

Topische Antirheumatika werden häufig zur Behandlung von Zerrungen und Prellungen, bei rheumatischen Erkrankungen von Gelenken und Weichteilen sowie bei Arthrosen und oberflächlicher Venenentzündung eingesetzt. Dabei werden am häufigsten die Wirkstoffe Diclofenac (z. B. Voltaren-Emulgel®), Indometazin (z. B. Indomet-ratiopharm Gel), Ibuprofen und Hydroxyethylsalicylat in Zubereitung als Salbe, Creme, Gel oder Fluid mit oder ohne hyperämisierende Zusätze (Nikotinsäureester) appliziert. In vielen Fällen wird eine klinisch durchaus relevante Besserung erzielt. Die Konzentrationen in der systemischen Zirkulation sind nach externer Applikation im Allgemeinen deutlich (ca. 10- bis 100fach) niedriger als nach oraler Applikation. Die Pharmakokinetik der topischen

Antirheumatika ist gegenüber der oralen Darreichungsform stark verändert: Die für die Medikamente mit kurzer Halbwertszeit (Diclofenac, Indometacin) typischen kurzfristig hohen und dann rasch abfallenden Konzentrationen sind nach lokaler Applikation durch weitgehend gleich bleibende Konzentrationen ersetzt. Mit der Größe der exponierten Fläche steigt die resorbierte Menge, weshalb systemische erwünschte und unerwünschte Wirkungen bei großflächiger und lang dauernder Anwendung möglich sind. Vereinzelt kann es zu Atemnot („Analgetikaasthma") und Magen-Darm-Schäden kommen. Für die lokale Applikationsform sind daher die gleichen Bedingungen in Schwangerschaft und Laktation zu berücksichtigen wie bei oraler Gabe. Darüber hinausgehende spezifische unerwünschte Wirkungen für diese Applikationsart sind Brennen, lokale Rötung, Juckreiz und - gelegentlich - Blasenbildung.

12 Therapie der Migräne

Bei der Erkrankung Migräne kommt es zum anfallsartigen Auftreten überwiegend halbseitiger Kopfschmerzen verbunden mit vegetativen Symptomen wie Übelkeit oder Lichtempfindlichkeit Bei der Migräne mit Aura treten kurzfristige neurologische Störungen wie Lähmungen auf.

In der Migränebehandlung kann bei einer beachtlichen Anzahl von Patienten eine Minderung der Attackenanzahl und eine Minderung des Medikamentenverbrauchs durch nichtmedikamentöse Verfahren erreicht werden. Zu diesen zählen die Vermeidung von auslösender Faktoren (Stress, Schlafmangel, Koffein, Rotwein, Alkohol, Kontrazeptiva, besonders bei Migräne mit Wechsel zu Migräne mit Aura) sowie Entspannungsverfahren oder Biofeedback. Die arzneitherapeutischen Möglichkeiten bestehen in der Vorbeugung (Prophylaxe) und Behandlung des akuten Anfalls. Eine **Prophylaxe** sollte bei mehr als drei Attacken pro Monat sowie bei besonders schmerzhaften oder langdauernden Attacken durchgeführt werden. Betarezeptorenblocker sind die Mittel der ersten Wahl. Mit ihnen kann man etwa 60% der Patienten helfen. Wirksam sind Propranolol (Dosis täglich 120 mg; s. S. 62), Metoprolol (täglich 100 mg; s. S. 66) und Atenolol (täglich 100 mg; s. S. 72) als Retardzubereitungen (Arzneimittel, deren Wirkstoffe im Körper verzögert freigesetzt werden) wobei die ersten beiden Medikamente für diese Indikation zugelassen sind. Die Gabe trizyklischer Antidepressiva ist beim Vorliegen einer begleitenden Angsterkrankung angezeigt, z. B. als Amitriptylin in einer Dosierung von 10–100 mg/Tag. Die Serotoninantagonisten sind weitere Alternativen, z. B. Pizotifen in einer Dosis von 0,5 mg oder Methysergid, einschleichend mit 0,5 mg und auf 1–2 mg 3-mal täglich steigend. Methysergid kann zu bindegewebigen Umbauvorgängen insbesondere zu einer Ummauerung der Harnleiter mit Verengungen, aber auch der Pleura oder an den Herzklappen führen. Deshalb ist es Mittel der allerletzten Wahl und sollte maximal 4 Monate lang gegeben werden. Weitere Medikamente zur Prophylaxe sind Monaminoxidaseinhibitoren, Valproinsäure (einschleichend auf 20 mg/kg KG auf 2 Gaben verteilt steigernd; s. S. 666) und Flunarizin. Zur Vorbeugung können bei Kindern nur Betarezeptorenblocker eingesetzt werden.

Die Beurteilung des Erfolges einer Prophylaxe ist erst nach 2–3 Monaten möglich, am zweckmäßigsten anhand eines Tagebuches. Etwa 6 Monate nach Beginn der den Migräneanfällen vorbeugenden Behandlung sollte eine Therapiepause eingelegt werden. Häufig kann nämlich dann ein Abklingen der Anfallshäufigkeit auch ohne Therapie (Spontanremission) beobachtet werden kann.

Die **Therapie der Attacke** beinhaltet Reizabschirmung, Aufenthalt in abgedunkelten Räumen, Eisbeutel und, wenn möglich, Schlaf. Gegen die Übelkeit als Symptom der Migräne oder als Nebenwirkung von verabreichten Medikamenten sind Metoclopramid (10 mg i.v. oder als Zäpfchen, s. S. 251) und Domperidon (s. S. 256) geeignet. Bei Patienten mit einer langen, dem eigentlichen Migräneanfall vorausgehenden Phase von Frühsymptomen (Prodromalstadium) kann die rechtzeitige Gabe von 40 mg Domperidon in 2/3 der Fälle den Anfall unterdrücken. Bei leichten und mittelschweren Attacken sind zusätzlich Schmerzmittel (Analgetika), wie Paracetamol (Einzeldosis 1 g; s. S. 516), Acetylsalicylsäure (Einzeldosis 1 g; s. S. 505) als Brause- oder Kautablette oder Ibuprofen (Einzeldosis 600 mg; s. S. 512) meist ausreichend wirksam. Rasch und auch bei schweren Attacken sicher wirksam ist die intravenöse Gabe von 0,5–1 g Acetylsalicylsäure als Lysinacetylsalicylat (s. S. 505). Sollte diese Therapie versagen, können Ergotamin-Präparate eingesetzt werden. Dabei hat Dihydroergotamin bei gleicher Wirksamkeit wie Ergotamin weniger unerwünschte Wirkungen, insbesondere löst es weniger Übelkeit aus.

Die zahlreichen Kombinationspräparate aus Ergot-Alkaloiden und Analgetika entsprechen nicht der hier geschilderten modernen Therapie. Vor allem bei Kombinationen mit Pyrazolon-Derivaten wie Propyphenazon besteht in hohem Maße die Gefahr einer Sensibilisierung mit tödlichem Ausgang und der Agranulozytose (Zerstörung weißer Blutkörperchen, gegebenenfalls auch deren Vorstufen). Eine Behandlung mit ihnen ist deshalb abzulehnen. Weiterhin ist auf die Gefahr der Entwicklung eines Analgetikakopfschmerzes hinzuweisen, der durch die häufige Anwendung dieser Kombinationspräparate ausgelöst werden kann. Im Vergleich mit Ergotamin sind Analgetika bei weniger unerwünschten Wirkungen etwa gleich wirksam.

Eine wesentliche therapeutische Bereicherung stellen die spezifischen Serotoninagonisten (Tabelle 12.1) dar. Die Serotoninagonisten (Triptane) sind bei schnellerem Wirkungseintritt und geringeren Nebenwirkungen mindestens gleich wirksam wie die Analgetika.

Tabelle 12.1. Spezifische Serotoninagonisten

Präparat	Dosis	Orale Bioverfügbarkeit [%]	Eliminationshalbwertszeit [h]	Recurrence-Kopfweh [%]
Sumatriptan	p.o. 50–100 mg; s.c. 6 mg	14	2	40
Zolmitriptan	2,5 mg p.o.	45	3	21–27
Rizatriptan	5–10 mg p.o.	45	2	33
Naratriptan	2,5 mg p.o.	60–70	6	17

Migräne tritt öfter während oder unmittelbar nach der Schwangerschaft als Erstmanifestation auf. Während der Schwangerschaft eignet sich Paracetamol zur Therapie. Bei der Behandlung mit Acetylsalicylsäure, Ibuprofen und Naproxen muss an die Möglichkeit vermehrter Blutverluste unter der Geburt wegen Hemmung der Blutplättchenverklumpung (Plättchenaggregation) gedacht werden. Ebenso besteht die Gefahr des vorzeitigen Verschlusses des Ductus arteriosus Botalli (Gefäßverbindung zwischen der Lungenarterie und der Aorta beim ungeborenen Kind zur natürlichen Umgehung der Lunge). Ergotamin und Dihydroergotamin dürfen wegen der Möglichkeit der Uteruskontraktion und der Abnahme der Plazentadurchblutung in der Schwangerschaft nicht gegeben werden.

Ergotamin — Ergo-Kranit mono 2 mg®, Ergo sanol® spezial

Indikationen. Ergotamin wirkt auf zahlreiche Rezeptoren (α1- und α2-adrenerge, dopaminerge, serotoninerge) als partieller Agonist und Antagonist. Es kommt zu einer Konstriktion von Venen und Arterien, sodass der Blutdruck steigt. Die Gefäßwirkung hält etwa 24 h an und ist für die therapeutische sowie zahlreiche unerwünschte vaskuläre Wirkungen verantwortlich. Ergotamin ist zur Therapie von akuter Migräne und vaskulärem Kopfschmerz („cluster headache") geeignet und kupiert bei etwa 80% der Patienten die Attacke. Übelkeit, Erbrechen, Licht- und Lärmempfindlichkeit werden nicht beseitigt. Eine ausreichende Wirksamkeit ist nur bei frühzeitiger Gabe in der Entwicklung der Attacke zu erzielen. Wegen zahlreicher unerwünschter Wirkungen nach parenteraler Gabe (besonders Erbrechen) wird Ergotamin nur noch p.o. und als Zäpfchen eingesetzt.

Pharmazeutische Zubereitung. Tabletten zu 1 mg oder 2 mg, Zäpfchen zu 2 mg Ergotamintartrat.

Wirk- und Eliminationsverhalten. Die Resorption ist nach rektaler und oraler Gabe schlecht und individuell sehr variabel. Die **Plasmaspiegelmaxima** werden nach 0,5–2 h erreicht. **Stoffwechsel/Ausscheidung:** Die Ausscheidung erfolgt nach fast vollständiger Verstoffwechselung in der Leber mit der Galle. Die **Eliminationshalbwertszeit** ($t_{1/2}$) beträgt 1,5–2,5 h.

DOSIERUNG

Erwachsene. 1–2 mg p.o. initial, falls nötig, kann die Dosis nach 30–60 min wiederholt werden; maximal 6 mg/Woche. Bei Übelkeit Zäpfchen in der gleichen Dosierung.

Sonderfälle. Ergotamin sollte an Patienten mit **Nieren-** oder **Leberinsuffizienz** nicht verabfolgt werden. Bei ersteren kann es zu einer weiteren Vasokonstriktion auch der Nierengefäße kommen, bei letzteren zu unvorhersehbaren Änderungen der Bioverfügbarkeit mit Intoxikation.

Unerwünschte Wirkungen. Übelkeit und Erbrechen sind häufig. Deshalb sollte zunächst mit Metoclopramid oder Domperidon vorbehandelt werden. Die gefäßkontrahierende Wirkung macht sich durch kalte Extremitäten, schwachen Puls, Parästhesien, Extremitätenschmerz, Claudicatio, Nierenversagen, Angina abdominalis, Angina pectoris und Herzinfarkt auch bereits nach einer Dosis bemerkbar. Fibrosierungen können an der Pleura (Dyspnoe) und im Retroperitoneum (Ureterverlegung) auftreten. Von der Migräne abzugrenzen sind die durch Ergotamin ausgelösten Kopfschmerzen, die bereits wenige Wochen nach wiederholter Gabe als Dauerkopfschmerz mit Übelkeit und Abgeschlagenheit auftreten. Ein Entzugssyndrom nach hoher Dauergabe manifestiert sich durch Kopfweh, Übelkeit, Erbrechen und Unruhe.

Arzneimittelwechselwirkungen. Die Verstoffwechselung von Ergotamin kann durch einige Medikamente verlangsamt werden (Clarithromycin, Erythromycin, Saquinavir), wodurch die unerwünschten Wirkungen (Übelkeit, Erbrechen, Vasospasmus) zunehmen. Dopamin, Betarezeptorenblocker und Triptane habe additive vasospastische Wirkungen. Sibutramin kann ein Serotoninsyndrom (Hypertonie, Hypothermie, Myoklonus, ZNS-Störungen) auslösen. Alle aufgeführten Interaktionen sind klinisch bedeutsam und sollten vermieden werden.

Schwangerschaft und Laktation. Ergotamin darf in der Schwangerschaft nicht verabreicht werden, da es zu Minderdurchblutung der Plazenta und zu Uteruskontraktionen mit Abort führen kann. In der Stillzeit ist es wegen des Übertritts in die Muttermilch kontraindiziert.

Pflegehinweise

Die Überschreitung der Höchstdosis kann für den Patienten gravierende, bleibende Schäden auslösen. Da die unerwünschten Wirkungen von Dosis und Therapiedauer abhängen, ist auf eine sorgfältige Kontrolle der Verordnungen zu achten. Der Patient ist auf die Gefahren der Überdosierung hinzuweisen.

Dihydroergotamin — Dihydergot®

Indikationen. Dihydroergotamin ist ein Alpharezeptorenblocker mit gleichzeitiger vasokonstriktorischer Wirkung auf Blutgefäße. Die vaskulären Wirkungen sind für die therapeutischen und die meisten unerwünschten Wirkungen verantwortlich. Die vasokonstriktiven Eigenschaften und die Auslösung von Übelkeit sind geringer ausgeprägt als bei Ergotamin. Dihydroergotamin ist in oraler Form zur Prophylaxe und in parenteraler Form zur Therapie der Migräne geeignet. Die Substanz wird auch zur Behandlung des Cluster-Kopfschmerzes und der orthostatischen Hypotonie eingesetzt.

Pharmazeutische Zubereitung. Tropfen (1 ml = 2 mg = 20 oder 30 Tropfen); Kapseln der Retardformulierungen zu 2,5 mg und 5 mg, Tabletten zu 1 mg, Ampullen zu 1 mg zur s.c.-, i.m.- und i.v.-Gabe.

Wirk- und Eliminationsverhalten. Nach i.m.-Gabe tritt die Wirkung innerhalb von 15–30 min ein und hält 3–4 h an, während nach oraler Gabe bis zum **Wirkungsbeginn** 30 min bis 3 h vergehen. Die orale **Bioverfügbarkeit** ist sehr variabel und niedrig (<1%). **Stoffwechsel/Ausscheidung:** Dihydroergotamin wird hauptsächlich in der Leber verstoffwechselt, wobei ein aktiver Metabolit entsteht. Die **Eliminationshalbwertszeit** ($t_{1/2}$) beträgt 6 h.

DOSIERUNG

Erwachsene. Beim akuten Migräneanfall 1 mg s.c. oder i.m. In schwersten Fällen 0,5–1 mg langsam i.v. Bei Bedarf nach 30–60 min Wiederholung bis maximal 3 mg/Tag (2 mg i.v.). Zur Prophylaxe morgens und abends eine Tablette zu 2,5 mg oder Retardkapsel zu 2,5 mg oder 3-mal täglich 1 ml Tropflösung oder 3-mal täglich 1 Tablette zu 1 mg. Für die Therapie der orthostatischen Hypotonie werden die gleichen Dosierungen empfohlen wie für die Migräneprophylaxe.

Kinder. Kinder im Alter von 8–12 Jahren erhalten etwa 2/3 der Erwachsenendosis.

Sonderfälle. Eine Dosierungsanpassung bei **Niereninsuffizienz** ist wegen der hepatischen Elimination nicht nötig, jedoch sollten Patienten mit Niereninsuffizienz kein Dihydroergotamin erhalten, weil sich die Nierenfunktion verschlechtern kann. Bei **Leberinsuffizienz** wird die Pharmakokinetik unvorhersehbar; eine Dosisreduktion ist zu empfehlen. Bei schweren Formen einer Leberinsuffizienz soll Dihydroergotamin nicht verabreicht werden. Wegen der vasokonstriktorischen Wirkung ist Dihydroergotamin bei Patienten mit koronarer Herzkrankheit, Hypertonie und Claudicatio intermittens problematisch. Die Kombination mit Vasokonstriktoren kann zu extremen Blutdruckanstiegen führen.

Unerwünschte Wirkungen. Im Vordergrund stehen vasospastische Reaktionen mit Extremitätenschmerzen, Claudicatio, kalte Haut, Gangrän, Angina pectoris, Hypertonie, aber auch Hypotonie, Darmischämie und

Nierenversagen. Sehr häufig kommt es zu Übelkeit, die aber nicht sehr ausgeprägt ist. Selten wurden Fibrose der Pleura und im Retroperitonealbereich beobachtet.

Arzneimittelwechselwirkungen. Diese sind mit denen von Ergotamin vergleichbar.

Schwangerschaft und Laktation. Wegen der Auslösung von Uteruskontraktionen ist Dihydroergotamin in der Schwangerschaft kontraindiziert. Die Substanz tritt in die Muttermilch über und verursacht Erbrechen, Durchfall und Blutdruckschwankungen beim Säugling. Deshalb dürfen mit Dihydroergotamin behandelte Mütter nicht stillen.

Pflegehinweise

Das Medikament wirkt umso besser, je früher es bei einer Migräneattacke eingenommen wird. Bei der Behandlung der orthostatischen Hypotonie ist die Kombination mit Fludrocortison sinnvoll. Die Ampullen sind vor Licht und Wärme zu schützen. Zu beachten ist, dass es bei Kombination von Dihydroergotamin mit Vasokonstriktoren zu starken Blutdruckanstiegen kommen kann.

Sumatriptan — Imigran®

Indikationen. Sumatriptan ist ein selektiver Serotoninagonist, der in den Gefäßen des Gehirns eine Vasokonstriktion bewirkt. Dieselbe Wirkung kann auch in anderen Gefäßen, besonders arteriosklerotischen Koronargefäßen, ausgelöst werden, wodurch es zur Entstehung von Herzinfarkt oder Hirninfarkt kommen kann. Sumatriptan hemmt außerdem die Freisetzung verschiedener Transmitter im perivaskulären Gewebe. Die Substanz ist bei der Behandlung der akuten Migräneattacke und beim Cluster-Kopfschmerz wirksam. Etwa 50–70% der Patienten mit Migräne sprechen mit Verschwinden oder zumindest deutlicher Besserung von Kopfweh, Photophobie und Übelkeit 30–60 min nach s.c.-Gabe an, wobei auch bei Gabe nach Beginn einer Attacke noch ein Effekt erzielt wird. Bei 15% zeigt Sumatriptan keine Wirkung. Erneut auftretende Beschwerden, die durch Fortbestehen der Migräne bei kurzer Wirkdauer von Sumatriptan bedingt sind, sprechen meist auf eine erneute Gabe der Substanz an.

Pharmazeutische Zubereitung. Tabletten 50 mg und 100 mg; Ampullen zu 6 mg; Kartusche 6 mg; Spray 10 mg, 20 mg; Zäpfchen 25 mg.

Wirk- und Eliminationsverhalten. Bei s.c.-Gabe werden die **Plasmaspiegelmaxima** nach 5–20 min, bei oraler Gabe nach 2 h erreicht. Die **Bioverfügbarkeit** ist niedrig. **Stoffwechsel/Ausscheidung:** Die Elimination erfolgt hauptsächlich durch Verstoffwechselung in der Leber zu inaktiven Metaboliten sowie zu etwa 20% unverändert über die Nieren. Die **Eliminationshalbwertszeit** ($t_{1/2}$) beträgt etwa 2 h.

DOSIERUNG

Erwachsene. 6 mg s.c., falls Symptome erneut auftreten, frühestens jedoch 2 h nach erster Gabe nochmals 6 mg s.c. Oral 50–100 mg; falls 4 h später erneut Symptome auftreten, kann die erste Dosis wiederholt werden, maximal 300 mg pro 24 h. 1 Zäpfchen, nur wenn erneut Symptome auftreten, ein weiteres Zäpfchen, maximal 2 Zäpfchen pro 24 h. Nasenspray 20 mg in ein Nasenloch applizieren. Nur wenn erneut Symptome auftreten, frühestens jedoch nach 2 h, Wiederholung möglich, maximal zwei Anwendungen pro 24 h.

Kinder. Bei Kindern im Alter von 6–18 Jahren wurden Dosierungen von 0,06 mg/kg KG mit Erfolg eingesetzt.

Sonderfälle. Bei Patienten mit **Lebererkrankung** kann die Bioverfügbarkeit in unvorhersehbarem Ausmaß zunehmen. Diese Patienten sollten deshalb nur maximal 50 mg Sumatriptan p.o. erhalten. Bei Patienten mit **Niereninsuffizienz** sollte Sumatriptan nicht verabfolgt werden. Besondere Vorsicht ist bei allen Patienten mit kardiovaskulären Risikofaktoren angezeigt.

Unerwünschte Wirkungen. Brennendes Gefühl an der Injektionsstelle, Druck und Engegefühl, Flush, Schwindel, Benommenheit und Blutdruckanstieg kommen häufig vor. Selten können Ischämie (EKG), Vorhof- und Kammerflimmern, Angina pectoris, Herzinfarkt und Schlaganfall nach Sumatriptan p.o. oder s.c. auftreten. Aus diesem Grund sollen Patienten mit auch nur geringen kardiovaskulären Risikofaktoren Sumatriptan nicht erhalten. Gelegentlich kommt es zu Visusstörungen (Skotome, Doppeltsehen, Flimmern, Nystagmus) und zerebralen Krampfanfällen.

Arzneimittelwechselwirkungen. Koordinationsverlust, Hyperreflexie und Schwäche sind bei gleichzeitiger Gabe von Substanzen, die die Serotoninwiederaufnahme hemmen (wie Citralopram, Dexfenfluramin u. a.) beobachtet worden. Bei gleichzeitiger Verabfolgung von Ergotamin oder Dihydroergotamin kann es zu gefährlich verstärkten Vasospasmen kommen. Monaminoxidaseinhibitoren führen zu stark verzögerter Elimination von Sumatriptan. Ein Serotoninsyndrom (Unruhe, Schwitzen, Tremor, Hypertonie, Hypothermie, Myoklonus) mit Todesfolge kann nach Gabe von Sibutramin (Serotoninagonist) zusammen mit Sumatriptan auftreten.

Schwangerschaft und Laktation. In der Schwangerschaft soll Sumatriptan nur bei strengster Indikationsstellung verabfolgt werden. Die Substanz tritt zum Teil in die Muttermilch über, deswegen soll eine 24-stündige Stillpause nach Sumatriptan eingelegt werden.

Pflegehinweise

Falls die erste Dosis nicht wirksam war, ist eine zweite Gabe zwecklos. Viele Patienten kommen mit einer kleineren Dosis aus als für die Initialdosis angegeben. Die maximalen Dosierungen sollten keinesfalls überschritten werden, da eine zusätzliche therapeutische Wirkung nicht eintritt, aber die unerwünschten Wirkungen zunehmen. Sollten Symptome einer Angina pectoris auftreten, ist mit Nitraten zu behandeln. Die erste s.c.-Dosis muss unter Aufsicht eines Arztes verabfolgt werden. Die Patienten sollen auf die Möglichkeit des Auftretens von Flush, Engegefühl und Schwindel hingewiesen werden sowie auf die Interaktion mit Ergot-Präparaten.

Zolmitriptan AscoTop®

Indikationen. Zolmitriptan ist ein Serotoninagonist, der neben einer Vasokonstriktion die Reduktion der Freisetzung von Neuropeptiden im Bereich des N. trigeminus bewirkt. Zolmitriptan gelangt auch ins Gehirn und bindet dort an zentrale Trigeminuskerne. In einer Dosis von 2,5 mg führt es innerhalb von 2 h bei etwa 60–80% der Patienten mit akuter Migräneattacke zu einer deutlichen Besserung oder zum Verschwinden der Kopfschmerzen. Die Wirkung tritt auch noch bei Verabreichung nach Beginn der Attacke ein. Übelkeit, Erbrechen, Lichtscheu und Lärmempfindlichkeit werden durch Zolmitriptan ebenfalls gebessert. Die Substanz ist auch bei vielen Patienten wirksam, die auf Analgetika, Ergotamin oder Sumatriptan nicht angesprochen haben. Zolmitriptan ist nicht geeignet für die Therapie der Basilarismigräne, der hemiplegischen oder ophthalmologischen Migräne oder zur Migräneprophylaxe. Wegen der Zolmitriptan-bedingten Vasokonstriktion sind als **Kontraindikationen** eine arterielle Hypertonie, die Angina pectoris, periphere arterielle Verschlusskrankheiten oder der Zustand nach Herzinfarkt anzusehen. Besondere Vorsicht ist bei allen Patienten mit kardiovaskulären Risikofaktoren angezeigt.

Pharmazeutische Zubereitung. Filmtabletten zu 2,5 mg.

Wirk- und Eliminationsverhalten. Die orale **Bioverfügbarkeit** liegt bei 40%. Die **Plasmaspiegelmaxima** werden nach 2–4 h erreicht. Die Resorption ist im Anfall vermindert und verzögert. **Stoffwechsel/Ausscheidung:** Zolmitriptan wird in der Leber verstoffwechselt, wobei ein aktiver Metabolit entsteht, der zur Wirkung beiträgt. Etwa 60% der Dosis werden überwiegend als inaktive Metabolite über die Nieren ausgeschieden. Die terminale **Eliminationshalbwertszeit** ($t_{1/2}$) beträgt 2,5–3 h.

DOSIERUNG

Erwachsene. 2,5 mg p.o. so früh wie möglich in der Attacke. Treten innerhalb von 24 h erneut Beschwerden auf, kann frühestens 2 h nach der ersten Dosis eine zweite Dosis genommen werden. Sind 2,5 mg nicht ausreichend, kann die Dosis bei erneutem Anfall auf 5 mg erhöht werden.

Kinder. Eine Kinderdosis ist bisher nicht ermittelt worden.

Sonderfälle. Bei **Niereninsuffizienz** steigt die Eliminationshalbwertszeit an, jedoch ist eine Dosisanpassung nicht notwendig. Bei Patienten mit **Leberinsuffizienz** verlangsamt sich die Elimination deutlich, und es kommt zu einem Blutdruckanstieg. Eine Kontrolle des Blutdrucks ist bei allen Patienten mit Leberinsuffizienz durchzuführen, eine Dosisreduktion bei schweren Formen. Bei älteren Patienten ist keine Dosisanpassung erforderlich.

Unerwünschte Wirkungen. Zolmitriptan hat ähnliche unerwünschte Wirkungen wie Sumatriptan. Es erhöht den Blutdruck durch Zunahme des peripheren Widerstandes, was aber meist klinisch irrelevant bleibt. Schmerz-, Enge- oder Druckgefühl im Hals-Thorax-Bereich kommen bei etwa 4% der Patienten vor. Die häufigsten unerwünschten Wirkungen betreffen das ZNS, wobei Schwindel bei 12% der Patienten an erster Stelle steht, gefolgt von Übelkeit, Parästhesien, Schwäche und Somnolenz. Sie treten meist kurz nach Gabe von Zolmitriptan auf, sind mild bis mäßig stark ausgeprägt und selbstlimitiert.

Arzneimittelwechselwirkungen. Einige Medikamente können z. T. durch Hemmung der Metabolisierung von Zolmitriptan eine erhebliche Zunahme der Plasmakonzentrationen bewirken. Dies betrifft Cimetidin, orale Kontrazeptiva, Propranolol und Moclobemid. Deswegen soll der Patient bei gleichzeitiger Gabe dieser Medikamente besonders intensiv auf Zeichen der Toxizität wie Parästhesien, Schwindel, Engegefühle oder Thoraxschmerzen überwacht werden. Ist der Patient mit Moclobemid oder einem anderen Monaminoxidaseinhibitor behandelt worden, so muss eine Pause von 14 Tagen eingelegt werden, ehe Zolmitriptan verabreicht wird, um ein Serotoninsyndrom zu vermeiden (Hypertonie, Hypothermie, Myoklonus). Die gleichzeitige Gabe mit Ergot-Präparaten ist wegen der Gefahr additiver Gefäßkonstriktion zu vermeiden und ein Abstand von 24 h einzuhalten. Selektive Serotoninwiederaufnahmehemmer, wie

z. B. Citralopram und Dexfenfluramin, können zu Koordinationsverlust, Hyperreflexie und Schwäche führen.

Schwangerschaft und Laktation. Im Tierversuch sind Aborte und fetale Missbildungen beobachtet worden. Zolmitriptan darf nicht an Schwangere und Stillende verabreicht werden.

Pflegehinweise

Eine Dosiserhöhung über die angegebenen Grenzwerte hinaus bewirkt keine Verbesserung des therapeutischen Erfolgs, erhöht aber Anzahl und Schwere der unerwünschten Wirkungen erheblich. Wegen der zahlreichen unerwünschten Wirkungen soll der Patient auf die Möglichkeit des Auftretens von Schwindel, Müdigkeit, Parästhesien und Druckgefühl im Hals-Brust-Bereich (Angina pectoris) hingewiesen werden. Weiterhin ist auf die Interaktionsproblematik mit Ergot-Präparaten hinzuweisen. Eine Kontrolle des Blutdrucks ist bei allen Patienten mit Leberinsuffizienz durchzuführen.

Naratriptan — Naramig®

Naratriptan ist ein Serotoninagonist mit einer oralen Bioverfügbarkeit von 60–70%. In einer Dosis von 2,5 mg wirkt es innerhalb von 30–60 min in der Migräneattacke bei 60–70% der Patienten. Wegen der langen Wirkdauer von etwa 24 h verhindert es besonders wirksam das Wiederauftreten der Symptome („recurrence headache"; s. Tabelle 12.1). Die Eliminationshalbwertszeit von sonst 6 h ist bei Niereninsuffizienz (wegen renaler Elimination von 50% der unveränderten Substanz) verlängert. Bei diesen Patienten soll eine maximale Dosis von 2,5 mg/24 h nicht überschritten werden. Auch bei Patienten mit Lebererkrankungen kann die Elimination in unvorhersehbarem Ausmaß verzögert sein; deshalb sollten diese Patienten nicht mit Naratriptan behandelt werden. Die Vorsichtsmaßnahmen, unerwünschten Wirkungen, Interaktionen und Einschränkungen bei Schwangerschaft und Stillzeit sind wie bei Zolmitriptan zu bewerten. Es ist möglich, dass Naratriptan weniger unerwünschte kardiovaskuläre Wirkungen als Sumatriptan hat, dies ist jedoch an Risikopatienten bisher noch nicht erwiesen.

13 Basistherapeutika rheumatologischer Erkrankungen und Immunsuppressiva

Die so genannten Basistherapeutika werden zur langfristigen Behandlung entzündlicher Gelenkerkrankungen bzw. Erkrankungen des rheumatischen Formenkreises eingesetzt. Während die entzündungshemmende (antiphlogistische) Wirkung von Glukokortikoiden und nichtsteroidalen Antirheumatika (NSAR) sofort einsetzt, tritt die Wirkung der Basistherapeutika verzögert bis zu 3 Monaten nach Therapiebeginn ein (Wirklatenz). Liegt bei einem Patienten eine rheumatologische Erkrankung mit hoher entzündlicher Aktivität vor, wird deshalb in der Regel gleichzeitig mit dem Beginn der Basistherapie eine Behandlung mit schmerzstillend (analgetisch) und entzündungshemmend (antiphlogistisch) wirksamen NSAR bzw. möglicherweise mit Glukokortikoiden gestartet. Viele der Basistherapeutika, die für die Behandlung von Erkrankungen des rheumatischen Formenkreises verwendet werden, sind Immunsuppressiva, die auch in der Transplantationsmedizin Verwendung finden (Prednisolon, Azathioprin, Ciclosporin A, Tacrolimus u.a.m.). Als immunsuppressive Arzneimittel werden Substanzen bezeichnet, die die Immunabwehr des Körpers, d. h. die Bildung von Antikörpern gegen als Antigene bezeichnete Eiweißkörper, unterdrücken. In der Transplantationsmedizin handelt es sich dabei um Antigene, die der Körper als körperfremd erkennt.

Im Folgenden werden zuerst die Basistherapeutika rheumatologischer Erkrankungen in der Reihenfolge von den schwächer zu den stärker wirksamen Substanzen, dann die Immunsuppressiva besprochen. Schließlich folgen die zytotoxischen Substanzen, d. h. die zur immunsuppressiven Therapie gebräuchlichen Zytostatika. Die Wirkung dieser Zytostatika beruht auf der Hemmung schnell wachsender und sich vermehrender Zellen.

Chloroquin, Hydroxychloroquin — Resochin® bzw. Quensyl®, verschiedene andere

Indikationen. Beide Substanzen werden als Basistherapeutika mit günstigem Risiko-Nutzen-Verhältnis für die Behandlung der rheumatoiden Arthritis, der juvenilen chronischen Polyarthritis und des systemischen Lupus erythematodes eingesetzt.

Pharmazeutische Zubereitung. Chloroquinphosphat-Filmtabletten zu 250 mg oder 81 mg; Tabletten zu 250 mg oder 500 mg; Sirup 25 mg/ml; Injektionslösung 250 mg/5 ml. Hydroxychloroquinsulfat als Dragee zu 200 mg.

Wirk- und Eliminationsverhalten. Chloroquin und Hydroxychloroquin werden nach oraler Gabe vollständig aus dem Magen-Darm-Trakt resorbiert. **Stoffwechsel/Ausscheidung:** Ein Teil der Substanz wird in der Leber verstoffwechselt, ein Teil wird unverändert über die Nieren ausgeschieden und 10% biliär eliminiert. Die **Eliminationshalbwertszeiten** ($t_{1/2}$) betragen zwischen 20 und 160 h. Noch Monate nach Absetzen der Therapie sind Konzentrationen von Chloroquin und Hydroxychloroquin in Körpergeweben und Urin nachweisbar.

DOSIERUNG

Erwachsene. Zur Vermeidung einer Retinopathie muss nach Körpergewicht dosiert werden: 3,5–4 mg Chloroquinphosphat und 6–6,5 mg Hydroxychloroquinsulfat pro kg Körpergewicht und Tag. Die Normdosierung bei Patienten mit einem Körpergewicht über 60 kg beträgt für Chloroquinphosphat 1-mal 250 mg/Tag, für Hydroxychloroquinsulfat 1-mal 400 mg/Tag.

Kinder. Zur antirheumatischen Behandlung von Kindern wird wie beim Erwachsenen auf das Körpergewicht bezogen dosiert.

Sonderfälle. Bei adipösen Patienten sollte auf das Idealgewicht bezogen dosiert werden, da sich beide Substanzen nur gering im Fettgewebe verteilen. Bei **chronischer Niereninsuffizienz** ist die Plasmaeliminationshalbwertszeit von Chloroquin gegenüber Patienten mit normaler Nierenfunktion um das Dreifache verlängert; bei Hämodialyse beträgt die Chloroquin-Clearance nur 14,5% der Gesamtkörper-Clearance von Gesunden. Chloroquin und Hydroxychloroquin sollten daher, wenn überhaupt, bei Niereninsuffizienz in deutlich reduzierter Dosis verabreicht werden. Bei Patienten mit schweren Leberschäden dürfen Chloroquin und Hydroxychloroquin nicht angewendet werden.

Unerwünschte Wirkungen. Häufig sind gastrointestinale Beschwerden, Kopfschmerzen und Schwindel. Bei akuter Überdosierung können Krampfanfälle und ein Kreislaufkollaps auftreten. Die bedeutsamsten chronischen unerwünschten Effekte sind reversible Kornea- und Linsentrübungen, die häufiger unter Chloroquin als unter Hydroxychloroquin auftreten, sowie die irreversible Retinopathie. Hauptrisikofaktor für die Retinopathie ist nicht die kumulative Dosis, sondern eine zu hohe Tagesdosis. Zwischen Hydroxychloroquin und Chloroquin bestehen bezüglich des Retinopathierisikos bei korrekter Dosierung keine klinisch relevanten Unterschiede. An der Haut können Photosensibilisierung, Pruritus und Pigmentstörungen auftreten; eine Porphyrie bzw. Psoriasis kann exazerbieren. Hämolytische Anämie bei Glukose-6-Phosphat-Dehydrogenasemangel, Erhöhung der Krampfbereitschaft bei Epilepsie sowie Psychosen sind möglich. Selten sind Knochenmarksdepression, Leberschädigung, Gleichgewichtsstörungen, Tinnitus, Taubheit, Myopathie, Polyneuropathie.

Arzneimittelwechselwirkungen. Cimetidin hemmt die Chloroquin-Metabolisierung bzw. -Elimination und kann konsekutiv toxische Effekte verursachen; Ranitidin beeinflusst hingegen kaum die Pharmakokinetik von Chloroquin. Unter Komedikation mit Metronidazol wurde das Auftreten einer akuten muskulären Dystonie beschrieben. Bei gleichzeitiger Antazida-Gabe wird die Resorption von Chloroquin und Hydroxychloroquin vermindert. Die Bioverfügbarkeit von Ampicillin wird bei gleichzeitiger Einnahme von Chloroquin verringert. Chloroquin reduziert die orale Bioverfügbarkeit von Methotrexat um etwa 30%.

Schwangerschaft und Laktation. Chloroquin kann zu Aborten, Katarakten, Retinadegenerationen und kochleovestibulären Defekten führen; daher sind Chloroquin und Hydroxychloroquin zur antirheumatischen Therapie in der Schwangerschaft kontraindiziert. Geringe Mengen von Chloroquin und Hydroxychloroquin gehen in die Muttermilch über, daher sollte unter Chloroquin- oder Hydroxychloroquin-Therapie nicht gestillt werden.

Pflegehinweise

Da Chloroquin und Hydroxychloroquin reversible Hornhaut- und Linsentrübungen verursachen können, sind augenärztliche Kontrollen vor Therapiebeginn und nachfolgend in 6-monatigen Abständen erforderlich. Wegen möglicher Blutbildschäden sind in den ersten zwei Therapiemonaten 2-wöchentliche Kontrollen von Blutbild und Differentialblutbild sowie des Plasmakreatinins und diese später in 3-monatigen Abständen erforderlich. Patienten mit Glucose-6-Phosphatdehydrogenase-Mangel dürfen wegen der Gefahr der Entstehung einer hämolytischen Anämie nicht mit Chloroquin oder Hydroxychloroquin behandelt werden.

Sulfasalazin — Azulfidine RA®, Pleon RA®

Indikationen. Die Substanz wurde bereits unter den Gastroenterologika für die Behandlung entzündlicher Darmerkrankungen besprochen (s. Kap. 4, S. 270). Sulfasalazin wird im Darm zu 5-Aminosalicylsäure und zu Sulfapyridin gespalten. 5-Aminosalicylsäure ist der Bestandteil, der für die Behandlung von entzündlichen Darmerkrankungen, Sulfapyridin der, der für die Therapie rheumatologischer Erkrankungen wirksam ist. Sulfasalazin (Sulfapyridin) wird bei den Indikationen rheumatoide Arthritis, juvenile chronische Polyarthritis, Psoriasisarthritis, der Spondarthritis mit peripherer Gelenkbeteiligung und von reaktiven (parainfektiösen) Arthritiden eingesetzt. Hierfür liegt es in speziellen magensaftresistenten Filmtabletten vor (z.B. Azulfidine RA®, Pleon RA®).

Pflegehinweise

Initial sind 14-tägige Kontrollen von Blutbild mit Differentialblutbild, Transaminasen, γ-GT, alkalischer Phosphatase und Plasmakreatinin, später 3-monatliche Kontrollen dieser Parameter angezeigt.

Auranofin — Ridaura®

Indikationen. Auranofin ist ein oral verabreichbares Goldpräparat, dessen genauer Wirkmechanismus nicht bekannt ist. Es ist zugelassen zur Anwendung bei rheumatoider Arthritis, bei der juvenilen chronischen Polyarthritis, Psoriasisarthritis und kann auch bei der Spondarthritis mit peripherer Gelenkbeteiligung gegeben werden.

Pharmazeutische Zubereitung. Filmtabletten zu 3 mg.

Wirk- und Eliminationsverhalten. Nur 25% der Substanz werden aus dem Gastrointestinaltrakt resorbiert, der Rest wird über die Fäzes ausgeschieden. **Stoffwechsel/Ausscheidung:** Auranofin wird jeweils zur Hälfte über die Leber (biliär) bzw. über die Nieren ausgeschieden. Die **Eliminationshalbwertszeit** ($t_{1/2}$) beträgt 17–25 Tage.

DOSIERUNG

Erwachsene. 2-mal 3 mg/Tag, maximal 3-mal 3 mg/Tag.

Kinder. Da Auranofin für die Anwendung bei der juvenilen chronischen Polyarthritis noch nicht zugelassen ist, sollte es bei Kindern nur im Rahmen klinischer Studien eingesetzt werden; die vorliegenden Daten weisen auf eine Dosierung zwischen 0,1–0,2 mg/kg Körpergewicht und Tag hin.

Sonderfälle. Bei schwerer **Leber-** oder **Nierenfunktionseinschränkung** ist Auranofin kontraindiziert. Zwei Fallberichte über eine Auranofin-Therapie bei niereninsuffizienten Patienten deuten darauf hin, dass bei eingeschränkter Nierenfunktion 2-mal 3 mg Auranofin pro Tag und bei terminaler Niereninsuffizienz 3 mg Auranofin pro Tag unter besonderer Vorsicht gegeben werden können.

Unerwünschte Wirkungen. Bei bis zu 50% der Patienten kann es zu abdominellen Schmerzen, Übelkeit, Erbrechen und Diarrhöe kommen.

Häufig sind Pruritus, Dermatitis, Stomatitis. Eine schwere Enterokolitis tritt bei weniger als 1% der Patienten auf. Selten sind Knochenmarkdepression, Proteinurie, nephrotisches Syndrom, Glomerulonephritis, Polyneuropathie, Hepatitis, Cholestase, Bronchiolitis, Lungenfibrose. Am Auge sind Einlagerungen von Gold in Konjunktiven, Kornea und Linse ohne Visusbeeinträchtigung beschrieben. Eine vasomotorische Reaktion (Nitritoidreaktion) mit Flush, Schwindel und Palpitationen ist für Auranofin berichtet worden.

Arzneimittelwechselwirkungen. In einem Fall wurde vermutet, dass Auranofin zur Erhöhung der Phenytoin-Blutkonzentration geführt hat. Bei gleichzeitiger Gabe von Komplexbildnern wie Dimercaprol, D-Penicillamin oder Acetylcystein, die bei Goldintoxikationen von Nutzen zu sein scheinen, ist mit einer Beeinflussung der Verteilung und Elimination von Goldsalzen zu rechnen. Ein erhöhtes Risiko für Nephro- oder Myelotoxizität ist bei gleichzeitiger Therapie mit anderen nephro- oder myelotoxischen Substanzen nicht auszuschließen.

Schwangerschaft und Laktation. Im Tierversuch wirkt Auranofin in hoher Dosierung teratogen und embryotoxisch; nach Gabe von Auranofin an Ratten ließen sich in deren Milch geringe Mengen der Substanz nachweisen, nicht jedoch im Blut der gesäugten Jungtiere. Aussagekräftige Untersuchungen zur Anwendung von Auranofin während Schwangerschaft und Stillzeit beim Menschen liegen nicht vor, daher sollte Auranofin nicht angewendet werden.

Pflegehinweise

Im ersten Therapiemonat sind wöchentliche Kontrollen von Blutbild mit Differentialblutbild, Plasmakreatinin und Urinstatus erforderlich. Diese sind anschließend bis zum vierten Behandlungsmonat alle 2 Wochen und danach 4-wöchentlich angezeigt.

Parenterale Goldpräparate — Aureotan®, Tauredon®

Indikationen. Zur intramuskulären Goldbehandlung steht Natriumaurothiomalat zur Verfügung. Es wird für die rheumatoide Arthritis, die juvenile chronische Polyarthritis, die Psoriasisarthritis und die Spondarthritis mit peripherer Gelenkbeteiligung verwendet.

Pharmazeutische Zubereitung. Natriumaurothiomalat (Goldgehalt: 46% der Wirkstoffmenge) als Ampullen zu 10, 20 und 50 mg. Aurothioglukose (Goldgehalt: 50% der Wirkstoffmenge) als Ampulle zu 50 mg.

Wirk- und Eliminationsverhalten. Natriumaurothiomalat gelangt nach parenteraler Gabe rasch in den systemischen Kreislauf. **Stoffwechsel/Aus-**

scheidung: 70% der Substanz werden über die Nieren, 30% biliär via Fäzes ausgeschieden. Die **Eliminationshalbwertszeit** ($t_{1/2}$) beträgt 10–35 Tage.

DOSIERUNG

Erwachsene. Initial 10 mg Natriumaurothiomalat oder Aurothioglukose als Testdosis, nachfolgend 50 mg einmal pro Woche. Nach 6 Monaten bei Wirkungseintritt Reduzierung auf 50 mg alle 2 Wochen, bei Erreichen einer Vollremission 50 mg alle 4 Wochen.

Kinder. Bei Kindern beträgt die wöchentliche Dosis 1 mg/kg Körpergewicht (maximal 50 mg/Woche).

Sonderfälle. Bei **Nierenfunktionseinschränkung** und fortgeschrittenen **chronischen Lebererkrankungen** sind Natriumaurothiomalat und Aurothioglukose kontraindiziert.

Unerwünschte Wirkungen. Häufig sind: Bauchschmerzen, Übelkeit, Erbrechen, Diarrhöe, Pruritus, Dermatitis, Stomatitis. Eine Enterokolitis mit 50% Letalität tritt bei weniger als 1% der Patienten auf. Bei 5% der Patienten kommt es nach Injektion besonders von Natriumaurothiomalat zu vasomotorischen Reaktionen (Nitritoidreaktionen) mit Flush, Blutdruckabfall, Schwindel und Ohnmacht. Selten sind Knochenmarkdepression, Proteinurie, nephrotisches Syndrom, Glomerulonephritis, Polyneuropathie, Hepatitis, Cholestase, Bronchiolitis, Lungenfibrose. Am Auge wurden Einlagerungen von Gold in Konjunktiven, Kornea und Linse ohne Visusbeeinträchtigung nachgewiesen.

Arzneimittelwechselwirkungen. Ein erhöhtes Risiko für die Entwicklung einer Nephro- oder Myelotoxizität ist bei gleichzeitiger Therapie mit anderen nephro- oder myelotoxischen Substanzen nicht auszuschließen. Bei gleichzeitiger Gabe von Komplexbildnern wie Dimercaprol, D-Penicillamin oder Acetylcystein, die bei Goldintoxikationen von Nutzen zu sein scheinen, ist mit einer Beeinflussung der Verteilung und Elimination von Goldsalzen zu rechnen.

Schwangerschaft und Laktation. Über die Anwendung parenteraler Goldpräparate während der Schwangerschaft liegen Berichte vor, die sowohl teratogene und embryotoxische Wirkungen als auch normale Schwangerschaftsverläufe dokumentieren. Natriumaurothiomalat und Aurothioglukose gehen zu geringen Anteilen in die Muttermilch über und werden teilweise vom Säugling aufgenommen. Natriumaurothiomalat und Aurothioglukose sollten daher während Schwangerschaft und Stillzeit nicht angewendet werden.

Pflegehinweise

Im ersten Therapiemonat sind wöchentliche Kontrollen von Blutbild mit Differentialblutbild, Plasmakreatinin und Urinstatus erforderlich. Diese sind anschließend bis zum vierten Behandlungsmonat alle 2 Wochen und danach 4-wöchentlich angezeigt.

D-Penicillamin — Metalcaptase®, Trisorcin®, Trolovol®

Indikationen. D-Penicillamin ist ein Chelatbildner, der zur Therapie der rheumatoiden Arthritis, der juvenilen chronischen Polyarthritis und der Psoriasisarthritis verwendet wird.

Pharmazeutische Zubereitung. Filmtabletten zu 150 oder 300 mg; Kapseln zu 300 mg.

Wirk- und Eliminationsverhalten. 40–70% der Substanz werden aus dem Magen-Darm-Trakt resorbiert. **Stoffwechsel/Ausscheidung:** Die Substanz wird in Form von Metaboliten und zu 3–25% unverändert über die Nieren ausgeschieden. Die **Eliminationshalbwertszeit** ($t_{1/2}$) von D-Penicillamin beträgt 1–3 h.

DOSIERUNG

Erwachsene. Einschleichende Dosierung mit initial 1-mal 150 mg/Tag (abendliche Gabe); alle 2 Wochen Steigerung um 150 mg/Tag bis zu einer Tagesdosis von 2-mal 300 mg/Tag (morgens und abends). Vorübergehend maximal 1200 mg/Tag. Bei Eintreten einer Remission schrittweise Reduktion auf eine Erhaltungsdosis von 300–600 mg/Tag.

Kinder. Bei Kindern Initialdosis 5 mg/kg Körpergewicht und Tag; alle 2 Wochen Steigerung um 5 mg/kg KG und Tag bis zu einer Tagesdosis von 20 mg/kg KG verteilt auf eine morgendliche und eine abendliche Gabe (maximal 2-mal 300 mg/Tag). Bei Eintreten einer Remission schrittweise Reduktion auf eine Erhaltungsdosis von 5–10 mg/kg KG und Tag.

Sonderfälle. Bei **Niereninsuffizienz** und schweren **Leberfunktionsstörungen** ist D-Penicillamin kontraindiziert.

Unerwünschte Wirkungen. Häufig sind reversible Geschmacksstörungen, Bauchschmerzen, Übelkeit, Erbrechen, Exantheme. Bis zu 32% der Patienten entwickeln eine signifikante Proteinurie, die bei fortgesetzter D-Penicillamin-Gabe in etwa 30% der Fälle in ein nephrotisches Syndrom aufgrund einer Immunkomplexnephritis übergeht. Gelegentlich orale Ulzerationen, Knochenmarkdepression (hauptsächlich Thrombo- und Neutrozytopenie, Agranulozytose). Selten sind Antikörpermangelsyndrom, hämolytische Anämie, Hepatitis, Cholestase, Optikusneuritis, Bronchiolitis, Gynäkomastie, Auslösung von Autoimmunsyndromen ähnlich einer Myasthenia gravis, eines Goodpasture-Syndroms, eines systemischen Lupus erythematodes oder von anderen Kollagenosen.

Arzneimittelwechselwirkungen. D-Penicillamin kann die Digoxin-Konzentration im Serum verringern. Bei gleichzeitiger Einnahme von Eisenpräparaten oder aluminium-/magnesiumhaltigen Antazida ist die D-Penicillamin-Resorption vermindert. Zwei Fälle von anderweitig nicht erklärbaren Hypoglykämien bei gleichzeitiger Therapie mit Insulin und D-Penicillamin sind beschrieben. Ob eine vorangegangene, wegen unerwünschter Wirkungen abgebrochene Therapie mit Goldsalzen das Risiko unerwünschter Wirkungen unter D-Penicillamin erhöht, wird kontrovers diskutiert.

Schwangerschaft und Laktation. Es sind mehrere Fälle beschrieben, in denen D-Penicillamin beim Menschen teratogen und embryotoxisch wirkte. Die Mehrzahl der Schwangerschaften unter D-Penicillamin-Therapie verlief jedoch normal. Über die Ausscheidung von D-Penicillamin in die Muttermilch liegen keine Daten vor. Aus der Abwägung des Nutzen-Risiko-Verhältnisses ergibt sich, dass D-Penicillamin zur antirheumatischen Therapie nicht während der Schwangerschaft oder Stillzeit eingesetzt werden sollte.

Pflegehinweise

Da Nahrungsaufnahme die Resorption von D-Penicillamin im Magen-Darm-Trakt um 25–70% vermindert, sollte das Präparat eine Stunde vor bzw. 2–3 h nach der Mahlzeit eingenommen werden. **Monitoring:** Während der ersten 3 Therapiemonate sind 14-tägige Kontrollen von Blutbild mit Differentialblutbild, Transaminasen, γ-GT, alkalischer Phosphatase, Plasmakreatinin und Urinstatus erforderlich; später monatliche Kontrollen dieser Parameter. Bei bekannter Penicillin-Allergie besteht in Einzelfällen eine Kreuzallergie gegenüber D-Penicillamin. Deshalb sollte bei diesen Patienten D-Penicillamin nicht verabreicht werden.

Methotrexat — Lantarel®, verschiedene andere

Indikationen. Methotrexat ist ein Zytostatikum, das im Kapitel „Antineoplastische Therapie" in Monographieform besprochen wird (s. S. 454). Als zytotoxische Substanz wirkt es antiproliferativ und immunsuppressiv. Bei der Behandlung von Erkrankungen des rheumatischen Formenkreises sind die rheumatoide Arthritis, die Psoriasisarthritis und der systemische Lupus erythematodes Indikationen für die Gabe von Methotrexat. Mit dem **Wirkungseintritt** bei diesen Erkrankungen ist nach 4–6 Wochen zu rechnen. Für die Behandlung rheumatologischer Erkrankungen wird Methotrexat niedrig dosiert verabreicht (5–15 mg 1-mal wöchentlich). **Monitoring:** Während des ersten Therapiemonats sind wöchentlich Kontrollen von Blutbild mit Differentialblutbild, Transaminasen, γ-GT, alkalischer Phosphatase, Plasmakreatinin und Urinstatus erforderlich; später alle 2 Wochen Kontrollen dieser Parameter. Um Nebenwirkungen der Methotrexat-Gabe wie die Entstehung einer makrozytären Anämie und von Mukosaschäden zu vermeiden, werden 5 mg Folsäure/Woche verabreicht (einmalig am Tag nach der Methotrexat-Gabe).

Azathioprin — Imurek®, verschiedene andere

Indikationen. Schwere Formen der rheumatoiden Arthritis, des systemischen Lupus erythematodes und anderer Kollagenosen.

Pharmazeutische Zubereitung. Zur antirheumatischen Therapie geeignet sind Tabletten und Filmtabletten zu 50 mg; Filmtabletten zu 25 mg.

Wirk- und Eliminationsverhalten. 88% der Substanz werden aus dem Gastrointestinaltrakt resorbiert. **Stoffwechsel/Ausscheidung:** In der Leber wird Azathioprin zu 6-Thioguanin-Nukleotid umgewandelt, das für die Wirkung des Medikamentes verantwortlich ist. Endprodukt des Azathioprin-Stoffwechsels ist die 6-Thioharnsäure, ein durch die Xanthin-Oxidase gebildeter inaktiver Metabolit, der über die Nieren ausgeschieden wird. Die **Eliminationshalbwertszeit** ($t_{1/2}$) beträgt 1,7 h.

DOSIERUNG

Erwachsene. Oral 1–2,5 mg/kg Körpergewicht und Tag.

Kinder. Bei Kindern keine Anwendung von Azathioprin zur antirheumatischen Therapie.

Sonderfälle. Bei **eingeschränkter Nierenfunktion** wurde keine erhöhte Toxizität von Azathioprin beobachtet; bei einer glomerulären Filtrationsrate von <10 ml/min sollte jedoch eine Dosisreduktion auf 50% der Normaldosis bei unverändertem Dosierungsintervall erfolgen. Bei schweren **Lebererkrankungen** ist Azathioprin kontraindiziert.

Unerwünschte Wirkungen. Die dosisabhängigen unerwünschten Wirkungen sind Übelkeit, Erbrechen, Diarrhöe, Stomatitis, Alopezie, Knochenmarkdepression und cholestatische Hepatitis. Sie treten bei den zur antirheumatischen Therapie verwendeten Azathioprin-Dosen weniger häufig auf, als bei höher dosierter Azathioprin-Gabe. Dosisunabhängig sind Exantheme, Myalgien, Arthralgien, Rigor, Pneumonitis, Pankreatitis, Meningitis, Arrhythmien und Hypotension. Bei länger andauernder Immunsuppression besteht ein erhöhtes Risiko für die Entstehung von lymphoproliferativen Neoplasien.

Arzneimittelwechselwirkungen. Bei gleichzeitiger Allopurinol-Gabe muss die Azathioprin-Dosis auf 25% der Normaldosis reduziert werden, da Allopurinol durch Inhibition der Xanthin-Oxidase den Azathioprin-Metabolismus hemmt. Eine gleichzeitige Therapie mit Captopril oder Enalapril sollte vermieden werden, da bei nierentransplantierten Patienten unter Azathioprin diese Medikamente zu schweren Anämien führten. Für Captopril in Kombination mit Azathioprin ist zudem ein erhöhtes Risiko für das Auftreten von Leukopenien beschrieben. Die zusätzliche Gabe von Cotrimoxazol kann schwere Leukopenien hervorrufen, besonders bei nierentransplantierten Patienten. Azathioprin kann die Wirkung nichtdepolarisierender Muskelrelaxantien abschwächen, die klinische Bedeutung dieses Effektes erscheint jedoch gering. Die antikoagulatorische Wirkung von Warfarin kann durch Azathioprin vermindert werden.

Schwangerschaft und Laktation. Unter Azathioprin-Therapie sind vereinzelt teratogene Effekte am Menschen beschrieben worden; insgesamt wird das teratogene Risiko von Azathioprin als gering eingestuft. Der aktive Metabolit von Azathioprin, 6-Mercaptopurin, findet sich in geringen Mengen in der Muttermilch; das Risiko für den gestillten Säugling scheint jedoch gering zu sein. Azathioprin sollte nur bei zwingender Indikation (z. B. systemischer Lupus erythematodes oder chronische Polyarthritis mit hoher Krankheitsaktivität) zur antirheumatischen Therapie während der Schwangerschaft oder Stillzeit eingesetzt werden.

Pflegehinweise

In den ersten zwei Therapiemonaten sind 14-tägig Kontrollen von Blutbild mit Differentialblutbild, Transaminasen, γ-GT, alkalischer Phosphatase und Plasmakreatinin, später alle 4 Wochen erforderlich.

Mycophenolatmofetil — CellCept®

Indikationen. Das Medikament hemmt die Purinsynthese in den Lymphozyten. Es wird zur Prophylaxe der akuten Abstoßungsreaktion nach Nierentransplantation verwendet. Der Einsatz ist bei Erkrankungen des rheumatischen Formenkreises Gegenstand von klinischen Studien.

Pharmazeutische Zubereitung. Tabletten zu 500 mg; Kapseln zu 250 mg.

Wirk- und Eliminationsverhalten. Mycophenolatmofetil wird nach oraler Gabe vollständig aus dem Gastrointestinaltrakt resorbiert. **Stoffwechsel/Ausscheidung:** Es wird bei der ersten Leberpassage zu Mycophenolsäure, der pharmakologisch aktiven Substanz, verstoffwechselt und danach zu 90% als Glucuronid über die Nieren ausgeschieden. Die **Eliminationshalbwertszeit** ($t_{1/2}$) beträgt 16–18 h.

DOSIERUNG

Erwachsene. Oral 2-mal 1 g/Tag. Bei einer Dosis von 3 g/Tag zeigten sich mehr unerwünschte Wirkungen ohne wesentlich gesteigerte Wirksamkeit.

Kinder. Bei Kindern keine Anwendung von Mycophenolatmofetil wegen fehlender Erfahrungen.

Sonderfälle. Bei **eingeschränkter Nierenfunktion** ist eine Dosisanpassung nicht erforderlich; bei einer glomerulären Filtrationsrate von <25 ml/min sollte aber eine Tagesdosis von 2-mal 1 g nicht überschritten werden. Bei schweren **Lebererkrankungen** ist im Allgemeinen ebenfalls keine Dosisanpassung erforderlich, da die für die Inaktivierung von Mycophenolsäure entscheidende Glukuronidierungskapazität lange unbeeinträchtigt bleibt; es sollte jedoch eine Tagesdosis von 2-mal 1 g nicht überschritten werden.

Unerwünschte Wirkungen. Wegen des enterohepatischen Kreislaufes besonders häufig sind gastrointestinale Symptome wie Übelkeit, Erbrechen und Diarrhöe. Schwere unerwünschte Wirkungen am Gastrointestinaltrakt sind dosisabhängig: Magen-Darm-Blutungen treten bei ca. 1,5% der Patienten auf, die eine Tagesdosis von 2 g erhielten; bei 3 g/Tag steigt diese Inzidenz auf 3% an. Das Gleiche gilt für gastrointestinale Perforationen, hauptsächlich im Bereich des Kolon und der Gallenblase, mit einer Inzidenz von 0,5% (2 g/Tag) bzw. 1% (3 g/Tag). Im Gegensatz zu Azathioprin ist Mycophenolatmofetil kaum hepatotoxisch; gelegentlich können Erhöhungen der Leberenzyme auftreten. Auch dosisabhängige, reversible hämatologische Nebenwirkungen sind typisch für Mycophenolatmofetil: Leukopenie, Thrombozytopenie und Anämie. Letztere kann besonders bei Nierentransplantierten ein Problem sein. Aufgrund der Immunsuppression steigt das Risiko für Infektionen, insbesondere Zytomegalie, Herpes simplex, Herpes zoster, Kandidosen. Ausgenommen davon ist die Pneumocystis-carinii-Pneumonie, gegen die Mycophenolatmofetil schützt. Weitere, gelegentlich auftretende unerwünschte Wirkungen sind: Tremor, Schlaflosigkeit, Schwindel, Elektrolytstörungen, Hypertonie und eine grippeähnliche Symptomatik mit allgemeinem Krankheitsgefühl, Fieber, Myalgien, Kopfschmerzen. Bei jeder länger dauernder Immunsuppression besteht ein erhöhtes Risiko für die Entstehung von lymphoproliferativen Neoplasien.

Arzneimittelwechselwirkungen. Antazida hemmen die Resorption von Mycophenolatmofetil und sollten daher zeitlich versetzt eingenommen werden. Bei Komedikation mit Colestyramin kommt es durch Unterbrechung des enterohepatischen Kreislaufs zu einem Abfall der Mycophenolsäure-Plasmaspiegel auf etwa die Hälfte. Eine wechselseitige Hemmung der tubulären Sekretion ist dokumentiert für Mycophenolsäure-Glucuronid und Probenecid sowie Aciclovir; als Konsequenz ist mit einer erhöhten Toxizität der beiden letzteren zu rechnen. Es bestehen keine pharmakokinetischen Interaktionen mit Ciclosporin A oder Allopurinol.

Schwangerschaft und Laktation. Bei Ratten und Kaninchen führte Mycophenolatmofetil zu Missbildungen. Für den Menschen liegen keine Erfahrungen zur Gabe in der Schwangerschaft vor. Deshalb sollte Mycophenolatmofetil nur nach strengster Nutzen-Risiko-Abwägung während der Schwangerschaft verordnet werden. Ansonsten ist eine sichere Kontrazeption während und bis 6 Wochen nach Therapieende angezeigt. Da keine Untersuchungen zur Langzeitinteraktion zwischen oralen Kontrazeptiva und Mycophenolatmofetil vorliegen, ist eine zusätzliche Kontrazeption mit einer nichtmedikamentösen Methode sinnvoll. Der aktive Metabolit von Mycophenolatmofetil, die Mycophenolsäure, geht in die Muttermilch über, während der Therapie sollte daher nicht gestillt werden.

Pflegehinweise

Kontrollen von Blutbild mit Differentialblutbild sind in regelmäßigen Abständen erforderlich.

Ciclosporin A — Sandimmun®, Sandimmun® Optoral

Indikationen. Das Immunsuppressivum Ciclosporin A hemmt die T-Lymphozytenfunktion. Es ist das Standardtherapeutikum zur Prophylaxe einer Nierentransplantatabstoßung und ist außerdem zugelassen zur Behandlung schwerer, therapieresistenter Formen von Uveitis, Psoriasis, Glomerulonephritis mit nephrotischem Syndrom und rheumatoider Arthritis. Seine Wirksamkeit bei den genannten Autoimmunkrankheiten ist nicht sicher und in etwa der von D-Penicillamin oder Azathioprin vergleichbar.

Pharmazeutische Zubereitung. Infusionslösungkonzentrat mit 50 mg/ml. Ciclosporin-A-Lösung (100 mg/ml) und Kapseln zu 25 und 100 mg sind zur oralen antirheumatischen Therapie geeignet. Die Ciclosporin-A-Mikroemulsion (Sandimmun® Optoral) ist als Kapsel zu 25, 50 und 100 mg sowie als Lösung zur oralen Anwendung (100 mg/ml) erhältlich.

Wirk- und Eliminationsverhalten. Nur 30% von Ciclosporin A sind durchschnittlich in der systemischen Zirkulation (Blutkreislauf) verfügbar. Bei der Verwendung einer Mikroemulsionpräparation steigt die **Bioverfügbarkeit** auf 60% an. **Stoffwechsel/Ausscheidung:** Ciclosporin A wird in der Leber ausgiebig verstoffwechselt und ist auf der Basis seiner Lebermetabolisierung Gegenstand vieler Arzneimittelwechselwirkungen. Es wird fast ausschließlich biliär via Fäzes ausgeschieden. Die **Eliminationshalbwertszeit** ($t_{1/2}$) beträgt ca. 10 h. Sie ist im Alter und bei Patienten mit Leberfunktionsstörungen verlängert.

DOSIERUNG

Erwachsene. Ciclosporin A wird als Basistherapeutikum in einer Dosierung von 2,5 (Initialdosis) bis 5 mg/kg KG und Tag, verteilt auf 2 Einzeldosen, verwendet. Bei Organtransplantation initial 10–14 mg/kg KG und Tag über 1–2 Wochen, danach stufenweise Reduktion auf 2–6 mg/kg KG und Tag. Bei Knochenmarktransplantation 12,5–15 mg/kg KG und Tag über 6 Monate, danach über ein Jahr stufenweise Reduktion bis zum Absetzen. Sofern eine intravenöse Ciclosporin-A-Gabe notwendig ist, beträgt die Dosis ein Drittel der oralen Tagesdosis.

Kinder. Zur Anwendung von Ciclosporin A als Basistherapeutikum bei Kindern bestehen nur geringe Erfahrungen. Es wurden die gleichen körpergewichtsbezogenen Dosen wie beim Erwachsenen verabreicht. Zur Prophylaxe einer Transplantatabstoßung müssen bei Kindern u. U. höhere Ciclosporin-A-Dosen verabreicht werden (Monitoring, s. unten) als bei Erwachsenen, da die Ciclosporin-A-Clearance bei Kindern erhöht ist.

Sonderfälle. Bei adipösen Patienten sollte auf das Idealgewicht bezogen dosiert werden. Bei **Nierenfunktionsstörungen** ist eine Dosisanpassung nicht notwendig; wegen seiner Nephrotoxizität sollte Ciclosporin A jedoch nicht zur Basistherapie verwendet werden. Bei **Leberfunktionsstörungen** und **alten Menschen** muss die Ciclosporin-A-Dosis unter Monitoring der Blutkonzentrationen (s. unten) reduziert werden.

Unerwünschte Wirkungen. Häufige, schwere unerwünschte Wirkungen sind Nephrotoxizität, Hypertonie und Cholestase; diese sind zumeist nach Dosisreduktion reversibel, bei Persistenz muss zur Vermeidung irreversibler Organschäden die antirheumatische Therapie abgebrochen werden. Ebenfalls häufig sind: Übelkeit, Erbrechen, Diarrhöe, Tremor, Parästhesien, Gingivahyperplasie, Hypertrichose, Hyperurikämie. Gelegentlich Kopfschmerzen, Exantheme, Akne, Thrombozytopenie, Anämie, Hyperkaliämie, Hyperglykämie, Hypomagnesiämie, allergische Reaktionen, Krampfanfälle, Dys-/Amenorrhöe. Selten sind Enzephalopathie, Myopathie, Leukopenie, Pankreatitis, Hyperthermie. Bei langdauernder Immunsuppression ist die Gefahr für lymphoproliferative Neoplasien erhöht.

Arzneimittelwechselwirkungen. Viele Substanzen führen über eine Hemmung bzw. Induktion von Cytochrom P450 3A4 zu erhöhten (z. B. durch Makrolide, Ketoconazol, Allopurinol, Kalziumkanalblocker, orale Kontrazeptiva) bzw. erniedrigten (z. B. durch Antiepileptika, Rifampicin, Metamizol) Ciclosporin-A-Blutkonzentrationen. Ciclosporin A seinerseits vermindert die Elimination von Digoxin, Prednisolon, Colchicin und Lovastatin. Vorsicht bei Gabe anderer nephrotoxischer Pharmaka, insbesondere nichtsteroidaler Antiphlogistika.

Schwangerschaft und Laktation. Die bisher vorliegenden Berichte weisen auf kein wesentlich erhöhtes Missbildungsrisiko durch Ciclosporin A hin; es ist jedoch mit einer Wachstumsretardierung zu rechnen. Ciclosporin A geht in die Muttermilch über, Effekte auf den Säugling wurden jedoch bislang nicht beobachtet. Wegen der nicht ausreichenden Erfahrungen sollte Ciclosporin A nicht zur antirheumatischen Therapie während der Schwangerschaft oder Stillzeit eingesetzt werden.

Pflegehinweise

Ciclosporin A unterliegt einer Vielzahl von Wechselwirkungen mit gleichzeitig verabreichten Arzneimitteln und Nahrungsmitteln. **Monitoring:** Die routinemäßige Bestimmung der Ciclosporin-A-Blutkonzentrationen ist nicht empfehlenswert, sie ist aber sinnvoll zur Therapiekontrolle bei Patienten mit Leberfunktionseinschränkung oder bei vermuteten Wechselwirkungen. Der therapeutische Bereich der Ciclosporin-A-Vollblutspiegel liegt zwischen 100–200 µg/l. In den ersten drei Therapiemonaten sollten 14-tägig Blutdruck, Blutbild mit Differentialblutbild, Transaminasen, γ-GT, alkalische Phosphatase, Plasmakreatinin, Serumelektrolyte, Harnsäure und Urinstatus kontrolliert werden. Später sollten diese Parameter in monatlichen Abständen bestimmt werden.

Tacrolimus — Prograf®

Indikationen. Tacrolimus ist in seinen pharmakologischen Eigenschaften dem Ciclosporin A verwandt; es hemmt auch die T-Lymphozytenfunktion und ist zugelassen zur Prophylaxe bzw. Therapie der Transplantatabstoßung nach Leber- und Nierentransplantation, insbesondere der akuten steroidresistenten Abstoßungsreaktion.

Pharmazeutische Zubereitung. Infusionslösungskonzentrat mit 5 mg/ml; Kapseln zu 1 und 5 mg.

Wirk- und Eliminationsverhalten. Nur 14% bis 32% von Tacrolimus liegen nach oraler Gabe im Blutkreislauf (systemische Zirkulation) vor. Die **Bioverfügbarkeit** wird durch Nahrungsaufnahme verringert. **Stoffwechsel/Ausscheidung:** Wie Ciclosporin A wird auch Tacrolimus ausgiebig in der Leber verstoffwechselt und ist Gegenstand von Wechselwirkungen. Die **Eliminationshalbwertszeit** ($t_{1/2}$) von Tacrolimus beträgt ca. 10 h und ist im Alter und bei Patienten mit Leberfunktionsstörungen verlängert.

DOSIERUNG

Erwachsene. Die orale Initialdosis beträgt 0,1–0,3 mg/kg KG und Tag, verteilt auf 2 Dosen. Die Dosis muss nachfolgend entsprechend der jeweiligen Indikation individuell eingestellt werden, die Maximaldosis von 0,4 mg/kg KG und Tag sollte jedoch nicht überschritten werden. Nur wenn eine orale Gabe nicht möglich ist, ist die i.v.-Applikation angezeigt, die Initialdosis beträgt hierbei 0,02–0,05 mg/kg/24 h, die Maximaldosis 0,1 mg/kg/24 h.

Kinder. Bei Kindern werden 1,5- bis 2fach höhere körpergewichtsbezogene Dosen als beim Erwachsenen benötigt. Die empfohlenen Initialdosierungen betragen: oral 0,3 mg/kg KG und Tag, verteilt auf 2 Dosen, Maximaldosis 0,6 mg/kg/Tag; intravenös 0,05 mg/kg/24 h. Eine sichere Empfehlung zur maximalen Dosis ist nicht möglich.

Sonderfälle. Bei **Nierenfunktionsstörungen** und **Hämodialyse** ist eine Dosisanpassung nicht notwendig; wegen seiner Nephrotoxizität sollte Tacrolimus jedoch nicht zur Basistherapie verwendet werden. Bei **Leberfunktionsstörungen** und **alten Menschen** sollten die Anfangsdosierungen aus dem unteren Dosisbereich gewählt werden und ein adäquates Monitoring der therapeutischen Effekte und der Blutkonzentrationen (s. unten) erfolgen.

Unerwünschte Wirkungen. Das Spektrum der unerwünschten Wirkungen von Tacrolimus ist dem von Ciclosporin A sehr ähnlich. Dementsprechend sind Nephrotoxizität (ausgeprägter als bei Ciclosporin A), Hypertonie und Cholangitis/Hepatitis häufig; diese sind zumeist nach Dosisreduktion reversibel. Im Vordergrund steht die dosisabhängige Neurotoxizität von Tacrolimus: Tremor, Parästhesien, Koordinationsstörungen, Verwirrtheit, Nervosität, Schwindelgefühl, Schlaflosigkeit, depressive Verstimmung, Lichtempfindlichkeit. Diese Symptome verschwinden zumeist nach den ersten Therapiewochen. Bei deren Persistenz muss an die Entwicklung einer Neuropathie oder Enzephalopathie gedacht werden. Andere Symptome der Neurotoxizität sind gelegentlich: Seh- und Hörstörungen, Krampfanfälle, Psychosen, Halluzinationen. Mit einer Inzidenz von ca. 20% ist die Induktion eines Diabetes mellitus häufig. Die für Ciclosporin A typische Gingivahyperplasie und Hypertrichose stellen unter Tacrolimus keine Probleme dar. Weitere häufige Nebenwirkungen von Tacrolimus sind: Übelkeit, Erbrechen, Diarrhöe, Obstipation, Arthralgien, Anämie, Thrombozytopenie, Leukozytose, Hyper- und Hypokaliämie, Hypokalzämie, Exantheme, Pruritus. Gelegentlich Leukopenie, Hyperurikämie, Ödeme, Hypomagnesiämie, Hirsutismus, Photosensibilität. Selten sind Myopathie, Kardiomyopathie, Pankreatitis. Trotz seiner immunsuppressiven Eigenschaften können durch Tacrolimus sowohl allergische Reaktionen bis hin zum anaphylaktischen Schock bzw. zum Lyell-Syndrom als auch Vaskulitiden ausgelöst werden. Bei jeder Immunsuppression besteht ein hohes Infektionsrisiko, langfristig wird die Entstehung lymphoproliferativer Neoplasien begünstigt.

Arzneimittelwechselwirkungen. Viele Substanzen führen über eine Hemmung bzw. Induktion von Cytochrom P450 3A4 zu erhöhten (z. B. durch Makrolide, Ketoconazol, Omeprazol, Kalziumkanalblocker, orale Kontrazeptiva) bzw. erniedrigten (z. B. durch Antiepileptika, Rifampicin) Tacrolimus-Blutkonzentrationen. Eine Erhöhung der Serumkonzentrationen von Digoxin, Prednisolon, Colchicin und Lovastatin durch Tacrolimus ist bislang nicht beschrieben, ist aber nach den Erfahrungen mit Ciclosporin A wahrscheinlich. Vorsicht bei Gabe anderer nephrotoxischer Pharmaka, insbesondere nichtsteroidaler Antiphlogistika.

Schwangerschaft und Laktation. Im Tierversuch ist Tacrolimus eindeutig embryotoxisch, jedoch nicht teratogen. Die Erfahrungen beim Menschen sind sehr gering: Missbildungen traten nicht auf, Hauptprobleme waren passagere Hyperkaliämien und Nierenfunktionsstörungen bei Neugeborenen. Tacrolimus sollte nur bei vitaler Indikation während der Schwangerschaft eingesetzt werden. Eine sichere Kontrazeption ist angezeigt; da eine verminderte Wirkung von oralen Kontrazeptiva nicht auszuschließen ist, sollte zusätzlich eine nichtmedikamentöse Methode angewandt werden. Tacrolimus geht in die Muttermilch über, unter Tacrolimus sollte nicht gestillt werden.

Pflegehinweise

Die Fahrtauglichkeit der Patienten kann durch Tacrolimus beeinträchtigt sein. Wegen der nahrungsabhängigen Störung der Resorption aus dem Gastrointestinaltrakt sollte das Immunsuppressivum 1 h vor bzw. 2 h nach den Mahlzeiten eingenommen werden. Nach Umstellung von Ciclosporin A auf Tacrolimus ist ein Abstand von mindestens 24 h zur letzten Ciclosporin-A-Verabreichung einzuhalten. **Monitoring:** Vor und während Tacrolimus-Behandlung müssen neurologischer Befund und Sehvermögen kontrolliert werden. Die Häufigkeit der Kontrollen von Blutdruck, EKG, Blutbild mit Differentialblutbild, Blutzucker, Transaminasen, γ-GT, alkalischer Phosphatase, Plasmakreatinin, Serumelektrolyten, Serumharnsäure und Urinstatus ist abhängig von der Therapieform (Initialtherapie, akute Abstoßung). Die Bestimmung der Tacrolimus-Blutkonzentrationen ist ein Einzelfällen sinnvoll. Der therapeutische Bereich, der Tacrolimus-Minimalkonzentrationen im Vollblut beträgt 5–10 (15) ng/ml bei Nierentransplantierten und 10–20 ng/ml nach Lebertransplantation.

Cyclophosphamid — Endoxan®, verschiedene andere

Indikationen. Cyclophosphamid ist ein häufig verwendetes Zytostatikum in der Therapie von malignen Tumoren, Hämoblastosen und Glomerulonephritiden (s. Cyclophosphamid-Monographie, Kap. 8, S. 421). Bei den genannten Indikationen werden Tagesdosen von 1–2 mg/kg KG gegeben, als intravenöse Pulstherapie alle 4 Wochen 0,5–1,0 g Cyclophosphamid/m^2. Bei Kindern sollte Cyclophosphamid nicht in der Therapie rheumatologischer Erkrankungen gegeben werden.

Pflegehinweise

Eine Prophylaxe mit Mesna ist auch für die orale, niedrigdosierte Cyclophosphamid-Gabe – etwa zur Vermeidung hämorrhagischer Zystitiden, von Blasenpapillomen und -karzinomen indiziert. **Monitoring:** Im ersten Therapiemonat wöchentliche Kontrollen von Blutbild und Differentialblutbild, später 14-tägige bzw. 3-monatliche Kontrollen inklusive Plasmakreatinin, Serumharnsäure, Transaminasen, γ-GT und alkalischer Phosphatase.

Chlorambucil — Leukeran®

Chlorambucil sollte wegen seiner schweren unerwünschten Wirkungen (Kanzerogenität, Knochenmarkdepression) erst nach Ausschöpfung aller anderen Möglichkeiten als Basistherapeutikum bei rheumatoider Arthritis in Betracht gezogen werden, die eingesetzte Dosis beträgt 0,1–0,2 mg/kg KG und Tag. Beim Behçet-Syndrom mit Uveitis oder zerebraler Beteiligung ist Chlorambucil in einer Dosierung von 0,1–0,2 mg/kg KG und Tag das Mittel der Wahl (ausführliche Beschreibung s. Chlorambucil-Monographie, Kap. 8, S. 417).

14 Lokalanästhetika

Zu den Lokalanästhetika, d. h. zu den Arzneimitteln, die zur örtlichen Betäubung eingesetzt werden, gehören zwei chemische Gruppen, die **Aminoamide** und die **Aminoester**.

Die Nebenwirkungen der Lokalanästhetika ergeben sich aus zu hohen Konzentrationen der Substanzen im Blutkreislauf (systemischer Zirkulation). Wichtig ist dabei, dass die Konzentration der lokalanästhetischen Substanzen in peripher liegenden Venen und beispielsweise auch nach epiduraler Injektion (Einspritzung in den zwischen Wirbelkanal und harter Hirnhaut gelegenen Spalt) erst nach 30 min Höchstwerte erreicht. Dagegen können zentral gelegene Venen oder Arterien schon innerhalb von einer Minute nach Injektion hohe Konzentrationen des Lokalanästhetikums aufweisen und eine mögliche Überdosierung oder Vergiftung (Intoxikation) bedingen (Tabelle 14.1).

Durch den Zusatz von **Vasokonstriktoren** (gefäßverengend wirkenden Stoffen wie Adrenalin, Noradrenalin, Vasopressin-Analoga) wird die Durchblutung im Behandlungsgebiet gedrosselt. Aufgrund des so verlangsamten Abtransportes des Lokalanästhetikums verlängert sich die betäubende Wirkung. Im Handel sind deshalb fertige Kombinationen von Lokalanästhetika mit Vasokonstriktoren. Adrenalin ist als Vasokonstriktor gegenüber Noradrenalin der Vorzug zu geben. Felypressin hat eine schwächere vasokonstriktorische Wirksamkeit und weniger Einfluss auf die Blutungsstärke.

Dem Adrenalinzusatz im Lokalanästhetikum werden neben Schweißausbruch, Blässe, Blutdruckanstieg, beschleunigtem Herzschlag (Tachykardie) und Herzrhythmusstörungen auch häufiger auftretende Kopfschmerzen zugeschrieben. Eine versehentliche intravasale Injektion von Lokalanästhetika in ein Blutgefäß kann zur Zerstörung von Geweben (Gewebsnekrose) und Störungen der Herztätigkeit führen. Lokalanästhetika mit Zusatz von Vasokonstriktoren sind kontraindiziert bei bestimmten Herzrhythmusstörungen (tachykard übergeleitetem Vorhofflimmern), bei anfallsartiger Steigerung der Herzfrequenz (paroxysmale Tachykardie), bei Engwinkelglaukom (Erhöhung des Augeninnendrucks infolge eines engen Kammerwinkels), schweren Stoffwechselstörungen bei einer Schilddrüsenüberfunktion (Thyreotoxikose), Einnahme von MAO-Hemmern und trizyklischen Antidepressiva sowie bei Anästhesien im Endstrombereich.

Tabelle 14.1. Übersicht der Lokalanästhetika

Lokal-anästhe-tikum	Lipo-philie	Relative Potenz	Eiweiß-bindung [%]	$t_{1/2}$[a] [min]	Latenz	Latenz-zeit[a] [min]	Wirk-dauer	Wirkdauer[a] [min]	Bemerkungen	Höchst-dosen[e] mg/kg KG
Articain	52	2	57–73	26–38	schnell	–	mittel	–	gute Knochenpenetration, Inaktivierung durch Esterasen	4 (7)
Infiltration, Leitung						1–11		60–225		
Zahnärztlich						1–3		<20[b], 45[c], 75[d]		
Epidural						8–20		60–420		
Prilocain	17	2	55	90	schnell	2–3	mittel	120–240	Methämoglobinbildner	5,7 (8); 2,5[g]
Mepivacain	22	2	65–77	110–180	schnell	0,5–4	mittel	120–240	Halbwertszeit für Neugeborene bis 11 h!	4 (7); 3[6]
Lidocain	46	2	64	90–120	schnell	–	mittel	–	Lokalanästhetikum, Antiepileptikum, Antiarrhythmikum	3 (7)
Infiltration, Leitung						0,5–2–3		30–340		
Epidural						12–20		45–120		
Spinal						0,25–3		30–45		
Ropivacain	147	6–8	94	108–240	mittel	–	lang	–	linksdrehendes Enantiomer	2–3 (2–3)
Infiltration,						1–15		120–360		
Leitung						10–20		120–360		

Tabelle 14.1. Übersicht der Lokalanästhetika (Forts.)

Lokalanästhetikum	Lipophilie	Relative Potenz	Eiweißbindung [%]	$t_{1/2}$[a] [min]	Latenz	Latenzzeit[a] [min]	Wirkdauer	Wirkdauer[a] [min]	Bemerkungen	Höchstdosen[e] mg/kg KG
Bupivacain	390	8	95	90–330	mittel	–	lang	–	Bewährtes Lokalanästhetikum, höhere Kardiotoxozität	2 (2)
Infiltration, Leitung						1–10		120–600		
Epidural						15–25		90–420		
Spinal						2–10		120–240		

[a] Abhängig von Injektionsort und -technik, Konzentration und Vasokonstriktorzusatz; [b] 4% ohne Adrenalin, [c] mit Adrenalin 1:200.000 und [d] mit Adrenalin 1:100.000; [e] Höchstdosen dienen lediglich als Richtlinien zur Festlegung der Dosis, die nach der Erfahrung des Klinikers und Kenntnis des Allgemeinzustands des Patienten bestimmt wird. Zur Dosis bei Spinalanästhesie s. Lehrbücher Anästhesie; [f] zur Anwendung im Kopf-Hals-Bereich empfohlene Höchstdosis; [g] Prilocain 3% mit Felypressin.

Articain (Hydrochlorid) — Ultracain®, verschiedene andere

Indikationen. Articain ist ein Aminoamid-Lokalanästhetikum zur Infiltrations-, Leitungs-, Peridural-, Spinal- und zahnärztlichen Anästhesie. Es weist bei gleicher anästhetischer Wirksamkeit eine geringere Toxizität als Lidocain auf.

Pharmazeutische Zubereitung. Articain-Injektionslösungen sind in verschiedenen Konzentrationen (1, 2, 4, 5%) mit oder ohne Zusatz von Vasokonstriktoren (Adrenalin 1:200.000, 1:100.000) verfügbar.

Wirk- und Eliminationsverhalten. Articain hat einen schnellen **Wirkeintritt** (1–10 min), eine gute Gewebeverträglichkeit und hohe Knochenpenetration. Die Wirkungsdauer schwankt je nach Konzentration und Vasokonstriktorensatz zwischen 60 und 220 min. **Stoffwechsel/Ausscheidung:** Articain wird rasch im Blut durch Pseudocholinesterasen zu seinem pharmakologisch inaktiven Metaboliten Articainkarbonsäure hydrolysiert. Die **Eliminationshalbwertszeit** ($t_{1/2}$) beträgt nach intraoraler bzw. submuköser Verabreichung ca. 26 min.

DOSIERUNG

Erwachsene. Ohne (mit) Vasokonstriktor sollten 4 mg/kg (7 mg/kg) Körpergewicht oder 300 mg (500 mg) Articain pro Anwendung nicht überschritten werden.

Kinder. Bei Kindern werden, bezogen auf das Körpergewicht, vergleichbare Dosen wie beim Erwachsenen verabfolgt.

Sonderfälle. Bei Patienten mit **Cholinesterasemangel** ist die Indikation zur Articain-Gabe streng zu stellen und entsprechend vorsichtig zu dosieren, ebenso bei **hypoproteinämischen** Patienten.

Unerwünschte Wirkungen. Zentralnervöse Störungen können sich mit Unruhe, metallenem Geschmack der Zunge, Verwirrtheit, Übelkeit, Erbrechen sowie Muskelfaszikulationen ankündigen und über Krämpfe, Atemlähmung und Koma zum Tod führen. Kardiovaskuläre Nebenwirkungen treten in Form von Hypotensionen bis hin zum Herzkreislaufversagen (AV-Block, Bradykardie, Kammerflimmern etc.) auf. Patienten mit vorbestehenden kardialen Erkrankungen, die eine Leistungseinschränkung aufweisen, sind unter anästhesiologischem Stand-by zu behandeln. Articain ist jedoch weniger kardiodepressiv als Bupivacain und Lidocain. Allergische Reaktionen bis hin zum anaphylaktischen Schock sind beschrieben. Diese können durch den Wirkstoff (sehr selten), bei vasokonstriktorhaltigen Zubereitungen durch Disulfite (ca. 5% aller Asthmatiker sind sulfitempfindlich) oder als Paragruppenallergie durch das Konservierungsmittel Methyl-4-hydroxybenzoat (z. B. in Mehrfachentnahmeflaschen) ausgelöst werden.

Arzneimittelwechselwirkungen. Das Reaktionsvermögen kann nach Articain-Gabe beeinträchtigt sein, vor allem in Verbindung mit Alkohol oder anderen sedierenden Medikamenten. Medikamente mit hoher Plasmaeiweißbindung können zu einem Anstieg des freien Wirkstoffs im Blut führen und konsekutiv zu den oben genannten toxischen Effekten von Articain.

Schwangerschaft und Laktation. Tierexperimentell konnte für Articain keine fetotoxische Wirkung nachgewiesen werden. Articain passiert die Plazentaschranke in geringerem Ausmaß als andere Lokalanästhetika. In der Muttermilch sind keine klinisch relevanten Dosen zu verzeichnen. Trotzdem ist die Indikation zum Einsatz von Articain in Schwangerschaft und Stillzeit streng zu stellen. Der Adrenalinanteil sollte 1:200.000 nicht überschreiten.

Pflegehinweise

Die wichtigsten Nebenwirkungen von Lokalanästhetika wie Unruhe, Verwirrtheit, Übelkeit, Erbrechen, Geschmacksstörungen werden meist nach versehentlich intravasaler Injektion beobachtet. Dies gilt auch für kardiovaskuläre Nebenwirkungen wie kardiale Arrhythmien und Hypotensionen bis zu Kollapszuständen, die häufig durch den Vasokonstriktorenzusatz verursacht sind. Die Reaktionsfähigkeit kann durch Lokalanästhetikagabe beeinträchtigt sein, insbesondere bei Kombination mit zentral sedierenden Pharmaka oder bei vorherigem Alkoholgenuss.

Lidocain (Hydrochlorid) — Xylocain®, verschiedene andere

Indikationen. Lidocain ist das älteste Aminoamid-Lokalanästhetikum und wird zur Infiltrations-, Leitungs-, Peridural-, Spinal- und zahnärztlichen Anästhesie verwendet.

Pharmazeutische Zubereitung. Lidocain-Injektionslösungen sind in verschiedenen Konzentrationen (0,5, 1, 2, 3, 4, 5%) mit oder ohne Zusatz von Vasokonstriktoren verfügbar. Lidocain-Spray kommt in der Schleimhautanästhesie zur Anwendung (z. B. Xylocain® Spray Dental). In der Creme Emla® ist Lidocain mit Prilocain kombiniert.

Wirk- und Eliminationsverhalten. Auch Lidocain hat einen schnellen **Wirkeintritt** (2–3 min). Die Wirkungsdauer schwankt zwischen 30 und 340 min je nach Konzentration und Vasokonstriktorenzusatz. **Stoffwech-**

sel/Ausscheidung: Lidocain wird in der Leber zu nierengängigen Metaboliten abgebaut. Die **Eliminationshalbwertszeit** ($t_{1/2}$) von Lidocain beträgt zwischen 96 und 120 min.

DOSIERUNG

Erwachsene. Eine Dosis von 3 mg/kg (7 mg/kg) KG oder 200 mg (500 mg) Lidocain sollte ohne (mit) Vasokonstriktor nicht überschritten werden. Bei der Berechnung der applizierten Dosis ist auch die topisch verabreichte Menge zu berücksichtigen, die 3 mg/kg KG nicht überschreiten sollte.

Kinder. Für Kinder und Patienten mit reduziertem Allgemeinzustand gelten dieselben Angaben in Bezug auf das Körpergewicht wie für Erwachsene

Sonderfälle. Bei topischer Anwendung sollten bei **Kindern** nicht mehr als 3 mg/kg Körpergewicht verabreicht werden. Bei Patienten mit **chronischen Lebererkrankungen** bzw. verringerter Leberdurchblutung ist mit einer verzögerten Elimination zu rechnen. Bei **Niereninsuffizienz** kann der aktive Metabolit Monoethylglycylglycidin kumulieren.

Unerwünschte Wirkungen. Lidocain unterscheidet sich im Profil der Nebenwirkungen nicht von dem des Articain. Nach intravenöser Applikation wurden Methämoglobinämien beschrieben, die bei Regionalanästhesieverfahren klinisch nicht relevant sind.

Arzneimittelwechselwirkungen. Der kardiodepressive Effekt von Lidocain kann durch Betablocker und Kalziumkanalblocker verstärkt werden. Die ZNS-Wirkungen werden durch Sedativa wie Barbiturate oder Benzodiazepine verstärkt. Cimetidin und Propranolol reduzieren die systemische Clearance von Lidocain und erhöhen so dessen Plasmaspiegel (toxische Effekte).

Pflegehinweise

Die wichtigsten Nebenwirkungen von Lokalanästhetika wie Unruhe, Verwirrtheit, Übelkeit, Erbrechen, Geschmacksstörungen werden meist nach versehentlich intravasaler Injektion beobachtet. Dies gilt auch für kardiovaskuläre Nebenwirkungen wie kardiale Arrhythmien und Hypotensionen bis zu Kollapszuständen, die häufig durch den Vasokonstriktorenzusatz verursacht sind. Die Reaktionsfähigkeit kann durch Lokalanästhetikagabe beeinträchtigt sein, insbesondere bei Kombination mit zentral sedierenden Pharmaka oder bei vorherigem Alkoholgenuss.

Prilocain (Hydrochlorid) — Xylonest®, verschiedene andere

Indikationen. Prilocain ist ein Aminoamid-Lokalanästhetikum und wird zur Infiltrations-, Leitungs-, Peridural-, Spinal- und zahnärztlichen Anästhesie verwendet.

Pharmazeutische Zubereitung. Prilocain-Injektionslösungen sind in verschiedenen Konzentrationen (0,5, 1, 2, 3%) und mit oder ohne Zusatz von Vasokonstriktoren für verschiedene Indikationen verfügbar. Zur topischen Anästhesie wird eine Creme aus Lidocain und Prilocain angeboten (Emla®).

Wirk und Eliminationsverhalten. Auch für Prilocain liegt der **Wirkeintritt** bei 2–3 min und die Wirkungsdauer zwischen 120 und 240 min. **Stoffwechsel/Ausscheidung:** Prilocain wird überwiegend in der Leber verstoffwechselt, wobei ein gebildeter Metabolit Hämoglobin zu Methämoglobin reduziert. Die **Eliminationshalbwertszeit** ($t_{1/2}$) liegt bei 1,5 h.

DOSIERUNG

Erwachsene. Eine Dosis von 5,7 mg/kg (8 mg/kg) KG oder 400 mg (600 mg) soll bei Prilocain ohne (mit) Vasokonstriktor nicht überschritten werden. Bei Anwendung der 3%igen Lösung mit Felypressin liegt die Maximaldosis bei 180 mg (2,5 mg/kg KG).

Kinder. Für Kinder und Patienten mit reduziertem Allgemeinzustand gelten dieselben Angaben in Bezug auf das Körpergewicht wie bei Erwachsenen.

Sonderfälle. Bei Patienten mit **chronischen Lebererkrankungen** ist die Eliminationshalbwertszeit verlängert. Patienten mit **Nierenfunktionsstörungen** scheiden den Metaboliten Para-Hydroxy-Toluidin verzögert aus. In diesen Fällen ist eine Dosisanpassung erforderlich.

Unerwünschte Wirkungen. Siehe Articain und Lidocain. Die Methämoglobinbildung durch Para-Hydroxy-Toluidin ist zu beachten. Klinisch relevante Methämoglobinkonzentrationen werden bei Dosierungen von über 8 mg/kg KG beobachtet, bei anämischen Patienten schon bei niedrigeren Dosierungen. Ab einem Methämoglobinanteil von 15% wird der Patient zyanotisch. Als Antidot verabreicht man langsam intravenös 1–1,5 mg/kg KG Methylenblau. Patienten mit Glukose-6-phosphat-Dehydrogenase-Mangel (G-6-PD) soll Prilocain und Methylenblau nicht verabreicht werden; hier ist zur Behandlung der Methämoglobinämie Toluidinblau (2–4 mg streng intravenös) indiziert.

Arzneimittelwechselwirkungen. Siehe Articain und Lidocain. Prilocain inhibiert die Plasmacholinesterase und kann so den Abbau von Aminoestern und Succinylcholin hemmen. Patienten, die mit Nitraten therapiert werden, sollten wegen der Gefahr der Methämoglobinbildung Prilocain nicht erhalten.

Schwangerschaft und Laktation. Prilocain wird bei schwangeren und stillenden Frauen nicht gegeben.

Pflegehinweise

Die wichtigsten Nebenwirkungen von Lokalanästhetika wie Unruhe, Verwirrtheit, Übelkeit, Erbrechen und Geschmacksstörungen werden meist nach versehentlich intravasaler Injektion beobachtet. Dies gilt auch für kardiovaskuläre Nebenwirkungen wie kardiale Arrhythmien und Hypotensionen bis zu Kollapszuständen, die häufig durch den Vasokonstriktorenzusatz verursacht sind. Die Reaktionsfähigkeit kann durch Lokalanästhetikagabe beeinträchtigt sein, insbesondere bei Kombination mit zentral sedierenden Pharmaka oder bei vorherigem Alkoholgenuss.

Mepivacain (Hydrochlorid) — Meaverin®, verschiedene andere

Indikationen. Prilocain ist ein Aminoamid-Lokalanästhetikum und wird zur Infiltrations-, Leitungs-, Peridural-, Spinal- und zahnärztlichen Anästhesie verwendet.

Pharmazeutische Zubereitung. Mepivacain-Injektionslösungen sind in verschiedenen Konzentrationen (0,5, 1, 2, 3, 4%) mit oder ohne Zusatz von Vasokonstriktoren verfügbar. Mepivacain Gel kommt in der Schleimhautanästhesie zur Anwendung.

Wirk- und Eliminationsverhalten. Auch für Mepivacain liegt der **Wirkeintritt** bei etwa 0,5–4 min, während die Wirkungsdauer 120 und 240 min beträgt. **Stoffwechsel/Ausscheidung:** Mepivacain wird in der Leber verstoffwechselt und die Metabolite über die Nieren ausgeschieden. Die **Eliminationshalbwertszeit** ($t_{1/2}$) beträgt zwischen 110 und 190 min. Sie ist aber beim Neugeborenen auf 8 und 9 h erhöht.

DOSIERUNG

Erwachsene. Eine Dosis von 4 mg/kg (7 mg/kg) KG oder 300 mg (500 mg) Mepivacain sollte ohne (mit) Vasokonstriktor nicht überschritten werden. Im Bereich der Schleimhäute topisch appliziertes Mepivacain wird resorbiert und ist bei der Berechnung der Gesamtdosis zu berücksichtigen. Im Kopf-Hals-Bereich sind Dosen von 3 mg/kg KG – auch bei vasokonstriktorischen Zusätzen – nicht zu überschreiten!

Kinder. Kindern sollte bei Zusatz von Vasokonstriktoren nicht mehr als 5–6 mg/kg KG Mepivacain appliziert werden. Bei Kindern unter 3 Jahren sind Konzentrationen über 2% zu vermeiden. Neugeborene sind nicht in der Lage, Mepivacain zu verstoffwechseln.

Sonderfälle. Bei Patienten mit **chronischen Lebererkrankungen** ist mit einer verlängerten Eliminationshalbwertszeit zu rechnen. Bei **Niereninsuffizienz** ist die Ausscheidung der Metabolite verzögert.

Unerwünschte Wirkungen. Siehe Articain und Lidocain. Ergebnisse von Tier- und in-vitro-Versuchen lassen Mepivacain als möglichen Auslöser einer akuten Porphyrie erscheinen.

Arzneimittelwechselwirkungen. Siehe Articain und Lidocain.

Schwangerschaft und Laktation. In der geburtshilflichen Anästhesie sollte Mepivacain vermieden werden, weil Neugeborene nicht in der Lage sind, Mepivacain zu verstoffwechseln. Bei schwangeren Frauen sollte Mepivacain nicht verabreicht werden. Stillenden Müttern wird zum Abstillen bzw. zu einer Stillpause geraten.

Pflegehinweise

Die wichtigsten Nebenwirkungen von Lokalanästhetika wie Unruhe, Verwirrtheit, Übelkeit, Erbrechen, Geschmacksstörungen werden meist nach versehentlich intravasaler Injektion beobachtet. Dies gilt auch für kardiovaskuläre Nebenwirkungen wie kardiale Arrhythmien und Hypotensionen bis zu Kollapszuständen, die häufig durch den Vasokonstriktorenzusatz verursacht sind. Die Reaktionsfähigkeit kann durch Lokalanästhetikagabe beeinträchtigt sein, insbesondere bei Kombination mit zentral sedierenden Pharmaka oder bei vorherigem Alkoholgenuss.

Bupivacain (Hydrochlorid) — Carbostesin®, verschiedene andere

Indikationen. Bupivacain ist ein lang wirkendes Lokalanästhetikum vom Aminoamid-Typ. Es ist 4-mal stärker lokalanästhetisch wirksam bei 10fach höherer Kardiotoxizität im Vergleich zu Lidocain oder Articain. Bupivacain wird zur Infiltrations-, Leitungs-, Epidural-, Spinal- und zur sog. „Heilanästhesie“ in der Zahnheilkunde eingesetzt.

Pharmazeutische Zubereitung. Bupivacain-Injektionslösungen sind mit oder ohne Vasokonstriktorenzusatz in verschiedenen Konzentrationen (0,25, 0,5, 0,75%) verfügbar.

Wirk- und Eliminationsverhalten. Für Bupivacain wird der **Wirkeintritt** nach 10 min beobachtet. Die Wirkdauer liegt zwischen 3–10 h. **Stoffwechsel/Ausscheidung:** Es erfolgt in der Leber eine Metabolisierung zu Säurekonjugaten, die über die Nieren ausgeschieden werden. Die **Eliminationshalbwertszeit** ($t_{1/2}$) liegt zwischen 1,5 und 5,5 h.

DOSIERUNG

Erwachsene. Eine Maximaldosis von 2 mg/kg KG soll mit oder ohne Vasokonstriktorenzusatz nicht überschritten werden.

Kinder. Bei Kindern und alten Patienten ist die Dosis zu adjustieren.

Sonderfälle. Bupivacain kann Antikoagulanzien, nichtsteroidale Antiphlogistika oder Plasmaersatzmittel aus der Eiweißbindung verdrängen und so zu einer Blutungsneigung führen.

Unerwünschte Wirkungen. Siehe Articain.

Schwangerschaft und Laktation. In der Schwangerschaft ist die Indikation zum Einsatz von Bupivacain streng zu stellen, insbesondere in den ersten 3 Monaten. Die in die Muttermilch übertretenden Mengen von Bupivacain sind so gering, dass ein Abstillen generell nicht erforderlich ist. In der geburtshilflichen Anästhesie ist die 0,75%ige Lösung kontraindiziert.

Pflegehinweise

Bei Bupivacain ist die längere lokalanästhetische Wirksamkeit und die höhere Toxizität gegenüber den Referenzsubstanzen Lidocain und Articain zu berücksichtigen. Die wichtigsten Nebenwirkungen von Lokalanästhetika wie Unruhe, Verwirrtheit, Übelkeit, Erbrechen, Geschmacksstörungen werden meist nach versehentlich intravasaler Injektion beobachtet. Dies gilt auch für kardiovaskuläre Nebenwirkungen wie kardiale Arrhythmien und Hypotensionen bis zu Kollapszuständen, die häufig durch den Vasokonstriktorenzusatz verursacht sind. Die Reaktionsfähigkeit kann durch Lokalanästhetikagabe beeinträchtigt sein, insbesondere bei Kombination mit zentral sedierenden Pharmaka oder bei vorherigem Alkoholgenuss.

Ropivacain (Hydrochlorid) Naropin®

Indikationen. Auch Ropivacain ist ein langwirkendes Lokalanästhetikum vom Aminoamid-Typ. Seine Toxizität scheint geringer als die vom Bupivacain zu sein. Es wird zur postoperativen Schmerztherapie ohne wesentliche motorische Beeinträchtigung eingesetzt. Ansonsten ist es geeignet für Infiltrations-, Leitungs-, Epiduralanästhesien und -analgesien.

Pharmazeutische Zubereitung. Ropivacain-Injektionslösungen sind ohne Vasokonstriktorenzusatz in verschiedenen Konzentrationen (0,2%, 0,75% sowie 1,0%) in 10 und 20 ml Kunststoffampullen, die 0,2%ige Lösung in Infusionsbeuteln (100 und 200 ml) verfügbar.

Wirk- und Eliminationsverhalten. Nach epiduraler Verabreichung setzt die **Wirkung** nach 10–15 min ein und hält für 2–6 h an. **Stoffwechsel/Ausscheidung:** Ropivacain wird in der Leber metabolisiert und in Form von konjugierten Metaboliten über die Nieren ausgeschieden. Die **Eliminationshalbwertszeit** ($t_{1/2}$) beträgt 1,8 h nach intravenöser und 5 h nach epiduraler Applikation.

DOSIERUNG

Erwachsene. Eine Maximaldosis von 2 (–3) mg/kg KG sollte nicht überschritten werden. Zur Periduralanästhesie bei der Sectio caesarea wird vom Hersteller 0,75%iges Naropin empfohlen.

Kinder. Für Kinder unter 12 Jahren empfiehlt der Hersteller die Anwendung wegen unzureichender Daten zur Wirksamkeit und Sicherheit nicht. Es wurden allerdings klinische Studien zur Anwendung bei 3- bis 6-Jährigen publiziert.

Sonderfälle. Bei Patienten mit Einschränkungen der kardialen (insbesondere Reizleitungsstörungen), renalen und hepatischen Funktion ist die Dosis zu adjustieren und die Indikation besonders streng zu stellen.

Unerwünschte Wirkungen. Siehe Articain. Trotz der größeren therapeutischen Breite im Vergleich zu Bupivacain, liegen Fallberichte über Krampfanfälle nach Ropivacain-Applikation vor.

Arzneimittelwechselwirkungen. Substanzen wie Theophyllin, Imipramin, Fluvoxamin und Verapamil führen zu einer kompetitiven Hemmung des Enzymssystems Cytochrom P450 1A und können so mit Ropivacain interferieren und konsekutiv die Wirkung des Lokalanästhetikums verstärken sowie zu unerwünschten Effekten führen.

Schwangerschaft und Laktation. In der Schwangerschaft ist die Indikation zum Einsatz von Ropivacain streng zu stellen, insbesondere in den ersten 3 Monaten. Ropivacain scheint nach tierexperimentellen Studien im schwangeren Organismus eine geringere kardiale und zentrale Toxizität zu haben. Dies unterstreichen klinische Studien, in denen Patientinnen 20 ml 0,75%iges Ropivacain epidural appliziert wurde. Die versehentliche intravenöse Applikation wurde bei einer Patientin nach 75 mg (10 ml), bei einer anderen sogar erst nach 150 mg (20 ml) durch leichte zentrale Nebenwirkungen bemerkt. In welchem Maße die Substanz in die Muttermilch übertritt, kann derzeit nicht beurteilt werden.

Pflegehinweise

Die wichtigsten Nebenwirkungen von Lokalanästhetika wie Unruhe, Verwirrtheit, Übelkeit, Erbrechen, Geschmacksstörungen werden meist nach versehentlich intravasaler Injektion beobachtet. Dies gilt auch für kardiovaskuläre Nebenwirkungen wie kardiale Arrhythmien und Hypotensionen bis zu Kollapszuständen, die häufig durch den Vasokonstriktorenzusatz verursacht sind. Die Reaktionsfähigkeit kann durch Lokalanästhetikagabe beeinträchtigt sein, insbesondere bei Kombination mit zentral sedierenden Pharmaka oder bei vorherigem Alkoholgenuss.

15 ZNS-Pharmaka

15.1 Psychopharmaka

Vorbemerkung

Medikamente, die auf das Zentralnervensystem (ZNS) einwirken, werden unter dem Begriff ZNS-Pharmaka zusammengefasst.

Psychopharmaka sind Arzneimittel, die zur Behandlung psychischer Erkrankungen geeignet sind. Es handelt sich um außerordentlich verschiedenartige Substanzen, die außer dem Anwendungsgebiet praktisch nichts miteinander gemeinsam haben. Sie lassen sich in 10 Gruppen unterteilen:

1) Antidepressiva (antriebssteigernde, stimmungsaufhellende Wirkung),
2) Arzneimittel, die das Wiederauftreten affektiver Psychosen (manisch-depressiver Verstimmungen) verhindern sollen,
3) Neuroleptika (dämpfende, antipsychotische Wirkung),
4) Tranquillanzien (beruhigende, angstlösende Wirkung),
5) Hypnotika (schlafhervorrufende Wirkung),
6) Psychostimulanzien und Appetitzügler,
7) Arzneimittel zur Behandlung von Entzugssyndromen,
8) Arzneimittel, die einen Rückfall bei Suchtkrankheiten verhindern sollen,
9) Antidementiva (Nootropika mit aktivierender, bewusstseinssteigernder Wirkung),
10) zentral wirksame Arzneimittel zur Behandlung von Sexualstörungen.

In der Bevölkerung ist das Vorurteil weit verbreitet, Psychopharmaka würden süchtig machen und die Persönlichkeit verändern. Beides trifft nur in Ausnahmefällen zu und dann nur für wenige Mittel. Nur Tranquillanzien, Psychostimulanzien und Clomethiazol (Distraneurin®) können eine Abhängigkeit hervorrufen, nicht aber die übrigen Substanzen. Persönlichkeitsveränderungen sind nur unter Neuroleptika, Psychostimulanzien in hohen Dosen und manchmal Tranquillanzien zu erwarten.

Nur ein Teil der psychischen Krankheiten ist zurzeit der Pharmakotherapie zugänglich. Bei einigen Krankheitsgruppen (z. B. Persönlichkeitsstörungen) existieren kaum sinnvolle medikamentöse Ansätze. Die Behandlung mit Psychopharmaka ist nur ein Teil der psychiatrischen Therapie. Es kommen außerdem u.a. Psychotherapien, sozialpsychiatrische Maßnahmen und physikalische Behandlungen zum Einsatz.

Die Psychopharmakologie ist ein relativ junger Zweig der Pharmakologie. Das älteste heute noch gebräuchliche Psychopharmakon (Disulfiram = Antabus®) ist 1949 auf den Markt gekommen. Die Entwicklung der psychiatrischen Arzneitherapie ist nicht abgeschlossen, in den kommenden Jahren sind noch wesentliche neue Erkenntnisse zu erwarten.

Antidepressiva

Depressionen sind Krankheitsbilder mit sehr unterschiedlichen Ursachen. Leitsymptome sind Störungen der Stimmungslage, so genannte affektive Störungen wie Traurigkeit, sexuelle Empfindungslosigkeit (Anhedonie), Erstarrung und die Antriebshemmung. Beispiele für Depressionen sind (nach ICD-10):

- depressive Episoden,
- wiederkehrend auftretende (rezidivierende) depressive Störungen,
- depressive Episoden bei bipolaren, affektiven Erkrankungen (manisch-depressive Krankheit),
- depressive Anpassungsstörungen,
- SAD (**s**easonal **a**ffective **d**isorder, Lichtmangeldepressionen, Winterdepression),
- Zyklothymia,
- Dysthymia (früher: neurotische Depression, im Sinne einer durch eine unbewusste, nicht bewältigte kindliche Konfliktsituation hervorgerufene Depression),
- Depressionen bei endokrinen Erkrankungen, beispielsweise durch Glukokortikoide oder eine Schilddrüsenüberfunktion (Hyperthyreose) verursacht,
- Wochenbettdepressionen,
- medikamentöse Depressionen (z. B. durch Neuroleptika oder Glukokortikoide),
- hirnorganische Depressionen (z. B. bei M. Alzheimer oder Hirntumoren im Stirnlappen).

Der Schweregrad von Depressionen kann sehr unterschiedlich sein. Bei den leichteren Formen sind Psychotherapien angezeigt, während psychotische Depressionen mit Wahnbildung oder Stupor, einem nahezu völligen geistigen und körperlichen Antriebsverlust, eher medikamentös behandelt werden müssen. Bei endokrinen, hirnorganischen und medikamentösen Depressionen ist oft eine ursächliche Behandlung möglich. Antidepressiva werden vor allem bei schweren depressiven Episoden und rezidivierenden Verläufen eingesetzt. Jedoch sprechen auch schwere Dysthymien u.U. auf Antidepressiva an. Standardtherapeutika sind die trizyklischen Antidepressiva und die SSRI (**s**elektive **S**erotonin-**R**euptake-**I**nhibitoren).

Depressionen des Kindes- und Jugendalters sprechen nicht gut auf trizyklische Antidepressiva an. Die SSRI scheinen bei dieser Patientengruppe günstiger abzuschneiden. Die Lithium- und Carbamazepin-Prophylaxe affektiver Erkrankungen greift auch bei Jugendlichen.

Zahlreiche sehr unterschiedliche Substanzen und Substanzgruppen mit nur zum Teil gesicherter Wirkung wurden und werden als Antidepressiva eingesetzt (Tabelle 15.1). Lediglich die trizyklischen Antidepressiva und die SSRI sind Standardtherapeutika, die anderen müssen als Ausweichsubstanzen angesehen werden. Auch die Substanzen zur Rezidivprophylaxe affektiver Erkrankungen (Carbamazepin und Lithium) haben eine gesicherte antidepressive Wirkung. Diese wird aber nicht zur Akuttherapie genutzt, allenfalls in Kombination mit trizyklischen Antidepressiva, da die antidepressive Wirkung hier zu langsam einsetzt.

Depressive Patienten neigen gelegentlich dazu, ihre antidepressive Medikation nicht einzunehmen, z. B. auch aus Schuldgefühlen heraus. Solche Fälle können durch Plasmaspiegelbestimmungen identifiziert werden. Plasmaspiegelbestimmungen sind auch angezeigt bei Vergiftungen (Intoxikationen) und ebenso, wenn ein Schnellmetabolisierer vermutet wird, d. h. bei einem Patienten möglicherweise ein erhöhter Abbau der medikamentösen Substanzen stattfindet.

Neben der Hauptindikation „Depression“ haben viele Antidepressiva Nebenindikationen, die substanzspezifisch sind. So ist Imipramin (Tofranil®) zur Behandlung der Enuresis nocturna, des nächtlichen Bettnässens, geprüft. Fluoxetin (Fluctin®) und Tranylcypromin (Parnate®) wirken gegen Panikattacken. Clomipramin (Anafranil®), Fluvoxamin (Fevarin®) und Fluoxetin (Fluctin®) können bei Zwangsneurosen eingesetzt werden. Amitriptylin (Saroten®) wirkt in niedrigen Dosen gegen viele Schmerzzustände, wie Migräne und Spannungskopfschmerz. Einige Antidepressiva werden auch bei neurologische Erkrankungen eingesetzt. So wirkt Clomipramin (Anafranil®) gegen Narkolepsie (anfallsweise auftretende, minutenlange Schlafanfälle) und Oxitriptan (Levothym®) in einem Teil der Fälle gegen Myoklonien (anfallsweise auftretende kurze Muskelzuckungen als Symptom verschiedener Erkrankungen) und zerebelläre Ataxien (unkoordinierte Muskelbewegungsabläufe im Rahmen von Kleinhirnerkrankungen).

Amitriptylin — Laroxyl®, Saroten®, Saroten retard®, Syneudon® u. a.

Indikationen. Amitriptylin hat vielfältige Wirkungen auf Neurotransmitterebene, z. B. ist es ein „Reuptake-Hemmer“ für Noradrenalin, Serotonin und Dopamin, außerdem ein wirksames Anticholinergikum (Muskarinrezeptor) und H_1-Antihistaminikum. Ein Teil des klinischen Effekts geht auf Metabolite zurück, vor allem auf Nortriptylin. Amitriptylin ist ein wirksames Antidepressivum bei schweren Depressionen aller Art, z. B. solche im Rahmen von bipolaren affektiven Psychosen; auch bei hirnorganischen Depressionen ist es oft erfolgreich. Der antidepressive Effekt setzt immer langsam ein (Latenzzeit), in 4–21 Tagen nach Errei-

Tabelle 15.1. Übersicht über die derzeit in Deutschland auf dem Markt befindlichen Antidepressiva. Nichtsedierende Antidepressiva sind für schwer schlafgestörte Depressive weniger geeignet

Substanzgruppe	Substanz (Firmennamen)	Bemerkungen
Trizyklische Antidepressiva	Amitriptylin (Saroten®)	Weltweit Standardsubstanz
	Amitriptylinoxid (Equilibrin®)	Wird zu Amitriptylin metabolisiert
	Clomipramin (Anafranil®)	Auch bei Panikerkrankung eingesetzt
	Desipramin (Pertofran®)	Auch bei Kokainabhängigkeit eingesetzt
	Dibenzepin (Noveril®)	–
	Dosulepin (Idom®)	–
	Doxepin (Aponal®)	Auch als Schlafmittel eingesetzt
	Imipramin (Tofranil®)	Historisch erstes Antidepressivum
	Lofepramin (Gamonil®)	–
	Maprotilin (Ludiomil®)	Tetrazyklische Substanz, wirkt aber wie die trizyklischen Substanzen
	Nortriptylin (Nortrilen®)	Metabolit von Amitriptylin
	Opipramol (Insidon®)	Antidepressive Wirkung schwach
	Trimipramin (Stangyl®)	Auch als Schlafmittel eingesetzt
Serotonin-Reuptake-Hemmer und verwandte Substanzen	Citalopram (Cipramil®)	Wenig Interaktionen
	Fluoxetin (Fluctin®)	In den USA als Prozac bekannt
	Fluvoxamin (Fevarin®)	Viele Interaktionen
	Mianserin (Tolvin®)	Tetrazyklische Substanz. Reserveantidepressivum für Sonderfälle, sediert deutlich
	Mirtazapin (Remergil®)	Sediert etwas
	Nefazodon (Nefadar®)	–
	Paroxetin (Tagonis®)	Sediert nicht. Viele Interaktionen
	Sertralin (Zoloft®)	–
	Trazodon (Thomban®)	Sediert deutlich
	Venlafaxin (Trevilor®)	–
Noradrenalin-Reuptake-Hemmer und verwandte Substanzen	Reboxetin (Edronax®)	Sediert nicht
	Viloxazin (Vivalan®)	Sediert nicht

Tabelle 15.1. Übersicht über die derzeit in Deutschland auf dem Markt befindlichen Antidepressiva. Nichtsedierende Antidepressiva sind für schwer schlafgestörte Depressive weniger geeignet (Forts.)

Substanzgruppe	Substanz (Firmennamen)	Bemerkungen
MAO-Inhibitoren	Tranylcypromin (Jatrosom® N)	Auch gegen Zwangskrankheit eingesetzt
	Moclobemid (Aurorix®)	Antidepressive Wirkung schwach
Neuroleptika	Flupentixol (Fluanxol®)	Nur in niedrigen Dosen antidepressiv
	Sulpirid (Dogmatil®)	Nur in niedrigen Dosen antidepressiv
	Thioridazin (Melleril®)	Nur in niedrigen Dosen antidepressiv
Benzodiazepine	Alprazolam (Tafil®)	Wirkt schnell, aber den trizyklischen Antidepressiva langfristig unterlegen
	Bromazepam (Lexotanil®)	Wirkt schnell, aber den trizyklischen Antidepressiva langfristig unterlegen
Pflanzliche Antidepressiva	Johanniskraut-Extrakt (Hyperforat®)	Antidepressive Wirkung eher schwach
Serotoninpräkursoren	Oxitriptan (Levothym®)	Zulassung nur für Myoklonien etc.
	Tryptophan (Kalma®)	Wirksamkeit fraglich

chen wirksamer Plasmakonzentrationen. In kleineren Dosen wirkt Amitriptylin analgetisch bei chronischen Schmerzen und prophylaktisch gegen Migräneanfälle.

Pharmazeutische Zubereitung. Dragees 10 mg, 25 mg; Retardkapseln 25 mg, 50 mg, 75 mg; Tabletten 50 mg, 75 mg; Injektionslösung 50 mg/Ampulle (2 ml).

Wirk- und Eliminationsverhalten. Amitriptylin wird rasch resorbiert und u. a. zu dem wirksamen Metaboliten Nortriptylin verstoffwechselt. Die **Eliminationshalbwertszeit** ($t_{1/2}$) von durchschnittlich 16 h schwankt interindividuell sehr stark, ebenso die des aktiven Metaboliten Nortriptylin (durchschnittliche Eliminationshalbwertszeit 30 h).

DOSIERUNG

Erwachsene. Bei Depressionen ambulant 50–200 mg/Tag oral; im stationären Bereich bis zu 300 mg/Tag oral. Bei Injektion oder Infusion deutlich niedriger dosieren (maximal 150 mg/Tag). Bei Migräne und chronischen Schmerzen 25–50 mg/Tag oral, nur bei gleichzeitiger Depression höher. Die gesamte orale Tagesdosis kann zur Nacht verabreicht werden.

Sonderfälle. Die Dosis schwankt stark, unter anderem wegen der interindividuell sehr unterschiedlichen Elimination. In Zweifelsfällen sind Plasmakonzentrationsbestimmungen nützlich, die den wirksamen Metaboliten Nortriptylin einschließen müssen. Im **Senium** wird eher niedrig dosiert.

Unerwünschte Wirkungen. Eine Sedierung ist die häufigste Nebenwirkung, die aber bei schwer schlafgestörten Depressiven erwünscht sein kann. Es können deutliche anticholinerge Wirkung (Mundtrockenheit, Obstipation, Miktionsbeschwerden, bei Prostatahyperplasie auch Harnsperre, Tachykardie, Akkomodationsstörungen, bei Engwinkelglaukom auch Augeninnendruckanstieg, bei Intoxikation Delirien) auftreten. Ein Blutdruckabfall ist schon bei therapeutischen Dosen häufig. Bei sehr hohen Plasmakonzentrationen oder erniedrigter Krampfschwelle sind zerebrale Krampfanfälle möglich. Bei bipolarer Erkrankung kann ein Umschlag in eine Manie erfolgen. Bei nicht ausreichend behandelter Schizophrenie ist eine Symptomprovokation möglich. Es kann eine chinidinartige Wirkung auf das Herz (einschließlich negativ inotroper Wirkung) auftreten. Sehr selten sind Blutbildschäden (Granulozytopenie) oder toxische Hepatitiden. Die Häufigkeit von unerwünschten Wirkungen steigt mit dem Lebensalter an.

Arzneimittelwechselwirkungen. Wirkungsverstärkung von Alkohol und anderen, zentral sedierenden Substanzen. Wirkungsabschwächung von zentral wirksamen Blutdrucksenkern (z. B. Guanethidin, Clonidin). Wirkungsverstärkung von anderen Anticholinergika (z. B. Biperiden, Promethazin). Wirkungsverstärkung durch MAO-Inhibitoren.

Schwangerschaft und Laktation. Amitriptylin und Nortriptylin passieren die Plazentaschranke, wirken aber nicht teratogen. Beide Substanzen gehen in geringem Umfang in die Muttermilch über; die Konzentrationen ähneln denen im mütterlichen Blut, sodass beim Stillen kaum eine Gefährdung des Säuglings zu erwarten ist.

Pflegehinweise

Es ist zu bedenken, dass der antidepressive Effekt immer langsam einsetzt (Latenzzeit von 4–21 Tagen nach Erreichen wirksamer Plasmakonzentrationen). Die Patienten sollten auf die möglicherweise deutliche anticholinerge Wirkung von Amitryptilin und damit das Auftreten von Mundtrockenheit, Obstipation, Miktionsbeschwerden (bei Prostatahyperplasie auch Harnsperre), Tachykardie, Akkomodationsstörungen, bei Engwinkelglaukom auch Anstieg des Augeninnendrucks hingewiesen werden. Ein Blutdruckabfall ist schon bei therapeutischen Dosen häufig. Bei sehr hohen Plasmakonzentrationen oder erniedrigter Krampfschwelle sind zerebrale Krampfanfälle möglich. Wegen der sedierenden Wirkkomponente ist die psychomotorische Leistungsfähigkeit, z. B. beim Autofahren, beeinträchtigt, vor allem initial. Beim Umschlag der Depression in eine Manie muss Amitryptilin abgesetzt werden, bei Hypomanie zumindest eine deutliche Dosisreduktion erfolgen.

Clomipramin — Anafranil®, Clomipramin-neuraxpharm®

Indikationen. Clomipramin ist ein dem Amitriptylin ähnliches trizyklisches Antidepressivum, dessen Wirkung bei i.v.-Infusion besonders schnell eintritt. Die Muttersubstanz selbst ist ein wirksamer Serotonin-Reuptake-Hemmer, während der aktive Metabolit Desmethylclomipramin mehr die Wiederaufnahme von Noradrenalin hemmt. Clomipramin hat neben seinem antidepressiven Effekt eine positive Wirkung bei Zwangskrankheiten und Panikerkrankungen, möglicherweise auch bei anderen Angstkrankheiten.

Pharmazeutische Zubereitung. Tabletten 10 mg, 25 mg, 100 mg. Ampullen mit 25 mg/2 ml.

Wirk- und Eliminationsverhalten. Clomipramin wird schnell resorbiert und bereits bei der ersten Leberpassage weitgehend verstoffwechselt (First-pass-Effekt). Im Urin werden zahlreiche Metabolite ausgeschieden. Die **Eliminationshalbwertszeit** ($t_{1/2}$) des Clomipramins liegt um 21 h, die des Desmethylclomipramins ist länger.

DOSIERUNG

Erwachsene. Für die Behandlung von Depressionen sind 50–150 mg (max. 300) oral täglich erforderlich. Infusion (in isotonischer NaCl- oder Glukoselösung) oder i.m.-Injektion von 25–150 mg/Tag möglich. Bei Zwangskrankheiten werden relativ hohe Dosen (bis 300 mg täglich) für einen sicheren Effekt benötigt.

Sonderfälle. Die Dosis schwankt stark, unter anderem wegen der interindividuell sehr unterschiedlichen Elimination. In Zweifelsfällen sind Plasmakonzentrationsbestimmungen nützlich, die den wirksamen Metaboliten Desmethylclomipramin einschließen müssen. Im **Senium** wird eher niedrig dosiert.

Unerwünschte Wirkungen. Clomipramin hat eine deutliche anticholinerge Wirkung (Mundtrockenheit, Obstipation, Miktionsbeschwerden, bei Prostatahyperplasie auch Harnsperre, Tachykardie, Akkomodationsstörungen, bei Engwinkelglaukom auch Anstieg des Augeninnendrucks, bei Intoxikationen Delirien). Ein Blutdruckabfall ist schon bei therapeutischen Dosen häufig. Bei sehr hohen Plasmakonzentrationen oder erniedrigter Krampfschwelle sind zerebrale Krampfanfälle möglich. Bei bipolarer Erkrankung kann es zu einem Umschlag in eine Manie kommen. Bei nicht ausreichend behandelter Schizophrenie ist eine Symptomprovokation möglich. Chinidinartige Wirkung auf das Herz (einschließlich negativ inotroper Wirkung) kommen vor. Sehr selten sind Blutbildschäden (Granulozytopenie) oder toxische Hepatitiden. Clomipramin verursacht deutlich mehr unerwünschte Wirkungen als z. B. Amitriptylin.

Arzneimittelwechselwirkungen. Wirkungsverstärkung durch Alkohol und andere, zentral sedierende Substanzen. Wirkungsabschwächung von zentral wirksamen Blutdrucksenkern (z. B. Guanethidin, Clonidin). Wirkungsverstärkung von anderen Anticholinergika (z. B. Biperiden, Promethazin). Die Kombination von Clomipramin mit Tranylcypromin oder selektiven Serotonin-Reuptake-Hemmern (Fluoxetin etc.) ist besonders gefährlich.

Schwangerschaft und Laktation. Clomipramin überwindet die Plazentaschranke. Teratogene Wirkungen sind nicht bekannt und auch nicht zu erwarten, jedoch wurden vereinzelt toxische Erscheinungen beim Neugeborenen beschrieben. Clomipramin und Desmethylclomipramin gehen in geringem Umfang in die Muttermilch über.

Pflegehinweise

Clomipramin hat eine deutliche anticholinerge Wirkung (Mundtrockenheit, Obstipation, Miktionsbeschwerden, bei Prostatahyperplasie auch Harnsperre, Tachykardie, Akkomodationsstörungen, bei Engwinkelglaukom auch Anstieg des Augeninnendrucks, bei Intoxikationen Delirien). Ein Blutdruckabfall ist schon bei therapeutischen Dosen häufig. Bei sehr hohen Plasmakonzentrationen oder erniedrigter Krampfschwelle sind zerebrale Krampfanfälle möglich. Beim Umschlag der Depression in eine Manie muss Clomipramin abgesetzt werden; dieser „switch“ soll unter Clomipramin häufiger als unter anderen Antidepressiva auftreten. Bei Hypomanie ist zumindest eine deutliche Dosisreduktion erforderlich.

Doxepin — Aponal®, Mareen®, Sinquan® u. a.

Indikationen. Doxepin ist ein trizyklisches Antidepressivum ähnlich Amitriptylin mit komplexen Effekten auf Rezeptorebene; es wirkt als

Reuptake-Hemmer von Noradrenalin, Serotonin und Dopamin sowie als H_1-Antihistaminikum, Anticholinergikum (Muskarin-Rezeptor), α_1- und α_2-Adrenolytikum. Wegen der starken H_1-Antihistaminwirkung sediert es mehr als andere Antidepressiva. Diese direkten Neurotransmitterwirkungen ziehen bei längerfristiger Gabe sekundäre Wirkungen nach sich, deren Bedeutung für den antidepressiven Effekt unklar ist. Beim Doxepin ist eine Wirkung gegen Depressionen nachgewiesen, vergleichbar der von anderen Antidepressiva; es wirkt initial besonders intensiv gegen die depressiven Schlafstörungen. Auch nichtdepressive Schlafstörungen können wirksam mit Doxepin behandelt werden. Die Substanz kann das Opioidentzugssyndrom lindern, die Wirksamkeit entspricht dabei etwa der von Clonidin; allerdings sind für diese Indikationen hohe Dosen erforderlich.

Pharmazeutische Zubereitung. Dragees 5 mg, 10 mg, 25 mg; Tabletten 50 mg, 75 mg, 100 mg; Kapseln 5 mg, 25 mg, 50 mg. Tropflösung 20 Tropfen = 1 ml = 10 mg; Ampullen zu 25 mg/2 ml.

Wirk- und Eliminationsverhalten. Doxepin wird enteral gut resorbiert und bereits bei der ersten Leberpassage extensiv zum ebenfalls antidepressiv wirksamen Desmethyldoxepin verstoffwechselt. Die Ausscheidung erfolgt renal in Form zahlreicher Metabolite. Die **Eliminationshalbwertszeit** ($t_{1/2}$) von Doxepin beträgt etwa 8–24 h, die von Desmethyldoxepin ist länger.

DOSIERUNG

Erwachsene. Tagesdosis bei Depressionen 75–300 mg, die einschleichend erreicht wird; Hauptdosis (mindestens 50%) nocte. Doxepin kann langsam infundiert oder i.m. injiziert werden, die Tagesdosis beträgt dann 50–150 mg. Zur Linderung des Opioidentzugssyndroms sind hohen Dosen erforderlich (150 mg nocte, bei höheren Dosen zusätzlich 3-mal 25–75 mg tagsüber). Als Hypnotikum bei Nichtdepressiven werden niedrige Dosen verabreicht (25–50 mg nocte).

Sonderfälle. Die Dosis schwankt stark, unter anderem wegen der interindividuell sehr unterschiedlichen Elimination. In Zweifelsfällen sind Plasmakonzentrationsbestimmungen nützlich, die den wirksamen Metaboliten Desmethyldoxepin einschließen müssen. Im **Senium** wird eher niedrig dosiert.

Unerwünschte Wirkungen. Es besteht eine deutliche anticholinerge Wirkung (Mundtrockenheit, Obstipation, Miktionsbeschwerden, bei Prostatahyperplasie auch Harnsperre, Tachykardie, Akkomodationsstörungen, bei Engwinkelglaukom auch Augeninnendruckanstieg, bei Intoxikation

Delirien). Bei sehr hohen Plasmakonzentrationen oder erniedrigter Krampfschwelle sind zerebrale Krampfanfälle möglich. Bei bipolarer Erkrankung kann es zu einem Umschlag in eine Manie kommen. Bei nicht ausreichend behandelter Schizophrenie ist eine Symptomprovokation möglich. Eine chinidinartige Wirkung auf das Herz (einschließlich negativ inotropem Effekt) kann auftreten. Sehr selten sind Blutbildschäden (Granulozytopenie) oder toxische Hepatitiden.

Arzneimittelwechselwirkungen. Wirkungsverstärkung von Alkohol und anderen, zentral wirksamen Blutdrucksenkern (z. B. Guanethidin Clonidin). Wirkungsverstärkung von anderen Anticholinergika (z. B. Biperidin, Promethazin).

Schwangerschaft und Laktation. Doxepin passiert die Plazentaschranke und erscheint in geringem Umfang in der Muttermilch. Teratogene Wirkungen sind bisher nicht bekannt geworden. Die Konzentration in der Muttermilch ist so gering, dass Stillen den Säugling nicht beeinträchtigen dürfte.

Pflegehinweise

Auch Clomipramin hat eine deutliche anticholinerge Wirkung, weshalb die Patienten auf Nebenwirkungen wie Mundtrockenheit, Obstipation, Miktionsbeschwerden (bei Prostatahyperplasie auch Harnsperre), Tachykardie, Akkomodationsstörungen, bei Engwinkelglaukom auch Anstieg des Augeninnendrucks aufmerksam gemacht werden sollten. Wegen der sedierenden Wirkkomponente ist die psychomotorische Leistungsfähigkeit, z. B. beim Autofahren, beeinträchtigt, vor allem initial. Aufgrund der starken H_1-Antihistaminwirkung sediert Doxepin mehr als andere Antidepressiva. Beim Umschlag der Depression in eine Manie muss abgesetzt werden, bei Hypomanie zumindest eine deutliche Dosisreduktion erfolgen.

Fluoxetin — Fluctin®

Indikationen. Fluoxetin ist ein Serotonin-Reuptake-Hemmer mit antidepressiver Wirkung; die Substanz hat kaum andere Wirkungen auf Neurotransmitterebene. Der antidepressive Effekt ist dem klassischer Antidepressiva (trizyklische Antidepressiva) gleichwertig. Außerdem ist Fluoxetin bei Zwangsstörungen sowie möglicherweise auch bei Panikerkrankungen und anderen Angsterkrankungen wirksam. Fluoxetin ist (wie alle Antidepressiva) nicht bei allen Patienten effektiv; die volle therapeutische Wirkung tritt anscheinend vor allem bei gehemmt Depressiven mit schnellem Ansprechen bereits in den ersten Wochen ein.

Pharmazeutische Zubereitung. Kapseln 20 mg; Tropflösung 5 ml = 20 mg.

Wirk- und Eliminationsverhalten. Fluoxetin wird enteral gut resorbiert, maximale **Plasmakonzentrationen** werden etwa 6–8 h nach der Einnahme erreicht. Die Substanz wird in der Leber zu zahlreichen Metaboliten verstoffwechselt. Die **Eliminationshalbwertszeit** ($t_{1/2}$) von Fluoxetin beträgt 2–3 Tage, die des aktiven Metaboliten Norfluoxetin 7–9 Tage.

DOSIERUNG

Erwachsene. Die Standarddosis ist 20 mg einmal pro Tag; sie kann bei unzureichender Wirkung auf 40–60 mg erhöht werden. Bei Zwangskrankheiten und bei Panikerkrankungen sind 20 mg täglich kaum, 40 mg und 60 mg täglich besser wirksam.

Sonderfälle. Fluoxetin sollte bei **Leberkranken** und im **Senium** eher niedrig dosiert werden.

Unerwünschte Wirkungen. Fluoxetin verursacht insgesamt weniger Nebenwirkungen als klassische Antidepressiva. Im Vordergrund stehen Übelkeit, Kopfschmerzen, Unruhe, Schlaflosigkeit und Erbrechen. Auch Angstzustände sind möglich. Fluoxetin kann gelegentlich eine Akathisie verursachen, wie sie sonst nur bei Neuroleptika bekannt ist; Gegenmittel ist Propranolol. Krampfanfälle sind nur bei Überdosen und Kombinationen zu erwarten (s. auch Arzneimittelwechselwirkungen).

Arzneimittelwechselwirkungen. Fluoxetin hemmt den Abbau zahlreicher anderer Arzneimittel und verstärkt dadurch deren Wirkung (z. B. Benzodiazepine, andere Antidepressiva). Bei Kombination von Fluoxetin mit serotoninergen Arzneimitteln (z. B. Fluvoxamin, Clomipramin, Tryptophan etc.), u. U. auch bei Überdosierung mit Fluoxetin allein, kann es zum vital bedrohlichen Serotoninsyndrom kommen, mit den Leitsymptomen Agitation, Myoklonien, Tremor, Diarrhöe, Verwirrtheit und zerebralen Krampfanfällen.

Schwangerschaft und Laktation. Fluoxetin überwindet die Plazentaschranke, scheint jedoch nicht zu Missbildungen zu führen. Die Substanz wird mit der Muttermilch ausgeschieden; die Bedeutung dieses Befundes ist unklar. Vom Stillen unter Fluoxetin wird deshalb abgeraten.

Pflegehinweise

Fluoxetin verursacht insgesamt weniger Nebenwirkungen als klassische Antidepressiva. Bei Kombination von Fluoxetin mit serotoninergen Arzneimitteln (z. B. Fluvoxamin, Clomipramin, Tryptophan etc.), u. U. auch bei Überdosierung mit Fluoxetin allein, kann es zum vital bedrohlichen Serotoninsyndrom kommen, mit den Leitsymptomen Agitation, Myoklonien, Tremor, Diarrhöe, Verwirrtheit und zerebralen Krampfanfällen. Wegen der langsamen Elimination von Fluoxetin und des Metaboliten Norfluoxetin kann die Wirkung die Einnahmedauer u. U. um Wochen überdauern.

Johanniskrautextrakt Esbericum® forte, Helarium® Hypericum, Hyperforat®, Hyperimerck® 425 mg, Jarsin® 300

Indikationen. Johanniskrautextrakte werden zur Therapie von leichten bis mittelschweren Depressionen eingesetzt. Bisher ist unklar, welcher Bestandteil Wirkungsträger ist; diskutiert werden Hypericin und neuerdings Hyperforin, die beide ZNS-Wirkungen haben. Bei schweren Depressionen reicht die Wirkstärke nicht aus. Auch die Dosis-Wirkungs-Beziehung ist noch nicht ausreichend untersucht, um Johanniskrautextrakte zu einem Standardantidepressivum zu machen.

Pharmazeutische Zubereitung. Tabletten oder Dragees mit 40–425 mg Trockenextrakt, z. T. standardisiert auf Hypericin.

Wirk- und Eliminationsverhalten. Da der eigentliche Wirkstoff noch nicht eindeutig identifiziert ist, können hier keine verbindlichen Angaben gemacht werden. Hypericin wird eher langsam aus dem Magen-Darm-Trakt resorbiert und hat eine **Eliminationshalbwertszeit** ($t_{1/2}$) von etwa 24–48 h.

DOSIERUNG

Erwachsene. 500–900 mg Trockenextrakt/Tag, verteilt auf 2–3 Gaben.

Sonderfälle. Dosisanpassungen sind wegen der großen therapeutischen Breite nicht erforderlich.

Unerwünschte Wirkungen. Johanniskrautextrakte sind nebenwirkungsarm. Lediglich Photosensibilisierungen bei hellhäutigen Menschen sind zu befürchten.

Arzneimittelwechselwirkungen. Bisher keine bekannt.

Schwangerschaft und Laktation. Da der eigentliche Wirkstoff noch nicht eindeutig identifiziert ist, können hier keine verbindlichen Angaben gemacht werden. Von einer Einnahme von Johanniskrautextrakten in der

Schwangerschaft wird abgeraten, obwohl keine zwingenden Hinweise für Embryo- und Fetotoxizität beim Menschen vorliegen. Hypericin wird mit der Muttermilch ausgeschieden, daher wird vom Stillen während einer Behandlung mit Johanniskrautextrakt abgeraten.

Pflegehinweise

Während der Therapie mit Johanniskrautextrakten sollten wegen möglicher Photosensibilisierungen Sonnenbäder und Solarienbesuche vermieden werden, besonders von hellhäutigen Menschen.

Mianserin — Mianserin Desitin®, Prisma®, Tolvin®

Indikationen. Mianserin ist ein atypisches Antidepressivum. Die Substanz blockiert präsynaptische Alphaadrenozeptoren und erhöht den zerebralen Noradrenalinumsatz, blockiert aber den präsynaptischen Reuptake von Noradrenalin nicht. Mianserin ist außerdem ein Serotoninantagonist und ein H_1-Antihistaminikum. Der Arzneistoff hat nur eine sehr geringe anticholinerge Wirkung (Muskarinrezeptor), daher ist er ein wichtiges Reserveantidepressivum bei Patienten mit Glaukom, Prostatahyperplasie, Herzinsuffizienz und schwerwiegender Obstipationsneigung. Mianserin soll Suizidgedanken besser als andere Antidepressiva zurückdrängen.

Pharmazeutische Zubereitung. Tabletten zu 10, 30, 60 mg Mianserin-HCl.

Wirk- und Eliminationsverhalten. Mianserin wird rasch aus dem Magen-Darm-Trakt resorbiert und in der Leber zu zahlreichen Metaboliten verstoffwechselt, wobei u. a. das potentiell aktive Desmethylmianserin entsteht. Die **Eliminationshalbwertszeit** ($t_{1/2}$) von Mianserin beträgt ca. 32 h, mit erheblicher interindividueller Streuung, die Ausscheidung erfolgt überwiegend über die Nieren.

DOSIERUNG

Erwachsene. Die Erwachsenendosis liegt zwischen 60 und 120 mg, die einschleichend erreicht wird. Mindestens die halbe Tagesdosis wird nocte verabreicht.

Sonderfälle. Wegen der initial starken Sedierung wird einschleichend dosiert. Im **Senium** wird wegen der Tendenz zu längeren Halbwertszeiten niedriger dosiert.

Unerwünschte Wirkungen. Mianserin sediert sehr stark. Appetitsteigerung („carbohydrate craving") ist häufig. Allergien aller Art kommen gelegentlich vor. Knochenmarksschädigungen (fast immer Agranulozytosen) sind häufiger als bei anderen Antidepressiva; sie treten meist in den ersten 3 Behandlungsmonaten auf. Intoxikationen mit Mianserin sind weniger bedrohlich als solche mit klassischen (trizyklischen) Antidepressiva.

Arzneimittelwechselwirkungen. Wirkungsverstärkung von Alkohol und anderen, zentral sedierenden Substanzen. Die Elimination von Mianserin und Desmethylmianserin wird durch einige Antikonvulsiva verändert.

Schwangerschaft und Laktation. Missbildungen bei Anwendung in der Schwangerschaft sind bisher nicht bekannt geworden. Mianserin tritt in die Muttermilch über, daher sollte während der Behandlung nicht gestillt werden (stark sedierende Wirkung!).

Pflegehinweise

Wegen der sedierenden Wirkkomponente ist die psychomotorische Leistungsfähigkeit beeinträchtigt, vor allem initial (Autofahren!). Beim Umschlag der Depression in eine Manie muss Mianserin abgesetzt werden; diese Komplikation tritt bevorzugt bei Patienten mit bipolarer Erkrankung auf. Bei Hypomanie ist zumindest eine deutliche Dosisreduktion erforderlich. Die Patienten müssen über die Möglichkeit des Auftretens einer Agranulozytose und ihre Symptome aufgeklärt werden; bei Infekten und grippeähnlichen Symptomen sollten sofort ein Differentialblutbild veranlasst werden. Im stationären Bereich sind wöchentliche Leukozytenkontrollen empfehlenswert.

Mirtazapin — Remergil®

Indikationen. Mirtazapin ist ein tetrazyklisches Antidepressivum mit einem neuartigen, komplexen Wirkungsmechanismus und einer sedierenden Wirkkomponente. Die Substanz ist ein zentral wirksamer, präsynaptischer α_2-Antagonist, der außerdem 5-HT_2- und 5-HT_3-Rezeptoren blockiert. Die serotonerge Neurotransmission via 5-HT_1-Rezeptor wird verstärkt. Die Sedierung kommt wahrscheinlich über einen H_1-Antagonismus zustande. Wie bei allen Antidepressiva setzt die Wirkung mit einigen Tagen (Latenzzeit bis max. 3 Wochen) Verzögerung ein. Die Wirkstärke entspricht der anderer Antidepressiva, z. B. der von Amitriptylin.

Pharmazeutische Zubereitung. Teilbare Filmtabletten mit 30 und 45 mg Mirtazapin.

Wirk- und Eliminationsverhalten. Mirtazapin wird rasch und zu etwa 50% aus dem Magen-Darm-Trakt resorbiert, maximale **Plasmakonzentrationen** werden nach etwa 2 h erreicht. Der Demethylmetabolit ist wirksam. Die **Eliminationshalbwertszeit** ($t_{1/2}$) von Mirtazapin beträgt 20–40 h, sodass bei konstanter Dosierung nach etwa 5 Tagen ein Steady State erreicht ist.

DOSIERUNG

Erwachsene. 15–45 mg/Tag, beginnend mit 15 mg. Gesamttagesdosis in einer Gabe, bevorzugt zur Nacht.

Sonderfälle. Dosierungsbeginn einschleichend mit 15 mg nocte. Bei **Leber- und Niereninsuffizienz** Dosisreduktion erwägen.

Unerwünschte Wirkungen. Keine anticholinerge Wirkung am Muskarinrezeptor. Müdigkeit und Benommenheit sind initial häufig. Unruhe, Appetitverstärkung und Gewichtszunahme kommen vor. Selten allergische Erscheinungen seitens der Hämopoese und der Haut.

Arzneimittelwechselwirkungen. Mirtazapin verstärkt die sedierende Wirkung von Benzodiazepinen und Alkohol (und anderen sedierenden Substanzen). Die Kombination mit MAO-Inhibitoren ist kontraindiziert.

Schwangerschaft und Laktation. Missbildungen bei Anwendung in der Schwangerschaft sind bisher nicht bekannt geworden. Mirtazapin tritt in geringem Umfang in die Muttermilch über, daher sollte während der Behandlung nicht gestillt werden (sedierende Wirkung!).

Pflegehinweise

Wie bei allen Antidepressiva setzt die Wirkung von Mirtazapin mit einigen Tagen (Latenzzeit bis max. 3 Wochen) Verzögerung ein. Wegen der sedierenden Wirkkomponente ist die psychomotorische Leistungsfähigkeit beeinträchtigt, vor allem initial (Autofahren!). Bei Umschlag in eine Manie muss Mirtazapin abgesetzt werden, bei Hypomanie ist zumindest eine deutliche Dosisreduktion erforderlich.

Trimipramin — Herphonal®, Stangyl®

Indikationen. Trimipramin ist ein trizyklisches Antidepressivum ähnlich Amitriptylin mit vielfältigen Effekten auf Neurotransmitterebene. Besonders die ausgeprägte, sedierende Wirkung (H_1-Antihistaminikum) bestimmt das klinische Wirkungsbild; dadurch ist die Substanz besonders für sehr schlafgestörte Depressive geeignet. Die kardialen Wirkungen sind geringer als die anderer klassischer Antidepressiva. Der REM-Schlaf wird nicht unterdrückt. Trimipramin kann auch als Schlafmittel ohne Abhängigkeitspotential eingesetzt werden.

Pharmazeutische Zubereitung. Tabletten zu 25 mg, 100 mg; Tropflösung zu 1 mg/Tropfen; Ampullen zu 25 mg/2 ml.

Wirk- und Eliminationsverhalten. Trimipramin wird gut aus dem Magen-Darm-Trakt resorbiert, aber zu einem großen Teil während der ersten Leberpassage verstoffwechselt, u. a. zu seinem wirksamen Metaboliten Desmethyltrimipramin. Im Urin erscheinen neben der Substanz selbst zahlreiche Metabolite. Die **Eliminationshalbwertszeit** ($t_{1/2}$) liegt bei 10 h mit erheblicher interindividueller Streuung.

DOSIERUNG

Erwachsene. Depressionen werden oral mit 50–300 mg/Tag behandelt, wobei einschleichend begonnen wird (mindestens 50% der Tagesdosis zur Nacht); bei parenteraler Gabe werden nur etwa 50% dieser Dosen verabreicht. Bei Schlafstörungen oral 12,5–50 mg zur Nacht, selten mehr.

Sonderfälle. Unter anderem wegen der interindividuell sehr unterschiedlichen Elimination schwankt die Dosis sehr stark; in Zweifelsfällen sind Plasmakonzentrationsbestimmungen nützlich. Im **Senium** wird eher niedrig dosiert, ebenso bei **Niereninsuffizienz** und **Leberkrankheiten.**

Unerwünschte Wirkungen. Trimipramin sediert initial stark, was bei schlafgestörten Depressiven therapeutisch genutzt werden kann. Deutliche anticholinerge Wirkung (Mundtrockenheit, Obstipation, Miktionsbeschwerden, bei Prostatahyperplasie auch Harnsperre, Tachykardie, Akkomodationsstörungen, bei Engwinkelglaukom auch Anstieg des Augeninnendrucks, bei Intoxikationen Delirien). Bei sehr hohen Plasmakonzentrationen oder erniedrigter Krampfschwelle sind Krampfanfälle möglich. Insgesamt ist die Toxizität aber geringer als die anderer klassischer Antidepressiva. Bei bipolarer Erkrankung ist der Umschlag in eine Manie möglich. Bei nicht ausreichend behandelter Schizophrenie Symptomprovokation möglich. Chinidinartige Wirkung auf das Herz.

Arzneimittelwechselwirkungen. Wirkungsverstärkung von Alkohol und anderen, zentral sedierenden Substanzen. Wirkungsabschwächung von zentral wirksamen Blutdrucksenkern (z. B. Guanethidin, Clonidin). Wirkungsverstärkung von anderen Anticholinergika (z. B. Biperiden, Promethazin).

Schwangerschaft und Laktation. Teratogene Effekte sind nicht bekannt, jedoch sind die vorliegenden Daten für verlässliche Schlussfolgerungen unzureichend. Ein Übergang in die Muttermilch ist anzunehmen.

Pflegehinweise

Wegen der sedierenden Wirkkomponente ist die psychomotorische Leistungsfähigkeit, z. B. beim Autofahren, beeinträchtigt, vor allem initial. Beim Umschlag der Depression in eine Manie muss Trimipramin abgesetzt werden. Bei Hypomanie muss zumindest eine deutliche Dosisreduktion erfolgen.

Arzneimittel zur Rezidivprophylaxe affektiver Psychosen

Zur Rückfallprophylaxe von depressiven und manischen Episoden bei affektiven Erkrankungen einschließlich affektiver Psychosen sind Lithium und Carbamazepin geeignet (bei Carbamazepin ist bisher nur die Indikation bipolare affektive Erkrankung gesichert). Carbamazepin wird für diese Indikation eher hoch dosiert.

Lithium   Hypnorex retard®, Lithium duriles®, Quilonum retard® u. a.

Indikationen. Lithiumionen (gleichgültig aus welchem Salz) haben einen antimanischen Effekt, eine sehr verzögert eintretende antidepressive Wirkung und einen langzeitprophylaktischen Effekt bei uni- und bipolaren affektiven Psychosen. Weitere Indikationen sind schizoaffektive Psychosen, Bing-Horton-Syndrom (Cluster-Kopfschmerz) und hirnorganisch bedingte Aggressivität, sofern diese psychologischen Maßnahmen nicht zugänglich ist. Die für diese Wirkungen notwendigen Lithium-Plasmakonzentrationen liegt bei 0,4–1,0 mmol/l, gemessen 12 h nach der letzten Dosis. Die biochemische Basis der klinischen Wirkungen ist nicht mit letzter Sicherheit bekannt. Bei Dauerprophylaxe von affektiven Psychosen senkt Lithium die im Vergleich zur Normalbevölkerung erhöhte Mortalität dieser Patientengruppe; nach Absetzen von Lithium steigt die Mortalität wieder an. Vor allem Todesfälle an Suizid und kardiovaskulären Erkrankungen nehmen ab. Lithium kann, wenn es zu klassischen Antidepressiva hinzugegeben wird, bisher therapieresistente Depressionen durchbrechen. Dieser additive Effekt, genannt Lithium-Augmentation, tritt relativ zuverlässig innerhalb weniger Tage ein. Die Augmentation kann anschließend in eine Lithium-Dauerprophylaxe übergeleitet werden.

Pharmazeutische Zubereitung. Retardtabletten mit 4–12,2 mmol Lithiumionen/Tablette in Form verschiedener Salze.

Wirk- und Eliminationsverhalten. Lithiumionen werden aus Retardpräparaten nur langsam im Magen-Darm-Trakt absorbiert, was Resorptionsspitzen mit unerwünschten Wirkungen vermindert. Die Blut-Hirn-Schranke wird nur langsam passiert. Lithium wird praktisch ausschließlich renal eliminiert. Die **Eliminationshalbwertszeit** ($t_{1/2}$) liegt um 24 h, sodass 4–7 Tage nach einer Dosisänderung ein erneutes Steady State erreicht ist.

DOSIERUNG

Erwachsene. Lithium wird immer nach Plasma(Serum)-Konzentrationen oral dosiert; die Blutentnahme dafür erfolgt 12 h nach der letzten Dosis. Die erforderliche Dosis wird in mmol angegeben, sie liegt beim Erwachsenen im Bereich von 5–37 mmol/Tag, selten höher. Die gesamte Tagesdosis kann in einer Gabe zur Nacht verabreicht werden.

Sonderfälle. Wegen der verlangsamten Elimination wird bei **Niereninsuffizienz**, bei **kochsalzarmer Diät**, im **Senium** und bei Gabe von **Thiaziden** oder **Schleifendiuretika** niedriger dosiert. Die Dosierung wird nach Plasmakonzentrationen vorgenommen. Auch Patienten im **Greisenalter** können mit Lithium behandelt werden, jedoch werden hier mit 0,4–0,6 mmol/l niedrigere Plasmakonzentrationen eingestellt; die dafür erforderlichen Tagesdosen betragen nur 25–50% der sonst üblichen Erwachsenendosen.

Unerwünschte Wirkungen. Lithium hat eine Fülle unerwünschter Wirkungen; immerhin verträgt rund die Hälfte der Patienten die Substanz nebenwirkungsfrei. Am häufigsten sind Tremor, Sedierung/Benommenheit (initial), Diarrhöe und Ödeme. Ein (meist geringgradiger) renaler Diabetes insipidus führt zur Polyurie, die durch vermehrte Zufuhr von Flüssigkeit ausgeglichen werden muss. Dafür sind kalorienarme Getränke notwendig, andernfalls droht Körpergewichtszunahme. Ein metallischer Geschmack im Mund tritt nur im höheren Plasmakonzentrationsbereich auf. Bei sehr hohen Plasmakonzentrationen oder erniedrigter Krampfschwelle sind Krampfanfälle möglich. Beim Dauergebrauch über Jahrzehnte kann es zu einer Niereninsuffizienz kommen; diese Nebenwirkung ist jedoch selten und zumeist leicht ausgeprägt. Die Lithium-Intoxikation ist eine vital bedrohliche Komplikation der Lithium-Behandlung; das Schicksal des Patienten hängt an einer schnellen Diagnose. Bei langer Dauer einer Lithium-Intoxikation verschlimmert sich die Symptomatik auch ohne weitere Zufuhr. Lithium-Plasmakonzentrationen über 2 mmol/l sind gefährlich, über 3 mmol/l sehr gefährlich (obligat dialysepflichtig) und über 4 mmol/l akut lebensbedrohlich. Die Gabe von Thiaziden oder Schleifendiuretika verschlechtert die renale Lithium-Elimination. Bei leichten Intoxikationen kann die Lithium-Elimination durch NaCl-Gaben beschleunigt werden.

Arzneimittelwechselwirkungen. Die Lithium-Behandlung wird durch eine Fülle von Arzneimittelwechselwirkungen erschwert, meist auf pharmakokinetischer Basis. Die Lithium-Elimination wird durch Diuretika (Thiazide und Schleifendiuretika) und nichtsteroidale Antiphlogistika verlangsamt, durch Kochsalzgaben beschleunigt. Sedierende Substanzen und Alkohol wirken während einer Lithium-Behandlung verstärkt.

Schwangerschaft und Laktation. Lithium passiert die Plazentaschranke praktisch frei und erscheint in der Muttermilch in geringerer Konzentration als im Serum der Mutter. Lithium-Exposition in der Frühschwangerschaft wirkt wahrscheinlich teratogen (schwere kardiale Missbildungen). Bei Kinderwunsch wird jungen Frauen daher die Umstellung auf Carbamazepin empfohlen. Die geringen Lithium-Dosen, die via Muttermilch dem Säugling zugeführt werden können, sind kaum relevant. Trotzdem wird Abstillen empfohlen.

Pflegehinweise

Lithium wird wegen seiner geringen therapeutischen Breite ausschließlich unter Kontrolle seiner Plasmakonzentrationen dosiert. Die verabreichten Dosen und die gemessenen Konzentrationen sollten in einen Lithium-Pass eingetragen werden, den die Patienten bei jedem Arzt- und Krankenhausbesuch bei sich tragen. Die Patienten sollten die Symptome einer Lithium-Intoxikation kennen und bei jedem Verdacht in diese Richtung die Plasmakonzentration bestimmen lassen. Sie sollten außerdem wissen, welche Bedingungen eine Lithium-Intoxikation in ihrer Entstehung begünstigen (kochsalzarme Diät, Thiazide und Schleifendiuretika, nichtsteroidale Antiphlogistika, Hunger und schwere Diarrhöen). Die Lithium-Behandlung erfordert die aktive Mitarbeit des Patienten über Jahrzehnte; deshalb sollte der Patient nicht nur einen Lithium-Pass führen, sondern bereits bei der Einleitung der Therapie eine zusätzliche schriftliche Aufklärung erhalten. Hierfür hat sich das Lithium-Büchlein von Schou bewährt. Sedierende Substanzen und Alkohol wirken während einer Lithium-Behandlung verstärkt.

Neuroleptika

Alle Neuroleptika sind Dopaminantagonisten, woraus sich die wichtigsten pharmakologischen Effekte ergeben: antipsychotische Wirkung (gegen Schizophrenien und paranoide Psychosen), antiemetische Wirkung, Stimulierung der Prolaktinsekretion sowie fehlendes Suchtpotential.

Zahlreiche Substanzen aus verschiedenen chemischen Klassen sind auf dem deutschen Markt:

Substanz	Firmenname	Chem. Substanzklasse	Hauptindikationen
Amisulpirid	Solian®	Benzamid	Schizophrenien
Benperidol	Glianimon®	Butyrophenon	Schizophrenien
Bromperido	lImpromen®	Butyrophenon	Schizophrenien
Chlorprothixen	Truxal®	Thioxanthen	Sedativum, Manien
Clopenthixol	Ciatyl®	Thioxanthen	Schizophrenien
Clozapin	Leponex®	Atyp. trizykl. Substanz	Schizophrenien, (Manien)
Flupentixol	Fluanxol®	Thioxanthen	Schizophrenien, Depressionen
Fluphenazin	Dapotum®, Lyogen®	Phenothiazin	Schizophrenien
Fluspirilen	Imap®	Diphenylbutylpiperidin	Angstkrankheiten
Haloperidol	Haldol®	Butyrophenon	Schizophrenien, Manien
Levomepromazin	Neurocil®	Phenothiazin	Sedativum, Manien
Melperon	Eunerpan®	Butyrophenon	Schlafmittel, Sedativum
Olanzapin	Zyprexa®	Atyp. trizykl. Substanz	Schizophrenien
Perazin	Taxilan®	Phenothiazin	Schizophrenien, Manien
Perphenazin	Decentan®	Phenothiazin	Schizophrenien, Manien
Pimozid	Orap®	Diphenylbutylpiperidin	Schizophrenien
Pipamperon	Dipiperon®	Butyrophenon	Sedativum, Schlafmittel
Promethazin	Atosil®	Phenothiazin	Antihistaminikum, Sedativum
Prothipendyl	Dominal®	Atyp. trizykl. Substanz	Schlafmittel
Sulpirid	Dogmatil®	Benzamid	Depressionen, Schizophrenien
Thioridazin	Melleril®	Phenothiazin	Schizophrenien, Sedativum
Triflupromazin	Psyquil®	Phenothiazin	Antiemetikum
Trifluoperidol	Triperidol®	Butyrophenon	Schizophrenien
Zotepin	Nipolept®	Atyp. trizykl. Substanz	Schizophrenien
Zuclopenthixol	Ciatyl-Z®	Thioxanthen	Schizophrenien

Allerdings ist das Ausmaß der Wirkung auf die verschiedenen Dopaminrezeptoren (D_1–D_4) unterschiedlich, weshalb die einzelnen Neuroleptika gewisse Wirkungsunterschiede aufweisen. Vor allem aber wirkt die Mehrzahl der Neuroleptika noch auf andere zentrale und periphere Rezeptoren. Die daraus resultierenden „Nebenwirkungen" sind gelegentlich die Hauptwirkungen; z. B. werden manche Neuroleptika in großem Umfang als nicht suchterzeugende Schlafmittel und Sedativa eingesetzt (z. B. Levomepromazin = Neurocil®); für diesen Effekt ist die antihistaminische Wirkung auf den H_1-Rezeptor wichtig. Viele Neuroleptika haben außerdem in wechselndem Ausmaß anticholinerge, adrenolytische und serotoninantagonistische Wirkungen. Unter den zahlreichen auf dem deutschen Markt befindlichen Neuroleptika ist Pimozid (Orap®) der reinste Dopaminantagonist, allerdings mit Wirkungen auf mehrere Dopaminrezeptoren. Aufgrund der fehlenden Sedierung wird diese Substanz oft bei antriebsarmen, sozial isolierten Schizophrenen eingesetzt, bei denen eine Sedierung sehr unerwünscht ist.

Als Folge des Dopaminantagonismus werden unter Neuroleptika (außer Clozapin) mindestens fünf unterscheidbare, extrapyramidal-motorische Störungen beobachtet: akute Zungenschlunddyskinesien, Akathisie (Unfähigkeit zum ruhigen Sitzen, Stehen oder Liegen), das Parkinson-Syndrom (sog. medikamentöses Parkinsonoid oder Pseudoparkinsonsyndrom), das maligne Neuroleptikasyndrom sowie Spätdyskinesien (tardive Dyskinesien).

Die ersten vier Syndrome sind nach Absetzen reversibel. Akute Zungenschlunddyskinesien und medikamentöses Parkinsonoid können auch gut durch zentral wirksame Anticholinergika wie Biperiden (Akineton®) supprimiert werden. Gegen die Akathisie, die oft außerordentlich quälend ist, hilft eine Dosisreduktion, manchmal auch ein zentral wirksamer Betablocker wie Propranolol (Dociton®). Das maligne Neuroleptikasyndrom erfordert Intensivpflege bis zum Abklingen, evtl. auch Muskelrelaxanzien. Fast alle Neuroleptika (außer Clozapin) können bei langfristiger Gabe eine Spätdyskinesie hervorrufen. Als Mindestexpositionszeit werden etwa 6 Monate angenommen, wobei fraktionierte Gaben kumulativ wirken können. Nach 7-jähriger Dauermedikation leiden bereits 24% der Patienten unter einer Spätdyskinesie. Diese ist zunächst reversibel, bei Weitergabe von Neuroleptika kann sie aber irreversibel werden. Die Spätdyskinesie wird durch Neuroleptika (einschließlich Melperon) unterdrückt, schreitet aber dennoch fort. Durch diese Eigentümlichkeit ist sie zunächst nur bei Dosisminderung oder Absetzen festzustellen. Erst in weit fortgeschrittenen Stadien wird sie auch während der Neuroleptikagabe sichtbar; dann kann sie schon irreversibel sein. Die verschiedenen Neuroleptika (außer Clozapin) wirken hier gleichartig und additiv. Auch Thioridazin ruft Spätdyskinesien hervor, was aber wegen der starken anticholinergen Wirkung zunächst nicht auffällt. Spätdyskinesien können praktisch jede extrapyramidal-motorische Störung imitieren. Häufige Manifestationsformen sind unwillkürliche Zungenwälzbewegungen, Kaubewegungen und periorales Lippenwogen, choreatiforme Bewegungen sowie Rumpfschaukeln. Diese Bewegungsstörungen werden subjektiv nicht oder kaum wahrgenommen, sie werden monoton mit langsamer Frequenz (10- bis 40-mal/min) wiederholt und verschwinden unter Sedierung oder im Schlaf. Risikofaktoren für die Entwicklung einer Spätdyskinesie sind hohe Neuroleptikadosen, lange Neuroleptikaverabreichungszeit, hirnorganische Vorschädigung oder hohes Alter, eine manisch-depressive Erkrankung (?) und das weibliche Geschlecht.

Therapeutisch ist beim Entdecken einer Spätdyskinesie entweder das Absetzen aller Neuroleptika oder das Umstellen auf Clozapin zu erwägen. Es ist wohl bekannt, dass nach Umstellung einer antipsychotischen Behandlung auf Clozapin eine Spätdyskinesie wieder verschwinden kann, wenn sie nicht schon zu lange bestand.

Zahlreiche Neuroleptika (z. B. Haloperidol, Flupenthixol) stehen als Depotpräparate zur i.m.-Injektion zur Verfügung (Decanoat-Ester der Neuroleptika). Die Wirkdauer einer Depotinjektion wird mehr durch die Freisetzung des Decanoats aus dem Depot als durch die Elimination des Neuroleptikums bestimmt. Es ergeben sich unter diesen Umständen scheinbare Halbwertszeiten von 2–3 Wochen und Wirkdauern von 4–6 Wochen. Durch i.m.-Gabe eines Depotneuroleptikums kann bei Injektion alle 2–4 Wochen eine sehr sichere und konstante Wirkung erzielt werden; die Compliance-Probleme sind auf diese Weise geringer als bei oraler Selbsteinnahme. Allerdings wird diese Applikationsweise bedrohlich für den Patienten, wenn sich eine schwerwiegende Komplikation entwickelt, etwa ein malignes Neuroleptikasyndrom: Unter oraler Therapie dauert dies 1–3 Wochen, nach i.m.-Gabe eines Depots 4 Wochen und länger.

Clozapin — Leponex®

Indikationen. Clozapin ist ein atypisches Neuroleptikum mit ausgeprägter Wirkung gegen schizophrene Psychosen. Es ist ein schwächerer Dopamin-D_2-Rezeptorantagonist als andere Neuroleptika, dafür aber ein wirksamer D_1-und D_4-Antagonist. Clozapin ist außerdem ein Serotoninantagonist an den 5-HT_2-Rezeptoren. Clozapin ist weiterhin ein Antihistaminikum am H1-Rezeptor, was die stark sedierende Wirkung erklärt. Zusätzlich bindet es auch an Noradrenalin-(α_1- und α_2-)Rezeptoren. Schließlich ist die Substanz ein sehr wirksames Anticholinergikum. Clozapin kann sowohl die „Plus-Symptomatik“ (Wahn und Halluzinationen) wie auch die „Minus-Symptomatik“ (Antriebsmangel, Depressivität und Autismus) bessern. Auch bei katatoner Schizophrenie ist Clozapin gut wirksam, ebenso bei solchen Schizophrenien, die nicht auf klassische Neuroleptika ansprechen. In vergleichenden Untersuchungen war Clozapin klassischen Neuroleptika wie Haloperidol in der Therapie von Schizophrenien überlegen. Clozapin verursacht praktisch keine extrapyramidal-motorischen Nebenwirkungen (einschließlich Spätdyskinesien). Daher ist es *das* Reserveneuroleptikum für Patienten mit schweren extrapyramidal-motorischen Nebenwirkungen. Bei beginnender Spätdyskinesie kann es das Fortschreiten zur Irreversibilität verhindern. Clozapin hat eine intensive Wirkung gegen manische Psychosen und Psychosen bei Parkinson-Syndrom, darf aber im Rahmen der „kontrollierten Anwendung“ (s. unten) gegen diese Erkrankungen nicht eingesetzt werden, ebenso wenig gegen Schlafstörungen.

Pharmazeutische Zubereitung. Tabletten zu 25, 50 und 100 mg. Ampullen mit 50 mg zur i.m.-Injektion. Keine Depotformen.

Wirk- und Eliminationsverhalten. Clozapin wird nach oraler Gabe rasch und vollständig aus dem Magen-Darm-Trakt resorbiert. Die **Bioverfügbarkeit** liegt aufgrund eines First-pass-Effekts bei ca. 45%. Die Metabolite sind zum Teil neuroleptisch wirksam. Die **Eliminationshalbwertszeit** ($t_{1/2}$) von Clozapin liegt bei einmaliger Gabe bei 7,9 h, bei Dauergabe bei 14,2 h. Bei Adoleszenten ist die Elimination rascher. Clozapin und seine Metaboliten werden etwa zur Hälfte biliär und renal eliminiert.

DOSIERUNG

Erwachsene. Die Erstdosis beim Erwachsenen („Probedosis") beträgt 12,5 mg. Wenn diese gut vertragen wurde, wird langsam auf 100–300 mg pro Tag gesteigert. Die Höchstdosis beträgt 600 mg pro Tag (im stationären Bereich gelegentlich bis zu 1000 mg/Tag). Einige Zeit nach Remission einer Schizophrenie wird die Dosis halbiert. Ambulant wird wegen der häufigen Nebenwirkungen so niedrig wie möglich dosiert.

Kinder. Dosen für Jugendliche entsprechen etwa denen für Erwachsene, sind aber noch nicht endgültig festgelegt. Erfahrungen bei Kindern fehlen (Schizophrenien im Kindesalter sind sehr selten!).

Sonderfälle. Überdosierungserscheinungen (Delirien, Krampfanfälle, Übersedierung) können oft durch Plasmakonzentrationsbestimmungen als solche identifiziert werden. Dann ist die Dosis deutlich zu reduzieren. Ursache ist meist eine individuell langsame Elimination.

Unerwünschte Wirkungen. Clozapin ist ein nebenwirkungsreiches Arzneimittel. Trotzdem wird es subjektiv besser vertragen als klassische Neuroleptika; auch die Lebensqualität wird unter Clozapin besser eingeschätzt. Häufigste Nebenwirkung ist eine initiale Sedierung, die unter Dauertherapie nachlässt. Ein Blutdruckabfall ist häufig, bedrohliche orthostatische Hypotonien sind aber selten. Im Gegensatz zu anderen Neuroleptika verursacht Clozapin keine extrapyramidal-motorischen Nebenwirkungen (einschließlich Spätdyskinesien). Clozapin kann Agranulozytosen auslösen (meist in den ersten 18 Wochen der Behandlung, danach sinkt das Risiko ab). Es handelt sich dabei um eine isolierte Schädigung des weißen Blutbilds, Thrombo- und Erythropoese sind fast nie betroffen. Um eine beginnende Agranulozytose rechtzeitig zu bemerken, sind regelmäßige Bestimmungen der Leukozytenzahl während der gesamten Anwendungsdauer erforderlich (während der ersten 18 Wochen wöchentlich, danach monatlich). Wenn die Leukozytenzahl unter $3500/mm^3$ absinkt, muss das Differentialblutbild zweimal wöchentlich kontrolliert werden. Wenn die Granulozytenzahl unter 1500/mm^3 liegt, muss Clozapin sofort abgesetzt werden. Viel häufiger als Agranulozytosen, aber irrelevant, sind Leukozytosen und leichtes Fieber („Leponexfieber"). Clozapin senkt die Krampfschwelle, deshalb kommen zerebrale Krampfanfälle vor, vor allem bei hohen Dosen oder bei Kombination mit anderen krampfauslösenden Arzneimitteln. Im EEG finden sich unter Clozapin oft schwere Allgemeinveränderungen (irrelevant!), gelegentlich auch Krampfpotentiale. Die Mehrzahl der mit Clozapin behandelten Patienten leidet unter nächtlichem Speichelfluss. Die Substanz hat eine deutliche anticholinerge Wirkung (Mundtrockenheit, Obstipation, Miktionsbeschwerden, bei Prostatahyperplasie auch Harnsperre, Tachykardie, Akkomodationsstörungen, bei Engwinkelglaukom auch Anstieg des Augeninnendrucks, bei Intoxikationen Delirien).

Arzneimittelwechselwirkungen. Von der Kombination von Clozapin mit anderen, potentiell myelotoxisch wirksamen Arzneimitteln wie Carbamazepin wird dringend abgeraten. Benzodiazepine haben in Einzelfällen bei Kombination mit Clozapin zu bedrohlichen Nebenwirkungen (Bewusstseinstrübung, Atemstillstand etc.) geführt, daher rät der Hersteller dringend von der Kombination ab. Die Komplikationen mit Benzodiazepinen traten fast immer kurz nach der zusätzlichen Gabe auf eine laufende Clozapin-Therapie auf. Wegen der anticholinergen Wirkung Vorsicht ist bei Kombination mit anderen anticholinerg wirksamen Arzneimitteln (Atropin, Antihistaminika, trizyklische Antidepressiva und trizyklische Neuroleptika) geboten.

Schwangerschaft und Laktation. Angaben zur Plazentagängigkeit und zum Übertritt in die Muttermilch liegen nicht vor; auf Grund der chemisch-pharmakologischen Eigenschaften ist eine hohe Plazentagängigkeit zu vermuten. Teratogene Wirkungen von Clozapin beim Menschen sind bisher nicht bekannt geworden. Im Tierversuch geht Clozapin in geringer Konzentration in die Muttermilch über.

Pflegehinweise

Clozapin kann nur in Form einer „kontrollierten Anwendung" verordnet werden. Das bedeutet, dass jeder Verschreiber sich schriftlich zu regelmäßigen Blutbildkontrollen bei seinen Patienten verpflichtet und dies durch Hinterlegung seiner Unterschrift beim Hersteller dokumentiert. Apotheken liefern das Arzneimittel nur nach Rückfrage beim Hersteller (Fa. Novartis-Pharma) aus und beziehen es auch direkt von dort. Der Hersteller übersendet jedem registrierten Leponex®-verschreibenden Arzt auch Informationsmaterial zu den Risiken der Behandlung und zu den möglichen Gegenmaßnahmen. Um eine beginnende Agranulozytose rechtzeitig zu bemerken, sind regelmäßige Bestimmungen der Leukozytenzahl während der gesamten Anwendungsdauer erforderlich. Der Patient muss im ambulanten Bereich wiederholt darüber aufgeklärt werden, dass er nicht nur an regelmäßigen Blutbildkontrollen teilnehmen muss, sondern auch bei Fieber und Infekten von sich aus um eine Leukozytenzählung nachsuchen und behandelnde Ärzte auf die Clozapin-Medikation hinweisen sollte. Wegen der sedierenden Wirkkomponente ist die psychomotorische Leistungsfähigkeit, z. B. beim Autofahren, beeinträchtigt, vor allem initial. Ein Blutdruckabfall ist häufig, bedrohliche orthostatische Hypotonien sind aber selten. Clozapin hat eine deutliche anticholinerge Wirkung, die Patienten sollten deshalb auf Nebenwirkungen wie Mundtrockenheit, Obstipation, Miktionsbeschwerden (bei Prostatahyperplasie auch Harnsperre), Tachykardie und Akkomodationsstörungen – bei Engwinkelglaukom auch Anstieg des Augeninnendrucks – hingewiesen werden. Im Gegensatz zu anderen Neuroleptika verursacht Clozapin keine extrapyramidal-motorischen Nebenwirkungen (einschließlich Spätdyskinesien).

Flupentixol — Fluanxol®, Fluanxol depot®

Indikationen. Flupentixol bindet wie alle Neuroleptika an striatale Dopamin-D_2-Rezeptoren als Antagonist. Mit der zusätzlichen Bindung an weitere Dopaminrezeptoren werden die bei Flupentixol im Vergleich zu anderen Neuroleptika (z. B. Haloperidol) geringer ausgeprägten extrapyramidal-motorischen Nebenwirkungen in Verbindung gebracht. Flupentixol wirkt in hoher (neuroleptischer) Dosis gegen floride Schizophrenien aller Art. In kleineren Dosen ist eine Langzeitrezidivprophylaxe bei Schizophrenien möglich. Unter niedrigen Dosen ist ein antidepressiver Effekt nachgewiesen, weiterhin scheinen niedrige Dosen einen anxiolytischen Effekt zu haben, vor allem bei ängstlich-depressiven Patienten. Bei chronischen Schmerzen bewirkt die Gabe geringer Dosen Flupentixol eine Schmerzlinderung.

Pharmazeutische Zubereitung. Dragees mit 0,5 mg und 5 mg; Depotlösung 2% (Ampullen mit 0,5, 1, 3 und 10 ml); Depotlösung 10% (Ampullen mit 1 ml) zur i.m.-Injektion.

Wirk- und Eliminationsverhalten. Flupentixol wird enteral gut resorbiert. Wegen des großen Verteilungsraums sind die **Plasmakonzentrationen** unter einer klinisch wirksamen Therapie sehr niedrig (unter 10 ng/ml). Nach Injektion eines Depotpräparats steigt die Plasmakonzentration langsam an, erreicht nach 4–7 Tagen ihr Maximum und fällt dann protrahiert wieder ab. Die **Eliminationshalbwertszeit** ($t_{1/2}$) beträgt etwa 12 h. Die scheinbare „Halbwertszeit" nach einer Depotinjektion liegt bei ca. 1 Woche, nach wiederholten Injektionen in 2-wöchigem Abstand bei 2–3 Wochen.

DOSIERUNG

Erwachsene. Schizophrenien und andere paranoide Psychosen werden initial mit 5–60 mg täglich oral behandelt; nach eingetretener Remission wird die Dosis reduziert. Depressionen und Angstzustände werden mit deutlich niedrigeren Dosen behandelt, etwa 1–2 mg täglich (maximal 3 mg). Bei Verwendung eines Depotpräparats werden gegen Schizophrenien alle 2 Wochen 20–60 mg Flupentixoldecanoat i.m. injiziert, nur in Ausnahmefällen weniger oder seltener. Chronische Schmerzen werden mit 1–3 mg/Tag oral oder 10–20 mg/14 Tage i.m. behandelt.

Sonderfälle. Bei schweren **extrapyramidal-motorischen Nebenwirkungen** muss die Dosis reduziert werden, ebenso bei starker **Sedierung.** Bei unzureichender Wirkung muss entweder die Einzeldosis gesteigert oder das Dosierungsintervall verkürzt werden. Im **Greisenalter** wird generell niedriger dosiert.

Unerwünschte Wirkungen. Flupentixol kann extrapyramidal-motorische Störungen und Dyskinesien aller Art auslösen, z. B. akutes Zungenschlundsyndrom, Parkinson-Syndrom, Akathisie (Unfähigkeit zum Stillsitzen) und Spätdyskinesien. Unter hohen Dosen (über 5 mg/Tag) sind pharmakogene Depressionen möglich. Bei dem (sehr seltenen) malignen Neuroleptikasyndrom muss Flupentixol sofort abgesetzt werden; diese vital bedrohliche Komplikation tritt besonders häufig bei hirnorganisch vorgeschädigten Patienten und bei Patienten mit manisch-depressiver Krankheit auf. Wegen der Zunahme der Prolaktinsekretion unter Flupentixol kann es dosisabhängig zu Laktation (auch bei Männern), Potenz- und Zyklusstörungen kommen. Flupentixol kann zur Adipositas führen.

Arzneimittelwechselwirkungen. Die Sedierung durch Flupentixol kann durch andere sedierende Arzneimittel (einschließlich Alkohol) verstärkt werden. Flupentixol schwächt die Wirkung von Dopaminagonisten (z. B. Bromocriptin, Levodopa etc.) ab, die von Dopaminantagonisten wird verstärkt.

Schwangerschaft und Laktation. Teratogene Wirkungen von Flupentixol sind bisher nicht bekannt geworden. Flupentixol passiert die Plazentaschranke. Es tritt in die Muttermilch über; die Exposition des Säuglings ist aber wegen der geringen Konzentration minimal. Flupentixol stimuliert die Prolaktinsekretion; daher kann das Abstillen schwierig werden.

Pflegehinweise

Während der Einleitung einer Flupentixol-Therapie soll nicht Auto gefahren werden, da eine leichte psychomotorische Beeinflussung bestehen kann. Die Sedierung durch Flupentixol kann durch andere sedierende Arzneimittel (einschließlich Alkohol) verstärkt werden. Bei dem (sehr seltenen) malignen Neuroleptikasyndrom muss Flupentixol sofort abgesetzt werden; diese vital bedrohliche Komplikation tritt besonders häufig bei hirnorganisch vorgeschädigten Patienten und bei Patienten mit manisch-depressiver Erkrankung auf.

Fluspirilen Imap®

Indikationen. Fluspirilen ist ein hochwirksames Neuroleptikum, das aufgrund seiner langsamen Elimination und der Verabreichung als Kristallsuspension nur einmal wöchentlich i.m. verabreicht werden muss. Die Substanz ist nicht nur ein Dopaminantagonist mit bevorzugter Wirkung auf D_2-Rezeptoren, sondern auch ein hochwirksamer Kalziumantagonist. Fluspirilen in hohen Dosen wirkt gegen Schizophrenien und andere paranoide Psychosen bei relativ geringer Sedierung. Niedrige Dosen sind gegen Angstkrankheiten wirksam.

Pharmazeutische Zubereitung. Injektionssuspension mit 2 mg/ml Fluspirilen in Durchstechflaschen mit je 6 ml. Injektionssuspension in Ampullen mit 1,5 mg/0,75 ml.

Wirk- und Eliminationsverhalten. Die lange **Wirkdauer** einer i.m.-Injektion von Fluspirilen-Kristallsuspensionen erklärt sich teilweise durch die langsame Freisetzung aus dem Depot, teilweise aber auch durch die verzögerte Elimination von Fluspirilen selbst. Es resultiert eine scheinbare **Halbwertszeit** von 7 Tagen und mehr.

DOSIERUNG

Erwachsene. Bei Schizophrenien und anderen paranoiden Psychosen 2–12 mg/Woche i.m. Nach eingetretener Wirkung wird die Dosis reduziert. Bei nichtpsychotischen Angstzuständen 1,5 mg/Woche i.m.

Sonderfälle. Bei schweren **extrapyramidal-motorischen Nebenwirkungen** muss die Dosis reduziert, bei unzureichender Wirkung erhöht werden. Im **Greisenalter** wird generell niedriger als sonst im Erwachsenenalter üblich dosiert.

Unerwünschte Wirkungen. Fluspirilen kann extrapyramidal-motorische Störungen und Dyskinesien aller Art auslösen, z. B. akutes Zungenschlundsyndrom, Parkinson-Syndrom, Akathisie (Unfähigkeit zum Stillsitzen) und Spätdyskinesien, selten nach den niedrigen Dosen gegen Angstkrankheiten. Bei dem (sehr seltenen) malignen Neuroleptikasyndrom muss Fluspirilen sofort abgesetzt werden; diese vital bedrohliche Komplikation tritt besonders häufig bei hirnorganisch vorgeschädigten Patienten und bei Patienten mit manisch-depressiver Krankheit auf. Wegen der Zunahme der Prolaktinsekretion unter Fluspirilen kann es dosisabhängig zu Laktation (auch bei Männern), Potenz- und Zyklusstörungen kommen. Sedierung ist möglich. Die Krampfschwelle wird durch Fluspirilen gesenkt. In der Injektionsstelle der Suspension können Gewebsverhärtungen und Nekrosen auftreten.

Arzneimittelwechselwirkungen. Die Sedierung durch Fluspirilen kann durch andere sedierende Arzneimittel (einschließlich Alkohol) verstärkt werden. Fluspirilen schwächt die Wirkung von Dopaminagonisten (z. B. Bromocriptin, Levodopa etc.) ab, die von Dopaminantagonisten wird verstärkt.

Schwangerschaft und Laktation. Untersuchungen zur Teratogenität liegen nicht vor. Unter Fluspirilen kann der Milchfluss im Wochenbett zunehmen; gelegentlich kommt es zur Spontanlaktation.

Pflegehinweise

Fluspirilen kann extrapyramidal-motorische Störungen und Dyskinesien aller Art auslösen, z. B. ein akutes Zungenschlundsyndrom, ein Parkinson-Syndrom, eine Akathisie (Unfähigkeit zum Stillsitzen) und Spätdyskinesien. Bei dem (sehr seltenen) malignen Neuroleptikasyndrom muss Fluspirilen sofort abgesetzt werden; diese vital bedrohliche Komplikation tritt besonders häufig bei hirnorganisch vorgeschädigten Patienten und bei Patienten mit manisch-depressiver Krankheit auf. Gegen Angstkrankheiten soll Fluspirilen wegen der Gefahr von Spätdyskinesien nur kurzfristig (max. 6 Monate) eingesetzt werden. Während der Einleitung einer Fluspirilen-Therapie soll nicht Auto gefahren werden, da eine leichte psychomotorische Beeinträchtigung möglich ist. Die Sedierung durch Fluspirilen kann durch andere sedierende Arzneimittel und Alkohol verstärkt werden.

Haloperidol Haldol-Janssen®, Haloperidol-GRY®, Sigaperidol® u. a.

Indikationen. Haloperidol ist ein hochwirksamer Dopaminantagonist, der ganz bevorzugt an D_2-Rezeptoren in den Basalganglien und in anderen Regionen des Gehirns bindet. Daneben ist Haloperidol ein schwacher H_1-Antagonist, was seine sedierende Wirkung erklärt. Die Substanz ist gegen Schizophrenien aller Art, sowohl akut als auch langfristig, sowie gegen andere paranoide Psychosen effektiv. Auch manische Psychosen können mit Haloperidol sehr gut behandelt werden, ebenso katatone Psychosen. Der Arzneistoff kann auch verschiedene Hyperkinesen unterdrücken, z. B. die beim Tourette-Syndrom, beim Ballismus und bei Chorea.

Pharmazeutische Zubereitung. Tabletten zu 1, 2, 5, 10 und 20 mg. Lösung mit 2 mg/ml (1 ml = 20 Tropfen). Forte Lösung mit 10 mg/ml (1 ml = 20 Tropfen). Ampullen mit 5 mg/ml zur i.v.- oder i.m.-Injektion. Ampullen mit 50 mg/ml oder 150 mg/3 ml Haloperidol als Decanoat zur i.m.-Injektion. Durchstechflaschen mit 10 ml Haloperidol als Decanoat (50 mg/ml).

Wirk- und Eliminationsverhalten. Haloperidol wird rasch aus dem Magen-Darm-Trakt resorbiert, die orale **Bioverfügbarkeit** liegt bei 60–65%. In der Leber werden zahlreiche Metabolite gebildet, die renal ausgeschieden werden. Haloperidoldecanoat ist ein Depotpräparat, das selbst unwirksam ist, aber Haloperidol langsam freisetzt. Unter Haloperidoldecanoat i.m. werden maximale **Plasmakonzentrationen** nach etwa 7 Tagen erreicht; die scheinbare Eliminationshalbwertszeit ($t_{1/2}$) nach dieser Applikationsform beträgt etwa 3 Wochen. Bei gleich bleibender Dosis und Applikation alle 3 Wochen werden nach etwa 3 Monaten konstante Plasmakonzentrationen erreicht. Die **Eliminationshalbwertszeit** ($t_{1/2}$) von Haloperidol selbst beträgt 13–40 h.

DOSIERUNG

Erwachsene. Bei Schizophrenie und anderen paranoiden Psychosen, ebenso wie bei manischen Psychosen, werden 1–20 mg pro Tag oral verabreicht, in Ausnahmefällen auch mehr (maximal 100 mg). Wegen der häufigen extrapyramidal-motorischen Nebenwirkungen wird einschleichend dosiert; gleichzeitig wird ein zentral wirksames Anticholinergikum (z. B. 2-mal 2–4 mg Biperiden pro Tag) verabreicht, vor allem bei jungen Menschen, Manisch-Depressiven und Patienten mit hirnorganischen Erkrankungen. In akuten Notfällen (z. B. schwere psychotische Ausnahmezustände) können initial hohe Dosen (5–60 mg) oral, i.v. oder i.m. verabreicht werden; wenn weder Volumenmangel noch Anfallsbereitschaft bestehen, ist dies wegen der geringen peripheren Wirkungen von Haloperidol eine sehr sichere Therapiemethode. Für die Dauerbehandlung (Rezidivprophylaxe) von Psychosen wird niedriger als initial dosiert, bevorzugt als Depotinjektion von 50–200 mg/2–4 Wochen i.m. Bei Hyperkinesen werden 1,5–10 mg/Tag verabreicht. Tobende Volltrunkene können mit 10–30 mg Haloperidol i.v. (einmalig) ohne das Risiko eines Atemstillstandes sediert werden.

Sonderfälle. Bei schweren extrapyramidal-motorischen Nebenwirkungen muss die Dosis reduziert werden, bei unzureichender Wirkung muss entweder die Einzeldosis gesteigert oder das Dosierungsintervall verkürzt werden. Bei **Psychoserezidiven** wird die Dosis anhand der bei früheren Krankheitsschüben gewählt. Im **Greisenalter** wird generell niedriger als im übrigen Erwachsenenalter dosiert. Die Elimination von Haloperidol wird durch enzyminduzierende Arzneimittel wie Phenytoin, Phenobarbital und Carbamazepin beschleunigt (Dosiserhöhung).

Unerwünschte Wirkungen. Haloperidol kann extrapyramidal-motorische Störungen und Dyskinesien aller Art auslösen, z. B. akutes Zungenschlundsyndrom, Parkinson-Syndrom, Akathisie (Unfähigkeit zum Stillsitzen) und Spätdyskinesien. Extrapyramidal-motorische Nebenwirkungen treten bei jungen Menschen häufiger auf als im Alter. Unter hohen Dosen (über 5 mg/Tag) sind pharmakogene Depressionen möglich. Bei sehr hohen Plasmakonzentrationen oder erniedrigter Krampfschwelle können zerebrale Krampfanfälle ausgelöst werden! Bei dem (sehr seltenen) malignen Neuroleptikasyndrom muss Haloperidol sofort abgesetzt werden; diese vital bedrohliche Komplikation tritt besonders häufig bei hirnorganisch vorgeschädigten Patienten und bei Manisch-Depressiven auf. Wegen der Zunahme der Prolaktinsekretion unter Haloperidol kann es dosisabhängig zu Laktation (auch bei Männern), Potenz- und Zyklusstörungen kommen.

Arzneimittelwechselwirkungen. Haloperidol verstärkt die Sedierung durch andere sedierende Arzneimittel (einschließlich Alkohol) und umgekehrt. Haloperidol schwächt die Wirkung von Dopaminagonisten (z. B. Bromocriptin, Levodopa etc.) ab, die von Dopaminantagonisten (andere Neuroleptika) wird verstärkt.

Schwangerschaft und Laktation. Haloperidol passiert die Plazentaschranke und geht in die Muttermilch über. Unter Haloperidol kann der Milchfluss im Wochenbett zunehmen; gelegentlich kommt es zur Spontanlaktation (auch bei Männern) und Gynäkomastie. Fetale Schädigungen treten wahrscheinlich nicht auf; jedenfalls wird Haloperidol als eines der sichersten Arzneimittel in der Schwangerschaft betrachtet.

Pflegehinweise

Während der Einleitung einer Haloperidol-Therapie soll nicht Auto gefahren werden, da eine leichte psychomotorische Beeinträchtigung bestehen kann. Haloperidol verstärkt die Sedierung anderer beruhigender Arzneimittel und von Alkohol und umgekehrt. In akuten Notfällen (z. B. schwere psychotische Ausnahmezustände) können initial hohe Dosen (5–60 mg) oral, i.v. oder i.m. verabreicht werden. Tobende Volltrunkene können mit 10–30 mg Haloperidol i.v. (einmalig) ohne das Risiko eines Atemstillstandes sediert werden. Die Substanz kann extrapyramidal-motorische Störungen und Dyskinesien aller Art auslösen, z. B. ein akutes Zungenschlundsyndrom, ein Parkinson-Syndrom, eine Akathisie (Unfähigkeit zum Stillsitzen) und Spätdyskinesien. Wegen der häufigen extrapyramidal-motorischen Nebenwirkungen, die bei jungen Menschen öfter auftreten als im Alter, wird einschleichend dosiert. Bei dem (sehr seltenen) malignen Neuroleptikasyndrom muss Haloperidol sofort abgesetzt werden; diese vital bedrohliche Komplikation tritt besonders häufig bei hirnorganisch vorgeschädigten Patienten und bei Manisch-Depressiven auf. Die Patienten sollten darauf hingewiesen werden, dass es unter Behandlung mit Haloperidol dosisabhängig zu Laktation (auch bei Männern), Potenz- und Zyklusstörungen kommen kann.

Levomepromazin — Levomepromazin-neuraxpharm®, Neurocil®

Indikationen. Levomepromazin ist ein Neuroleptikum mit dopaminantagonistischen Eigenschaften (D_2-Rezeptorantagonist). Die Substanz bindet an zahlreiche weitere Rezeptoren, sie wirkt antipsychotisch, antiallergisch, analgetisch, antiemetisch, stark sedierend und lokalanästhetisch, möglicherweise in kleinen Dosen auch antidepressiv. Levopromazin ist zur Akut- und Dauertherapie von paranoiden und manischen Psychosen geeignet und kann außerdem in der Schmerztherapie eingesetzt werden.

Pharmazeutische Zubereitung. Tropflösung 1 ml = 40 Tropfen = 40 mg. Tabletten zu 25 und 100 mg. Ampullen zu 25 mg/1 ml.

Wirk- und Eliminationsverhalten. Levomepromazin wird gut aus dem Magen-Darm-Trakt resorbiert, die orale **Bioverfügbarkeit** beträgt etwa 50%. Die **Eliminationshalbwertszeit** ($t_{1/2}$) liegt um 28 h, mit erheblicher interindividueller Streuung.

DOSIERUNG

Erwachsene. Bei Psychosen 100–600 mg/Tag (einschleichend); höhere Dosen nur klinisch. Zur Sedierung 12,5–100 mg/Tag; zur Schmerztherapie 25–100 mg.

Sonderfälle. Bei schweren **extrapyramidal-motorischen Nebenwirkungen** (selten!) oder massivem Blutdruckabfall muss die Dosis reduziert werden, bei unzureichender Wirkung muss entweder die Einzeldosis gesteigert oder das Dosierungsintervall verkürzt werden. Im **Greisenalter** wird generell niedriger als im übrigen Erwachsenenalter dosiert.

Unerwünschte Wirkungen. Deutliche bis massive Sedierung, vor allem initial. Deutliche anticholinerge Wirkung (Mundtrockenheit, Obstipation, Miktionsbeschwerden, bei Prostatahyperplasie auch Harnsperre, Tachykardie, Akkomodationsstörungen, bei Engwinkelglaukom auch Anstieg des Augeninnendrucks, bei Intoxikationen Delirien). Bei Überdosierung und Kombination mit anderen Anticholinergika sind Delirien häufig. Blutdruckabfall ist häufig, besonders initial. Bei sehr hohen Plasmakonzentrationen oder erniedrigter Krampfschwelle sind zerebrale Krampfanfälle möglich. Allergien einschließlich Agranulozytosen kommen vor. Zyklus- und Potenzstörungen durch erhöhtes Prolaktin sind möglich. Extrapyramidal-motorische Erscheinungen sind selten.

Arzneimittelwechselwirkungen. Levomepromazin verstärkt die Wirkung von sedierenden Substanzen (einschließlich Alkohol) und umgekehrt. Die anticholinerge Wirkung mancher Antidepressiva, Antihistaminika und Antiparkinsonmittel wird verstärkt.

Schwangerschaft und Laktation. Levomepromazin passiert die Plazentaschranke und tritt in die Muttermilch über. Jedoch scheinen Phenothiazine generell keine erhöhten Missbildungsraten zu verursachen. Unter Levomepromazin kann der Milchfluss im Wochenbett zunehmen; gelegentlich kommt es zur Spontanlaktation (auch bei Männern).

Pflegehinweise

Während der Einleitung einer Levomepromazin-Therapie darf wegen der deutlichen psychomotorischen Beeinträchtigung nicht Auto gefahren werden. Beim Dauergebrauch kann eine weitgehende Toleranz gegenüber der Sedierung eintreten. Neben der vor allem initial massiven Sedierung sind an Nebenwirkungen der anticholinerge Effekt, der mögliche Blutdruckabfall sowie die Herabsetzung der Krampfschwelle zu bedenken (s. oben) und die Patienten entsprechend zu informieren.

Olanzapin — Cyprexa®

Indikationen. Olanzapin ist ein atypisches Neuroleptikum mit ausgeprägter Wirkung gegen schizophrene Psychosen. Es reagiert mit zahlreichen Rezeptorsystemen, darunter als Antagonist von Dopamin-D_2-Rezeptoren und von 5-HT_2-Rezeptoren. Die Substanz ist weiterhin ein Antihistaminikum am H_1-Rezeptor, was die sedierende Wirkung erklärt. Zusätzlich bindet Olanzapin auch an Noradrenalin-(α_1-)Rezeptoren. Schließlich ist die Substanz ein wirksames Anticholinergikum. Olanzapin kann sowohl die „Plus-Symptomatik" (Wahn und Halluzinationen) wie auch die „Minus-Symptomatik" (Antriebsmangel, Depressivität und Autismus) bei Schizophrenien bessern. Es verursacht weniger extrapyramidal-motorische Nebenwirkungen (einschließlich Spätdyskinesien) als klassische Neuroleptika.

Pharmazeutische Zubereitung. Filmtabletten mit 2,5, 5, 7,5 und 10 mg.

Wirk- und Eliminationsverhalten. Olanzapin wird gut enteral resorbiert, maximale **Plasmakonzentrationen** werden 5–8 h nach der Einnahme erreicht. Die **Eliminationshalbwertszeit** ($t_{1/2}$) liegt um 34 h, im höheren Alter geringfügig länger.

DOSIERUNG

Erwachsene. 10–20 mg/Tag. Erstdosis 10 mg, dann langsam steigern.

Sonderfälle. Bei schweren, **extrapyramidalen Nebenwirkungen** muss die Dosis reduziert werden. Im **Senium** sind niedrigere Dosen erforderlich. Bei geringgradiger **Nieren-** und **Leberinsuffizienz** sind niedrigere Dosen zu erwägen. Bei mittelgradiger Leberinsuffizienz sollte die Anfangsdosis 5 mg betragen und nur vorsichtig erhöht werden.

Unerwünschte Wirkungen. Häufig werden Sedierung und Gewichtszunahme (via Appetitsteigerung) beobachtet. Vorübergehende geringgradige Anstiege der Transaminasen sind meistens irrelevant und bilden sich spontan zurück. Olanzapin wirkt anticholinerg (Folgen: Obstipation, Mundtrockenheit etc.) und senkt den Blutdruck. Der Arzneistoff kann extrapyramidal-motorische Nebenwirkungen verursachen, wenn auch seltener als andere Neuroleptika. Das Plasmaprolaktin kann ansteigen (Folgen: Galaktorrhöe, Zyklus- und Potenzstörungen).

Arzneimittelwechselwirkungen. Durch Carbamazepin und Rauchen wird die Elimination von Olanzapin beschleunigt.

Schwangerschaft und Laktation. Angaben zur Plazentagängigkeit und zum Übertritt in die Muttermilch liegen nicht vor; auf Grund der chemisch-pharmakologischen Eigenschaften ist eine hohe Plazentagängigkeit zu vermuten. Im Tierversuch wirkt Olanzapin nicht teratogen. Teratogene Wirkungen von Olanzapin beim Menschen sind bisher nicht bekannt geworden. Im Tierversuch geht Olanzapin in geringer Konzentration in die Muttermilch über.

Pflegehinweise

Während der Einleitung einer Olanzapin-Therapie darf wegen der deutlichen psychomotorischen Beeinträchtigung nicht Auto gefahren werden, selbst wenn dies vom Krankheitsbild her möglich wäre. Beim Dauergebrauch ist mit weitgehender Toleranzentwicklung gegenüber der Sedierung zu rechnen.

Perazin Perazin-neuraxpharm®, Taxilan®

Indikationen. Perazin ist ein Neuroleptikum mit bevorzugter Wirkung auf D_2-Rezeptoren. Wegen der initial deutlichen Sedierung ist Perazin besonders zur Therapie manischer Psychosen, aber auch zur Akut- und Dauertherapie von paranoiden und manischen Psychosen geeignet. Bei Schizophrenien entspricht die therapeutische Wirkung der von Haloperidol, geht aber mit deutlich weniger unerwünschten Wirkungen einher als die Referenzsubstanz.

Pharmazeutische Zubereitung. Dragees 25 mg, 100 mg; Tabletten 100 mg; Tropflösung 44 mg/ml; Injektionslösung 50 mg/2 ml.

Wirk- und Eliminationsverhalten. Bei oraler Gabe werden nach ca. 2 h maximale **Plasmakonzentrationen** erreicht; die **Eliminationshalbwertszeit** ($t_{1/2}$) von Perazin beträgt 7,5–16 h mit großer interindividueller Variabilität, die des wirksamen Metaboliten 22 h.

DOSIERUNG

Erwachsene. Bei manischen und paranoiden Psychosen 100–600 mg/Tag oral (einschleichend); höhere Dosen nur klinisch. Zur Sedierung 12,5–100 mg/Tag.

Sonderfälle. Bei schweren **extrapyramidal-motorischen Nebenwirkungen** (selten!) muss die Dosis reduziert werden, bei unzureichender Wirkung muss entweder die Einzeldosis gesteigert oder das Dosierungsintervall verkürzt werden. Im **Greisenalter** wird generell niedriger dosiert.

Unerwünschte Wirkungen. Perazin bewirkt eine deutliche bis massive Sedierung, vor allem initial, und hat eine ausgeprägte anticholinerge Wirkung (Mundtrockenheit, Obstipation, Miktionsbeschwerden, bei Prostatahyperplasie auch Harnsperre, Tachykardie, Akkomodationsstörungen, bei Engwinkelglaukom auch Anstieg des Augeninnendrucks, bei Intoxikationen Delirien). Ein Blutdruckabfall ist häufig, besonders initial. Unter Perazin können als sehr seltene, aber vital bedrohliche Nebenwirkungen Agranulozytosen und toxische Hepatitiden auftreten. Bei sehr hohen Plasmakonzentrationen oder erniedrigter Krampfschwelle ist das Auftreten zerebraler Krampfanfälle möglich. Allergien einschließlich Agranulozytosen kommen vor. Zyklus- und Potenzstörungen durch erhöhtes Prolaktin sind möglich.

Arzneimittelwechselwirkungen. Perazin verstärkt die Wirkung von Alkohol und sedierenden Arzneimitteln und vice versa. Die anticholinerge Wirkung mancher Antidepressiva, Antihistaminika und Antiparkinsonmittel wird verstärkt.

Schwangerschaft und Laktation. Perazin passiert die Plazentaschranke und tritt in die Muttermilch über. Jedoch scheinen Phenothiazine generell keine Schädigungen oder erhöhte Missbildungsraten von Embryo oder Fetus zu verursachen. Unter Perazin kann der Milchfluss im Wochenbett zunehmen; gelegentlich kommt es zur Spontanlaktation.

Pflegehinweise

Während der Einleitung einer Perazin-Therapie darf wegen der deutlichen psychomotorischen Beeinträchtigung nicht Auto gefahren werden. Beim Dauergebrauch ist mit weitgehender Toleranzentwicklung gegenüber dem sedierenden Effekt zu rechnen. Neben der vor allem initial massiven Sedierung sind an Nebenwirkungen der anticholinerge Effekt, der mögliche Blutdruckabfall sowie die Herabsetzung der Krampfschwelle zu bedenken (s. oben) und die Patienten entsprechend zu informieren. Außerdem sollte auf die möglichen Zyklus- und Potenzstörungen durch erhöhte Prolaktinspiegel hingewiesen werden. Unter Perazin können als sehr seltene, aber vital bedrohliche Nebenwirkungen Agranulozytosen und toxische Hepatitiden auftreten.

Promethazin — Atosil®, Prothazin®, Soporil®

Indikationen. Promethazin hat einen vernachlässigbaren neuroleptischen (dopaminantagonistischen) Effekt, ist aber ein potentes Antihistaminikum (H_1-Rezeptor) und wirkt außerdem am Muskarinrezeptor. Die Substanz wirkt stark sedativ, antiemetisch und antiallergisch, daneben erweitert sie auch die Bronchien.

Pharmazeutische Zubereitung. Dragees 25 mg; Ampullen 50 mg; Tropfen 20 mg/ml; Sirup mit 1 mg/ml (1 Teelöffel ca. 3 mg). Suppositorien 50 mg.

Wirk- und Eliminationsverhalten. Promethazin wird mittelschnell resorbiert und extensiv hepatisch metabolisiert, die Stoffwechselprodukte via Galle und Urin ausgeschieden. Maximale **Plasmakonzentrationen** werden 2–3 h nach der Einnahme erreicht. Die **Eliminationshalbwertszeit** ($t_{1/2}$) beträgt 5–14 h.

DOSIERUNG

Erwachsene. Zur Sedierung, als Antiemetikum, als Asthmamittel und zur Allergiebehandlung 1- bis 3-mal 25(–50) mg/Tag. Als Schlafmittel 25–50 mg nocte. Bei schweren Erregungszuständen und zur Narkoseprämedikation 50 mg i.m., nur in Ausnahmefällen 25 mg langsam i.v.

Kinder. 1–2 Jahre: 1- bis 2-mal 3–6 mg; 2–5 Jahre: 1- bis 3-mal 3–6 mg;

5–10 Jahre: 1- bis 3-mal 3–10 mg. Über 10 Jahre: Erwachsenendosis, bei sehr kleinen Kindern und Jugendlichen eher niedrig dosieren.

Sonderfälle. Im **Senium** eher niedrig dosieren, vor allem, wenn gleichzeitig andere anticholinerg wirksame Substanzen verabreicht werden.

Unerwünschte Wirkungen. Eine Sedierung ist sehr häufig, vor allem initial. Häufig treten Mundtrockenheit, Obstipation, Akkomodationsstörungen, Miktionsstörungen (cave Prostatahyperplasie) und Anstieg des Augeninnendrucks (cave Engwinkelglaukom) auf. Gelegentlich kommt es zu einem Blutdruckabfall. Bradykardie und Tachykardie sind möglich. Sehr selten werden Allergien, Blutbildschäden und Cholestasen beobachtet. Bei hohen Dosen kommt es gelegentlich zu Hyperkinesen. Vor allem bei Überdosen sind Delirien, Erregungszustände und zerebrale Krampfanfälle möglich. Bei intravenöser Gabe kommt es zu Venenreizungen, bei versehentlicher intraarterieller Injektion sind Spasmen und Arterienverschlüsse möglich. Bei jahrelangem Gebrauch können Spätdyskinesien auftreten.

Arzneimittelwechselwirkungen. Gegenseitige Wirkungsverstärkung mit sedierenden Substanzen und Alkohol. Wirkungsverstärkung mit anderen Anticholinergika (z. B. Biperiden, trizyklische Antidepressiva).

Schwangerschaft und Laktation. Promethazin passiert die Plazentaschranke. Einzelne Studien weisen auf ein minimal erhöhtes Missbildungsrisiko hin, daher wird von einer Anwendung in der Schwangerschaft abgeraten. Wegen möglicher Atemstörungen beim Kind wird vor einer Anwendung in der Spätschwangerschaft gewarnt, ebenso vor dem Stillen unter Promethazin.

Pflegehinweise

Nach den ersten Promethazin-Dosen darf wegen der starken Sedierung nicht aktiv am Straßenverkehr teilgenommen werden, wohl aber nach eingetretener Toleranzbildung bei längerfristigem Gebrauch. Es besteht eine gegenseitige Wirkverstärkung mit sedierenden Substanzen und Alkohol. An Nebenwirkungen sind der anticholinerge Effekt und der mögliche Blutdruckabfall zu bedenken (s. oben) und die Patienten entsprechend zu informieren. Die intravenöse Verabreichung kann zu Venenreizungen, die versehentliche intraarterielle Injektion zu Spasmen und Arterienverschlüssen führen.

Sulpirid — Dogmatil®, -forte®, Meresa®, Sulpirid®

Indikationen. Sulpirid ist ein atypisches Neuroleptikum ohne sedierende Wirkung, das kaum motorische Störungen hervorruft, obwohl es D_2-

Rezeptoren im ZNS blockiert. Die Substanz wirkt in niedrigen Dosen antidepressiv, in hohen antipsychotisch bei Schizophrenien.

Pharmazeutische Zubereitung. Kapseln 50 mg; Tabletten 50 mg, 200 mg; Injektionslösung mit 100 mg/Ampulle. Saft mit 25 mg/5 ml.

Wirk- und Eliminationsverhalten. Sulpirid wird enteral resorbiert, maximale **Plasmakonzentrationen** werden nach 3–8 h erreicht. Die Substanz wird überwiegend unverändert renal eliminiert, die **Eliminationshalbwertszeit** ($t_{1/2}$) beträgt ca. 8 h.

DOSIERUNG

Erwachsene. Bei Schizophrenien und paranoiden Psychosen 200–800 mg oral (initial ist i.m.-Gabe möglich) in 2–3 Gaben/Tag. Bei depressiven Zuständen 100–300 mg oral (initial ist i.m.- Gabe möglich) in 2 Gaben pro Tag; auch eine Einmalgabe täglich ist möglich und effektiv.

Sonderfälle. Bei **eingeschränkter Nierenfunktion** Verminderung der Dosierung.

Unerwünschte Wirkungen. Sulpirid kann stimulierend wirken, manchmal sogar maniforme Zustände oder Manien auslösen. Auch Sedierung ist möglich. Selten sind extrapyramidal-motorische Nebenwirkungen. Es kann zu einem massiven Prolaktinanstieg mit möglicher Amenorrhöe und Impotenz kommen.

Arzneimittelwechselwirkungen. Die Wirkung von Dopaminagonisten (z. B. Antiparkinsonmittel wie L-Dopa) wird durch Sulpirid aufgehoben. Die Sedierung durch andere Stoffe (einschließlich Alkohol) kann verstärkt werden.

Schwangerschaft und Laktation. Unter Sulpirid kann der Milchfluss im Wochenbett zunehmen; gelegentlich kommt es zur Spontanlaktation (auch bei Männern).

Pflegehinweise

Sulpirid wirkt zwar nicht sedierend, kann aber die Sedierung durch andere Substanzen (auch Alkohol) verstärken, sodass durch den Summeneffekt Fahruntauglichkeit resultiert, obwohl keiner der Einzelstoffe allein diese Wirkung hätte. Durch den Prolaktinanstieg kann es zu Amenorrhöe, zu Impotenz und gelegentlich – auch bei Männern – zu einer Spontanlaktation kommen.

Tranquillanzien

Tranquillanzien (Tranquilizer, Anxiolytika) sind nahezu mit Benzodiazepinen gleichzusetzen, vor allem für die wichtigste Indikation Angstkrankheiten. Andere Substanzen (z. B. Fluspirilen, s. S. 589) spielen zurzeit nur eine geringe Rolle. Die folgenden Arzneistoffe sind nur eine Auswahl:

Substanz	Firmenname	Substanzklasse	Bemerkungen
Alprazolam	Tafil®	Benzodiazepin	Als Tranquilizer auf dem Markt
Bromazepam	Lexotanil®	Benzodiazepin	Als Tranquilizer auf dem Markt
Buspiron	Bespar®	Azapiron	Als Tranquilizer auf dem Markt
Chlordiazepoxid	Librium®	Benzodiazepin	Als Tranquilizer auf dem Markt
Clobazam	Frisium®	Benzodiazepin	Als Tranquilizer auf dem Markt
Clonazepam	Rivotril®	Benzodiazepin	Nur als Antikonvulsivum gebräuchlich
Clomipramin	Anafranil®	Trizyklische Substanz	Antidepressivum, Anxiolytikum
Clotiazepam	Trecalmo®	Thienozepin	Als Tranquilizer auf dem Markt, Thienozepine sind pharmakologisch identisch mit Benzodiazepinen
Diazepam	Diazepam®, Valium®	Benzodiazepin	Tranquilizer, Muskelrelaxans
Dikaliumclorazepat	Tranxilium®	Benzodiazepin	Als Tranquilizer auf dem Markt
Doxepin	Aponal®, Sinquan®	Trizykl. Antidepressivum	Antidepressivum, Tranquilizer
Fluspirilen	Imap®	Diphenylbutylpiperidin	Neuroleptikum, Tranquilizer
Hydroxyzin	Atarax®, Masmoran®	Diphenylmethanderivat	Als Tranquilizer auf dem Markt
Lorazepam	Tavor®	Benzodiazepin	Tranquilizer, Hypnotikum
Meprobamat	Miltaun®	Carbaminsäurederivat	Obsolet
Oxazepam	Adumbran®	Benzodiazepin	Als Tranquilizer auf dem Markt
Phenobarbital	Luminaletten®	Barbiturat	Obsolet
Prazepam	Demetrin®	Benzodiazepin	Als Tranquilizer auf dem Markt
Thioridazin	Melleretten®	Phenothiazin	Neuroleptikum,

Tranquilizer
Spätdyskinesien
bei Dauergebrauch

Benzodiazepine sind zur Behandlung von Angst- und Unruhezuständen aller Art geeignet, außerdem sind sie heute die wichtigsten Schlafmittel (s. dort). Alle Benzodiazepine verstärken die GABA-Wirkung im ZNS an einem definierten, vom GABA-Rezeptor verschiedenen Benzodiazepinrezeptor. Daher sind zu dieser Gruppe gehörenden Substanzen wirkungsmäßig recht ähnlich, abgesehen von der sehr unterschiedlichen Pharmakokinetik und den für den jeweiligen Effekt erforderlichen Dosen. Die Elementarwirkungen umfassen die anxiolytische, die sedierende und hypnotische, die amnesiogene, die muskelrelaxierende und die antikonvulsive Wirkung sowie das Abhängigkeitspotential. Letzteres ist für die verschiedenen Benzodiazepine ähnlich; untereinander besteht Kreuzabhängigkeit, partiell mit Alkohol und Barbituraten.

Alprazolam — Tafil®

Indikationen. Alprazolam besitzt eine hohe Affinität am Benzodiazepinrezeptor. Es ist bereits in kleinen Dosen sehr wirksam gegen generalisierte Angst. Die Substanz kann z. B. zur Therapie von Panikerkrankungen (Panikattacken) und Agoraphobie (Platzangst) eingesetzt werden. Nach dem Absetzen einer Alprazolam-Kurzzeitbehandlung von Angstkrankheiten kommt es bei der Mehrzahl der Patienten zum Rezidiv. Alprazolam hat auch eine antidepressive Wirkung, die jedoch der von klassischen Antidepressiva unterlegen ist.

Pharmazeutische Zubereitung. Tabletten zu 0,25 mg, 0,5 mg oder 1 mg.

Wirk- und Eliminationsverhalten. Bei oraler Gabe sind maximale **Plasmakonzentrationen** nach etwa 0,7–1,8 h zu erwarten; die **Bioverfügbarkeit** ist sehr hoch. Die Ausscheidung erfolgt nach Verstoffwechselung in der Leber in Form inaktiver Metabolite über die Nieren. Die **Eliminationshalbwertszeit** ($t_{1/2}$) beträgt 9–16 h.

DOSIERUNG

Erwachsene. Die Behandlung von generalisierter Angst („frei flottierende Angst") erfordert bei Erwachsenen 1–3 mg/Tag, aufgeteilt in 2–3 Einzelgaben. Die Kurzzeittherapie von Panikerkrankungen und Agoraphobien erfordert höhere Dosen, 3–7,5 mg/Tag.

Sonderfälle. Die Elimination ist bei Patienten mit **Leberzirrhose** verlangsamt, daher muss hier niedriger dosiert werden. Patienten mit **Leberinsuffizienz** sind sehr empfindlich gegenüber Benzodiazepinen und erhalten nur kleine Dosen. Im **Alter** ist die Pharmakokinetik nicht wesentlich verändert. Patienten mit **Toleranzentwicklung** (einschließlich Alkoholiker) erfordern höhere Dosen.

Unerwünschte Wirkungen. Eine Sedierung ist häufig, ebenso Muskelschwäche. Initial und bei hohen Dosen sind Amnesien möglich. Die kurzfristige Behandlung von Angstkrankheiten mit hohen Alprazolam-Dosen hat gelegentlich (3,8%) bedrohliche Nebenwirkungen: Intoxikationen, Hepatitis, Amnesie, affektive Symptome und Aggressionen. Eine Abhängigkeitsentwicklung bei Dauergebrauch ist möglich. Alkoholiker und Drogenabhängige werden häufig und schnell abhängig. Selten treten „paradoxe Effekte“ auf, vor allem bei hirnorganisch Kranken: Wut, Erregung, Aggressionen, Verwirrtheitszustände, Schlaflosigkeit. Bei chronisch-obstruktivem Atemwegssyndrom und bei Myasthenia gravis ist eine Ateminsuffizienz möglich.

Arzneimittelwechselwirkungen. Die Elimination von Alprazolam wird durch Cimetidin, Fluvoxamin, Fluoxetin und Dextropropoxyphen verlangsamt; diesem Sachverhalt ist bei gemeinsamer Anwendung durch niedrigere Dosen Rechnung zu tragen. Propranolol, Metronidazol, Disulfiram, orale Antikonzeptiva und Ethanol haben keinen Einfluss auf die Elimination. Alprazolam und sedierende Stoffe (einschließlich Alkohol) verstärken sich gegenseitig in der Wirkung.

Schwangerschaft und Laktation. Teratogene Wirkungen sind bisher nicht bekannt. Die Substanz passiert die Plazentaschranke („floppy infant syndrome“: muskelrelaxiertes Kind bei Gabe kurz vor der Geburt) und geht in die Muttermilch über (nicht stillen!).

Pflegehinweise

Bei Einleitung einer Alprazolam-Therapie darf nicht Auto gefahren werden, wohl aber nach eingetretener Toleranz gegenüber dem sedierenden Effekt. Alprazolam und sedierende Stoffe sowie Alkohol verstärken sich gegenseitig in der Wirkung. Nach längerer Behandlung darf nicht plötzlich abgesetzt werden (Ausschleichen!), weil es sonst zu einem Entzugssyndrom, charakterisiert durch Schlafstörungen, Angst und Depression, kommen kann. Patienten mit Suchtkrankheiten in der Vorgeschichte (Alkoholiker, Drogenabhängige) sollten die Substanz nicht erhalten. Bei chronisch-obstruktivem Atemwegssyndrom und bei Myasthenia gravis ist eine Ateminsuffizienz möglich.

Bromazepam — Lexotanil®, Normoc® u. a.

Indikationen. Bromazepam hat eine mittelhohe Bindungsaffinität gegenüber dem zentralen Benzodiazepinrezeptor. Die Substanz ist gegen alle Formen von Angstkrankheiten wirksam. Auch eine antidepressive Wirkung ist nachgewiesen, speziell bei Depressionen als Angstfolge.

Pharmazeutische Zubereitung. Tabletten zu 6 mg.

Wirk- und Eliminationsverhalten. Bromazepam wird rasch und vollständig resorbiert, die maximalen **Plasmakonzentrationen** treten nach 1–4 h auf. Die Elimination erfolgt nach hepatischer Biotransformation renal in Form inaktiver Metabolite. Die **Eliminationshalbwertszeit** ($t_{1/2}$) liegt zwischen 8 und 28 h; die höheren Werte werden im Alter beobachtet.

DOSIERUNG

Erwachsene. 1,5–12 mg pro Tag in 1–3 Dosen, nur in Ausnahmefällen bis 18 mg.

Sonderfälle. Die Elimination ist bei Patienten mit **Leberzirrhose** verlangsamt, daher muss hier niedriger dosiert werden. Patienten mit **Leberinsuffizienz** sind sehr empfindlich gegenüber Benzodiazepinen und erhalten nur kleine Dosen. Im **Alter** niedrigere Dosen wegen verlängerter Halbwertszeit. Patienten mit **Toleranzentwicklung** (einschließlich Alkoholiker) benötigen höhere Dosen.

Unerwünschte Wirkungen. Eine Sedierung ist häufig, ebenso Hypersomnie und Muskelschwäche. Initial und bei hohen Dosen sind Amnesien möglich. Bei Dauergebrauch kann sich eine Abhängigkeit entwickeln. Alkoholiker und Drogenabhängige werden häufig und schnell abhängig. Selten kommt es, vor allem bei hirnorganisch Kranken, zu „paradoxen Effekten" mit Wut, Erregung, Aggressionen, Verwirrtheitszuständen und Schlaflosigkeit. Bei chronisch-obstruktivem Atemwegssyndrom und bei Myasthenia gravis ist Ateminsuffizienz durch Atemdepression möglich. Extrem selten sind Allergien.

Arzneimittelwechselwirkungen. Die Elimination wird durch Cimetidin, Fluvoxamin und Fluoxetin verlangsamt; diesem Sachverhalt ist bei gemeinsamer Anwendung durch niedrigere Dosen Rechnung zu tragen. Bromazepam und sedierende Stoffe (einschließlich Alkohol) verstärken sich gegenseitig in der Wirkung, außerdem ist Atemdepression möglich.

Schwangerschaft und Laktation. Teratogene Wirkungen sind bisher nicht bekannt. Die Substanz passiert die Plazentaschranke („floppy infant syndrome": muskelrelaxiertes Kind bei Gabe kurz vor der Geburt) und geht in die Muttermilch über (nicht stillen!).

Pflegehinweise

Bei Einleitung einer Bromazepam-Therapie darf nicht Auto gefahren werden, wohl aber nach eingetretener Toleranz gegenüber dem sedierenden Effekt. Nach längerer Behandlung darf nicht plötzlich abgesetzt werden (Ausschleichen!), weil es sonst zu einem Entzugssyndrom, charakterisiert durch Schlafstörungen, Angst und Depression, kommen kann. Patienten mit Suchtkrankheiten in der Vorgeschichte (Alkoholiker, Drogenabhängige) sollten die Substanz nicht erhalten, weil sich bei ihnen sehr schnell eine Benzodiazepinabhängigkeit entwickelt. Bei chronisch-obstruktivem Atemwegssyndrom und bei Myasthenia gravis ist die Entwicklung einer Ateminsuffizienz durch die atemdepressive Wirkung der Substanz möglich. Extrem selten sind Allergien.

Diazepam — Faustan®, Valiquid®, Valium®, Valium MM® u. a.

Indikationen. Diazepam ist ein Benzodiazepin mit mittelhoher Bindungsaffinität gegenüber dem zentralen Benzodiazepinrezeptor. Die Substanz ist gegen alle Formen von Angstkrankheiten wirksam, sie ist außerdem ein Antikonvulsivum, ein Muskelrelaxans und ein langwirksames Sedativum. Diazepam verstärkt bei schweren Depressionen die Wirkung von Antidepressiva. Ausgeprägte Alkoholentzugssyndrome einschließlich Delirium tremens können mit Diazepam erfolgreich behandelt werden (s. auch S. 620).

Pharmazeutische Zubereitung. Von Diazepam ist eine Fülle verschiedener Darreichungsformen erhältlich: Tabletten mit 2, 5 oder 10 mg. Ampullen mit 10 mg/2 ml, Ampullen mit 10 mg/2 ml Emulsion. Diazepam-Rektaltuben mit 5 oder 10 mg/2,5 ml, Tropfen mit 10 mg/1 ml (30 Tropfen), Suppositorien mit 10 mg.

Wirk- und Eliminationsverhalten. Diazepam wird schnell und vollständig aus dem Darm resorbiert. Zur Wirkung trägt der Metabolit Desmethyldiazepam (Nordiazepam, Nordazepam) bei, der oft in höherer Konzentration vorliegt als die Muttersubstanz. Die **Eliminationshalbwertszeit** ($t_{1/2}$) von Diazepam liegt zwischen 24 und 100 h, die von Desmethyldiazepam ist noch länger.

DOSIERUNG

Erwachsene. Die Erwachsenentagesdosis liegt bei Angstkrankheiten zwischen 5 und 30 mg. Als Muskelrelaxans 10–30 mg (im Krankenhaus bis 50 mg), zur Sedierung 5–20 mg. Im Alkoholentzug 10–50 mg, im Krankenhaus in Ausnahmefällen höher. Wegen der sedierenden Wirkung wird die größte Dosis zur Nacht gegeben, der Rest über den Tag verteilt. Bei Krampfanfällen 5–10 mg sehr langsam i.v. (Ampullen mit Emulsion bevorzugen, cave intraarterielle Injektion der Lösung in Propylenglykol). Im Grand-mal-Status 10–30 mg i.v., bei Sistieren der Anfallsserie zusätzlich 10–20 mg i.m.

Kinder. Im Grand-mal-Status erhalten Kinder über 5 Jahre pro Minute 1 mg Diazepam i.v., maximal 10 mg oder 5–10 mg rektal. In akuten Angst-, Spannungs- und Erregungszuständen erhalten Kinder über 1 Monat 1–2 mg langsam i.v. oder i.m., was nach einigen Stunden bei Bedarf wiederholt werden kann.

Sonderfälle. Die Elimination von Diazepam und Desmethyldiazepam ist bei **Leberkranken** und im **Senium** stark verlangsamt, deshalb muss dann niedriger dosiert werden. Patienten mit **Leberinsuffizienz** sind sehr empfindlich gegenüber Benzodiazepinen und erhalten nur kleine Dosen. Patienten mit **Toleranzentwicklung** (einschließlich Alkoholiker) erfordern höhere Dosen.

Unerwünschte Wirkungen. Sedierung und Hypersomnie sind häufig, ebenso Muskelschwäche. Initial und bei hohen Dosen sind Amnesien möglich. Bei Dauergebrauch kann sich eine Abhängigkeit entwickeln. Alkoholiker und Drogenabhängige werden häufig und schnell abhängig. Selten kommt es, vor allem bei hirnorganisch Kranken, zu „paradoxen Effekten“ mit Wut, Erregung, Aggressionen, Verwirrtheitszuständen und Schlaflosigkeit. Bei chronisch-obstruktivem Atemwegssyndrom und bei Myasthenia gravis ist eine Ateminsuffizienz möglich, ebenso bei zu schneller i.v.-Injektion.

Arzneimittelwechselwirkungen. Die Metabolisierung bzw. Elimination wird durch Disulfiram, Cimetidin, Fluvoxamin, Omeprazol und Fluoxetin verlangsamt; diesem Sachverhalt ist bei gemeinsamer Anwendung durch niedrigere Dosen Rechnung zu tragen. Diazepam und sedierende Stoffe (einschließlich Alkohol) verstärken sich gegenseitig in der Wirkung, außerdem ist unter der Kombination eine Atmungsinsuffizienz möglich.

Schwangerschaft und Laktation. Teratogene Wirkungen sind bisher nicht sicher bekannt. Einige Autoren berichten über Hinweise auf eine schwache teratogene Wirkung. Die Substanz passiert die Plazentaschranke („floppy infant syndrome“: muskelrelaxiertes Kind bei Gabe kurz vor der Geburt) und geht in die Muttermilch über (nicht stillen!).

Pflegehinweise

Bei Einleitung einer Diazepam-Therapie soll nicht Auto gefahren werden, evtl. aber nach eingetretener Toleranz gegenüber dem sedierenden Effekt. Nach längerer Behandlung darf Diazepam nicht plötzlich abgesetzt werden (Ausschleichen!), weil es sonst zu einem Entzugssyndrom, charakterisiert durch Schlafstörungen, Angst und Depression, kommen kann. Patienten mit Suchtkrankheiten in der Vorgeschichte (Alkoholiker, Drogenabhängige) sollten die Substanz nicht erhalten, weil sich bei ihnen sehr schnell eine Benzodiazepinabhängigkeit entwickelt. Diazepam ist in der Drogenszene sehr begehrt. Bei chronisch-obstruktivem Atemwegssyndrom und bei Myasthenia gravis ist die Entwicklung einer Ateminsuffizienz möglich, ebenso bei zu schneller i.v.-Injektion.

Oxazepam — Adumbran®, Adumbran forte®, Praxiten®, Uskan® u. a.

Indikationen. Oxazepam zeigt eine mittelhohe Bindungsaffinität gegenüber dem zentralen Benzodiazepinrezeptor. Die Substanz ist gegen alle Formen von Angstkrankheiten wirksam. Bei schweren Depressionen wird die Wirkung von Antidepressiva verstärkt. Oxazepam ist auch Metabolit einiger anderer Benzodiazepine, z. B. von Diazepam.

Pharmazeutische Zubereitung. Tabletten zu 10, 15, 20 und 50 mg.

Wirk- und Eliminationsverhalten. Oxazepam wird relativ langsam resorbiert und erreicht seine maximalen **Plasmakonzentrationen** nach etwa 3 h. Die Substanz wird in der Leber zu einem unwirksamen Glukuronidmetaboliten verstoffwechselt, der im Urin ausgeschieden wird. Die **Eliminationshalbwertszeit** ($t_{1/2}$) beträgt ca. 8 (4–25) h.

DOSIERUNG

Erwachsene. 10–50 mg/Tag in 1–3 Dosen; dabei die größte Dosis zur Nacht. Stationär bis 150 mg/Tag.

Sonderfälle. Patienten im **Senium** erhalten etwas niedrigere Dosen. Patienten mit **Leberinsuffizienz** sind sehr empfindlich gegenüber Benzodiazepinen und erhalten nur kleine Dosen. Patienten mit **Toleranzentwicklung** (einschließlich Alkoholiker) benötigen relativ hohe Dosen. Bei Hyperthyreose ist wegen Eliminationsbeschleunigung eine Dosiserhöhung erforderlich.

Unerwünschte Wirkungen. Eine Sedierung ist häufig, ebenso eine Muskelschwäche. Initial und bei hohen Dosen sind Amnesien möglich (sehr selten!). Eine Abhängigkeitsentwicklung ist bei Dauergebrauch möglich. Alkoholiker und Drogenabhängige werden häufig und schnell abhängig. Selten kommt es, vor allem bei hirnorganisch Kranken, zu „paradoxen Effekten" mit Wut, Erregung, Aggressionen, Verwirrtheitszuständen und Schlaflosigkeit. Bei chronisch-obstruktivem Atemwegssyndrom und bei Myasthenia gravis ist die Entwicklung einer Ateminsuffizienz möglich.

Arzneimittelwechselwirkungen. Oxazepam und sedierende Substanzen sowie Alkohol verstärken sich gegenseitig in der Wirkung, außerdem ist unter der Kombination die Entwicklung einer Atmungsinsuffizienz möglich.

Schwangerschaft und Laktation. Teratogene Wirkungen sind bisher nicht bekannt. Die Substanz passiert die Plazentaschranke („floppy infant syndrome": muskelrelaxiertes Kind bei Gabe kurz vor der Geburt) und geht in die Muttermilch über (bei hohen mütterlichen Dosen nicht stillen!). Neugeborene eliminieren Oxazepam sehr langsam.

Pflegehinweise

Bei Einleitung einer Oxazepam-Therapie darf nicht Auto gefahren werden, wohl aber nach eingetretener Toleranz gegenüber dem sedierenden Effekt. Oxazepam und sedierende Stoffe (einschließlich Alkohol) verstärken sich gegenseitig in der Wirkung. Nach längerer Behandlung darf nicht plötzlich abgesetzt werden (Ausschleichen!), weil es sonst zu einem Entzugssyndrom, charakterisiert durch Schlafstörungen, Angst und Depression, kommen kann. Patienten mit Suchtkrankheiten in der Vorgeschichte (Alkoholiker, Drogenabhängige) sollten die Substanz nicht erhalten, weil sich bei ihnen sehr schnell eine Benzodiazepinabhängigkeit entwickelt. Bei chronisch-obstruktivem Atemwegssyndrom und bei Myasthenia gravis sowie unter Kombination mit anderen sedierenden Stoffen ist eine Ateminsuffizienz möglich.

Hypnotika (Schlafmittel)

Zahlreiche Substanzen werden als Schlafmittel eingesetzt (Tabelle 15.2). Die modernen Untersuchungen im Schlaflabor haben jedoch gezeigt, dass ihre Wirksamkeit begrenzt ist, vor allem bei Dauergabe. Subjektiver Eindruck und objektivierbare Wirkung stimmen nicht immer überein. Einige Hypnotika verschlechtern sogar den Schlaf. Unterschiedliche Indikationen erfordern eine differenzierte Vorgehensweise. Daher ist außerhalb von Akutindikationen die diagnostische Abklärung einer Schlafstörung im Schlaflabor empfehlenswert.

Tabelle 15.2. Übersicht über die Hypnotika (*EPMS* extrapyramidal-motorische Symptome unter Neuroleptika, z. B. Parkinson-Syndrom). Für Schlafmittel ist eine kurze Wirkdauer wünschenswert, damit am nächsten Tag keine Sedierung mit motorischer Behinderung besteht („hangover")

Substanzgruppe	Substanzen (Firmennamen)	Beurteilung
Pflanzliche Hypnotika	Baldrian-Extrakt (Baldrian dispert®)	Wirkung schwach
	Passiflora-Extrakt (Passiflora Curarina®)	Wirkung schwach
	Melissen-Extrakt (Kneipp Melissen-Pflanzensaft)	Wirkung schwach
	Hopfen-Extrakt (Bonased L®)	Wirkung schwach
Serotoninpräkursoren	Oxitriptan (Levothym®)	Als Schlafmittel nicht zugelassen
	L-Tryptophan (Kalma®)	Als Schlafmittel zugelassen
Antihistaminika	Diphenhydramin (Sedovegan®)	Schnelle Toleranzentwicklung
	Doxylamin (Gittalun® Trinktabletten)	Schnelle Toleranzentwicklung
Neuroleptika (in kleinen Dosen)	Levomepromazin (Neurocil®)	Lange Wirkdauer
	Melperon (Eunerpan®)	Bei Dauergebrauch Gefahr von EPMS
	Pipamperon (Dipiperon®)	Bei Dauergebrauch Gefahr von EPMS
Sedierende Antidepressiva (in kleinen Dosen)	Doxepin (Aponal®, Sinquan®)	Niedrige Dosen (50 mg)
	Trimipramin (Stangyl®)	Niedrige Dosen (50 mg)
Benzodiazepinähnliche Substanzen	Zolpidem (Stilnox®)	Kurz wirksam
	Zopiclon (Ximovan®)	Kurz wirksam
Benzodiazepine	Brotizolam (Lendormin®)	Kurz wirksam
	Flunitrazepam (Rohypnol 1®)	Hochwirksam, Hangover möglich
	Flurazepam (Dalmadorm®)	Sehr lang wirksamer Metabolit, Hangover wahrscheinlich
	Lormetazepam (Noctamid®)	mittellang wirksam
	Nitrazepam (Mogadan®, Radedorm®)	(Zu) lang wirksam
	Oxazepam (Adumbran®, Praxiten®)	Zu langsame Resorption
	Temazepam (Planum®, Remestan®)	Mittellang wirksam
	Triazolam (Halcion®)	Kurz wirksam

Tabelle 15.2. Übersicht über die Hypnotika (*EPMS* extrapyramidal-motorische Symptome unter Neuroleptika, z. B. Parkinson-Syndrom). Für Schlafmittel ist eine kurze Wirkdauer wünschenswert, damit am nächsten Tag keine Sedierung mit motorischer Behinderung besteht („hangover“) (Forts.)

Substanzgruppe	Substanzen (Firmennamen)	Beurteilung
Barbituratähnliche Substanzen	Clomethiazol (Distraneurin®) Chloralhydrat (Chloraldurat®)	Für die Geriatrie Für die Geriatrie
Alkohol (Ethanol)	Alkoholische Getränke	Schnelle Toleranzentwicklung; bei Suchtkranken und bei Schlafapnoe kontraindiziert
Barbiturate	Vinylbarbital (Speda®) Phenobarbital (Luminal®)	Obsolet Als Schlafmittel obsolet

Derzeit sind Benzodiazepine (Lormetazepam, Temazepam, Triazolam), Antidepressiva (Doxepin, Trimipramin) und Antihistaminika (Diphenhydramin, Doxylamin) die wichtigsten Schlafmittel. Die Bevölkerung bevorzugt Alkohol als Selbstmedikation (auch z. B. als Klosterfrau Melissengeist®), wobei die Risiken einer Toleranzbildung, einer Abhängigkeitsentwicklung und einer Verschlimmerung einer Schlafapnoe bestehen. Außerdem wird durch Alkohol die Schlafstruktur erheblich verändert.

Baldrianpräparate
z. B. Baldrian dispert®, Baldrian Phyton®, Nervipan®, Valmane®

Indikationen. Nach Baldrianpräparaten bessert sich der Schlaf subjektiv; in der Schlafpolygraphie lassen sich aber keine Wirkungen objektivieren. Insgesamt ist die klinische Wirkung von Baldrianpräparaten bestenfalls schwach, meist nicht nachweisbar.

Pharmazeutische Zubereitung. Dragees mit 45, 125 oder 220 mg Trokkenextrakt. Dragees mit Extrakt aus Baldrianwurzel, standardisiert auf 50 mg Valepotriate. Filmtabletten mit 500 mg Baldrianwurzel. Tinktur mit Baldrian in 65% Alkohol.

Wirk- und Eliminationsverhalten. Die zytotoxischen Hauptwirkstoffe, die Valepotriate, werden bei der ersten Leberpassage vollständig verstoffwechselt.

DOSIERUNG

Erwachsene. 1–2 Dragees oder Tabletten vor dem Zubettgehen.

Unerwünschte Wirkungen. Baldrianpräparate haben kaum unerwünschte Wirkungen.

Arzneimittelwechselwirkungen. Keine bekannt.

Pflegehinweise

Baldriantinktur ist wegen des Alkoholgehalts für Alkoholiker ungeeignet.

Chloralhydrat Chloraldurat®, Chloralhydrat-Rectiole®

Indikationen. Aus Chloralhydrat wird im Stoffwechsel der eigentliche Wirkstoff Trichlorethanol gebildet. Die Substanz wirkt alkohol- und barbituratähnlich, aber relativ kurz. Sie wird nur noch selten als Sedativum und Hypnotikum eingesetzt, kaum als Antikonvulsivum. Wegen der hohen Toxizität sind als einzige Indikationen die akute Sedierung bei Kindern und die Applikation als Hypnotikum im Senium verblieben (Nischenpräparat). Die Schlafstruktur wird wenig beeinträchtigt. Die Effektivität beim Dauergebrauch ist nicht gesichert.

Pharmazeutische Zubereitung. Kapseln mit 250 (rot) und 500 mg. Retardkapseln (blau) mit 250 mg. Rektiole mit 600 mg.

Wirk- und Eliminationsverhalten. Chloralhydrat wird schnell resorbiert und in der Leber mittels Alkoholdehydrogenase zu Trichlorethanol reduziert. Ethanol beschleunigt diese Reaktion. Die **Eliminationshalbwertszeit** ($t_{1/2}$) von Trichlorethanol beträgt 4–12 h Die Substanz wird teils als Glukuronid im Urin ausgeschieden, teils zu Trichloracetat oxydiert und so ausgeschieden. Trichloracetat kann bei Dauergebrauch kumulieren.

DOSIERUNG

Erwachsene. Als Einschlafmittel 500–1000 mg. Als Ein- und Durchschlafmittel 250–500 mg Chloraldurat rot plus 250–500 mg Chloraldurat blau. Maximaldosis 2.000 mg. Nur einmalige oder kurzfristige Verabreichung!

Kinder. Zur Sedierung vor medizinischen Eingriffen und bei zerebralen Krampfanfällen bei Kindern ab 6 kg 1/2 Rektiole, ab 12 kg 1 Rektiole, ab 24 kg max. 2 Rektiolen.

Sonderfälle. Im **Senium** niedrige Dosen.

Unerwünschte Wirkungen. Chloralhydrat wirkt stark lokal reizend (Magenschmerzen!) und kann Mundgeruch erzeugen. Paradoxe Erregungszustände sind bei Kindern häufig. Chloralhydrat ist hepato- und nephrotoxisch. Herzrhythmusstörungen können verstärkt werden. Allergien aller Art kommen vor. Chloralhydrat hat eine geringe therapeutische Breite (tödliche Dosis um 10 g) und ein Abhängigkeitspotential.

Arzneimittelwechselwirkungen. Chloralhydrat und sedierende Stoffe (speziell Alkohol!) verstärken sich gegenseitig in der Wirkung. Die Wirkung von oralen Antikoagulanzien wird verstärkt.

Schwangerschaft und Laktation. Von jeglicher Anwendung bei Gravidität und Laktation wird abgeraten (Verwandtschaft mit Ethanol!).

Pflegehinweise

Während der Wirkdauer (maximal 8 h) ist die psychomotorische Leistungsfähigkeit so weit vermindert, dass die Teilnahme am Straßenverkehr ausgeschlossen ist. Chloralhydrat hat eine geringe therapeutische Breite (tödliche Dosis um 10 g) und ein Abhängigkeitspotential.

Diphenhydramin

z. B. Dormutil N®, Moradorm A®, Sedopretten®, Sedovegan Novo®

Indikationen. Diphenhydramin ist ein Antihistaminikum, das in Deutschland in großem Umfang als nicht rezeptpflichtiges Schlafmittel eingesetzt wird. Die Substanz wirkt sedierend und schlafanstoßend. Sie ist bei täglicher Einnahme für mindestens 1 Woche wirksam, beim Dauergebrauch kommt es zur Toleranzbildung.

Pharmazeutische Zubereitung. Tabletten zu 25 und 50 mg.

Wirk- und Eliminationsverhalten. Diphenhydramin wird relativ langsam aus dem Magen-Darm-Trakt resorbiert, maximale **Plasmakonzentrationen** werden 1–4 h nach der Einnahme erreicht. Die **Eliminationshalbwertszeit** ($t_{1/2}$) liegt um 8 h, bei Leberzirrhose ist sie länger.

DOSIERUNG

Erwachsene. 25–50 mg mit etwas Flüssigkeit 1 h vor dem Zubettgehen.

Sonderfälle. Verminderte Dosen bei **Leberzirrhose** und im **Senium**.

Unerwünschte Wirkungen. Eine Sedierung am nächsten Morgen („hangover") ist möglich. Diphenhydramin wirkt anticholinerg und hat entsprechende Nebenwirkungen: Mundtrockenheit, Akkommodationsschwäche, Miktionsstörungen, Obstipation, bei Überdosen Delirien und Krampfanfälle. Gelegentlich kommen akute Dystonien vor.

Arzneimittelwechselwirkungen. Eine gegenseitige Wirkungsverstärkung besteht für die gleichzeitige Gabe von Diphenhydramin und anderen sedierenden Stoffe (einschließlich Alkohol!) sowie für Anticholinergika (trizyklische Antidepressiva, Promethazin etc.).

Schwangerschaft und Laktation. Diphenhydramin passiert die Plazentaschranke und erscheint in der Muttermilch. Die Substanz scheint in der Schwangerschaft relativ sicher zu sein; allerdings scheint eine leicht erhöhte Frequenz von Inguinalhernien und urologischen Missbildungen zu bestehen.

Pflegehinweise

Während der Wirkdauer (maximal 8 h) ist die psychomotorische Leistungsfähigkeit so weit vermindert, dass die Teilnahme am Straßenverkehr beim Akutgebrauch ausgeschlossen ist. Eine Sedierung am nächsten Morgen („hangover") ist möglich. Diphenhydramin wirkt anticholinerg und hat entsprechende Nebenwirkungen: Mundtrockenheit, Akkommodationsschwäche, Miktionsstörungen, Obstipation, bei Überdosen Delirien und zerebrale Krampfanfälle.

Nitrazepam — Radedorm®

Indikationen. Nitrazepam ist ein hochwirksames Benzodiazepinderivat mit hoher Bindungsaffinität gegenüber dem zentralen Benzodiazepinrezeptor, das als Hypnotikum verwendet wird.

Pharmazeutische Zubereitung. Tabletten zu 5 und 10 mg.

Wirk- und Eliminationsverhalten. Nitrazepam wird nach oraler Gabe rasch und fast vollständig aus dem Magen-Darm-Trakt resorbiert. Die maximalen **Plasmakonzentrationen** werden 0,5 bis 5 h nach der Einnahme erreicht. Die Substanz hat einen aktiven Metaboliten (3-Hydroxynitrazepam). Die **Eliminationshalbwertszeit** ($t_{1/2}$) beträgt 25 h.

DOSIERUNG

Erwachsene. Bei Ein- und Durchschlafstörungen gibt man 5–10 mg kurz vor dem Zubettgehen mit Flüssigkeit. Ältere Patienten erhalten 2,5 mg per os.

Sonderfälle. Eine Dosisreduktion ist bei Patienten mit **Leberfunktionsstörung** und im **Senium** erforderlich.

Unerwünschte Wirkungen. Müdigkeit am nächsten Morgen und Konzentrationsstörung sind häufig. Schwindel, Ataxie, Muskelschwäche und anterograde Amnesie kommen gelegentlich vor. Im Senium sind nächtliche Stürze möglich.

Arzneimittelwechselwirkungen. Nitrazepam und sedierende Substanzen inklusive Alkohol verstärken sich gegenseitig in der Wirkung. Die atemdepressive Wirkung von Opioiden wird durch Nitrazepam verstärkt, ebenso die Wirkung von Muskelrelaxanzien.

Schwangerschaft und Laktation. Nitrazepam passiert die Plazentaschranke und geht in die Muttermilch über. Das Pharmakon soll schwangeren Frauen und stillenden Müttern nicht gegeben werden.

Pflegehinweise

Das Reaktionsvermögen kann unter Nitrazepam beeinträchtigt sein. Das Führen von Kraftfahrzeugen und das Bedienen von Maschinen mit Verletzungsgefahr sollte daher während der Behandlung mit Nitrazepam vermieden werden. Nitrazepam und andere sedierende Substanzen inklusive Alkohol verstärken sich gegenseitig in der Wirkung. Müdigkeit am nächsten Morgen und Konzentrationsstörung sind häufig. Nach längerer Einnahme können durch plötzliches Absetzen des Medikaments Angst- und Unruhezustände mit vegetativen Begleitsymptomen wie starkes Schwitzen und kognitive Funktionsstörungen bis hin zum akuten Delir ausgelöst werden.

Flunitrazepam — Rohypnol®, Fluninoc®

Indikationen. Flunitrazepam ist ein hochwirksames Benzodiazepin mit hoher Bindungsaffinität gegenüber dem zentralen Benzodiazepinrezeptor, das als Schlaf- und Narkosemittel eingesetzt wird. Die Schlafarchitektur wird deutlich verändert.

Pharmazeutische Zubereitung. Tabletten zu 1 mg, Ampullen mit 2 mg.

Wirk- und Eliminationsverhalten. Flunitrazepam wird sehr schnell aus dem Magen-Darm-Trakt resorbiert und unterliegt einer Umverteilung im Organismus. Die Substanz hat einen aktiven Metaboliten (N-Desmethylflunitrazepam), die **Eliminationshalbwertszeit** ($t_{1/2}$) beträgt 15–20 h.

DOSIERUNG

Erwachsene. 0,5 (–1) mg unmittelbar vor dem Zubettgehen mit etwas Flüssigkeit. Für Narkosezwecke 1–4 mg i.m. oder langsam i.v.

Sonderfälle. Patienten mit **Leberinsuffizienz** sind sehr empfindlich gegenüber Benzodiazepinen und erhalten nur kleine Dosen; die Elimination von Flunitrazepam ist bei Leberkranken nicht wesentlich verlangsamt. Patienten mit **Toleranzentwicklung** (einschließlich Alkoholiker) erfordern höhere Dosen.

Unerwünschte Wirkungen. Eine Sedierung am nächsten Morgen ist häufig, ebenso Muskelschwäche. Initial und bei hohen Dosen sind Amnesien mit erhaltener Aktionsfähigkeit möglich, vor allem bei Myasthenia gravis kann eine Ateminsuffizienz auftreten. Selten kommt es, vor allem bei hirnorganisch Kranken, zu „paradoxen Effekten" mit Wut, Erregung, Aggressionen, Verwirrtheitszuständen und Schlaflosigkeit. Abhängigkeitsentwicklung ist bei Dauergebrauch möglich. Alkoholiker und Drogenabhängige werden häufig und schnell abhängig.

Arzneimittelwechselwirkungen. Flunitrazepam und andere sedierende Stoffe (einschließlich Alkohol!) verstärken sich gegenseitig in der Wirkung. Die Atemdepression durch Opioide kann verstärkt werden.

Schwangerschaft und Laktation. Teratogene Wirkungen sind bisher nicht bekannt. Die Substanz passiert die Plazentaschranke („floppy infant syndrome") und geht in die Muttermilch über (nicht stillen!).

Pflegehinweise

Während der Wirkdauer (maximal 8 h) ist die psychomotorische Leistungsfähigkeit so weit vermindert, dass die Teilnahme am Straßenverkehr ausgeschlossen ist, ebenso die Bedienung von komplizierten Maschinen. Flunitrazepam und andere sedierende Stoffe (einschließlich Alkohol!) verstärken sich gegenseitig in der Wirkung. Eine Sedierung am nächsten Morgen ist häufig, ebenso Muskelschwäche. Alte Menschen sind unter Flunitrazepam sturzgefährdet. Patienten mit Suchtkrankheiten in der Vorgeschichte (z. B. Alkoholiker) sollten Flunitrazepam nicht erhalten, weil sich bei ihnen sehr schnell eine Benzodiazepinabhängigkeit entwickelt. Flunitrazepam wird von Drogenabhängigen gesucht („doctor shopping").

Lormetazepam — Loretam®, Noctamid®

Indikationen. Lormetazepam ist ein sehr wirksames Benzodiazepin mit hoher Bindungsaffinität gegenüber dem zentralen Benzodiazepinrezeptor, das als Schlaf- und Narkosemittel (speziell zur Prämedikation) eingesetzt.

Pharmazeutische Zubereitung. Tabletten zu 0,5, 1 und 2 mg.

Wirk- und Eliminationsverhalten. Lormetazepam wird schnell aus dem Magen-Darm-Trakt resorbiert, maximale **Plasmakonzentrationen** werden nach etwa 1 h erreicht. Die **Eliminationshalbwertszeit** ($t_{1/2}$) beträgt ca. 12 h.

DOSIERUNG

Erwachsene. Als Schlafmittel kurz vor dem Zubettgehen 0,5–1 (max. 2) mg mit Flüssigkeit einnehmen. Zur Prämedikation 2 mg.

Sonderfälle. Patienten mit **Leberinsuffizienz** sind sehr empfindlich gegenüber Benzodiazepinen und erhalten nur kleine Dosen.

Unerwünschte Wirkungen. Eine Sedierung am nächsten Morgen tritt nur nach hohen Dosen (2 mg) auf, ebenso Muskelschwäche. Initial und bei hohen Dosen sind Amnesien mit erhaltener Aktionsfähigkeit möglich, vor allem bei gleichzeitigem Alkoholgenuss. Bei chronisch-obstruktivem Atemwegssyndrom und bei Myasthenia gravis kann eine Ateminsuffizienz auftreten. Selten kommt es, vor allem bei hirnorganisch Kranken, zu „paradoxen Effekten" mit Wut, Erregung, Aggressionen, Verwirrtheitszuständen und Schlaflosigkeit. Abhängigkeitsentwicklung ist bei Dauergebrauch möglich. Alkoholiker und Drogenabhängige werden häufig und schnell abhängig.

Arzneimittelwechselwirkungen. Lormetazepam und andere sedierende Stoffe (einschließlich Alkohol) verstärken sich gegenseitig in der Wirkung. Die Atemdepression durch Opioide kann verstärkt werden.

Schwangerschaft und Laktation. Teratogene Wirkungen sind bisher nicht bekannt. Die Substanz passiert die Plazentaschranke („floppy infant syndrome") und geht in die Muttermilch über (nicht stillen!).

Pflegehinweise

Während der Wirkdauer (maximal 8 h) ist die psychomotorische Leistungsfähigkeit so weit vermindert, dass die Teilnahme am Straßenverkehr ausgeschlossen ist, ebenso die Bedienung von komplizierten Maschinen. Lormetazepam und andere sedierende Substanzen sowie Alkohol verstärken sich gegenseitig in der Wirkung. Alte Menschen sind unter Lormetazepam sturzgefährdet. Patienten mit Suchtkrankheiten in der Vorgeschichte (z. B. Alkoholiker) sollten die Substanz nicht erhalten, weil sich bei ihnen sehr schnell eine Benzodiazepinabhängigkeit entwickelt. Lormetazepam wird von Drogenabhängigen gesucht („doctor shopping“).

Triazolam — Halcion®, Halcion mite®

Indikationen. Triazolam ist ein sehr wirksames Benzodiazepin mit hoher Bindungsaffinität gegenüber dem zentralen Benzodiazepinrezeptor, das ausschließlich als Schlaf- und Narkosemittel eingesetzt wird. Wegen der kurzen Wirkdauer ist Triazolam ein typisches Einschlafmittel.

Pharmazeutische Zubereitung. Tabletten mit 0,25 mg und 0,125 mg.

Wirk- und Eliminationsverhalten. Triazolam wird nach oraler Gabe rasch resorbiert, maximale **Plasmakonzentrationen** werden nach 0,65–2,3 h erreicht. Die **Eliminationshalbwertszeit** ($t_{1/2}$) liegt zwischen 1,4 und 4,6 h.

DOSIERUNG

Erwachsene. (0,125–) 0,25 mg Triazolam.

Sonderfälle. Patienten mit **Leberinsuffizienz** sind sehr empfindlich gegenüber Benzodiazepinen und erhalten nur kleine Dosen. Im **Greisenalter** muss wegen des kleineren Verteilungsraumes niedrig dosiert werden (0,125 mg).

Unerwünschte Wirkungen. Nach Triazolam kommt es zu Müdigkeit, Schläfrigkeit, Mattigkeit, Schwindelgefühl, Benommenheit, Ataxie und Verlangsamung. Selten werden anterograde Amnesien, Angstzustände, Verwirrtheitszustände und depressive Veränderungen beobachtet. Bei plötzlichem Absetzen nach langdauernder Einnahme ist eine Absetzschlaflosigkeit, wenn nicht ein Benzodiazepinentzugssyndrom zu erwarten, die durch langsame Dosisreduktion („Ausschleichen“) gemildert werden können. Nach hohen Dosen (0,5 mg und mehr zur Nacht) kommt es am nächsten Tag zu intellektuellen Beeinträchtigungen oder Angstzuständen. Unter den früher verwendeten, viel zu hohen Dosen (1 mg zur Nacht) ist es zu zahlreichen unerwünschten Arzneimittelwirkungen (UAW) gekommen, z. B. anterograde Amnesien, Angstzustände mit Panik, aggressive Reaktionen, delirante Zustände. Bei den heute üblichen Dosen (0,125–0,25 mg zur Nacht) sind UAW eher seltener als unter anderen Benzodiazepinen; ebenso ist das Abhängigkeitsrisiko nach den vorliegenden empirischen Daten eher gering. Die Wirksamkeit bei Einnahme für einige Tage bis Wochen ist gesichert, bei Einnahme über Monate bis Jahre weniger.

Arzneimittelwechselwirkungen. Triazolam und andere sedierende Stoffe (einschließlich Alkohol!) verstärken sich gegenseitig in der Wirkung. Die Atemdepression durch Opioide kann verstärkt werden.

Schwangerschaft und Laktation. Teratogene Wirkungen sind bisher nicht bekannt. Die Substanz passiert die Plazentaschranke („floppy infant syndrome") und geht in die Muttermilch über (nicht stillen!).

Pflegehinweise

Wegen der raschen Anflutung ist das Medikament unmittelbar vor dem Zubettgehen (mit Flüssigkeit) einzunehmen. Während der Wirkdauer (maximal 6 h) ist die psychomotorische Leistungsfähigkeit so weit vermindert, dass die Teilnahme am Straßenverkehr ausgeschlossen ist, ebenso die Bedienung von komplizierten Maschinen. Triazolam und andere sedierende Stoffe (einschließlich Alkohol!) verstärken sich gegenseitig in der Wirkung. Alte Menschen sind unter Triazolam sturzgefährdet. Patienten mit Suchtkrankheiten in der Vorgeschichte (z. B. Alkoholiker) sollten Triazolam nicht erhalten, weil sich bei ihnen sehr schnell eine Benzodiazepinabhängigkeit entwickelt. Bei plötzlichem Absetzen nach lang dauernder Einnahme ist eine Absetzschlaflosigkeit, wenn nicht ein Benzodiazepinentzugssyndrom zu erwarten, die durch langsame Dosisreduktion („Ausschleichen") gemildert werden können.

Zolpidem — Stilnox®, Bikalm®

Indikationen. Zolpidem ist eine Substanz mit benzodiazepinähnlicher Wirkung, aber anderer chemischer Struktur. Es hat eine hohe Bindungsaffinität gegenüber zentralen Benzodiazepinrezeptoren, möglicherweise mit einem leicht abweichenden Spektrum gegenüber Standardbenzodiazepinen. So hat Zolpidem kaum eine muskelrelaxierende Wirkung. Die Substanz ist ein wirksames Schlafmittel, wegen der kurzen Wirkdauer eher ein Einschlafmittel mit wenig „hangover". Die Schlafarchitektur wird kaum beeinflusst. Die Wirksamkeit bei Einnahme für einige Tage bis Wochen ist gesichert, bei Einnahme über Monate bis Jahre nicht.

Pharmazeutische Zubereitung. Tabletten mit 10 mg.

Wirk- und Eliminationsverhalten. Zolpidem wird rasch resorbiert, maximale **Plasmakonzentrationen** werden nach etwa 1 h erreicht. Alle Metabolite sind pharmakologisch inaktiv. Die **Eliminationshalbwertszeit** ($t_{1/2}$) beträgt ca. 2,4 h, sie ist im Alter und bei Leberinsuffizienz verlangsamt.

DOSIERUNG

Erwachsene. 10 mg unmittelbar vor dem Zubettgehen.

Sonderfälle. Im **Senium** und bei **Leberinsuffizienz** nur 5 mg (1/2 Tabl.).

Unerwünschte Wirkungen. Nächtliche Stürze bei älteren Menschen.

Arzneimittelwechselwirkungen. Zolpidem und andere sedierende Stoffe (einschließlich Alkohol!) verstärken sich gegenseitig in der Wirkung. Euphorie und Atemdepression durch Opioide können verstärkt werden.

Schwangerschaft und Laktation. Teratogene Wirkungen sind bisher nicht bekannt. Die Substanz passiert die Plazentaschranke. Sie geht kaum in die Muttermilch über (trotzdem nicht stillen!).

Pflegehinweise

Während der Wirkdauer (maximal 8 h) kann die psychomotorische Leistungsfähigkeit so weit vermindert sein, dass die Teilnahme am Straßenverkehr ausgeschlossen ist. Zolpidem und andere sedierende Stoffe (einschließlich Alkohol!) verstärken sich gegenseitig in der Wirkung. Patienten mit Suchtkrankheiten in der Vorgeschichte (z. B. Alkoholiker) sollten die Substanz nicht erhalten, weil sich bei ihnen sehr schnell eine Arzneimittelabhängigkeit entwickelt. Zolpidem kann im Urin mit immunologischen Benzodiazepintests nicht nachgewiesen werden.

Psychostimulanzien

Psychostimulanzien werden heute nur noch für eng umgrenzte Indikationen eingesetzt, wie Narkolepsie, hyperkinetisches Syndrom mit Aufmerksamkeitsdefizit und extreme Formen der Esssucht (Hyperphagie), z. B. im Zusammenhang mit hirnorganischen Erkrankungen.

Methylphenidat — Ritalin®

Indikationen. Methylphenidat ist ein Psychostimulans, das als Betäubungsmittel für die Verschreibung bei Narkolepsie und bei hyperkinetischem Syndrom („attention deficit-hyperactivity disorder“) zugelassen ist. Im Fall des hyperkinetischen Syndroms werden Aufmerksamkeit, Lernfähigkeit und Sozialverhalten verbessert. Dabei besteht eine positive Interaktion zwischen psychologischer Verhaltenstherapie und Methylphenidat. Der Effekt hängt von der Plasmakonzentration ab, ist sofort erkennbar und überdauert die Elimination nicht.

Pharmazeutische Zubereitung. Tabletten zu 10 mg.

Wirk- und Eliminationsverhalten. Die Resorption aus dem Magen-Darm-Trakt wird durch Mahlzeiten beeinträchtigt, sie erfolgt relativ rasch, maximale **Plasmakonzentrationen** werden ca. 2 h nach Einnahme erreicht. Die **Bioverfügbarkeit** ist niedrig (unter 50%) und individuell wechselnd. Methylphenidat wird vollständig verstoffwechselt, die inaktiven Metaboliten über die Nieren ausgeschieden. Die **Eliminationshalbwertszeit** ($t_{1/2}$) liegt zwischen 1 und 4 h mit großer individueller Streuung.

DOSIERUNG

Erwachsene. Bei Narkolepsie 10–60 mg (in Extremfällen 80 mg) pro Tag über den Tag verteilt (letzte Dosis nicht nach 18 Uhr). Einnahme nicht direkt zu den Mahlzeiten.

Kinder. 5–60 mg (je nach Krankheitsbild, Alter und Körpergewicht) über den Tag verteilt, letzte Dosis nicht nach 16 Uhr. Einnahme 1 h nach Mahlzeiten.

Sonderfälle. Dosierung bei **hyperkinetischem Syndrom** einschleichend bis zum Therapieerfolg (Rücksprache mit dem Lehrer und dem behandelnden Psychologen), beginnend mit 5 mg morgens.

Unerwünschte Wirkungen. Schlafstörungen und Appetitmangel sind häufig, ebenso leichte gastrointestinale Beschwerden und Kopfschmerzen. Bei langfristiger Gabe im Kindesalter wird das Längenwachstum vermindert, nach Absetzen aber kompensatorisch beschleunigt. Sehr selten treten Leberzellschäden und zerebrale Krampfanfälle auf. Bei Überdosierung kann es zu Hyperkinesen und paranoid-halluzinatorischen Psychosen kommen. Eine Abhängigkeitsentwicklung ist möglich.

Arzneimittelwechselwirkungen. Methylphenidat hemmt den Abbau von Antikoagulanzien (Kumarintyp), Antikonvulsiva, Neuroleptika, Antidepressiva und Phenylbutazon. Bei Kombination mit MAO-Inhibitoren können vital bedrohliche hypertensive Krisen auftreten. Antazida verschlechtern die Resorption von Methylphenidat.

Schwangerschaft und Laktation. Informationen liegen nicht vor.

Pflegehinweise

Methylphenidat kann nur auf einem Betäubungsmittelrezept verschrieben werden. Hohe Dosen können die Fahrtauglichkeit beeinträchtigen

(Selbstüberschätzung, Irritabilität). Bei Überdosierung kann es zu Hyperkinesen und paranoid-halluzinatorischen Psychosen kommen.

Arzneimittel zu Behandlung von Entzugssyndromen

Beim Alkoholentzug, vor allem zur Therapie des vital bedrohlichen Entzugsdelirs, werden weltweit vier Substanzen mit vergleichbarem Therapieerfolg eingesetzt (Senkung der Letalität auf weniger als 1%); diese sind Clomethiazol, Diazepam (s. Tranquillanzien S. 604), Chlordiazepoxid sowie Phenobarbital (s. Antiepileptika S. 661–664).

Clomethiazol — Distraneurin®

Indikationen. Clomethiazol ist eine barbituratähnliche Substanz, die in großem Umfang für die Therapie und Prophylaxe schwerer Alkoholentzugserscheinungen (Delir, Krampfanfälle) eingesetzt wird. Außerdem ist sie ein effektives Schlafmittel, besonders für Patienten im Senium. Schließlich hat Clomethiazol eine antikonvulsive Wirkung, die sich von der anderer Antikonvulsiva durch ihre besondere therapeutische Breite unterscheidet. Die Wirkung kommt vor allem über eine Verstärkung des GABA-Effekts im ZNS zustande.

Pharmazeutische Zubereitung. Kapseln zu 192 mg, Mixtur zu 31,5 mg/ml, Filmtabletten zu 315 mg, Infusionslösung zu 504 mg/100 ml.

Wirk- und Eliminationsverhalten. Clomethiazol wird aus Kapseln und Mixtur sehr schnell aus dem Magen-Darm-Trakt resorbiert, aus Filmtabletten langsamer. Die Substanz unterliegt einer ausgeprägten Verstoffwechselung bei der ersten Leberpassage. Die **Eliminationshalbwertszeit** ($t_{1/2}$) liegt zwischen 2 und 5 h, sie ist bei Leberinsuffizienz und im Senium verlängert.

DOSIERUNG

Erwachsene. Als Schlafmittel in der Geriatrie 315–630 mg unmittelbar vor dem Zubettgehen mit etwas Flüssigkeit. Zur Therapie des schweren Alkoholentzugssyndroms individuell 768–3456 mg (4–18 Kapseln) über den Tag verteilt; nur in Ausnahmefällen bis zu 6912 mg/Tag (ausschließlich stationäre Behandlung!). Beim Grand-mal-Status Dosierung mit Infusionslösung unter ständiger Überwachung nach Erfolg, Atmung und Kreislauf.

Sonderfälle. Wegen der individuell sehr unterschiedlichen Pharmakokinetik muss die Dosis nicht nur der Indikation, sondern auch dem Einzelfall angepasst werden. Im **Senium** und bei **Leberkranken** wird niedrig dosiert. Bei **Infusion** (schwerstes Delir und Grand-mal-Status) muss unter Beobachtung von Bewusstseinslage, Atmung und Blutdruck dosiert werden. Beim **Alkoholentzug** muss die Behandlung in wenigen Tagen (max. 10–14) ausschleichend beendet werden (Suchtgefahr!).

Unerwünschte Wirkungen. Sedierung ist häufig, ebenso Zunahme von Speichel- und Bronchialsekretion. Niesen, Rhinorrhöe und Tränenfluss kommen vor. Magenschmerzen und Sodbrennen zeigen Hypersekretion im Magen an. Schwerer Blutdruckabfall und Atemdepression sind vital bedrohlich und zeigen eine Überdosierung an. Allergien (meist als Urtikaria) kommen vor. Alkoholabhängige werden häufig Clomethiazolabhängig, aber auch primäre Suchten kommen vor.

Arzneimittelwechselwirkungen. Mit Alkohol lebensbedrohliche Interaktionen mit psychomotorischen Erregungszuständen, Blutdruckabfall und Atemdepression. Gegenseitige Wirkungsverstärkung mit anderen Sedativa.

Schwangerschaft und Laktation. Von der Anwendung in Schwangerschaft und beim Stillen wird aus Informationsmangel abgeraten, außer beim Grand-mal-Status.

Pflegehinweise

Unter Clomethiazol darf nicht Auto gefahren werden. Beim Alkoholentzug soll die Substanz nur stationär angewandt werden, die Applikation stets unter Aufsicht von Arzt oder Pflegepersonal erfolgen. Bei **Infusion** (schwerstes Delir und Grand-mal-Status) muss unter Beobachtung von Bewusstseinslage, Atmung und Blutdruck dosiert werden. Schwerer Blutdruckabfall und Atemdepression sind vital bedrohlich und zeigen eine Überdosierung an.

Nikotinentzugsmittel

Zur Linderung des Nikotinentzugs werden Nikotinkaugummis oder Nikotinpflaster eingesetzt. Die Wahrscheinlichkeit eines erfolgreichen Nikotinentzugs wächst durch die Anwendung von Nikotinpflastern, auch langfristig. In der Regel sollten die Pflaster gegenüber den Kaugummis bevorzugt werden, da sie keine Probleme bei Zahnprothesenträgern verursachen. Außerdem ist die Nikotinaufnahme aus Pflastern konstant, sie kann nicht wie bei den Kaugummis durch heftiges Kauen beschleunigt werden. Dadurch entfällt die lustbetonte Nikotinanflutung, die die Abhängigkeit wesentlich mitverursacht.

Nikotinpflaster — Nicotin-Pflaster-ratiopharm®; Nicotinell® TTS; Nikofrenon®

Indikationen. Mit Hilfe von Nikotinpflastern können Nikotinentzugserscheinungen gelindert werden, was die Chancen für eine langfristige Entwöhnung verbessert. Entzugsmethoden mittels Nikotin haben eine positive Interaktion mit der Gruppenverhaltenstherapie. Nikotin wird aus Pflastern perkutan resorbiert, was bei systematischer Herunterdosierung die Abstinenzchancen erhöht, selbst wenn nur geringe psychologische Unterstützung besteht.

Pharmazeutische Zubereitung. Pflaster mit 17,5, 30, 35 und 52,5 mg Nikotin.

Wirk- und Eliminationsverhalten. Nikotin aus Pflastern wird langsam und gleichmäßig resorbiert, wobei die Hautstelle gleichgültig ist; die erreichten **Nikotinplasmakonzentrationen** sind meist niedriger als die Spitzenkonzentration beim Rauchen. Die maximale Nikotinkonzentration wird nach 3–6 h erreicht. Die **Eliminationshalbwertszeit** ($t_{1/2}$) von Nikotin liegt um 2 h; nach Entfernen des Pflasters fällt die Konzentration wegen der langsamen Passage durch die Haut langsamer ab.

DOSIERUNG

Erwachsene. 1 Pflaster je 24 h, wobei die Stärke vom Zigarettenkonsum abhängt. Bei einem Tageskonsum von mehr als 20 Zigaretten sollte mit der höchsten Pflasterstärke angefangen werden, z. B. mit 52,5 mg Nikotin je Pflaster. Die Applikationsstelle ist gleichgültig, sie sollte aber täglich gewechselt werden.

Sonderfälle. Die Pflasterstärke soll in Wochenabstand herabgesetzt werden.

Unerwünschte Wirkungen. Hautreaktionen an der Applikationsstelle (Erythem, Pruritus, Blasen etc.). Pflasterallergie möglich. Schwindel, Übelkeit, Blutdruckabfall und Diarrhöe weisen auf eine Überdosierung hin (Wechsel zu geringerer Stärke). Im Einzelfall ist kaum zwischen Nikotinwirkungen (evtl. zusätzliches Rauchen!) und Nikotinentzugserscheinungen zu unterscheiden. Nikotinpflaster sind bei einigen Kreislauferkrankungen wegen möglicher Verschlechterung kontraindiziert (z. B. akuter Herzinfarkt, instabile Angina pectoris, akuter Hirninfarkt).

Arzneimittelwechselwirkungen. Nikotin aus Pflastern und aus Tabakwaren verstärken sich gegenseitig in der Wirkung. Raucher eliminieren einige Arzneimittel beschleunigt, z. B. Theophyllin und orale Antikonzeptiva.

Nach Ende des Rauchens (Beginn der Pflastertherapie) muss deren Dosierung überprüft werden.

Schwangerschaft und Laktation. Nikotin ist plazentagängig und wird mit der Muttermilch ausgeschieden, daher sollten die Pflaster in Schwangerschaft und Stillzeit nicht angewandt werden.

Pflegehinweise

Wegen der hohen Toxizität von Nikotin dürfen die Pflaster nicht in die Hände von Kindern geraten. Da Nikotin ein potenter Suchtstoff ist, ist eine Abhängigkeit von Nikotinpflastern denkbar. Die Applikationsstelle ist gleichgültig, sie sollte aber täglich gewechselt werden. Schwindel, Übelkeit, Blutdruckabfall und Diarrhöe weisen auf eine Überdosierung hin (Wechsel zu geringerer Stärke). Nikotinpflaster sind bei verschiedenen Herz-Kreislauf-Erkrankungen kontraindiziert (z. B. akuter Herzinfarkt, instabile Angina pectoris, akuter Hirninfarkt).

Arzneimittel zur Rückfallprophylaxe bei Suchtkrankheiten

Ein zentrales Problem jeder Suchttherapie ist die große Rückfallneigung der Suchtkranken nach abgeschlossenem Entzug. Einige Arzneimittel können beim Alkoholismus (Disulfiram) und bei der Opioidabhängigkeit (Naltrexon) Rückfälle verhindern, wenn sie regelmäßig eingenommen werden. In Zukunft ist mit weiteren Substanzen zu rechnen, die für diese Therapiestrategie eingesetzt werden können. Es gibt Hinweise, dass einige Psychotherapiemethoden und rückfallverhindernde Arzneimittel eine positive Interaktion haben.

Acamprosat — Campral®

Indikationen. Acamprosat verringert das Rückfallrisiko bei abstinent gewordenen Alkoholabhängigen, wenn es im Rahmen eines Gesamtkonzepts unmittelbar nach der Entgiftung für 6–12 Monate verabreicht wird. Das Konzept enthält neben der Medikamentenverordnung eine psychosoziale Begleitung. Die Substanz wirkt im ZNS wahrscheinlich als nichtkompetitiver NMDA-Rezeptorantagonist. Wenn ein positiver Effekt erkennbar ist, sollte Acamprosat auch bei kurzen Rückfällen weitergenommen werden.

Pharmazeutische Zubereitung. Tabletten mit 333 mg Acamprosat-Calcium.

Wirk- und Eliminationsverhalten. Acamprosat wird unvollständig und mit großen intra- sowie interindividuellen Schwankungen aus dem Magen-Darm-Trakt resorbiert. Die Resorption wird durch gleichzeitige Nahrungsaufnahme vermindert. Bei Dauergabe wird nach 7 Tagen das Steady State erreicht.

DOSIERUNG

Erwachsene. Patienten unter 60 kg Körpergewicht erhalten 4 Tabletten täglich (1–1–2), solche mit 60 kg und mehr 2-mal 3 Tabletten täglich. Die Einnahme sollte auf nüchternen Magen erfolgen.

Sonderfälle. Dosierung körpergewichtsabhängig (s. oben).

Unerwünschte Wirkungen. Acamprosat verursacht wenig Nebenwirkungen, am häufigsten noch eine Diarrhöe und Juckreiz, seltener Übelkeit, Erbrechen und Bauchschmerzen. Sehr selten werden makulopapulöse Exantheme und Verwirrtheitszustände beobachtet.

Arzneimittelwechselwirkungen. Nicht bekannt.

Schwangerschaft und Laktation. Im Tierversuch wurden keine feto- und embryotoxischen Effekte nachgewiesen. Erfahrungen beim Menschen liegen nicht vor, die Substanz passiert die Plazentaschranke. Acamprosat tritt in die Muttermilch über, deshalb wird vom Stillen abgeraten.

Pflegehinweise

Die Alkoholwirkung wird weder verstärkt noch abgeschwächt. Acamprosat hat kein Abhängigkeitspotential. Die Einnahme sollte auf nüchternen Magen erfolgen.

Disulfiram — Antabus®

Indikationen. Disulfiram erzeugt eine Alkoholunverträglichkeit über die Hemmung der Aldehyddehydrogenase, einem Enzym, das hauptsächlich in der Leber, aber auch in Erythrozyten, in Leukozyten und im Plasma vorkommt. Wenn unter der Disulfiram-Wirkung Alkohol getrunken wird, kommt es zu einem massiven Anstieg von Acetaldehyd im Plasma, was zu einer subjektiv unangenehmen (und manchmal objektiv gefährlichen) Reaktion führt. Das Wissen um diese Unverträglichkeit kann manche Alkoholiker vor Rückfällen bewahren.

Pharmazeutische Zubereitung. Tabletten zu 100 und 500 mg.

Wirk- und Eliminationsverhalten. Disulfiram wird schnell aus dem Magen-Darm-Trakt resorbiert und ist nur kurz im Plasma nachweisbar. Die

Hemmung der Aldehyddehydrogenase erfolgt durch Metabolite. Der Effekt hält 2–5 Tage an, er endet durch Neusynthese des Leberenzyms.

DOSIERUNG

Erwachsene. Die Erstgabe von Disulfiram darf erst erfolgen, wenn aller Alkohol eliminiert ist. Normaldosis für Erwachsene ist 250 mg pro Tag oder 2-mal pro Woche 1 g unter Aufsicht in der Arztpraxis. Die beaufsichtigte Einnahme ist wegen der zweifelhaften Compliance viel effektiver.

Sonderfälle. Bei unzureichender Wirkung (Alkoholgenuss ohne aversive Reaktion möglich) kann die Dosis verdoppelt werden (500 mg pro Tag oder 2-mal pro Woche 1 g unter Aufsicht in der Arztpraxis). Die Dosiserhöhung erfordert ein intensives Monitoring auf unerwünschte Arzneimittelwirkungen, vor allem neurotoxische Erscheinungen und toxische Hepatitiden.

Unerwünschte Wirkungen. Müdigkeit und leichter Blutdruckabfall sind häufig. Gelegentlich metallischer Mundgeruch. Selten starker Blutdruckabfall, Allergien und toxische Neuropathien (einschließlich Potenzstörungen). Sehr selten toxische Hepatitiden. Bei massiver Überdosierung toxische Enzephalopathien.

Arzneimittelwechselwirkungen. Disulfiram hemmt zahlreiche Enzyme, darunter auch solche, die andere Arzneimittel abbauen. Daher wird unter Disulfiram eine große Zahl von Arzneimitteln (z. B. Diazepam und Phenytoin) langsamer abgebaut, sodass niedriger dosiert werden muss.

Schwangerschaft und Laktation. Störwirkungen in Schwangerschaft und Stillzeit sind nicht bekannt, jedoch sind die Untersuchungen unzureichend.

Pflegehinweise

Die Disulfiram-Gabe darf erst begonnen werden, wenn jeglicher Alkohol aus dem Organismus eliminiert ist. Der Patient muss darüber informiert werden, dass das sog. „Übertrinken" des Disulfiram-Effektes (Weitertrinken bei einsetzender Reaktion) lebensbedrohlich werden kann, da es zu einem starken Blutdruckabfall sowie zu toxischen Hepatitiden und toxischen Enzephalopathien kommen kann.

Naltrexon — Nemexin®

Indikationen. Naltrexon ist ein Opioidantagonist, der im ZNS vorwiegend den μ-Rezeptor blockiert, ohne eine nennenswerte Eigenwirkung zu besitzen. Die Wirkung entspricht der von Naloxon, die Rezeptoraffinität ist aber noch höher. Naltrexon wirkt langanhaltend, sodass im Gegensatz zu Naloxon eine orale Rückfallprophylaxe bei Opioidabhängigkeit möglich ist. Weiterhin kann die Substanz beim Alkoholismus Rückfälle nach abgeschlossenem Entzug verhindern. Die Behandlungsdauer sollte Monate bis Jahre betragen. Unter der Dauergabe von Naltrexon kommt es zu einer Empfindlichkeitssteigerung gegenüber Opioiden. Somit sind Heroinrückfälle einige Zeit nach Absetzen von Naltrexon sehr bedrohlich.

Pharmazeutische Zubereitung. Tabletten zu 50 mg.

Wirk- und Eliminationsverhalten. Naltrexon wird schnell enteral resorbiert. Die Substanz wirkt nicht nur selbst, sondern auch über seinen Metaboliten 6-β-Naltrexol. Naltrexon hat eine **Eliminationshalbwertszeit** ($t_{1/2}$) von etwa 4 h. Da der Metabolit mit ca. 9–12 h Halbwertszeit deutlich langsamer eliminiert wird, findet man unter einer Dauertherapie stets mehr 6-β-Naltrexol als Naltrexon im Plasma.

DOSIERUNG

Erwachsene. Rückfallprophylaxe der Opioid(Heroin)abhängigkeit und Alkoholismus: 50 mg/Tag. Bei Compliance-Problemen (bei Heroinabhängigen die Regel!) wird Naltrexon 3-mal pro Woche unter Aufsicht in der Praxis oder Poliklinik verabreicht: Montag und Mittwoch je 100 mg = 2 Tabl., Freitag 150 mg = 3 Tabl.

Sonderfälle. Bei heftigen (gastrointestinalen) Nebenwirkungen (ohne Opioidentzug) kann die Dosis halbiert werden (175 mg pro Woche). Bei unzureichender (vor allem zu kurzer) Wirkung ist Verdopplung der Standarddosis auf 700 mg/Woche möglich.

Unerwünschte Wirkungen. Naltrexon ist nebenwirkungsarm. Gelegentlich kommen gastrointestinale Beschwerden (Übelkeit, Oberbauchschmerzen) kurz nach der Einnahme vor, selten Allergien vom Soforttyp und Appetitminderung. Toxische Hepatitiden kommen sehr selten vor. Bei Opioidabhängigen ist das Hauptproblem die Ersteinnahme zu einem Zeitpunkt, wenn das Opioid noch wirkt. Dann kann ein Entzugssyndrom von großer Heftigkeit provoziert werden. Ein solches Erlebnis demotiviert für die Fortsetzung der Therapie. Wenn durch zu frühzeitige Gabe von Naltrexon ein Opioidentzugssyndrom provoziert wird, kann dieses durch Clonidin in hohen Dosen (600–2400 μg/Tag) abgemildert werden.

Arzneimittelwechselwirkungen. Unter Naltrexon sind fast alle Opioide unwirksam. Lediglich Fentanyl-Abkömmlinge mit extrem hoher Rezeptoraffinität können als zentral wirksame Analgetika eingesetzt werden.

Schwangerschaft und Laktation. Wenn Naltrexon bei aktuell opioidabhängigen Frauen in der Schwangerschaft gegeben wird, setzen während des Opioidentzuges Wehen u. U. mit großer Heftigkeit ein (Risiko der Fehlgeburt). Die Ausscheidung mit der Muttermilch ist möglich.

Pflegehinweise

Die Patienten müssen auf die Unwirksamkeit aller Opioide hingewiesen werden, ebenso auf das tödliche Risiko eines Heroinrückfalls kurz nach einer Naltrexon-Behandlung.

Antidementiva (Nootropika)

Antidementiva sind Arzneimittel zur symptomatischen Behandlung von chronischen Hirnleistungsstörungen. Die Wirkung ist teils spezifisch (Acetylcholinesterasehemmstoffe), teils unspezifisch, d. h. weitgehend unabhängig von der Grundkrankheit. Leitsymptome des hirnorganischen Psychosyndroms sind: mnestische Störungen (Gedächtnisstörungen), Konzentrationsstörungen, Denkstörungen, leichte Ermüdbarkeit, Antriebsmangel, affektive Instabilität und Desorientiertheit. Vor der Anwendung von Antidementiva sollte geklärt sein, ob nicht eine behandelbare Ursache des chronischen, hirnorganischen Psychosyndroms vorliegt, z. B. ein Alkoholismus, eine maligne Hypertonie oder ein M. Wilson. Die gut behandelbaren Depressionen werden manchmal mit einem hirnorganischen Psychosyndrom verwechselt.

Die folgende Übersicht zeigt einige der in Deutschland auf dem Markt befindlichen Antidementiva. Die Mehrzahl der Substanzen ist für die Indikation Demenz nicht durch kontrollierte klinische Studien geprüft.

Substanz	Firmenname	Wirkungsmechanismus
Bencylan	Fludilat®	–
Buflomedil	Bufedil®–	
Cinnarizin	Stutgeron®, Giganten®	–
Cyclandelat	Natil®, Spasmocyclon®	–
Dihydroergotoxin	Hydergin®–	
Donezepil	Aricept®	Acetylcholinesterasehemmstoff
Flunarizin	Sibelium®	–
Deanol	Risatarun®	–
Gingko-biloba-Extrakt	Tebonin®, Rökan®, Kaveri®	–
Meclofenoxat	Helfergin®	–
Memantin	Akatinol®	NMDA-Antagonist
Naftidrofuryl	Dusodril®	–
Nicergolin	Memoq®, Sermion®	–

Nikotinsäure/ -derivate	z. B. Complamin®, Cosaldon®	–
Nimodipin	Nimotop®	–
Organextrakte	z. B. Actihaemyl®, Cerebrolysin®	–
Pirazetam	Nootrop®, Normabrain®	–
Pyritinol	Encephabol®	–
Rivastigmin	Exelon®	Acetylcholinesterasehemmstoff
Tacrin	Cognex®	Acetylcholinesterasehemmstoff
Vincamin	Pervincamin®	–
Vinpocetin	Cavinton®	–
Viquidil	Desclidium®	–

Donezepil Aricept®

Indikationen. Donezepil hemmt reversibel die Acetylcholinesterase des Gehirns. Durch die Erhöhung der Acetylcholinkonzentration im synaptischen Spalt zentraler Neurone können kognitive Funktionen bei Patienten mit leichter bis mittelschwerer Alzheimer Demenz günstig beeinflusst und das Voranschreiten der Erkrankung etwas hinausgezögert werden. Der therapeutische Effekt setzt nicht sofort, sondern erst nach einigen Wochen ein, nach Absetzen geht er verloren.

Pharmazeutische Zubereitung. Filmtabletten zu 5 und 10 mg.

Wirk- und Eliminationsverhalten. Donezepil wird nach oraler Gabe nahezu vollständig aus dem Magen-Darm-Trakt resorbiert. Maximale **Plasmakonzentrationen** werden 3–4 h nach der Einnahme erreicht. Donezepil wird in der Leber zu zahlreichen teilweise aktiven Metaboliten verstoffwechselt. Zirka 57% der oral verabreichten Pharmakonmenge erscheinen im Urin, ein Drittel davon als unveränderte Substanz. Die **Eliminationshalbwertszeit** ($t_{1/2}$) beträgt 70 h.

DOSIERUNG

Erwachsene. Die Behandlung mit Donezepil wird mit 5 mg/Tag begonnen. Bei unzureichendem Effekt nach 4-wöchiger Behandlung kann die Dosierung ggf. auf 10 mg/Tag erhöht werden.

Kinder. Daten zur Wirksamkeit und Sicherheit des Medikaments bei Kindern liegen nicht vor.

Sonderfälle. Bei Patienten mit leichter bis mittelschwerer **Leberfunktionsstörung** und bei **Nierenfunktionseinschränkung** ist eine Dosierungsanpassung nicht erforderlich.

Unerwünschte Wirkungen. Die häufigsten Nebenwirkungen sind gastrointestinale Störungen wie Appetitlosigkeit, Durchfall, Übelkeit und Erbrechen. Darüber hinaus treten Muskelkrämpfe und Schlafstörungen auf. In einzelnen Fällen wurde über Bewusstseinsstörungen, Schwindel, Bradykardie, sinoatriale und atrioventrikuläre Überleitungsstörungen berichtet.

Arzneimittelwechselwirkungen. Verschiedene Pharmaka, wie Ketoconazol, Chinidin und Fluoxetin, hemmen die Metabolisierung von Donezepil und können deshalb zu einer Verstärkung der erwünschten und unerwünschten Effekten des Medikaments führen. Die cholinomimetische Wirkung anderer Arzneimittel wie z. B. Succinylcholin wird durch Donezepil erhöht. In der Folge kann es zu einer verstärkten neuromuskulären Blockade und vermehrter Hemmung der kardialen Erregungsleitung kommen.

Schwangerschaft und Laktation. Daten über die Anwendung des Medikaments in der Schwangerschaft und Stillzeit liegen nur in unzureichendem Umfang bzw. bisher nicht vor. Donezepil sollte schwangeren Frauen und stillenden Müttern nicht verabreicht werden.

Pflegehinweise

Das Pharmakon sollte abends vor dem Zubettgehen eingenommen werden.

Pirazetam — Nootrop®, Normabrain®, Piracetam Generika, Sinapsan u. v. a. m.

Indikationen. Pirazepam kann die Symptome des hirnorganischen Psychosyndroms (z. B. bei beginnenden Demenzen oder bei Beschwerden nach Hirntraumen) teilweise bessern. Der Effekt ist aber nicht ausgeprägt und kann im Einzelfall kaum vorhergesagt werden. Vor allem die kognitive Funktion wird verbessert. Der Wirkungsmechanismus auf zellulärer Ebene ist unbekannt.

Pharmazeutische Zubereitung. Filmtabletten zu 800 und 1200 mg, Kapseln mit 400 mg, Granulat mit 1200 mg/Beutel, Flüssigkeit mit 333 mg/ml, Trinkampullen mit 1200 mg/3,6 ml, Ampullen mit 1 g/5 ml und 3 g/15 ml, Infusionsflaschen mit 12 g/60 ml.

Wirk- und Eliminationsverhalten. Pirazetam wird nach oraler Gabe rasch und vollständig aus dem Magen-Darm-Trakt resorbiert und im Wesentlichen unverändert im Urin ausgeschieden. Die **Eliminationshalbwertszeit** ($t_{1/2}$) beträgt etwa 5 h. Bei Niereninsuffizienz und im Alter ist die Elimination verlangsamt.

DOSIERUNG

Erwachsene. 2-mal 1200 mg bis 3-mal 2400 mg peroral oder i.v. (Infusion).

Sonderfälle. Bei Langzeittherapie wird die Initialdosis nach einigen Wochen reduziert. Bei **Niereninsuffizienz** und im **Senium** niedrig dosieren (Kumulationsgefahr).

Unerwünschte Wirkungen. Gelegentlich Unruhe, Schlafstörungen und gesteigerte psychomotorische Aktivität. Gelegentlich sexuelle Stimulierung. Senkung der Krampfschwelle möglich. Sehr selten Psychosen.

Arzneimittelwechselwirkungen. Bei Kombination mit anderen die Krampfschwelle senkenden Arzneimitteln (z. B. Theophyllin oder Neuroleptika) ist Vorsicht angezeigt.

Schwangerschaft und Laktation. Keine Hinweise für Störeffekte in Schwangerschaft und Stillzeit.

Pflegehinweise

Gelegentliche sexuelle Erregungszustände können ältere Patienten beunruhigen; eine Dosisreduktion führt zu einer Rückbildung der Symptomatik. Es ist zu bedenken, dass Pirazetam die zerebrale Krampfschwelle senken kann.

Arzneimittel zur Behandlung von Sexualstörungen

Die Behandlung des Exhibitionismus u. Ä. mit Cyproteronacetat (Androcur®) ist Spezialisten vorbehalten.

15.2 Zentral wirksame Analgetika (Opioide und NMDA-Rezeptorantagonisten) und Opioidantagonisten

Vorbemerkungen

Opioide sind zentral wirksame Substanzen. Sie wirken wie Morphin und binden sich als Agonisten an Opioidrezeptoren. Als Schmerz- und Hustenmittel (Antitussiva) sind Opioide (noch) unersetzlich. Die letzten Jahrzehnte haben wesentliche Verbesserungen bei der Schmerztherapie mit Opioiden gebracht. Zum Teil konnte die Wirksamkeit (Effektivität) verbessert werden, zum Teil die unerwünschten Arzneimittelwirkungen verringert werden. Weitere Fortschritte sind zu erwarten. Das theoretische Verständnis der Opioidwirkungen ist durch die Entdeckung der 3 Opioidrezeptortypen (μ-, δ- und κ-Rezeptor sowie ihrer Subtypen) und der endogenen Opioide (z. B. β-Endorphin, Enkephaline und Dynorphin) gewachsen, was der Therapie zugute gekommen ist. Insbesondere die Opioide mit antagonistischer (gegensätzlicher) Wirkungskomponente, sog. atypische Opioide vom Typ Pentazocin, haben zwei wichtige Neuerungen in die Schmerztherapie gebracht: Sie wirken deutlich weniger atemdepressiv, d. h. die Zahl der Atemzüge wird deutlich weniger verringert. Daneben haben sie ein geringeres Abhängigkeitspotential als die klassischen Opioide vom Typ Morphin.

Auch die wachsenden Erkenntnisse bei der Pathophysiologie der Schmerzzustände haben die Schmerztherapie wirkungsvoller und sicherer gemacht. Suchtfälle als Folge der Schmerztherapie sind selten geworden, obwohl die rein agonistischen Opioide vom Typ Morphin bis heute die stärksten Suchtstoffe sind, die wir kennen. Eine Übersicht über die wichtigsten in Deutschland verfügbaren Opioide gibt Tabelle 15.3.

Die klassischen Opioide vom Morphintyp (reine oder fast reine μ-Rezeptoragonisten) haben zahlreiche pharmakologische Wirkungen (Elementareffekte), die nur z.T. therapeutisch genutzt werden. Im Entzug nach hochdosierter Dauergabe treten (weitgehend) die entgegengesetzten Wirkungen auf (Tabelle 15.4).

Die schmerzmindernde (analgetische) Wirkung der Opioide ist bei einer dauerhaften (kontinuierlichen) Zufuhr besser als bei einer zeitweilig unterbrochenen (intermittierenden) Gabe. Dieser Sachverhalt spricht dafür, bei länger dauernden Schmerzen Retardpräparate (Medikamente, deren Wirkstoffe verzögert freigesetzt werden), eine Dauerinfusion oder langwirksame Substanzen einzusetzen. Außerdem scheint die Abhängigkeitsentwicklung bei niedrig dosierte kontinuierliche Gabe seltener zu sein als bei den Plasmakonzentrationsspitzen der intermittierenden Zufuhr. Opioide haben einige Kontraindikationen (meist relative):

- besonders strenge Indikationsstellung bei Säuglingen (Gefahr der Atemdepression),
- Störungen der Atemfunktion (Gefahr der Atemdepression),
- erhöhter Hirndruck (weitere Erhöhung des Hirndrucks),
- erhöhte zerebrale Krampfbereitschaft (nach antikonvulsiver Absicherung, d. h. krampfverhindernder Medikamentengabe sind Opioidgaben möglich),
- Pankreatitis (Gefahr einer Kontraktion des Sphinkter Oddi, des Verschlussmuskels an der Mündung von Gallen- und Bauchspeicheldrüsengang in den Zwölffingerdarm),
- Migräne (Verstärkung des Erbrechens, Gefahr der Abhängigkeitsentwicklung),
- Lungenerkrankungen (wenn produktiver, auswurffördernder Husten zur Heilung erforderlich ist),

Tabelle 15.3. In Deutschland verfügbare Opioide. Rein agonistisch: μ-Rezeptoragonisten; gemischt: wirken auch auf andere Opioidrezeptoren, z. T. auch antagonistisch auf den μ-Rezeptor

Substanz (Firmenname)	Opioidtyp	Gesetzl. Status	Bemerkungen
Alfentanil (Rapifen®)	Rein agonistisch	Btm. – rezeptpflichtig	Vorwiegend zu Narkosezwecken
Buprenorphin (Temgesic®)	Gemischt	Btm. – rezeptpflichtig	Sublingual und parenteral
Hydrocodon (Dicodid®)	Rein agonistisch	Btm. – rezeptpflichtig	Vorwiegend Antitussivum
Dextropropoxyphen (Develin® retard)	Rein agonistisch	Nur rezeptpflichtig	Obsolet wegen hoher Toxizität und Kumulationsgefahr (sehr langsame Elimination
Dihydrocodein (Remedacen®)	Rein agonistisch	Nur rezeptpflichtig	Antitussivum und Analgetikum
Fentanyl (Fentanyl-Janssen®)	Rein agonistisch	Btm. – rezeptpflichtig	Vorwiegend zu Narkosezwecken, auch als Pflaster erhältlich
Hydromorphon (Dilaudid®)	Rein agonistisch	Btm. – rezeptpflichtig	–
Codein (Codipront®)	Rein agonistisch	Nur rezeptpflichtig	Standardantitussivum und Analgetikum
LAAM (Orlaam®)	Rein agonistisch	Btm. – rezeptpflichtig	Zur Substitution zugelassen
Levomethadon (L-Polamidon®)	Rein agonistisch	Btm. – rezeptpflichtig	Analgetikum, auch zur Substitution zugelassen
Meptazinol (Meptid®)	Gemischt	Nur rezept pflichtig	–
Methadon (=d,l-Methadon®)	Rein agonistisch	Btm. – rezeptpflichtig	Nur zur Substitution zugelassen
Morphin (MST®)	Rein agonistisch	Btm. – rezeptpflichtig	Standardanalgetikum
Nalbuphin (Nubain®)	Gemischt	Nur rezeptpflichtig	Nur parenteral
Oxycodon (Oxygesic®)	Rein agonistisch	Btm. – rezeptpflichtig	Nur Retardtabletten
Pentazocin (Fortral®)	Gemischt	Btm. – rezeptpflichtig	–
Pethidin (Dolantin®)	Rein agonistisch	Btm. – rezeptpflichtig	–
Piritramid (Dipidolor®)	Rein agonistisch	Btm. – rezeptpflichtig	Nur parenteral

Tabelle 15.3. In Deutschland verfügbare Opioide. Rein agonistisch: μ-Rezeptoragonisten; gemischt: wirken auch auf andere Opioidrezeptoren, z. T. auch antagonistisch auf den μ-Rezeptor (Forts.)

Substanz (Firmenname)	Opioidtyp	Gesetzl. Status	Bemerkungen
Sufentanil (Sufenta®)	Rein agonistisch	Btm. – rezeptpflichtig	Vorwiegend zu Narkosezwecken
Tilidin (in Valoron® N)	Rein agonistisch	Nur rezeptpflichtig	Ausschließlich orales Analgetikum
Tramadol (Tramal®)	Komplex	Nur rezeptpflichtig	Sehr viele Applikationsformen

Tabelle 15.4. Effekte und Entzugssymptome von klassischen Opioiden (reine μ-Rezeptoragonisten)

Pharmakologische Wirkung	Entzugssymptom
Analgesie	Hyperalgesie
Antitussive Wirkung	Zwanghaftes Husten
Atemdepression	Hyperventilation
Euphorie, heitere Gelassenheit	Dysphorie, Aggressivität
Miosis	Mydriasis
Bradykardie	Tachykardie
Hypotonie	Hypertonie
Verminderte Peristaltik, Obstipation	Lebhafte Darmtätigkeit, Diarrhöe
Sedierung, Somnolenz	Überwachheit, motorische Unruhe
Entspannungsgefühl, pathologische Gelassenheit	Reizbarkeit, Aggressivität
Wärmegefühl	Frösteln, Gänsehaut
Übelkeit und Erbrechen (nur initial)	Auch Übelkeit und Erbrechen!
Sexuelles Desinteresse	Keine Entsprechung im Entzug!
Amenorrhöe	Wiedereinsetzen der Menstruation
Impotenz	Erektionen, Spermatorrhöe
Keine Entsprechung unter Opioiden!	Gähnen, Rhinorrhöe, Tränenfluss

- akutes Abdomen unklarer Ursache (Gefahr der Symptomverschleierung),
- abklingende Opioidabhängigkeit (jede Opioidgabe kann einen Rükkfall verursachen),
- andere vorbestehende Suchtkrankheit, z. B. Alkoholismus.

Die schmerzstillende Wirkung aller Opioide verstärkt die schmerzstillende Wirkung von Analgetika (Schmerzmitteln), Antipyretika (fiebersenkenden Mitteln) und dem des Flupirtin. Vor allem Codein wird häufig mit Acetylsalicylsäure oder Paracetamol kombiniert. Beispiele für solche sinnvollen Fixkombinationen sind:

- Dolviran N®: Codein und Acetylsalicylsäure;
- Gelonida NA®: Codein, Acetylsalicylsäure und Paracetamol;
- Nedolon P®: Codein und Paracetamol;
- Talvosilen®: Codein und Paracetamol;
- Titretta analgetica®: Codein, Propyphenazon und Koffein.

Die analgetische Wirkung solcher Kombinationen ist bei vielen Indikationen im Schmerzbereich besser als die der Einzelkomponenten. Trotzdem sollten Kombinationspräparate dieser Art nur in Ausnahmefällen verordnet werden, da sowohl die Opioidkomponente wie auch das peripher wirksame Analgetikum in ihnen oft unterdosiert sind. Außerdem werden sie nicht ganz selten missbraucht. Vor allem die vorbeugende Gabe codeinhaltiger Mischpräparate bei Spannungskopfschmerzen und bei Migräne ist erfahrungsgemäß ein häufiger Ausgangspunkt für einen Arzneimittelmissbrauch, zumal die genannten Arzneimittel bei diesen Indikationen reinen Analgetika/Antipyretika in der Wirksamkeit nicht überlegen sind.

Unter der Dauergabe von Opioiden entwickelt sich eine Toleranz, d. h. zum Erreichen gleicher Wirkungen wird die Gabe größerer Substanzmengen nötig. Bei niedrigen Dosen beginnt dieser Vorgang erst nach Wochen bis Monaten, sodass er bei Akutschmerzen (z. B. postoperativen Schmerzen) keine Rolle spielt. Toleranz gegenüber Opioiden entwickelt sich umso schneller, je höher die Opioiddosen sind. Die Toleranzentwicklung erreicht erst nach Jahren ihr Endstadium, dann werden 10(–50)fach höhere Dosen für zentrale Opioideffekte benötigt als ursprünglich. Nach Ende der Opioidbehandlung geht die Toleranz in 2–4 Wochen verloren (Toleranzverlust). Sie wird aber bei erneuter Zufuhr in 1–4 Wochen wiedererworben. Wer gegenüber einem Opioid tolerant ist, zeigt auch gegenüber anderen Opioiden Toleranz (sog. Kreuztoleranz). Viele Opioide dürfen wegen ihres Abhängigkeitspotentials nur auf einem Betäubungsmittelrezept verschrieben werden. Dies beinhaltet u.a., dass diese Substanzen nur für die zugelassenen Indikationen eingesetzt werden dürfen (hier meist Schmerz und Husten). Bei Substanzen, die nicht den Regeln des Betäubungsmittelgesetzes und der Betäubungsmittelverschreibungsverordnung unterliegen, kann der verschreibende Arzt in begründeten Ausnahmefällen von den zugelassenen Indikationen abweichen. Er wird dies aber in jedem Fall schriftlich dokumentieren (einschließlich der Begründung) und das Einverständnis des Patienten dafür einholen.

Klassische Opioide vom Typ Morphin sind die stärksten (potentesten) aller Suchtstoffe. Eine einmal entwickelte Abhängigkeit ist in einem erheblichen Teil der Fälle irreversibel, d. h. nicht rückbildbar. Selbst nach erfolgreichem Entzug ist die Rückfallneigung groß und bleibt es noch über Jahre. Die Komplikationen einer Opioidabhängigkeit einschließlich der gesundheitlichen und sozialen Folgen sind erheblich, auch wenn es sich „nur" um Arzneimittel und nicht um illegale Drogen handelt. Die Furcht vor dem Auslösen einer Opioidabhängigkeit hat in der Vergangenheit viele Ärzte vom Gebrauch dieser Substanzen zurückschrecken lassen, zum Nachteil ihrer Schmerzpatienten. Bei Schmerzpatienten ist das Abhängigkeitsrisiko geringer als bei Gesunden.

Bei schwerer Abhängigkeit von klassischen Opioiden (meist Heroin, Morphin oder Levomethadon) können die Entzugserscheinungen (s. Tabelle 15.4) mit der Gabe von nicht suchterzeugenden Substanzen Clonidin oder Doxepin (s. dort) gelindert werden. Auch langsames Herunterdosieren mit Levomethadon (s. dort) ist möglich. Bei Abhängigkeit von Opioiden mit gemischt agonistisch-antagonistischer Wirkung (meist Tramadol) sind die Entzüge leicht, ein Opioid ist niemals notwendig, allenfalls Clonidin oder Doxepin.

Opioidintoxikationen (Vergiftungen, z. B. mit Selbsttötungsabsicht) sind vor allem durch die zentrale Atemdepression lebensbedrohlich, die durch ein Lungenödem kompliziert sein kann. Daher ist die Beatmung (Mund-zu-Mund-Beatmung, Atembeutel, maschinelle Beatmung) die wichtigste Therapiemaßnahme. Die Intoxikation kann auch mit spezifischen, kompetitiven Opioidantagonisten (Naloxon = Narcanti®), die das Opioid vom Rezeptor verdrängen, durchbrochen werden. Bei schweren Intoxikationen mit Opioiden mit einer hohen Bindungsbereitschaft am Rezeptor sind dafür u. U. hohe Naloxon-Dosen erforderlich. Wegen der kurzen Wirkungsdauer von Naloxon muss die Gabe im Erfolgsfall stündlich wiederholt werden. Alternativ kann nach Aufklaren auch das langwirksame Parallelpräparat Naltrexon (Nemexin®) oral verabreicht werden. Bei oraler Opioidintoxikation ist eine Magenspülung noch viele Stunden nach der Einnahme sinnvoll, da Opioide die Magen-Darm-Passage verlangsamen.

Buprenorphin — Temgesic®

Indikationen. Buprenorphin ist ein Partialagonist am μ-Rezeptor, d. h. es wirkt in niedrigen (therapeutischen) Dosen wie Morphin, in hohen Dosen kann es antagonistisch wirken. Dadurch ergibt sich ein sog. „ceiling effect" (plateaubildend), d. h. die Atemdepression nimmt von einer bestimmten Dosis an nicht mehr zu, sodass kein Atemstillstand möglich ist. Außerdem ist Buprenorphin ein Antagonist am κ-Rezeptor, was möglicherweise zur Wirkung beiträgt. Die Substanz wirkt relativ intensiv analgetisch, vergleichbar dem Morphin. Bei topischer epiduraler Anwendung ergibt sich eine lang dauernde, nebenwirkungsarme Analgesie. Die Buprenorphin-Wirkung kann durch Naloxon nur partiell aufgehoben werden, selbst wenn hohe Dosen verabreicht werden. Der Druck im Gallesystem steigt unter Buprenorphin nicht an.

Pharmazeutische Zubereitung. Ampullen mit 0, 3 mg zur i.v.- und i.m.-Injektion, Sublingualtabletten mit 0, 2 mg.

Wirk- und Eliminationsverhalten. Buprenorphin wird nach i.m.-Injektion schnell resorbiert, nach sublingualer Verabreichung langsamer. Wegen der langanhaltenden Rezeptorbindung korrelieren Plasmaspiegel und Wirkung nicht gut (die Wirkungsdauer ist länger!). Es erfolgt eine Verstoffwechselung in der Leber. Die terminale **Eliminationshalbwertszeit** ($t_{1/2}$) liegt um 3 h.

DOSIERUNG

Erwachsene. Bei parenteraler Therapie werden 0, 3 mg alle 6–8 h verabreicht. Bei sublingualer Therapie beträgt die Dosis 0,2–0,4 mg alle 6–8 h. Bei Toleranzentwicklung im Rahmen einer langfristigen Schmerztherapie kann höher dosiert werden.

Kinder. Bei Kindern ab 16 kg werden 3–6 µg/kg alle 6–8 h verabreicht, bei Schulkindern ab 35 kg ggf. alternativ 0,2 mg sublingual (die Sublingualtabletten sind nicht teilbar!), ab 45 kg auch 0,4 mg.

Sonderfälle. Buprenorphin ist zur analgetischen Therapie bei Kindern geeignet. Bei **Lebererkrankungen** und im **Alter** soll wegen verlangsamter Elimination das Dosierungsintervall verlängert oder die Einzeldosis herabgesetzt werden.

Unerwünschte Wirkungen. Buprenorphin ruft relativ häufig Übelkeit und Erbrechen hervor, vor allem bei den ersten Gaben. Unter hohen Dosen kommt es zur Atemdepression, aber nicht zum Atemstillstand. Die Atemdepression kann relativ spät nach der Gabe auftreten. Zahlreiche Fälle von Buprenorphin-Abhängigkeit sind beschrieben, ganz überwiegend „Umsteiger“ vom Heroin. Im Rahmen der Schmerztherapie entwickelt sich praktisch nie eine Abhängigkeit, eher schon aus einem „Entspannungsmissbrauch“ beim Personal von chirurgischen und anästhesiologischen Abteilungen heraus.

Arzneimittelwechselwirkungen. Wie alle Partialagonisten sollte Buprenorphin nicht mit rein agonistischen Opioiden (Typ Morphin) kombiniert werden, da sich dabei unkalkulierbare Interaktionen, z. B. gegenseitige Wirkungsaufhebung, ergeben können.

Schwangerschaft und Laktation. Buprenorphin passiert die Plazentaschranke und geht in die Muttermilch über.

Pflegehinweise

Die Verschreibung von Buprenorphin ist nur auf einem Betäubungsmittelrezept oder Betäubungsmittelanforderungsschein möglich. In den ersten Behandlungswochen, bei zusätzlicher Gabe von Sedativa/Hypnotika und bei hohen Dosen darf nicht am Straßenverkehr teilgenommen werden. Unter hohen Buprenorphin-Dosen kommt es zur Atemdepression, aber nicht zum Atemstillstand. Die Atemdepression kann relativ spät nach der Gabe auftreten. Die Buprenorphin-Wirkung kann durch Naloxon nur partiell aufgehoben werden, selbst wenn hohe Dosen verabreicht werden.

Codein

Codeinum phosphoricum/-forte Compretten®, Codicaps mono®, Codipront mono®

Indikationen. Codein ist ein klassisches (typisches) Opioid, das als Analgetikum und als Antitussivum in großem Umfang eingesetzt wird. Es ist ein natürlicher Bestandteil des Opiums und wirkt morphinähnlich, wenn auch schwächer.

Pharmazeutische Zubereitung. Codein ist offizinell, d. h. es ist als Reinsubstanz (Codeinphosphat) in der Apotheke vorhanden; auf Verschreibung des Arztes kann vom Apotheker z. B. eine Lösung (max. 2,5%) hergestellt werden. Codeinum phosphoricum Compretten zu 30 mg/Tablette, Codeinum phosphoricum forte Compretten zu 50 mg/Tablette, retardiertes Codein in Kapseln mit 30 mg (als Base).

Wirk- und Eliminationsverhalten. Das Alkaloid wird relativ gut enteral resorbiert und deshalb oral gegeben (**Bioverfügbarkeit** dann etwa 50–70%). Die maximalen **Plasmakonzentrationen** werden nach 1 h erreicht. Nach rektaler Gabe ist die Bioverfügbarkeit etwas niedriger. **Stoffwechsel/Ausscheidung:** Der Metabolit Morphin trägt wesentlich zur Wirkung bei; seine Bildung ist individuell sehr unterschiedlich. Im Urin werden neben unverändertem Codein zahlreiche Stoffwechselprodukte ausgeschieden. Die **Eliminationshalbwertszeit** ($t_{1/2}$) beim Gesunden beträgt 2–5 h.

DOSIERUNG

Erwachsene. Bei unproduktivem Husten 15–50 mg oral; Wiederholung nach 6–8 h möglich, maximal 120 mg/Tag (bei Retardpräparaten nur 2 Gaben mit 30–60 mg pro Tag). Zur Schmerzbehandlung sind Dosen von 3- bis 4-mal 30–60 mg erforderlich.

Kinder. Zur Analgesie ab dem 2. Lebensjahr 0,5 mg/kg alle 4–6 h. Als Antitussivum ab dem 6. Lebensjahr 3-mal 15 mg; max. 60 mg/Tag. Ab 14. Lebensjahr Erwachsenendosen.

Sonderfälle. Bei Opioidabhängigen sind wegen der Toleranz erhöhte Dosen erforderlich. Bei terminaler **Niereninsuffizienz** ist die Elimination stark verlangsamt, sodass das Dosierungsintervall verlängert werden muss. Auch im **Alter** ist die Elimination verlangsamt.

Unerwünschte Wirkungen. Codein hat die typischen unerwünschten Wirkungen der klassischen Opioide (s. Tabelle 15.4), einschließlich deutlicher Behinderung der visuomotorischen Koordination bei Dosen von 60 mg und mehr. Zusätzlich werden Hautjucken und Hauterscheinungen, auch Allergien, beobachtet. Codein in höheren Dosen führt gelegentlich zu Sphinkterspasmen und Koliken.

Arzneimittelwechselwirkungen. Die Codein-Wirkung, besonders die Beeinträchtigung der psychomotorischen Leistungsfähigkeit, wird durch andere sedierende Substanzen (einschließlich Alkohol) verstärkt.

Schwangerschaft und Laktation. Codein passiert die Plazentaschranke. Bei längerfristiger Behandlung von Schwangeren ist mit Abhängigkeit des Fetus zu rechnen. Im Entzug gesteigerte Wehentätigkeit. Bei Verabreichung kurz vor der Entbindung Atemdepression beim Neugeborenen. Codein tritt in so geringem Umfang in die Muttermilch über, dass nur nach Einnahme sehr hoher Dosen nicht gestillt werden sollte.

Pflegehinweise

In den ersten Behandlungswochen bei zusätzlicher Gabe von Sedativa/Hypnotika und bei hohen Dosen darf nicht am Straßenverkehr teilgenommen werden. Alkohol verstärkt die Codein-Wirkung. Der Dauergebrauch von Codein kann zur Abhängigkeit führen. Zur Substitution bei Heroinabhängigkeit ist Codein nicht zugelassen und auch pharmakologisch wenig geeignet. Wegen der Gefahr der Atemdepression sollte Codein im Säuglingsalter nicht eingesetzt werden. Bei Verabreichung kurz vor der Entbindung muss mit einer Atemdepression beim Neugeborenen gerechnet werden.

Levomethadon — L-Polamidon® Hoechst

Indikationen. Levomethadon ist das wirksame Enantiomer von Methadon (= d,l-Methadon). d-Methadon hat praktisch keine opioiderge Wirkung. Levomethadon ist ein hoch wirksamer μ-Rezeptoragonist mit den typischen Wirkungen: Analgesie, Atemdepression, Euphorie, antitussive Wirkung und spastische Obstipation. Die Substanz ist ein sehr effektives Analgetikum, das bei schweren Schmerzzuständen eine langanhaltende Linderung bringt, selbst wenn andere Opioide versagen.

Pharmazeutische Zubereitung. Ampullen zu 2,5 mg Levomethadon-HCI in 1 ml. Tropfflaschen mit 10 ml zu 5 mg/ml Levomethadon-HCI.

Wirk- und Eliminationsverhalten. (Levo)Methadon wird nach oraler Gabe gut resorbiert (kaum First-pass-Effekt), die maximalen **Plasmakonzentrationen** werden nach 2–6 h erreicht. **Stoffwechsel/Ausscheidung:** Methadon wird in der Leber ausgiebig verstoffwechselt, es entstehen aber kaum pharmakologisch wirksame Metabolite. Bei saurem Urin wird das unveränderte Levomethadon beschleunigt über die Nieren eliminiert. Die **Eliminationshalbwertszeit** ($t_{1/2}$) ist interindividuell sehr verschieden (um 23 h).

DOSIERUNG

Erwachsene. Bei **Schmerzen** Erstdosis 2,5–7,5 mg oral, Wiederholungen frühestens nach 4 h, Tagesdosis nicht über 15 mg. Levomethadon kann auch i.m. oder s.c. injiziert werden (2,5–7,5 mg); i.v. muss sehr langsam injiziert werden. Bei fehlender Toleranz injizierte Tagesdosis nicht über 15 mg insgesamt. Die erforderliche Dosis ist meist am ersten Behandlungstag höher, sie kann ab 2. Tag oft halbiert werden (die Substanz kumuliert wegen ihrer langsamen Elimination). Bei Toleranzentwicklung im Rahmen einer langfristigen Schmerztherapie kann höher dosiert werden.

Zur **Substitution** 7,5–60 mg/Tag einmal täglich in nichtinjizierbarer Lösung (z. B. Orangensaft) vom Arzt oder seinem Vertreter einzuflößen; bei der Substitution ist die Dosierung individuell sehr unterschiedlich. Hohe Durchschnittsdosen (35 mg täglich und mehr) sind in der Substitution erfolgreicher als (zu) niedrige Dosen, gemessen an den Kriterien Nebenkonsum von Heroin und Kokain. Die Dosierung bei der Einleitung der Substitution ist schwierig; Fehler haben hier mehrfach zu Todesfällen geführt, wenn nicht täglich auf klinische Intoxikationszeichen untersucht wurde (Kumulation bei langer Eliminationshalbwertszeit).

Sonderfälle. Im **höheren Lebensalter**, bei **Nierenerkrankungen** und bei schwerer **Leberzirrhose** ist die Elimination verlangsamt, sodass niedriger dosiert werden muss. Bei **Toleranzentwicklung** im Rahmen einer langfristigen Behandlung kann die zur Analgesie erforderliche Tagesdosis bis auf das 10fache der Anfangsdosis ansteigen. Aktuell Heroinabhängige sind fast immer tolerant. Unter induzierenden Stoffen (Antikonvulsiva, Rifampicin) sind wegen der beschleunigten Metabolisierung kürzere Dosierungsintervalle und damit höhere Tagesdosen erforderlich. Wenn Substituierte an schweren Schmerzen leiden, kann vorübergehend die Levomethadon-Dosis um 50% (max. 100%) erhöht werden.

Unerwünschte Wirkungen. Levomethadon hat die typischen unerwünschten Wirkungen der klassischen Opioide (s. Tabelle 15.4). Bei Substituierten sind pathologisches Schwitzen, Gewichtszunahme, Obstipation und Sexualstörungen (Zyklus- und Potenzstörungen) die Hauptprobleme. Sphinkterspasmen und Koliken sind seltener als unter Morphin oder Codein.

Arzneimittelwechselwirkungen. Levomethadon wirkt additiv zu anderen klassischen Opioiden. Seine Wirkung kann durch Hypnotika/Sedativa verstärkt werden, ebenso durch Alkohol. Die Wirkung von Methadon wird durch die Dauerbehandlung mit Antikonvulsiva wie Phenytoin Carbamazepin und Phenobarbital abgeschwächt, da diese Substanzen die hepatische Elimination von Methadon beschleunigen. Die Elimination von Desipramin (Pertofran®) wird durch Methadon verlangsamt.

Schwangerschaft und Laktation. Bei längerfristiger Behandlung von Schwangeren ist mit Abhängigkeit des Fetus zu rechnen. Im Entzug gesteigerte Wehentätigkeit, die u. U. eine Fehl- oder Frühgeburt verursachen kann. Bei Verabreichung kurz vor der Entbindung Atemdepression beim Neugeborenen. Levomethadon geht in geringem Umfang in die Muttermilch über; daher sollten die Mütter abstillen.

Pflegehinweise

Die Verschreibung von Methadon ist nur auf einem Betäubungsmittelrezept oder Betäubungsmittelanforderungsschein möglich. Levomethadon muss auf Station und in der Arztpraxis (Substitution!) in einem verschlossenen Stahlschrank aufbewahrt werden. Wegen der langen Eliminationshalbwertszeit und der deshalb möglichen Kumulation der Substanz muss unbedingt auf klinische Intoxikationszeichen geachtet werden. Bei Verabreichung kurz vor der Entbindung muss mit einer Atemdepression beim Neugeborenen gerechnet werden. In den ersten Behandlungswochen, bei zusätzlicher Gabe von Sedativa/Hypnotika und bei hohen Dosen darf nicht am Straßenverkehr teilgenommen werden. Die Wirkung von Methadon kann durch Naloxon innerhalb von wenigen Minuten abgebrochen werden; bereits 24 h nach Erstgabe von Methadon ist mit Naloxon ein leichtes Abstinenzsyndrom auslösbar.

Morphin

Morphin Merck 10/20/100®,
MST 10/30/60/100/200 Mundipharma® u. a.

Indikationen. Morphin, das Hauptalkaloid des Opiums, ist ein typisches Opioid mit überwiegender Wirkung auf den μ-Rezeptor. Es ist ein hochwirksames Schmerzmittel, das gegen akute und chronische Schmerzen verabreicht werden kann. Der Effekt ist additiv zu dem von nichtsteroidalen Analgetika. Morphin kann auch epidural (und intrathekal) verabreicht werden; es bewirkt dann eine langdauernde, regional begrenzte Analgesie, z. B. bei postoperativem Schmerz nach Kaiserschnitt oder im Bereich der unteren Extremität. Eine Dauertherapie mit Morphin gilt dann als indiziert, wenn die Kombination eines Nichtopioidanalgetikums mit einem schwach wirksamen Opioidanalgetikum nicht ausreichend ist. Die Morphin-Dauertherapie muss nach festem Zeitschema (s. Erwachsenendosis) erfolgen. Morphin (0,143 mg/kg) i.v. bewirkt eine deutliche Atemdepression.

Pharmazeutische Zubereitung. Ampullen mit je 10, 20 oder 100 mg Morphin-HCL $3H_2O$. Retardtabletten zu 10, 30, 60, 100 oder 200 mg Morphinsulfat.

Wirk- und Eliminationsverhalten. Nach oraler Gabe wird Morphin schnell resorbiert. Es unterliegt einem starken und individuell sehr unterschiedlichen First-pass-Effekt. Der Metabolit Morphin-6-glucuronid trägt zur Wirkung bei. Im Urin erscheinen zahlreiche Metaboliten. Die **Eliminationshalbwertszeit** ($t_{1/2}$) liegt um 2 h.

DOSIERUNG

Erwachsene. Morphin wird als Morphin-HCL $3H_2O$ in Dosen von 10–20 (max. 30) mg s.c. oder i.m. (nur ausnahmsweise 10 mg i.v.) gegeben; die Dosis kann alle 4–6 h wiederholt werden. Zur Dauerbehandlung chronischer Schmerzen gibt man peroral Morphin in retardierter Formulierung ein- bis zweimal täglich zu festen Zeiten, wobei mit 20 mg/Tag begonnen werden sollte und die optimale Dosis individuell titriert werden muss.

Sonderfälle. Bei hochgradig **übergewichtigen Personen** wird höher dosiert, im **Senium** niedriger. Durch **Toleranzentwicklung** im Rahmen einer langfristigen Behandlung kann die zur Analgesie erforderliche Tagesdosis bis auf das 10fache der Anfangsdosis ansteigen. Bei Opioidabhängigen (Heroinabhängige!) sind wegen der Toleranz oft primär erhöhte Dosen erforderlich.

Unerwünschte Wirkungen. Morphin hat die typischen unerwünschten Wirkungen der klassischen Opioide. Nach Morphin kommt es zu einer mehrere Stunden dauernden, psychomotorischen Beeinträchtigung vor allem bei Erstgaben. Morphin löst durch Histaminfreisetzung häufiger als andere Opioide (z. B. Pethidin) einen vorübergehenden Juckreiz und urtikarielle Reaktionen aus. Gelegentlich kommt es zu Sphinkterspasmen und Koliken.

Arzneimittelwechselwirkungen. Morphin wirkt additiv zu anderen klassischen Opioiden. Seine Wirkung kann durch Hypnotika/Sedativa verstärkt werden, ebenso durch Alkohol.

Schwangerschaft und Laktation. Bei längerfristiger Behandlung von Schwangeren ist mit Abhängigkeit des Fetus zu rechnen. Im Entzug gesteigerte Wehentätigkeit. Bei Verabreichung kurz vor der Entbindung Atemdepression beim Neugeborenen. Wenn die Mutter während der Schwangerschaft kontinuierlich Morphin erhielt, ist mit einem Entzugssyndrom beim Neugeborenen einige Stunden nach der Entbindung zu rechnen.

Pflegehinweise

Die Verschreibung von Morphin ist nur auf einem Betäubungsmittelrezept oder Betäubungsmittelanforderungsschein möglich. Zur Substitution bei Heroinabhängigkeit ist Morphin nicht zugelassen. Der Dauergebrauch von Morphin kann zur Abhängigkeit führen. Das Risiko von Abhängigkeit und Toleranzentwicklung ist jedoch gering bzw. nicht relevant, wenn das Pharmakon Patienten mit chronischen Schmerzen bzw. in terminalen klinischen Situationen nach festem Zeitschema verabreicht wird. In den ersten Behandlungswochen, bei zusätzlicher Gabe von Sedativa/Hypnotika und bei hohen Dosen darf nicht am Straßenverkehr teilgenommen werden. Morphin (0,143 mg/kg) i.v. bewirkt eine deutliche Atemdepression. Bei Verabreichung kurz vor der Entbindung muss mit einer Atemdepression beim Neugeborenen gerechnet werden. Morphin löst durch Histaminfreisetzung häufiger als andere Opioide einen vorübergehenden Juckreiz und urtikarielle Reaktionen aus.

Pentazocin — Fortral®

Indikationen. Pentazocin ist ein Partialagonist am μ-Rezeptor, d. h. es wirkt in niedrigen (therapeutischen) Dosen wie Morphin, in hohen Dosen wirkt es antagonistisch. Dadurch ergibt sich ein sog. „ceiling effect" (plateaubildend), d. h. die Atemdepression nimmt von einer bestimmten Dosis an nicht mehr zu, sodass kein Atemstillstand möglich ist. Außerdem bindet Pentazocin an den κ-Rezeptor, was zur analgetischen Wirkung beitragen soll. Die Substanz führt im Gegensatz zu Morphin nicht zu einer ausgeprägten Miosis. Pentazocin ist ein wirksames Schmerzmittel vom Opioidtyp bei mittelstarken bis starken Schmerzen. Die analgetische Wirkung von Pentazocin kann durch Naloxon aufgehoben werden. Pentazocin hat in höheren Dosen deutliche kardiovaskuläre Wirkungen: Steigerung der Herzfrequenz, des Blutdrucks, des enddiastolischen linksventrikulären Drucks und des pulmonal-arteriellen Drucks; dadurch wird die Herzarbeit erhöht.

Pharmazeutische Zubereitung. Ampullen mit 30 mg/ml, Kapseln mit 50 mg, Suppositorien mit 50 mg.

Wirk- und Eliminationsverhalten. Nach oraler und rektaler Gabe wird Pentazocin gut resorbiert, unterliegt aber einem First-pass-Effekt; maximale **Plasmakonzentrationen** werden nach 1–3 h gemessen. **Stoffwechsel/Ausscheidung:** Die Verstoffwechselung in der Leber führt zu zahlreichen inaktiven Metaboliten. Die **Eliminationshalbwertszeit** ($t_{1/2}$) beträgt 2–4 h.

DOSIERUNG

Erwachsene. Parenteral (i.m. oder langsam i.v.) werden 30 mg verabreicht, oral oder rektal 50 mg. Die Initialdosis kann alle 4 h wiederholt werden. Maximale Tagesdosis 360 mg parenteral.

Kinder. Kinder von 1–12 Jahren erhalten 1,0 mg/kg i.m. oder 0,5 mg/kg langsam i.v.

Sonderfälle. Bei **Leberkranken** und im **Alter** soll wegen verlangsamter Elimination das Dosierungsintervall verlängert oder die Einzeldosis herabgesetzt werden. Bei **Herz-Kreislauf-Erkrankungen** (Arteriosklerose, arterieller Hypertonie, Herzinsuffizienz, koronarer Herzkrankheit) sind allenfalls niedrige Dosen (max. 150 mg/Tag) zulässig. Pentazocin ist zur analgetischen Therapie bei Kindern geeignet.

Unerwünschte Wirkungen. Unter hohen Pentazocin-Dosen kommt es zur Atemdepression, aber nicht zum Atemstillstand. Die Atemdepression kann relativ spät nach der Gabe auftreten. Häufig sind Schwindel und Schwitzen sowie psychische Effekte (Euphorie, kognitive Beeinträchtigung, Sedierung, Wahrnehmungsstörungen). Übelkeit und Erbrechen sind eher selten. Bei s.c.- und i.m.-Gabe können die Injektionsstellen fibrosieren. Bei Patienten mit koronarer Herzkrankheit kann es zu Blutdrucksteigerungen auch im Pulmonalkreislauf kommen. Pentazocin-Abhängigkeit ist beschrieben, überwiegend bei medizinischem Personal; „Umsteigen" vom Heroin ist eher selten. Im Rahmen der Schmerztherapie entwickelt sich nur selten eine Abhängigkeit.

Arzneimittelwechselwirkungen. Wie alle Partialagonisten sollte Pentazocin nicht mit rein agonistischen Opioiden vom Typ Morphin kombiniert werden, da sich dabei unkalkulierbare Interaktionen z. B. gegenseitige Wirkungsaufhebung ergeben können. Sedierung und Atemdepression werden durch Benzodiazepine und andere Sedativa einschließlich Alkohol verstärkt. Unter MAO-Inhibitoren ist die Toxizität von Pentazocin erhöht.

Schwangerschaft und Laktation. Pentazocin passiert die Plazentaschranke und geht in die Muttermilch über. Bei mütterlichem Pentazocin-

Missbrauch im Rahmen einer Drogensucht ist fetales Minderwachstum beschrieben, daher wird vor längerfristigen Gaben an Schwangere gewarnt.

Pflegehinweise

Die Verschreibung von Pentazocin ist nur auf einem Betäubungsmittelrezept oder Betäubungsmittelanforderungsschein möglich. In den ersten Behandlungswochen bei zusätzlicher Gabe von Sedativa/Hypnotika und bei hohen Dosen darf nicht am Straßenverkehr teilgenommen werden. Unter hohen Pentazocin-Dosen kommt es zur Atemdepression, aber nicht zum Atemstillstand. Die Atemdepression kann relativ spät nach der Gabe auftreten.

Tilidin — in Valoron N®

Indikationen. Tilidin ist als Reinsubstanz nicht auf dem Arzneimittelmarkt verfügbar, sondern nur in dem Mischpräparat Valoron N®, das neben Tilidin noch den Opioidantagonisten Naloxon enthält. Bei oraler Gabe ist das Naloxon unwirksam, nur Tilidin und sein wirksamer Metabolit Nortilidin werden als Opioide analgetisch wirksam. Bei Injektion des Mischpräparats durch Heroinabhängige dagegen wird zunächst das Naloxon wirksam, was jede Opioidwirkung verhindert; damit ist ein parenteraler Missbrauch des Valoron N® praktisch unmöglich. Das Mischpräparat hat einen morphinähnlichen analgetischen Effekt.

Pharmazeutische Zubereitung. Lösung mit 50 mg Tilidin-HCl und 4 mg Naloxon-HCl je 20 Tropfen (≈0,72 ml); Kapseln mit 50 mg Tilidin-HCl und 4 mg Naloxon-HCl.

Wirk- und Eliminationsverhalten. Das Naloxon aus Valoron N® wird bei oraler Gabe bereits bei der ersten Leberpassage so intensiv verstoffwechselt (First-pass-Effekt), dass es unwirksam ist. Nur das Tilidin bzw. sein wirksamer Metabolit Nortilidin werden damit bei oraler Gabe wirksam. Die terminale Eliminationshalbwertszeit ($t_{1/2}$) von Nortilidin liegt bei oraler Gabe zwischen 3 und 4 h.

DOSIERUNG

Erwachsene. 3- bis 4-mal täglich 50–100 mg Tilidin oral.

Sonderfälle. Bei **Opioidabhängigen** sind auf Grund der Toleranz erhöhte Dosen erforderlich; wegen der Naloxon-Komponente können aber nicht immer ausreichende Dosen gegeben werden, ohne dass ein Opioidentzugssyndrom provoziert wird. Bei **Niereninsuffizienz** ist wegen einer Eliminationsverzögerung die Dosis herabzusetzen. Bei **Leberinsuffizienz** kann der First-pass-Effekt für das Naloxon vermindert sein, sodass die Opioidwirkung des Mischpräparats temporär abgeschwächt oder aufgehoben ist.

Unerwünschte Wirkungen. Tilidin hat die typischen unerwünschten Wirkungen der klassischen Opioide (s. Tabelle 15.4), wobei die Atmungsdepression wenig ausgeprägt ist.

Arzneimittelwechselwirkungen. Alkohol und Sedativa aller Art können die Sedierung durch Tilidin verstärken.

Schwangerschaft und Laktation. Über die Wirkung von Tilidin auf den menschlichen Fetus ist wenig bekannt. Tierexperimente sprechen eher gegen eine Teratogenität. Ein Übergang in die Muttermilch ist anzunehmen.

Pflegehinweise

Wenn Valoron N® von Heroinabhängigen als Ersatzstoff i.v. injiziert wird, kommt es zunächst durch das darin enthaltene Naloxon zu einem provozierten, hochakuten Entzugssyndrom. Dies kann bei schwerer Abhängigkeit von außerordentlicher Heftigkeit sein. Wegen der kurzen Wirkungsdauer von Naloxon (Eliminationshalbwertszeit um 1 h) klingt das Abstinenzsyndrom schnell wieder ab; erst dann setzt die Wirkung von Tilidin ein; auch die Wirkung von restlichem Heroin kann wieder einsetzen. In den ersten Behandlungswochen, bei zusätzlicher Gabe von Sedativa/Hypnotika und bei hohen Dosen darf nicht am Straßenverkehr teilgenommen werden. Der Dauergebrauch von oral genommenem Tilidin kann zur Abhängigkeit führen, jedoch ist das Abhängigkeitspotential geringer als das von Morphin.

Tramadol — Tramadol Stada®, Tramadol ratiopharm®, Tramal®, Tramundin SL, Tramundin retard® u. a.

Indikationen. Tramadol ist ein synthetisches Opioid mit analgetischer Wirkung, das gegen Schmerzen aller Art in großem Umfang eingesetzt wird. Tramadol ist (wie alle Opioide) nicht geeignet gegen Kopfschmerzen, Zahnschmerzen und Migräne. Tramadol wirkt atemdepressiv, aber weniger als Morphin. Wirkung und Nebenwirkungen können weitgehend durch Naloxon aufgehoben werden.

Pharmazeutische Zubereitung. Tramadol-HCl: Ampullen zu 50 mg/ml und zu 100 mg/2 ml, Fertigspritzen zu 100 mg/2 ml, Kapseln zu 50 mg,

Tropfen zu 100 mg/ml (1 ml ≈ 40 Tropfen), Retardtabletten zu 100 mg, Zweiphasen-Retardtabletten zu 100 mg, Suppositorien zu 100 mg.

Wirk- und Eliminationsverhalten. Nach oraler Gabe wird Tramadol rasch resorbiert, maximale **Plasmakonzentrationen** werden nach 1–2 h erreicht. Die orale **Bioverfügbarkeit** ist relativ hoch (um 70%). **Stoffwechsel/Ausscheidung:** Aus Tramadol entstehen zahlreiche Metabolite, von denen lediglich O-Desmethyltramadol opioiderg pharmakologisch aktiv ist (stärker als die Muttersubstanz!). Die terminale **Eliminationshalbwertszeit** ($t_{1/2}$) beträgt etwa 6 h.

DOSIERUNG

Erwachsene. Bei i.v.-Injektion 50 mg (max. 100 mg) langsam geben; s. c. oder i.m. 50–100 mg, oral 50–100 mg. Bei Verabreichung als Suppositorien sind 100 mg Tramadol-HCl erforderlich. Nach 6 h Wiederholung möglich. Tageshöchstdosis 400 mg.

Sonderfälle. Bei **Opioidabhängigen** sind wegen der Toleranz erhöhte Dosen erforderlich. Bei **Leber-** und **Niereninsuffizienz** ist die Elimination von Tramadol und O-Desmethyltramadol verlangsamt, deshalb muss hier die Dosis vermindert werden.

Unerwünschte Wirkungen. Tramadol hat weniger Nebenwirkungen als die klassischen Opioide (s. Tabelle 15.4), selbst wenn auf äquianalgetische Dosen bezogen wird. Das gilt auch für die Atmungsdepression. Der Druck im Gallesystem steigt nicht an. Unter hohen Tramadol-Dosen sind zerebrale Krampfanfälle möglich.

Arzneimittelwechselwirkungen. Alkohol und Sedativa aller Art können die Sedierung verstärken. Atypische Opioide wie Buprenorphin oder Pentazocin können die Tramadol-Wirkung abschwächen oder aufheben.

Schwangerschaft und Laktation. Tramadol ist plazentagängig. Teratogene Wirkungen sind nicht bekannt. Tramadol tritt in die Muttermilch über, jedoch ist die Konzentration so gering, dass der Säugling allenfalls durch sehr hohe Dosen für die Mutter gefährdet wird.

Pflegehinweise

In den ersten Behandlungswochen, bei zusätzlicher Gabe von Sedativa/Hypnotika und bei hohen Dosen darf nicht am Straßenverkehr teilgenommen werden. Der Dauergebrauch von Tramadol kann zur Abhängigkeit führen. Hohe Dosen von Tramadol können zerebrale Krampfanfälle auslösen.

Naloxon Narcanti®

Indikationen. Naloxon ist ein kompetitiver Opioidantagonist ohne jeden agonistischen Effekt. Die Substanz hat eine bevorzugte Wirkung am μ-Rezeptor, obwohl auch Opioidwirkungen auf den δ-Rezeptor und den κ-Rezeptor durch sehr hohe Dosen antagonisiert werden. Die μ-Rezeptoraffinität von Fentanyl, Sufentanil und Buprenorphin ist so hoch, dass ihre Wirkung selbst durch hohe Naloxon-Dosen bestenfalls partiell antagonisiert werden kann. Durch Naloxon können die atemdepressiven, analgetischen und euphorischen Wirkungen von klassischen Opioiden wie Morphin schnell und vollständig aufgehoben werden. Dieser Effekt kann nicht nur zur Therapie von Opioidintoxikationen, sondern auch zu diagnostischen Zwecken benutzt werden: Da ausschließlich Opioidwirkungen durch Naloxon aufgehoben werden, beweist ein Naloxon-Effekt eine vorher vorhandene Opioidwirkung.

Pharmazeutische Zubereitung. Narcanti®-Injektionslösung, Ampullen mit 1 ml (0,4 mg/ml); Narcanti®-Neonatal Injektionslösung, Ampullen mit 2 ml (0,04 mg/2 ml).

Wirk- und Eliminationsverhalten. Naloxon wird bei oraler Gabe schnell resorbiert, unterliegt aber in der Leber einem intensiven First-pass-Effekt, sodass die Substanz auf diesem Verabreichungswege unwirksam ist. Da Naloxon in gewissem Umfang über die Mundschleimhaut resorbiert wird, kann durch sublinguale Gabe hoher Dosen (>2 mg) bei Opioidabhängigen ein Abstinenzsyndrom ausgelöst werden. Nach i.v.- Gabe setzt die Wirkung innerhalb weniger Minuten ein, bei i.m.- oder s.c.-Gabe vergehen bis zu deren Einsetzen etwa 15 min. Die **Wirkungsdauer** schwankt, ist aber kurz (1–3 h). Da die meisten Opioide länger wirken, müssen Naloxon-Gaben stündlich wiederholt werden, bis die Opioidwirkung abgeklungen ist. **Stoffwechsel/Ausscheidung:** Naloxon wird in der Leber verstoffwechselt, die Metabolite über die Nieren ausgeschieden. Die **Eliminationshalbwertszeit** ($t_{1/2}$) beträgt 64 ± 12 min bei Erwachsenen, 71 ± 35 min bei Neugeborenen.

DOSIERUNG

Erwachsene. Bei bekannter oder vermuteter Opioidintoxikation werden 0,4–2 mg i.v. verabreicht; wenn kein venöser Zugang möglich ist, kann auch i.m. oder s.c. injiziert werden. Bei postoperativer Gabe wird mittels mehrfacher Wiederholung der Initialdosis gegen die Opioidwirkung titriert; dies ist möglich, weil der Naloxon-Effekt binnen weniger Minuten eintritt.

Kinder. Dosierung nach Wirkung, initial 0,01 mg/kg i.v. Danach mehrfache Wiederholung bis zum Wirkungseintritt möglich.

Sonderfälle. Wenn extrem hohe Opioiddosen oder Buprenorphin die Ursache einer Intoxikation sind, muss Naloxon hoch dosiert werden (10 mg und mehr). Wegen der großen therapeutischen Breite ist dies risikolos möglich, wenn keine Opioidabhängigkeit besteht. Die Wirkung kann anhand von Atmung, Pupillenweite und Darmgeräuschen überwacht werden. Bei Schwerkranken (Patienten im septischen Schock oder mit Multiorganversagen) kann das Dosierungsintervall wegen der verlangsamten Elimination verlängert werden.

Unerwünschte Wirkungen. Naloxon kann bei Opioidabhängigen ein Entzugssyndrom von erheblicher Schwere auslösen. Dies ist an Mydriasis, lebhaften Darmgeräuschen, feindseligem Verhalten und sonstigen Opioidentzugsymptomen (s. Tabelle 15.4) feststellbar. Wegen der kurzen Wirkungsdauer klingt es binnen 1–3 h wieder ab. Notfalls kann es durch hohe Clonidin-Dosen abgemildert werden. Naloxon verursacht gelegentlich Allergien vom Soforttyp.

Arzneimittelwechselwirkungen. Durch Naloxon wird die Wirkung von Opioiden aufgehoben. Während der Naloxon-Wirkung sind Opioide unwirksam. Lediglich Opioide mit extrem hoher Affinität zum μ-Rezeptor (z. B. Sufentanil) werden nicht oder kaum antagonisiert.

Schwangerschaft und Laktation. Hinweise auf eine teratogene Wirkung von Naloxon sind nicht bekannt. Ob Naloxon in die Muttermilch übergeht, ist nicht bekannt.

Pflegehinweise

Wenn die Naloxon-Gabe erfolgreich war, muss nach 1–3 h nachdosiert werden, da die meisten Opioide länger wirken. Ohne Nachdosierung würde die Wirkung des antagonisierten Opioids wieder einsetzen. Die Wirkung kann anhand von Atmung, Pupillenweite und Darmgeräuschen überwacht werden. Da Naloxon in gewissem Umfang über die Mundschleimhaut resorbiert wird, kann durch sublinguale Gabe hoher Dosen (>2 mg) bei Opioidabhängigen ein Abstinenzsyndrom ausgelöst werden. Dieses ist an Mydriasis, lebhaften Darmgeräuschen, feindseligem Verhalten und sonstigen Opioidentzugsymptomen (s. Tabelle 15.4) feststellbar. Naloxon kann nicht nur zur Therapie von Opioidintoxikationen, sondern auch zu diagnostischen Zwecken benutzt werden: Da ausschließlich Opioidwirkungen durch Naloxon aufgehoben werden, beweist ein Naloxon-Effekt eine vorher vorhandene Opioidwirkung.

NMDA-Rezeptor-Antagonisten

Flupirtin — Katadolon®, Trancopal Dolo®

Indikationen. Flupirtin wirkt über das ZNS. Hauptwirkungsmechanismus ist wahrscheinlich der Antagonismus am NMDA-Rezeptor, jedoch sind noradrenerge und GABAerge Mechanismen an der Wirkung beteiligt. Die Substanz interagiert nicht mit Opioidrezeptoren. Naloxon antagonisiert ihre Wirkung nicht. Vor allem wirkt Flupirtin nicht atemdepressiv. Die Substanz lindert Schmerzen aller Art, auch neuralgiforme. Wegen seiner muskelrelaxierenden Wirkungskomponente (Hemmung polysynaptischer Reflexe auf Rückenmarksebene) ist Flupirtin besonders bei Schmerzen mit Muskelverspannungen geeignet. Zugelassen ist die Substanz für die kurzfristige Anwendung. Bei langfristiger Gabe entwickeln sich aber weder Toleranz noch Abhängigkeit.

Pharmazeutische Zubereitung. Kapseln zu 100 mg, Suppositorien zu 100 mg, Kinderzäpfchen zu 75 mg.

Wirk- und Eliminationsverhalten. Flupirtin wird nach oraler und rektaler Gabe gut resorbiert. Die terminale **Eliminationshalbwertszeit** ($t_{1/2}$) liegt um 7 h.

DOSIERUNG

Erwachsene. Oral oder rektal 3- bis 4-mal tägl. 100 mg. Tageshöchstdosis 600 mg.

Kinder. Für Kinder ab 6 Jahre max. 300 mg pro Tag.

Sonderfälle. Bei **Leber-** oder **Niereninsuffizienz** nimmt die Halbwertszeit geringfügig zu, deutlich im hohen **Alter**. Dann sollte das Dosierungsintervall verlängert werden, z. B. auf 2 Gaben pro Tag.

Unerwünschte Wirkungen. Flupirtin ist ein nebenwirkungsarmes Arzneimittel. Müdigkeit und Schwindel sind die Hauptprobleme. Bei hohen Dosen ist ein Anstieg der Leberenzyme möglich.

Arzneimittelwechselwirkungen. Alkohol und Sedativa aller Art können die (geringe) Sedierung verstärken.

Schwangerschaft und Laktation. Flupirtin ist plazentagängig. Teratogene Wirkungen sind nicht bekannt. Gesicherte Erfahrungen liegen nicht vor, daher wird vor der Anwendung in der Schwangerschaft gewarnt. Flupirtin geht nur geringgradig in die Muttermilch über.

Pflegehinweise

Flupirtin hat kein Abhängigkeitspotential. Wegen der möglichen Sedierung wird von der Teilnahme am Straßenverkehr abgeraten, zumindest in den ersten Behandlungswochen. Unter Flupirtin kann der Urin grün werden, Harnstreifentests auf Bilirubin, Urobilinogen und Protein können falsch-positiv ausfallen.

15.3 Antiepileptika (Antikonvulsiva)

Unter dem Begriff Epilepsie werden verschiedene anfallsartig auftretende, über längere Zeit wiederkehrende (chronisch rezidivierende) Krankheiten zusammengefasst. Sie beruhen auf einer gesteigerten Erregbarkeit (Übererregbarkeit) zentraler Nervenzellen und damit einer Erniedrigung der Krampfschwelle. Sie gehen mit abnormen motorischen Reaktionen und/oder Bewusstseinsstörungen bzw. Bewusstseinsverlust einher. Teilweise kommen verstärkte vegetativen Reaktionen dazu. Antiepileptika dienen der Behandlung der Krankheitszeichen (symptomatische Behandlung) der verschiedenen Epilepsieformen, auf deren Ursachen wirken sie nicht ein. Prinzipiell gehören zu den Antikonvulsiva Substanzen mit krampflösender oder krampfvermeidender Wirkung. Von einem als Antiepileptikum zu verwendendem Arzneistoff ist zu fordern, dass er die Krampfschwelle erhöht, die normale motorische Erregbarkeit kaum beeinflusst, in krampfhemmenden Dosen wenig beruhigend (sedativ) bzw. schlaffördernd (hypnotisch) wirkt und bei Daueranwendung nur geringe Nebenwirkungen besitzt. Bis heute gibt es kein Präparat, das diese Forderungen vollständig erfüllt, daher muss man so niedrig wie möglich dosieren und den Patienten sorgfältig überwachen. Grundvoraussetzung einer erfolgreichen Antiepileptikatherapie ist die regelmäßige Medikamenteneinnahme. Es sollte zunächst eine Monotherapie eingeleitet werden, mit der etwa 80% der Patienten zufriedenstellend behandelt werden können. Erst ein unbefriedigendes Behandlungsergebnis nach Ausschöpfung des therapeutischen Spielraums der verwendeten Substanz rechtfertigt eine Kombinationsbehandlung mit mehreren Antiepileptika. Für die Dauertherapie ist es sinnvoll, die Serum- bzw. Plasmakonzentrationen der verwendeten Medikamente zu bestimmen. Für die meisten der Substanzen existiert ein sog. therapeutischer Bereich. Dieser definiert die Serum- bzw. Plasmakonzentration, unter der bei einem überwiegenden Anteil der Patienten Anfallsfreiheit oder eine Minderung der Anfallshäufigkeit erreicht wird, ohne dass es zum Auftreten unerwünschter Wirkungen kommt. Eine Kontrolle der Arzneistoffkonzentration im Plasma sollte bei schlechter Bereitschaft des Patienten zur Mitarbeit (Compliance), bei Verdacht auf ein verändertes Wirk- und Ausscheidungsverhalten, bei klinischen Vergiftungszeichen (Intoxikationszeichen) und bei ausbleibender

Minderung der Anfallshäufigkeit trotz der Behandlung in einer üblichen Dosierung erfolgen (Tabelle 15.5).

Phenytoin — Epanutin®, verschiedene andere

Indikationen. Phenytoin gehört zur Gruppe der Hydantoine mit starker antikonvulsiver Wirkung. Durch Membranstabilisierung hemmt es die Ausbreitung von Anfallspotentialen in der Großhirnrinde. Die Verstärkung inhibitorischer Impulse im Kleinhirn trägt zur antikonvulsiven Wirkung bei. Phenytoin wird bei Grand-mal-Anfällen, einfachen und komplex fokalen Anfällen, zur Prophylaxe von Krampfanfällen z. B. bei neurochirurgischen Eingriffen und bei Trigeminusneuralgie oder anderen zentralen und peripheren neurogenen Schmerzzuständen verwendet. Die intravenöse Formulierung kann auch beim Status epilepticus angewendet werden.

Pharmazeutische Zubereitung. Tabletten (100 mg), Kapseln (100 mg), Suspension (5 ml = 30 mg), Injektionslösung (5 ml = 230 und 250 mg) zur intravenösen Injektion, Infusionskonzentrat (50 ml = 750 mg) zur intravenösen Injektion oder Infusion.

Wirk- und Eliminationsverhalten. Phenytoin ist eine schwache Säure (pKa 8,3) und damit im sauren Magensaftmilieu praktisch unlöslich. Die Resorption erfolgt hauptsächlich aus dem Dünndarm, maximale **Plasmakonzentrationen** werden bei einmaliger Gabe nach 4–6 h (Bereich 3–12 h) erreicht. Phenytoin hat eine **Bioverfügbarkeit** >90%. Der therapeutische Bereich der Serumkonzentrationen liegt zwischen 40 und 80 μmol/l, bei Säuglingen bis 3 Monaten zwischen 24 und 55 μmol/l. Im Liquor cerebrospinalis werden Phenytoin-Konzentrationen in Höhe von etwa 10% der Plasmakonzentration erreicht. **Stoffwechsel/Ausscheidung:** Phenytoin wird zu mehr als 95% biotransformiert, der Hauptmetabolit zirkuliert im enterohepatischen Kreislauf. Etwa 5% einer Dosis werden unverändert über den Urin und den Stuhl ausgeschieden. Die **Eliminationshalbwertszeit** ($t_{1/2}$) von Phenytoin gehorcht einer Sättigungskinetik, d. h. sie ist von der Höhe der Plasmakonzentration abhängig. Sie beträgt 20–60 h beim Erwachsenen, im Kindesalter ist sie in der Regel kürzer, bei Früh- und Neugeborenen ist mit einer verlängerten Halbwertzeit zu rechnen. Die interindividuellen Unterschiede in der Eliminationskinetik sind sehr groß und nicht vorhersehbar.

DOSIERUNG

Erwachsene. Ein allgemein gültiges Dosierungsschema gibt es nicht, Dosis und Einnahmeintervall werden individuell unter Kontrolle der Serumkonzentration festgelegt. In der **antiepileptischen Therapie** be-

Tabelle 15.5. Wirkmechanismus, Indikation, Dosierungsrichtlinien und therapeutische Konzentrationen von Antiepileptika

Substanz	Wirkmechanismus	Indikationen	Initiale Dosis[a]	Erhaltungsdosis[a]	Monitoring	Bemerkungen
Phenytoin	Blockade spannungsabhängiger Natriumkanäle	Grand-mal-, einfache Anfälle, komplex fokale Anfälle, Status epilepticus	50–100 mg	300 mg	40–80 µmol/L (S)	–
Carbamazepin	Blockade spannungsabhängiger Natriumkanäle	Einfache Anfälle, komplexe partielle Anfälle, Grand mal, gemischte Epilepsieformen, Trigeminusneuralgie	200–400 mg	800–1200 mg	17–47 µmol/L (S)	Bevorzugt zur Monotherapie
Phenobarbital	Potenzierung der GABA-ergen Transmission	Grand mal, Impulsiv-Petit-mal, Status epilepticus	–	1–3 mg/kg KG	15–25 µg/ml (P)	–
Primidon	Unbekannt, wahrscheinlich wie Barbiturate	Grand-mal-, fokale Anfälle, Impulsiv-Petit-mal	62,5–125 mg	750–1500 mg	5–15 µg/ml (S)	–
Valproinsäure	Blockade spannungsabhängiger Natriumkanäle	Absencen, myoklonische und tonisch-klonische Anfälle, fokale Anfälle, sekundär generalisierte Anfälle	5–10 mg/kg KG	20 mg/kg KG	347–693 µmol/L (S)	Als Zusatztherapie bei fokalen Anfällen
Ethosuximid	Blockade von Kalziumkanälen des T-Typs in thalamischen Neuronen	Petit mal, pyknoleptische, komplexe und atypische Absencen, myoklonisch-astatischer Petit mal, Impulsiv-Petit-mal	5–10 mg/kg KG	15 mg/kg KG	283–708 µmol/L (S)	–

Tabelle 15.5. Wirkmechanismus, Indikation, Dosierungsrichtlinien und therapeutische Konzentrationen von Antiepileptika (Forts.)

Substanz	Wirkmechanismus	Indikationen	Initiale Dosis[a]	Erhaltungsdosis[a]	Monitoring	Bemerkungen
Mesuximid	Unbekannt	Petit mal bei gemischten Epilepsien, Absencen	150 mg	1,2 g	10–40 µg/ml (P)	–
Felbamat	Blockade spannungsabhängiger Natriumkanäle, Antagonisierung der exzitatorischen Transmission durch Interaktion am NMDA-Rezeptor	Lennox-Gastaut-Syndrom	600–1200 mg	maximal 3,6 g	18–83 µg/ml (P)	Zur Kombinationsbehandlung
Clonazepam	Potenzierung der GABA-ergen Transmission	Epilepsien des Säuglings und Kindes, fokale Anfälle des Erwachsenen	–	3–6 (-8) mg	5–70 µg/L (S)	–
Diazepam	Potenzierung der GABA-vermittelten Antwort durch Bindung am Benzodiazepin-$GABA_A$-Rezeptor-Komplex	Status epilepticus, Fieberkrämpfe	5–10 mg maximal 30 mg	–	–	–

Tabelle 15.5. Wirkmechanismus, Indikation, Dosierungsrichtlinien und therapeutische Konzentrationen von Antiepileptika (Forts.)

Substanz	Wirkmechanismus	Indikationen	Initiale Dosis[a]	Erhaltungsdosis[a]	Monitoring	Bemerkungen
Lamotrigin	Blockade spannungsabhängiger Natriumkanäle	Fokale Anfälle, sekundär generalisierte Anfälle, Zusatzbehandlung: refraktäre partielle und sekundär generalisierte tonisch-klonische Anfällen, refraktär fokale Anfälle und refraktäres Lennox-Gastaut-Syndrom bei Kindern	25 mg	100–200 mg	1–4 µg/ml (P)	Zusatztherapie
Gabapentin	Potenzierung der GABA-vermittelten Antwort, Blockade spannungsabhängiger Natriumkanäle	Einfache Anfälle, komplexe partielle Anfälle	300 mg	900–1800 mg	Unbekannt	Zusatztherapie
Tiagabin	Steigerung der GABA-ergen Transmission durch Reuptake-Hemmung	Partielle Anfälle	7,5–15 mg	15–30 mg	Unbekannt	Zusatztherapie
Vigabatrin	Potenzierung der GABA-ergen Transmission durch Hemmung der GABA-Transaminase	Einfache Anfälle, komplexe Anfälle, partielle Anfälle, Lennox-Gastaut-Syndrom und West-Syndrom bei Kindern	2000 mg	Maximal 4 g	Unbekannt	Zusatztherapie

[a] Angaben beziehen sich auf die Dosierung beim Erwachsenen; (*S*) Serum, (*P*) Plasma.

ginnt die Behandlung mit 50–100 mg Phenytoin täglich, die Dosis muss bis zum Erreichen des therapeutischen Effekts oder der Toleranzgrenze gesteigert werden. In der Erhaltungsphase wird im Allgemeinen die Gabe von 300 mg, aufgeteilt in 2 Einzeldosen, unter Kontrolle der Phenytoin-Serumkonzentration empfohlen. Bei der **Trigeminusneuralgie** und beim **Schädel-Hirn-Trauma** sollte die Aufsättigung unter Kontrolle der Serumkonzentrationen durchgeführt werden, Erwachsene erhalten 1 g/Tag, aufgeteilt in 3 Einzelgaben (400, 300 und 300 mg), in zweistündigem Abstand, am zweiten Tag beträgt die Erhaltungsdosis 300 mg. Zur Behandlung des **Status epilepticus** kommen initial 250 mg i.v. mit maximaler Injektionsgeschwindigkeit von 25 mg/min zur Anwendung, anschließend erfolgt die intravenöse Infusion mit maximal 50 mg/min bis zum Sistieren der Anfälle. Die Höchstdosis beträgt 17 mg/kg KG. Zur **Prophylaxe von Krampfanfällen** während oder nach neurochirurgischen Eingriffen können initial 100–200 mg Phenytoin gegeben werden, bei Bedarf kann innerhalb von 24 h nachdosiert werden, die Tagesdosis sollte 750 mg nicht überschreiten.

Kinder. Kinder haben einen höheren Phenytoin-Bedarf als Erwachsene. Initial kommen bei der Behandlung von Epilepsien bei Kindern bis zu 12 Jahren Dosierungen von 2 mg/kg KG täglich zur Anwendung, die Dosissteigerung kann alle 3 Tage um 1 mg/kg KG/Tag erfolgen. Folgende mittlere Tagesdosierungen werden empfohlen: Kleinkinder ab 3 Jahre 100–200 mg und Schulkinder 100–300 mg. Die Tagesdosis kann in 2 Einzelgaben aufgeteilt werden. Bei Schädel-Hirn-Trauma erhalten Kinder bis zu 12 Jahren initial 5–8 mg/kg KG, als Erhaltungsdosis können Kinder über 6 Jahren am 2. Tag 150–200 mg täglich erhalten, bei Kindern unter 6 Jahren erfolgt die Dosisfestlegung anhand der Serumkonzentration. Zur Behandlung des Status epilepticus empfiehlt sich bei Neugeborenen, Säuglingen und Kindern bis zu 12 Jahren folgende Dosierung: am 1. Tag 30 mg/kg KG, am 2. Tag 20 mg/kg KG, am 3. Tag 10 mg/kg KG als intravenöse Injektion mit einer maximalen Injektionsgeschwindigkeit von 1 mg/kg KG/min. Zur Prophylaxe von Krampfanfällen liegt die Basisdosierung für Kinder bei 5 mg/kg KG/Tag, als Richtlinien können folgende Dosierungen gelten: Kleinkinder 125–250 mg/Tag und Schulkinder 250–500 mg/Tag. Bei jeder chronischen Gabe ist die Kontrolle der Serumkonzentrationen unerlässlich, da Phenytoin eine nichtlineare Kinetik hat (s. unten).

Sonderfälle. Bei Patienten mit **Nierenfunktionseinschränkung** oder chronischen **Lebererkrankungen** ist eine Veränderung des Wirk- und Eliminationsverhaltens von Phenytoin zu erwarten, die Anwendung sollte mit besonderer Vorsicht erfolgen. Bei Patienten mit genetisch determinierter langsamer **Hydroxilierung** können bereits bei einer mittleren Dosierung Zeichen einer Überdosierung auftreten. Regelmäßige Kontrolluntersuchungen und Bestimmung der Serumkonzentration sind erforderlich.

Unerwünschte Wirkungen. Dosisabhängige unerwünschte Wirkungen treten bei etwa einem Drittel der behandelten Patienten auf, sie sind in der Regel reversibel und zwingen selten zum Abbruch der Therapie. Symptome einer zu hohen Dosierung können sein: Diplopie, Nystagmus, Ataxie, hochfrequenter Ruhetremor, Abgeschlagenheit, zunehmende Erregbarkeit, Dyskinesien, Störungen der Merkfähigkeit und der intellektuellen Leistungsfähigkeit, Artikulationsstörungen, Schwindel, Magenbeschwerden und Übelkeit. Länger anhaltende Überdosierung kann zu Appetitlosigkeit, Erbrechen, Gewichtsverlust, Apathie, Sedierung, starrem Blick, Wahrnehmungs- und Bewusstseinsstörungen bis hin zum Koma führen. Selten sind allergische Exantheme, Blutbildveränderungen und Störungen der Leberfunktion beschrieben worden, in Einzelfällen können ein Lyell-Syndrom, eine exfoliative Dermatitis, ein Erythema exsudativum oder ein Stevens-Johnson-Syndrom auftreten. Dosisunabhängig kann es bei Langzeitbehandlung zu Gingivahyperplasie, übermäßiger Hautpigmentierung und -behaarung sowie Keloidbildung kommen. Sehr selten können Fieber mit Lymphknotenschwellung oder Beeinträchtigung der Blut bildenden **Organe** und des Knochenmarks auftreten. Selten kann es bei jungen Mädchen und Frauen zur Entwicklung eines Hirsutismus kommen. Im Rahmen einer Langzeittherapie kann eine Polyneuropathie auftreten. Selten sind besonders bei intravenöser Gabe Asystolien beschrieben, in Einzelfällen Kammerflimmern, Blutdruckabfall sowie Verschlechterung einer bestehenden Herz- bzw. Ateminsuffizienz. Phenytoin kann proarrhythmogen wirken. Bei Patienten mit gestörtem Kalziumstoffwechsel kann es zur Osteomalazie kommen. Es besteht der Verdacht, dass bei einer Langzeittherapie mit Phenytoin mit Serumkonzentrationen über 25 μg/ml (entspricht 100 μmol/l) sowie bei klinischen Zeichen einer Intoxikation eine irreversible Kleinhirnatrophie auftreten kann.

Arzneimittelwechselwirkungen. Die gleichzeitige Einnahme von Antazida kann zu einem Abfall der Phenytoin-Plasmakonzentration führen. Die chronische Gabe von Phenobarbital, Primidon, Carbamazepin oder Vigabatrin kann die Phenytoin-Plasmakonzentration vermindern. Folgende Arzneistoffe können die Plasmakonzentration von Phenytoin erhöhen: orale Antikoagulanzien, Benzodiazepine, Cimetidin, Ranitidin, Chloramphenicol, Cycloserin, Disulfiram, Fluoxetin, Halothan, Isoniazid, Mesuximid, Methylphenidat, nichtsteroidale Antirheumatika, p-Aminosalizylsäure, Salicylate, Sulfonamide, trizyklische Psychopharmaka, Valproinsäure und Verapamil. Phenytoin kann die Plasmakonzentration von Rifampicin erhöhen. Phenytoin vermindert die Plasmakonzentration folgender Arzneistoffe: orale Antikoagulanzien, Carbamazepin, Lamotrigin, Doxycyclin, Digitoxin, Theophyllin, Itraconazol, Kortikosteroide, trizyklische Psychopharmaka, Valproinsäure und orale Kontrazeptiva. Die Toxizität von Methotrexat kann durch Phenytoin verstärkt werden. Die Wirkung von Phenytoin kann bei gleichzeitiger Einnahme von Folsäure vermindert werden.

Schwangerschaft und Laktation. Phenytoin ist während der Schwangerschaft, besonders zwischen dem 20. und 40. Schwangerschaftstag, in der niedrigsten anfallskontrollierenden Dosis anzuwenden. Die Inzidenz von kindlichen Fehlbildungen ist wahrscheinlich dosisabhängig. Das Risiko für ein fetales Hydantoinsyndrom beträgt 5–10%. Dieses Syndrom umfasst folgende Fehlbildungen: kraniofaziale Anomalien (Hypertelorismus, breiter Nasenrücken, kurze Nase, Mikrozephalus, Lippen- und Gaumenspalten), Verkürzungen von Fingern, Zehen und Nägeln, Herzfehlbildungen sowie prä- und postnatale Wachstumsretardierung. Eine Kombination mit anderen Antikonvulsiva sollte vermieden werden. Zur Vermeidung von Blutungskomplikationen beim Neugeborenen wird die prophylaktische Gabe von Vitamin K_1 in den letzten Wochen der Schwangerschaft bzw. an das Neugeborene empfohlen. Phenytoin gelangt in geringen Mengen in die Muttermilch, abstillen ist in der Regel nicht erforderlich. Der Säugling sollte allerdings auf Symptome wie fehlende Gewichtszunahme und erhöhtes Schlafbedürfnis hin überwacht werden.

Pflegehinweise

Phenytoin ist nicht wirksam in der Therapie von Fieberkrämpfen. Die Phenytoin-induzierte Osteomalazie ist sehr gut mit Vitamin D behandelbar. Während der Therapie sollte in regelmäßigen Abständen eine Kontrolle der Phenytoin-Plasma- bzw. Serumkonzentration, des Blutbilds, der Leberenzyme, der alkalischen Phosphatase und im Kindesalter zusätzlich der Schilddrüsenfunktion erfolgen. Die chronische Alkoholeinnahme bewirkt eine Abnahme der Phenytoin-Plasmakonzentrationen. Beim AV-Block II. und III. Grades, beim kranken Sinusknoten, innerhalb der ersten 3 Monate nach Myokardinfarkt und bei vorbestehender schwerer Schädigung des Knochenmarks ist Phenytoin absolut kontraindiziert. Auf das Auftreten zentralnervöser Nebenwirkungen (s. oben) als Zeichen einer Überdosierung sollte geachtet werden. Besonderes Augenmerk sollte den Wechselwirkungen mit anderen Medikamenten gelten (s. oben). In diesem Zusammenhang kann es je nach Beeinflussung des Wirk- und Eliminationsverhaltens es zu einer Abschwächung des Effekts des Antikonvulsivums mit Herabsetzung der Krampfschwelle und eventueller Auslösung zerebraler Krampfanfälle kommen, oder es kann eine Anhebung des Medikamentenspiegels über den therapeutischen Bereich hinaus mit den entsprechenden Nebenwirkungen resultieren.

Carbamazepin — Tegretal®, verschiedene andere

Indikationen. Carbamazepin weist chemisch gewisse Gemeinsamkeiten mit trizyklischen Antidepressiva und pharmakologisch mit Phenytoin auf. Es hemmt die synaptische Übertragung und reduziert dadurch die

Fortleitung von Krampfentladungen; in höheren Konzentrationen bewirkt Carbamazepin eine Herabsetzung der posttetanischen Potenzierung. Carbamazepin wird zur Behandlung einfacher und komplexer partieller Anfälle, bei Grand-mal-Anfällen und gemischten Epilepsieformen eingesetzt. Der Arzneistoff gilt als Mittel der ersten Wahl bei der Therapie der Trigeminusneuralgie. Weitere Indikationen sind eine genuine Glossopharyngeusneuralgie, die schmerzhafte diabetische Neuropathie, nichtepileptische Anfälle bei multipler Sklerose und die Anfallsverhütung beim Alkoholentzugssyndrom. Carbamazepin ist eine Induktor hepatischer arzneimittelabbauender Enzyme.

Pharmazeutische Zubereitung. Tabletten (200 und 400 mg), Retardtabletten (150, 200, 300, 400 und 600 mg), Saft und Suspension (5 ml = 100 mg).

Wirk- und Eliminationsverhalten. Carbamazepin wird nach oraler Gabe relativ langsam und mit großen intra- und interindividuellen Unterschieden resorbiert. Maximale **Plasmakonzentrationen** werden beim Erwachsenen 4–16 h und bei Kindern 4–6 h nach einmaliger Gabe erreicht, das Steady State tritt nach 2–8 Tagen ein. Der therapeutische Bereich der Serumkonzentrationen von Carbamazepin beträgt 17–47 µmol/l. Carbamazepin ist lipophil, im Gehirn werden ähnlich hohe Konzentrationen wie im Plasma gefunden. **Stoffwechsel/Ausscheidung:** Carbamazepin wird in der Leber verstoffwechselt, der Metabolit Carbamazepin-10,11-Epoxid hat ebenfalls eine antikonvulsive Wirkung. Nach einmaliger Gabe werden 72% einer Dosis als Metabolite und etwa 2–3% unverändert über die Nieren, der Rest über die Fäzes ausgeschieden. Die **Eliminationshalbwertszeit** ($t_{1/2}$) beträgt nach Einzelgabe 18–65 h, bei Dauertherapie sinkt die Halbwertszeit aufgrund von Enzyminduktion (Selbstinduktion) um etwa 50% (10–20 h).

DOSIERUNG

Erwachsene. Die Behandlung mit Carbamazepin wird einschleichend mit einer niedrigen Initialdosis begonnen und die Dosis individuell entsprechend der Schwere des Krankheitsbildes erhöht. Zur Behandlung von **Epilepsien** wird Carbamazepin bevorzugt als Monotherapie verwendet. Die Anfangsdosis beträgt üblicherweise 200–400 mg/Tag und wird langsam bis auf eine Erhaltungsdosis von 800–1200 mg täglich gesteigert, die auf mehrere Einzelgaben verteilt gegeben wird. Die Behandlung der **Trigeminusneuralgie** und der **genuinen Glossopharyngeusneuralgie** erfolgt initial mit 200–400 mg, aufgeteilt auf 1–2 Einzelgaben, und wird bis zum Eintritt der Schmerzfreiheit auf durchschnittlich 400–800 mg Carbamazepin, aufgeteilt in 2–4 Gaben, erhöht. Bei der Therapie der schmerzhaften **diabetischen Neuropathie** beträgt die durchschnittliche Tagesdosis 600 mg, in Ausnahmefällen bis 1200 mg, aufgeteilt in 3 Einzeldosen. **Nichtepileptische Anfälle** bei multipler Sklerose werden mit täglich 400–800 mg Carbamazepin, aufgeteilt in 2–4 Einzelgaben, behandelt. Zur Anfallsverhütung beim **Alkoholentzugssyndrom** gibt man durchschnittlich täglich 600 mg Carbamazepin in 3 Einzelgaben, die Behandlung sollte ausschleichend nach 7–10 Tagen beendet werden.

Kinder. Kinder von 1–5 Jahren erhalten initial 1- bis 2-mal täglich 100 mg Carbamazepin, die tägliche Erhaltungsdosis beträgt 1- bis 2-mal 200 mg. Kinder zwischen 6 und 10 Jahren werden initial mit 2-mal täglich 100 mg Carbamazepin behandelt, die Erhaltungsdosis beträgt 2- bis 3-mal täglich 200 mg. Kinder von 11–15 Jahren erhalten initial 2-mal 100 mg Carbamazepin, die Erhaltungsdosis beträgt 3- mal 200–400 mg/Tag.

Sonderfälle. Bei Patienten mit **Nieren-** oder **Leberfunktionseinschränkung** ist eine Eliminationsverzögerung zu erwarten und eine niedrigere Dosierung angezeigt.

Unerwünschte Wirkungen. Häufig sind Somnolenz, Sedierung, Ataxie, gelegentlich auch Kopfschmerzen und bei älteren Patienten Verwirrtheit und Agitiertheit. Gelegentlich bis häufig können allergische Hautreaktionen mit und ohne Fieber, vereinzelt exfoliative Dermatitis, Lyell-Syndrom, Erythema exsudativum multiforme, Stevens-Johnson-Syndrom und Lupus erythematodes disseminatus auftreten. Vereinzelt bis gelegentlich sind Alopezie, Veränderungen der Hautpigmentierung, Akne und Vaskulitis. Selten treten unwillkürliche Bewegungen, wie Tics oder Nystagmus auf. Vereinzelt wurden depressive Verstimmung, aggressives Verhalten, Antriebsverarmung, Halluzinationen, Tinnitus und Hyperakusis beobachtet. Bei älteren Patienten oder Patienten mit Hirnschädigung können dyskinetische Störungen – wie orofaziale Dyskinesien oder Choreoathetose – auftreten. Gelegentlich sind Appetitlosigkeit, Mundtrockenheit, Übelkeit und Erbrechen sowie in Einzelfällen abdominelle Schmerzen, Stomatitis, Gingivitis und Glossitis. Vereinzelt wurden Sprechstörungen, Missempfindungen, Muskelschwäche, periphere Neuritis sowie Paresen der Beine und Geschmacksstörungen beschrieben. Vereinzelt treten Konjunktividen, gelegentlich vorübergehende Sehstörungen auf. Blutbildveränderungen wie Leukozytose, Eosinophilie, Leukopenie und Thrombozytopenie sind möglich, in etwa 10% der Fälle tritt eine Leukopenie vorübergehend, in 2% persistierend auf. Gelegentlich finden sich Veränderungen von Leberfunktionstests, selten Ikterus und vereinzelt Hepatitis. Vereinzelt wurde über lebensbedrohliche Blutbildschäden wie Agranulozytose oder aplastische Anämie berichtet. Es gibt Hinweise, dass Carbamazepin möglicherweise eine Pankreatitis verursachen kann. Selten sind Hyponatriämie mit Erbrechen, Kopfschmerz, Nierenfunktionsstörungen, Bradykardie, Herzrhythmusstörungen und AV-Block, in Einzelfällen wurde über Ödeme, Gewichtszunahme und sexuelle Funktionsstörungen berichtet. Vereinzelt sind Osteomalazie, Gynäkomastie, Galaktorrhöe und Hypercholesterinämie möglich.

Arzneimittelwechselwirkungen. Bei der Gabe von Carbamazepin kann die Wirkung folgender gleichzeitig verabreichter Medikamente abgeschwächt bzw. aufgehoben sein: Clobazam, Clonazepam, Ethosuximid, Primidon, Valproinsäure, Alprazolam, Kortikosteroide, Cyclosporin, Digoxin, Doxycyclin, Felodipin, Haloperidol, Imipramin, Methadon, Theophyllin, Warfarin, Phenprocoumon, Dicoumarol, hormonale Kontrazeptiva. Die Plasmakonzentration von Phenytoin kann durch Carbamazepin sowohl erhöht als auch erniedrigt werden. Verminderte Carbamazepin-Plasmakonzentrationen können bei gleichzeitiger Gabe folgender Arzneistoffe resultieren: Phenobarbital, Phenytoin, Primidon, Clonazepam, Valproinsäure, Theophyllin. Die Plasmakonzentration des aktiven Metaboliten Carbamazepin-10,11-Epoxid kann durch Valproinsäure und Primidon erhöht werden. Folgende Arzneistoffe können die Plasmakonzentration von Carbamazepin erhöhen: Makrolidantibiotika wie Erythromycin oder Josamycin, Isoniazid, Kalziumantagonisten, Acetazolamid, Dextropropoxyphen/Propoxyphen, Viloxacin, Danazol, Nicotinamid, möglicherweise auch Cimetidin und Desipramin. Die gleichzeitige Anwendung von Carbamazepin und Neuroleptika oder Metoclopramid kann das Auftreten neurologischer Nebenwirkungen begünstigen, die gleichzeitige Anwendung von Carbamazepin und Lithium kann die neurotoxische Wirkung beider Arzneistoffe verstärken. Die Wirksamkeit von Muskelrelaxanzien kann durch Carbamazepin beeinträchtigt werden.

Schwangerschaft und Laktation. Carbamazepin passiert die Plazentaschranke, in der Amnionflüssigkeit sind 17–31% der Plasmakonzentration nachweisbar. Die Analyse aller teratologischen Untersuchungen erlaubt keinen schlüssigen Hinweis auf eine teratogene Wirkung von Carbamazepin bei Labortieren. Beim Menschen sind Fehlbildungen unterschiedlicher Art beschrieben, wobei bislang ungeklärt ist, inwieweit Carbamazepin für diese Effekte verantwortlich ist. Das Risiko für das Auftreten einer Spina bifida unter einer Carbamazepin-Therapie liegt bei ca. 1%. Carbamazepin sollte zwischen dem 20. und 40. Schwangerschaftstag in der niedrigsten anfallskontrollierenden Dosis gegeben werden, die Tagesdosis ist in mehreren kleinen Dosen verteilt über den Tag einzunehmen. Eine Kombination mit weiteren Antikonvulsiva sollte möglichst vermieden werden. Die Arzneistoffkonzentration sollte während der Schwangerschaft regelmäßig bestimmt werden. Wegen der enzyminduzierenden Eigenschaften von Carbamazepin ist die Gabe von Folsäure vor und während einer Schwangerschaft sinnvoll. Zur Vermeidung von Blutungskomplikationen des Neugeborenen sollte der Mutter in den letzten Wochen der Schwangerschaft bzw. dem Neugeborenen nach der Entbindung Vitamin K_1 gegeben werden. Carbamazepin und Carbamazepin-

10,11-Epoxid gelangen in Konzentrationen, die im Allgemeinen für das Kind kein Risiko bedeuten, in die Muttermilch. Nur bei Auftreten von schlechter Gewichtszunahme, Sedation oder Trinkschwäche sollte abgestillt werden.

Pflegehinweise

Carbamazepin wirkt antidiuretisch. Bei Auftreten von Leukozytopenien, Thrombozytopenien, bei allergischen Exanthemen und Fieber muss Carbamazepin abgesetzt werden. Die meisten der zentralnervösen und gastrointestinalen Nebenwirkungen verschwinden nach 8–14 Tagen von selbst bzw. nach vorübergehender Dosisreduktion. Durch Carbamazepin können falsch-positive Ergebnisse bzw. eine Erhöhung der Urinzuckerwerte, der alkalischen Phosphatase und des Bilirubins im Serum resultieren. Besonderes Augenmerk sollte den Wechselwirkungen mit anderen Medikamenten gelten (s. oben). In diesem Zusammenhang kann es je nach Beeinflussung des Wirk- und Eliminationsverhaltens zu einer Abschwächung des Effekts des Antikonvulsivums mit Herabsetzung der Krampfschwelle und eventueller Auslösung zerebraler Krampfanfälle kommen, oder es kann eine Anhebung des Medikamentenspiegels über den therapeutischen Bereich hinaus mit den entsprechenden Nebenwirkungen resultieren. Mindestens 2 Wochen vor Beginn einer Carbamazepin-Therapie muss eine Behandlung mit MAO-Hemmern abgeschlossen worden sein. Carbamazepin kann die Lebertoxizität von Isoniazid verstärken. Bei der Kombination von Carbamazepin mit Diuretika kann eine Hyponatriämie resultieren. Bei Vorliegen einer Knochenmarkschädigung, bekanntem AV-Block, akuter intermittierender Porphyrie und bekannter Überempfindlichkeit darf Carbamazepin nicht angewendet werden.

Phenobarbital — Luminal®, verschiedene andere

Indikationen. Phenobarbital ist ein Barbiturat, es erhöht das Membranruhepotential, unterdrückt die Freisetzung erregender Neurotransmitter und erschwert vor allem in höheren Konzentrationen die Erregungsausbreitung. Phenobarbital wird zur Behandlung von Grand-mal- und Impulsiv-petit-mal-Anfällen sowie zum Grand-mal-Schutz bei Petit-mal-Anfällen im Kindesalter eingesetzt. Als intravenöse Applikationsform findet Phenobarbital weiterhin Anwendung beim Status epilepticus.

Pharmazeutische Zubereitung. Tabletten (15 und 100 mg), Injektionslösung (1 ml = 200 mg) zur intravenösen und intramuskulären Applikation.

Wirk- und Eliminationsverhalten. Phenobarbital wird nach oraler Gabe nahezu vollständig resorbiert, maximale **Plasmakonzentrationen** werden

6–18 h nach peroraler und 3–5 h nach intramuskulärer Gabe erreicht. Die **Bioverfügbarkeit** beträgt 80–100%. Der therapeutische Bereich der Plasmakonzentrationen von Phenobarbital liegt zwischen 15–25 µg/ml, der toxische Bereich wird bei Konzentrationen von 50 µg/ml oder mehr erreicht. Phenobarbital gelangt in den Liquor cerebrospinalis, hier sind Konzentrationen zwischen 43 und 52% der Plasmakonzentration nachweisbar. Phenobarbital ist ein potenter Enzyminduktor. **Stoffwechsel/Ausscheidung:** Phenobarbital wird in der Leber verstoffwechselt, 25–67% einer Dosis werden unverändert über den Urin ausgeschieden. Etwa 10–20% der eingenommenen Substanz werden pro Tag eliminiert. Die **Eliminationshalbwertzeit** ($t_{1/2}$) beträgt beim Erwachsenen 60–150 h und beim Kind 37 h.

DOSIERUNG

Erwachsene. Erwachsene erhalten zur **Epilepsiebehandlung** je nach Bedarf oral 1–3 mg/kg KG Phenobarbital täglich, aufgeteilt in 2 Einzelgaben. Im **Status epilepticus** injiziert man 1- bis 2-mal täglich 200 mg Phenobarbital intramuskulär oder langsam intravenös. Die maximale Einzeldosis beträgt 400 mg, die Tagesmaximaldosis 800 mg.

Kinder. Kinder erhalten zur Epilepsiebehandlung 3–4 mg/kg KG Phenobarbital täglich, aufgeteilt in 2 Einzelgaben. Parenteral erhalten Säuglinge 20–60 mg, Kleinkinder 60 mg und größere Kinder 150 mg intramuskulär oder langsam intravenös, eine 2- bis 3-malige tägliche Dosierung ist bei Bedarf möglich.

Sonderfälle. Bei schwerer **Nierenfunktionseinschränkung** sowie chronischen **Lebererkrankungen** soll Phenobarbital nur nach sorgfältiger Nutzen-Risiko-Abwägung angewendet werden. Bei diesen Patienten ist mit einer Verlängerung der Eliminationshalbwertzeit von Phenobarbital zu rechnen und die Dosis bzw. das Dosierungsintervall entsprechend anzupassen.

Unerwünschte Wirkungen. Häufig können Müdigkeit, Benommenheit, verlängerte Reaktionszeit, Schwindel, Kopfschmerz, Ataxie und Verwirrtheit auftreten. Am Morgen nach einer abendlichen Gabe können Überhangeffekte die Reaktionszeit beeinträchtigen. Bei Kindern und älteren Patienten sind gelegentlich paradoxe Erregungszustände zu beobachten. Selten kommt es zu Übelkeit, Erbrechen, abdominellen Beschwerden oder Unverträglichkeitsreaktionen wie Fieber, Leberfunktionsstörungen, schweren Hautreaktionen (exfoliative Dermatitis, Stevens-Johnson-Syndrom, Lyell-Syndrom), selten sind Leber-, Nieren- und Knochenmarkschädigungen beschrieben. Weiterhin können selten depressive Verstimmung, Kreislaufstörungen und nach Langzeitanwendung Megaloblastenanämie auftreten. Ein Zusammenhang zwischen der Behandlung mit Barbituraten und dem seltenen Auftreten von Polyfibromatosen wird diskutiert.

Arzneimittelwechselwirkungen. Bei gleichzeitiger Gabe anderer zentral wirksamer Arzneistoffe wie Psychopharmaka, Narkotika, Schmerz- und Schlafmittel kann Phenobarbital deren Wirkung verstärken. Phenobarbital induziert die hepatischen mischfunktionellen Oxydasen, wodurch der Abbau zahlreicher gleichzeitig verabreichter Medikamente, die durch diese Enzyme metabolisiert werden, wie z. B. orale Antikoagulanzien, Griseofulvin oder orale Kontrazeptiva, bis zur Wirkungslosigkeit beschleunigt werden kann. Barbiturate führen zu einer Verminderung der Plasmakonzentration von Folsäure, Carbamazepin, Chloramphenicol, Digitoxin, Doxycyclin, Nortriptylin, Phenytoin und Valproinsäure. Valproinsäure verstärkt die Barbituratwirkung. Barbiturate verstärken die Methotrexat-Toxizität und vermindern die Wirkung von Glukokortikoiden.

Schwangerschaft und Laktation. Bei einer Dauerbehandlung mit Phenobarbital in der Schwangerschaft ist auf eine strenge Indikationsstellung zu achten, die Dosierung ist besonders zwischen dem 20. und 40. Schwangerschaftstag so gering wie möglich zu halten und die Kombination mit weiteren Antiepileptika möglichst zu vermeiden. Der Zusammenhang zwischen einer Phenobartial-Therapie und dem verstärkten Auftreten von Fehlbildungen des Kindes ist nicht eindeutig bewiesen, Fehlbildungen wurden sowohl nach alleiniger Phenobarbital-Therapie als auch nach Kombinationstherapien mit anderen Antiepileptika beschrieben: kraniofaziale Anomalien, wie kurze Nase, Hypertelorismus, tiefsitzende Ohren, großer Mund, Gaumenspalten und Hypoplasien der Finger und Zehen, wurden beobachtet. Zur Vermeidung Vitamin-K_1-abhängiger Blutgerinnungsstörungen wird im letzten Schwangerschaftsmonat eine orale Vitamin-K_1-Prophylaxe sowie die Vitamin-K_1-Gabe an das Neugeborene empfohlen. Nach längerfristigem Gebrauch von Phenobarbital in der Schwangerschaft kann es zum Entzugssyndrom beim Neugeborenen kommen, Hypotonie und Neigung zum Erbrechen sind beim Neugeborenen möglich. Phenobarbital gelangt in die Muttermilch, hier sind Konzentrationen von etwa 45% der Plasmakonzentration nachweisbar. Der Arzneistoff sollte in der Stillzeit nur bei zwingender Indikation verordnet werden bzw. es sollte abgestillt werden.

Pflegehinweise

Die Phenobarbital-Injektionslösung enthält 10 Vol.-% Alkohol. Phenobarbital besitzt ein primäres Abhängigkeitspotential. Bei längerer Anwendung sollte beim Absetzen die Dosis schrittweise reduziert werden, das vorübergehende Auftreten möglicher Absetzphänomene ist dabei zu berücksichtigen. Alkohol verstärkt die Phenobarbital-Wirkung. Phenobarbital ist dialysabel (Hämodialyse, Hämoperfusion), eine Halbierung der Plasmakonzentration ist nach etwa 2 h zu erwarten. Bei Kindern und älteren Patienten sind gelegentlich paradoxe Erregungszustände (Unruhe, Aggressivität, Verwirrtheit) zu beobachten. Besonderes Augenmerk sollte den Wechselwirkungen mit anderen Medikamenten gelten (s. oben). In diesem Zusammenhang kann es je nach Beeinflussung des Wirk- und Eliminationsverhaltens zu einer Abschwächung des Effekts des Antikonvulsivums mit Herabsetzung der Krampfschwelle und eventueller Auslösung zerebraler Krampfanfälle kommen, oder es kann eine Anhebung des Medikamentenspiegels über den therapeutischen Bereich hinaus mit den entsprechenden Nebenwirkungen resultieren.

Primidon — Resimatil®, verschiedene andere

Indikationen. Primidon ist ein Desoxybarbiturat mit zwei aktiven Metaboliten: Phenylethylmalonamid (PEMA) und Phenobarbital. Man nimmt an, dass bei einer Langzeitbehandlung mit Primidon die antikonvulsive Wirkung hauptsächlich durch den Metaboliten Phenobarbital verursacht wird. Primidon wird zur Behandlung von Grand-mal-Anfällen, fokalen Anfällen (Jackson-Anfälle, Adversivanfälle, psychomotorische Anfälle), Impulsiv-petit-mal- und zur Prophylaxe von Grand-mal-Anfällen bei Petit-mal-Epilepsien eingesetzt. Primidon ist ein Induktor der hepatischen mikrosomalen Enzyme.

Pharmazeutische Zubereitung. Tabletten (250 mg), Saft (5 ml = 125 mg).

Wirk- und Eliminationsverhalten. Primidon wird nach oraler Gabe relativ rasch resorbiert, maximale **Plasmakonzentrationen** werden zwischen 0,5 und 7 h nach Gabe einer Einzeldosis erreicht. Die Substanz gelangt in alle Organe, die Konzentrationen im Gehirn betragen etwa 90% der Plasmakonzentration. Der therapeutische Bereich der Serumkonzentration von Primidon liegt zwischen 5–15 µg/ml (23–69 µmol/L). **Stoffwechsel/Ausscheidung:** Primidon wird teilweise in der Leber zu Phenobarbital und PEMA verstoffwechselt, diese Metabolite wirken ebenfalls antikonvulsiv. 15–65% einer Dosis werden unverändert über den Urin ausgeschieden. Die **Eliminationshalbwertszeit** ($t_{1/2}$) beträgt 4–22 h, die der aktiven Metabolite ist länger: Phenobarbital 50–160 h, PEMA 10–25 h.

DOSIERUNG

Erwachsene. Primidon wird einschleichend dosiert, zu Beginn der Behandlung empfiehlt sich die Gabe von 62,5–125 mg (entspricht 1/4–1/2 Tablette), anschließend erfolgt eine individuelle Steigerung bis zur optimal wirksamen Dosis. Die durchschnittliche tägliche Erhaltungsdosis beträgt 0,75–1,5 g Primidon.

Kinder. Bei Kindern wird entsprechend der Therapie beim Erwachsenen einschleichend dosiert, die durchschnittliche Erhaltungsdosis beträgt bei Kindern bis zu 2 Jahren 0,25–0,5 g, Kindern von 2–5 Jahren 0,5–0,75 g, Kindern von 6–9 Jahren 0,75–1,0 g, Kindern über 9 Jahren entsprechend der Erwachsenendosis 0,75–1,5 g.

Sonderfälle. Bei **Nierenfunktionseinschränkung** kommt es zur verzögerten Elimination von Primidon. Bei chronischen **Lebererkrankungen** ist der Metabolismus von Primidon und seinem Metaboliten Phenobarbital beeinträchtigt, eine Dosisanpassung sollte entsprechend den Serumkonzentrationen der Substanzen vorgenommen werden.

Unerwünschte Wirkungen. Häufig sind Müdigkeit, Benommenheit, eine verlängerte Reaktionszeit und anterograde Amnesie als Nebenwirkungen beschrieben. Zu Beginn der Behandlung können Schwindel, Übelkeit und Erbrechen auftreten. Besonders bei Kindern und älteren Patienten sind paradoxe Reaktionen wie Unruhe, Aggressivität und Verwirrtheit möglich. Bei einer Langzeitbehandlung können Ataxie, Artikulationsstörungen und Sehstörungen auftreten, diese Symptome sind reversibel. Beim plötzlichen Absetzen der Therapie wurden zerebrale Krampfanfälle oder eine Entzugssymptomatik beobachtet. Überempfindlichkeitsreaktionen (Hauterscheinungen, morbilliformes Exanthem, systemischer Lupus erythematodes) sind beschrieben. Besonders nach höheren Dosierungen wurden Herzrhythmusstörungen beobachtet. Selten können intermittierende Schulterbeschwerden auftreten, sehr selten tritt eine Porphyrie auf. Primidon kann Leberfunktionsstörungen mit Lebernekrose, Erhöhung der Leberenzyme (besonders γ-GT), aplastischer Anämie, Panzytopenie, Leukopenie und Hämorrhagien hervorrufen.

Arzneimittelwechselwirkungen. Primidon und/oder Phenobarbital beschleunigen durch Enzyminduktion den Metabolismus oraler Antikoagulanzien, Digitoxin, Doxycyclin, Chloramphenicol, Zytostatika, niedrig dosierter Gestagene und Östrogene (orale Kontrazeptiva), Carbamazepin, Phenytoin, Clonazepam und Diazepam. Die gleichzeitige Verabreichung von Primidon und zentral dämpfenden Pharmaka, wie z. B. Psychopharmaka oder Hypnotika, kann zu einer wechselseitigen Wirkungsverstärkung führen. Primidon verstärkt die Toxizität von Methotrexat und vermindert die Wirkung von Glukokortikoiden.

Schwangerschaft und Laktation. Das Risiko einer Anomalie des Fetus ist gegen das Risiko für Mutter und Kind, das sich durch eine Nichtbehandlung ergibt, abzuwägen. Tierexperimentell wurden nach Primidon-Gabe

Fehlbildungen des Gaumens beobachtet. Die Primidon-Dosis sollte zwischen dem 20.–40. Tag der Schwangerschaft so gering wie möglich gehalten, eine Kombinationstherapie mit anderen Antikonvulsiva möglichst vermieden werden. Die Primidon-Serumkonzentrationen können während der Schwangerschaft erniedrigt sein. Bei Neugeborenen, deren Mütter während der Schwangerschaft mit Primidon behandelt wurden, wurden Hämorrhagien beschrieben. Primidon gelangt in die Muttermilch und kann beim Säugling zur Somnolenz führen.

Pflegehinweise

Der Genuss von Alkohol während der Primidon-Therapie kann die zentral dämpfenden Wirkungen verstärken. Zur Prophylaxe der neonatalen Hämorrhagie sollte eine orale Vitamin-K_1-Prophylaxe im letzten Schwangerschaftsmonat und beim Neugeborenen eine parenterale Vitamin-K_1-Gabe erfolgen. Bei Kindern und älteren Patienten sind gelegentlich paradoxe Erregtheitszustände (Unruhe, Aggressivität, Verwirrtheit) zu beobachten. Die Therapie mit Primidon sollte nicht plötzlich beendet werden, da nach abruptem Absetzen zerebrale Krampfanfälle oder eine Entzugssymptomatik auftreten können. Besonderes Augenmerk sollte den Wechselwirkungen mit anderen Medikamenten gelten (s. oben). In diesem Zusammenhang kann es je nach Beeinflussung des Wirk- und Eliminationsverhaltens zu einer Abschwächung des Effekts des Antikonvulsivums mit Herabsetzung der Krampfschwelle und eventueller Auslösung zerebraler Krampfanfälle kommen, oder es kann eine Anhebung des Medikamentenspiegels über den therapeutischen Bereich hinaus mit den entsprechenden Nebenwirkungen resultieren.

Valproinsäure — Convulex®, verschiedene andere

Indikationen. Valproinsäure ist ein Antiepileptikum, das keine strukturelle Ähnlichkeit mit anderen antikonvulsiven Wirkstoffen zeigt. Die Substanz kommt als Valproinsäure bzw. als Natrium- oder Kalziumsalz zur Anwendung. Valproinsäure führt zu einer Erhöhung der Konzentration an Gammaaminobuttersäure (GABA) und hat außerdem eine direkte postsynaptische Wirkung auf die Ionenkanäle der neuronalen Membran. Der Arzneistoff wird zur Behandlung von generalisierten Anfällen in Form von Absencen, myoklonischen und tonisch-klonischen Anfällen, fokalen und sekundär generalisierten Anfällen eingesetzt. Weiterhin kommt Valproinsäure zur Kombinationstherapie bei fokalen Anfällen mit einfacher und komplexer Symptomatologie und bei fokalen Anfällen mit sekundärer Generalisation zur Anwendung, wenn diese Anfallsformen auf die übliche antiepileptische Therapie nicht ansprechen.

Pharmazeutische Zubereitung. Tabletten (150, 300 und 600 mg), Filmtabletten (150, 300 und 500 mg), Retardtabletten (300 und 500 mg), Dragees (150, 300 und 600 mg), Retarddragees (300 mg), Kapseln (150, 300 und 500 mg), Tropflösung (1 ml = 300 mg), Lösung (10 Tropfen = ca. 120 mg), Saft (5 ml = 300 mg), Injektionslösung (3 ml = 300 mg) zur intravenösen Injektion oder Infusion.

Wirk- und Eliminationsverhalten. Valproinsäure und Valproat-Natrium werden nach oraler Gabe schnell und nahezu vollständig resorbiert, der Zeitpunkt des Erreichens der maximalen **Plasmakonzentrationen** hängt von der galenischen Zubereitung ab: Bei Lösungen werden sie nach 0,5–2 h, bei Tabletten nach 1–4 h und bei magensaftresistenten Zubereitungsformen nach 2–8 h erreicht. Im Liquor cerebrospinalis werden Konzentrationen von etwa 10% der jeweiligen Serumkonzentration gefunden. Der therapeutische Bereich der Serumkonzentrationen von Valproinsäure beträgt 347–693 µmol/L. **Stoffwechsel/Ausscheidung:** Valproinsäure wird in der Leber zu mehr als 20 Metaboliten verstoffwechselt. Etwa 3–60% einer Dosis werden renal als der Hauptmetabolit 3-Keto-Valproinsäure ausgeschieden, weniger als 5% erscheinen unverändert im Urin. Die **Eliminationshalbwertszeit** ($t_{1/2}$) beträgt bei Monotherapie 12–16 h, bei Kombination mit anderen Antiepileptika nimmt sie auf 4–9 h ab. Neugeborene und Kinder bis zu 18 Monaten haben Plasmahalbwertszeiten zwischen 10 und 67 h.

DOSIERUNG

Erwachsene. Die Dosierung erfolgt einschleichend mit stufenweisem Aufbau bis zur optimal wirksamen Dosis. In der **Monotherapie** beträgt die Initialdosis 5–10 mg/kg KG Valproinsäure täglich, die alle 4–7 Tage um etwa 5 mg/kg KG erhöht werden sollte. Die mittlere Tagesdosis beträgt im Allgemeinen 20 mg/kg KG (etwa 1200–2100 mg), aufgeteilt auf 2–4 Einzelgaben. Bei einer **Kombinationstherapie** muss die Dosis der bisher eingenommenen Antiepileptika, besonders von Phenobarbital, vermindert werden.

Kinder. Für Kinder beträgt die mittlere Tagesdosis 30 mg/kg KG, Jugendliche erhalten 25 mg/kg KG, daraus ergeben sich folgende orientierende Dosierungen: 6–12 Monate 150–300 mg, 1–3 Jahre 300–450 mg, 3–6 Jahre 300–600 mg, 7–14 Jahre 450–1500 mg.

Sonderfälle. Bei **Nierenfunktionseinschränkung** und **Hypoproteinämie** muss ein Anstieg an freier Valproinsäure im Serum in Betracht gezogen und die Dosis entsprechend den Konzentrationsbestimmungen reduziert werden. Bei anamnestisch bekannten sowie manifesten schweren **Lebererkrankungen** darf Valproinsäure nicht angewendet werden.

Unerwünschte Wirkungen. Dosisabhängig werden gelegentlich Gewichtszunahme oder -abnahme, erhöhter Appetit oder Appetitlosigkeit, Schläfrigkeit, vorübergehender Haarausfall, Tremor oder Parästhesien beobachtet. Selten treten Hypersalivation, Diarrhöe, periphere Ödeme, Blutungen, Kopfschmerzen, Spastizität, Ataxie, Verwirrtheit oder Stupor auf, bei Kindern wurden Tinnitus, Halluzinationen und Enuresis beschrieben. Gelegentlich tritt eine Thrombozytopenie oder -leukopenie auf, in Einzelfällen kann eine Beeinträchtigung der Knochenmarkfunktion zu Lymphopenie, Neutropenie, Panzytopenie oder Anämie führen. Selten kann eine Amenorrhöe, in Einzelfällen erhöhte Testosteronkonzentrationen und zystisch vergrößerte Ovarien auftreten. Eine reversible Enzephalopathie, deren Pathogenese unbekannt ist, wurde selten beobachtet. In Einzelfällen wurden Veränderungen der immunologischen Abwehrmechanismen beschrieben. Als schwerwiegende bis tödlich verlaufende Nebenwirkung können selten dosisunabhängige Leberfunktionsstörungen auftreten, bei Kindern ist besonders bei Kombinationstherapien das Risiko dafür deutlich erhöht. In Einzelfällen wurde eine Schädigung des Pankreas beobachtet. Tierexperimentell wurden nach Langzeitgabe sehr hoher Dosen an Valproinsäure vermehrt subkutane Fibrosarkome beschrieben.

Arzneimittelwechselwirkungen. Enzyminduzierende Arzneistoffe, wie Phenobarbital, Phenytoin und Carbamazepin, können die Ausscheidung von Valproinsäure erhöhen und damit die Wirkung vermindern. Von besonderer klinischer Bedeutung ist die Erhöhung der Phenobarbital-Konzentration durch Valproinsäure, in diesem Fall muss die Phenobarbital- bzw. Primidon-Dosis reduziert werden. Bei bestehender Therapie mit Phenytoin kann die zusätzliche Gabe oder eine Dosiserhöhung von Valproinsäure zum Anstieg des nicht Plasmaprotein-gebundenen Anteils an Phenytoin führen, ohne dass die Serumkonzentration des Gesamt-Phenytoins verändert ist, wodurch das Risiko für Nebenwirkungen ansteigen kann. Valproinsäure hemmt den Metabolismus von Lamotrigin. Felbamat erhöht dosisabhängig die Konzentration an freier Valproinsäure linear um 18%, Valproinsäure kann die Felbamat-Plasmakonzentration um etwa 50% erhöhen. In Kombination mit Neuroleptika und Antidepressiva kann Valproinsäure die zentraldämpfende Wirkung dieser Arzneistoffe verstärken. Bei gleichzeitiger Einnahme von Valproinsäure und Antikoagulanzien oder Acetylsalicylsäure kann es zu erhöhter Blutungsneigung kommen. Acetylsalicylsäure vermindert die Plasmaproteinbindung von Valproinsäure. Eine verstärkte Lebertoxizität kann bei Kombination von Valproinsäure mit anderen hepatotoxischen Arzneimitteln und auch Alkohol nicht ausgeschlossen werden.

Schwangerschaft und Laktation. Valproinsäure passiert die Plazenta und erreicht im fetalen Plasma höhere Konzentrationen als im maternalen. Valproinsäure-Exposition im ersten und frühen zweiten Trimenon ist ursächlich mit einem höheren Risiko für Neuralrohrdefekte (Spina bifida oder Myelomeningozele) assoziiert (Inzidenz: 1–2% der Exponierten), gleichzeitig ist eine Zunahme von fazialen Dysmorphien, Finger- und Nagelanomalien sowie bilaterale Aplasie des Radius nach Einnahme von Valproinsäure in der Schwangerschaft zu beobachten. Untersuchungen auf ein mutagenes Potential von Valproinsäure liegen nicht vor. Valproinsäure tritt in die Muttermilch über, im Steady State beträgt die Konzentration in der Muttermilch etwa 10% der Plasmakonzentration, wodurch im Allgemeinen kein Risiko für das Kind besteht und ein Abstillen in der Regel nicht erforderlich ist.

Pflegehinweise

Valproinsäure kann zu erniedrigten Konzentrationen von Fibrinogen und/oder Faktor VIII im Plasma führen sowie die sekundäre Phase der Plättchenaggregation hemmen und dadurch eine verlängerte Blutungszeit bedingen. Bei einer Langzeittherapie ist besonders auf die Zeichen einer Leberschädigung, wie die Verringerung der antiepileptischen Wirkung, länger dauernde Appetitlosigkeit, Lethargie, Übelkeit, Erbrechen, Ödeme oder Bewusstseinsstörungen zu achten. Die Einnahme von Valproinsäure sollte mit nichtkohlensäurehaltigen Getränken erfolgen. Valproinsäure wird teilweise zu Ketonkörpern metabolisiert, was zu einer falsch-positiven Reaktion eines Tests auf Ketonkörperausscheidung, z. B. bei Patienten mit Diabetes mellitus und Verdacht auf Ketoazidose, führen kann. Eine frühzeitige Folsäuresubstitution sollte bei der Planung und während einer Schwangerschaft durchgeführt werden. Besonderes Augenmerk sollte den Wechselwirkungen mit anderen Medikamenten gelten (s. oben). In diesem Zusammenhang kann es je nach Beeinflussung des Wirk- und Eliminationsverhaltens es zu einer Abschwächung des Effekts des Antikonvulsivums mit Herabsetzung der Krampfschwelle und eventueller Auslösung zerebraler Krampfanfälle kommen, oder es kann eine Anhebung des Medikamentenspiegels über den therapeutischen Bereich hinaus mit den entsprechenden Nebenwirkungen resultieren.

Ethosuximid — Suxinutin®, verschiedene andere

Indikationen. Ethosuximid wirkt vermutlich über eine Hemmung der motorischen Kortexregionen und die Anhebung der Reaktionsschwelle gegenüber krampfauslösenden Reizen antikonvulsiv. Die Substanz wird zur Behandlung von Petit-mal-Anfällen, pyknoleptischen, komplexen und atypischen Absencen, bei myoklonisch-astatischem Petit mal und bei Impulsiv-Petit-mal angewendet.

Pharmazeutische Zubereitung. Kapseln (250 mg), Saft (5 ml = 250 mg), Lösung (100 g = 50 g).

Wirk- und Eliminationsverhalten. Ethosuximid wird nach oraler Gabe rasch und vollständig resorbiert, maximale **Plasmakonzentrationen** werden nach 1–3 h erreicht. Der therapeutische Bereich der Serumkonzentrationen von Ethosuximid beträgt 283–708 μmol/L. Im Liquor cerebrospinalis werden vergleichbare Konzentrationen wie im Plasma erreicht. **Stoffwechsel/Ausscheidung:** Ethosuximid wird in der Leber verstoffwechselt, etwa 20% einer Dosis werden unverändert über den Urin ausgeschieden. Die **Eliminationshalbwertszeit** ($t_{1/2}$) beträgt bei Erwachsenen 53–56 h und etwa 30 h bei Kindern.

DOSIERUNG

Erwachsene. Initial werden Dosierungen von 5–10 mg/kg KG täglich gegeben, in Abständen von 4–7 Tagen kann die Tagesdosis um 5 mg/kg KG bis zum Erreichen der gewünschten Wirkung gesteigert werden. Die tägliche Erhaltungsdosis beträgt 15 mg/kg KG, eine Tagesdosis von 30 mg/kg KG sollte nicht überschritten werden. Die Tagesdosis sollte auf 2 Einzelgaben verteilt werden.

Kinder. Für Kinder unter 6 Jahren beträgt die initiale Ethosuximid-Dosis 250 mg täglich, Kinder über 6 Jahre erhalten initial 500 mg. Als tägliche Erhaltungsdosis werden 20 mg/kg KG, verteilt auf 2 Einzeldosen, gegeben.

Sonderfälle. Es existieren keine Dosierungsempfehlungen für Patienten mit **Nierenfunktionseinschränkung** oder chronischen **Lebererkrankungen**, aufgrund der Wirk- und Eliminationsverhalten könnte eine Eliminationsverzögerung des Arzneistoffs bei diesen Patienten auftreten.

Unerwünschte Wirkungen. Häufig sind Singultus, Übelkeit, Erbrechen und Abdominalschmerzen zu beobachten, gelegentlich können Kopfschmerzen, Schlafstörungen, Lethargie, Angstgefühl und Appetitstörungen auftreten. Ethosuximid kann selten zu paranoid-halluzinatorischen Erscheinungen führen. Blutbildveränderungen wie Leukopenie und Agranulozytose sind selten beschrieben, in Einzelfällen können aplastische Anämie und Panzytopenie auftreten.

Arzneimittelwechselwirkungen. Valproinsäure führt bei gleichzeitiger Verabreichung mit Ethosuximid zu erhöhten Ethosuximid-Konzentrationen, Carbamazepin kann die Konzentration an Ethosuximid vermindern. Durch Ethosuximid wird die Konzentration von Phenytoin erhöht.

Schwangerschaft und Laktation. Ethosuximid passiert die Plazentarschranke, während einer Schwangerschaft sollte die Ethosuximid-Dosis besonders zwischen dem 20. und 40. Tag möglichst niedrig gehalten und Kombinationen von Antiepileptika vermieden werden. Tierexperimentelle Hinweise auf eine erhöhte Fehlbildungshäufigkeit wurden erst bei nichttherapierelevanten Dosierungen gefunden. Ethosuximid gelangt in geringen Konzentrationen in die Muttermilch, weshalb eine möglichst niedrige Dosierung eingehalten werden sollte. Ein Abstillen ist nicht erforderlich.

Pflegehinweise

Der Genuss von Alkohol sollte bei einer Ethosuximid-Therapie vermieden werden. Wegen möglicher knochenmarkschädigender Effekte sind zu Therapiebeginn monatliche, nach 12 Monaten halbjährliche Blutbildkontrollen angeraten.

Mesuximid — Petinutin®

Indikationen. Mesuximid hemmt vermutlich die motorischen Kortexregionen und hebt die Reaktionsschwelle gegenüber krampfauslösenden Reizen. Die Substanz wird zur Behandlung von Petit-mal-Anfällen im Rahmen gemischter Epilepsien und bei Absencen, die mit anderen Antiepileptika nicht zufriedenstellend therapiert werden können, eingesetzt.

Pharmazeutische Zubereitung. Kapseln (150 und 300 mg).

Wirk- und Eliminationsverhalten. Mesuximid wird nach oraler Gabe rasch resorbiert, maximale **Plasmakonzentrationen** werden nach 30–60 min erreicht. Die therapeutischen Arzneistoffkonzentrationen beziehen sich auf die Konzentration an N-Desmethylsuximid und liegen bei der Behandlung von Petit-mal-Anfällen bei 20–24 μg/ml und bei der Behandlung von Absencen bei 10–40 μg/ml. **Stoffwechsel/Ausscheidung:** Mesuximid wird in der Leber schnell zu N-Desmethylsuximid metabolisiert, der Metabolit wirkt ebenfalls antikonvulsiv. Im Steady State ist die Konzentration dieses Metaboliten etwa 700-mal so hoch wie die der unveränderten Substanz. Mesuximid wird im Urin in Form seiner Metabolite und kaum als unveränderte Substanz ausgeschieden. Die **Eliminationshalbwertszeit** ($t_{1/2}$) von Mesuximid beträgt 1–2,6 h, die des Metaboliten N-Desmethylsuximid 28–57 h. Bis zum Erreichen des Steady State von N-Desmethylsuximid vergehen 8,1–16,8 Tage.

DOSIERUNG

Erwachsene. In der ersten Behandlungswoche werden einmal täglich 150 mg Mesuximid gegeben, bei Bedarf kann innerhalb der nächsten

7 Wochen die Dosis wöchentlich um 150 mg Mesuximid bis zu einer Dosis von 1200 mg erhöht werden. Die Tagesdosis sollte auf mehrere Einzelgaben verteilt werden.

Kinder. Für Kinder beträgt die übliche Erhaltungsdosis 15–30 mg/kg KG/Tag, verteilt auf 3–4 Einzeldosen. Dabei sollte analog des Erwachsenen die Therapie mit Mesuximid einschleichend begonnen werden, die optimale Dosis ist individuell festzulegen.

Sonderfälle. Zur Dosierung von Mesuximid bei Patienten mit **Nierenfunktionseinschränkung** oder chronischen **Lebererkrankungen** existieren keine Daten, Mesuximid sollte bei diesen Patienten mit besonderer Vorsicht angewandt und regelmäßig Kontrolluntersuchungen durchgeführt werden.

Unerwünschte Wirkungen. Bei einem Drittel der Patienten führt Mesuximid zu unerwünschten Wirkungen. Dosisabhängig kommt es häufig zu Appetitminderung, Magenbeschwerden, Singultus, Übelkeit, Erbrechen, gelegentlich auch zu Gewichtsabnahme und Durchfall. Kopfschmerzen, Schwindel, Sehstörungen, Euphorie, Reizbarkeit, Schlaflosigkeit, Bewegungsdrang und Gangstörungen können auftreten. Selten kommt es zu Verhaltensstörungen, Psychosen, Photophobie und allergischen Hautreaktionen. In Einzelfällen wurden Lupus-erythematodes-ähnliche Krankheitsbilder beobachtet. Hämatologische Störungen wie Leukopenie, Eosinophilie, Thrombozytopenie und Panzytopenien sind beschrieben. Mesuximid kann die Symptome einer akuten Porphyrie hervorrufen.

Arzneimittelwechselwirkungen. Die Kombination von Mesuximid und Felbamat kann zu erhöhten Konzentrationen an N-Desmethylsuximid führen. Mesuximid führt bei gleichzeitiger Anwendung zu erhöhten Konzentrationen von Phenobarbital, Primidon und Phenytoin.

Schwangerschaft und Laktation. Tierexperimentelle Untersuchungen haben Hinweise auf teratogene Schädigungen von Mesuximid ergeben, daher sollte während einer Schwangerschaft bei zwingender Indikation insbesondere zwischen dem 20. und 40. Tag eine möglichst niedrige Mesuximid-Dosis gegeben werden. Es liegen keine ausreichenden Erfahrungen zur Anwendung von Mesuximid während der Stillzeit vor, weshalb unter der Behandlung mit Mesuximid nicht gestillt werden darf.

Pflegehinweise

Bei Plasmakonzentrationen von über 40 μg/ml ist mit dem Auftreten toxischer Symptome zu rechnen. Mesuximid ist absolut kontraindiziert bei hepatischer Porphyrie und bei vorbestehenden hämatologischen

Erkrankungen. Besonderes Augenmerk sollte den Wechselwirkungen mit anderen Medikamenten gelten (s. oben). In diesem Zusammenhang kann es je nach Beeinflussung des Wirk- und Eliminationsverhaltens zu einer Abschwächung des Effekts des Antikonvulsivums mit Herabsetzung der Krampfschwelle und eventueller Auslösung zerebraler Krampfanfälle kommen, oder es kann eine Anhebung des Medikamentenspiegels über den therapeutischen Bereich hinaus mit den entsprechenden Nebenwirkungen resultieren.

Felbamat — Taloxa®

Indikationen. Felbamat ist strukturell ein Analogon zu Meprobamat. Man nimmt an, dass die antikonvulsive Wirkung auf einer Interaktion mit dem N-Methyl-D-Aspartat (NMDA)-Rezeptors beruht. Der Arzneistoff kommt zur Kombinationsbehandlung beim Lennox-Gastaut-Syndrom zur Anwendung, wenn mit allen anderen zur Verfügung stehenden relevanten Antiepileptika kein ausreichender Effekt zu erzielen war.

Pharmazeutische Zubereitung. Tabletten (400 und 600 mg), Saft (5 ml = 600 mg).

Wirk- und Eliminationsverhalten. Bei oraler Gabe werden maximale **Plasmakonzentrationen** nach 1–4 h erreicht. Die therapeutischen Arzneistoffkonzentrationen betragen 18–83 µg/ml (im Mittel 32,5 µg/ml). **Stoffwechsel/Ausscheidung:** Felbamat wird in der Leber verstoffwechselt, 40% einer Dosis werden als Metaboliten über die Nieren ausgeschieden. Die **Eliminationshalbwertszeit** ($t_{1/2}$) beträgt beim Erwachsenen 20–23 h und bei Kindern 15,9 h.

DOSIERUNG

Erwachsene. Die Anfangsdosis beträgt 600–1200 mg Felbamat täglich, die aufgeteilt in 2–3 Einzeldosen gegeben wird. In wöchentlichen Intervallen kann die Dosis um 600–1200 mg/Tag auf maximal 3600 mg/Tag erhöht werden, diese Dosis wird auf 3–4 Einzelgaben aufgeteilt. Bei der Erhöhung der Dosis muss eine mögliche Dosisanpassung von Carbamazepin, Phenytoin und/oder Valproinsäure in Betracht gezogen werden (s. Pflegehinweise).

Kinder. Für Kinder im Alter von 4–12 Jahren beträgt die tägliche Anfangsdosis 7,5–15 mg/kg KG, verteilt auf 2–3 Einzelgaben. In mindestens wöchentlichen Intervallen kann die tägliche Dosis in Schritten von 7,5–15 mg/kg KG bis auf eine maximale Dosis von 45 mg/kg KG/Tag erhöht werden, wobei nicht mehr als 3600 mg Felbamat täglich verabreicht werden dürfen. Diese Dosis wird in 3–4 Einzelgaben appliziert.

Sonderfälle. Aufgrund unzureichender Erfahrungen ist Felbamat bei Patienten mit **Niereninsuffizienz** oder chronischen **Lebererkrankungen** kontraindiziert.

Unerwünschte Wirkungen. Aplastische Anämie und Lebertoxizität wurden vermehrt unter einer Felbamat-Therapie beobachtet. Häufigste Nebenwirkungen (5–11%) bei einer Kombinationstherapie sind Übelkeit, Anorexie, Schwindel und Erbrechen. Gelegentlich (2–5%) wurde über eine Gewichtabnahme, Schlaflosigkeit, Sehstörungen, Somnolenz, Kopfschmerzen und Dyspepsie berichtet. Bei 1–2% der Patienten traten auch Störungen der Bewegungskoordination, Müdigkeit und abdominelle Schmerzen auf. Selten (<1%) wurden Hautausschlag, Gangstörungen, Sprachstörungen, Depression, Stupor und Angst beobachtet. Bei Kindern können zusätzlich häufig Infektionen der oberen Luftwege auftreten. Klinisch relevante Veränderungen von Laborparametern sind selten und treten zumeist bei Patienten, die zusätzlich Carbamazepin, Phenytoin und/oder Valproinsäure erhalten, auf: Leukopenie, Thrombozytopenie, Erhöhung der ASAT und ALAT.

Arzneimittelwechselwirkungen. Felbamat senkt die Steady-state-Konzentration von Carbamazepin um etwa 25% und erhöht die Carbamazepinepoxid-Konzentration um etwa 50%. Die Substanz hemmt die Phenytoin-Ausscheidung in Abhängigkeit von der Dosis, wodurch ein Anstieg der Phenytoin-Konzentration von 20–60% möglich ist. Felbamat induziert geringfügig das Cytochrom-P450-System, weshalb Wechselwirkungen mit Arzneistoffen, die durch diese Enzyme metabolisiert werden, prinzipiell nicht ausgeschlossen werden können. Felbamat erhöht die Steady-state-Konzentration von Valproinsäure. Bei gleichzeitiger Gabe von Felbamat und Carbamazepin oder Phenytoin kann die Steady-state-Konzentration von Felbamat um bis zu 20% abfallen.

Schwangerschaft und Laktation. Es liegen keine ausreichenden Erfahrungen über die Anwendung des Arzneistoffs während der Schwangerschaft und in der Stillzeit vor, der Tierversuch erbrachte keine Hinweise auf embryotoxische/teratogene Wirkungen. Felbamat ist in der Schwangerschaft und während der Stillzeit kontraindiziert.

Pflegehinweise

Besonderes Augenmerk sollte den Wechselwirkungen mit anderen Medikamenten gelten (s. oben). In diesem Zusammenhang kann es je nach Beeinflussung des Wirk- und Eliminationsverhaltens zu einer Abschwächung des Effekts des Antikonvulsivums mit Herabsetzung der Krampfschwelle und eventueller Auslösung zerebraler Krampfanfälle kommen, oder es kann eine Anhebung des Medikamentenspiegels über den therapeutischen Bereich hinaus mit den entsprechenden Nebenwirkungen resultieren. So muss zu Beginn einer Felbamat-Therapie die Dosis der Begleitmedikamente Carbamazepin, Phenytoin und/oder Valproinsäure um 20–30% reduziert werden. Eine Dosisanpassung der Begleittherapie muss immer anhand der Steady-state-Konzentrationen der Arzneistoffe und klinischer Gesichtspunkte erfolgen. Vor Behandlungsbeginn und jede 2. Woche während der Therapie sollten das Blutbild sowie die Leberfunktionswerte kontrolliert werden. Felbamat ist bei Kindern unter 4 Jahren und bei Patienten über 65 Jahre kontraindiziert.

Clonazepam — Rivotril®, Antelepsin®

Indikationen. Clonazepam ist ein Benzodiazepinderivat. Der antikonvulsive Wirkmechanismus besteht in einer Verstärkung der Mechanismen, an denen Gammaaminobuttersäure (GABA), ein inhibitorisch wirkender Neurotransmitter, beteiligt ist. Tierexperimentell konnte eine im Vergleich zu Diazepam länger dauernde antikonvulsive Wirkung nachgewiesen werden. Clonazepam wird bei Epilepsien des Säuglings und Kindes, besonders bei typischen und atypischen Petit-mal-Epilepsien, primär oder sekundär generalisierten tonisch-klonischen Krämpfen und bei Epilepsien des Erwachsenen, insbesondere bei fokalen Anfällen, verwendet.

Pharmazeutische Zubereitung. Tabletten (0,25, 0,5, 1 und 2 mg), Lösung (1 ml = 25 Tropfen entsprechen 2,5 mg), Injektionslösung (1 ml = 1 mg) zur intravenösen Injektion oder Infusion.

Wirk- und Eliminationsverhalten. Clonazepam wird bei oraler Gabe rasch resorbiert, maximale **Plasmakonzentrationen** werden nach 1–4 h erreicht. Clonazepam wird nur gering präsystemisch eliminiert, die **Bioverfügbarkeit** beträgt über 80%. Der therapeutische Bereich der Serumkonzentrationen von Clonazepam beträgt 5–70 µg/L. **Stoffwechsel/Ausscheidung:** Clonazepam wird in der Leber verstoffwechselt. Nur 0,5–1% einer Dosis werden innerhalb von 24 h unverändert und über 70% innerhalb von 7 Tagen über den Urin ausgeschieden. Die **Eliminationshalbwertszeit** ($t_{1/2}$) beträgt 30–40 h beim Erwachsenen und 22–33 h beim Kind.

DOSIERUNG

Erwachsene. Clonazepam wird einschleichend dosiert, die Erhaltungsdosis sollte innerhalb von 2–4 Wochen erreicht werden. Die übliche Erhaltungsdosis bei oraler Gabe beträgt 3–6 (–8) mg täglich, verteilt auf 3–4 Einzelgaben. Eine intravenöse Applikation ist beim Status epilepticus indiziert, dem Erwachsenen wird 1 mg langsam (etwa 0,5 bis 1 ml pro Minute) injiziert, Kinder erhalten 0,5 mg. Die Dosis kann bei Bedarf wiederholt, evtl. als intravenöse Infusion, gegeben werden. Die maximale intravenöse Tagesdosis beträgt beim Erwachsenen 13 mg.

Kinder. Folgende Erhaltungsrichtdosen werden für Kinder bei oraler Gabe empfohlen: Säuglinge 0,5–1 mg/Tag, Kleinkinder 1–3 mg/Tag, Schulkinder 3–6 mg/Tag.

Sonderfälle. Bei Patienten mit **Leberfunktionseinschränkung** ist eine Eliminationsverzögerung zu erwarten und eine niedrigere Dosierung angezeigt.

Unerwünschte Wirkungen. Häufigste vorübergehende Nebenwirkungen sind Müdigkeit, Schläfrigkeit, Mattigkeit, Schwindelgefühl, Benommenheit und Ataxie, die durch eine langsame Dosissteigerung zu Behandlungsbeginn teilweise vermieden werden können. Unruhe, Erregbarkeit, aggressives Verhalten, Konzentrationsstörungen und anterograde Amnesie wurden beobachtet. Eine Zunahme der Anfallshäufigkeit im Rahmen einer Langzeitbehandlung ist möglich. Selten kommt es zu Urtikaria, Pruritus, Angioödem, Kehlkopfödem, vorübergehendem Haarausfall, Pigmentverschiebung, Übelkeit, epigastrischen Beschwerden, Kopfschmerzen, Libidoverlust, Impotenz und Harninkontinenz. Selten sind Thrombozytopenien beschrieben. Einzelfälle einer inkompletten Pubertas praecox bei Kindern und eines anaphylaktischen Schocks wurden beobachtet. Insbesondere bei Langzeitbehandlung und bei hoher Dosierung können reversible Störungen wie Dysarthrie, Ataxie und Sehstörungen auftreten. Bei Säuglingen und Kleinkindern wurde ein vermehrter Speichelfluss beobachtet. Besonders bei der intravenösen Gabe von Clonazepam ist eine atemdepressive Wirkung möglich, die bei vorbestehender Atemwegsobstruktion oder Hirnschädigung verstärkt auftreten kann. Selten können Überempfindlichkeitsreaktionen auf Benzylalkohol, dem Konservierungsmittel der Injektionslösung, auftreten.

Arzneimittelwechselwirkungen. Gleichzeitig verabreichte Induktoren der hepatischen Enzyme, wie Barbiturate, Hydantoine und Carbamazepin, können die Metabolisierung von Clonazepam beschleunigen. Clonazepam erhöht die Serumkonzentrationen von Phenytoin oder Primidon. Bei gleichzeitiger Anwendung von Clonazepam mit anderen Antikonvulsiva, Narkosemitteln, Schlafmitteln oder Psychopharmaka kann es zu einer wechselseitigen Verstärkung der Wirkung kommen. Die Kombination von Clonazepam und Valproinsäure kann zur Ausbildung eines Petit-mal-Status führen.

Schwangerschaft und Laktation. Der Tierversuch erbrachte keine Hinweise auf embryotoxische/teratogene Wirkungen von Clonazepam, trotzdem sollte der Arzneistoff nur bei zwingender Indikation während der

Schwangerschaft zur Anwendung kommen. Clonazepam sollte zwischen dem 20. und 40. Schwangerschaftstag in der niedrigsten anfallskontrollierenden Dosis gegeben werden, eine Kombination mit weiteren Antikonvulsiva ist möglichst zu vermeiden. Die Gabe von hohen Dosen oder die fortgesetzte Behandlung im letzten Drittel der Schwangerschaft können beim Fetus zu Unregelmäßigkeiten der Herzfrequenz und beim Neugeborenen zu Hypothermie, Hypotonie, leichter Atemdepression und Trinkschwäche führen. Clonazepam gelangt in die Muttermilch und kann beim gestillten Säugling zu Nebenwirkungen führen, weshalb bei zwingender Indikation abgestillt werden sollte.

Pflegehinweise

Besonderes Augenmerk sollte den Wechselwirkungen mit anderen Medikamenten gelten (s. oben). In diesem Zusammenhang kann es je nach Beeinflussung des Wirk- und Eliminationsverhaltens zu einer Abschwächung des Effekts des Antikonvulsivums mit Herabsetzung der Krampfschwelle und eventueller Auslösung zerebraler Krampfanfälle kommen, oder es kann eine Anhebung des Medikamentenspiegels über den therapeutischen Bereich hinaus mit den entsprechenden Nebenwirkungen resultieren. Bei der intravenösen Gabe ist aufgrund des Risikos einer Thrombophlebitis mit nachfolgender Thrombose eine Vene mit ausreichend großem Durchmesser zu wählen, die Injektionsgeschwindigkeit sollte 0,25–0,5 mg/min (0,5–1 ml der Injektionslösung) nicht überschreiten. Besonders bei der intravenösen Gabe von Clonazepam ist eine atemdepressive Wirkung möglich, deren Auftreten durch eine vorbestehende Atemwegsobstruktion oder Hirnschädigung begünstigt wird. Die Behandlung mit Clonazepam kann zu Abhängigkeit führen, das Risiko dafür ist bei hoher Dosierung und bei vorbelasteten Patienten größer. Unter der Therapie mit Clonazepam besteht absolutes Alkoholverbot. Die Injektionslösung darf aufgrund des Gehaltes an Benzylalkohol nicht bei Neugeborenen und Frühgeborenen angewendet werden.

Diazepam — Valium®, verschiedene andere

Indikationen. Diazepam ist eine psychotrope Substanz aus der Klasse der 1,4-Benzodiazepine, die im Zentralnervensystem an spezifischen Bindungsstellen (Benzodiazepinrezeptoren) als Agonisten wirken. Da diese Bindungsstellen funktionell mit dem Gammaaminobuttersäure-(GABA-)System verbunden sind, steigern die Benzodiazepine die Wirkung dieses inhibitorischen Neurotransmitters. Diazepam wird zur Behandlung des Status epilepticus und bei Fieberkrämpfen verwendet. Weiterhin ist die Substanz bei akuten Angst-, Spannungs- und Erregtheitszuständen, zur

Prämedikation vor chirurgischen oder diagnostischen Eingriffen sowie bei Tetanus indiziert.

Pharmazeutische Zubereitung. Injektionslösung (2 ml = 10 mg) zur intravenösen Injektion, Rektaltube (5 und 10 mg), weiterhin verfügbar: Tabletten (2, 5 und 10 mg), Tropfen (1 ml = 20–30 Tropfen = 10 mg), Suppositorien (5 und 10 mg).

Wirk- und Eliminationsverhalten. Diazepam wird nach oraler Applikation rasch und nahezu vollständig resorbiert, maximale **Plasmakonzentrationen** werden bei starken interindividuellen Schwankungen etwa 1 h nach oraler und ca. 1,5 h nach rektaler Gabe erreicht. Die Bioverfügbarkeit beträgt 80%. Bei regelmäßiger Einnahme wird ein Steady State für Diazepam und den wirksamen Metaboliten Desmethyldiazepam je nach altersabhängiger Halbwertszeit nach 5–15 Tagen erreicht. Diazepam wird rasch im gesamten Organismus verteilt. **Stoffwechsel/Ausscheidung:** Diazepam wird hauptsächlich in der Leber zu pharmakologisch aktiven Metaboliten (Desmethyldiazepam, Temazepam und Oxazepam) umgewandelt. Die Ausscheidung erfolgt überwiegend renal, teilweise auch biliär. Nur 20% der Metabolite werden in den ersten 72 h nach Gabe im Urin gefunden. Die Elimination unterteilt sich in zwei Phasen, die erste Eliminationsphase (mit Desmethylierung) hat eine **Eliminationshalbwertszeit** ($t_{1/2}$) von etwa 1 h, für die zweite Eliminationsphase (mit Hydroxilierung) ergeben sich in Abhängigkeit vom Alter und der Leberfunktion Werte von 20–100 h.

DOSIERUNG

Erwachsene. Der Status epilepticus wird anfänglich mit 5–10 mg Diazepam intravenös (langsame Injektion!) oder rektal (Rektaltube) behandelt, wenn notwendig, ist eine Wiederholung alle 10–15 min bis zu maximal 30 mg Diazepam möglich.

Kinder. Der Status epilepticus bei Kindern wird je nach Alter und Gewicht mit 5–10 mg (maximal 20 mg) Diazepam rektal behandelt (bis 15 kg KG: 5 mg, ab 15 kg KG: 10 mg), die maximale Wirkung tritt nach 11–23 min ein. Die Behandlung kann bei Bedarf nach 2–4 h wiederholt werden. Zur Behandlung von Fieberkrämpfen erhalten Kinder bis zu 3 Jahren (10–15 kg KG) 5 mg Diazepam rektal, Kinder ab 3 Jahre (ab 15 kg KG) werden mit 2-mal 5 mg oder 1 mal 10 mg Diazepam rektal behandelt. Falls erforderlich, ist eine Wiederholung nach 3–4 h möglich, wenn keine stärker sedierende Begleitmedikation vorangegangen ist.

Sonderfälle. Patienten mit **Nierenfunktionseinschränkung**, chronischen **Lebererkrankungen** oder **ältere Patienten** erhalten niedrigere Dosen, die parenterale Einzeldosis sollte 5 mg Diazepam nicht überschreiten Bei schwerer **Leberzirrhose**, akuter oder chronisch aktiver **Hepatitis** kann die Halbwertszeit von Diazepam um das Doppelte verlängert sein. Bei älteren und sehr alten Patienten ist die Halbwertszeit um bis zu 5fach verlängert und erfordert proportionale Dosisreduktion.

Unerwünschte Wirkungen. Häufig sind Müdigkeit, Mattigkeit, Schwindelgefühl, Benommenheit, Ataxie und Verwirrtheit, was als Zeichen einer relativen Überdosierung gewertet und durch eine Dosisreduktion beseitigt werden kann. Selten kommt es zu Übelkeit, Erbrechen, epigastrischen Beschwerden, Obstipation, Diarrhöe, Ikterus, Glottisspasmen, Brustschmerzen, Kopfschmerzen, Blutdruckabfall, Depression, anterograder Amnesie, Mundtrockenheit, allergischen Hautveränderungen und Atemdepression. Die atemdepressive Wirkung kann bei Atemwegsobstruktion, bei vorbestehender Hirnschädigung und insbesondere bei rascher i.v.-Gabe verstärkt in Erscheinung treten. Bei hohen Dosen, besonders bei Langzeitbehandlung, können reversible Störungen wie Artikulationsstörungen, Bewegungs- und Gangunsicherheit (Stürze besonders bei älteren Patienten) oder Sehstörungen auftreten. Es besteht die Möglichkeit paradoxer Reaktionen mit Erregungszuständen, Angst, Suizidalität, vermehrten Muskelspasmen, Ein- und Durchschlafstörungen, Wutanfällen und Halluzinationen. Nach längerer Anwendung können bei plötzlichem Absetzen Schlafstörungen, Angst, Spannungszustände, Erregung, innere Unruhe bis hin zu Krampfanfällen und symptomatischen Psychosen auftreten. Diazepam hat ein primäres Abhängigkeitspotential.

Arzneimittelwechselwirkungen. Bei gleichzeitiger Anwendung anderer zentral wirksamer Arzneistoffe, wie Psychopharmaka, Schlafmittel oder Schmerzmittel, kann es zu einer wechselseitigen Wirkungsverstärkung kommen. Die Wirkung von Muskelrelaxanzien kann durch Diazepam verstärkt werden. Cimetidin und Omeprazol erhöhen die Diazepam-Plasmakonzentrationen und können die Wirkung von Diazepam verstärken bzw. verlängern.

Schwangerschaft und Laktation. Bisherige Untersuchungen am Menschen erbrachten keine Hinweise auf teratogene Wirkungen therapeutischer Dosen von Diazepam, trotzdem sollte der Arzneistoff nur in Ausnahmefällen bei zwingender Indikation während der Schwangerschaft angewendet werden. Nach längerfristigem Gebrauch von Diazepam in der Schwangerschaft kann es zum Entzugssyndrom beim Neugeborenen kommen. Gabe höherer Dosen unter der Geburt können beim Säugling Hypothermie, Hypotonie, leichte Atemdepression und Trinkschwäche („floppy infant syndrome") hervorrufen. Diazepam und seine Metabolite gelangen in die Muttermilch, bei zwingender Indikation zur Diazepam-Behandlung sollte abgestillt werden.

Pflegehinweise

Das Auftreten der möglichen atemdepressiven Wirkung von Diazepam kann bei Atemwegsobstruktion, bei vorbestehender Hirnschädigung und insbesondere bei rascher i.v.-Gabe begünstigt sein. Flumazenil (Anexate®) ist für die Aufhebung der zentral dämpfenden Wirkung von Benzodiazepinen angezeigt. Aufgrund additiver zentraler Wirkungen soll Diazepam nicht gleichzeitig mit Alkohol eingenommen werden. Wegen des Gehalts an Natriumdisulfit in Ampullen kann es im Einzelfall, insbesondere bei Patienten mit Asthma bronchiale, zu Überempfindlichkeitsreaktionen mit Brechreiz, Diarrhöe, Dyspnoe, Bewusstseinsstörungen und Schock, bei Patienten mit Asthma bronchiale auch zum akuten Asthmaanfall, kommen. Diazepam-Injektionslösung darf aufgrund des Gehalts an Benzylalkohol nicht bei Neugeborenen und Frühgeborenen angewendet werden. Diazepam hat ein primäres Abhängigkeitspotential.

Lamotrigin — Lamictal®

Indikationen. Lamotrigin stabilisiert die präsynaptische neuronale Membran und hemmt eine überschießende Freisetzung von exzitatorisch wirkenden Neurotransmittern, insbesondere Glutamat. Lamotrigin hemmt ebenfalls die Freisetzung von Gammaaminobuttersäure (GABA), einem inhibitorischen Neurotransmitter, was die generelle antikonvulsive Wirksamkeit dieses Arzneistoffs praktisch limitieren kann. Lamotrigin wird als Monotherapie zur Erstbehandlung fokaler und sekundär generalisierter Anfälle, als Zusatzbehandlung bei refraktären partiellen und sekundär generalisierten tonisch-klonischen Anfällen sowie bei Kindern als Zusatzbehandlung refraktär fokaler Anfälle und des refraktären Lennox-Gastaut-Syndroms eingesetzt.

Pharmazeutische Zubereitung. Tabletten (5, 25, 50, 100 und 200 mg).

Wirk- und Eliminationsverhalten. Lamotrigin wird nach oraler Gabe rasch und vollständig resorbiert, die **Bioverfügbarkeit** beträgt über 98%. Maximale **Plasmakonzentrationen** werden bei Nüchterngabe nach 1,5 h erreicht. Die gleichzeitige Verabreichung von Lamotrigin mit der Nahrung hat keinen Einfluss auf die Bioverfügbarkeit, verzögert aber die Resorption (maximale Plasmakonzentrationen nach 3,1 h). Die therapeutischen Arzneistoffkonzentrationen betragen beim Erwachsenen etwa 1–4 µg/ml Lamotrigin, bei vielen Patienten sind aber auch höhere Konzentrationen erforderlich. Bei Kindern liegt die optimale Arzneistoffkonzentration zwischen 0,5 und 5,4 µg/ml. Der Arzneistoff wird rasch im gesamten Organismus verteilt. **Stoffwechsel/Ausscheidung:** Lamotrigin wird hauptsächlich in der Leber verstoffwechselt und über den Urin ausgeschieden, davon nur etwa 7% in unveränderter Form. Die **Eliminationshalbwertszeit** ($t_{1/2}$) liegt bei etwa 29 h, sie sinkt im Steady State um etwa 25%.

DOSIERUNG

Erwachsene. Bei einer **Monotherapie** mit Lamotrigin werden in der 1. und 2. Behandlungswoche einmal täglich 25 mg Lamotrigin verabreicht, darauf folgend werden über 14 Tage einmal täglich 50 mg Lamotrigin gegeben. Anschließend sollte die Dosis bis zum gewünschten Therapieeffekt alle 1–2 Wochen um maximal 50 mg Lamotrigin erhöht werden, die übliche Erhaltungsdosis beträgt 100–200 mg Lamotrigin pro Tag, die einmal täglich oder in zwei Einzeldosen verreicht werden kann. Bei der **Zusatzbehandlung** mit *nicht Valproinsäure-haltigen* Antiepileptika wird während der ersten 14 Tage der Behandlung 50 mg Lamotrigin einmal täglich verabreicht, darauf folgend werden über einen Zeitraum von 14 Tagen 100 mg Lamotrigin täglich, aufgeteilt in 2 Einzeldosen, gegeben. Anschließend sollte die Dosis bis zum gewünschten Therapieeffekt alle 1–2 Wochen um maximal 100 mg Lamotrigin erhöht werden, die übliche Erhaltungsdosis beträgt 200–400 mg Lamotrigin, aufgeteilt in zwei Einzeldosen. Bei der Zusatzbehandlung mit *Valproinsäure-haltigen* Antiepileptika wird während der ersten 14 Tage der Behandlung jeden zweiten Tag eine Einzeldosis von 25 mg Lamotrigin verabreicht, darauf folgend wird über einen Zeitraum von 14 Tagen 25 mg Lamotrigin einmal täglich gegeben. Anschließend sollte die Dosis bis zum gewünschten Therapieeffekt alle 1–2 Wochen um maximal 20–50 mg Lamotrigin erhöht werden, die übliche Erhaltungsdosis beträgt 100–200 mg Lamotrigin, die einmal täglich oder in 2 Einzeldosen verabfolgt werden können.

Kinder. Für Kinder von 4–11 Jahren kommen bei der Zusatzbehandlung mit *nicht Valproinsäure-haltigen* Antiepileptika während der ersten 14 Tage der Behandlung Dosierungen von 2 mg Lamotrigin pro kg KG täglich zur Anwendung, darauf folgend werden über einen Zeitraum von 14 Tagen 5 mg Lamotrigin pro kg KG verabreicht. Anschließend sollte die Dosis alle 1–2 Wochen um maximal 2 mg Lamotrigin pro kg KG bis zum gewünschten Therapieeffekt gesteigert werden, die Erhaltungsdosis beträgt üblicherweise 5–15 mg Lamotrigin pro kg KG, die maximale Tagesdosis liegt bei 400 mg Lamotrigin. Die Tagesdosen werden jeweils aufgeteilt in 2 Einzeldosen gegeben. Bei der Zusatzbehandlung mit *Valproinsäure-haltigen* Antiepileptika wird während der ersten 14 Tage der Behandlung eine Dosis von 0,2 mg Lamotrigin pro kg KG einmal täglich verabreicht, darauf folgend wird über einen Zeitraum von 14 Tagen eine Dosis von 0,5 mg Lamotrigin pro kg KG einmal täglich gegeben. Anschließend sollte die Dosis bis zum gewünschten Therapieeffekt alle 1–2 Wochen um maximal 0,5–1 mg Lamotrigin pro kg

KG erhöht werden, die übliche Erhaltungsdosis beträgt 1–5 mg Lamotrigin pro kg KG, die einmal täglich oder in 2 Einzeldosen aufgeteilt verabreicht werden kann. Die maximale Tagesdosis liegt bei 200 mg Lamotrigin. Für Kinder ab 12 Jahren entspricht die Dosierung der des Erwachsenen.

Sonderfälle. Bei schwerer **Nierenfunktionseinschränkung** (Kreatinin-Clearance <12,5 ml/min) nimmt die Metabolisierungsrate von Lamotrigin ab, und es kommt zu einer Verlängerung der Eliminationshalbwertszeit. Bei Patienten mit **Niereninsuffizienz** darf Lamotrigin nicht angewendet werden, da im Tierversuch ein Lamotrigin-Metabolit, der auch beim Menschen im Urin nachweisbar ist, kardiotoxisch wirkte. Hinsichtlich des Einflusses chronischer **Lebererkrankungen** auf die Wirk- und Eliminationsverhalten von Lamotrigin existieren keine Daten, weshalb der Arzneistoff bei diesen Patienten nicht angewendet werden darf.

Unerwünschte Wirkungen. Bei einer Lamotrigin-Monotherapie können Kopfschmerzen, Müdigkeit, Übelkeit, Schwindel, Nystagmus, Pruritus und Anorexie auftreten. Hautausschläge, meist in makulo-papulöser Form, sind bei bis zu 10% der Patienten, die eine Kombinationstherapie von Lamotrigin mit anderen Antiepileptika erhalten, beschrieben. Selten wurden schwerwiegende allergische Haut- und Schleimhautreaktionen (Stevens-Johnson-Syndrom, Lyell-Syndrom) beobachtet. Bei einer Kombinationstherapie wurden ebenfalls Konjunktivitis, Schwindel, Schläfrigkeit, Kopfschmerzen, Reizbarkeit und gastrointestinale Beschwerden als Nebenwirkungen beschrieben. Laborchemisch wurden Blutbildveränderungen (Leukopenie, Thrombozytopenie) und Anstieg der Transaminasen beobachtet. Zu hohe Anfangsdosen bzw. eine zu schnelle Aufdosierung, insbesondere bei Kombination mit Valproinsäure, kann zum häufigeren Auftreten von Nebenwirkungen führen.

Arzneimittelwechselwirkungen. Die gleichzeitige Verabreichung von enzyminduzierenden Arzneimitteln, wie Phenytoin, Carbamazepin, Phenobarbital oder Primidon, beschleunigt den Abbau von Lamotrigin, während die Metabolisierung von Lamotrigin bei gleichzeitiger Gabe von Valproinsäure kompetitiv gehemmt wird. Paracetamol kann die Elimination von Lamotrigin über die Nieren erhöhen.

Schwangerschaft und Laktation. Tierexperimentelle Untersuchungen erbrachten keinen Hinweis auf teratogene Effekte von Lamotrigin, trotzdem sollte der Arzneistoff aufgrund fehlender Erfahrungen in der Schwangerschaft nicht zur Anwendung kommen. Lamotrigin hemmt geringfügig die Dihydrofolsäure-Reduktase, sodass das Risiko einer embryofetalen Schädigung theoretisch nicht ausgeschlossen werden kann. Es liegen keine ausreichenden Erfahrungen mit Lamotrigin bei Anwendung während der Stillzeit vor.

Pflegehinweise

Kindern unter 4 Jahren sollte Lamotrigin nicht verabreicht werden. Da eine Leberschädigung durch Lamotrigin nicht ausgeschlossen werden kann, sind zu Behandlungsbeginn regelmäßig die Transaminasen zu kontrollieren. Das Risiko eines Hautausschlages ist bei Kindern größer als bei Erwachsenen.

Gabapentin — Neurontin®

Indikationen. Gabapentin ist eine Aminosäure, die strukturell dem inhibitorisch wirkenden Neurotransmitter Gammaaminobuttersäure (GABA) ähnelt. Die antikonvulsive Wirksamkeit beruht vermutlich auf einer Zunahme der GABA-Synthese. Gabapentin kommt zur Zusatzbehandlung bei einfachen und komplexen partiellen Anfällen mit oder ohne sekundäre Generalisierung zur Anwendung, wenn unter der bisherigen Standardtherapie keine Anfallsfreiheit zu erzielen war bzw. unerwünschte Wirkungen auftraten, die eine Weiterbehandlung nicht zulassen.

Pharmazeutische Zubereitung. Kapseln (100, 300 und 400 mg).

Wirk- und Eliminationsverhalten. Gabapentin wird nach oraler Gabe zu etwa 50–60% resorbiert, maximale **Plasmakonzentrationen** werden nach 1,5–4 h erreicht. Optimale therapeutische Arzneistoffkonzentrationen wurden bislang nicht ermittelt. **Stoffwechsel/Ausscheidung:** Gabapentin wird nicht verstoffwechselt, 76–81% einer Dosis werden unverändert über die Nieren, 10–23% über den Stuhl ausgeschieden. Die **Eliminationshalbwertszeit** ($t_{1/2}$) liegt bei 5–7 h.

DOSIERUNG

Erwachsene. Gabapentin wird initial in einer Dosierung von 300 mg/Tag gegeben, die Dosissteigerung erfolgt um jeweils 300 mg täglich auf 900 mg am 3. Tag der Therapie. Die übliche effektive Dosis beträgt 900–1800 mg/Tag, die aufgeteilt in 3 Einzeldosen gegeben wird. Die Maximaldosis beträgt 2400 mg/Tag.

Kinder. Bei Kindern unter 12 Jahren und als Monotherapie ist Gabapentin aufgrund unzureichender klinischer Erfahrungen kontraindiziert.

Sonderfälle. Bei **Nierenfunktionseinschränkung** ist die Elimination von Gabapentin verzögert und die Dosis entsprechend der Kreatinin-

Clearance anzupassen: Kreatinin-Clearance 30–60 ml/min: 300 mg Gabapentin zweimal täglich, Kreatinin-Clearance 15–30 ml/min: 300 mg Gabapentin täglich, Kreatinin-Clearance <15 ml/min: 300 mg Gabapentin alle 2 Tage. Für Patienten mit chronischen **Lebererkrankungen** existieren keine Dosierungsempfehlungen, aufgrund des fehlenden Metabolismus von Gabapentin ist jedoch keine Ausscheidungsverzögerung des Arzneistoffs zu erwarten.

Unerwünschte Wirkungen. Häufig sind Schläfrigkeit, Schwindel, Ataxie, Vasodilatation und periphere Ödeme beschrieben, gelegentlich kann es zu Nystagmus, Kopfschmerzen, Tremor, Dysarthrie, Denkstörungen, Amnesie, Koordinationsstörungen, Nervosität, Übelkeit, Erbrechen, Dyspepsie, Obstipation, Gewichtszunahme, gesteigertem Appetit, Myalgie, Impotenz und Pruritus kommen. In 1% der behandelten Patienten wurden Leukopenien beobachtet.

Arzneimittelwechselwirkungen. Antazida können die Bioverfügbarkeit von Gabapentin um 20% reduzieren. Cimetidin vermindert die renale Elimination von Gabapentin geringfügig.

Schwangerschaft und Laktation. Es liegen keine ausreichenden Erfahrungen über die Anwendung des Arzneistoffs während der Schwangerschaft vor, der Tierversuch erbrachte keine Hinweise auf embryotoxische/teratogene Wirkungen. Es ist nicht bekannt, ob Gabapentin in die Muttermilch gelangt.

Pflegehinweise

Beim Auftreten einer Pankreatitis ist die Gabapentin-Behandlung abzubrechen. Alkohol und Drogen können die Nebenwirkungen von Gabapentin am zentralen Nervensystem verstärken.

Tiagabin — Gabitril®

Indikationen. Tiagabin blockiert die Aufnahme des inhibitorisch wirkenden Neurotransmitters Gammaaminobuttersäure (GABA) in die präsynaptischen Neuronen. Tiagabin kommt zur Zusatzbehandlung bei partiellen Anfällen mit oder ohne sekundäre Generalisierung zur Anwendung, wenn unter der bisherigen Standardtherapie keine Anfallsfreiheit zu erzielen war.

Pharmazeutische Zubereitung. Filmtabletten (5, 10 und 15 mg).

Wirk- und Eliminationsverhalten. Tiagabin wird nach oraler Gabe rasch resorbiert, maximale **Plasmakonzentrationen** werden nach 45–60 min erreicht. Die **Bioverfügbarkeit** beträgt 90%. Bei gleichzeitiger Einnahme von Tiagabin mit fettreicher Nahrung wurde die Zeit bis zum Erreichen der maximalen Plasmakonzentration auf 2,5 h verlängert. Optimale therapeutische Arzneistoffkonzentrationen wurden bislang nicht ermittelt. **Stoffwechsel/Ausscheidung:** Tiagabin wird in der Leber verstoffwechselt, der Arzneistoff unterliegt einem enterohepatischen Kreislauf. 27% einer Dosis werden über die Nieren ausgeschieden (2% in unveränderter Form), 63% werden über die Fäzes eliminiert. Die **Eliminationshalbwertszeit** ($t_{1/2}$) beträgt 7–9 h.

DOSIERUNG

Erwachsene. Die empfohlene Anfangsdosis beträgt 7,5–15 mg Tiagabin täglich, danach wird die Dosis in wöchentlichen Abständen um 5–15 mg/Tag erhöht. Die übliche effektive Dosis beträgt 15–30 mg/Tag, die aufgeteilt in 2–4 Einzeldosen gegeben wird.

Kinder. Bei Kindern unter 12 Jahren ist Tiagabin aufgrund unzureichender klinischer Erfahrungen kontraindiziert.

Sonderfälle. Für Patienten mit **Nierenfunktionseinschränkung** existieren keine Dosierungsempfehlungen. Tiagabin ist nicht dialysabel. Bei chronischen **Lebererkrankungen** müssen die initiale sowie die Erhaltungsdosis angepasst bzw. das Dosierungsintervall verlängert werden. Für Patienten, die leberenzyminduzierende Medikamente erhalten, beträgt die Erhaltungsdosis 30–50 mg/Tag.

Unerwünschte Wirkungen. Häufig sind Schwindel, Asthenie und Somnolenz. Seltener treten Nervosität, Tremor, Konzentrations- und Denkstörungen, Durchfall, depressive Verstimmung und emotionale Labilität auf.

Arzneimittelwechselwirkungen. Bei Kombination von Tiagabin mit Carbamazepin, Phenobarbital, Phenytoin oder Primidon kann eine verminderte Wirksamkeit von Tiagabin resultieren. Tiagabin vermindert die Valproinsäure-Steady-state-Konzentrationen um 10%.

Schwangerschaft und Laktation. Es liegen keine ausreichenden Erfahrungen über die Anwendung des Arzneistoffs während der Schwangerschaft und in der Stillzeit vor, der Tierversuch erbrachte keine Hinweise auf embryotoxische/teratogene Wirkungen.

Pflegehinweise

Obwohl keine therapeutische Arzneistoffkonzentration für Tiagabin bekannt ist, sollten vor und nach einer Veränderung des therapeutischen Regimes die Tiagabin-Plasmakonzentrationen bestimmt werden.

Vigabatrin Sabril®

Indikationen. Vigabatrin ist ein synthetisches Gammaaminobuttersäure (GABA)-Derivat, das eine Erhöhung der GABA-Konzentration im Gehirn bewirkt. Die Substanz kommt zur Kombinationsbehandlung epileptischer Anfälle, die mit einer konventionellen Therapie nicht ausreichend therapierbar sind, insbesondere bei einfachen und komplexen partiellen Anfällen mit oder ohne sekundäre Generalisierung im Erwachsenenalter, partiellen Anfällen, Lennox-Gastaut-Syndrom und West-Syndrom im Kindesalter, zur Anwendung.

Pharmazeutische Zubereitung. Filmtabletten (500 mg), Granulat (1 Beutel = 500 mg).

Wirk- und Eliminationsverhalten. Vigabatrin wird nach oraler Gabe rasch resorbiert, maximale **Plasmakonzentrationen** werden nach etwa 2 h erreicht. Es besteht keine direkte Korrelation zwischen der Arzneistoffkonzentration im Blut und dem therapeutischen Effekt. Vigabatrin ist hydrophil, seine Penetration in den Liquor cerebrospinalis ist dosisabhängig. **Stoffwechsel/Ausscheidung:** Vigabatrin wird hauptsächlich unverändert renal ausgeschieden, weniger als 20% einer Dosis werden metabolisiert. Die **Eliminationshalbwertszeit** ($t_{1/2}$) liegt bei 7–8 h.

DOSIERUNG

Erwachsene. Die empfohlene tägliche Anfangsdosis beträgt 2 g Vigabatrin, die einmal täglich oder in 2 Einzeldosen gegeben werden können. Bei Bedarf kann die Dosis stufenweise um 0,5–1 g Vigabatrin erhöht bzw. verringert werden, eine Steigerung der Dosis über 4 g pro Tag führt in der Regel nicht zu einer verbesserten Wirksamkeit.

Kinder. Für Kinder im Alter von 3–12 Jahren wird Vigabatrin entsprechend dem Körpergewicht dosiert, die empfohlene Anfangsdosis liegt bei 40 mg/kg KG/Tag. Eine Dosissteigerung auf 80–100 mg/kg KG/Tag ist in Abhängigkeit vom Ansprechen der Therapie möglich. Kinder mit einem West-Syndrom können 100 mg/kg KG Vigabatrin täglich und mehr benötigen.

Sonderfälle. Bei **Nierenfunktionseinschränkung** ist die Elimination von Vigabatrin verzögert und dessen Dosis entsprechend der Kreatinin-Clearance anzupassen. Bei chronischen **Lebererkrankungen** ist keine Ausscheidungsverzögerung des Arzneistoffs zu erwarten.

Unerwünschte Wirkungen. Häufig sind bei Erwachsenen eine Sedierung, bei Kindern dagegen Erregung, Agitiertheit und Aggressivität zu beobachten. Die sedierende Wirkung nimmt mit der Dauer der Behandlung ab. Weiterhin können Schwindel, Nervosität, Reizbarkeit, Niedergeschlagenheit, depressive Verstimmung, Schlafstörungen und Kopfschmerzen auftreten. Selten sind Nebenwirkungen wie Verwirrtheit, Psychosen, Gedächtnisstörungen, Nystagmus, Sehstörungen und ataktische Gangstörungen. Gelegentlich können Gewichtszunahme und leichte Magen-Darm-Beschwerden beobachtet werden, extrem selten kommt es zu Überempfindlichkeitsreaktionen wie Hautrötung, Urtikaria und Gesichtsödem. In Einzelfällen wurden unter einer Kombinationstherapie mit Benzodiazepinen und Carbamazepin Sprachstörungen und Dyspnoe beschrieben. Vigabatrin kann bei Langzeitbehandlung zu einem leichten Hämoglobinabfall führen.

Arzneimittelwechselwirkungen. Das Risiko von Wechselwirkungen mit gleichzeitig verabreichten Medikamenten ist aufgrund der fehlenden Plasmaproteinbindung sowie der geringen hepatischen Metabolisierung von Vigabatrin gering. Vigabatrin reduziert bei gleichzeitiger Anwendung mit Phenytoin die Phenytoin-Steady-state-Serumkonzentrationen um 20–40%. Bei Kombination von Vigabatrin mit Phenobarbital oder Primidon wurden um etwa 7–10% erniedrigte Serumkonzentrationen von Phenobarbital bzw. Primidon beobachtet.

Schwangerschaft und Laktation. Es liegen keine ausreichenden Erfahrungen bei der Anwendung des Arzneistoffs während der Schwangerschaft und in der Stillzeit vor. Im Tierversuch war bei Kaninchen unter Vigabatrin eine erhöhte Inzidenz von Gaumenspalten zu verzeichnen.

Pflegehinweise

Bei zahlreichen Patienten wurde unter einer Vigabatrin-Therapie eine Erniedrigung der Serumtransaminasen, besonders der ALAT, beobachtet, was aber nicht als Hinweis auf einen hepatotoxischen Effekt zu bewerten ist.

15.4 Parkinsonmittel

Dopamin ist ein menschlicher Neurotransmitter, d. h. Dopamin leitet als Überträgerstoff an den Umschaltstellen der nervalen Erregungsleitung, den Synapsen, die Erregung weiter. Das Parkinson-Syndrom umfasst motorische, psychische und vegetative Symptome, die auf ein Neurotransmitterungleichgewicht zurückzuführen sind, das auf einem Dopaminmangel beruht. Hierbei ist der Dopaminmangel im Corpus striatum, dem Streifenhügel der Stammganglien des Gehirns, nach den gegenwärtigen Kenntnissen das pathophysiologisch wichtigste biochemische Defizit. Beim Parkinson-Syndrom bleiben die postsynaptischen (nach der Synapse gelegenen) dopaminergen Rezeptoren weitgehend intakt und stimulierbar, wohingegen die präsynaptischen (vor der Synapse gelegenen) Neuronenanteile sich fortschreitend rückbilden.

Der Begriff Parkinsonmittel orientiert sich an der Wirksamkeit auf die charakteristischen Symptome der Erkrankung, nämlich Akinese (Bewegungsstarre), Rigor (erhöhter Tonus der Skelettmuskulatur mit typischer Steifigkeit bei passiver Bewegung) und Tremor (unwillkürliche Zitterbewegung vor allem der Hände in Ruhe). Durch den Einsatz von Parkinsonmitteln gelingt eine Symptombeeinflussung, keine Heilung. Die Parkinsonmittel gehören unterschiedlichen Stoffgruppen an, die derzeit zur Verfügung stehenden Substanzen sind M-Cholinorezeptorenblocker (Synonym: Anticholinergika, Parasympatholytika), Amantadin, L-Dopa, Dopaminagonisten und Monoaminoxidase-B-Hemmer (MAO-B).

Die Behandlung erfolgt symptom- und stadienbezogen in einem Therapieplan, der zusätzliche individuelle Faktoren berücksichtigt. Im Frühstadium der Erkrankung ist sowohl die Gabe von Amantadin oder M-Cholinorezeptorenblockern als auch der sofortige Therapiebeginn mit L-Dopa möglich. Bei der Ersteinstellung eines Patienten mit Parkinson-Erkrankung spielt dessen Lebensalter eine Rolle für die Auswahl des einzusetzenden Medikamentes. Das voll ausgeprägte Krankheitsbild wird mit L-Dopa in Kombination mit anderen Parkinsonmitteln (Amantadin, Anticholinergika, Dopaminagonisten, Selegilin) behandelt. Das fortgeschrittene Krankheitsstadium erfordert ebenfalls eine Kombinationstherapie mit mehreren Substanzgruppen, wobei der Schwerpunkt auf dem Einsatz von L-Dopa in ausreichender Dosierung beruht.

M-Cholinorezeptorenblockern (Anticholinergika, Parasympatholytika)

Die Wirksamkeit von M-Cholinorezeptorenblockern beim Parkinson-Syndrom beruht auf einer Wiederherstellung des gestörten Gleichgewichts zwischen Dopamin und Acetylcholin durch Verminderung der relativen cholinergen Überaktivität (Antagonisierung der Acetylcholinwirkung). Pharmakologisch sind bisher 4 Muskarinrezeptorsubtypen (M_1 bis M_4) charakterisiert: M_1-Rezeptoren kommen ausschließlich in neuronalen Strukturen (ZNS, Ganglien) vor, M_2-Rezeptoren sind besonders am Herzen (Erniedrigung der Herzfrequenz), M_3-Rezeptoren an der glatten Muskulatur (Kontraktion) und den exokrinen Drüsen (Sekretion) funktionell bedeutsam. M_4-Rezeptoren wurden u.a. im Striatum (Corpus striatum bzw. Streifenhügel der basalen Stammganglien im Gehirn) und in der Lunge gefunden, ihre physiologische Funktion ist noch nicht eindeutig geklärt. Der Einsatz von M-Cholinorezeptorenblockern erfolgt vor allem im Frühstadium des Parkinson-Syndroms.

Benzatropinmesilat — Cogentinol®

Indikationen. Benzatropinmesilat ist der potenteste gegenwärtig verfügbare zentral wirksame M-Cholinorezeptorenblocker. Die Substanz hat neben der antagonisierenden Wirkung auf Acetylcholin auch antihistaminerge Eigenschaften.

Pharmazeutische Zubereitung. Tabletten (2 mg).

Wirk- und Eliminationsverhalten. Es existieren keine pharmakokinetischen Daten. Die **Wirkdauer** beträgt etwa 6–12 h. **Stoffwechsel/Ausscheidung:** Im Tierversuch wurde die Ausscheidung zahlreicher Metabolite als auch von unverändertem Benzatropin im Urin nachgewiesen.

DOSIERUNG

Erwachsene. Die mittlere Tagesdosis beträgt 1–2 mg, wobei individuell zwischen 0,5 und 6 mg pro Tag dosiert werden kann. Aufgrund der langen Wirksamkeit von Benzatropinmesilat ist bei vielen Patienten eine einmal tägliche Dosierung ausreichend. Die Tagesdosis kann in Abhängigkeit von der individuellen Ansprechbarkeit auf die Therapie auch in 2–4 Einzelgaben verabreicht werden.

Sonderfälle. Hinsichtlich der Dosierung von Benzatropin bei **Nierenfunktionseinschränkung** und chronischen **Lebererkrankungen** liegen keine pharmakokinetischen Daten vor.

Unerwünschte Wirkungen. Nebenwirkungen wie Mundtrockenheit, Sehstörungen und Verwirrtheit können auftreten, bei älteren Patienten wurden Halluzinationen beschrieben. Eine sehr seltene Nebenwirkung ist ein paralytischer Ileus.

Arzneimittelwechselwirkungen. Die gleichzeitige Verabreichung von Benzatropinmesilat und Neuroleptika führt zu einer Verstärkung der anticholinergen Wirkung, dies gilt auch für Amantadin, Chinidin sowie tri- und tetrazyklische Antidepressiva. Die Kombination von Benzatropinmesilat mit Dopaminantagonisten (z. B. Metoclopramid) kann zu einer wechselseitigen Abschwächung der Wirkung auf den Magen-Darm-Trakt führen.

Schwangerschaft und Laktation. Die Sicherheit von Benzatropinmesilat bei der Anwendung während der Schwangerschaft und Stillzeit ist nicht belegt. Nach Anwendung des Arzneistoffs während der Schwangerschaft wurde eine Darmfehlbildung bei einem Neugeborenen beobachtet.

Pflegehinweise

Bei älteren Patienten mit eingeschränkter Gedächtnisfunktion werden unter einer Benzatropinmesilat-Therapie häufiger Halluzinationen beobachtet. Atropinartige Nebenwirkungen, wie Mundtrockenheit, Sehstörungen und Verwirrtheit, können auftreten.

Biperiden — Akineton®, verschiedene andere

Indikationen. Biperiden ist ein M-Cholinorezeptorenblocker, der wahrscheinlich an den striatalen cholinergen Rezeptoren angreift. Dadurch wird die Dysbalance zwischen dem exzitatorischen (cholinergen) und dem inhibitorischen (dopaminergen) System im Corpus striatum partiell ausgeglichen. Biperiden hat eine sehr hohe Affinität zum M_1-Rezeptor, eine relativ geringe Affinität zum M_2-Alpharezeptor und eine mittelgradige Affinität zum M_2-Betarezeptor (s. oben), d. h. die kardiogene Wirkung ist eher gering. Die Substanz kommt in frühen Stadien des Parkinson-Syndroms zur Anwendung. Biperiden ist auch geeignet, um extrapyramidale Symptome, wie Frühdyskinesien, Akathisie und Parkinsonoid durch Neuroleptika, zu beseitigen. Weiterhin ist Biperiden bei extrapyramidalen Bewegungsstörungen, wie generalisierter und segmentaler Dystonie, bei Blepharospasmus und Torticollis spasmodicus sowie bei Nikotinvergiftungen und Vergiftungen durch organische Phosphorverbindungen indiziert.

Pharmazeutische Zubereitung. Der Arzneistoff ist als Biperiden-Hydrochlorid (Tabletten) und als Biperidenlactat (Injektionslösung) erhältlich. Tabletten (2 und 4 mg), Retardtabletten (4 mg), Ampullen (5 mg in 1 ml) zur intramuskulären oder intravenösen Injektion.

Wirk- und Eliminationsverhalten. Biperiden wird nach oraler Gabe rasch und vollständig resorbiert, maximale **Plasmakonzentrationen** werden nach etwa 1,5 h erreicht. Die Substanz unterliegt einem ausgeprägten Abbau bei der ersten Leberpassage, die **Bioverfügbarkeit** beträgt deswegen nur 29–33%. **Stoffwechsel/Ausscheidung:** Biperiden wird in der Leber verstoffwechselt und ausschließlich metabolisiert ausgeschieden. Die **Eliminationshalbwertszeit** ($t_{1/2}$) beträgt 18,4–24,3 h, die Wirkdauer von Biperiden liegt bei 15 h.

DOSIERUNG

Erwachsene. Die Behandlung beim Parkinson-Syndrom beginnt bei oraler Gabe einschleichend mit 2-mal 1 mg täglich. Die individuelle Erhaltungsdosis beträgt 3–16 mg/Tag, verteilt auf 3–4 Einzeldosen. Zur Behandlung medikamentös bedingter extrapyramidaler Symptome werden begleitend zum Neuroleptikum 1–16 mg Biperiden täglich, verteilt auf 1–4 Einzelgaben, je nach Stärke der Symptome verabreicht. Bei parenteraler Gabe werden 2,5–5 mg intramuskulär oder langsam intravenös verabreicht, bei Bedarf kann diese Dosierung nach 30 min wiederholt werden. Zur Behandlung einer Nikotinvergiftung werden 5–10 mg Biperiden-Laktat intramuskulär, in bedrohlichen Fällen 5 mg intravenös, verabreicht.

Kinder. Zur Beseitigung medikamentös bedingter extrapyramidaler Symptome können bei Kindern folgende Dosierungen angewendet werden: Kinder bis zu 1 Jahr 1 mg, bis zu 6 Jahren 2 mg, bis zu 10 Jahren 3 mg.

Sonderfälle. Es existieren keine pharmakokinetischen Daten hinsichtlich der Anwendung von Biperiden bei **Nierenfunktionseinschränkung** und chronischen **Lebererkrankungen.** Bei **älteren Patienten** ist eine verzögerte Elimination von Biperiden zu erwarten, exakte Richtlinien für eine entsprechende Dosierungsanpassung existieren bislang nicht.

Unerwünschte Wirkungen. Bei parenteraler Verabreichung kann eine Blutdrucksenkung auftreten. Periphere Nebenwirkungen sind Mundtrockenheit, selten mit Schwellung der Speicheldrüsen, Akkomodationsstörungen, Mydriasis, Schweißminderung, Obstipation, Tachykardie, sehr selten auch Bradykardie. Als zentralnervöse Nebenwirkungen können Müdigkeit, Schwindelgefühl und Benommenheit, bei höheren Dosen Angst, Erregung, Verwirrtheit, gelegentlich Gedächtnisstörungen und selten Delir, Halluzinationen, Kopfschmerzen und Schlafstörungen auftreten. Die Entstehung eines Engwinkelglaukoms ist möglich. Gelegentlich kann es, besonders bei Patienten mit Prostatavergrößerung, zu Miktionsstörungen, seltener zum Harnverhalt kommen. Vereinzelt wurden Dyskinesien, Ataxie, Muskelzuckungen und Sprachstörungen beschrieben. Überempfindlichkeitsreaktionen sowie vereinzelt allergische Hautausschläge sind möglich.

Arzneimittelwechselwirkungen. Die Kombination von Biperiden mit anderen anticholinerg wirksamen Medikamenten (Psychopharmaka, Antihistaminika, Spasmolytika, andere anticholinerg wirkende Antiparkinsonmittel) kann zu einer Verstärkung der zentralen und peripheren Nebenwirkungen führen. Bei gleichzeitiger Einnahme von Biperiden und Chinidin kann eine Verstärkung der anticholinergen Herz-Kreislauf-Wirkungen, insbesondere der AV-Überleitung, resultieren. Biperiden kann die zentralnervösen Nebenwirkungen von Pethidin verstärken. Die Wirkung von Metoclopramid wird durch Biperiden antagonisiert.

Schwangerschaft und Laktation. Es liegen keine Daten im Hinblick auf die Sicherheit des Arzneistoffs bei der Anwendung während der Schwangerschaft vor, Hinweise auf ein besonderes teratogenes Risiko bestehen nicht. Biperiden gelangt in die Muttermilch, gleiche Konzentrationen wie im mütterlichen Plasma können erreicht werden. Die Wirkungen auf das Neugeborene sind nicht bekannt, deshalb sollte im Regelfall abgestillt werden.

Pflegehinweise

Aufgrund der möglichen Entwicklung eines Engwinkelglaukoms sind regelmäßige Kontrollen des Augeninnendrucks erforderlich. Beim Auftreten von Miktionsstörungen ist die Biperiden-Dosis zu reduzieren, bei Harnverhalt kann als Antidot Carbachol (z. B. Doryl®) eingesetzt werden. Bei Patienten mit Prostataadenom und Restharnbildung darf Biperiden nur unter besonderer Vorsicht angewendet werden. Missbrauch und Abhängigkeitsentwicklung sind wegen der gelegentlich beobachteten stimmungsaufhellenden und euphorisierenden Wirkung vereinzelt möglich.

Trihexyphenidyl — Artane®, Parkopan®

Indikationen. Trihexyphenidyl (Benzhexol) ist ein synthetisch hergestellter M-Cholinorezeptorenblocker mit ähnlichen, jedoch 10-mal seltener auftretenden Nebenwirkungen wie Atropin. Die Substanz hat eine sehr hohe Affinität zum M_1-Rezeptor, eine relativ geringe Affinität zum M_2-Alpharezeptor und eine mittelgradige Affinität zum M_2-Betarezeptor, d. h. die kardiogene Wirkung ist eher gering (s. oben).

Pharmazeutische Zubereitung. Tabletten (2 und 5 mg).

Wirk- und Eliminationsverhalten. Trihexyphenidyl wird nach oraler Gabe vollständig resorbiert, maximale **Plasmakonzentrationen** werden nach 1–1,3 h erreicht. Ob Trihexyphenidyl präsystemisch metabolisiert wird, ist unbekannt. **Stoffwechsel/Ausscheidung:** Der Stoffwechselweg von Trihexyphenidyl ist wie bei zahlreichen anderen M-Cholinorezeptorenblockern weitgehend unbekannt. Die Substanz wird zu etwa 56% als Metabolit über den Urin ausgeschieden, unveränderter Arzneistoff ist im Urin nicht nachweisbar. Die **Eliminationshalbwertszeit** ($t_{1/2}$) beträgt 8,7–13 h.

DOSIERUNG

Erwachsene. Dosierungen von 1 mg/Tag kommen zu Behandlungsbeginn zur Anwendung, anschließend erfolgt die langsame Dosissteigerung um jeweils 1 mg auf eine Tagesdosis von 6–10 mg, in Einzelfällen bis 12–15 mg täglich. Die Tagesdosis wird auf 3–4 Einzelgaben verteilt zu den Mahlzeiten eingenommen.

Sonderfälle. Bei **Nierenfunktionseinschränkung** ist keine Dosisanpassung erforderlich. Hinsichtlich der Applikation von Trihexyphenidyl bei chronischen **Lebererkrankungen** existieren keine pharmakokinetischen Daten. Bei Patienten über 60 Jahren sollte zu Beginn der Therapie niedrig dosiert werden, eine Dosissteigerung muss vorsichtig erfolgen.

Unerwünschte Wirkungen. Mundtrockenheit, Abnahme der Schweißdrüsensekretion, Akkomodationsstörungen, Tachykardie und Miktionsbeschwerden können auftreten, Halluzinationen sind vor allem bei Überdosierung oder älteren Patienten möglich.

Arzneimittelwechselwirkungen. Neuroleptika, Chinidin, Amantadin sowie tri- und tetrazyklische Antidepressiva führen bei Kombination mit Trihexyphenidyl zu einer Verstärkung der anticholinergen Wirkung. Die gleichzeitige Gabe von Trihexyphenidyl und Dopaminantagonisten (z. B. Metoclopramid) kann zu einer wechselseitigen Abschwächung der Wirkung auf den Magen-Darm-Trakt führen.

Schwangerschaft und Laktation. Es existieren keine pharmakologischen Daten hinsichtlich der Sicherheit des Arzneistoffs bei der Anwendung in der Schwangerschaft und während der Stillzeit.

Pflegehinweise

Trihexyphenidyl ist bei Glaukom, Prostatahypertrophie und Pylorusstenosen kontraindiziert. Bei Auftreten und Persistieren von Nebenwirkungen ist eine Dosisreduktion vorzunehmen. Die Patienten sollten auf die atropinartigen Nebenwirkungen – wie Mundtrockenheit und Akkomodationsstörungen – hingewiesen werden.

Bornaprin — Sormodren®

Indikationen. Bornaprin ist ein M-Cholinorezeptorenblocker, der in der Behandlung des M. Parkinson insbesondere zur Beeinflussung von Rigor und Tremor zum Einsatz kommt. Weiterhin kann Bornaprin bei medikamentös bedingten extrapyramidalen Symptomen und bei Hyperhidrosis angewendet werden.

Pharmazeutische Zubereitung. Tabletten (4 mg).

Wirk- und Eliminationsverhalten. Bornaprin wird nach oraler Gabe gut resorbiert, maximale **Plasmakonzentrationen** werden nach 1–2 h erreicht. **Stoffwechsel/Ausscheidung:** 42% einer Dosis werden innerhalb von 24 h, 77,7% innerhalb von 5 Tagen ausgeschieden. Bornaprin wird zu 64% als Metabolit über den Urin ausgeschieden, die Ausscheidung über die Fäzes beträgt etwa 1,3–6%. Die **Eliminationshalbwertszeit** ($t_{1/2}$) von Bornaprin und seinen Stoffwechselprodukten beträgt 30 h.

DOSIERUNG

Erwachsene. Die Dosierung erfolgt einschleichend mit 2 mg/Tag und wird langsam auf die individuelle Erhaltungsdosis gesteigert. Die üblicherweise täglich zu verabreichende Dosis liegt zwischen 6 und 12 mg, verteilt auf 2–3 Einzelgaben.

Sonderfälle. Es existieren keine Daten hinsichtlich des Wirk- und Eliminationsverhaltens von Bornaprin bei **Nierenfunktionseinschränkung** und chronischen **Lebererkrankungen.** Bei **älteren Patienten** sollte eine Dosissteigerung nur vorsichtig erfolgen.

Unerwünschte Wirkungen. Bornaprin kann Mundtrockenheit, Akkommodationsstörungen, Tachykardie, Obstipation, Magenbeschwerden, Müdigkeit, Benommenheit, Schwindel und gelegentlich Gedächtnisstörungen hervorrufen. Vereinzelt sind Dyskinesien beschrieben.

Arzneimittelwechselwirkungen. Bei gleichzeitiger Verabreichung von Bornaprin mit Antihistaminika, Spasmolytika, Amantadin, Chinidin, Neuroleptika sowie tri- und tetrazyklischen Antidepressiva kann die anticholinerge Wirkung verstärkt werden. Bei zusätzlicher Gabe anderer Antiparkinsonpräparate ist eine Verstärkung der vegetativen oder zentralen Wirkungen möglich. Bornaprin kann den Effekt von Metoclopramid auf den Magen-Darm-Trakt antagonisieren. Die zentralnervösen Wirkungen von Pethidin können verstärkt werden.

Schwangerschaft und Laktation. Es existieren keine pharmakologischen Daten hinsichtlich der Sicherheit des Arzneistoffs bei der Anwendung in Schwangerschaft und Stillzeit. Im Tierversuch ist Bornaprin nicht embryotoxisch/teratogen.

Pflegehinweise

Bei Miktionsbeschwerden ist die Dosis zu reduzieren, als Antidot kann bei Harnverhalt Carbachol (Doryl®) gegeben werden. Die Patienten sollten auf die atropinartigen Nebenwirkungen (Mundtrockenheit, Akkommodationsstörungen etc.) hingewiesen werden.

Procyclidin — Osnervan®

Indikationen. Procyclidin ist ein M-Cholinorezeptorenblocker mit atropinähnlicher Wirkung. Der Arzneistoff wird sowohl als Monotherapeutikum als auch in Kombination mit anderen Parkinsonmitteln eingesetzt, insbesondere erfolgt die Anwendung bei tremordominanten Krankheitsformen sowie bei medikamentös bedingten extrapyramidalen Symptomen.

Pharmazeutische Zubereitung. Tabletten (5 mg).

Wirk- und Eliminationsverhalten. Procyclidin wird nach oraler Gabe rasch und vollständig resorbiert, maximale **Plasmakonzentrationen** werden nach 1–2 h erreicht. Der Arzneistoff unterliegt einer präsystemischen Elimination, die **Bioverfügbarkeit** beträgt 52–97%. **Stoffwechsel/Ausscheidung:** Procyclidin wird in der Leber verstoffwechselt. Insgesamt ist der Metabolismus des Arzneistoffs nur unzureichend bekannt. Die **Eliminationshalbwertszeit** ($t_{1/2}$) beträgt 7,7–16,1 h.

DOSIERUNG

Erwachsene. Die Anfangsdosierung beträgt 2,5 mg Procyclidin 3-mal täglich gleichmäßig über den Tag verteilt. Die stufenweise Dosiserhöhung um 2,5–5 mg/Tag erfolgt im Abstand von 2–3 Tagen bis zum erwünschten therapeutischen Effekt. Die maximalen Tagesdosen bei der Behandlung des medikamentös bedingten Parkinsonismus betragen 10–20 mg und zur Behandlung des Tremor 30 mg, in Ausnahmefällen können bis zu 60 mg Procyclidin gegeben werden.

Sonderfälle. Spezielle Daten hinsichtlich des Wirk- und Eliminationsverhalten bei **Nierenfunktionseinschränkung** und chronischen **Lebererkrankungen** existieren nicht, eine zweimal tägliche Dosierung anstelle der üblichen dreimal täglichen Gabe wird empfohlen.

Unerwünschte Wirkungen. Es können Akkommodationsstörungen, Mundtrockenheit, Schwindel, Müdigkeit, Obstipation und Miktionsbeschwerden auftreten, vor allem bei Überdosierung sind zentralnervöse Störungen wie Unruhe oder Halluzinationen möglich. Selten sind eine Erhöhung der Krampfbereitschaft oder Krampfanfälle zu beobachten.

Arzneimittelwechselwirkungen. Neuroleptika, Chinidin, Antihistaminika sowie tri- und tetrazyklische Antidepressiva führen bei Kombination mit Procyclidin zu einer Verstärkung der anticholinergen Wirkung. Die gleichzeitige Gabe von Procyclidin und Dopaminantagonisten (z. B. Metoclopramid) kann zu einer wechselseitigen Abschwächung der Wirkung auf den Magen-Darm-Trakt führen. Bei gleichzeitiger Verabreichung von Procyclidin und Levodopa sind verstärkt Dyskinesien möglich.

Schwangerschaft und Laktation. Es existieren keine Daten hinsichtlich der Sicherheit des Arzneistoffs bei der Anwendung in Schwangerschaft und Stillzeit.

Pflegehinweise

Unter einer Procyclidin-Therapie ist die Wirkung von Alkohol verstärkt. Bei Darmatonie, Intoxikationen mit Schlafmitteln, trizyklischen Antidepressiva, Alkohol, Antihistaminika und Tranquilizern ist Procyclidin kontraindiziert. Außerdem darf Procyclidin nicht an Kinder mit fieberhaften Erkrankungen verabreicht werden. Die Patienten sollten auf die atropinartigen Nebenwirkungen (Mundtrockenheit, Akkommodationsstörungen etc.) hingewiesen werden.

Metixen — Tremarit®, Metixen®

Indikationen. Metixen ist ein M-Cholinorezeptorenblocker, der zur Behandlung des Tremor bei M. Parkinson, aber auch bei essentiellem oder Alterstremor, bei isolierten extrapyramidalen Tremorformen und beim Neuroleptika-Parkinsonoid zur Anwendung kommt.

Pharmazeutische Zubereitung. Tabletten (5 mg), Manteltabletten (15 mg).

Wirk- und Eliminationsverhalten. Zu Bioverfügbarkeit, Plasmaproteinbindung, Verteilungsvolumen und Clearance von Metixen existieren keine Angaben, maximale **Plasmakonzentrationen** werden bei gesunden Probanden nach etwa 3 h erreicht. **Stoffwechsel/Ausscheidung:** Metixen wird als Metabolit über den Urin ausgeschieden, daneben sind nur geringe Konzentrationen an unverändertem Arzneistoff nachweisbar. Die **Eliminationshalbwertszeit** ($t_{1/2}$) beträgt etwa 14 h.

DOSIERUNG

Erwachsene. Die Therapie erfolgt einschleichend, in der ersten Behandlungswoche werden 3-mal täglich 2,5 mg gegeben. Die Dosissteigerung erfolgt wöchentlich um 2,5 mg, bis die individuell optimale Dosis erreicht ist. Zur Behandlung des Tremor bei M. Parkinson kommen normalerweise Dosierungen von 20–30 mg/Tag zur Anwendung, eine maximale Tagesdosis von 45 mg sollte nicht überschritten werden.

Sonderfälle. Spezielle Daten hinsichtlich des Wirk- und Eliminationsverhaltens von Metixen bei **Nierenfunktionseinschränkung** und chronischen **Lebererkrankungen** existieren nicht.

Unerwünschte Wirkungen. Bei höherer Dosierung können Müdigkeit, Schwindel, Benommenheit, Akkommodationsstörungen, Mundtrockenheit, Obstipation, Übelkeit und Erbrechen, gelegentlich Tachykardien und in Einzelfällen Herzrhythmusstörungen auftreten. Selten sind Dyskinesien und in Einzelfällen Krampfanfälle beschrieben. Besonders bei Patienten mit Prostatahypertrophie sind Miktionsbeschwerden möglich, bei älteren Patienten sind delirante Zustandsbilder, gelegentlich Gedächtnisstörungen und selten paranoid-halluzinatorische Symptome beobachtet worden.

Arzneimittelwechselwirkungen. Die Kombination von Metixen mit Schmerz-, Schlaf- und Beruhigungsmitteln, mit Narkotika, Neuroleptika, Psychopharmaka, Antihistaminika und Spasmolytika kann zu einer Verstärkung der zentralen und peripheren Nebenwirkungen führen. Amantadin, Chinidin, MAO-Hemmer, trizyklische Antidepressiva und Neuroleptika können die anticholinerge Wirkung von Metixen verstärken. Bei gleichzeitiger Gabe von Levodopa können Dyskinesien verstärkt werden. Die Wirkung von Metoclopramid kann durch Metixen abgeschwächt werden.

Schwangerschaft und Laktation. Es existieren keine Daten hinsichtlich der Sicherheit des Arzneistoffs bei der Anwendung in Schwangerschaft und Stillzeit. Im Tierexperiment wurde keine teratogene oder embryotoxische Wirkung von Metixen beobachtet.

Pflegehinweise

Metixen kann den Effekt von Alkohol verstärken. Die Nebenwirkungen treten in Abhängigkeit von der Dosis und der individuellen Empfindlichkeit auf und sind bei Dosisreduktion normalerweise reversibel. Bei Intoxikationen mit Alkohol, Schlafmitteln, Analgetika, trizyklischen Antidepressiva, Spasmolytika, Antihistaminika und Psychopharmaka ist Metixen kontraindiziert.

Amantadin — PK-Merz®, verschiedene andere

Indikationen. Amantadin wurde primär als Virustatikum eingesetzt (s. Kap. Virustatika), die Anwendung bei der Behandlung des M. Parkinson ist einer Zufallsbeobachtung zu verdanken. Amantadin erhöht die Fluidität von Zellmembranen durch Einlagerung in die Lipidschicht. Es blockiert den Ionenkanal des nikotinischen Acetylcholinrezeptors sowie eines Glutamatrezeptoruntertyps (antiglutamaterge Wirkung). Die Substanz fördert die Freisetzung von Dopamin und reduziert die Wiederaufnahme von Serotonin in isolierte Nervenendigungen. Weiterhin hemmt Amantadin die Monoaminooxidase A (MAO-A).

Pharmazeutische Zubereitung. Der Arzneistoff ist als Amantadin-Hydrochlorid und -sulfat erhältlich. Tabletten (100 mg), Filmtabletten (100 und 150 mg). Infusionslösung zur intravenösen Gabe (500 ml enthalten 0,2 g Amantadin-Sulfat).

Wirk- und Eliminationsverhalten. Amantadin ist lipophil und wird nach oraler Gabe nahezu vollständig resorbiert. Die **Bioverfügbarkeit** beträgt 86–94%. Maximale **Plasmakonzentrationen** werden für Amantadin-Hydrochlorid nach 1–4 h und für Amantadin-Sulfat nach 6–9 h erreicht, die therapeutische Arzneistoffkonzentration bei der Behandlung des M. Parkinson beträgt 400–900 ng/ml. Adamantanamine penetrieren die Blut-Hirn-Schranke gut und werden im Gehirn gegenüber dem Blut angereichert. **Stoffwechsel/Ausscheidung:** Amantadin wird weitgehend unverändert in Speichel und Milch, zu 90% jedoch über die Nieren ausgeschieden, ein N-acetylierter Metabolit wurde beschrieben. 0,6% einer verabreichten Dosis werden über die Fäzes ausgeschieden. Die **Eliminationshalbwertszeit** ($t_{1/2}$) für Amantadin-Hydrochlorid beträgt 10–14 h.

DOSIERUNG

Erwachsene. Initial kommen bei oraler Gabe Dosierungen von 100 mg/Tag Amantadin-Hydrochlorid bzw. 100–300 mg Amantadin-Sulfat zur Anwendung. Diese Dosis kann wöchentlich um 100 mg bis zu einer täglichen mittleren Erhaltungsdosis von 200–400 mg Amantadin-Hydrochlorid (2-mal täglich 100–200 mg) bzw. 500–600 mg Amantadin-Sulfat gesteigert werden. Bei einer Kombinationsbehandlung mit Levodopa wird eine konstante Amantadin-Dosis von 1- bis 2-mal täglich 100 mg gegeben, während die Levodopa-Dosis bis zu einer optimalen Wirkung gesteigert wird. Zur Intensiv- und Initialbehandlung schwerer und lebensbedrohlicher Fälle von Parkinsonismus kann 1- bis 3-mal täglich eine Amantadin-Infusionstherapie (500 ml = 0,2 g Amantadin) durchgeführt werden.

Sonderfälle. Bei **Nierenfunktionseinschränkung** oder bei **älteren Patienten** ist mit einer verminderten Clearance von Amantadin und einer verlängerten Eliminationshalbwertzeit ($t_{1/2}\beta$ 22,6–45 h) zu rechnen, weshalb eine Dosierungsanpassung notwendig ist. Bei chronischen **Lebererkrankungen** ist keine Eliminationsverzögerung zu erwarten.

Unerwünschte Wirkungen. Schlafstörungen, Benommenheit, Schwindel, Konzentrationsstörungen und Kopfschmerzen wurden bei bis zu 20% der Patienten, die Tagesdosen von 200 mg Amantadin erhielten, beschrieben. Gelegentlich können Übelkeit, Erbrechen, Mundtrockenheit, Obstipation oder Harnretention auftreten, typischerweise werden diese Nebenwirkungen während der ersten 3–4 Tage einer Therapie beobachtet und sistieren nach einer Reduktion der Dosis. Krampfanfälle und Halluzinationen können bei Plasmakonzentrationen über 1,5 mg/l, bei Patienten mit anamnestisch bekannter Epilepsie auch bei geringeren Konzentrationen, auftreten.

Arzneimittelwechselwirkungen. Amantadin kann in Kombination mit Levodopa oder Anticholinergika deren Nebenwirkungen verstärken. Hydrochlorothiazid und Triamteren können die Amantadin-Clearance vermindern und somit zu höheren Plasmakonzentrationen und toxischen Effekten von Amantadin führen. Cotrimoxazol und Diuretika vermindern die renale Elimination und erhöhen Plasmakonzentration und Toxizität von Amantadin.

Schwangerschaft und Laktation. Im Tierversuch ist Amantadin embryotoxisch und teratogen, beim Menschen gibt es Hinweise auf kardiovaskuläre Fehlbildungen nach Anwendung von Amantadin im ersten Trimenon. Amantadin gelangt in die Muttermilch, der gestillte Säugling sollte auf Nebenwirkungen beobachtet und das Medikament evtl. abgesetzt werden.

Pflegehinweise

Bei Epilepsie, schwerer Nierenfunktionsstörung und bei Ulcus ventriculi ist Amantadin kontraindiziert. Die Substanz ist kaum dialysabel (weniger als 5% einer Dosis). Ein spezifisches Antidot für Intoxikationen gibt es nicht, zur Behandlung eines Amantadin-induzierten Deliriums und eines Myoklonus kann Physostigmin verwendet werden. In seltenen Fällen kann eine Hornhauttrübung auftreten.

Levodopa

Das beim M. Parkinson bestehende Dopamindefizit kann durch direkte Dopaminsubstitution nicht ausgeglichen werden, da Dopamin die Blut-Hirn-Schranke nicht durchdringt und deshalb nicht an die Dopaminrezeptoren in den Stammganglien gelangt. Für den Dopaminpräkursor Levodopa (L-Dopa) ist die Blut-Hirn-Schranke passierbar. L-Dopa kommt im Organismus als natürliches Zwischenprodukt bei der Synthese von Dopamin aus L-Tyrosin vor. Exogen zugeführtes L-Dopa wird peripher rasch zu Dopamin verstoffwechselt, wodurch häufig kardiovaskuläre und gastrointestinale Unverträglichkeitsreaktionen resultieren. Nur etwa 1%

einer verabreichten Dosis passieren die Blut-Hirn-Schranke, werden im Gehirn verstoffwechselt und stehen als Dopamin in den Stammganglien zur Verfügung. Zur weitestgehenden Verhinderung der peripheren Umwandlung wird L-Dopa in Kombination mit den DOPA-Decarboxylasehemmstoffen Benserazid oder Carbidopa gegeben, die die Blut-Hirn-Schranke in nicht nennenswertem Umfang passieren. Dadurch kann die L-Dopa-Dosis auf bis zu 20% der bei Monotherapie notwendigen Verabreichung reduziert und somit auch die peripheren Nebenwirkungen vermindert werden. Reine L-Dopa-Präparate ohne peripheren Decarboxylasehemmstoff sollten nicht mehr verwendet werden. Handelsüblich stehen fixe Kombinationen von L-Dopa und Benserazid (Madopar®) sowie von L-Dopa und Carbidopa (Nacom®, isicom®) zur Verfügung.

Levodopa/Benserazid — Madopar®

Indikationen. Die Aminosäure Levodopa dient der Substitution des beim M. Parkinson bestehenden Dopaminmangels. Der Decarboxylasehemmer Benserazid tritt zu weniger als 6% der Plasmakonzentration durch die Blut-Hirn-Schranke. Bei seiner gleichzeitigen Gabe wird die Decarboxylierung von L-Dopa, vor allem in der Darmschleimhaut, nahezu vollständig verhindert. Der Arzneistoff ist bei M. Parkinson, nicht jedoch bei medikamentös induziertem Parkinson-Syndrom, indiziert.

Pharmazeutische Zubereitung. Tabletten (100 mg L-Dopa + 25 mg Benserazid, 200 mg L-Dopa + 50 mg Benserazid), Kapseln (50 mg L-Dopa + 12,5 mg Benserazid, 100 mg L-Dopa + 25 mg Benserazid), Retardkapseln (100 mg L-Dopa + 25 mg Benserazid).

Wirk- und Eliminationsverhalten. Levodopa wird hauptsächlich im oberen Abschnitt des Dünndarms resorbiert, maximale **Plasmakonzentrationen** werden etwa 1 h nach oraler Gabe erreicht. Eine gleichzeitige Nahrungsaufnahme reduziert die Geschwindigkeit und das Ausmaß der Resorption von Levodopa. Die therapeutische Arzneistoffkonzentration von Levodopa ist abhängig von der Schwere der Erkrankung und beträgt 0,3–7 µg/ml. Levodopa passiert die Blut-Hirn-Schranke durch einen sättigbaren Transportmechanismus. **Stoffwechsel/Ausscheidung:** Die Verstoffwechselung zu Dopamin ist der Hauptweg des Levodopa-Metabolismus. Benserazid wird in der Darmwand und in der Leber hydroxiliert. Levodopa wird hauptsächlich durch Biotransformation und anschließende renale Ausscheidung der Metabolite eliminiert, nur etwa 7% einer Dosis werden unverändert über den Urin ausgeschieden. Benserazid wird fast vollständig in Form von Metaboliten über die Nieren eliminiert, etwa 10% kommen über die Fäzes zur Ausscheidung. Die **Eliminationshalbwertszeit** ($t_{1/2}$) von Levodopa beträgt bei peripherer Hemmung der Decarboxilierung etwa 1,5 h, sie ist bei älteren Patienten um ca. 25% verlängert.

DOSIERUNG

Erwachsene. Bislang noch nicht mit Levodopa behandelte Patienten erhalten initial eine Tagesdosis von 100–200 mg Levodopa in Kombination mit 25–50 mg Benserazid, eine Dosissteigerung kann um 50–100 mg Levodopa (plus 12,5–25 mg Benserazid) jeden 3. bis 7. Tag erfolgen. Tagesdosen von 800 mg Levodopa und 200 mg Benserazid sollen in der Regel nicht überschritten werden. Anfangs wird die Tagesdosis auf 2 Einzelgaben verteilt, später soll die Tagesdosis in wenigstens 3–4 Einzelgaben genommen werden. Bei der Umstellung von einem reinen Levodopa-Präparat auf L-Dopa mit Decarboxylasehemmstoff ist zu berücksichtigen, dass zur Erreichung vergleichbarer klinischer Effekte mit der Kombination Levodopa und Benserazid nur etwa 20% der bisherigen Levodopa-Dosis benötigt werden. Ein medikationsfreies Intervall von 12 h ist einzuhalten. Bei Umstellung von Levodopa/Benserazid auf Levodopa/Carbidopa wird nach einer 12-stündigen Behandlungspause die Dosierung von Levodopa entsprechend der vorherigen L-Dopa-Menge gewählt.

Sonderfälle. Bei **Nierenfunktionseinschränkung** ist keine spezifische Dosiskorrektur erforderlich, für die Behandlung von Patienten mit chronischen **Lebererkrankungen** oder zur Anwendung des Arzneistoffes bei **Hämodialysepatienten** existieren keine Daten. Ältere Patienten sollten aufgrund des vermehrten Auftretens von Nebenwirkungen mit geringeren Dosen behandelt werden.

Unerwünschte Wirkungen. Häufige Nebenwirkungen sind Appetitminderung und Übelkeit, besonders zu Beginn der Behandlung, weiterhin innere Unruhe, Ängstlichkeit, Schlafstörungen und depressive Verstimmung, besonders bei Hinweisen auf solche Störungen in der Anamnese. Es kann zu Dyskinesien kommen, diese treten mit zunehmender Behandlungsdauer öfter auf und lassen sich durch Dosisreduktion zum Teil vermindern. Nach länger dauernder Behandlung in den fortgeschrittenen Stadien der Erkrankung werden häufiger exogen-psychotische Symptome wie Halluzinationen, Wahnideen und zeitliche Desorientierung beobachtet. Gelegentlich können Erbrechen, Diarrhöe, hypotone orthostatische Kreislaufregulationsstörungen und Arrhythmien auftreten. Seltene Nebenwirkungen sind vorübergehende Leuko- und Thrombopenien, Verkürzung der Thromboplastinzeit, Anstieg der Serumtransaminasen und der alkalischen Phosphatase sowie allergische Hautreaktionen wie Pruritus und Rash kommen vor. Äußerst selten sind hämolytische Anämien beschrieben. In Einzelfällen wurde zu Beginn der Behandlung ein vorübergehender Geschmacksverlust bzw. eine Änderung des Geschmacksempfindens beobachtet.

Arzneimittelwechselwirkungen. Die Wirkung von Levodopa + Benserazid wird durch Opioide, Reserpin-haltige Antihypertensiva und Neuroleptika mit deutlicher Wirkung auf das extrapyramidal-motorische System eingeschränkt. Bei gleichzeitiger Gabe von Hemmstoffen der Monoaminooxidase Typ A (MAO-A) kann es zu hypertensiven Krisen kommen, diese Wechselwirkung kann noch bis zu 2 Wochen nach Absetzen des MAO-A-Hemmers auftreten. Durch die Gabe von MAO-B-Hemmern kann die Wirkung von Levodopa verstärkt werden. Levodopa + Benserazid kann die Wirkung von gleichzeitig verabreichten Sympathomimetika verstärken.

Schwangerschaft und Laktation. Levodopa + Benserazid darf in der Schwangerschaft nicht angewendet werden, da keine ausreichenden Erfahrungen beim Menschen vorliegen. Im Tierversuch sind für beide Arzneistoffe fetotoxische Effekte, insbesondere viszerale und Skelettfehlbildungen, beschrieben. Levodopa hemmt die Prolaktinausschüttung und somit die Laktation. Der Arzneistoff gelangt außerdem in die Muttermilch, bei zwingender Indikation zur Levodopa-Behandlung muss abgestillt werden.

Pflegehinweise

Die für den Behandlungsbeginn typischen Nebenwirkungen sind in der Regel durch Dosisreduktion, langsame Dosissteigerung und im Bedarfsfall durch ein Antiemetikum (z. B. Domperidon) zu beherrschen. Der in Einzelfällen bei Therapiebeginn auftretende Geschmacksverlust bzw. die Änderung des Geschmacksempfindens ist vorübergehender Natur. Die gleichzeitige Einnahme einer proteinreichen Mahlzeit kann zur Abnahme der Resorption von Levodopa + Benserazid führen. Levodopa + Benserazid kann folgende laborchemische Messungen beeinflussen: falsch-positiver Ketonnachweis im Urin bei Verwendung von Teststreifen, falsch-negativer Harnzuckernachweis bei Verwendung der Glukose-Oxidase-Methode, falsch-positiver Coombs-Test. Mindestens 8 h vor Narkosen mit Halothan muss Levodopa + Benserazid abgesetzt werden, sofern nicht gleichzeitig Opioide zur Anwendung kommen. Nach langjähriger Anwendung von Levodopa ist bei plötzlichem Absetzen des Arzneistoffes ein malignes Levodopa-Entzugssyndrom oder eine akinetische Krise möglich, weshalb indizierte Levodopa-Pausen nur in der Klinik durchgeführt werden dürfen. Bei Patienten unter 25 Jahren darf Levodopa nicht angewendet werden. Bei der Umstellung von einem reinen Levodopa-Präparat auf L-Dopa mit Decarboxylasehemmstoff ist zu berücksichtigen, dass zur Erreichung vergleichbarer klinischer Effekte mit der Kombination Levodopa und Benserazid nur etwa 20% der bisherigen Levodopa-Dosis benötigt werden.

Dopaminagonisten

Dopaminagonisten stimulieren direkt dopaminerge Rezeptoren.

Lisurid — Dopergin®

Indikationen. Lisurid ist ein direkter, d. h. von endogenem Dopamin unabhängig wirkender Agonist am postsynaptischen Dopamin-D_2-Rezeptor, es zeigt ebenfalls eine Affinität zum D_1-Rezeptor mit jedoch geringer klinischer Relevanz. Lisurid hemmt weiterhin die Serotonin (5-HT)-Freisetzung und -synthese. In hohen Dosen wirkt Lisurid antagonistisch an α- und möglicherweise auch an β-Adrenozeptoren, diese Wirkungen sind jedoch bei der Gabe klinischer Dosen nicht relevant. Zur Therapie des M. Parkinson wird Lisurid in Kombination mit Levodopa eingesetzt.

Pharmazeutische Zubereitung. Tabletten (0,2 mg).

Wirk- und Eliminationsverhalten. Lisurid wird nach oraler Gabe vollständig resorbiert, unterliegt jedoch einem ausgeprägten präsystemischen Metabolismus (**Bioverfügbarkeit** 10–22%). Maximale **Plasmakonzentrationen** werden nach 60–80 min erreicht und weisen eine hohe intraindividuelle Variabilität auf. **Stoffwechsel/Ausscheidung:** Lisurid wird zu mehr als 15 Metaboliten verstoffwechselt. Die verabreichte Dosis wird zu etwa gleichen Teilen im Urin und in den Fäzes ausgeschieden. Die **Eliminationshalbwertszeit** ($t_{1/2}$) des Wirkstoffes beträgt etwa 2 h.

DOSIERUNG

Erwachsene. Die Behandlung beginnt mit einer Dosis von 0,1 mg täglich, die optimale Dosis ist individuell zu ermitteln. In den meisten Fällen liegt die Tagesdosis zwischen 0,6–2 mg und wird auf 3–4 Einzelgaben verteilt, die zusammen mit Levodopa verabreicht werden können.

Sonderfälle. Patienten mit **eingeschränkter Nierenfunktion** oder **Dialysepatienten** sind gegenüber Dopaminagonisten besonders empfindlich, weshalb diese Patienten mit möglichst niedrigen Dosierungen und stets einschleichend behandelt werden sollten. Bei Patienten mit **Leberfunktionseinschränkung**, schweren peripheren arteriellen Durchblutungsstörungen, bei Koronarinsuffizienz, orthostatischer Hypotonie und bei vorausgegangenen oder bestehenden Psychosen ist die Nutzen-Risiko-Relation einer Lisurid-Therapie sorgfältig abzuwägen.

Unerwünschte Wirkungen. Zu Beginn der Therapie, bei zu rascher Dosissteigerung oder zu hoher Dosierung sowie bei Einnahme ohne gleichzeitige Mahlzeit können Übelkeit, Erbrechen, Müdigkeit, Benommenheit, Schwindelgefühl, Kopfschmerzen, Schlafstörungen, vermehrtes Schwitzen und plötzlicher Blutdruckabfall auftreten. Dosisabhängig kann es zu Alpträumen, Halluzinationen, paranoiden Reaktionen und Verwirrtheitszuständen kommen, vor allem bei Patienten in höherem Lebensalter, bei hirnorganischen Veränderungen, akuten Infekten oder bestehender Dehydratation. Selten treten Hautausschläge und Ödeme auf. Bei gleichzeitiger Einnahme anderer Parkinsonmittel, vor allem Levodopa, kann es zu Dyskinesien kommen.

Arzneimittelwechselwirkungen. Bei gleichzeitiger Anwendung von Lisurid mit Dopaminantagonisten ist eine wechselseitige Wirkungsabschwächung zu erwarten. Die sedierende Wirkung von Lisurid kann durch gleichzeitige Gabe anderer zentral dämpfender Pharmaka verstärkt werden.

Schwangerschaft und Laktation. Der Arzneistoff wird erfolgreich zur Therapie der prolaktinbedingten Infertilität bei Frauen angewendet, Hinweise auf eine mögliche Teratogenität beim Menschen bestehen nicht. Lisurid gelangt in die Muttermilch, hier sind Konzentrationen von etwa 10% der Blutkonzentrationen nachweisbar. Bei zwingender Indikation zu einer Lisurid-Therapie muss abgestillt werden.

Pflegehinweise

Initiale Nebenwirkungen wie Übelkeit, Erbrechen und orthostatische Beschwerden können durch gleichzeitige Gabe von Domperidon vermieden werden. Die Notwendigkeit der Domperidon-Therapie sollte spätestens nach 4 Wochen durch Absetzen überprüft werden. Zur Herabsetzung der Nebenwirkungen sollte die Einnahme von Lisurid zusammen mit einer Mahlzeit erfolgen. Besondere Vorsicht und eine strenge Nutzen-Risiko-Abwägung ist bei Patienten mit kardiovaskulären Erkrankungen geboten.

Bromocriptin — Pravidel®, verschiedene andere

Indikationen. Bromocriptin ist ein direkter Dopaminagonist und wirkt hauptsächlich am Dopamin-D_2-Rezeptor. Der Arzneistoff bewirkt weiterhin über eine Stimulierung der Dopaminrezeptoren im Hypothalamus eine Verminderung der Freisetzung von Prolaktin und Wachstumshormon.

Pharmazeutische Zubereitung. Tabletten (2,5 mg), Kapseln (5 und 10 mg).

Wirk- und Eliminationsverhalten. Bromocriptin wird nach oraler Gabe zu 30–40% resorbiert und unterliegt einem ausgeprägten Metabolismus bei der ersten Leberpassage. Maximale **Plasmakonzentrationen** werden 70–100 min nach Einnahme erreicht und weisen eine relativ hohe interindividuelle Variabilität auf. **Stoffwechsel/Ausscheidung:** Der überwiegende Teil einer Dosis wird über den Stuhl und etwa 7% über die Nieren, weniger als 0,1% einer verabreichten Dosis werden als unveränderter Arzneistoff ausgeschieden. Die terminale **Eliminationshalbwertszeit** ($t_{1/2}$) beträgt 40–55 h.

DOSIERUNG

Erwachsene. Initial wird die Behandlung mit Dosierungen von 1,25 mg Bromocriptin eingeleitet, die Dosis wird langsam pro Woche um täglich 1,25 mg bis zu einer Dosierung von 3 mal 2,5 mg in der 6. Woche erhöht. Die Applikation erfolgt in der Einstellungsphase am Abend. Danach ist eine Umstellung auf Bromocriptin-Kapseln (5 mg bzw. 10 mg) möglich, wenn bei der bisherigen Dosierung keine schwerwiegenden Nebenwirkungen aufgetreten sind. Die tägliche Gesamtdosis sollte 30 mg Bromocriptin nicht überschreiten. Die angegebene Dosierung gilt für die Mono- wie Kombinationstherapie mit Levodopa.

Sonderfälle. Bei **Nierenfunktionseinschränkung** ist keine Eliminationsverzögerung von Bromocriptin zu erwarten. Da der Arzneistoff nahezu vollständig hepatisch metabolisiert wird, sollte bei chronischen **Lebererkrankungen** eine Dosisanpassung vorgenommen werden, exakte Richtlinien existieren bislang nicht.

Unerwünschte Wirkungen. In der initialen Therapiephase bzw. bei Steigerung der Dosierung können Übelkeit oder selten Erbrechen, Benommenheit, Schwindel oder Müdigkeit auftreten. Selten kommt es zu orthostatischen Dysregulationen. Bei der Anwendung höherer Bromocriptin-Dosen sind als Nebenwirkungen Obstipation, Schläfrigkeit, seltener Halluzinationen, Dyskinesien, Mundtrockenheit und Krämpfe in den Beinen beschrieben. Alle Nebenwirkungen sind dosisabhängig. Nach hochdosierter langdauernder Anwendung von Bromocriptin wurden in einigen Fällen Pleuraergüsse, pleuropulmonale Fibrosen und gelegentlich durch Kälte ausgelöste, vasospastisch bedingte Durchblutungsstörungen der Finger und Zehen beobachtet.

Arzneimittelwechselwirkungen. Bei gleichzeitiger Gabe von Erythromycin, Josamycin oder anderen Makrolidantibiotika mit Bromocriptin wurden erhöhte Bromocriptin-Plasmakonzentrationen beobachtet. Octreotid (Somatostatin-Analogon) erhöht die Bioverfügbarkeit von Bromocriptin und kann dadurch dessen Wirkung verstärken. Durch gleichzeitige

Anwendung von Antihypertensiva und Bromocriptin kann die blutdrucksenkende Wirkung verstärkt werden.

Schwangerschaft und Laktation. Bisher ergaben sich keine Hinweise auf eine Bromocriptin-induzierte Schädigung des Fetus, auch im Tierversuch zeigten sich keine Anhaltspunkte für embryotoxische/teratogene Wirkungen. Trotzdem sollte bei einer Schwangerschaft unter einer Bromocriptin-Therapie die Indikationsstellung überdacht werden bzw. eine engmaschige Kontrolle erfolgen. Über eine Schädigung des gestillten Säuglings durch Bromocriptin existieren keine Daten.

Pflegehinweise

Bei Verdacht oder Diagnose fibrotischer Veränderungen im Retroperitonealraum ist die Behandlung abzubrechen. Die gleichzeitige Verabreichung des Arzneistoffs mit der Nahrung kann, besonders in der Einstellungsphase, die gastrointestinalen Nebenwirkungen vermindern. Die Verträglichkeit von Bromocriptin kann durch Alkohol vermindert werden.

Pergolid — Parkotil®

Indikationen. Das synthetisch hergestellte Pergolid ist in seiner dopaminergen Wirksamkeit mit Lisurid vergleichbar. Pergolid wirkt sowohl am D_1- als auch am D_2-Rezeptor. Tierexperimentelle Untersuchungen ergaben die Vermutung, dass Pergolid an den striatalen Dopaminrezeptoren angreift. Der Arzneistoff senkt außerdem die Prolaktinbasalkonzentration im Serum, wobei es auch hier in seiner Wirkstärke mit Lisurid vergleichbar ist. Pergolid kommt als Zusatzbehandlung beim M. Parkinson in Kombination mit Levodopa/Decarboxylasehemmern zur Anwendung (z. B. Madopar®).

Pharmazeutische Zubereitung. Tabletten (0,05 mg, 0,25 mg, 1 mg).

Wirk- und Eliminationsverhalten. Pergolid wird nach oraler Gabe rasch resorbiert und unterliegt einem hohen First-pass-Effekt. Maximale **Plasmakonzentrationen** werden nach etwa 1,5 h erreicht. **Stoffwechsel/Ausscheidung:** Pergolid wird hepatisch metabolisiert, Analysen von Urin und Fäzes ergaben Hinweise auf mindestens 10 Metabolite. 55% einer verabreichten Dosis werden mit dem Urin, 40% mit den Fäzes und 5% mit der Atemluft ausgeschieden. Die **Eliminationshalbwertszeit** ($t_{1/2}$) beträgt 15–42 h.

DOSIERUNG

Erwachsene. Zu Beginn der Kombinationsbehandlung kommen Dosierungen von 0,05 mg Pergolid an den ersten beiden Tagen zur Anwendung, während der folgenden 12 Tage erfolgt eine schrittweise Erhöhung der Tagesdosis um 0,1–0,15 mg alle 3 Tage. Anschließend kann die Tagesdosis jeden dritten Tag um 0,25 mg Pergolid/Tag erhöht werden. Ab dem dritten Behandlungstag wird die Tagesdosis auf 3 Einzelgaben verteilt. Die mittlere Tagesdosis beträgt etwa 3,5 mg Pergolid, die Verträglichkeit von Dosierungen über 5 mg/Tag ist nicht untersucht.

Sonderfälle. Bei **Nierenfunktionseinschränkung** und chronischen **Lebererkrankungen** ist mit einer verzögerten Elimination von Pergolid zu rechnen und die Dosis anzupassen.

Unerwünschte Wirkungen. Pergolid kann wie andere Dopaminagonisten zahlreiche Nebenwirkungen, wie Dyskinesien, Halluzinationen, Verwirrtheitszustände, Somnolenz, Schlaflosigkeit, Übelkeit, Diarrhoe, Dyspnoe und Rhinitis, hervorrufen. Weiterhin sind arterielle Hypotensionen und Arrhythmien möglich. Selten sind Erhöhungen der Transaminasen, Überempfindlichkeitsreaktionen oder Fieber zu beobachten. In Einzelfällen wurden seröse Entzündungen (Pleuritis, Pleuraerguss, Perikarditis, Perikarderguss) beobachtet.

Arzneimittelwechselwirkungen. Bei Kombination von Pergolid mit Dopaminantagonisten (Phenothiazine, Butyrophenone, Thioxanthene, Metoclopramid) kann die Wirkung von Pergolid vermindert sein. Die gleichzeitige Verabreichung von Selegilin und Pergolid führt häufiger zu Psychosen, wahrscheinlich durch eine Metabolisierung von Selegilin zu Amphetamin. Unter einer gleichzeitigen Antihypertensivatherapie kann es zu arteriellen Hypotonien kommen.

Schwangerschaft und Laktation. Es existieren keine Daten hinsichtlich der Sicherheit des Arzneistoffs bei der Anwendung während Schwangerschaft und Stillzeit.

Pflegehinweise

Patienten mit Herzrhythmusstörungen oder anderen schwerwiegenden kardialen Erkrankungen sind bei der Behandlung mit Pergolid engmaschig zu überwachen. In jährlichen Abständen sollten eine Routineuntersuchung der Thoraxorgane, des Herz-Kreislauf-Systems, des Blutbildes und der Leber- und Nierenfunktion erfolgen. Die Behandlung sollte ausschleichend beendet werden, da es beim abrupten Absetzen der Medikation zu Halluzinationen und Verwirrtheitszuständen kommen kann.

Cabergolin Cabaseril®

Indikationen. Cabergolin, ein Dopaminagonist mit einer hohen Affinität zu Dopamin-D_2-Rezeptoren, ist in vitro ein ähnlich potenter Arzneistoff wie Bromocriptin oder Pergolid. Die Substanz bewirkt wie Bromocriptin eine Verminderung der Prolaktinsekretion. Cabergolin wird als Ergänzungstherapie zu Levodopa/Decarboxylasehemmern in der Therapie des M. Parkinson eingesetzt.

Pharmazeutische Zubereitung. Tabletten (1, 2, und 4 mg).

Wirk- und Eliminationsverhalten. Cabergolin wird nach oraler Gabe rasch resorbiert, maximale **Plasmakonzentrationen** werden nach 2–3 h erreicht. **Stoffwechsel/Ausscheidung:** Cabergolin wird zu etwa 80% in der Leber verstoffwechselt, die Metabolite sind pharmakologisch inaktiv. Weniger als 14% einer oralen Dosis werden unverändert über die Nieren ausgeschieden. Die **Eliminationshalbwertszeit** ($t_{1/2}$) beträgt 63–69 h.

DOSIERUNG

Erwachsene. Initial wird die Behandlung mit Dosierungen von 0,5 bis 1 mg Cabergolin täglich eingeleitet, die Dosis wird langsam in wöchentlichen oder auch längeren Intervallen um 0,5 mg erhöht. Die maximale Tagesdosis beträgt 10 mg. Die Applikation erfolgt in der Einstellungsphase am Morgen. Die Äquivalenzdosis zu 100 mg Levodopa mit Decarboxylasehemmer beträgt 1 mg Cabergolin.

Sonderfälle. Das Wirk- und Eliminationsverhalten von Cabergolin ist bei Patienten mit **Nierenfunktionseinschränkung** unverändert und eine Dosisanpassung nicht erforderlich. Bei Patienten mit schwerer **Leberfunktionseinschränkung** sollte eine Dosisanpassung vorgenommen werden.

Unerwünschte Wirkungen. Cabergolin hat prinzipiell das Nebenwirkungsspektrum der anderen Dopaminagonisten. Übelkeit, Erbrechen, Kopfschmerzen, Schwindel, orthostatische Hypotonie, Psychosen und Dyskinesien können auftreten, wobei Übelkeit deutlich seltener als bei einer Therapie mit Bromocriptin beobachtet wurde. Alle diese Nebenwirkungen sind dosisabhängig. Seltener wurden Müdigkeit, abdominelle Beschwerden, Appetitlosigkeit, Depression, Obstipation, Diarrhöe, Raynaud-Phänomene, Mundtrockenheit, verstopfte Nase, Beinkrämpfe, Atemnot mit Erstickungsgefühl und Flush-Symptomatik beschrieben.

Arzneimittelwechselwirkungen. Bei gleichzeitiger Gabe von Cabergolin und Dopamin-D_2-Rezeptorantagonisten, wie Phenothiazinen, Butyrophenonen, Thioxanthenen oder Metoclopramid, kann es zu einer gegenseitigen Wirkungsverminderung kommen. Makrolidantibiotika (z. B. Erythromycin) erhöhen die Bioverfügbarkeit von Cabergolin und könnten damit das Auftreten von Nebenwirkungen begünstigen.

Schwangerschaft und Laktation. Bislang liegen keine Hinweise auf teratogene Eigenschaften von Cabergolin vor. Aufgrund der geringen klinischen Erfahrungen gilt derzeit eine Schwangerschaft jedoch noch als Kontraindikation. Es existieren keine ausreichenden Erfahrungen zum Übertritt von Cabergolin in die Muttermilch, weshalb Mütter, die den Arzneistoff erhalten oder bei denen Cabergolin ohne Erfolg zum Abstillen verabreicht wurde, nicht stillen sollten.

Pflegehinweise

Aufgrund der geringen klinischen Erfahrungen und der langen Halbwertszeit von Cabergolin sollten Patientinnen mit Kinderwunsch den Arzneistoff einen Monat vor dem Beginn einer erwünschten Schwangerschaft absetzen. Die gleichzeitige Verabreichung mit der Nahrung kann, besonders in der Einstellungsphase, gastrointestinale Nebenwirkungen vermindern. Die Äquivalenzdosis zu 100 mg Levodopa mit Decarboxylasehemmer beträgt 1 mg Cabergolin.

MAO-B-Hemmer

Die Monoaminoxidase-B (MAO-B) ist ein Enzym der äußeren Mitochondrienmembran, das eine Reihe von monoaminergen Neurotransmittern und Neuromodulatoren sowie exogene bioaktive Monoamine oxidiert. Aufgrund unterschiedlicher Substratspezifität und Inhibitorsensitivität wurde die Existenz zweier Formen, MAO-A und MAO-B, postuliert. Dopamin ist Substrat für beide Enzymformen, weist aber im menschlichen Gehirn eine etwas höhere Affinität für MAO-B auf. Die Hemmung der MAO-B führt durch reduzierten Abbau von Dopamin zur Erhöhung der Konzentration des Neurotransmitters. Durch die MAO-B-Hemmung kommt es weiterhin zur Akkumulation von endogenen Monoaminen, wie z. B. β-Phenethylamin, das dopaminfreisetzend und folglich stimulierend auf dopaminerge Neurone wirkt

Selegilin — Deprenyl®, verschiedene andere

Indikationen. Selegilin ist ein irreversibler Inhibitor der Monoaminoxidase-B (MAO-B).

Pharmazeutische Zubereitung. Tabletten (5 und 10 mg).

Wirk- und Eliminationsverhalten. Selegilin ist lipophil, wird nach oraler Gabe schnell resorbiert und über die Blut-Hirn-Schranke ins Gehirn aufgenommen. Maximale **Plasmakonzentrationen** werden nach 0,5–1 Stunde erreicht. **Stoffwechsel/Ausscheidung:** Selegilin wird in der Leber verstoffwechselt und hauptsächlich als Metabolit ausgeschieden, die Metabolite sind biologisch inaktiv. Etwa 72% einer Dosis werden über den Urin und etwa 15% über die Fäzes eliminiert. Nur ein geringer Teil wird unverändert über den Urin ausgeschieden. Die **Eliminationshalbwertszeit** ($t_{1/2}$) von Selegilin und seiner Metabolite beträgt 39 h.

DOSIERUNG

Erwachsene. Dosierungen von 5–10 mg Selegilin einmalig morgens oder 2-mal 5 mg morgens und mittags werden in Kombination mit Levodopa verwendet. Der Arzneistoff wird dabei nach der Mahlzeit eingenommen. Eine Tagesdosis von 10 mg darf nicht überschritten werden.

Sonderfälle. Bei **Nierenfunktionseinschränkung** oder bei älteren Patienten ist eine Eliminationsverzögerung von Selegilin unwahrscheinlich. Es existieren keine Daten hinsichtlich des Wirk- und Eliminationsverhalten des Arzneistoffs bei chronischen **Lebererkrankungen**.

Unerwünschte Wirkungen. Nebenwirkungen wie Unruhe, hypomanische Zustände, depressive Verstimmung, Dyskinesien, Appetitlosigkeit, Übelkeit, Durchfall und Obstipation sind beschrieben. Selten können Dyspnoe, Benommenheit, Schwindel, Miktionsstörungen und Hypotonie auftreten. In Einzelfällen wurden Transaminasenanstiege beschrieben, die jedoch ohne Krankheitswert sind.

Arzneimittelwechselwirkungen. Selegilin verstärkt die Wirkung von Katecholaminen. Phenothiazine und Butyrophenone blockieren die striatalen Dopaminrezeptoren und antagonisieren somit die Wirkungen von L-Dopa und Selegilin. Amantadin und zentral wirksame Cholinergika können die Wirkungen von L-Dopa und Selegilin verstärken. Die Kombination von Selegilin und Pethidin ist aufgrund nicht vorhersehbarer Wechselwirkungen zu vermeiden. Wechselwirkungen von Selegilin mit Serotonin-Reuptake-Hemmern, trizyklischen Antidepressiva und anderen MAO-Hemmern sind möglich.

Schwangerschaft und Laktation. Es existieren keine Daten hinsichtlich der Sicherheit des Arzneistoffs bei Schwangerschaft und Laktation.

Pflegehinweise

Die Nebenwirkungen von Selegilin lassen sich bei einer Kombinationstherapie mit L-Dopa durch eine Verringerung der L-Dopadosis teilweise reduzieren. Bei Engwinkelglaukom, Prostataadenom mit Restharnbildung, arterieller Hypertonie, schwerer Angina pectoris, kardialen Arrhythmien, fortgeschrittener Demenz und gleichzeitiger Behandlung mit Antidepressiva ist Selegilin kontraindiziert. Die Verstärkung der Katecholaminwirkung durch Selegilin ist zu bedenken.

16 Antiinfektiöse Therapie

16.1 Antibiotika

Ambulant erworbene bakterielle Infektionen sind aufgrund der großen Anzahl spezifisch wirkender Antibiotika vergleichsweise gut zu therapieren.

Im Gegensatz dazu gestaltet sich die Behandlung im Krankenhaus erworbener (nosokomialer) Infektionen zunehmend schwieriger. Häufig treten hier andere, gegenüber der Wirksamkeit von Antibiotika widerstandsfähige (multiresistente) Erreger auf. Solche gegen antibiotische Mittel resistente bakterielle Erreger entstehen zurzeit sehr viel rascher, als die Einführung neuer Antibiotika mit anderen Angriffsflächen oder Wirkmechanismen in die Therapie gelingt. Damit auch in Zukunft erfolgreich antibiotisch behandelt werden kann, sollten Antibiotika heute nur noch kritisch und gezielt eingesetzt werden.

Vor dem Beginn jeder antibiotischen Behandlung steht die Frage nach Ort und Art der Infektion und dem zu erwartenden Erreger. Wird dies bei der Therapieplanung berücksichtigt, spricht man von einer „kalkulierten Initialtherapie". Die erfahrungsgemäße (empirische) Häufigkeit typischer Erreger bei bestimmten Infektionen und die Wirksamkeit anwendbarer Antibiotika zeigt Tabelle 16.1. (Die Empfehlungen der Tabelle gelten nur für die Behandlung ambulant erworbener Infektionen.)

Bei lebensbedrohenden Erkrankungen oder der Gefahr schwerwiegender Folgen einer Behandlungsverzögerung darf eine Therapie auch ohne Erregernachweis begonnen werden. Vor Beginn der antibiotischen Behandlung muss jedoch versucht werden, Material für eine mikrobiologische Untersuchung zu gewinnen. Nur dann kann später nach der Isolierung und Bestimmung des Erregers mit Hilfe eines Antibiogramms gegebenenfalls eine gezielte Antibiotikatherapie eingeleitet werden. Bei der Auswahl des Antibiotikums muss berücksichtigt werden, inwieweit die Substanz den Wirkort (z. B. zentrales Nervensystem oder Gallenblase) in der notwendigen Konzentration erreicht. So muss bei bestehender Nieren- und/oder Leberinsuffizienz des Patienten die Dosierung oft individuell angepasst werden. Unerwünschte Wirkungen und Wechselwirkungen mit anderen Medikamenten sollten, wenn möglich, vermieden werden.

Kombinierte Antibiotika sollten nur angewendet werden, wenn die Behandlung mit einem einzigen Antibiotikum nicht ausreichend ist. Bewährt haben sich Kombinationen von Penicillinen, von Cephalosporinen mit Aminoglykosid sowie von β-Laktamaseinhibitoren (Clavulansäure, Sulbactam, Tazobactam) mit β-Laktamase-sensiblen Antibiotika (Aug-

Tabelle 16.1. Häufigste Infektionen, typische Erreger, Antibiotikaauswahl zur kalkulierten Initialtherapie (*BLH* Betalaktamasehemmer)

Indikation/häufigster bakt. Erreger	Therapie der 1. Wahl	Alternativen
Akute Otitis media		
Pneumokokken, H. influenzae,	Oralcephalosporine	Makrolide
M. catarrhalis, Staphylokokken, A-Streptokokken	Aminopenicilline ± BLH	Neuere Fluorchinolone
Chronische Otitis media		
Staphylokokken, P. aeruginosa, Enterobacteriaceae	Klassische Fluorchinolone	Neuere Fluorchinolone
Akute Sinusitis		
H. influenzae, Pneumokokken,	Oralcephalosporine,	Makrolide
A-Streptokokken, M. catarrhalis, S. aureus	Aminopenicilline ± BLH	Neuere Fluorchinolone
Chronische Sinusitis		
Staphylokokken, H. influenzae,	Aminopenicilline ± BLH	Makrolide
Streptokokken, Anaerobier	Oralcephalosporine	Neuere Fluorchinolone
Tonsillitis		
A-Streptokokken	Penicillin V	Oralcephalosporine, Makrolide
Zahninfektionen		
Streptokokken, Anaerobier	Penicillin V	Clindamycin, Makrolide
Chronische Bronchitis (akute Exazerbation)		
Pneumokokken, H. influenzae	Aminopenicilline + BLH	Neuere Fluorchinolone
Enterobacteriaceae	Cephalosporine	Doxycyclin, Makrolide
Nichtnosokomial erworbene Pneumonie		
Pneumokokken, H. influenzae	Cephalosporine II	Neuere Fluorchinolone
Staphylokokken, Mykoplasmen, Chlamydien	Aminopenicilline + BLH, Makrolide	Doxycyclin

Tabelle 16.1. Häufigste Infektionen, typische Erreger, Antibiotikaauswahl zur kalkulierten Initialtherapie (*BLH* Betalaktamasehemmer) (Forts.)

Indikation/häufigster bakt. Erreger	Therapie der 1. Wahl	Alternativen
Nichtnosokomial erworbene Pneumonie		
Mehrheitlich Anaerobier	Aminopenicilline + BLH	Clindamycin
Erysipel		
A-Streptokokken	Penicillin V	Cephalosporine, Makrolide
Impetigo		
A-Streptokokken, selten S. aureus	Penicillin V	Cephalosporine, Makrolide
Furunkel		
S. aureus	Isoxazolylpenicilline, Cephalosporin I	Clindamycin
Cholangitis/Cholezystitis		
Enterobakterien, Enterokokken, Anaerobier	Aminopenicilline + BLI	Neuere Fluorchinolone
Peritonitis		
Enterobakterien Enterokokken Anaerobier	Acylaminopenicillin + BLH + Aminoglycosid + Metronidazol	Imipenem
Nichtnosokomiale Harnwegsinfekte		
Enterobakterien, Enterokokken	Co-Trimoxazol	Klassische Fluorchinolon
Endokarditis		
Nativklappe, akuter Verlauf		
	Cephalosporin 2 + Aminoglykosid	Carbapenem
S. aureus	Isoxazolylpenicillin + Aminoglykosid	Glykopeptid
Nativklappe, subakuter Verlauf		
Viridansstreptokokken	Penicillin G + Aminoglykosid	Glykopeptid
	Ceftriaxon + Aminoglykosid	Carbapenem
Enterokokken	Ampicillin + Aminoglykosid	

Tabelle 16.1. Häufigste Infektionen, typische Erreger, Antibiotikaauswahl zur kalkulierten Initialtherapie (*BLH* Betalaktamasehemmer) (Forts.)

Indikation/häufigster bakt. Erreger	Therapie der 1. Wahl	Alternativen
Meningitis durch		
Pneumokokken	Penicillin G	Cefotaxim oder Ceftriaxon
Meningokokken	Penicillin G	Cefotaxim oder Ceftriaxon
Hämophilus influenzae	Cefotaxim oder Ceftriaxon	–
Listerien	Ampicillin	–
Unbekannte Erreger	Cefotaxim + Gentamicin	–
	oder Ceftriaxon + Gentamicin	–
Infektionen von Knochen und Gelenken durch		
Staphylokokken	Isoxazolylpenicillin	Clindamycin
Enterobakterien	Cefotaxim oder Ceftriaxon	Klass. Fluorchinolon ggf. + Gentamicin
Pseudomonas sp.	Acylaminopenicillin + Gentamicin	Ceftazidim + Gentamicin Klass. Fluorchinolon + Gentamicin
Sepsis		
Unbekannte Erreger	Cefotaxim + Gentamicin	Imipenem + Gentamicin
	Ceftriaxon + Gentamicin	–

mentan®, Unacid®, Tazobac®). Es sollten nur die Antibiotika zusammen eingesetzt werden, die vom Hersteller auch als kombinierbar gekennzeichnet wurden. Leider sind viele Antibiotika nicht mit der Gabe anderer Medikamente zu vereinbaren.

Zu beachten ist auch die unterschiedliche therapeutische Breite von Antibiotika. Sie ist groß bei Penicillinen, Cephalosporinen und Makroliden (Erythromycin-Präparaten), jedoch gering bei Aminoglykosiden. Bei Vorerkrankungen, wie z. B. Hörstörungen, oder bei gleichzeitiger Gabe von Furosemid kann deshalb die Gefahr des Auftretens unerwünschter Nebenwirkungen wie Schädigungen des Ohres (Ototoxizität) so groß sein, dass die Anwendung des Aminoglykosids nur eingeschränkt möglich ist.

Die dem Auftreten von Erkrankungen vorbeugende (prophylaktische) Antibiotikagabe sollte nur auf wenige Ausnahmefälle beschränkt bleiben. Unterschieden werden eine Infektions-, Rezidiv- und Komplikationsprophylaxe. Eine antibiotische Prophylaxe im Rahmen von Operationen kann angezeigt sein, wenn Eingriffe nicht absolut steril durchzuführen sind. Bei zahnärztlichen Eingriffen ist die antibiotische Prophylaxe bei Risikopatienten, z. B. mit Herzklappenerkrankungen oder nach Organtransplantationen, sinnvoll. Für die Behandlung von Infektionen während der Schwangerschaft haben sich Penicilline und Cephalosporine bewährt. Während Schwangerschaft und Stillperiode sollte dagegen der Einsatz von Aminoglykosiden, Flourchinolonen, Sulfonamiden, Trimethoprim, Tetrazykline und Chloramphenicol vermieden werden.

Empfehlungen zur Vorbeugung von Infektionen um den Zeitpunkt einer Operation (perioperativen Prophylaxe) in der Chirurgie:

OP-Gebiet	Häufigste Erreger	Mittel der Wahl	Alternativen
Gynäkologie, Geburtshilfe	Aerob-anaerobe Mischinfektionen	Cephalosporine II. Generation	Cefoxitin
Magenchirurgie	Enterobakterien, Staphylokokken, orale Streptokokken, Anaerobier	Aminopenicillin + β-Lakt-Inh.	Cephalosporine II. Generation
Gallenwegs-chirurgie	Enterobakterien, Enterokokken, Anaerobier	Aminopenicillin ± β-Lakt-Inh. Acylaminopenicillin ± β-Lakt-Inh.	Cephalosporin III. Generation + Metronidazol
Kolonchirurgie	Enterobakterien, Enterokokken	Aminopenicillin + β-Lakt-Inh. Acylaminopenicillin + β-Lakt-Inh	Cephalosporin III. Generation + Metronidazol
Herz-, Gefäß-, Implantations-chirurgie	Staphylococcus epidermidis, Staphylococcus aureus, Corynebacterium spp., Proprionibacterium spp.	Cephalosporin I. Generation, Cephalosporin II. Generation	Glykopeptid
Orthopädische Eingriffe	Staphylokokken	Cephalosporin I	Clindamycin
Oropharynx-Larynx-Chirurgie	Aerob-anaerobe Mischinfektionen	Aminopenicillin + β-Lakt-Inh.	Cephalosporin I oder II + Metronidazol

Benzylpenicilline

Penicillin G — z. B. Penicillin G Grünenthal®

Indikationen. Penicillin G wirkt durch Hemmung der bakteriellen Zellwandsynthese bakterizid auf proliferierende grampositive Keime. Dagegen werden Bakterien, die sich in der Ruhephase befinden, nicht erfasst. Penicillin G ist gegen bakterielle β-Laktamasen empfindlich und darüber hinaus säurelabil, weshalb es nicht oral appliziert werden kann. Die Substanz dringt nicht in die Zellen ein und ist gegen intrazelluläre Keime unwirksam. Es besteht eine Kreuzallergie zwischen allen Penicillinen. Die Kreuzallergierate gegenüber Cephalosporinen beträgt dagegen nur 3–7%. Patienten mit Asthma bronchiale zeigen eine erhöhte Allergisierungstendenz. Penicillin G ist Mittel der Wahl bei Scharlach, Angina tonsillaris, Pharyngitis (Streptococcus pyogenes), Pneumokokken-, Streptokokken- und Meningokokkeninfektionen, Lues sowie Gonorrhöe (bei Penicillin-empfindlichen Gonokokken). Darüber hinaus ist Penicillin G wirksam gegen verschiedene Spiralbakterien (Treponemen, Borrelien), gegen Actinomyces israelii und viele anaerobe Bakterien.

Pharmazeutische Zubereitung. Infusionsflaschen zu 0,4 Mio IE, 0,5 Mio IE, 1,0 Mio IE, 3,0 Mio IE, 5,0 Mio IE und 10 Mio IE.

Wirk- und Eliminationsverhalten. Da Penicillin G nicht säurestabil ist, erfolgt keine ausreichende Resorption nach oraler Gabe. 30 min nach der i.v.-Applikation von 1 Mio IE über 60 min werden Serumkonzentrationen von 75 IE/ml nachgewiesen. 60 min nach i.m.-Applikation von 1 Mio IE werden Serumkonzentrationen von 20 IE/ml erreicht. Die Penetration in die Muskulatur, in Lungen, Leber, Nieren, Knochen, Haut und in die Schleimhaut ist gut. In der Pleura-, Perikard- und Synovialflüssigkeit werden ca. 30–75%, im fetalen Blut ca. 25% und in der Muttermilch ca. 10% der entsprechenden Serumkonzentrationen gemessen. Trotz schlechter Diffusion in den Liquor werden bei entzündeten Hirnhäuten therapeutische Konzentrationen gegen empfindliche Keime erreicht. Hohe Konzentrationen werden in der Galle und im Urin gemessen. **Stoffwechsel/Ausscheidung:** Penicillin G wird zu mehr als 95% in unveränderter Form über die Nieren ausgeschieden. Bei normaler Nierenfunktion beträgt die **Eliminationshalbwertszeit** ($t_{1/2}$) 40 min, bei Anurie 7–10 h und bei gleichzeitigem Bestehen von Nieren- und Leberinsuffizienz 20–30 h.

DOSIERUNG

Erwachsene. Penicillin G kann i.v. oder i.m. appliziert werden.

Penicillin G	Indikation	Tagesdosis
Erwachsene	Empfindliche Keime	1–5 Mio IE, verteilt auf 4–6 ED
	Aktinomykose	10–20 Mio IE, verteilt auf 3–4 ED
	Schwere Pneumokokkenpneumonie, Endokarditis und Meningitis	20–60 Mio IE, verteilt auf 4–6 ED

Kinder (1.–12. Lebensjahr)	Empfindliche Keime	50.000–0,5 Mio IE/kg KG, verteilt auf 4–6 ED
	Meningitis	200.000 IE/kg KG, verteilt auf 3–4 ED
	Aktinomykose	400.000 IE/kg KG, verteilt auf 3–4 ED
Säuglinge 1.–12. Lebensmonat	Empfindliche Keime	50.000–1 Mio IE/kg KG verteilt auf 3–4 ED
Neugeborene <4. Lebenswoche	Empfindliche Keime	50.000–100.000 IE/kg KG verteilt auf 2 gleiche ED

ED Einzeldosis, 1 Mio IE Benzylpenicillin 598,9 mg Benzylpenicillin-Natrium bzw. 625,9 mg.

Sonderfälle. Die Dosierung von Penicillin G sollte bei Niereninsuffizienz beim Erwachsenen wie folgt angepasst werden: Bei einer Kreatinin-Clearance von 50–30 ml/min werden 3,5 Mio IE alle 8 h, bei einer Kreatinin-Clearance von 30–10 ml/min werden 2,5 Mio IE alle 8 h und bei einer Kreatinin-Clearance von <10 ml/min werden maximal 1 Mio IE alle 8 h gegeben. Sowohl bei der Hämodialyse als auch Peritonealdialyse wird Penicillin G eliminiert. Die Zusatzdosis nach der Dialyse beträgt 1 Mio IE Penicillin G.

Unerwünschte Wirkungen. Allergische Reaktionen werden bei 1–10% der Patienten beobachtet, schwere Verlaufsformen sind bei der parenteralen Applikation häufiger als nach oraler Aufnahme. Allergische Reaktionen können von harmlosen Hauteffloreszenzen bis zum (evtl. tödlich verlaufenden) anaphylaktischen Schock jegliche Erscheinungsform zeigen. Penicilline dürfen daher Patienten mit einer Penicillinallergie nicht verabreicht werden. Hautexantheme sind die häufigsten allergischen Reaktionen bei einer Penicillintherapie. Am gefährlichsten jedoch ist die Sofortreaktion mit Erythem, Urtikaria, angioneurotischem Ödem, Bronchospasmus, Rhinitis, Blutdruckabfall und Schock. Bei der Behandlung der Lues bzw. Neurolues kann es zu einer Allgemeinreaktion mit Fieber und Schüttelfrost kommen (Herxheimer-Reaktion). Eine Serumkrankheit (Fieber, Exanthem, Arthritis, Lymphadenitis und Leukopenie) sollte nur dann angenommen werden, wenn mindestens drei dieser klassischen Symptome vorhanden sind. Bei gleichzeitigem Auftreten von Fieber, Eosinophilie, Hautrötung und einer Hämaturie muss sofort die Nierenfunktion überwacht und das Urinsediment analysiert werden, da sich eine allergische interstitielle Nephritis entwickeln kann. Diese interstitielle Nephritis ist reversibel, sofern das Penicillin möglichst rasch abgesetzt wird. Sehr selten wird ein Stevens-Johnson-Syndrom beobachtet. Eine dosis- (Tagesdosis >150 mg/kg KG) und zeitabhängige (Therapiedauer >10 Tage) Leukopenie wird sehr selten beobachtet. Extrem selten kann es unter hohen Penicillingaben zu einer hämolytischen Anämie oder einer immunologisch bedingten Thrombozytopenie kommen. In hohen Dosen können Penicilline die Plättchenaggregation vermindern, indem sie an

Adenosinrezeptoren binden. Epileptische Krampfanfälle werden nur nach Überdosierung, besonders bei Säuglingen, beobachtet. Bei Patienten mit Niereninsuffizienz können aber auch mittlere Dosen zu myoklonischen Krämpfen und epileptischen Anfällen führen. Die Krämpfe sind therapierefraktär, solange das Penicillin nicht abgesetzt wird. Bei intrathekaler Applikation kann es ebenfalls zu zerebralen Krampfanfällen kommen. Bei den heute üblichen hohen Dosen kommt es auch zu einer erheblichen Kationenbelastung durch die Salze der Penicilline. So kann insbesondere bei Patienten mit Niereninsuffizienz die rasche Applikation hoher Dosen der K^+-Salze (1,5 mmol K^+/Mio IE) zu einer Hyperkaliämie, zu Arrhythmien und zum Herzstillstand führen. Die Na^+-Salze (1,7 mmol Na^+/Mio IE) können bei Patienten mit Herzinsuffizienz und/oder Niereninsuffizienz zu einer Hypokaliämie, zu einer metabolischen Alkalose und zu einer erheblichen Flüssigkeitsretention führen. Elektrolytverschiebungen werden durch die gleichzeitige Applikation von Diuretika oder Amphothericin B verstärkt. Bei der i.v.-Applikation kann es zu einer Thrombophlebitis und bei der i.m.-Applikation zu Schmerzen, Schwellungen, Muskelnekrosen und Abszessen an der Injektionsstelle kommen. Ein vorübergehender Anstieg der Transaminasen wurde ebenfalls beobachtet.

Arzneimittelwechselwirkungen. Probenecid hemmt die renale Sekretion der Penicilline, was zu einer Verlängerung der Halbwertszeit führt. Dies kann therapeutisch genutzt werden. Phenylbutazon, Acetylsalicylsäure und Indometacin verlängern die Halbwertszeit ebenfalls. Gleichzeitiger Gebrauch von Penicillin und östrogenhaltigen Kontrazeptiva kann die Wirksamkeit der Kontrazeptiva herabsetzen und das Auftreten von Durchbruchsblutungen fördern. Häufig werden Penicilline und Aminoglykoside fälschlich gleichzeitig appliziert. Dabei kann es auch in vivo zu einer Inaktivierung der Aminoglykoside durch die Penicilline kommen. Die Wirkung oraler Kontrazeptiva kann durch Penicilline vermindert werden. Die Wirkung von Heparin wird verstärkt. Chloramphenicol wirkt bei manchen Keimen synergistisch mit Penicillinen. Erythromycin kann sowohl synergistisch als auch antagonistisch wirken. Die bakteriostatische Wirkung von Tetrazyklinen vermindert die Wirkung von Penicillinen. Penicilline sind nicht kompatibel mit Bikarbonat, Laktat, Aminosäuren, Kohlehydraten, Vitamin B oder C, Dextran und Acetylcystein.

Schwangerschaft und Laktation. Penicilline gehören zu den sichersten Antibiotika in der Schwangerschaft. Häufig werden sie jedoch unterdosiert. Da sie die Plazenta passieren, sollten neuere Derivate mit Vorsicht während der Schwangerschaft eingesetzt werden. Penicilline werden in die Muttermilch ausgeschieden und können bei den gestillten Säuglingen zu Diarrhöe, Kandidiasis und allergischen Reaktionen führen. Um eine Kumulation zu vermeiden, sollten Depotpräparate bei Neugeborenen und Säuglingen nicht angewandt werden.

Pflegehinweise

Vor Beginn einer Penicillintherapie muss nach einer bekannten Allergie gefragt werden. Bei Asthmatikern und bei Patienten mit einer allergischen Prädisposition kann dies von vitaler Bedeutung sein. Penicilline dürfen wegen der sehr hohen Sensibilisierungsrate nicht lokal angewandt werden. Bei Auftreten von Fieber, Eosinophilie, Hautrötung und einer Hämaturie muss die Nierenfunktion (Plasmakreatinin, evtl. Kreatinin-Clearance) überwacht und das Urinsediment analysiert werden, da sich eine allergische interstitielle Nephritis entwickeln kann. Diese interstitielle Nephritis ist reversibel, sofern das Penicillin möglichst rasch abgesetzt wird. Patienten mit fortgeschrittener Niereninsuffizienz dürfen keine Penicilline in Form von K^+-Salzen erhalten. Bei Neugeborenen, Säuglingen und bei alten Menschen kann die bestehende eingeschränkte Nierenfunktion zu toxischen Serumkonzentrationen führen. Da Penicilline Aminoglykoside inaktivieren, dürfen sie nicht gleichzeitig appliziert werden; es sollte immer zuerst das Aminoglykosid, danach das Penicillin verabreicht werden (Ausnutzung des postantibiotischen Effekts). Sowohl bei der Hämodialyse als auch Peritonealdialyse wird Penicillin G eliminiert. Die Zusatzdosis nach der Dialyse beträgt 1 Mio IE Penicillin G.

Depotpenicilline

Benzylpenicillin-Procain — z. B. Jenacillin®

Indikationen. Benzylpenicillin-Procain ist ein zur i.m.-Anwendung geeignetes schwerlösliches Salz mit Depoteffekt. Anwendungsgebiete sind z. B. die unkomplizierte Pneumokokkenpneumonie, Gonorrhöe und Syphilis.

Pharmazeutische Zubereitung. Injektionsflaschen zu 0,4 Mega IE (300.000 IE Benzylpenicillin-Procain + 100.000 IE Benzylpenicillin Natrium), 1,2 Mega IE (900.000 IE Benzylpenicillin-Procain + 300.000 IE Benzylpenicillin Natrium), 2 Mega IE (1,5 Mio IE Benzylpenicillin-Procain + 500.000 IE Benzylpenicillin Natrium), 4 Mega IE (3,5 Mio IE Benzylpenicillin-Procain + 500.000 IE Benzylpenicillin Natrium + 40 g Lidocain).

Wirk- und Eliminationsverhalten. Nach einer i.m.-Applikation werden max. Serumaktivitäten von 1–1,8 IE/ml erreicht. Bei normaler Nierenfunktion beträgt die **Eliminationshalbwertszeit** ($t_{1/2}$) 40 min, bei Anurie 7–10 h und bei gleichzeitig bestehender Nieren- und Leberinsuffizienz 20–30 h.

DOSIERUNG

Erwachsene. 0,4–0,6 (–1,0) Mio IE i.m. verteilt auf 2 Einzeldosen täglich.

Kinder. Kinder >6 Jahre 0,5–0,75 Mio IE i.m. verteilt auf 2–3 Einzeldosen täglich, Kleinkinder 250–500.000 IE i.m. verteilt auf 2 Einzeldosen täglich. Säuglinge <1 Jahr 50.000 IE/kg KG i.m. als Einmaldosis täglich.

Sonderfälle, unerwünschte Wirkungen, Arzneimittelwechselwirkungen, Schwangerschaft und Laktation. Wie bei Penicillin G (s. S. 716–720). Bei akzidenteller i.v.-Applikation von Depotpenicillin (Häufigkeit 1–2%) kann es zu Angst, Fieber, Tachykardie, Ohrensausen und Schwindel kommen. Die Symptome verschwinden nach ca. 30 min, der Kreislauf bleibt stabil (Hoigné-Syndrom).

Benzylpenicillin-Benzathin z. B Tardocillin®

Indikationen. Unter den Depotpenicillinen hat Benzathin-Penicillin mit 2–4 Wochen die längste Freisetzungsdauer von Penicillin G. Es werden allerdings auch nur sehr geringe Konzentrationen erreicht. Anwendungsgebiete sind z. B. die Prophylaxe des rheumatischen Fiebers sowie die Syphilis (nicht bei ZNS-Infektionen sowie bei konnataler Syphilis, da in diesen Fällen keine therapeutisch wirksamen Konzentrationen erreicht werden).

Pharmazeutische Zubereitung. Injektionsflaschen zu 1,2 Mio IE (Tardocillin® enthält zusätzlich 80 mg Tolycain, Pendysin® enthält zusätzlich 25 mg Lidocain).

Wirk- und Eliminationsverhalten. Bei normaler Nierenfunktion beträgt die **Eliminationshalbwertszeit** ($t_{1/2}$) des freigesetzten Penicillin G 40 min, bei Anurie 7–10 h und bei gleichzeitigem Vorliegen von Nieren- und Leberinsuffizienz 20–30 h.

DOSIERUNG

Erwachsene und Kinder. 1- bis 2-mal pro Monat 1,2 Mio IE i.m. tief intraglutäal.

Sonderfälle, Unerwünschte Wirkungen, Arzneimittelwechselwirkungen, Schwangerschaft und Laktation. Wie bei Penicillin G (s. S. 716–720).

Pflegehinweise

Benzathin-Penicillin G darf nicht an Patienten mit einer Überempfindlichkeit gegen Parabene verabreicht werden. Benzathin-Penicillin G enthält Tolycain und darf deswegen bei Patienten mit einem AV-Block II. oder III. Grades sowie an Patienten mit einer akut dekompensierten Herzinsuffizienz nicht verabreicht werden.

Oralpenicilline, Phenoxypenicilline

Penicillin V z. B. Isocillin®

Propicillin Baycillin®

Azidocillin Syncillin®

Indikationen. Penicillin V, Propicillin und Azidocillin sind weitgehend säurestabil und deshalb oral applizierbar. Sie haben das gleiche Wirkspektrum und den gleichen Wirkmechanismus wie Penicillin G. Sie sind nicht penicillinasestabil. Die intestinale Resorption ist unvollständig, daher kann es zu Diarrhöen und in seltenen Fällen zu einer pseudomembranösen Kolitis kommen. Aufgrund der unvollständigen Resorption werden wesentlich geringere Konzentrationen als mit Penicillin G erreicht. Die Oralpenicilline sind daher zur Behandlung einer Meningitis durch Neisserien *nicht* geeignet. Anwendungsgebiete sind Infektionen des Hals-, Nasen- und Ohrenbereichs, Scharlach, Bronchitis, beginnende Lobärpneumonie, Erysipel und Phlegmone sowie die Rezidivprophylaxe des rheumatischen Fiebers. Oralpenicilline werden in Internationalen Einheiten (IE) dosiert. 1 Mio IE Penicillin V oder Azidocillin entsprechen 0,6 g Penicillin V oder Azidocillin, 1 Mio IE Propicillin entsprechen 0,7 g Propicillin.

Pharmazeutische Zubereitung. Penicillin V: Tabletten oder Kapseln zu 0,4 Mio IE, 0,5 Mio IE, 0,6 Mio IE, 1,0 Mio IE, 1,2 Mio IE und 1,5 Mio IE; Saft zu 50.000 IE/ml, 60.000 IE/ml und 100.000 IE/ml; Granulat 0,2 Mio IE; Propicillin: Tabletten zu 0,4 Mio IE und 1,0 Mio IE; Azidocillin-Tabletten zu 0,75 g.

Wirk- und Eliminationsverhalten. Die **Bioverfügbarkeit** nach oraler Applikation beträgt 50% für Penicillin V und Propicillin und 75% für Azidocillin. Die Penetration in die meisten Gewebe ist der von Penicillin G vergleichbar. Im Liquor werden ca. 5% der entsprechenden Serumkonzentration gemessen. **Stoffwechsel, Ausscheidung, Eliminationshalbwertszeit** ($t_{1/2}$): Etwa 5% von Azidocillin werden im Organismus zu Ampicillin metabolisiert.

Substanz	Dosis Mio IE	max. Konz. IE/ml	PB [%]	Metab. [%]	Exkr. [%]		HWZ [h]	
					ren.	hep.	Norm	Anurie
Penicillin V	1 p.o.	6,4	78	50	30–50	-	0,5–0,8	4
Propicillin	1 p.o.	10,1	90	60–70	60	-	0,5–1,0	-
Azidocillin	1 p.o.	8,8	80	5–10	50–75	-	1,0	-

max. Konz. maximale Konzentration 1 h nach Applikation; *PB* Proteinbindung; *Metab.* Metabolismus; *Exkr. [%]* renale und hepatische Exkretion; *HWZ [h]* Halbwertszeit in Stunden bei normaler Nierenfunktion und bei Anurie.

DOSIERUNG

Erwachsene. Penicillin V: 3-mal 1,2 Mio IE p.o. täglich, Kinder (6–15 Jahre) 3-mal 600.000–1,2 Mio IE p.o. täglich. Propicillin: 3-mal täglich 0,4–1,2 Mio IE p.o. Azidocillin: 2-mal 750 mg p.o. täglich.

Kinder. Penicillin: Kinder bis 12 Jahre 40.000–60.000 (–160.000) IE/kg KG p.o. täglich, Neugeborene 3-mal 15.000–20.000 IE/kg KG p.o. täglich. Propicillin: Kinder bis 12 Jahre 40.000–80.000 IE/kg KG p.o. verteilt auf 3 Einzeldosen täglich, Säuglinge und Neugeborene 40.000–100.000 IE/kg KG p.o. verteilt auf 3 Einzeldosen täglich. Azidocillin: Kinder >6 Jahre 2-mal 750 mg p.o. täglich.

Sonderfälle. Die Dosierung von Penicillin V, Propicillin und Azidocillin sollte bei Niereninsuffizienz wie folgt angepasst werden: Bei einer Kreatinin-Clearance von 10–20 ml/min sollte die Einzeldosis um 30% vermindert werden. Die Oralpenicilline werden durch Hämodialyse und Peritonealdialyse teilweise eliminiert. Die Zusatzdosis nach der Dialyse beträgt 0,5 Mio IE.

Unerwünschte Wirkungen. Wie bei Penicillin G (s. S. 718 f.). Die Sensibilisierungsgefahr gegen oral verabfolgte Penicilline ist geringer als gegen parenteral verabreichte. Bedingt durch die geringeren Serumkonzentrationen treten neurotoxische Wirkungen sehr selten auf. Diarrhöen und weiche Stühle sind häufiger als unter einer Penicillin-G-Therapie.

Arzneimittelwechselwirkungen, Schwangerschaft und Laktation. Wie bei Penicillin G (s. S. 719).

Pflegehinweise

Oralpenicilline werden in Internationalen Einheiten (IE) dosiert. 1 Mio IE Penicillin V oder Azidocillin entsprechen 0,6 g Penicillin V oder Azidocillin, 1 Mio IE Propicillin entsprechen 0,7 g Propicillin.

Zur besseren Resorption sollten Oralpenicilline eine Stunde vor oder zwei Stunden nach den Mahlzeiten eingenommen werden. Diarrhöen und weiche Stühle sind häufiger als unter einer Penicillin-G-Therapie. Die Oralpenicilline werden durch Hämodialyse und Peritonealdialyse teilweise eliminiert. Die Zusatzdosis nach der Dialyse beträgt 0,5 Mio IE.

Penicillinasefeste Penicilline (Isoxazolylpenicilline)

Oxacillin Stapenor®

Dicloxacillin Dichlor-Stapenor®

Flucloxacillin Staphylex®

Indikationen. Oxacillin, Dicloxacillin und Flucloxacillin sind penicillinasefeste Penicilline und haben eine sehr gute Wirksamkeit auf penicillinasebildende Staphylokokken. Die Wirkung auf Penicillin-G-empfindliche-Streptokokken ist allerdings verglichen mit Penicillin G um das Zehnfache geringer. Oxacillin-resistente Koagulase-negative Staphylokokken (Staphylococcus-epidermidis-Gruppe) bzw. der Oxacillin-resistente Staphylococcus aureus (Koagulase-positive Staphylokokken) wurden in den letzten Jahren häufiger beobachtet. Mittel der Wahl ist hier Vancomycin bzw. Teicoplanin. Resistent gegen penicillinasefeste Penicilline sind Enterokokken bzw. alle gramnegativen Bakterien. Es besteht eine Kreuzresistenz unter den penicillinasefesten Penicillinen wie auch gegenüber den anderen Penicillinen. Penicillinasefeste Penicilline sind Mittel der Wahl bei klinisch typischen (Furunkel, Karbunkel etc.) bzw. nachgewiesenen Staphylokokkeninfektionen bei Penicillinresistenz. Für die orale Therapie sollten wegen der besseren Resorption Dicloxacillin und Flucloxacillin bevorzugt eingesetzt werden. Flucloxacillin ist aufgrund der besseren Venenverträglichkeit bei der i.v.-Therapie zu verwenden.

Pharmazeutische Zubereitung. Oxacillin: Kapseln zu 0,25 g und Injektionsflaschen zu 0,25 g, 0,5 g, 1,0 g; **Dicloxacillin:** Kapseln 0,25 g; **Flucloxacillin:** Kapseln 0,25 g und 0,5 g, Injektionslösung zu 0,25 g, 0,5 g und 1,0 g, Infusionsflaschen zu 2 g und Trockensaft zu 50 mg/ml.

Wirk- und Eliminationsverhalten. Die **Bioverfügbarkeit** beträgt nach nüchterner Einnahme für Oxacillin 33%, für Dicloxacillin 37–74% und für Flucloxacillin 47–55%. Die Penetration in die meisten Gewebe (Knochen) und Körperflüssigkeiten (Pleura-, Perikard- Synovialfüssigkeit und Aszites) ist gut. Im Liquor werden bei Meningitis für alle drei Substanzen 10% der entsprechenden Serumkonzentrationen gemessen. **Stoffwechsel/Ausscheidung, Eliminationshalbwertszeit** ($t_{1/2}$):

Substanz	Dosis [g]	max. Konz. [mg/L]	PB [%]	Metab. [%]	Exkr. [%]		HWZ [h]	
					ren.	hep.	Norm	Anurie
Oxacillin	0,5 i.v.	1–5	94	50–60	55–60	–	0,5	1–2
Dicloxacillin	0,5 p.o.	15–18	96	20	50–70	–	0,75	2,3
Flucloxacillin	0,5 i.v.	15–16	90	20	50–60	–	0,75	3,0

max. Konz. maximale Konzentration 1 h nach Applikation; *PB* Proteinbindung; *Metab.* Metabolismus; *Exkr. [%]* renale und hepatische Exkretion; *HWZ [h]* Halbwertszeit in Stunden bei normaler Nierenfunktion und bei Anurie.

DOSIERUNG

Erwachsene und Kinder. Die Dosierung richtet sich nach folgendem Schema:

	Applikation	Tagesdosis
Oxacillin		
Erwachsene	i.v.	4- bis 6-mal 0,5 g bis 4-mal 1 g
Kinder 1–6 Jahre	i.v.	4-mal 0,25 g bis 4-mal 0,5 g
Säuglinge 3 Monate bis1 Jahr (5–10 kg KG)	i.v.	4-mal 20 mg/kg KG
Säuglinge bis 3 Monate (3–5 kg KG)	i.v.	3-mal 20 mg/kg KG
Neu- und Frühgeborene	i.v.	2-mal 20 mg/kg KG
Dicloxacillin		
Erwachsene	p.o.	4- bis 6-mal 0,5 g bis 4-mal 1,0 g
Kinder 1–6 Jahre	p.o.	4- bis 6-mal 0,25 g bis 4-mal 0,5 g
Säuglinge 3 Monate bis 1 Jahr	p.o.	4-mal 0,125 g bis 4-mal 0,25 g
Säuglinge bis 3 Monate	p.o.	3-mal 30–50 mg/kg KG
Flucloxacillin		
Erwachsene	p.o. oder i.v.	3-mal 1 g
Kinder 10 bis 14 Jahre	p.o. oder i.v.	3- bis 4-mal 0,5 g
Kinder 6–10 Jahre	p.o. oder i.v.	3-mal 0,25–0,5 g
Kleinkinder und Säuglinge	p.o. oder i.v.	50 mg/kg KG verteilt auf 3 ED
Neu- und Frühgeborene	nur i.v.	40–50 mg/kg KG verteilt auf 3 ED

ED Einzeldosis.

Sonderfälle. Die Dosierung von Oxacillin, Dicloxacillin, Flucloxacillin sollte bei Niereninsuffizienz wie folgt angepasst werden:

Kreatinin-Clearance [ml/min]	Maximale Einzeldosis [g]/Dosierungsintervall [h]		
	Oxacillin (i.v.)	Dicloxacillin (p.o.)	Flucloxacillin (p.o.)
30–10	1/6	0,5/6	1,5/6
<10	1/8	0,5/8	0,5/8

Keines der penicillinasefesten Penicilline wird durch Hämodialyse entfernt.

Unerwünschte Wirkungen. Siehe Penicillin G S. 718 f. Bei längerer Therapie mit Oxacillin und Flucloxacillin wurden starke Erhöhungen der Serumtransaminasen beobachtet. Es sollten daher wöchentlich die Transaminasen kontrolliert werden. Außerdem wurden gelegentlich Neutropenien beobachtet. Übelkeit und Diarrhöe treten besonders häufig bei hohen Dosen auf. Lokale Reizerscheinungen sowohl bei i.m.- als auch bei i.v.-Gabe sind bei Oxacillin häufig, unter Dicloxacillin und Flucloxacillin selten.

Arzneimittelwechselwirkungen, Schwangerschaft und Laktation. Siehe Penicillin G S. 716–720.

Pflegehinweise

Wegen der Möglichkeit einer Venenreizung sollte Flucloxacillin langsam i.v., besser jedoch als Kurzinfusion verabreicht werden. Die i.m. verabreichte Einzeldosis von Flucloxacillin sollte 33 mg/kg KG bei Kindern und 2 g bei Erwachsenen nicht übersteigen. Während der Behandlung sind in wöchentlichen Abständen die Transaminasen zu kontrollieren.

Aminopenicilline

Ampicillin z. B. Binotal®

Amoxicillin z. B. Amoxypen®

Indikationen. Ampicillin und Amoxicillin sind halbsynthetische Penicillinderivate mit einem gegenüber Penicillin G um Enterokokken (nicht Enterococcus faecium), Listerien und Haemophilus influenzae erweiterten Wirkspektrum. Beide Substanzen sind nicht penicillinasefest. Resistent sind Proteus vulgaris und Proteus rettgeri, Morganella morganii, Klebsiella-Arten, Enterobacter-Arten, Citrobacter-Arten, Pseudomonas aeruginosa, Penicillinase-bildende Staphylokokken und Bacteroides fragilis. Nur Ampicillin, aber nicht Amoxicillin, ist bei Shigellose wirksam. Anwendungsgebiete sind Otitis media bei Kindern, Epiglottitis (Haemophilus influenzae), bakterielle Bronchitiden, Enterokokken-Endokarditiden (nur in Kombination mit einem Aminoglykosid) und Listeriose. Bei Sepsis durch gramnegative Erreger wird Ampicillin stets in Kombination mit Gentamicin angewendet.

Pharmazeutische Zubereitung. Ampicillin: Tabletten zu 0,5 g und 1,0 g; Injektionslösungen zu 0,5 g, 1,0 g, 2,0 g und 5,0 g: **Amoxicillin:** Tabletten zu 0,5 g, 0,75 g und 1,0 g; Brausetabletten zu 0,5 g und 1,0 g; Saft zu 50 mg/ml.

Wirk- und Eliminationsverhalten. Nach oraler Gabe werden 50% von Ampicillin und ca. 90% von Amoxicillin resorbiert. Die Penetration in die meisten Gewebe ist gut. Ausreichende Konzentrationen sind bei Entzündungen in der Pleura-, Gelenk- und Peritonealflüssigkeit zu finden. Im Liquor werden bei Ampicillin ca. 8–13% und bei Amoxicillin 5–10% der entsprechenden Serumkonzentrationen erreicht. In der Muttermilch werden bei Ampicillin 11% und bei Amoxicillin 5% der entsprechenden Serumkonzentration gemessen. **Stoffwechsel, Ausscheidung, Eliminationshalbwertszeit** ($t_{1/2}$):

Substanz	Dosis [g]	max. Konz. [mg/L]	PB [%]	Metab. [%]	Exkr. [%]		HWZ [h]	
					ren.	hep.	Norm	Anurie
Ampicillin	0,5 p.o.	2,5–4,0	20	10–20	80	–	0,5–1,0	8
Amoxicillin	0,5 p.o.	7,5	20	20–30	70	–	1,0–1,5	16

max. Konz. maximale Konzentration 1 h nach Applikation; *PB* Proteinbindung; *Metab.* Metabolismus; *Exkr. [%]* renale und hepatische Exkretion; *HWZ [h]* Halbwertszeit in Stunden bei normaler Nierenfunktion und bei Anurie.

DOSIERUNG

Erwachsene und Kinder. Die Dosierung richtet sich nach folgendem Schema:

	Applikation	Tagesdosis
Ampicillin[a]		
Erwachsene	i.v.	3-mal 0,5–2 g
Meningitis und bei schweren Infektionen	i.v.	3-mal 2–5 g
Kinder <6 Jahre	i.v.	100–150 mg/kg KG, verteilt auf 3 ED
Meningitis	i.v.	200–400 mg/kg KG, verteilt auf 4 ED
Säuglinge	i.v.	50–200 mg/kg KG, verteilt auf 4 ED
Amoxicillin		
Erwachsene	p.o.	3- bis 4-mal 0,5–1 g
Endokarditisprophylaxe	p.o.	3 g 1 Stunde vor dem Eingriff
Kinder	p.o.	40–60 (-100) mg/kg KG, verteilt auf 3 ED
Endokarditisprophylaxe	p.o.	50 mg/kg KG 1 Stunde vor dem Eingriff
Neugeborene	p.o.	15–20 mg/kg KG, verteilt auf 3 ED

[a]Ampicillin sollte wegen der schlechten Resorption generell nicht oral appliziert werden, sondern durch Amoxicillin ersetzt werden. *ED* Einzeldosis.

Sonderfälle. Die Dosierung von Ampicillin und Amoxicillin sollte bei Niereninsuffizienz wie folgt angepasst werden:

Kreatinin-Clearance [ml/min]	Maximale Einzeldosis [g]/Dosierungsintervall [h]	
	Ampicillin (i.v.)	Amoxicillin (p.o.)
80–50	2/6	1/6
50–30	2/8	1/8
30–10	2/12	1/12
<10	2/24	1/24

Bei Hämodialyse beträgt die Zusatzdosis 0,5 g Ampicillin oder 0,25 g Amoxicillin.

Unerwünschte Wirkungen. Siehe Penicillin G, S. 718 f. In 5–10% der Fälle kommt es bei einer Behandlung mit Ampicillin zu einem Exanthem, dessen Genese noch nicht geklärt ist. Bei der Behandlung einer infektiösen Mononukleose mit Ampicillin wird in mehr als 50% der Fälle ein Exanthem beobachtet. Ampicillin darf deshalb bei dieser Erkrankung nicht angewendet werden. Unter Amoxicillin kommt es seltener zu einer Diarrhöe als unter Ampicillin. Bei oraler Gabe von Ampicillin sind gastrointestinale Störungen (Übelkeit, Erbrechen und Diarrhöe) häufige unerwünschte Wirkungen, insbesondere bei Kindern.

Arzneimittelwechselwirkungen. Siehe Penicillin G, S. 719.

Schwangerschaft und Laktation. Siehe Penicillin G, S. 719. Während der Stillperiode kommt es unter der Behandlung mit Ampicillin häufiger zu Kandidiasis und Diarrhöe bei den Säuglingen.

Pflegehinweise

Ampicillin sollte wegen seiner geringen Bioverfügbarkeit nach oraler Gabe grundsätzlich nicht per os verabfolgt werden, zumal bei dieser Applikationsform gastrointestinale Störungen (Übelkeit, Erbrechen und Diarrhöe) insbesondere bei Kindern häufige unerwünschte Wirkungen sind. Nach Hämodialyse beträgt die Zusatzdosis 0,5 g Ampicillin oder 0,25 g Amoxicillin. Das unter der Behandlung einer infektiösen Mononukleose beobachtete Exanthem ist nicht allergisch bedingt, sodass bei diesen Patienten keine Penicillinallergie vorliegt.

Bacampicillin — Ambacamp®, Penglobe®

Indikationen. Bacampicillin ist ein Abkömmling von Ampicillin mit gleichem Wirkungsspektrum. Die Substanz ist wegen ihrer nahezu vollständigen Resorption aus dem Magen-Darm-Trakt und ihrer guten Verträglichkeit eine günstige Alternative zu Amoxicillin p.o.

Pharmazeutische Zubereitung. Filmtabletten zu 0,4 und 0,8 g.

Wirk- und Eliminationsverhalten. Die **Bioverfügbarkeit** von Bacampicillin beträgt ca. 95%. **Maximale Plasmakonzentrationen** werden innerhalb von 45–60 min erreicht. **Stoffwechsel/Ausscheidung:** Bacampicillin wird im Organismus rasch zu Ampicillin umgewandelt. Bei normaler Nierenfunktion beträgt die **Eliminationshalbwertszeit** ($t_{1/2}$) 50–112 min, bei Anurie 3–8 h. Bei Früh- und Neugeborenen ist die Eliminationshalbwertszeit auf 3,5–5 h verlängert.

DOSIERUNG

Erwachsene. 2-mal täglich 0,4–0,8 g.

Kinder. Kinder von 6–14 Jahren erhalten 2-mal 0,4 g bzw. 25–50 mg/kg KG täglich.

Sonderfälle. Bei Niereninsuffizienz muss die Dosis von Bacampicillin wie bei Ampicillin (s. S. 728) reduziert werden.

Unerwünschte Wirkungen. Wie bei Ampicillin oral, jedoch seltener weiche Stühle oder Durchfall (wegen vollständiger Resorption).

Arzneimittelwechselwirkungen. Wie bei Ampicillin s. S. 728, s. Penicillin G, S. 719.

Pflegehinweise

Die Resorption von Bacampicillin wird durch Nahrungsaufnahme nicht beeinflusst. Patienten mit einer Allergie gegenüber Penicillinen und/ oder Cephalosporinen sollen wegen einer möglichen Kreuzreaktion nicht mit Bacampicillin behandelt werden.

Acylaminopenicilline

Mezlocillin — Baypen®

Indikationen. Mezlocillin hat ein breiteres Wirkspektrum als Ampicillin mit zusätzlicher Wirksamkeit gegen Proteus-, Providencia, Serratia-, Klebsiella-, Enterobacter- und Pseudomonas-aeruginosa-Stämme. Darüber hinaus ist Mezlocillin gegen Anaerobier wie z. B. Bacteroides-Arten wirksam. Resistent sind alle penicillinasebildenden Staphylokokken und Ampicillin-resistente Hämophilus-Stämme. Mezlocillin wirkt synergistisch in der Kombination mit Aminoglykosiden gegen Pseudomonas-, Klebsiella-, Serratia- und Proteusarten. Anwendungsgebiete sind Infektionen des Urogenitaltraktes und der Gallenwege, evtl. in Kombination mit dem β-Laktamasehemmer Sulbactam. Bei schweren Allgemeininfektionen sollte Mezlocillin z. B. mit einem Aminoglykosid kombiniert werden.

Pharmazeutische Zubereitung. Ampullen zu 0,5 g, 1,0 g, 2,0 g, 3,0 g, 4,0 g und 5,0 g.

Wirk- und Eliminationsverhalten. Mezlocillin ist säurelabil und kann deshalb nicht oral appliziert werden. Im Liquor werden bei Meningitis ca. 14% der entsprechenden Serumkonzentration gemessen. **Stoffwechsel/Ausscheidung:** Weniger als 10% werden metabolisiert. 45–70% werden unverändert über die Nieren und 25% über die Galle ausgeschieden. Bei normaler Nierenfunktion beträgt die **Eliminationshalbwertszeit** ($t_{1/2}$) 0,8 h, bei Anurie 3–6 h.

DOSIERUNG

Erwachsene. 3-mal 2–5 g i.v. oder 2-mal 10 g i.v. täglich.

Kinder. 3-mal 75 mg/kg KG i.v. täglich. Säuglinge und Neugeborene 2-mal 75 mg/kg KG i.v. täglich.

Sonderfälle. Die Dosierung von Mezlocillin sollte bei **Niereninsuffizienz** wie folgt angepasst werden: Bei einer Kreatinin-Clearance von 30–10 ml/min werden maximal 3 g alle 8 h, bei einer Kreatinin-Clearance von <10 ml/min werden maximal 2–3 g alle 12 h gegeben.

Unerwünschte Wirkungen. Wie bei Penicillin G (s. S. 718 f.). Hypersensitivitätsreaktionen treten seltener als bei Penicillin G auf. Eine Verlängerung der Blutungszeit sowie ein Anstieg der Transaminasen wurde beobachtet. Eine reversible Neutropenie wurde selten beschrieben.

Arzneimittelwechselwirkungen, Schwangerschaft und Laktation. Wie bei Penicillin G (s. S. 719).

Pflegehinweise

Ein gelegentlich auftretender Transaminasenanstieg ist nach Absetzen zumeist reversibel.

Azlocillin — Securopen®

Indikationen. Azlocillin ist bei Pseudomonas aeruginosa dreimal so stark wirksam wie Mezlocillin, jedoch ohne dessen übriges Spektrum. Es besteht eine partielle Kreuzresistenz zwischen den einzelnen Acylaminopenicillinen. In der Kombination mit Aminoglykosiden wirkt Azlocillin synergistisch gegen Pseudomonas-, Klebsiella-, Serratia- und Proteusarten. Auch die Kombination mit Clindamycin oder Metronidazol kann sinnvoll sein. Anwendungsgebiete sind schwere Infektionen durch gramnegative Erreger; in der Kombination mit einem Aminoglykosid ist Azlocillin auch zur kalkulierten Initialtherapie geeignet, insbesondere wenn Pseudomonaden als Erreger vermutet werden.

Pharmazeutische Zubereitung. Ampullen zu 0,5 g,1,0 g, 2,0 g, 4,0 g und 5,0 g.

Wirk- und Eliminationsverhalten. Azlocillin wird nach oraler Gabe nicht resorbiert. Die Konzentrationen des Arzneistoffs in der Galle sind bis zu 15-mal höher als die entsprechenden Serumkonzentrationen. **Stoffwechsel/Ausscheidung:** Azlocillin wird nur geringgradig metabolisiert und zu 60% innerhalb von 6 h unverändert in den Urin ausgeschieden. Bei normaler Nierenfunktion beträgt die **Eliminationshalbwertszeit** ($t_{1/2}$) 5 h.

DOSIERUNG

Erwachsene. Azlocillin sollte immer als Kurzinfusion verabreicht werden, 4-mal 2–4 g täglich, bei schweren Infektionen 3-mal 4–5 g oder 2-mal 10 g täglich.

Kinder. 3-mal 75 mg/kg KG täglich, Säuglinge >7 Tage bis 1 Jahr 3-mal 100 mg/kg KG täglich, Neugeborene bis 7 Tage 2-mal 100 mg/kg KG täglich, Frühgeborene 2-mal 50 mg/kg KG täglich.

Sonderfälle. Die Dosierung von Azlocillin sollte bei **Niereninsuffizienz** wie folgt angepasst werden: Bei einer Kreatinin-Clearance von 10–30 ml/min werden maximal 5 g alle 12 h, bei einer Kreatinin-Clearance von <10 ml/min werden initial 5 g dann 3,5 g alle 12 h gegeben.

Unerwünschte Wirkungen. Siehe Mezlocillin S. 730. Eine Eosinophilie oder ein vorübergehender Anstieg der alkalischen Phosphatase werden beobachtet. Hautexantheme sind seltener als unter Ampicillin. Eine reversible Neutropenie ist selten.

Arzneimittelwechselwirkungen, Schwangerschaft und Laktation. Siehe Penicillin G S. 719.

Pflegehinweise

Bei der intravenösen Gabe ist auf die Zeichen einer Thrombophlebitis am Ort der Injektionsstelle zu achten. Azlocillin sollte immer als Kurzinfusion verabreicht werden.

Piperacillin z. B. Pipril®

Indikationen. Piperacillin ist wie Mezlocillin gut gegen die meisten Enterobakterien und darüber hinaus stärker gegen Pseudomonas aeruginosa wirksam. Bei penicillinasebildenden Staphylokokken ist die Substanz unwirksam. Eine synergistische Wirkung besteht in der Kombination mit Aminoglykosiden bei gramnegativen Bakterien und Enterokokken. Anwendungsgebiete sind Infektionen der Harnwege, des Genitaltraktes und der Gallenwege sowie Pseudomonasinfektionen. Bei schweren Allgemeininfektionen sollte Piperacillin immer mit einem Aminoglykosid kombiniert werden. Kombinationen mit Metronidazol oder Gyrasehemmern sind ebenfalls möglich. In der Kombination mit dem β-Laktamase-Inhibitor Tazobactam ist Piperacillin als Tazobac® erhältlich.

Pharmazeutische Zubereitung. Ampullen 1 g, 2 g, 3 g, 4 g und 6 g, Kombination von Piperacillin mit Tazobactam (4 g Piperacillin + 0,5 g Tazobactam) Tazobac®.

Wirk- und Eliminationsverhalten. Piperacillin wird nach oraler Applikation nicht, nach intramuskulärer Injektion zu 70–80% resorbiert. Die Penetration in die meisten Gewebe und Körperflüssigkeiten ist gut. Im Liquor werden 16% der entsprechenden Serumkonzentration gemessen. **Stoffwechsel/Ausscheidung:** Piperacillin wird nur in geringem Ausmaß metabolisiert und zu 60–70% innerhalb von 24 h unverändert im Urin ausgeschieden. Etwa 10–20% werden über die Galle eliminiert. Bei normaler Nierenfunktion beträgt die **Eliminationshalbwertszeit** ($t_{1/2}$) 1 h, bei Anurie 2–5 h. Bei Nieren- und Leberinsuffizienz kann die Eliminationshalbwertszeit auf 11–32 h verlängert sein.

DOSIERUNG

Erwachsene. 100–200 mg/kg KG (6–12 g) i.v. verteilt auf 2–4 Einzeldosen täglich, bei Meningitis 200–300 mg/kg KG i.v. verteilt auf 3–4 Einzeldosen täglich. Die Tageshöchstdosis von 24 g sollte nicht überschritten werden. Intramuskulär sollten nicht mehr als 2 g pro Applikationsort verabreicht werden.

Kinder. Kinder, Kleinkinder und Neugeborene 100–200 mg/kg KG i.v. verteilt auf 2–4 Einzeldosen täglich. Bei schweren Infektionen 200–300 mg/kg KG i.v. verteilt auf 2–4 Einzeldosen täglich.

Sonderfälle. Bei **Niereninsuffizienz** muss die Dosis von Piperacillin im Erwachsenenalter wie folgt angepasst werden:

Kreatinin-Clearance [ml/min]	Maximale Einzeldosis [g]/Dosierungsintervall [h]
40–80	4/6
20–40	4/8
<20	4/12

Durch die Hämodialyse werden 30–50% Piperacillin in 4 h entfernt. Daher sollte nach jeder Dialyseperiode 1 g Piperacillin verabreicht werden. Eine Peritonealdialyse hat keinen nennenswerten Einfluss auf die Plasmakonzentration von Piperacillin.

Bei Kindern (1 Monat bis 12 Jahre) muss die Dosis von Piperacillin in Abhängigkeit von der Nierenfunktion wie folgt angepasst werden:

Kreatinin-Clearance [ml/min]	Harnwegsinfekt		Schwere Allgemeininfektion
	Unkompliziert	Kompliziert	
>40	Keine Dosisanpassung erforderlich		
20–40	Normaldosis	150 mg/kg KG/Tag	200 mg/kg KG/Tag
<20	75 mg/kg KG/Tag	100 mg/kg KG/Tag	133 mg/kg KG/Tag

Unerwünschte Wirkungen. Siehe Penicillin G S. 718 f. Außerdem kommt es zu einer dosisabhängigen Verstärkung der Blutungsneigung durch Beeinflussung der Thrombozytenfunktion.

Arzneimittelwechselwirkungen, Schwangerschaft und Laktation. Siehe Penicillin G S. 719.

Pflegehinweise

Intramuskulär sollten nicht mehr als 2 g pro Applikationsort verabreicht werden. Durch die Hämodialyse werden 30–50% Piperacillin in 4 h entfernt. Daher sollte nach jeder Dialyseperiode 1 g Piperacillin zusätzlich verabreicht werden.

Sulbactam — Combactam®

Indikationen. Sulbactam ist der einzige β-Laktamasen-Inhibitor, der als Einzelsubstanz zur freien Kombination zur Verfügung steht. Die Substanz hemmt verschiedene β-Laktamasen, die z. B. von Klebsiella-, Proteus-, Providentia-, Citrobacter- und Bacteroidesarten gebildet werden können. Sulbactam ist nicht wirksam gegen die β-Laktamasen von Enterobacter- und Serratiaarten. Angewendet wird der Arzneistoff in freier Kombination mit Mezlocillin, Piperacillin oder Cefotaxim sowie als fixe Kombination mit Ampicillin als Unacid®.

Pharmazeutische Zubereitung. Injektionsflaschen zu 1 g und in der Kombination mit Ampicillin als Unacid®.

Wirk- und Eliminationsverhalten. Sulbactam wird nach oraler Gabe nicht nennenswert resorbiert. Die Penetration in die meisten Gewebe ist gut. Im Liquor werden 16% der entsprechenden Serumkonzentration gemessen. **Stoffwechsel/Ausscheidung:** Sulbactam wird nicht metabolisiert und zu 75–85% im Urin und zu <1% über die Galle ausgeschieden Bei normaler Nierenfunktion beträgt die **Eliminationshalbwertszeit** ($t_{1/2}$) 1 h, bei Anurie etwa 21 h.

DOSIERUNG

Erwachsene. 0,5 g Sulbactam werden jeweils i.v./i.m. zusammen mit einem β-Laktam-Antibiotikum verabreicht. Die Maximaldosis von 4 g/Tag sollte nicht überschritten werden.

Kinder. Kinder >1 Jahr erhalten mit dem jeweiligen β-Laktamantibiotikum 50 mg Sulbactam/kg KG in 3–4 Einzeldosen täglich.

Sonderfälle, Unerwünschte Wirkungen, Arzneimittelwechselwirkungen. Sie sind im Wesentlichen durch das mit Sulbactam kombinierte β-Laktamantibiotikum bedingt.

Schwangerschaft und Laktation. Sulbactam ist plazentagängig und erreicht nahezu 100% der entsprechenden mütterlichen Serumkonzentration. Es wird in die Muttermilch ausgeschieden.

Pflegehinweise

Sulbactam darf nur in Kombination mit einem β-Laktamantibiotikum verabreicht werden. Es ist nicht bei Penicillinallergie anzuwenden.

Sulbactam und Ampicillin Unacid®

Sultamicillin Unacid PD®

Indikationen. Die Kombination Sulbactam und Ampicillin (Unacid®) kann nur parenteral verabreicht werden. Oral applizierbar ist Sultamicillin (Unacid PD®), ein Prodrug, bei dem Sulbactam und Ampicillin durch einen Ester miteinander gekoppelt sind, der in der Dünndarmmukosa aufgespalten wird. Anwendungsgebiete sind intraabdominale und gynäkologische aerob-anaerobe Mischinfektionen durch Ampicillin-restistente Stämme aufgrund von β-Laktamasebildung sowie u. a. Harnwegsinfektionen, Atemwegsinfektionen, Otits media, Sinusitis und Weichteilinfektionen.

Pharmazeutische Zubereitung. Kombination aus Sulbactam und Ampicillin (Unacid®): Ampullen zu 0,75 mg (500 mg Ampicillin + 250 mg Sulbactam), 1,5 g (1,0 g Ampicillin + 0,5 g Sulbactam) und 3 g (2,0 g Ampicillin + 1,0 g Sulbactam), Sultamicillin: Tabletten zu 0,375 g, Suspensionen zu 50 mg/ml.

Wirk- und Eliminationsverhalten. Sowohl nach i.v.- als auch nach i.m.-Applikation werden innerhalb von 30–60 min **maximale Plasmakonzentrationen** erreicht. Durch die gleichzeitigen Gabe von Sulbactam und Ampicillin wird weder die Pharmakokinetik von Ampicillin noch die von Sulbactam beeinflusst. Die Penetration in die meisten Gewebe ist gut. Die Penetration in den Liquor ist gering. **Stoffwechsel, Ausscheidung, Eliminationshalbwertszeit** ($t_{1/2}$):

Substanz	Dosis [g]	max. Konz. [mg/L]	PB [%]	Metab. [%]	Exkr. [%]		HWZ [h]	
					ren.	hep.	Norm	Anurie
Sulbactam	0,5	7	38	Kein	75	–	1	21
Ampicillin	1,0	17	20	Gering	60	–	1	10–20

max. Konz. maximale Konzentration 1 h nach Applikation; *PB* Proteinbindung; *Metab.* Metabolismus; *Exkr. [%]* renale und hepatische Exkretion; *HWZ [h]* Halbwertszeit in Stunden bei normaler Nierenfunktion und bei Anurie.

DOSIERUNG

Erwachsene. 3- bis 4-mal 0,75–3 g Unacid als Kurzinfusion oder i.m. täglich. Erwachsenendosis 2-mal 375–750 mg Unacid PD® p.o. täglich.

Kinder. Kinder > 1 Jahr 150 mg Unacid®/kg KG verteilt auf 3–4 Einzeldosen als Kurzinfusion oder i.m. täglich. Da die i.m.-Injektion sehr schmerzhaft ist, sollte immer eine Darreichungsform mit Lidocain verwandt werden. Neugeborene erhalten 75 mg/kg KG verteilt auf zwei Einzeldosen täglich. Kinder und Säuglinge erhalten 50 mg Unacid PD®/kg KG p.o., verteilt auf 2 Einzeldosen täglich.

Sonderfälle. Die Dosierung von Unacid® und Unacid PD® sollte bei **Niereninsuffizienz** wie für Ampicillin beschrieben (s. S. 728) angepasst werden.

Unerwünschte Wirkungen. Bei oraler Applikation treten gehäuft Diarrhöen auf.

Arzneimittelwechselwirkungen, Schwangerschaft und Laktation. Wie bei Ampicillin s. S. 728.

Pflegehinweise

Da die i.m.-Injektion sehr schmerzhaft ist, sollte immer eine Darreichungsform mit Lidocain verwandt werden. Bei Penicillinallergie darf Unacid nicht angewendet werden. Bei oraler Applikation treten gehäuft Diarrhöen auf.

Clavulansäure und Amoxicillin — Augmentan®

Indikationen. Die Kombination von Clavulansäure und Amoxicillin kann sowohl oral als auch parenteral verabreicht werden. Hauptindikationen sind intraabdominale und gynäkologische aerob-anaerobe Mischinfektionen durch Amoxicillin-resistente Erreger aufgrund von β-Laktamasebildung (ggf. in Kombination mit einem Aminoglykosid). Weitere Indikationen sind Harnwegsinfektionen, Sinusitiden, Atemwegs- und Weichteilinfektionen. Bei Pneumonien mit atypischen Erregern (Mykoplasmen, Chlamydien, Legionellen u.a.) ist Augmentan® nicht indiziert.

Pharmazeutische Zubereitung. Tabletten zu 0,625 g (Amoxicillin 0,5 g und Clavulansäure 0,125 g), Ampullen zu 0,275 g (Amoxicillin 0,250 g und Clavulansäure 0,025 g), 0,6 g (0,5 g Amoxicillin und 0,1 g Clavulansäure), 1,2 g (1 g Amoxicillin und 0,2 g Clavulansäure) und 2,2 g (2 g Amoxicillin und 0,2 g Clavulansäure). Saft zu 25 mg/ml Amoxicillin und 6,25 mg/ml Clavulansäure und zu 50 mg/ml Amoxicillin und 12,5 mg/ml Clavulansäure. Tropfen zu 50 mg/ml Amoxicillin und 12,5 mg/ml Clavulansäure.

Wirk- und Eliminationsverhalten. Die **Bioverfügbarkeit** von Amoxicillin beträgt 75–85% und für Clavulansäure 60–70%. Bei der i.v.-Applikation von 0,2 g Clavulansäure und 1 g Amoxicillin werden jeweils 3-mal höhere Serumkonzentrationen als unter oraler Gabe erreicht. **Stoffwechsel, Ausscheidung, Eliminationshalbwertszeit** ($t_{1/2}$):

Substanz	Dosis [mg]	max. Konz. [mg/L]	PB [%]	Metab. [%]	Exkr. [%]		HWZ [h]	
					ren.	hep.	Norm	Anurie
Clavulansäure	125 p.o.	2–3	22	30	30–50	–	0,7–1,2	2,6–4,3
Amoxicillin	250 p.o.	4–5	20	–	60–80	–	0,9–1,3	12–16

max. Konz. maximale Konzentration 1 h nach Applikation; *PB* Proteinbindung; *Metab.* Metabolismus; *Exkr. [%]* renale und hepatische Exkretion; *HWZ [h]* Halbwertszeit in Stunden bei normaler Nierenfunktion und bei Anurie.

DOSIERUNG

Erwachsene. i.v. 1- bis 3-mal 2,2 g Augmentan® oder p.o. 3-mal 0,625–1,25 g Augmentan® täglich.

Kinder. Kinder >1 Jahr i.v. 3-mal 20 mg Augmentan®/kg KG oder p.o. 37,5 mg Augmentan®/kg KG verteilt auf 3 Einzeldosen täglich. Kinder <1 Jahr i.v. 2-mal 44 mg Augmentan®/kg KG oder p.o. 37,5 mg Augmentan®/kg KG verteilt auf 3 Einzeldosen täglich.

Sonderfälle. Die Dosierung von Augmentan® sollte bei **Niereninsuffizienz** wie für Ampicillin beschrieben (s. S. 728) angepasst werden.

Unerwünschte Wirkungen, Arzneimittelwechselwirkungen, Schwangerschaft und Laktation. Wie bei Amoxicillin (s. S. 728). Clavulansäure ist potentiell hepatotoxisch. Es besteht insbesondere bei älteren Patienten die Möglichkeit der Cholestase.

Pflegehinweise

Übelkeit tritt als Nebenwirkung bei gleichzeitiger Nahrungsaufnahme seltener auf. Die mögliche hepatotoxische Wirkung und die Gefahr des Auftretens einer Cholestase sollten im Auge behalten werden.

Tazobactam und Piperacillin — Tazobac®

Indikationen. Tazobactam hemmt verschiedene β-Laktamasen, die insbesondere von gramnegativen Problemkeimen, wie sie z. B. von H. influenzae, Klebsiellaarten oder der Bacteroides-fragilis-Gruppe gebildet werden können. Die Anwendungsgebiete von Tazobac® (4 g Piperacillin und 0,5 g Tazobactam) entsprechen denen der Antipseudomonas-Penicilline (Azlocillin, Mezlocillin, Piperacillin). Bei schweren intraabdominalen Infektionen sollte ein Aminoglykosid zusätzlich verabreicht werden.

Pharmazeutische Zubereitung. Ampullen (4 g Piperacillin und 0,5 g Tazobactam)

Wirk- und Eliminationsverhalten. Die Pharmakokinetik von Piperacillin (s. S. 732 f.) wird durch die Kombination mit Tazobactam nicht beeinflusst. Die Penetration in die meisten Gewebe ist gut. Im Liquor werden auch bei Meningitis nur mäßige Konzentrationen erreicht. **Stoffwechsel/Ausscheidung:** Tazobactam wird zu ca. 20% metabolisiert und zu 60–70% unverändert im Urin ausgeschieden. Bei normaler Nierenfunktion beträgt die **Eliminationshalbwertszeit** ($t_{1/2}$) 0,75 h, bei Anurie ca. 3,5 h.

DOSIERUNG

Erwachsene und Kinder. Kinder >12 Jahre 3-mal täglich 1 Ampulle Tazobac® als Kurzinfusion.

Sonderfälle. Die Dosierung von Tazobac® sollte bei **Niereninsuffizienz** wie für Piperacillin beschrieben (s. S. 733) angepasst werden.

Unerwünschte Wirkungen, Arzneimittelwechselwirkungen. Schwangerschaft und Laktation. Wie bei Ampicillin (s. S. 728).

Cephalosporine

Indikationen. Cephalosporine sind Breitspektrumantibiotika mit einem breiteren Wirkspektrum als Penicilline. Sie sind gegen einen Teil der bekannten β-Laktamasen stabil. Traditionell werden Cephalosporine in Generationen bzw. Gruppen eingeteilt. Die Cephalosporine der 1. Generation (Basis-Cephalosporine) haben eine besonders gute Aktivität gegen grampositive Keime und sind stabil gegen penicillinasebildende Staphylokokken. Im gramnegativen Bereich haben sie ein ähnliches Spektrum wie Ampicillin. Die Cephalosporine der 2. Generation (Intermediär-Cephalosporine) sind darüber hinaus stärker wirksam gegen Enterobacteriaceae, Haemophilus influenzae und Neisseria gonorrhoeae. Gegen β-Laktamasen sind sie unterschiedlich stabil. Cefoxitin ist gegen Pseudomonas aeruginosa wirksam und weist eine hohe β-Laktamasestabilität auf. Die Cephalosporine der 3. Generation (Breitspektrum-Cephalosporine) haben eine sehr gute β-Laktamasestabilität. Die Aktivität gegen Staphylokokken ist jedoch im Vergleich zu den Cephalosporinen der 1. und 2. Generation deutlich schwächer. Nur die Cephalosporine der 3. Generation sind zur Behandlung einer Meningitis geeignet. Der wichtigste Resistenzmechanismus ist die Synthese von β-Laktamasen. Viele gramnegative Erreger synthetisieren unter der Therapie mit β-Laktamantibiotika große Mengen β-Laktamasen. Cephalosporine sind unwirksam gegen Enterokokken, Listerien, Oxacillin-resistente Staphylokokken, Campylobacter jejuni, Bordetella pertussis sowie Clostridium difficile.

DOSIERUNG

Sonderfälle. Die Dosis muss bei eingeschränkter **Nierenfunktion** angepasst werden. Viele Cephalosporine liegen als Natriumsalze vor und können bei Patienten mit einer Niereninsuffizienz zu einer Flüssigkeitsretention führen.

Unerwünschte Wirkungen. Cephalosporine haben nur wenige unerwünschte Wirkungen. Allergische Reaktionen treten unter einer Therapie mit Cephalosporinen mit einer Rate von 1,9% seltener auf als unter Penicillinen. Patienten mit einer Penicillinallergie zeigten bei der Behandlung mit Cephalosporinen der 3. Generation in 3,4% eine allergische Reaktion im Vergleich zu 1,9% bei Patienten ohne Penicillinallergie. Bei den Cephalosporinen der 1. und 2. Generation ist die Häufigkeit allergischer Reaktionen mit 8% deutlich höher. Es wird daher empfohlen, Patienten, bei denen nach Gabe von Penicillinen eine anaphylaktoide Reaktion aufgetreten ist, keine Cephalosporine und Patienten mit einer Penicillinallergie nur Cephalosporine der 3. Generation zu verabreichen. Bei einer Allergie gegen Cephalosporine dürfen diese nicht verabreicht werden. Hautreaktionen wie Urtikaria, Rash, Exantheme und Juckreiz werden bei 1–3% beobachtet. Die i.m.-Applikation ist schmerzhaft, weswegen häufig Lokalanästhetika zugesetzt werden. Thrombophlebitiden nach i.v.-Infusion treten ebenfalls häufig auf. Gastrointestinale Nebenwirkungen sind selten. In 5–10% wird eine Diarrhöe beobachtet. Die gelegentliche Entwicklung einer pseudomembranösen Kolitis wurde bereits in Zusammenhang mit allen Substanzen aus der Klasse der Cephalosporine beobachtet. Superinfektionen mit Kandidaspezies werden in 2,4% und mit Enterokokken in 2,1% beobachtet. Ein positiver Coombs-Test wird bei allen Cephalosporinen beobachtet; es kommt jedoch nur sehr selten zur Hämolyse. In 1–7% steigen vorübergehend die Transaminasen und die alkalische Phosphatase an. In sehr hohen Konzentrationen sind alle Cephalosporine nephrotoxisch. In therapeutischen Konzentrationen sind nur die Cephalosporine der 1. Generation nephrotoxisch, insbesondere in Kombination mit Aminoglykosiden; Cephalosporine der 2. und 3. Generation sind dagegen nur noch schwach oder gar nicht nephrotoxisch. Unter der Therapie mit Cephalosporinen, die einen N-Methyl-Thiotetrazolring (NMTT-Seitenkette) enthalten (wie Cefamandol, Moxalactam, Cefoperazon, Cefmetazol und Cefotetan) kann es zu einer Hypoprothrombinämie kommen, was zu vermehrten Blutungen führt. Ein Vitamin-K-Mangel kann durch parenterale Ernährung, gestörte Leberfunktion oder Mangelernährung diese Blutungsneigung verstärken. Bei einer Therapie mit diesen Cephalosporinen muss regelmäßig der Quick-Wert überprüft werden. Eine ähnliche Wirkung wird gelegentlich auch bei Ceftriaxon beobachtet, obwohl es keine NMTT-Seitenkette besitzt. Durch Hemmung der Aldehyddehydrogenase kann durch Cephalosporinen mit einer NMTT-Seitenkette bei gleichzeitigem Alkoholgenuss eine Disulfiram-(Antabus®)-ähnliche Reaktion auslösgelöst werden. Die Neurotoxizität der Cephalosporine ist sehr gering.

Arzneimittelwechselwirkungen. Cephalosporine mit einer NMTT-Seitenkette können die Wirkung von oralen Antikoagulanzien, Heparin und Acetylsalicylsäure verstärken. Aminoglykoside können die Nephrotoxizität von Cephalosporinen der 1. Generation erhöhen; eine solche Wirkung konnte für die Cephalosporine der 2. und 3. Generation nicht nachgewiesen werden. Eine Zunahme der Nephrotoxizität unter der Kombination mit Furosemid oder Etacrynsäure in üblichen Dosen wurde nur für die Cephalosporine der 1. Generation beschrieben. Probenecid verlängert die Halbwertszeit aller Cephalosporine außer von Ceftazidim und Cephaloridin, die beide ausschließlich glomerulär filtriert und nicht resorbiert werden.

Schwangerschaft und Laktation. Cephalosporine zählen neben den Penicillinen zu den sichersten Antibiotika in der Schwangerschaft. Während der Schwangerschaft kommt es zu einer Zunahme der renalen Exkretion sowie einer Steigerung der glomerulären Filtrationsrate und des Verteilungsvolumens, was zu 20–50% niedrigeren Plasmakonzentrationen als bei nicht schwangeren Frauen führt. Hier sind die mit den normalen Dosierungsschemata erreichbaren Serumkonzentrationen zu niedrig. Um therapeutisch relevante Konzentrationen erreichen zu können, müssen daher höhere Dosierungen eingesetzt werden.

Pflegehinweise

Allergische Reaktionen treten unter einer Therapie mit Cephalosporinen mit einer Rate von 1,9% seltener auf als unter Penicillinen. Die i.m.-Applikation ist schmerzhaft, weswegen häufig Lokalanästhetika zugesetzt werden. Thrombophlebitiden nach i.v.-Infusion treten ebenfalls häufig auf. In therapeutischen Konzentrationen sind nur die Cephalosporine der 1. Generation nephrotoxisch, insbesondere in Kombination mit Aminoglykosiden; Cephalosporine der 2. und 3. Generation sind dagegen nur noch schwach oder gar nicht nephrotoxisch. Bei den Cephalosporinen, die einen N-Methyl-Thiotetrazolring (NMTT-Seitenkette) enthalten (Cefamandol, Moxalactam, Cefoperazon, Cefmetazol und Cefotetan), sollte die Prothrombinzeit wegen möglicher Blutungskomplikationen 2- bis 3-mal pro Woche bestimmt werden. Bei Patienten mit einer Hypoprothrombinämie sollten NMTT-Cephalosporine nicht angewandt werden. Patienten, die mit NMTT-Cephalosporinen behandelt werden, müssen auf eine Disulfiram- (Antabus®) -ähnliche Reaktion bei gleichzeitigem Alkoholgenuss hingewiesen werden Bei der gleichzeitigen Applikation eines Cephalosporins und eines Aminoglykosid-Antibiotikums muss die Konzentration des Aminoglykosid-Antibiotikums sowie die Nierenfunktion (Plasmakreatinin) im Abstand von 3–4 Tagen überprüft werden. Ein positiver Coombs-Test wird bei allen Cephalosporinen beobachtet.

Basis-Cephalosporine

Cefazolin — z. B. Elzogram®

Indikationen. Cefazolin wirkt in der Wachstumsphase von grampositiven und gramnegativen Bakterien bakterizid. Es ist in der Regel bei Staphylokokken- und Streptokokkenstämmen (nicht bei Enterokokken) sowie Escherichia coli und Klebsiella pneumoniae wirksam. Anwendungsgebiete sind die nichtnosokomial erworbenen primären Pneumonien und Wundinfektionen. Cefazolin stellt eine Alternative zu penicillinasefesten Penicillinen bei Staphylokokkeninfektionen dar. Weiterhin können Basis-Cephalosporine in der perioperativen Prophylaxe (Herzchirurgie, Traumatologie, Orthopädie) eingesetzt werden. Aufgrund der hohen Kreuzreaktionsrate mit Penicillinen (bis zu 15% der Fälle) sollte die Substanz bei bestehender Penicillinallergie nicht verwendet werden.

Pharmazeutische Zubereitung. Cefazolin: Ampullen zu 0,5 g, 1 g und 2 g.

Wirk- und Eliminationsverhalten. Cefazolin kann nur parenteral verabreicht werden. Die Penetration in die meisten Körperflüssigkeiten (Pleura-, Peritoneal-, Synovialflüssigkeit) sowie in die Galle ist gut, das Eindringen in den Liquor ist hingegen schlecht. Cefazolin ist plazentagängig. **Stoffwechsel/Ausscheidung:** Cefazolin wird nicht nennenswert metabolisiert, sondern zu mehr als 90% unverändert im Urin ausgeschieden. Bei normaler Nierenfunktion beträgt die **Eliminationshalbwertszeit** ($t_{1/2}$) 1,5–2,2 h, bei Anurie 30–40 h.

DOSIERUNG

Erwachsene. Bei leichten Infektionen 0,5–1,5 g alle 6–12 h i.v. und bei schweren Infektionen 6–12 g i.v. verteilt auf 2–4 Einzeldosen täglich.

Kinder. Bei leichten Infektionen 25–50 mg/kg KG und bei schweren Infektionen 100 mg/kg KG i.v. verteilt auf 3–4 Einzeldosen täglich.

Sonderfälle. Die Dosierung von Cefazolin sollte bei **Niereninsuffizienz** wie folgt angepasst werden: Bei einer Kreatinin-Clearance von 50–80 ml/min 1 g alle 6 h, bei einer Kreatinin-Clearance von 30–50 ml/min 1 g alle 8 h, bei einer Kreatinin-Clearance von 10–30 ml/min 1 g alle 12 h, bei einer Kreatinin-Clearance von <10 ml/min 0,5–1 g alle 24 h. Die Zusatzdosis nach einer Hämodialyse beträgt 0,5–1 g. Ein Gramm Cefazolin enthält jeweils 2,2 mmol Na^+. Bei eingeschränkter Nierenfunktion besteht die Gefahr einer Flüssigkeitsretention. Cefazolin kann durch Hämo-, nicht jedoch durch Peritonealdialyse eliminiert werden.

Unerwünschte Wirkungen und Arzneimittelwechselwirkungen. Siehe Cephalosporine S. 738 f. Cephalosporine mit einer MTD-Seitenkette wie Cefazolin greifen wie die Cephalosporine mit einer NMTT-Seitenkette in den Vitamin-K-Stoffwechsel ein, was zu Blutungen führen kann. Diese Cephalosporine können eine Disulfiram-ähnliche Reaktion bei gleichzeitigem Alkoholgenuss auslösen. In der Kombination mit Vancomycin, nicht jedoch mit Aminoglykosiden, ist Cefazolin additiv toxisch auf die Niere wirksam. Unter der Kombination von Cefazolin und Methyldopa wurden pustulöse Hautveränderungen beobachtet.

Schwangerschaft und Laktation. Siehe Cephalosporine S. 740.

Pflegehinweise

Die Basis-Cephalosporine können eine Disulfiram- (Antabus®)-ähnliche Reaktion bei gleichzeitigem Alkoholgenuss auslösen. Wegen des Natriumgehalts von 2,2 mmol Na+ pro Gramm Cefazolin besteht bei eingeschränkter Nierenfunktion die Gefahr einer Flüssigkeitsretention.

Intermediär-Cephalosporine

Cefamandol	Mandokef®
Cefuroxim	z. B. Zinacef®
Cefotiam	Spizef®

Indikationen. Neben der Leitsubstanz Cefuroxim gehören Cefamandol und Cefotiam zu den Cephalosporinen der zweiten Generation oder den sog. Intermediär-Cephalosporinen. Die Vertreter dieser Gruppe sind weitgehend β-laktamasefest und haben im Vergleich zu den Cephalosporinen der 1. Generation ein für den Bereich der gramnegativen Stäbchen erweitertes Wirkspektrum wie z. B. E. coli und Klebsiellaarten, nicht jedoch Pseudomonasarten, auch nicht grampositive Kokken. Anwendungsgebiete sind Infektionen durch empfindliche grampositive und gramnegative Erreger, wie z. B. schwere Wund- und Weichteilinfektionen, sekundäre Pneumonien, Osteomyelitiden sowie Arthritiden.

Pharmazeutische Zubereitung. Cefamandol: Ampullen zu 0,5 g, 1 g, und 2 g, **Cefuroxim:** Ampullen zu 0,25 g, 0,75 g und 1,5 g **Cefotiam:** Ampullen zu 0,5 g, 1 g und 2 g.

Wirk- und Eliminationsverhalten. Die Penetration in Körperflüssigkeiten (Pleuraflüssigkeit, Bronchialsekret) und in den Knochen ist gut, in die Prostata mäßig. Alle drei Cephalosporine sind planzentagängig. Im Liquor werden bei Cefamandol 0,5–20%, bei Cefuroxim 11–56%, bei Cefotiam 10% der entsprechenden Serumkonzentration erreicht. **Stoffwechsel, Ausscheidung, Eliminationshalbwertszeit** ($t_{1/2}$):

Substanz	Dosis [g]	max. Konz. [mg/L]	PB [%]	Metab. [%]	Exkr. [%]		HWZ [h]	
					ren.	hep.	Norm	Anurie
Cefamandol	1 i.v.	15–16	67	Kein	65–85	–	1,0	10–14
Cefuroxim	1 i.v.	24–25	20	Kein	90–95	–	1,2	15–22
Cefotiam	1 i.v.	18,5	40	Kein	70	–	1,0	6,8–8

max. Konz. maximale Konzentration 1 h nach Applikation; *PB* Proteinbindung; *Metab.* Metabolismus; *Exkr. [%]* renale und hepatische Exkretion; *HWZ [h]* Halbwertszeit in Stunden bei normaler Nierenfunktion und bei Anurie.

DOSIERUNG

Erwachsene und Kinder. Die Dosierung richtet sich nach folgendem Schema:

	Applikation	Tagesdosis
Cefamandol		
Erwachsene	i.v.	2- bis 4-mal 1–2 g
Kinder	i.v.	50–150 mg/kg KG, verteilt auf 3 ED
Säuglinge	i.v.	50–75 mg/kg KG alle 12 h
Cefuroxim		
Erwachsene	i.v.	0,75–1,5 g alle 8 h
Kinder	i.v.	16–33 mg/kg KG alle 8 h
Neugeborene	i.v.	15–50 mg/kg KG alle 12 h
Cefotiam		
Erwachsene	i.v.	3–4 g verteilt auf 2–3 ED
Kinder	i.v.	50–100 mg/kg KG verteilt auf 2 ED
Neugeborene	i.v.	2- bis 4-mal 20 mg/kg KG

ED Einzeldosis.

Sonderfälle. Die Dosierung von Cefamandol, Cefuroxim und Cefotiam sollte bei **Niereninsuffizienz** wie folgt angepasst werden:

Kreatinin-Clearance [ml/min]	Maximale Einzeldosis [g]/Dosierungsintervall [h]		
	Cefamandol	Cefuroxim	Cefotiam
80–50	2/6	1,5/8	1/8
50–30	2/8	1,5/12	1/8
30–10	1/8	0,75/8	1/12
<10	1/12	0,75/24	0,75/14

Unerwünschte Wirkungen, Arzneimittelwechselwirkungen, Schwangerschaft und Laktation. Siehe Cephalosporine S. 738–740. Cefamandol hat eine NMTT-Seitenkette und die damit verknüpften unerwünschten Wirkungen (s. S. 739).

Pflegehinweise

Bei der Therapie mit Cefamandol ist wegen möglicher Blutungskomplikationen eine regelmäßige Kontrolle der Blutungszeit und der Prothrombinzeit notwendig. Auf Disulfiram- (Antabus®)-ähnliche Reaktionen bei gleichzeitigem Alkoholgenuss ist hinzuweisen.

Cephamycine

Cefoxitin — Mefoxitin®

Indikationen. Cefoxitin zeichnet sich durch eine besondere Aktivität gegen Bacteroides fragilis und andere Anaerobier aus. Die Resistenzrate von Bacteroides fragilis liegt inzwischen aber bei 20%, daher sollte Clindamycin oder Metronidazol bevorzugt werden. Anwendungsgebiete sind aerob-anaerobe Mischinfektionen, u. a. gynäkologische intraabdominale Infektionen, schwere Wund- und Weichteilinfektionen, abszedierende Pneumonien sowie Mundbodenphlegmonen (Mischinfektion mit Anaerobiern).

Pharmazeutische Zubereitung. Injektionsflaschen zu 1 g und 2 g.

Wirk- und Eliminationsverhalten. Die Penetration in die meisten Gewebe ist gut. **Stoffwechsel/Ausscheidung:** Cefoxitin wird zu weniger als 5% metabolisiert und zu 90–95% unverändert im Urin ausgeschieden. Bei normaler Nierenfunktion beträgt die **Eliminationshalbwertszeit** ($t_{1/2}$) 3,5 h, bei Anurie 10–25 h.

DOSIERUNG

Erwachsene. Alle 8 h 1–2 g Cefoxitin i.v.

Kinder. i.v. 20–40 mg/kg KG, Kinder alle 6 h, Kleinkinder gleiche Dosis alle 8 h und Neugeborene gleiche Dosis alle 12 h.

Sonderfälle. Die Dosierung von Cefoxitin sollte bei **Niereninsuffizienz** wie folgt angepasst werden: Bei einer Kreatinin-Clearance von 80–50 ml/min werden 1–2 g alle 6 h, bei einer Kreatinin-Clearance von 50–30 ml/min werden 1–2 g alle 8–12 h, bei einer Kreatinin-Clearance von 30–10 ml/min werden 1 g alle 12–24 h und bei einer Kreatinin-Clearance von <10 ml/min werden 0,5 g alle 12–24 h gegeben.

Unerwünschte Wirkungen, Arzneimittelwechselwirkungen, Schwangerschaft und Laktation sowie Pflegehinweise. Siehe Cephalosporine S. 738–740.

Breitspektrum-Cephalosporine

Cefotaxim	z. B. Claforan®
Ceftriaxon	z. B. Rocephin®
Ceftizoxim	Ceftix®

Indikationen. Die Cephalosporine der Cefotaxim-Gruppe, Cefotaxim, Ceftriaxon, Ceftizoxim, unterscheiden sich in ihrer β-Laktamaseaktivität, ihrem Penetrationsvermögen in die Bakterienzellwand sowie in der Affinität zu Penicillin-Bindeproteinen, sind jedoch hinsichtlich ihres Wirkspektrums größtenteils identisch. Cefotaxim und seine Derivate besitzen im Vergleich zu den Cephalosporinen der 1. und 2. Generation eine bessere In-vitro-Aktivität gegen gramnegative Keime, während die Wirkung gegen Staphylokokken schwächer ist. Sie sind daher auch gegen Cefalotin- und Oxacillin-resistente Staphylokokken unwirksam. Der Prozentsatz resistenter Stämme ist wechselnd, bei Citrobacter- und Enterobacterarten ist eine Resistenzentwicklung unter laufender Therapie möglich, daher sind sie bei diesen Erregern nur mit Zurückhaltung anzuwenden. Kombinationen mit Aminoglykosiden sind synergistisch. Anwendungsgebiete von Breitspektrum-Cephalosporinen können die ungezielte Therapie lebensbedrohlicher Infektionen mit gramnegativen Stäbchen (Sepsis, Osteomyelitis) und die gezielte Therapie z. B. von Pneumonien, Pyelonephritis usw. mit Cefazolin- bzw. Acylaminopenicillin-resistenten Erregern sein. Darüber hinaus sind Cefotaxim und Ceftriaxon Mittel der 1. Wahl zur Behandlung der Meningitis durch Haemophilus influenzae, durch den Penicillin-resistente Streptococcus pneumoniae und durch Neisseria menigitidis. Ceftriaxon ist außerdem Mittel der 1. Wahl bei Gonorrhöe und Lyme-Borreliose.

Pharmazeutische Zubereitung. Ampullen zu 0,5 g,1 g und 2 g.

Wirk- und Eliminationsverhalten. Die Penetration in die meisten Gewebe (Knochen, Haut) ist gut. Therapeutische Konzentrationen werden im Urin, in der Galle und im Wundsekret erreicht. Die Konzentrationen im Bronchialsekret sind mäßig. Bei eitriger Meningitis werden mit Ceftriaxon und Cefotaxim therapeutisch wirksame Konzentrationen erreicht. **Stoffwechsel, Ausscheidung, Eliminationshalbwertszeit** ($t_{1/2}$): Cefotaxim wird etwa zu 30% zu dem antimikrobiellen schwach wirksamen Desacetyl-Cefotaxim und zu anderen antimikrobiell wirksamen Verbindungen verstoffwechselt.

Substanz	Dosis [g]	max. Konz. [mg/L]	PB [%]	Metab. [%]	Exkr. [%] ren.	Exkr. [%] hep.	HWZ [h] Norm	HWZ [h] Anurie
Cefotaxim	1 i.v.	100	<40	30	80	10	1,2	2,5–3,4
Ceftriaxon	1 i.v.	170	95	Gering	50–60	40–50	8,0	12–16
Ceftizoxim	1 i.v.	107	30	Gering	85	Gering	1,7	20

max. Konz. maximale Konzentration 1 h nach Applikation; *PB* Proteinbindung; *Metab.* Metabolismus; *Exkr. [%]* renale und hepatische Exkretion; *HWZ [h]* Halbwertszeit in Stunden bei normaler Nierenfunktion und bei Anurie.

DOSIERUNG

Erwachsene und Kinder. Die Dosierung richtet sich nach folgendem Schema:

	Applikation	Tagesdosis
Cefotaxim		
Erwachsene	i.v.	4–6 (–8) g, verteilt auf 3 ED
Kinder	i.v.	50–150 mg/kg KG, verteilt auf 2–3 ED
Neugeborene	i.v.	50–100 mg/kg KG, verteilt auf 2 ED
Frühgeborene	i.v.	Max. 50 mg/kgKG
Ceftriaxon		
Erwachsene	i.v.	1-mal 2 g bis maximal 1-mal 4 g
Kinder	i.v.	20–80 mg/kg KG
Meningitis	i.v.	100 mg/kg KG bis maximal 4 g
Neugeborene		
>2. Lebenswoche	i.v.	50–80 mg/kg KG
<2. Lebenswoche	i.v.	Max. 50 mg/kg KG
Ceftizoxim		
Erwachsene	i.v.	1–2 g alle 12 h, maximal 12 g
Kinder <12 Jahre, Kleinkinder und Säuglinge >5. Lebenswoche	i.v.	75–100 mg/kg KG, verteilt auf 3–4 ED
Säuglinge <1. Lebenswoche	i.v	50 mg/kg KG, verteilt auf 2 ED

ED Einzeldosis

Sonderfälle. Die Dosierung für Ceftriaxon muss bei Niereninsuffizienz nicht angepasst werden. Die Dosierung von Cefotaxim und Ceftizoxim sollte bei **Niereninsuffizienz** wie folgt angepasst werden:

Kreatinin-Clearance [ml/min]	Maximale Einzeldosis [g]/Dosierungsintervall [h] Cefotaxim	Ceftizoxim
50–30	2/8	2/12
30–10	2/12	1,5/12
<10	1/12–24	1/24–48

Unerwünschte Wirkungen. Siehe Cephalosporine S. 738 f. Außerdem wird unter der Therapie mit Ceftriaxon häufiger eine Diarrhöe als unter anderen Cephalosporinen beobachtet. Ceftriaxon führt zu einem Sludge in der Gallenblase, was Oberbauchbeschwerden verursachen kann. Es verdrängt Bilirubin von Albumin. Dies kann bei Neugeborenen einen Kernikterus verstärken.

Arzneimittelwechselwirkungen, Schwangerschaft und Laktation. Siehe Cephalosporine S. 739 f.

Pflegehinweise

Beim Auftreten von Oberbauchschmerzen unter Therapie mit Ceftriaxon sollte eine Gallenblasensonographie zum Nachweis bzw. Ausschluss von Sludge erfolgen.

Cefmenoxim — Tacef®

Indikationen. Cefmenoxim ist ein Cefotaxim-Analogon. Es ist vom Wirkspektrum diesem sehr ähnlich. Die Anwendungsgebiete von Cefmenoxim entsprechen denen von Cefotaxim.

Pharmazeutische Zubereitung. Ampullen zu 0,5 g, 1 g, 2 g.

Wirk- und Eliminationsverhalten. Die Penetration von Cefmenoxin in die meisten Gewebe ist gut, in das ZNS dagegen schlecht. **Stoffwechsel/Ausscheidung:** Cefmenoxim wird nicht metabolisiert, es wird zu 70–80% im Urin und zu 10% biliär ausgeschieden. Bei normaler Nierenfunktion beträgt die **Eliminationshalbwertszeit** ($t_{1/2}$) 1 h, bei Anurie ca. 8 h.

DOSIERUNG

Erwachsene. i.v. 1 g alle 8 h täglich.

Kinder. Kinder <12 Jahre und Säuglinge i.v. 40–80 mg/kg KG verteilt auf 2–4 Einzeldosen täglich. Früh- und Neugeborene i.v. 40–60 mg/kg Kg verteilt auf 2–3 ED täglich.

Sonderfälle. Die Dosierung von Cefmenoxim sollte bei **Niereninsuffizienz** wie folgt angepasst werden: Bei einer Kreatinin-Clearance von 50–30 ml/min werden maximal 0,5 g alle 8 h, bei einer Kreatinin-Clearance von 30–10 ml/min werden maximal 0,5 g alle 12 h und bei einer Kreatinin-Clearance von <10 ml/min werden maximal 0,5 g alle 24–48 h gegeben.

Unerwünschte Wirkungen, Arzneimittelwechselwirkungen, Schwangerschaft und Laktation. Siehe Cephalosporine S. 738–740. Cefmenoxim hat eine NMTT-Seitenkette wie Latamoxef. Es kann daher zu einer Disulfiram- (Antabus®)-ähnlichen Reaktion bei gleichzeitigem Alkoholgenuss sowie bei längerer Therapie zu Blutungen kommen. Prophylaktisch sollte mit 10 mg Vitamin K pro Woche behandelt werden.

Pflegehinweise

Bei Blutungen muss die Therapie mit Cefmenoxim abgebrochen werden. Die Therapie dieser Komplikation besteht in der Gabe von Frischplasma oder Prothrombinkomplex. Prophylaktisch sollte mit 10 mg Vitamin K pro Woche behandelt werden. Wegen der NMTT-Seitenkette kann es bei gleichzeitigem Alkoholgenuss zu einer Disulfiram- (Antabus®)-ähnlichen Reaktion kommen (s. allgemeiner Teil).

Pseudomonas-Cephalosporine

Ceftazidim — Fortum®

Indikationen. Ceftazidim hat ein ähnliches Spektrum wie Cefotaxim, es wirkt aber etwa 10-mal stärker gegen Pseudomonas aeruginosa. Die Wirkung gegen Staphylokokken ist dagegen deutlich schwächer als bei Cefotaxim. Es ist unwirksam gegen Oxacillin- und Cefalotin-resistente Staphylokokken, Enterokokken, Listerien, Campylobacterarten und Clostridium difficile. Im Gegensatz zu Cefmenoxim besteht bei Ceftazidim keine erhöhte Blutungsgefahr oder Alkoholintoleranz. Anwendungsgebiete sind Pseudomonasinfektionen auch in Kombination mit Aminoglykosiden. Ceftazidim kann mit Clindamycin, Flucloxacillin oder Vancomycin bzw. Metronidazol kombiniert werden, wenn mit Staphylokokken bzw. Anaerobiern gerechnet werden muss.

Pharmazeutische Zubereitung. Ampullen zu 0,5 g, 1 g und 2 g.

Wirk- und Eliminationsverhalten. Eine gute Penetration erfolgt in den Knochen, in die Synovial- und die Pleuraflüssigkeit sowie in den Aszites, das Eindringen in das Bronchialsekret und in den Liquor (bei Meningitis) ist nur mäßig. **Stoffwechsel/Ausscheidung:** Ceftazidim wird nur gering verstoffwechselt und zu 80–90% unverändert in den Urin ausgeschieden. Bei normaler Nierenfunktion beträgt die **Eliminationshalbwertszeit** ($t_{1/2}$) 1,8 h, bei Anurie 16–25 h.

DOSIERUNG

Erwachsene. i.v. 2-mal 1–2 g täglich, bei Mukoviszidose 6 (–9) g.

Kinder. 30–100 mg/kg KG i.v., verteilt auf 2 Einzeldosen täglich, bei Pseudomonas aeruginosa und bei Mukoviszidose 150–200 mg/kg KG, verteilt auf 3–4 Einzeldosen täglich. Neugeborene i.v. 50–75 mg/kg KG, verteilt auf 2 Einzeldosen täglich.

Sonderfälle. Die Dosierung von Ceftazidim sollte bei **Niereninsuffizienz** wie folgt angepasst werden: Bei einer Kreatinin-Clearance von 50–30 ml/min werden maximal 1 g alle 12 h, bei einer Kreatinin-Clearance von 30–10 ml/min werden maximal 0,5–1 g alle 24 h und bei einer Kreatinin-Clearance <10 ml/min werden maximal 0,5 g alle 24–48 h gegeben. Ein Gramm Ceftazidim enthält 2,3 mmol Na^+. Es besteht daher die Gefahr einer Flüssigkeitsretention bei Niereninsuffizienz. Ceftazidim wird sowohl bei der Hämo- als auch bei der Peritonealdialyse entfernt. Die Zusatzdosis nach einer Hämodialyse beträgt 0,5 g. Bei **alten Patienten** genügt es, die Erhaltungsdosis alle 12 h zu geben. **Kindern und Säuglingen mit Niereninsuffizienz** sollte die Dosis wie folgt angepasst werden: Bei einer Kreatinin-Clearance von 50–31 ml/min werden 25 mg/kg KG alle 12 h, bei einer Kreatinin-Clearance von 30–16 ml/min werden 25 mg/kg KG alle 24 h, bei einer Kreatinin-Clearance von 15–6 ml/min werden 12,5 mg/kg KG alle 24 h, bei einer Kreatinin-Clearance von <5 ml/min werden 12,5 mg/kg KG alle 48 h gegeben.

Unerwünschte Wirkungen, Arzneimittelwechselwirkungen, Schwangerschaft und Laktation. Siehe Cephalosporine S. 738–740.

Pflegehinweise

Ein Gramm Ceftazidim enthält 2,3 mmol Na^+. Es besteht daher die Gefahr einer Flüssigkeitsretention bei Niereninsuffizienz. Ceftazidim wird sowohl bei der Hämo- als auch bei der Peritonealdialyse entfernt. Die Zusatzdosis nach einer Hämodialyse beträgt 0,5 g.

Cefepim — Maxipime®

Indikationen. Cefepim ist gegenüber der Hydrolyse durch die meisten β-Laktamasen stabil. Es penetriert rasch in gramnegative Bakterien. Cefepim hat die höchste Affinität zum Penicillin-Bindungsprotein (PBP) 3 in Escherichia coli und Enterobacter cloacae, es bindet PBP 2 mit höherer Affinität als andere parenterale Cephalosporine. Die Pseudomonasaktivität von Cefepim ist stärker als die von Ceftazidim, die Staphylokokkenaktivität ähnelt der von Cefotaxim. Resistent gegen Cefepim sind u. a. Enterokokken sowie Bacteroides fragilis und Clostridium difficile. Anwendungsgebiete sind Infektionen mit gramnegativen Erregern bei bestehender Resistenz gegen Basis-Cephalosporine, darüber hinaus die

Initialtherapie schwerer Infektionen, insbesondere wenn Pseudomonas aeruginosa als Erreger in Betracht gezogen werden muss (ggf. in Kombination mit einem Aminoglykosid).

Pharmazeutische Zubereitung. Ampullen zu 500 mg, 1 g und zu 2 g.

Wirk- und Eliminationsverhalten. Die Penetration in die Körperflüssigkeiten und Gewebe ist sehr gut. Maximale Plasmakonzentrationen werden 30 min nach i.v. Injektion und 12 h nach i.m.-Injektion erreicht. **Stoffwechsel/Ausscheidung:** Cefepim wird zu über 85% unverändert im Urin ausgeschieden. Bei normaler Nierenfunktion beträgt die **Eliminationshalbwertszeit** ($t_{1/2}$) 3 h, bei Anurie ca. 13 h.

DOSIERUNG

Erwachsene. Harnwegsinfektionen 500 mg bis1 g alle 12 h i.v. oder i.m., Pneumonie und Bronchitis, Haut und Hautstrukturinfektionen 1 g i.v. oder i.m. alle 12 h, sehr schwere Infektionen, wie z. B. Pneumonie, Sepsis, komplizierte intraabdominelle Infektionen, 2 g i.v. alle 12 h, bei sehr schweren, lebensbedrohlichen Infektionen 2 g alle 8 h i.v.

Kinder. Kinder über 12 Jahre (KG >40 kg) erhalten die Erwachsenendosis 50 mg/kg KG i.v. alle 8 h, 1–2 Monate alte Kinder sollten mit 30 mg/kg KG behandelt werden. Die Maximaldosis für Kinder von 2 g alle 8 h sollte nicht überschritten werden.

Sonderfälle. Dosierungsanpassung für Erwachsene bei **Nierenfunktionseinschränkung:**

Kreatinin-Clearance [ml/min]	Maximale Einzeldosis [g]/Dosierungsintervall [h] Dosierungsschemata entsprechend der jeweiligen Indikation			
>50	2/8	2/8	1/12	0,5/12
30–50	2/12	2/24	1/24	0,5/24
11–29	2/24	1/24	0,5/24	0,5/24
<10	1/24	0,5/24	0,250/24	0,250/24

Dosierungsanpassung für **Kleinkinder und Kinder** bis 12 Jahre mit Niereninsuffizienz:

Kreatinin-Clearance [ml/min]	Kinder >1 Monat bis <2 Monate	Kinder >2 Monate bis <12 Jahre
>50	30 mg/kg KG alle 8 h	50 mg/kg KG alle 8 h
30–50	30 mg/kg KG alle 12 h	50 mg/kg KG alle 12 h
11–29	30 mg/kg KG alle 24 h	50 mg/kg KG alle 24 h
<10	15 mg/kg KG alle 24 h	25 mg/kg KG alle 24 h

Unerwünschte Wirkungen. Bei der i.v.-Verabreichung wurden an der Injektionsstelle Phlebitiden (2,9%) bzw. Thrombophlebitiden (0,1%) beschrieben. An der i.m.-Injektionsstelle wurde über Schmerzen und Entzündung (2,6%) berichtet. Eine Diarrhöe bzw. Hautauschlag wurde in 1–2% beobachtet. Ein Pruritus und eine Urtikaria wurden in <1% beschrieben. Nausea, Erbrechen, orale Kandidiasis, Kolitis (inkl. pseudomembranöser Kolitis) wurden in <1% der Fälle beobachtet. Kopfschmerzen, Parästhesien, Fieber, Vaginitis und Erytheme traten in <1% der Fälle auf. Eine Erhöhung der Transaminasen (ALAT 3,6% und ASAT 2,5%) und der alkalischen Phosphatase wie auch eine Verlängerung der Prothrombinzeit und der partiellen Thromboplastinzeit wurden beobachtet. Eine vorübergehende Leukopenie und Thrombozytopenie traten in 0,5–1% der Fälle auf.

Arzneimittelwechselwirkungen. Bisher wurden keine beobachtet.

Schwangerschaft und Laktation. Es liegen keine Informationen über ein erhöhtes Risiko vor. Cefepim sollte in der Schwangerschaft oder Stillzeit nur dann angewendet werden, wenn die erwarteten Vorteile ein potentielles Risiko rechtfertigen. Die Substanz tritt nur in sehr geringen Konzentrationen in die Muttermilch über, trotzdem sollte Cefepim nur mit Vorsicht an stillende Mütter verabreicht werden.

Pflegehinweise

An der i.m.-Injektionsstelle können Schmerzen und Entzündungen auftreten. Bei bekannter Überempfindlichkeit gegen Cephalosporine und L-Arginin darf Cefepim nicht angewandt werden. Bei einer bestehenden Penicillinallergie sollte Cefepim nur unter speziellen Vorsichtsmaßnahmen verabreicht werden, d. h., der Patient sollte im Hinblick auf das Auftreten einer allergischen Reaktion beobachtet werden, es sollten entsprechende Notfallmedikamente verfügbar und ein Arzt erreichbar sein.

Klassische Oralcephalosporine

Cefalexin z. B. Oracef®

Cefadroxil z. B. Bidocef®

Cefaclor z. B. Panoral®

Indikationen. Cefalexin und Cefadroxil sind Cephalosporine der 1. Generation, Cefaclor ist ein Cephalosporin der 2. Generation. Die Substanzen sind oral anwendbar und klinisch wirksam bei empfindlichen Stämmen von Staphylokokken, Streptokokken, Escherichia coli, Proteus mirabilis und Klebsiella pneumoniae. Cefaclor ist außerdem gegen Branhamella catarrhalis und Haemophilus influenzae einschließlich der β-laktamasebildenden Stämme wirksam. Haemophilus influenzae, Enterokokken, Enterobacterarten, Serratia marcescens und Pseudomonas aeruginosa sind resistent gegen Cefalexin und Cefadroxil. Anwendungsgebiete sind leichtere Infektionen der Harn- und Atemwege, Weichteilinfektionen sowie die Endokarditisprophylaxe, insbesondere als Alternative zu den Oralpenicillinen und Amoxicillin.

Pharmazeutische Zubereitung. Cefalexin: Tabletten zu 0,5 g und 1 g, Saft zu 50 mg/ml und Tropfen zu 100 mg/ml. **Cefadroxil:** Kapseln zu 0,5 g, Tabletten zu 1 g, Saft zu 50 mg/ml und 100 mg/ml. **Cefaclor:** Kapseln zu 0,25 g und 0,5 g, Saft zu 25 mg/ml und 50 mg/ml, Tropfen zu 50 mg/ml.

Wirk- und Eliminationsverhalten. Cefalexin und Cefadroxil werden nach oraler Applikation zu 80–100% resorbiert, die Resorption von Cefaclor ist dosisabhängig. Die Penetration in die Gewebe und Körperflüssigkeiten ist gut, die Liquorgängigkeit ist schlecht. In die Muttermilch werden etwa 2% ausgeschieden. **Stoffwechsel, Ausscheidung, Eliminationshalbwertszeit** ($t_{1/2}$):

Substanz	Dosis [g]	max. Konz. [mg/L]	PB [%]	Metab. [%]	Exkr. [%]		HWZ [h]	
					ren.	hep.	Norm	Anurie
Cefalexin	0,5 i.v.	12–15	12	Kein	90	–	1	11–20
Cefadroxil	0,5 i.v.	12–16	20	Kein	90	–	1,2–1,7	20–25
Cefaclor	0,5 i.v.	9–17	50	5–15	60–80	?	0,5–1	2–3

max. Konz. maximale Konzentration 1 h nach Applikation; *PB* Proteinbindung; *Metab.* Metabolismus; *Exkr. [%]* renale und hepatische Exkretion; *HWZ [h]* Halbwertszeit in Stunden bei normaler Nierenfunktion und bei Anurie.

DOSIERUNG

Erwachsene und Kinder. Die Dosierung richtet sich nach folgendem Schema:

	Applikation	Tagesdosis
Cefalexin		
Erwachsene	p.o.	2- bis 4-mal 0,5 g
Säuglinge und Kinder	p.o.	25–100 mg/kg KG, verteilt auf 4 ED
Cefadroxil		
Erwachsene	p.o.	1- bis 2-mal 1 g
Kinder	p.o.	50–100 mg/kg KG, verteilt auf 2 ED
Cefaclor		
Erwachsene	p.o.	3-mal 0,5 g
Kinder	p.o.	30 (–50) mg/kg KG, verteilt auf 3 ED

ED Einzeldosis.

Sonderfälle. Die Dosierung von Cefalexin, Cefadroxil und Cefaclor sollte bei **Niereninsuffizienz** wie folgt angepasst werden:

Kreatinin-Clearance [ml/min]	Maximale Einzeldosis [g]/Dosierungsintervall [h] Cefalexin	Cefadroxil	Cefaclor
80–50	1/8	1/8	0,5/8
50–30	1/8	0,5/12	0,5/8
30–10	0,5/8–12	0,5/24	0,25/8
<10	0,5/24	0,5/36	0,125/8

Unerwünschte Wirkungen. Siehe Cephalosporine S. 738 f. Cefaclor ruft bei Kindern in etwa 1–3% eine Hypersensitivitätsreaktion ähnlich einer Serumkrankheit hervor. Diese Wirkung kann durch Zerfallsprodukte von Cefaclor bedingt sein, da dieses bei Raumtemperatur instabil ist. Bei Absetzen sind diese Nebenwirkungen vollständig reversibel.

Arzneimittelwechselwirkungen, Schwangerschaft und Laktation. Siehe Cephalosporine S. 739 f.

Pflegehinweise

Cefaclor ist bei Raumtemperatur instabil.

Oralcephalosporine mit erweitertem Wirkspektrum

Cefuroxim-Axetil — Elobact®

Indikationen. Cefuroxim-Axetil, der Acetoxyethylester des Cefuroxims, wird als Prodrug im Gegensatz zu Cefuroxim nach oraler Gabe resorbiert. Der Ester wird nach der Resorption gespalten. Das Wirkungsspektrum entspricht dem von Cefuroxim. Es ist wirksam gegen viele grampositive und gramnegative Erreger. Cefuroxim-Axetil ist β-laktamasenstabil. Zusätzlich ist es aktiv gegen Neisseria gonorrhoeae. Die Anwendungsgebiete entsprechen denen von Ampicillin (s. S. 726) und umfassen außerdem Otitis media, Sinusitis sowie nichtnosokomiale Pneumonien.

Pharmazeutische Zubereitung. Tabletten zu 125 mg, 250 mg, 500 mg, Saft zu (25 mg/ml), Granulat zu 125 mg und 250 mg.

Wirk- und Eliminationsverhalten. Die **Bioverfügbarkeit** beträgt bei Einnahme zu den Mahlzeiten bei 50–60%, bei Nüchternheit nur 30–40%. Die

Penetration in die meisten Gewebe ist gut. Im Liquor werden keine therapeutisch ausreichenden Konzentrationen erreicht. **Stoffwechsel/Ausscheidung:** Cefuroxim-Axetil wird zu Cefuroxim verstoffwechselt und vollständig im Urin ausgeschieden. Bei normaler Nierenfunktion beträgt die **Eliminationshalbwertszeit** ($t_{1/2}$) 1,2–1,5 h, bei Anurie ca. 15–22 h.

DOSIERUNG

Erwachsene. 2-mal 0,25–0,5 g p.o. täglich.

Kinder. 20–30 mg/kg KG p.o. verteilt auf 2 Einzeldosen täglich.

Sonderfälle. Eine Dosisanpassung von Cefuroxim-Axetil p.o. ist bei **Niereninsuffizienz** nicht nötig, falls die Tagesdosis weniger als 1 g beträgt.

Unerwünschte Wirkungen. Dosisabhängig kommt es zu Übelkeit, Erbrechen, Bauchschmerzen und Diarrhöe. In Einzelfällen wurde eine pseudomembranöse Kolitis beschrieben.

Arzneimittelwechselwirkungen, Schwangerschaft und Laktation. Siehe Cephalosporine S. 739 f.

Pflegehinweise

Um eine möglichst hohe Resorption zu erhalten, sollte Cefuroxim-Axetil zum oder nach dem Essen eingenommen werden.

Cefixim — z. B. Cephoral®

Indikationen. Cefixim ist ein halbsynthetisches oral anwendbares Cephalosporin. Es ist wirksam gegen Escherichia coli, Klebsiella- und Proteusarten, Haemophilus influenzae, Branhamella catarrhalis und Gonokokken. Streptococcus pyogenes und Streptococcus pneumoniae sind ebenfalls empfindlich. Typische Anwendungsgebiete sind Infektionen des oberen und unteren Respirationstraktes, des HNO-Bereiches, Harnwegsinfektionen und Gonorrhöe.

Pharmazeutische Zubereitung. Tabletten zu 200 mg und Suspensionen zu 20 mg/ml.

Wirk- und Eliminationsverhalten. Cefixim wird im Dünndarm über ein spezifisches Transportsystem aufgenommen. Die **Bioverfügbarkeit** liegt bei 48% für Tabletten und bei 52% für Suspensionen. Die Resorption wird durch Nahrung nicht beeinflusst. Die Penetration in die meisten Gewebe ist gut. Cefixim wird nicht in die Muttermilch ausgeschieden. Es ist plazentagängig und erreicht im fetalen Blut 30–50% der entsprechenden Serumkonzentration. Die Penetration in den Liquor ist schlecht, es werden keine therapeutischen Konzentrationen erreicht. **Stoffwechsel/Ausscheidung:** Cefixim wird nicht metabolisiert. Es wird unverändert im Urin ausgeschieden. Bei normaler Nierenfunktion beträgt die **Eliminationshalbwertszeit** ($t_{1/2}$) 2–4 h, bei Anurie 11,5 h.

DOSIERUNG

Erwachsene. 200 mg alle 12 h oder 400 mg 1-mal täglich.

Kinder. Kinder <12 Jahre p.o. 8 mg/kg KG täglich.

Sonderfälle. Die Dosierung muss bei **Niereninsuffizienz** wie folgt angepasst werden: Bei einer Kreatinin-Clearance von <20 ml/min sollte die Tagesdosis auf 200 mg beschränkt werden. Bei Kindern und im Alter kommt es zu einer Zunahme der Eliminationshalbwertszeit ($t_{1/2}$) auf 3–4 h.

Unerwünschte Wirkungen. Diarrhöe und weiche Stühle sind besonders häufig. Eine pseudomembranöse Kolitis wurde beschrieben. Selten wurden Exantheme, Erytheme und in Einzelfällen ein Erythema exsudativum multiforme beobachtet. Kopfschmerzen und Schwindel können auftreten.

Arzneimittelwechselwirkungen, Schwangerschaft und Laktation. Siehe Cephalosporine S. 739 f.

Pflegehinweise

Unter Therapie mit Cefixim treten häufig weiche Stühle und Diarrhöen auf. Die Resorption der Substanz wird durch Nahrungsaufnahme nicht beeinflusst.

Cefpodoxim-Proxetil — Podomexef®

Indikationen. Cefpodoxim-Proxetil kann als Prodrug im Gegensatz zu Cefpodoxim oral resorbiert werden. Das Wirkspektrum ist dem von Cefixim ähnlich. Gegen Streptococcus pyogenes und Streptococcus pneumoniae ist Cefpodoxim 10- bis 20fach und gegen Haemophilus influenzae 30fach wirksamer als Cefaclor. Es wirkt auch gegen Proteus vulgaris und Citrobacter freundii. Immer resistent sind Pseudomonas aeruginosa, Serratia marcescens, Bacteroidesarten, Enterokokken und Oxacillin-resistente Staphylokokken. Anwendungsgebiete von Cefpodoxim-Proxetil sind

u. a. Infektionen des oberen und unteren Respirationstraktes, der Harnwege, der Haut und der Weichteile.

Pharmazeutische Zubereitung. Tabletten zu 0,1 g, Saft zu 8 mg/ml.

Wirk- und Eliminationsverhalten. Die **Bioverfügbarkeit** beträgt bei gleichzeitiger Nahrungsaufnahme 40–50%. **Stoffwechsel/Ausscheidung:** Cefpodoxim-Proxetil wird nach der Resorption im Magen-Darm-Trakt durch Esterasen in der Dünndarmmukosa zu Cefpodoxim gespalten. Cefpodoxim wird nicht nennenswert verstoffwechselt und unverändert über die Nieren ausgeschieden. Bei normaler Nierenfunktion beträgt die **Eliminationshalbwertszeit** ($t_{1/2}$) 2,1–2,7 h, bei Anurie 7,7–9,8 h.

DOSIERUNG

Erwachsene. 100–200 mg p.o. alle 12 h.

Kinder. Kinder >12 Jahre 2-mal 100 mg p.o. täglich, Kinder 6–12 Jahre 2-mal 80 mg p.o. täglich, Kinder 2–6 Jahre 2-mal 60 mg p.o. täglich, Kinder 3 Monate bis 2 Jahre 2-mal 40 mg p.o. täglich, Säuglinge 4 Wochen bis 3 Monate 2-mal 20 mg p.o. täglich.

Sonderfälle. Die Dosierung von Cefpodoxim-Proxetil sollte bei **Niereninsuffizienz** wie folgt angepasst werden: Bei einer Kreatinin-Clearance von 50–10 ml/min werden maximal 0,2 g alle 24 h, bei einer Kreatinin-Clearance von <10 ml/min werden maximal 0,2 g alle 48 h gegeben.

Unerwünschte Wirkungen. Siehe Cephalosporine S. 738 f.

Arzneimittelwechselwirkungen. Die Resorption wird durch die gleichzeitige Nahrungsaufnahme verbessert, jedoch durch die Gabe von Antazida oder H_2-Blockern vermindert.

Schwangerschaft und Laktation. Siehe Cephalosporine S. 740.

Pflegehinweise

Für eine bessere Resorption sollte Cefpodoxim-Proxetil mit der Nahrung eingenommen werden.

Cefetamet — Globocef®

Indikationen. Cefetamet ist ein Cefotaxim-Derivat, dessen In-vitro-Wirkspektrum weitgehend dem von Cefixim entspricht (s. Cefixim S. 754). Das

Prodrug Cefetamet-Pivoxil wird in der Darmschleimhaut und bei der ersten Leberpassage zu dem Wirkstoff Cefetamet verstoffwechselt. Cefetamet ist gegen viele der von grampositiven bzw. gramnegativen Bakterien gebildeten β-Laktamasen stabil. Wichtige Anwendungsgebiete sind Infektionen im HNO-Bereich, des oberen und unteren Respirationstraktes, Infektionen der Harnwege sowie die Gonorrhöe.

Pharmazeutische Zubereitung. Tabletten zu 250 (362,5 mg Cefetamet) und 500 mg Cefetametpivoxil-HCl (362,6 mg Cefetamet), Sirup zu 250 mg Cefetametpivoxil-HCl (entsprechend 181,3 mg Cefetamet).

Wirk- und Eliminationsverhalten. Die **Bioverfügbarkeit** von Cefetamet beträgt ca. 50% nach oraler Einnahme mit der Nahrung. Bei Nüchternheit reduziert sich die Bioverfügbarkeit auf ca. 40%. **Maximale Plasmakonzentrationen** werden 3–4 h nach der Einnahme von Cefetamet-Pivoxil gemessen. Die relative Bioverfügbarkeit des Sirups beträgt 70% verglichen mit den Tabletten. Die Verteilung in das Lungen- und Tonsillengewebe ist gut. **Stoffwechsel/Ausscheidung:** Cefetamet wird zu 90% unverändert in den Urin ausgeschieden. Bei normaler Nierenfunktion beträgt die **Eliminationshalbwertszeit** ($t_{1/2}$) 2–3 h, bei Anurie 29 h.

DOSIERUNG

Erwachsene. 2-mal 500 mg p.o. täglich.

Kinder. Kinder über 12 Jahren erhalten 2-mal 500 mg p.o. täglich. Kinder von 1–12 Jahren erhalten 2-mal 10 mg/kg KG p.o. täglich. Die Dosis für diese Kinder sollte 2-mal 1000 mg täglich nicht überschreiten. Die maximale Behandlungsdauer beträgt 14 Tage.

Sonderfälle. Bei einer Kreatinin-Clearance von >40 ml/min werden 500 mg alle 12 h gegeben, bei einer Kreatinin-Clearance von 40–10 ml/min wird die Dosis reduziert auf 125 mg alle 12 h, bei einer Kreatinin-Clearance von <10 ml/min werden 125 mg alle 24 h gegeben. Am Ende einer Hämodialyse sollten die Patienten 500 mg Cefetamet erhalten. Eine Dosisanpassung bei Patienten mit **Leberinsuffizienz** ist nicht notwendig.

Unerwünschte Wirkungen. Cefetamet kann wie alle Breitspektrumantibiotika durch Veränderung der intestinalen Flora zu einer schweren Diarrhöe, Kolitis, selten auch zu einer pseudomembranösen Enterokolitis führen. Die häufigsten Nebenwirkungen waren Diarrhöe, Übelkeit und/oder Erbrechen. In weniger als 1% kam es zu Bauchschmerzen, Magenschmerzen, Blähungen und Sodbrennen. Außerdem wurden ein Anstieg des Bilirubins und eine vorübergehende Erhöhung der Transaminasen beobachtet. Juckreiz und Urtikaria sowie Schwäche, Müdigkeit, Kopfschmerzen und Schwindel traten ebenfalls auf. Auch eine vorübergehende Eosinophilie sowie eine Thrombozytose wurden gemeldet.

Arzneimittelwechselwirkungen. Bisher wurden keine beobachtet.

Schwangerschaft und Laktation. Schwangeren und Kindern unter 1 Jahr darf Cefetamet nicht verabreicht werden.

Pflegehinweise

Cefetamet kann wie alle Breitspektrumantibiotika durch Veränderung der intestinalen Flora zu einer schweren Diarrhöe, zu einer Kolitis und selten auch zu einer pseudomembranösen Enterokolitis führen. Pivalinsäure-haltige Medikamente führen zu einer gesteigerten Carnitin-Ausscheidung im Urin. Aus Sicherheitsgründen sollte die Therapiedauer auf maximal 14 Tage begrenzt werden. Am Ende einer Hämodialyse sollten die Patienten 500 mg Cefetamet zusätzlich erhalten.

Ceftibuten

Cedax®, Keimax®

Indikationen. Ceftibuten ist ein Breitspektrumantibiotikum, dessen Wirkungsspektrum dem von Cefixim ähnelt. Zahlreiche β-laktamaseproduzierende Mikroorganismen, die gegen Penicillinen und andere Cephalosporine stabil sind, können durch Ceftibuten in ihrem Wachstum gehemmt werden. Es ist auch gegenüber plasmidvermittelten Penicillinasen und Cephalosporinasen äußerst stabil. Ceftibuten kann zur Behandlung von Infektionen des oberen und unteren Respirationstraktes sowie von Harnwegsinfekten eingesetzt werden. Bei Kindern wird Ceftibuten bei Infektionen des Hals-, Nasen-, Ohrenbereiches, der Nieren und der ableitenden Harnwege angewendet.

Pharmazeutische Zubereitung. Kapseln zu 200 mg und 400 mg, Flaschen à 30 ml und 60 ml mit Trockensubstanz zur Herstellung von Suspension (36 mg/ml).

Wirk- und Eliminationsverhalten. Die **Bioverfügbarkeit** von Ceftibuten beträgt >90%. **Maximale Plasmakonzentrationen** werden nach 2–3 h erreicht. Ceftibuten ist gut gewebegängig und penetriert in die Körperflüssigkeiten. Bei mehrmaliger Dosierung tritt keine nennenswerte Akkumulation auf. **Stoffwechsel/Ausscheidung:** Ceftibuten wird größtenteils unverändert im Urin ausgeschieden. Bei normaler Nierenfunktion beträgt die **Eliminationshalbwertszeit** ($t_{1/2}$) 2,5 h, bei Anurie 18 h.

DOSIERUNG

Erwachsene. 400 mg 1-mal täglich.

Kinder. Für Kinder wird die orale Suspension empfohlen. Die Tagesdosis für Kinder beträgt 9 mg/kg KG, wobei eine maximale Tagesdosis von 400 mg Ceftibuten nicht überschritten werden sollte.

Sonderfälle. Bei einer Kreatinin-Clearance von 30–49 ml/min wird die Tagesdosis halbiert, bei einer Kreatinin-Clearance von 5–29 ml/min auf 100 mg reduziert. Ceftibuten ist leicht dialysierbar. Dialysepatienten bekommen unmittelbar nach der Dialyse eine Einmaldosis von 400 mg Ceftibuten. Durch Hämodialyse kann Ceftibuten sehr gut eliminiert werden. Die Pharmakokinetik wird durch Erkrankungen der Leber nicht verändert.

Unerwünschte Wirkungen. Es können gastrointestinale Beschwerden mit Übelkeit (<3%) und Diarrhöe (2%) sowie Kopfschmerzen (2%) auftreten, selten werden dyspeptische Beschwerden, Gastritis, Erbrechen, Schmerzen im Abdomen und Schwindel beobachtet. Unter der Behandlung mit Ceftibuten kann eine Veränderung der Darmflora eine antibiotikabedingte Diarrhöen verursachen und u. a. zu einer pseudomembranösen Kolitis führen. Extrem selten wurden eine Leukopenie, Eosinophilie und eine Thrombozytose beobachtet. Sehr selten wurde auch ein Anstieg der AST, ALT und LDH gesehen.

Schwangerschaft und Laktation. Ceftibuten lässt sich nach einmaliger oraler Gabe von 200 mg in der Milch stillender Mütter nicht nachweisen.

Pflegehinweise

Ceftibuten sollte möglichst 1–2 h vor oder 2 h nach den Mahlzeiten unzerkaut mit viel Flüssigkeit eingenommen werden. Die Suspension muss vor jedem Gebrauch erneut geschüttelt werden. Unter der Behandlung kann eine Veränderung der Darmflora eine antibiotikabedingte Diarrhöe verursachen und u. a. zu einer pseudomembranösen Kolitis führen. Da Ceftibuten leicht dialysierbar ist, bekommen Dialysepatienten unmittelbar nach der Dialyse eine zusätzliche Einmaldosis von 400 mg Ceftibuten.

Carbapeneme

Carbapeneme (Imipenem, Meropenem) haben von den derzeit verfügbaren Antibiotika das breiteste Spektrum mit einer hohen Aktivität gegen anaerobe Bakterien.

Imipenem Zienam®

Indikationen. Imipenem wirkt durch Hemmung der bakteriellen Zellwandsynthese bereits in geringen Konzentrationen bakterizid. Die Substanz wird in den Nierentubuli rasch durch eine Dehydropeptidase metabolisiert und inaktiviert. Sie muss daher mit Cilastatin, einem reversiblen und kompetitiven Inhibitor dieses Enzyms, kombiniert werden. Beide Substanzen werden in einem Verhältnis von 1:1 gemischt. Cilastatin hat einen nephroprotektiven Effekt, indem es die Anreicherung von Imipenem in den Nierentubuli verhindert. Imipenem ist weitgehend β-laktamasestabil, darüber hinaus wurde ein postantibiotischer Effekt nachgewiesen. Das Wirkspektrum von Imipenem umfasst alle grampositiven Keime (einschließlich Nokardien, Listerien, Enterokokken exkl. Enterococcus faecium) sowie gramnegative Bakterien (inklusive Pseudomonas aeruginosa, Acinetobacterarten, Serratiaarten und weitere). Es ist gegen die meisten anaeroben Bakterien (inklusive der Bacteroides-fragilis-Gruppe, Clostridien, Peptostreptokokken usw.) stärker wirksam als z. B. Metronidazol. Imipenem ist nicht wirksam bei Stenothrophomonas maltophilia, Burkholderia cepacia, Mykoplasmen, Chlamydien, Legionellen und Mykobakterien. Es besteht eine teilweise Kreuzresistenz zu anderen β-Laktamantibiotika. Eine sekundäre Resistenzentwicklung einzelner Erreger unter Therapie mit Imipenem ist beschrieben worden. Anwendungsgebiete: Imipenem ist indiziert bei schwerverlaufenden (Misch-)Infektionen (auch bei kalkulierter Initialtherapie), insbesondere wenn gleichzeitig eine immunkompromittierende Grunderkrankung besteht. Imipenem sollte bei Pseudomonasinfektionen immer mit einem Aminoglykosid-Antibiotikum kombiniert werden, da unter Monotherapie die Entwicklung sekundärer Resistenzen beobachtet wurde. Imipenem kommt darüber hinaus als Reserveantibiotikum gegen multiresistente nosokomiale Keime in Frage und stellt eine Alternative bei Penicillin- bzw. Cephalosporinallergie dar.

Pharmazeutische Zubereitung. Ampullen zu 250 mg Imipenem mit 250 mg Cilastatin und Ampullen zu 500 mg Imipinem mit 500 mg Cilastatin.

Wirk- und Eliminationsverhalten. Eine Stunde nach einer Injektion von 1 g Imipenem-Cilastatin liegen die Serumkonzentrationen für Imipenem bei 50 mg/L und für Cilastatin im gleichen Bereich. Wird dieselbe Dosis als Kurzinfusion über 30 min gegeben, so werden nur Serumkonzentrationen von 19 mg/L erreicht. Imipenem verteilt sich gut im Gewebe, in die Galle werden nur geringe Mengen ausgeschieden. Die Substanz besitzt eine hohe Affinität zu Gehirnzellen. Im Liquor werden etwa 20% der entsprechenden Serumkonzentration erreicht. **Stoffwechsel/Ausscheidung:** Sowohl Imipenem als auch Cilastatin werden zu inaktiven und nichttoxischen Metaboliten verstoffwechselt. Ohne Cilastatin werden ca. 8–40%

von Imipenem unverändert im Urin ausgeschieden, während bei Anwesenheit von Cilastatin mehr als 70% unverändert renal erscheinen. Etwa 77% einer Cilastatindosis werden unverändert in den Urin ausgeschieden. Die **Eliminationshalbwertszeit** ($t_{1/2}$) von Imipenem beträgt bei normaler Nierenfunktion 1 h, bei Anurie 4 h. Für Cilastatin sind die entsprechenden Werte 1 h und 16 bis maximal 25 h. Bei Neugeborenen beträgt die Eliminationshalbwertszeit ($t_{1/2}$) für Imipenem 1,7–2,4 h und für Cilastatin 3,9–6,3 h.

DOSIERUNG

Erwachsene. Als Kurzinfusion über mindestens 20–40 min werden 0,5–1 g Zienam® alle 6–8 h gegeben. Die tägliche Höchstdosis beträgt 50 mg Zienam®/kg KG. Eine Maximaldosis von 4 g Zienam® sollte nicht überschritten werden.

Kinder. Kinder und Säuglinge erhalten 60 mg Zienam®/kg KG als Kurzinfusion (20–30 min) verteilt auf 4 Einzeldosen täglich. Die maximale Tagesdosis von 2 g Zienam® sollte nicht überschritten werden. Für Säuglinge unter 3 Monaten und Kinder mit eingeschränkter Nierenfunktion (Serumkreatinin <2 mg/100 ml) liegen keine Dosierungsempfehlungen vor

Sonderfälle. Die Halbwertszeit der beiden Komponenten differiert bei Patienten mit **chronischer Niereninsuffizienz** erheblich. So beträgt die Halbwertszeit für Imipenem ca. 3,4 h und ca. 16 h für Cilastatin. Eine Dosisanpassung ist bei ausgeprägter Niereninsuffizienz notwendig. 500 mg Imipenem-Cilastatin können bei einer Kreatinin-Clearance von 31–70 ml/min alle 6–8 h (tägliche Höchstdosis 1,5–2 g Imipenem-Cilastatin) und bei einer Kreatinin-Clearance von 21–30 ml/min alle 8–12 h (tägliche Höchstdosis 1–1,5 g Imipenem-Cilastatin) gegeben werden. Bei einer Kreatinin-Clearance von 0–20 ml/min können 250 mg Imipenem-Cilastatin alle 12 h (tägliche Höchstdosis 0,5–1 g Imipenem-Cilastatin) gegeben werden. Patienten mit einer Kreatinin-Clearance <5 ml/min sollten nur dann mit Imipenem-Cilastatin behandelt werden, wenn sie innerhalb der nächsten 48 h hämodialysiert werden. Bei Patienten mit einer chronischen Niereninsuffizienz wurden etwa 70% der Kombination von Imipenem-Cilastatin innerhalb von 3 h mittels Hämodialyse eliminiert. Bei Leberinsuffizienz ist eine Dosisanpassung nicht nötig.

Unerwünschte Wirkungen. In 5–10% treten gastrointestinale Reaktionen wie Übelkeit (Therapie: Dosisreduktion oder Infusionsrate vermindern), Erbrechen und Diarrhöe auf. Eine pseudomembranöse Kolitis ist sehr selten. In weniger als 5% kommt es zu einer Thrombophlebitis und bei weniger als 3% zu lokalen allergischen Reaktionen und Schmerzen. Ein transienter Abfall des Blutdrucks ist nach rascher Applikation beschrieben worden. Hauptsächlich bei Patienten mit Niereninsuffizienz werden in etwa 1–3% zentralnervöse Reaktionen wie Krampfanfälle, fokaler Tremor, Myoklonus, Verwirrtheitszustände, psychische Störungen, Somnolenz und Schwindel beobachtet. Selten ist unter Imipenem ein Anstieg der Transaminasen, eine Verlängerung der Prothrombinzeit oder ein positiver Coombs-Test beobachtet worden. Eine Allergie gegen Imipenem oder Cilastatin ist eine Gegenindikation.

Arzneimittelwechselwirkungen. Probenecid verlängert die Halbwertszeit von Imipenem. Die Nephrotoxizität wird durch die gleichzeitige Gabe von Cyclosporin A erhöht.

Schwangerschaft und Laktation. Imipenem-Cilastatin sollte nur bei vitaler Indikation während der Schwangerschaft eingesetzt werden.

Pflegehinweise

Imipenem-Cilastatin sollte nur bei im Krankenhaus erworbenen Infektionen eingesetzt werden. Es ist auch nicht anzuwenden, wenn Antibiotika mit einem engeren Wirkspektrum wirksam sind. Beim Auftreten von gastrointestinalen Reaktionen wie Übelkeit, Erbrechen oder Diarrhöe sollte die Dosis reduziert oder die Infusionsrate vermindert werden. Eine zu rasche Applikation sollte wegen eines möglichen Blutdruckabfalls vermieden werden. Unter Therapie mit Imipenem wird ein positiver Coombs-Test beobachtet.

Meropenem — Meronem®

Indikationen. Das In-vitro-Wirkspektrum von Meropenem ist im Wesentlichen mit dem von Imipenem identisch. Meropenem ist im Vergleich zu Imipenem etwas schwächer wirksam gegen grampositive Kokken, jedoch stärker gegen Enterobakterien, H. influenzae und P. aeruginosa. Es ist stabil gegenüber der humanen Dehydropeptidase 1 und braucht daher nicht mit Cilastatin kombiniert werden. Bei den meisten Bakterien hat Meropenem einen postantibiotischen Effekt von ca. 6 h. Indikationen sind Infektionen des unteren Respirationstraktes, der Harnwege, des Abdomens, im gynäkologischen Bereich und der Haut- und Weichteile, Meningitiden bei Kindern sowie Sepsen.

Pharmazeutische Zubereitung. Durchstechflaschen mit 250 mg, 500 mg, 1000 mg Meropenem.

Wirk- und Eliminationsverhalten. Meropenem ist hochgradig gewebegängig und penetriert in alle Körperflüssigkeiten. Etwa 70% der Substanz werden innerhalb von 12 h unverändert im Urin ausgeschieden. Bei normaler Nierenfunktion beträgt die **Eliminationshalbwertszeit** ($t_{1/2}$) 60 min, bei Anurie ca. 7 h. Die Eliminationshalbwertszeit ($t_{1/2}$) beträgt bei Frühgeborenen 5,4 h, bei Neugeborenen 2 h, bei Kindern im Alter von 2–5 Monaten 1,6 h, von 6–23 Monaten 1,3 h, von 2–5 Jahre 1 h und von 6–12 Jahren 0,8 h.

DOSIERUNG

Erwachsene. Die Dosierung beträgt zwischen 1,5–6 g täglich, aufgeteilt in 3 Dosen (alle 8 h 500 mg oder 1 g Meropenem i.v., abhängig vom Schweregrad der Infektion).

Kinder. Für Kleinkinder > 3 Monate und Kinder bis 12 Jahre beträgt die i.v.-Dosierung 10–40 mg/kg KG alle 8 h. Bei Kindern mit einem Körpergewicht >50 kg wird die Erwachsenendosis gewählt. Meropenem wird als intravenöse Bolusinjektion über 5 min oder als i.v.-Kurzinfusion über 15–30 min gegeben.

Sonderfälle. Bei einer Kreatinin-Clearance von >50 ml/min wird eine Einheitsdosis von 500 mg bis 2 g alle 8 h, bei einer Kreatinin-Clearance von 26–50 ml/min wird die Einheitsdosis alle 12 h, bei einer Kreatinin-Clearance von 10–25 ml/min wird die halbe Einheitsdosis alle 12 h und bei einer Kreatinin-Clearance von <10 ml/min wird die halbe Einheitsdosis alle 24 h verabreicht. Meropenem wird durch Hämodialyse eliminiert. Bei Patienten mit eingeschränkter Leberfunktion und älteren Patienten ist keine Dosierungsanpassung nötig.

Unerwünschte Wirkungen. Lokale Reaktionen an der Injektionsstelle – wie Entzündungen und Thrombophlebitis – sowie Schmerzen wurden beobachtet. An Hautreaktionen treten Rötungen, Juckreiz, Urtikaria und Exantheme auf, selten in schwerer Form. Es kann zu gastrointestinalen Beschwerden (Übelkeit, Erbrechen, Diarrhöe, selten pseudomembranöse Kolitis) und Veränderungen von Laborparametern (Eosinophilie, Neutropenie, Thrombozytopenie, Thrombozytose, selten Leukopenie, Anstieg der Serumtransaminasen und/oder des Bilirubin und/oder der alkalischen Phosphatase und/oder der Laktatdehydrogenase) kommen. Kopfschmerzen und Parästhesien wurden beobachtet, außerdem das Auftreten von oraler oder vaginaler Kandidiasis.

Arzneimittelwechselwirkungen. Probenecid hemmt die renale Exkretion von Meropenem. Meropenem kann die Plasmakonzentration von Valproinsäure senken.

Schwangerschaft und Laktation. Meropenem sollte während der Schwangerschaft und Stillzeit nur verabreicht werden, wenn der potentielle Nutzen das fetale Risiko übersteigt.

Pflegehinweise

Meropenem wird als intravenöse Bolusinjektion über 5 min oder als i.v.-Kurzinfusion über 15–30 min gegeben. Die Substanz führt bei Kindern seltener zu Übelkeit, Erbrechen und epileptischen Anfällen als Imipenem. Wie mit allen β-Laktamantibiotika, kann es auch unter Meropenem zu allergischen Reaktionen kommen. Beim Auftreten einer starken Diarrhöe und blutiger Stühle liegt möglicherweise einer pseudomembranöse Kolitis vor. Unter Behandlung mit Meronem kann es zu einer Absenkung des Valproinsäurespiegels kommen, wodurch epileptische Krampfanfälle ausgelöst werden können.

Monobactame

Aztreonam — Azactam®

Indikationen. Aztreonam wirkt durch Hemmung der bakteriellen Zellwandsynthese. Die Substanz ist gegen die meisten β-Laktamasen stabil. Die Kreuzresistenzrate gegenüber anderen β-Laktamantibiotika ist niedrig. Aztreonam ist gegen fast alle gramnegativen aeroben Bakterien wirksam (einschließlich Serratia-, Pseudomonas- und Enterobacterarten), nicht jedoch gegen Acinetobacterarten, anaerobe Bakterien und grampositive Bakterien, Mykoplasmen und Chlamydien. In Kombination mit Aminoglykosidantibiotika wirkt Aztreonam synergistisch z. B. auf Pseudomonas aeruginosa. Anwendungsgebiete für Aztreonam sind obere und untere Harnwegsinfekte durch Keime, die gegen andere Antibiotika resistent sind oder bei bestehender Allergie gegen β-Laktamantibiotika. Darüber hinaus kann Aztreonam bei intraabdominellen oder gynäkologischen Infektionen (in Kombination mit Clindamycin oder Metronidazol) eingesetzt werden. Bei Mukoviszidose findet Aztreonam zur Therapie von Pseudomonasinfektionen im Wechsel mit anderen Antibiotika Verwendung.

Pharmazeutische Zubereitung. Ampullen zu 0,5 g,1 g und 2 g.

Wirk- und Eliminationsverhalten. Aztreonam wird ungenügend resorbiert und muss deshalb i.v. oder i.m. verabreicht werden. Die Diffusion in die meisten Gewebe ist gut. Im Liquor werden nur bei *entzündeten* Meningen therapeutisch wirksame Konzentrationen erreicht. Aztreonam passiert die Plazenta. In der Muttermilch werden weniger als 1% der entsprechenden Serumkonzentration gemessen. **Stoffwechsel/Ausscheidung:** Aztreonam wird zu 20–30% verstoffwechselt. Es wird zu 60–70% unverändert und zu 8% als Metabolit über die Nieren ausgeschieden. Bei normaler Nierenfunktion beträgt die **Eliminationshalbwertszeit** ($t_{1/2}$) 1,5–2 h, bei Anurie ca. 6 h und bei alkoholischer Leberzirrhose ca. 3,2 h.

Die Eliminationshalbwertszeit ($t_{1/2}$) bei Kindern ist altersabhängig und ist ab dem 2. Lebensjahr mit der von Erwachsenen identisch.

DOSIERUNG

Erwachsene. Aztreonam kann i.m. oder i.v. verabreicht werden. Dosen von mehr als 1 g sollten immer intravenös erfolgen. Bei Harnwegsinfektionen werden 0,5–1 g alle 8–12 h, bei mittelschweren systemischen Infektionen 1–2 g alle 8–12 h und bei schweren bzw. lebensbedrohlichen Infektionen 2 g alle 6–8 h verabreicht. Die Injektion sollte als Kurzinfusion erfolgen. Eine maximale Tagesdosis von 8 g sollte nicht überschritten werden.

Kinder. Kinder erhalten nach der 1. Lebenswoche 30 mg/kg KG alle 6–8 h und ab dem 2. Lebensjahr bei schweren gramnegativen Infektionen bis zu 50 mg/kg KG alle 6–8 h intravenös. Für Neugeborene <1 Woche liegen noch keine ausreichenden klinischen Erfahrungen vor.

Sonderfälle. Die Dosierung muss bei **Niereninsuffizienz** wie folgt angepasst werden: Die Erhaltungsdosis muss bei einer Kreatinin-Clearance von 10–30 ml/min um 50% und bei einer Kreatinin-Clearance von <10 ml/min auf 25% reduziert werden. Aztreonam wird mittels Hämodialyse und Peritonealdialyse eliminiert. Die Zusatzdosis bei Hämodialyse beträgt 15 mg/kg KG und bei Peritonealdialyse 30 mg/kg KG. Für Kinder mit Niereninsuffizienz liegen bislang keine Erfahrungen vor. Bei ausgeprägter **alkoholischer Leberinsuffizienz** sollte die Dosis auf 1/4 bis 1/5 reduziert werden.

Unerwünschte Wirkungen. In 2,4% wurden Schmerzen und eine Thrombophlebitis an der Injektionsstelle beobachtet. Gelegentlich kommt es zu Diarrhöe, Übelkeit und Erbrechen sowie zu Geschmacksveränderungen und Aphten in der Mundschleimhaut. Reversible Transaminasenerhöhungen und Ikterus können vorkommen. Eine pseudomembranöse Kolitis ist extrem selten. Bei 1,5% der Patienten wurde ein Exanthem sowie Juckreiz beobachtet. Superinfektionen mit grampositiven Keimen traten bei 10% auf, davon bedurften 40% einer spezifischen Therapie Anämien und Thrombozytopenien werden selten beobachtet.

Arzneimittelwechselwirkungen. Aztreonam ist mit Metronidazol und mit Cefradin nicht kompatibel. Muss Aztreonam mit diesen Antibiotika kombiniert werden, so müssen die Infusionsschläuche mit isotonischer Kochsalzlösung oder mit 5%iger Glukose gespült werden. Aztreonam ist nicht mit Natriumhydrogenkarbonatlösungen kompatibel.

Schwangerschaft und Laktation. Während der Schwangerschaft und der Laktation darf Aztreonam nicht gegeben werden.

Pflegehinweise

Aztreonam sollte über mindestens 20 min infundiert werden. Es ist mit Metronidazol und mit Cefradin nicht kompatibel. Muss eine Kombination mit diesen Antibiotika erfolgen, so sind die Infusionsschläuche mit isotonischer Kochsalzlösung oder mit 5%iger Glukose zu spülen. Aztreonam ist nicht mit Natriumhydrogenkarbonatlösungen kompatibel.

Die Zusatzdosis bei Hämodialyse beträgt 15 mg/kg KG und bei Peritonealdialyse 30 mg/kg KG.

Aminoglykosidantibiotika

Indikationen. Die neueren Aminoglykosidantibiotika (Gentamicin, Tobramycin, Amikacin und Netilmicin) wirken rasch bakterizid, sowohl auf proliferierende als auch auf ruhende Bakterien. Von den verschiedenen Wirkmechanismen kommt der Hemmung der ribosomalen Proteinsynthese in der Bakterienzelle die größte Bedeutung zu. Enterobakterien, aber auch Pseudomonasarten werden gut durch Aminoglykosidantibiotika erfasst. Die Wirkung auf Streptokokken, Hämophilus- und alle Anaerobierarten ist dagegen schlecht. Durch den häufigen Gebrauch der Aminoglykosidantibiotika gibt es mittlerweile primär resistente Staphylokokken-, Serratia- und Pseudomonasstämme. Es sind in seltenen Fällen Resistenzentwicklungen unter laufender Therapie beobachtet worden. Eine Kreuzresistenz oder Kreuzallergie zwischen den Aminoglykosidantibiotika ist möglich. Die Kombination von Aminoglykosidantibiotika mit β-Laktamantibiotika kann z. B. auf Enterokokken bzw. Pseudomonasarten synergistisch wirken. Ein Teil der Präparate enthält Natriumdisulfit und andere Konservierungsmittel, die eine Allergie bei Asthmatikern und sensibilisierten Patienten auslösen können. Die therapeutische Anwendung der Aminoglykoside wird durch die hohe Nephro- und Ototoxizität begrenzt, wobei die geringste Toxizität bei Gabe der Tagesdosis als Einzeldosis besteht. Zudem ergeben die initial hohen Serumkonzentrationen eine bessere Bakterizidie sowie einen länger anhaltenden postantibiotischen Effekt als bei mehrmaliger täglicher Applikation. Die Einführung neuer β-Laktamantibiotika, der Cephalosporine der 3. Generation und der Fluorchinolone (Gyrasehemmer) hat die Indikationen für die Gabe von Aminoglykosiden verringert. Aminoglykoside verstärken die Wirkung vieler Antibiotika (von Penicillinen, Cephalosporinen und Vancomycin), sodass sie als Kombinationspartner weiterhin unverzichtbar sind.

Wirk- und Eliminationsverhalten. Aminoglykosidantibiotika werden bei oraler Gabe nicht resorbiert, weshalb die Applikation i.m. oder i.v. erfolgen muss. Über die geschädigte Haut können bis zu 5% resorbiert werden. **Maximale Plasmakonzentrationen** werden nach i.v.- oder i.m.-Applikation innerhalb von 0,5–1,5 h erreicht. Im Liquor sind selbst bei entzündeten Meningen nur geringe Konzentrationen nachweisbar. **Stoffwechsel/Ausscheidung:** Aminoglykosidantibiotika werden nicht metabolisiert und zu mehr als 80% unverändert im Urin ausgeschieden. Die **Eliminationshalbwertszeit** ($t_{1/2}$) beträgt bei normaler Nierenfunktion ca. 2 h. Bei Anurie ist sie auf 50–70 h verlängert. Bei Neugeborenen, die weniger als eine Woche alt sind, beträgt sie 1,5–9 h und bei älteren Kindern ca. 3 h. Auch nach der Beendigung der Therapie bei Patienten mit einer normalen Nierenfunktion können Aminoglykoside noch 30–350 h später im Urin nachgewiesen werden. Dies ist durch eine Rückverteilung der Aminoglykoside aus den Geweben bedingt.

DOSIERUNG

Sonderfälle. Wegen der toxischen Wirkungen der Aminoglykoside ist eine Dosisanpassung unbedingt notwendig. Die Dosierung sollte sich am Idealkörpergewicht (IKG) und nicht am Gesamtkörpergewicht (GKG) orientieren, weil sich Aminoglykosidantibiotika überwiegend im fettfreien Körperanteil verteilen. Bei **fettleibigen Patienten** sollte die Formel IKG + 0,4 × (GKG-IKG) zur Dosisanpassung angewandt werden. Bei Patienten mit schwerer **Sepsis, Verbrennungen, zystischer Fibrose** oder großen **chirurgischen Eingriffen** muss das Dosierungsschema durch die Messung von Serumkonzentrationen individuell angepasst werden. Eine individuelle Dosisanpassung muss auch bei **Niereninsuffizienz, Neugeborenen, Kindern und alten Patienten** mit einer physiologisch verminderten Nierenfunktion durchgeführt werden. Bei Leberfunktionseinschränkung ist eine Dosisreduktion nicht notwendig. Aminoglykosidantibiotika scheinen für Neugeborene wesentlich weniger toxisch zu sein als für Erwachsene.

Unerwünschte Wirkungen. Die Inzidenz einer Nephrotoxizität wird mit 8,7–14% angegeben. Wird die Therapie beendet, so ist die Nierenschädigung reversibel. Bei hohen Dosen und bei bereits vorgeschädigter Niere kommt es zu einer Nierenschädigung mit Zylindrurie, Proteinurie, Enzymurie (Zunahme der Alanin-Aminopeptidase-Ausscheidung und Abnahme der Ausscheidung von β_2-Mikroglobulin), Oligurie und Kreatinin- bzw. Harnstofferhöhung im Blut. Die Nephrotoxizität der Aminoglykoside ist höher, wenn folgende Faktoren hinzukommen: weibliches Geschlecht, Lebererkrankungen, Endotoxinämie und Erkrankungen mit manifesten Nekrosen. Die Häufigkeit einer kochleären Toxizität beträgt 2,4–13,9%, die einer vestibulären Toxizität 1,4–2,8%. Im Unterschied zur Nierenschädigung ist die Schädigung des 8. Hirnnerven irreversibel. Eine subklinische Schädigung des N. vestibularis wird bei 5–40% der Patienten beobachtet. Hohe Dosen, Niereninsuffizienz, Dehydratation, Alter, Fettleibigkeit und die Dauer der Therapie erhöhen das Risiko der Ototoxizität durch Aminoglykoside. Allergische Reaktionen (Exanthem, Urtikaria, Larynxödem) sind sehr selten. Die lokale Applikation kann jedoch zur Allergisierung führen. Bei rascher Injektion von hohen Dosen Gentamicin ist eine neuromuskuläre Blockade mit Atemstillstand möglich. Daher ist Vorsicht geboten bei Patienten mit Myasthenia gravis, Parkinsonismus, bei gleichzeitiger Anästhesie, Muskelrelaxantien und der Gabe von Zitratblut (Therapie: Kaliumglukonat und evtl. mechanische Beatmung).

Arzneimittelwechselwirkungen. Aminoglykoside verstärken die Wirkung von β-Laktamantibiotika und Cephalosporinen synergistisch. Bei gleichzeitiger Applikation mit Penicillinen können Aminoglykoside inaktiviert werden. Aus diesem Grunde sollte die Applikation nacheinander erfolgen. Bei der Kombination von Aminoglykosiden mit Cephalosporinen der ersten Generation kommt es zu einer Zunahme der Nephrotoxizität, bei den Cephalosporinen der 2. und 3. Generation ist dies jedoch nicht mehr der Fall. Eine Zunahme der Nephrotoxizität durch die Kombination mit Schleifendiuretika ist nicht ausreichend belegt. Eine höhere Toxizität als bei der Einzelsubstanz ließ sich nur für die Kombination mit Vancomycin zeigen. Die Kombination mit nephrotoxischen Medikamenten wie Amphotericin B, Cisplatin, Cyclosporin A, NSAIDs und Kontrastmitteln erhöht die Nephrotoxizität erheblich und muss vermieden werden.

Schwangerschaft und Laktation. Aminoglykoside sind plazentagängig und sollen in der Schwangerschaft nicht verabfolgt werden.

Pflegehinweise

Die therapeutische Anwendung der Aminoglykoside wird durch die hohe Nephro- und Ototoxizität begrenzt. Die Häufigkeit einer Gehörschädigung beträgt 2,4–13,9%, die einer vestibulären Toxizität 1,4–2,8%. Zur Verminderung der toxischen Nebenwirkungen der Aminoglykoside muss die Nierenfunktion und die Untersuchung des Gehör- und, wenn möglich, des Gleichgewichtsorgans vor, während und nach der Therapie in regelmäßigen Abständen durchgeführt werden. Eine Bestimmung der Serumkonzentrationen ist obligatorisch. Zur intrathekalen Behandlung von ZNS-Infektionen sollte ausschließlich die speziell hierfür hergestellte Darreichungsform Refobacin L® eingesetzt werden. Zur Aufrechterhaltung therapeutisch wirksamer Liquorkonzentrationen ist die gleichzeitige systemische Behandlung mit Gentamicin erforderlich. Da Penicilline Aminoglykoside inaktivieren können, sollte das Aminoglykosid zuerst (postantibiotischer Effekt), danach das Penicillin verabreicht werden. Ein Teil der Präparate enthält Natriumdisulfit und andere Konservierungsmittel, die eine Allergie bei Asthmatikern und sensibilisierten Patienten auslösen können.

Gentamicin z. B. Refobacin®

Tobramycin z. B Gernebcin®

Indikationen. Siehe Aminoglykosidantibiotika S. 766–768. Tobramycin ist gegen Pseudomonas aeruginosa deutlich stärker, aber gegen Serratia marcescens weniger wirksam als Gentamicin, ansonsten ist das antimikrobielle Wirkspektrum vergleichbar. Anwendungsgebiete sind Sepsis oder schwere Infektionen durch gramnegative aerobe Bakterien (Enterobakterien einschließlich Escherichia coli, Klebsiellen, Proteus-, Citrobacter-, Providentiaarten, Shigellen und Yersinien), Harnwegsinfekte durch resistente gramnegative aerobe Bakterien (Pseudomonas aeruginosa), bakterielle Endokarditis in der Kombination mit Penicillin G (z. B. Streptococcus viridans), akute Cholezystitis in Kombination mit Ampicillin oder einem Cephalosporin. Bei oraler Gabe kann Tobramycin bei Patienten mit einer schweren Neutropenie zur Verminderung der intestinalen Flora eingesetzt werden. Weitere Anwendungen sind die lokale Behandlung chronischer und posttraumatischer Osteomyelitiden und infizierte Osteosynthesen.

Pharmazeutische Zubereitung. Gentamicin: Ampullen zu 1 mg, 5 mg, 10 mg, 40 mg, 80 mg, 120 mg und 160 mg, in Form von Cremes, Salben und Puder zu 1 mg/g, in Form von Augentropfen 3 mg/ml und in Form von Augensalben zu 3 mg/g Salbe, in Form von Ketten zu 10, 20, 30 und 60 Kugeln (eine Kugel enthält 4,5 mg Gentamicin) zur lokalen Behandlung von Knochen- und Weichteilinfektionen. **Tobramycin:** Injektionsflaschen zu 20 mg, 40 mg, 80 mg und in Form von Augensalben und -tropfen zu 3 mg. Refobacin L® zu 1 mg und 5 mg ist speziell für die Behandlung von bakteriellen Infektionen des zentralen Nervensystems durch intrathekale Gabe geeignet.

Wirk- und Eliminationsverhalten. Weder Gentamicin noch Tobramycin werden nach oraler Gabe aus dem Magen-Darm-Trakt resorbiert. Beide Substanzen werden ganz überwiegend unverändert in den Urin ausgeschieden. **Stoffwechsel, Ausscheidung, Eliminationshalbwertszeit** ($t_{1/2}$):

Substanz	Dosis [g]	max. Konz. [mg/L]	PB [%]	Metab. [%]	Exkr. [%]		HWZ [h]	
					ren.	hep.	Norm	Anurie
Gentamicin	1,5 i.v.	4–8	–	Kein	>90	–	1,5–2	48–72
Tobramycin	1,5 i.v.	4–8	–	Kein	>90	–	2–2,8	50–70

max. Konz. maximale Konzentration 1 h nach Applikation; *PB* Proteinbindung; *Metab.* Metabolismus; *Exkr. [%]* renale und hepatische Exkretion; *HWZ [h]* Halbwertszeit in Stunden bei normaler Nierenfunktion und bei Anurie.

DOSIERUNG

Erwachsene. Die Dosen für Gentamicin und Tobramycin sind identisch. Gentamicin und Tobramycin sollten als Kurzinfusionen über 30–60 min verabreicht werden. Zur Dosisberechnung muss das Idealkörpergewicht herangezogen werden, s. Aminoglykoside S. 766–768. Eine Ladungsdosis von 120 mg (1,5–2 mg/kg KG) kann unabhängig von der Nierenfunktion gegeben werden. Die Erhaltungsdosis beträgt bei empfindlichen Keimen 2 mg/kg KG als Einzeldosis täglich, bei weniger empfindlichen Keimen 3–4,5 mg/kg KG als Einzeldosis oder verteilt auf 2–3 Einzeldosen täglich und bei lebensbedrohlichen Infektionen 4,5–6 mg/kg KG als Einzeldosis oder verteilt auf 3–4 Einzeldosen täglich. Die Dosis sollte so rasch als möglich (meist innerhalb von 48 h) auf 4 mg/kg KG reduziert werden. Refobacin L® wird als Einzeldosis zu 5–7,5 mg/Tag intrathekal verabreicht.

Kinder. Kinder >10 Jahre 4,5 mg/kg KG täglich, Kinder 5–10 Jahre 6,0 mg/kg KG und Kinder 6 Monate bis 5 Jahre 7,5 mg/kg KG als Kurzinfusion verteilt auf 3 Einzeldosen täglich. Neugeborene >1. Lebenswoche erhalten 7,5 mg/kg KG verteilt auf 3 Einzeldosen täglich, Frühgeborene und Neugeborene <1. Lebenswoche erhalten 5 mg/kg KG verteilt auf 2 Einzeldosen täglich. Kinder 12 Jahre und älter erhalten 5 mg Refobacin L® als Einzeldosis intrathekal täglich. Neugeborene, Säuglinge und Kinder bis zum 12. Lebensjahr erhalten 1–2 mg Refobacin L® als Einzeldosis intrathekal täglich.

Sonderfälle. Um eine optimale Therapie mit Gentamicin oder Tobramycin durchführen zu können, muss die Serumkonzentration gemessen werden. Es ist eine maximale Konzentration von 8 mg/l (30 min nach einer i.v.- oder 60–90 min nach einer i.m.-Applikation) und eine minimale Konzentration von höchstens 4 mg/l unmittelbar vor der nächsten Applikation anzustreben. Die Bestimmung der Serumkonzentration sollte immer dann wiederholt werden, wenn sich die Nierenfunktion ändert oder das Dosierungsschema geändert wurde. Für die tägliche Einmalgabe sind noch keine Referenzwerte ermittelt worden. Zur schnelleren Einstellung der Steady-state-Konzentration kann eine initiale Ladungsdosis von 1–1,5 mg/kg KG Gentamicin oder Tobramycin gegeben werden. Sowohl Gentamicin als auch Tobramycin sind hämodialysierbar. Nach einer Hämodialyse sollten 1 mg/kg KG Gentamicin oder Tobramycin verabreicht werden.

Unerwünschte Wirkungen, Arzneimittelwechselwirkungen, Schwangerschaft und Laktation. Siehe Aminoglykoside S. 767 f.

Pflegehinweise

Siehe Aminoglykoside S. 768. Da Penicilline Aminoglykoside inaktivieren, muss das Aminoglykosid zuerst (postantibiotischer Effekt), danach das Penicillin verabreicht werden. Die Dosen für Gentamicin und Tobramycin sind identisch. Gentamicin und Tobramycin sollten als Kurzinfusionen über 30–60 min verabreicht werden. Zur Dosisberechnung muss das Idealkörpergewicht herangezogen werden. Nach einer Hämodialyse sollten 1 mg/kg KG Gentamicin oder Tobramycin zusätzlich verabreicht werden.

Amikacin z. B. Biklin®

Indikationen. Siehe Aminoglykosidantibiotika S. 766. Amikacin wird von den meisten Bakterienenzymen, die Aminoglykoside inaktivieren, nicht angegriffen. Amikacin hat ein breiteres Spektrum als Gentamicin, Tobramycin und Netilmicin. Es wirkt gegen die meisten Gentamicin-resistenten Bakterien. Anwendungsgebiete sind schwer verlaufende Organinfektionen oder septische Krankheitsbilder, bei denen Gentamicin-resistente gramnegative Bakterien beteiligt sind. Hier sollte Amikacin jedoch immer in Kombination mit z. B. einem β-Laktamantibiotikum eingesetzt werden.

Pharmazeutische Zubereitung. Ampullen zu 0,1 g, 0,25 g, 0,35 g und 0,5 g.

Wirk- und Eliminationsverhalten. Amikacin wird nach oraler Applikation nicht aus dem Magen-Darm-Trakt resorbiert. Eine Stunde nach i.v.-Applikation von 7,5 mg/kgKG werden Serumkonzentrationen von 20–30 mg/L erreicht. Bei der i.m.-Applikation erfolgt die Resorption langsamer als bei Gentamicin. Die Penetration in die Nieren und in die Synovia ist gut, in die Pleura-, Perikard- und Aszitesflüssigkeit mäßig und in Prostata, Knochen, Galle und Sputum schlecht. Im Liquor werden 10–20% und bei Meningitis bis zu 50% der entsprechenden Serumkonzentration gemessen. **Stoffwechsel/Ausscheidung:** Amikacin wird nicht verstoffwechselt und zu 95–100% unverändert in den Urin ausgeschieden. Bei normaler Nierenfunktion beträgt die **Eliminationshalbwertszeit** ($t_{1/2}$) 2,3 h, bei Anurie 39–86 h.

DOSIERUNG

Erwachsene. Amikacin sollte als Kurzinfusion über 30–60 min verabreicht werden. Eine i.m.-Injektion unter der Berücksichtigung des Injektionsvolumens ist möglich. 15 mg/kg KG als Einzeldosis täglich oder 15 mg/kg KG verteilt auf 2–3 Einzeldosen täglich. Bei vitaler Indikation kann die Tagesdosis bis auf maximal 1,5 g erhöht werden. Die Dosis für die gesamte Therapiedauer (alle applizierten Aminoglykoside sind zu berücksichtigen!!) darf 15 g nicht überschreiten.

Kinder. Kinder ab 6 Jahren 15–20 mg/kg KG als Einzeldosis täglich oder 10–15 mg/kg KG verteilt auf 2–3 Einzeldosen täglich. Kleinkinder unter 6 Jahren 15 mg/kg KG als Einzeldosis täglich oder 15 mg/kg KG verteilt auf 2 Einzeldosen täglich. Bei Säuglingen älter als 4 Wochen sollte innerhalb der ersten 24 h Amikacin wie folgt verabreicht werden: Initialdosis 10 mg/kg KG, nach 12 h 7,5 mg/kg KG. Bei Neugeborenen sollte Amikacin wegen der geringen Nierenfunktion nur sehr zurückhaltend und nicht als Einzelgabe verabreicht werden.

Sonderfälle. Um eine optimale Therapie mit Amikacin durchführen zu können, muss die Serumkonzentration gemessen werden. Es ist eine maximale Konzentration von 20–35 mg/L (30 min nach einer i.v.- oder 60–90 min nach einer i.m.-Applikation) und eine minimale Konzentration von höchstens 10 mg/L unmittelbar vor der nächsten Applikation anzustreben. Die Bestimmung der Serumkonzentration sollte immer dann wiederholt werden, wenn sich die Nierenfunktion ändert oder das Dosierungsschema geändert wurde. Für die Einmalgabe sind noch keine Referenzwerte ermittelt worden. Zur schnelleren Einstellung der Steady-state-Konzentration kann eine initiale Ladungsdosis von 3,75 mg/kg KG gegeben werden. Die individuelle Anpassung der Dosis muss mit der Hilfe der gemessenen maximalen und minimalen Serumkonzentration vorgenommen werden. Amikacin wird durch Hämodialyse eliminiert. Nach einer Hämodialyse sollten 3,75 mg/kg KG Amikacin verabreicht werden.

Unerwünschte Wirkungen, Arzneimittelwechselwirkungen, Schwangerschaft und Laktation. Siehe Aminoglykosidantibiotika S. 766–768.

Pflegehinweise

Siehe Aminoglykoside S. 768. Amikacin sollte als Kurzinfusion über 30–60 min verabreicht werden. Um eine optimale Therapie mit Amikacin durchführen zu können, sollte die Serumkonzentration gemessen werden. Es ist eine maximale Konzentration von 20–35 mg/L (30 min nach einer i.v.- oder 60–90 min nach einer i.m.-Applikation) und eine minimale Konzentration von höchstens 10 mg/L unmittelbar vor der nächsten Applikation anzustreben. Die Dosis für die gesamte Therapiedauer (alle applizierten Aminoglykoside sind zu berücksichtigen!!) darf 15 g nicht überschreiten. Da Penicilline Aminoglykoside inaktivieren, muss das Aminoglykosid zuerst, danach das Penicillin verabreicht werden (postantibiotischer Effekt). Nach einer Hämodialyse sollten

3,75 mg/kg KG Amikacin zusätzlich verabreicht werden. Bei der Behandlung von Asthmatikern muss berücksichtigt werden, dass die Amikacin-Lösung Sulfit enthält, was zu allergischen Reaktionen führen kann.

Tetrazykline

Doxycyclin

z. B. Vibramycin®

Indikationen. Tetrazykline (z. B. Doxycyclin, Minocyclin) sind chemisch eng verwandte Antibiotika mit fast identischem Wirkspektrum. Sie hemmen die Proteinsynthese und wirken bakteriostatisch auf intra- und extrazellulär gelegene grampositive und gramnegative Erreger sowie auf Mykoplasmen und Chlamydien. Durch die in der Vergangenheit sehr häufige Anwendung von Tetrazyklinen sind viele Erreger inzwischen resistent, obwohl sich eine Resistenz nur sehr selten unter laufender Therapie entwickelt. Unter den Tetrazyklinen besteht eine beträchtliche Kreuzresistenz, nicht jedoch gegenüber anderen Antibiotika. Anwendungsgebiete für Doxycyclin sind Pneumonien (insbesondere durch Mykoplasmen und Chlamydien), der Bereich der nichtgonorrhoischen Urethritis (durch Chlamydien bzw. Mykoplasmen/Ureaplasmen), darüber hinaus Yersinieninfektionen, Leptospirosen, Lymphogranuloma inguinale, Borrelieninfektionen und Melioidose.

Pharmazeutische Zubereitung. Kapseln und Tabletten zu 0,1 g und 0,2 g, Granulat zu 0,1 g, Ampullen zu 0,1 g, für Kinder Suspensionen und Sirup.

Wirk- und Eliminationsverhalten. Doxycyclin wird nach oraler Gabe zu 93% aus dem Magen-Darm-Trakt resorbiert, wobei die Resorption durch die gleichzeitige Einnahme von Milch und/oder Nahrungsmitteln um etwa 20% vermindert. Die Penetration in die meisten Gewebe und Körperflüssigkeiten ist sehr gut. Doxycyclin passiert die Plazenta und erreicht relativ hohe Konzentrationen in der Muttermilch. Im Liquor werden bei entzündeten Meningen ca. 25% der entsprechenden Serumkonzentrationen gemessen. **Stoffwechsel/Ausscheidung:** Doxycyclin wird nicht verstoffwechselt. 20–26% werden unverändert innerhalb von 48 h im Urin und 20–40% via Fäzes ausgeschieden. Bei normaler Nierenfunktion beträgt die **Eliminationshalbwertszeit** ($t_{1/2}$) 18–22 h, bei Anurie 19–25 h.

DOSIERUNG

Erwachsene. Doxycyclin kann p.o. oder als Kurzinfusion über 1–4 h appliziert werden. Initial p.o. 200 mg (4 mg/kg KG) am 1. Tag, dann 100–200 mg täglich oder dieselbe Dosis als Kurzinfusion auf 2 gleiche Dosen verteilt.

Kinder. Kinder älter als 9 Jahre erhalten am ersten Tag in Form von Saft oder Sirup 4 mg/kg KG p.o., danach 2 mg/kg KG täglich auf 2 gleiche Einzeldosen verteilt oder dieselbe Dosis als Kurzinfusion auf 2 Einzeldosen täglich verteilt. Bei Akne 100 mg täglich über 2–4 Wochen, danach 50 mg täglich über 2–3 Wochen.

Sonderfälle. Bei Patienten mit einer **Niereninsuffizienz** kann Doxycyclin ohne Dosisreduktion angewandt werden. Bei **Leberinsuffizienz** sollte anstelle von Doxycyclin Minocyclin (s. unten) eingesetzt werden. Bei gleicher Dosis werden bei **alten Patienten** 100–200% höhere Plasmakonzentrationen erreicht als bei jungen Patienten. Eine Dosisanpassung ist aufgrund der großen therapeutischen Breite jedoch nicht notwendig. Das Wirk- und Eliminationsverhalten von Doxycyclin wird weder durch Hämodialyse noch durch Peritonealdialyse beeinflusst.

Unerwünschte Wirkungen. Im Vergleich zu den älteren Tetrazyklinen sind die unerwünschten Wirkungen unter Doxycyclin und Minocyclin seltener. Gastrointestinale Beschwerden sind dosisabhänigig. Übelkeit, Erbrechen und Magenschmerzen wurden in 4–6% beobachtet. Gleichzeitige Nahrungseinnahme vermindert das Auftreten dieser unerwünschten Wirkungen. Bei ausgeprägter oder persistierender Diarrhöe sollte an eine Superinfektion durch Staphylokokken oder an eine pseudomembranöse Kolitis durch Clostridium difficile gedacht werden. Bei der parenteralen Applikation wird eine Thrombophlebitis in 9,1% und ein Brennen an der Injektionsstelle in 5,6% beschrieben. Doxycyclin hat eine sehr viel geringere katabole Wirkung als andere Tetrazykline, die die Plasmakonzentration von Harnstoff ansteigen lassen können, insbesondere bei Patienten mit Niereninsuffizienz. Reversible phototoxische Reaktionen können bei UV- oder Sonnenlichtexposition auftreten. Die Exazerbation eines systemischen Lupus erythematodes wurde beobachtet. Bei Frauen kann es zu einer Vaginitis durch eine Überwucherung durch Hefen kommen. Bei der Behandlung von Brucellosen und Spirochätosen ist das Auftreten einer Herxheimer-Reaktion möglich. Bei Säuglingen und Kindern kann es in sehr seltenen Fällen durch ein Anstieg des Hirndrucks zur Ausbildung eines Pseudotumor cerebri kommen. Eine Allergie gegen Tetrazykline ist sehr selten, stellt aber eine Gegenindikation für alle Tetrazykline dar.

Arzneimittelwechselwirkungen. In der parenteralen Applikationsform liegt Doxycylin als Mg^{++}-Salz vor und darf deshalb nicht bei Myasthenia gravis in dieser Darreichungsform angewandt werden. Barbiturate und Carpamazepin beschleunigen den Metabolismus von Doxycyclin. Doxycyclin vermindert die Wirkung oraler Kontrazeptiva. Durch eine Beeinflussung der intestinalen Flora kann es zu einer Verminderung der intestinalen Vitamin-K-Synthese kommen. Eine verminderte intestinale

Metabolisierung und eine verbesserte Resorption kann zu toxischen Digoxinkonzentrationen führen.

Schwangerschaft und Laktation. Doxycyclin passiert die Plazentaschranke, reichert sich im fetalen Gewebe an und führt zu einer Verzögerung der Entwicklung des Skelettsystems. Bei längerer Therapie oder wiederholter kurzer Anwendungen von Doxycyclin kann es zur Einlagerung stabiler Komplexe von Doxycyclin mit Ca^{++} in alle Knochen und in den Zahnschmelz kommen. Diese Einlagerungen sind später als gelbgrau-braune Verfärbung der Zähne sichtbar und zeigen ein erhöhtes Kariesrisiko. Eine Hypoplasie des Zahnschmelzes ist ebenfalls beschrieben worden. Die Entwicklung der Zähne beginnt etwa in der 2. Hälfte der Schwangerschaft und ist bis zum 8. Lebensjahr abgeschlossen. Während dieser Zeit darf kein Tetrazyklin an Schwangere und Kinder verabreicht werden. Doxycyclin wird in die Muttermilch ausgeschieden und darf deshalb während der Stillzeit nicht verabreicht werden. Bei der i.v.-Applikation von Tetrazyklinen kam es bei Frauen mit einer Pyelonephritis oder Niereninsuffizienz in der Schwangerschaft oder post partum zu einer Hepatitis und Pankreatitis.

Pflegehinweise

Doxycyclin wird als saure Lösung (pH~3) hergestellt. Ösophagitis und retrosternale Schmerzen sind häufig, wenn die Kapseln kurz vor dem Zubettgehen ohne Wasser eingenommen werden. Ein erhöhtes Risiko haben auch Patienten mit Hiatushernien oder Ösophagusstrikturen. Die Resorption des Arzneistoffs wird durch die gleichzeitige Einnahme von Milch und/oder Nahrungsmitteln um etwa 20% vermindert. Patienten, bei denen eine UV-Bestrahlung nicht zu vermeiden ist, sollten mit Minocyclin behandelt werden, da unter Minocyclin sehr viel seltener phototoxische Reaktionen als unter den übrigen Tetrazyklinen beobachtet wurden. Wegen des Magnesiumgehaltes in den parenteralen Darreichungsformen von Doxycyclin darf bei Patienten mit Myasthenia gravis nur die orale Darreichungsform angewandt werden.

Minocyclin — z. B. Klinomycin®

Indikationen. Siehe Doxycyclin S. 773–775. Minocyclin erreicht als einziges der Tetrazykline hohe Konzentrationen in der Tränenflüssigkeit und im Speichel, sodass es zur Umgebungsprophylaxe beim Auftreten einer Meningokokkenmeningitis eingesetzt werden kann. Die Anwendungsgebiete von Minocyclin entsprechen denen von Doxycyclin.

Pharmazeutische Zubereitung. Tabletten zu 0,05 g und 0,1 g, Suspensionen und Sirup für Kinder, Ampullen zu 0,2 g.

Wirk- und Eliminationsverhalten. Minocyclin wird nach oraler Applikation zu 100% aus dem Magen-Darm-Trakt resorbiert. Die Penetration in die meisten Gewebe ist gut. **Stoffwechsel/Ausscheidung:** Minocyclin wird geringgradig zu antimikrobiell unwirksamen Substanzen verstoffwechselt. Etwa 20% werden unverändert im Urin und 12% via Fäzes ausgeschieden. Bei normaler Nierenfunktion beträgt die **Eliminationshalbwertszeit** ($t_{1/2}$) 12–16 h, bei Anurie ca. 32 h.

DOSIERUNG

Erwachsene. Initialdosis 200 mg p.o., danach werden täglich 1- bis 2-mal 100 mg gegeben.

Kinder. Kinder älter als 9 Jahre: Initialdosis 4 mg/kg KG p.o., danach 2 mg/kg KG p.o. alle 12 h. Alternativ kann die gleiche Dosis als Kurzinfusion über eine Stunde gegeben werden.

Sonderfälle. Bei **Niereninsuffizienz** ist Doxycyclin und bei **Leberinsuffizienz** ist Minocyclin zu bevorzugen.

Unerwünschte Wirkungen. Siehe Doxycyclin S. 774. Minocyclin ist das einzige Tetrazyklin, bei dem es zu einem zentralen Schwindel kommen kann. Besonders häufig wird dies bei Frauen beobachtet. Es bewirkt häufig eine Pigmentierung der Haut, der Nägel und der Schleimhäute. Die blau-schwarzen Pigmentierungen im Bereich der Entzündung oder auf normaler Haut, meist an den Unterschenkeln, sind sehr langsam (>12 Monate) reversibel. Die generalisierte schmutzig-braune Pigmentierung in lichtexponierten Arealen persistiert sehr häufig.

Arzneimittelwechselwirkungen, Schwangerschaft und Laktation. Siehe Doxycyclin S. 774 f.

Pflegehinweise

Minocyclin erreicht als einziges der Tetrazykline hohe Konzentrationen in der Tränenflüssigkeit und im Speichel, sodass es zur Umgebungsprophylaxe beim Auftreten einer Meningokokkenmeningitis eingesetzt werden kann. Unter der Behandlung kommt es häufig zu zum Teil nicht- oder nur sehr langsam reversiblen Pigmentierungen von Haut, Nägeln und Schleimhäuten (s. oben).

Makrolide

Erythromycin z. B. Erythrocin®, Monomycin®

Indikationen. Erythromycin hemmt die ribosomale Proteinsynthese und stellt ein bakteriostatisch wirksames Breitspektrumantibiotikum dar. Wegen der ungünstigen pharmakokinetischen Eigenschaften von Erythromycin (Resorption, Metabolisierung) sind heute Clarithromycin, Azithromycin und Roxithromycin außer in der Schwangerschaft gegenüber Erythromycin zu bevorzugen. Antibakteriell wirksam ist nur die säurelabile Erythromycin-Base, die von der Magensäure zerstört wird. Um dies zu verhindern, wurden Ester bzw. Salze der Erythromycin-Base hergestellt. Erythromycin ist Mittel der Wahl bei Pneumonien durch Legionellen oder Mykoplasmen, bei Enteritis durch Campylobacter jejuni und bei Infektionen durch Bordetella pertussis (supportive Therapie, Umgebungsprophylaxe). Es ist die erste Alternative bei Penicillinallergie zur Behandlung von Infektionen durch β-hämolysierende Streptokokken (Scharlach, Tonsillitis, Erysipel), zur Prophylaxe des rheumatischen Fiebers und von Endokarditiden sowie zur Therapie nichtnosokomialer eitriger Infektionen der oberen und unteren Atemwege, von Diphtherie, Listeriose, Lues und Gonorrhöe. Erythromycin stellt eine Alternative zu Tetrazyklinen bei der nichtgonorrhoischen Urethritis durch Mykoplasmen und Chlamydien sowie bei Akne vulgaris dar. Es kann zur Behandlung einer Prostatitis eingesetzt werden. Enterokokken und Pseudomonaden sind resistent. Es besteht eine partielle Kreuzresistenz zwischen den Makroliden. Erythromycin und Chloramphenicol haben den gleichen molekularen Angriffspunkt, deshalb besteht hier auch eine Kreuzresistenz.

Pharmazeutische Zubereitung. Erythromycin-Base (Monomycin®) als magensaftresistent mikroverkapselte Kapseln zu 250 mg. Erythromycinlactobionat (Erythrocin® i.v.) als Trockensubstanz zu 500 und 1.000 mg. Erythromycinstearat (z. B. Erythrocin®) als Tabletten zu 250 und 500 mg. Erythromycinethylsuccinat (z. B. Paediathrocin®) als Trockensaft zu 200 und 400 mg, als Tropfen (Paediathrocin® Kindertropfen) zu 100 mg und als Suppositorien (Paediathrocin® Suppositorien) zu 250 mg. Erythromycin-Estolat (Infectomycin®) als Saft zu 100, 200, 400, 600 und 1.000 mg.

Wirk- und Eliminationsverhalten. Erythromycin wird nur unvollständig resorbiert. Die Resorption variiert sehr stark und ist abhängig von der Darreichungsform (Base, Ester, Salze) und der galenischen Formulierung. Die Erythromycin-Base ist säurelabil und wird durch den Magensaft zerstört. Erythromycin-Estolat ist säurestabil und wird daher sehr gut resorbiert, während Erythromycin-Stearat säurelabil ist und sehr viel schlechter resorbiert wird. Die gleichzeitige Nahrungsaufnahme vermindert die Resorption. **Maximale Plasmakonzentrationen** werden 3–4 h nach der oralen Gabe erreicht. Höhere Konzentrationen können bei der i.v.-Applikation von Erythromycin als Laktobionat oder als Glukoheptonat erreicht werden. Die Diffusion in die meisten Gewebe ist sehr gut. Hohe Konzentrationen werden in Pleura-, Peritoneal- und Synovialflüssigkeit erreicht. Im Sputum und in der Bronchiallavage werden 20–80% bzw. 80–300% der entsprechenden Serumkonzentrationen gemessen. Erythromycin ist eines der wenigen Antibiotika, die in der Prostata antibiotisch wirksame Konzentrationen erreichen. Die Penetration in das zentrale Nervensystem bzw. in den Liquor ist sehr gering. Monomycin passiert die Plazentaschranke, im fötalen Serum werden max. 8–10% der entsprechenden Serumkonzentrationen gemessen. In der Muttermilch werden bis zu 5 mg/L erreicht. Aufgrund der guten Diffusionseigenschaften werden auch intrazelluläre Keime erreicht. Erythromycin reichert sich in Granulozyten und Makrophagen an. **Stoffwechsel/Ausscheidung:** Erythromycin wird zu N-Desmethyl-Erythromycin metabolisiert, das noch ca. 20% der antibiotischen Wirkung von Erythromycin aufweist. Erythromycin und seine Metabolite reichern sich in der Leber an und werden nach oraler Gabe zu mehr als 90% in die Galle und nur zu 5–10% durch glomeruläre Filtration eliminiert. Nach i.v.-Gabe werden 10–20% der applizierten Dosis im Urin ausgeschieden. In der Galle werden etwa 10-mal höhere Konzentrationen als im Serum erreicht. Die **Eliminationshalbwertszeit** ($t_{1/2}$) beträgt 1,6 ± 0,7 h. Die Halbwertszeit ist bei Niereninsuffizienz nur geringgradig, bei Leberinsuffizienz bis auf 5,8 h verlängert.

DOSIERUNG

Erwachsene und Kinder. Die Dosierung richtet sich nach folgendem Schema:

	Applikation	Tagesdosis
Erythromycin		
Erwachsene	p.o.	1,5–2 g, verteilt auf 2–4 ED
	i.v.	4-mal 0,5 g
Legionellen	i.v.	4-mal 1,0 g
Kinder	p.o.	20–50 mg/kg KG, verteilt auf 2–4 ED
	i.v.	20–50 mg/kg KG, verteilt auf 2–4 ED
Legionellen	i.v.	50 mg/kg KG, verteilt auf 2–4 ED
Chlamydia trachomatis	i.v.	50 mg/kg KG, verteilt auf 2–4 ED
Kleinkinder >4 Monate	p.o.	30–50 mg/kg KG, verteilt auf 4 ED
Kleinkinder <4 Monate	p.o.	30–50 mg/kg KG, verteilt auf 4 ED
>25 kg KG Mykoplasmenpneumonie	p.o.	1 g verteilt auf 4 ED
<25 kg KG Mykoplasmenpneumonie	p.o.	30–50 mg/kg KG, verteilt auf 4 ED
Neugeborene	i.v.	30–50 mg/kg KG, verteilt auf 2–3 ED
Mykoplasmenpneumonie	i.v.	40 mg/kg KG, verteilt auf 4 ED

ED Einzeldosis.

Intravenös sollte nur Erythromycin-Laktobionat als Kurzinfusion gegeben werden.

Sonderfälle. Eine Dosisanpassung bei leichter bis mittlerer **Niereninsuffizienz** ist bei der überwiegenden Ausscheidung über die Galle und der großen therapeutischen Breite von Erythromycin nicht notwendig. Bei schwerer Niereninsuffizienz (Kreatinin-Clearance-Werte <10 ml/min) und Anurie sollte die Dosierung um 25–50% reduziert werden. Da Erythromycin überwiegend über die Leber eliminiert wird, sollte Erythomycin Patienten mit **Leberinsuffizienz** nur unter Vorsicht verabreicht werden. Erythromycin wird weder durch Hämo- noch durch Peritonealdialyse eliminiert.

Unerwünschte Wirkungen. Erythromycin ist ein sehr sicheres Antibiotikum mit einer geringen Rate von unerwünschten Wirkungen. In Abhängigkeit von der Dosis kommt es nach oraler Gabe in ca. 5–10% zu Übelkeit, Erbrechen, Bauchschmerzen, Diarrhöe und Meteorismus. Unter entsprechenden Bedingungen kann Erythromycin eine Torsade de pointes auslösen. In seltenen Fällen wurde eine reversible Hepatitis mit Cholestase und Schmerzen in der Leberregion sowie Fieber, erhöhte Bilirubin- und Transaminasenwerte beobachtet. Diese allergisch bedingte Reaktion wurde nach einer Behandlung von mehr als 14 Tagen mit Erythromycin-Estolat beobachtet. Sie tritt aber auch bei den anderen Estern von Erythromycin, jedoch nicht bei der Behandlung mit der Erythromycin-Base auf. Aus diesem Grunde dürfen Patienten mit Lebererkrankungen mit großer Vorsicht mit Erythromycin-Base, jedoch nicht mit Erythromycin-Estolat behandelt werden. Bei Reexposition des Patienten mit dem jeweiligen Ester kommt es erneut zu einer Hepatitis mit Cholestase. Erythromycin sollte bei der i.v.-Applikation verdünnt werden, da es sonst in peripheren Venen zu Phlebitiden kommen kann. Eine pseudomembranöse Kolitis durch Clostridium difficile ist sehr selten. Bei gastrointestinalen Schmerzen, Übelkeit und dünnen Stühlen muss die Therapie abgebrochen werden. Bei Patienten mit einer Nieren- oder Leberinsuffizienz und hohen Dosen von Erythromycin (>4 g/Tag) sind reversible Hörstörungen beobachtet worden.

Arzneimittelwechselwirkungen. Makrolide sind inkompatibel mit anderen Antibiotika und den meisten anderen Medikamenten. Die Infusionslösung muss immer im Bereich von pH-6–8 liegen. Bei der Herstellung der Infusionslösungen darf keine Mischung mit organischen Salzen erfolgen. Erythromycin kann die Serumkonzentration von Theophyllin und Cyclosporin A erhöhen.

Schwangerschaft und Laktation. Erythromycin gilt als sicheres Antibiotikum in der Schwangerschaft.

Pflegehinweise

Erythromycin sollte möglichst oral appliziert werdenen, da die i.m.-Injektion schmerzhaft ist und lokale Nekrosen verursachen kann. Falls eine i.v.-Applikation notwendig ist, muss Erythromycin verdünnt und auf die Zeichen einer Phlebitis geachtet werden. Erythromycin-Estolat ist geschmacksneutral, was besonders für die Anwendung bei Kindern wichtig ist. Um eine möglichst vollständige Resorption aus dem Magen-Darm-Trakt zu erreichen, sollte Erythromycin mit einem Glas Wasser auf nüchternen Magen (1 h vor oder 2 h nach den Mahlzeiten) eingenommen werden. Bei Patienten mit Leberfunktionsstörung müssen regelmäßig die Transaminasen kontrolliert werden. Bei diesen Patienten darf kein Erythromycin-Estolat, sondern nur Erythromycin-Base angewandt werden. Bei gastrointestinalen Schmerzen, Übelkeit und Durchfällen sollte die Therapie beendet werden.

Clarithromycin z. B. Klacid®

Roxithromycin Rulid®

Indikationen. Das Wirkspektrum von Clarithromycin und Roxithromycin ist mit dem von Erythromycin nahezu identisch. Wegen der ungünstigen pharmakokinetischen Eigenschaften von Erythromycin (Resorption, Metabolisierung) sind heute Clarithromycin und Roxithromycin außer in der Schwangerschaft gegenüber Erythromycin zu bevorzugen. Beide Substanzen sind wirksamer als Erythromycin gegen Chlamydien (Chlamydia pneumoniae und Chlamydia trachomatis), Legionella pneumophilia sowie gegen Mycobacterium avium und Mycobacterium intracellulare. Es besteht eine partielle Kreuzresistenz zwischen allen Makroliden.

Pharmazeutische Zubereitung. Clarithromycin: Tabletten zu 250 mg und Suspension mit 25 mg/ml. **Roxithromycin:** Tabletten zu 150 mg und 300 mg; Granulat in Beuteln zu 50 mg.

Wirk- und Eliminationsverhalten. Siehe Tabelle unten. Die **Bioverfügbarkeit** von Clarithromycin liegt bei 85%, die von Roxithromycin bei 72–85%. Die Penetration in die meisten Gewebe (Leber und Prostata) ist gut. Die Penetration in Körperflüssigkeiten (Aszites, Galle, Urin, Bronchialsekret, Pleura- und Synovialflüssigkeit) ist gut, in den Liquor dagegen schlecht. In der Muttermilch werden ca. 50% der entsprechenden Serumkonzentration gemessen. **Stoffwechsel/Ausscheidung:** Clarithromycin wird zu einem 14-Hydroxy-Metabolit transformiert, der gegen Haemophilus influenzae genauso wirksam ist wie Clarithromycin selbst. 18% der applizierten Dosis von Clarithromycin werden unverändert und 12% als 14-Hydroxy-Metabolit in den Urin ausgeschieden. Die Eliminationshalbwertszeit ($t_{1/2}$) des 14-Hydroxy-Metaboliten beträgt 5–9 h. Die Eliminationshalbwertszeit ($t_{1/2}$) von Roxithromycin (s. Tabelle) verlängert sich bei Leberinsuffizienz auf 20 h. Die Eliminationshalbwertszeit ($t_{1/2}$) von Clarithromycin (s. Tabelle) ist bei geringer Leberinsuffizienz kaum beeinflusst. Bei Patienten mit schwerer Leberinsuffizienz ist die Kinetik von Clarithromycin nicht bekannt. **Stoffwechsel, Ausscheidung, Eliminationshalbwertszeit** ($t_{1/2}$):

Substanz	Dosis [g]	max. Konz. [mg/L]	PB [%]	Metab. [%]	Exkr. [%]		HWZ [h]	
					ren.	hep.	Norm	Anurie
Clarithromycin	0,5	2,4	1	80	18	60	5	32
Roxithromycin	0,3	10,4	90	Gering	8	74	10	?

max. Konz. maximale Konzentration 1 h nach Applikation; *PB* Proteinbindung; *Metab.* Metabolismus; *Exkr. [%]* renale und hepatische Exkretion; *HWZ [h]* Halbwertszeit in Stunden bei normaler Nierenfunktion und bei Anurie.

DOSIERUNG

Erwachsene. Clarithromycin: 0,25–0,5 g p.o. 2-mal täglich. **Roxithromycin:** 150 mg p.o. 2-mal täglich.

Kinder. Clarithromycin: 15 mg/kg KG verteilt auf 2 Einzeldosen täglich; **Roxithromycin:** 5–7,5 mg/kg KG verteilt auf 2 Einzeldosen täglich.

Sonderfälle. Die Dosierung muss bei **Niereninsuffizienz** wie folgt angepasst werden: Bei einer Kreatinin-Clearance von <30 ml/min ist die Dosis von Clarithromycin um 50% zu verringern, die Dosis von Roxithromycin braucht nicht reduziert zu werden. Bei einer **Leberinsuffizienz** ohne gleichzeitige Niereninsuffizienz muss die Dosis von Clarithromycin nicht reduziert werden, da dann ein größerer Anteil über die Niere ausgeschieden wird. Roxithromycin darf bei Leberinsuffizienz nicht gegeben werden.

Unerwünschte Wirkungen und Arzneimittelwechselwirkungen. Diese sind mit denen von Erythromycin identisch, wobei sowohl unter Clarithromycin als auch unter Roxithromycin deutlich weniger gastrointestinale Nebenwirkungen auftreten.

Schwangerschaft und Laktation. Die Substanzen sollen während dieser Zeit nicht appliziert werden, da noch ungenügend Informationen für eine Beurteilung beim Menschen vorliegen.

Pflegehinweise

Die Vorteile von Clarithromycin und Roxithromycin im Vergleich zu Erythromycin sind das günstigere Wirk- und Eliminationsverhalten, die geringere Rate an gastrointestinalen Nebenwirkungen und die etwas stärkere Wirksamkeit. Clarithromycin und Roxithromycin sollten auf nüchternen Magen eingenommen werden, um eine konstante und bessere Bioverfügbarkeit zu erreichen.

Azithromycin — Zithromax®

Indikationen. Azithromycin ist sehr eng mit den Makroliden verwandt, der Wirkmechanismus ist identisch. Die Anwendungsgebiete von Azithromycin entsprechen denen von Erythromycin, jedoch mit erweitertem Wirkspektrum im Bereich der Enterobakterien (Escherichia coli, Salmonellenarten, Yersinienarten u. a.). Wesentliche Indikationen sind leichte Atemwegsinfektionen und die nichtgonorrhoische Urethritis.

Pharmazeutische Zubereitung. Tablette zu 250 mg und Suspension mit 25 mg/ml.

Wirk- und Eliminationsverhalten. **Maximale Plasmakonzentrationen** werden 2–3 h nach der oraler Gabe erreicht. Die Penetration in die meisten Gewebe ist sehr gut. Azithromycin reichert sich in Phagozyten und im Gewebe an, sodass die Gewebekonzentrationen um ein Vielfaches höher sind als die entsprechenden Serumkonzentrationen. Es werden nur sehr geringe Konzentrationen im zentralen Nervensystem und im Liquor erreicht. **Stoffwechsel/Ausscheidung:** Azithromycin wird hauptsächlich unverändert über die Galle ausgeschieden. 3–5% der oral applizierten und ca. 10% der i.v. applizierten Dosis werden unverändert im Urin ausgeschieden. Bei normaler Nierenfunktion ist die **Eliminationshalbwertszeit** ($t_{1/2}$) 12 h. Durch die hohe Anreicherung im Gewebe wird Azithromycin auch noch eine Woche nach Absetzen in den Urin ausgeschieden.

DOSIERUNG

Erwachsene. 0,5 g Azitromycin p.o. 1-mal täglich für 3 Tage oder am 1. Tag 0,5 g und am 2.–5. Tag 0,25 g.

Sonderfälle. Bei **alten Patienten** sind die Serumkonzentrationen zwischen 30–50% höher als bei jüngeren Menschen. Eine Dosisanpassung ist nicht nötig. Bei **Niereninsuffizienz** bis zu einer Kreatinin-Clearance von 40 ml/min ist keine Dosisanpassung nötig.

Unerwünschte Wirkungen und Arzneimittelwechselwirkungen. Siehe Erythromycin S. 779. Antazida und Nahrung vermindern die Resorption.

Schwangerschaft und Laktation. Azithromycin darf während dieser Zeit nicht appliziert werden, da noch ungenügend Informationen für eine Beurteilung beim Menschen vorliegen.

Pflegehinweise

Azithromycin sollte nicht an Kinder unter 3 Jahren verabreicht werden. Um eine optimale Resorption aus dem Magen-Darm-Trakt zu erreichen, sollte die Substanz 1 h vor oder 2 h nach einer Mahlzeit eingenommen werden. Dies gilt auch für Patienten, die gleichzeitig mit Antazida behandelt werden. Der Vorteil von Azithromycin im Vergleich zu Erythromycin liegt in der längeren Halbwertszeit und der guten Gewebepenetration.

Spiramycin — Rovamycin®, Selectomycin®

Indikationen. Spiramycin wirkt wie andere Makrolide bakteriostatisch gegen grampositive Bakterien. Die Anwendung erfolgt besonders bei Toxoplasmose sowie bei Infektionen im Bereich der Mundhöhle, weil die Substanz gut in Gingiva und Speichel diffundiert.

Pharmazeutische Zubereitung. Filmtabletten zu 187,5 mg Spiramycin (750.000 IE) und zu 375 mg Spiramycin (1.500.000 IE).

Wirk- und Eliminationsverhalten. Spiramycin wird bei oraler Gabe unvollständig aus dem Magen-Darm-Trakt resorbiert. Die gleichzeitige Einnahme von Nahrung reduziert die **Bioverfügbarkeit** um 50%. **Maximale Plasmakonzentrationen** werden 2–3 h nach oraler Gabe erreicht. Im Speichel sind die Konzentrationen von Spiramycin 2- bis 3fach höher als im Serum. **Stoffwechsel/Ausscheidung:** Spiramycin wird langsam zu bisher nicht identifizierten Metaboliten verstoffwechselt. Bei normaler Nierenfunktion beträgt die **Eliminationshalbwertszeit** ($t_{1/2}$) 2–3 h. Im Urin werden 5–10% der oral gegebenen Dosis ausgeschieden.

DOSIERUNG

Erwachsene. In der Zahnmedizin: 2-mal 2 Filmtabletten täglich. Erwachsene 2-mal 4 oder 4-mal 2 Filmtabletten täglich. Bei Toxoplasmose: Erwachsene 4-mal 2–3 Filmtabletten täglich über 3–4 Wochen. Wiederholung nach 14-tägiger Pause.

Kinder. Bei Allgemeininfektionen: 150.000–300.000 IE/kg KG/Tag in 2–4 Gaben.

Sonderfälle. Spiramycin wird nur gering renal ausgeschieden, eine Dosisanpassung ist daher nicht notwendig.

Unerwünschte Wirkungen, Arzneimittelwechselwirkungen. Wie bei Erythromycin (s. S. 779).

Pflegehinweise

Spiramycin sollte immer nüchtern eingenommen werden. Bei Patienten mit Leberinsuffizienz kann es unter der Behandlung mit Makroliden zu einem cholestatischen Ikterus kommen, diese Patienten sollten daher bei einer Therapie mit Spiramycin überwacht werden.

Fluorchinolone (Gyrasehemmer)

Indikationen. Fluorchinolone sind eine Gruppe von Antibiotika, die die bakterielle DNA-Gyrase hemmen. Sie wirken bakterizid und sind β-laktamasestabil. Zum Spektrum der Fluorchinolone gehören grampositve und gramnegative Keime. Anaerobier werden nur von den neueren Fluorchinolonen erfasst. Fluorchinolone zeigen wie β-Laktamantibiotika und Aminoglykoside einen postantibiotischen Effekt. Im sauren Medium (pH <6) wirken sie schlechter. Die Kombination mit Cephalosporinen oder Fosfomycin kann synergistisch sein. Es besteht eine Kreuzresistenz unter den Fluorchinolonen, nicht jedoch zu anderen Antibiotika.

Wirk- und Eliminationsverhalten. Fluorchinolone werden nach oraler Gabe gut resorbiert (60–100%). Die Penetration in die meisten Organe, Körperflüssigkeiten und Zellen ist gut. Nur Ofloxacin und Ciprofloxacin erreichen mäßige Konzentration im Liquor. **Stoffwechsel/Ausscheidung:** Fluorchinolone werden teilweise metabolisiert (Ciprofloxacin), aber auch unverändert (Ofloaxcin) im Urin ausgeschieden. Die **Eliminationshalbwertszeit** ($t_{1/2}$) der einzelnen Fluorchinolone liegt bei 3–6 h.

DOSIERUNG

Sonderfälle. Bei **Niereninsuffizienz** muss die Dosis der meisten Fluorchinolone angepasst werden.

Unerwünschte Wirkungen. Übelkeit, Erbrechen und Diarrhöe sind mit 5% die häufigsten Nebenwirkungen. Vorübergehend kann es zu einem Anstieg der Leberenzyme kommen. Sehr selten tritt eine pseudomembranöse Kolitis auf. In 0,9–1,8% wurden Kopfschmerzen, Sehstörungen,

Schwindel, Schlaflosigkeit, Erregungszustände und Verwirrtheit beobachtet. Konvulsionen wurden bei einzelnen Patienten beschrieben. Bei Epileptikern dürfen Fluorchinolone nicht gegeben werden. Hautexantheme sind selten (1–2%). Vereinzelt wurde eine anaphylaktische Reaktion beobachtet. Störungen der Knorpelentwicklung im Wachstumsalter wurden bei Tieren beobachtet.

Arzneimittelwechselwirkungen. Antazida und Eisenpräparate vermindern die Resorption der meisten Fluorchinolone.

Schwangerschaft und Laktation. Bei Kindern, denen als Ultima ratio Fluorchinolone verabreicht wurden, konnten Schädigungen des Gelenkknorpels nachgewiesen werden. Aus diesem Grund dürfen Fluorchinolone während der Schwangerschaft und bis zum 16. Lebensjahr nicht verabreicht werden.

Pflegehinweise

Ciprofloxacin ist als einziges Fluorchinolon in Deutschland für die Behandlung von Pseudomonasinfektionen bei Kindern und Jugendlichen mit Mukoviszidose im Alter von 5–17 Jahren zugelassen. Bei älteren Patienten mit Niereninsuffizienz und neurologischen Störungen kann es gehäuft zu neurologischen Nebenwirkungen kommen (s. oben). Um bei einer längeren Therapie mögliche psychische Störungen frühzeitig erfassen zu können, sollte der Patient überwacht werden. Es ist zu bedenken, dass Antazida und Eisenpräparate die Resorption der meisten Fluorchinolone vermindern.

Norfloxacin — Barazan®

Indikationen. Siehe Fluorchinolone S. 784. Norfloxacin ist in Deutschland nur für die Behandlung von Infektionen der oberen und unteren Harnwege (Pyelonephritis, Zystitis, Urethritis) durch empfindliche Keime zugelassen. Das Wirkspektrum umfasst die typischen Erreger dieser Infektionen wie gramnegative Stäbchen (inklusive Pseudomonaden), die antibakterielle Aktivität gegen Enterokokken und Staphylokokken ist gering. Resistent sind anaerobe Bakterien, Mykoplasmen, Chlamydien sowie β-hämolysierende Streptokokken der Gruppe A und B. Resistente Stämme von Pseudomonasspezies bzw. von Enterobakterienarten und Enterokokken sind beschrieben. Eine sekundäre Resistenzentwicklung unter laufender Therapie ist möglich. Mit anderen Fluorchinolonen besteht eine partielle Kreuzresistenz.

Pharmazeutische Zubereitung. Norfloxacin: Tabletten zu 400 mg.

Wirk- und Eliminationsverhalten. Die **Bioverfügbarkeit** von Norfloxacin beträgt 30–40%. Die Penetration in die meisten Gewebe (Lunge, Prostata, Uterus, Muskel und Nieren) und Körperflüssigkeiten (Urin, Galle) ist gut. Norfloxacin tritt nicht in den Liquor über. **Stoffwechsel/Ausscheidung:** Norfoxacin wird zu 20% metabolisiert und zu jeweils 30% renal und hepatisch eliminiert. Bei normaler Nierenfunktion beträgt die **Eliminationshalbwertszeit** ($t_{1/2}$) 3–4,5 h, bei Anurie 5–10 h.

DOSIERUNG

Erwachsene. Norfloxacin p.o. 2-mal 400 mg täglich.

Sonderfälle. Die Dosierung muss bei **Niereninsuffizienz** wie folgt angepasst werden: Bei einer Kreatinin-Clearance von <15 ml/min sollte die Tagesdosis von 400 mg auf 200 mg Norfloxacin reduziert werden. Norfloxacin wird weder durch Peritonealdialyse noch durch Hämodialyse eliminiert.

Unerwünschte Wirkungen. Siehe Fluorchinolone S. 784 f. Bei längerer Therapie wurden auch Photodermatosen beobachtet.

Arzneimittelwechselwirkungen. Siehe Fluorchinolone S. 785.

Schwangerschaft und Laktation sowie Pflegehinweise. Siehe Fluorchinolone S. 785.

Ofloxacin — Tarivid®

Ciprofloxacin — Ciprobay®

Indikationen. Siehe Fluorchinolone S. 784. Ofloxacin und Ciprofloxacin sind Breitspektrumantibiotika mit Wirksamkeit gegen eine Vielzahl grampositiver und gramnegativer Bakterienspezies. Während die In-vitro-Aktivität bei grampositiven Bakterien für Ofloxacin und Ciprofloxacin etwa gleich ist, ist sie bei gramnegativen Stäbchen für Ciprofloxacin stärker. Mykoplasmen und Chlamydien sind nur mäßig empfindlich. Resistent sind anaerobe Bakterien sowie einige Streptokokken-, Enterokokken- bzw. Pseudomonasstämme. Bei längerer Behandlung wurde eine sekundäre Resistenzentwicklung beschrieben.

Pharmazeutische Zubereitung. Ciprofloxacin: Tabletten zu 250 mg, 500 mg und 750 mg, Infusionsflaschen mit 100 mg, 200 mg und 400 mg. **Ofloxacin:** Tabletten zu 200 mg, Ampullen zu 100 mg und 200 mg.

Wirk- und Eliminationsverhalten. Die **Bioverfügbarkeit** von Ofloxacin beträgt 90%, von Ciprofloxacin 70%. Bei Ciprofloxacin sind die Dosierungsempfehlungen so abgestimmt, dass bei oraler und i.v.-Applikation sehr ähnliche Konzentrationsverläufe erreicht werden. Die Penetration in die meisten Gewebe (Leber, Niere, Lunge, Prostata, Muskel und Knochen) und Körperflüssigkeiten (Urin, Bronchialsekret, Sputum) ist gut, in den Liquor bei Meningitis jedoch nur mäßig. Die Metabolite von Ciprofloxacin sind z. T. antimikrobiell wirksam. Ciprofloxacin wird zu etwa 15% direkt in den Darm sezerniert. **Stoffwechsel, Ausscheidung, Eliminationshalbwertszeit** ($t_{1/2}$):

Substanz	Dosis [g]	max. Konz. [mg/L]	PB [%]	Metab. [%]	Exkr. [%]		HWZ [h]	
					ren.	hep.	Norm	Anurie
Ofloxacin	0,2 p.o.	2–3	25	Gering	>90	3	5–6	30–50
Ciprofloxacin	0,2 i.v.	1–2	30	15–20	40–60	1–5	3–4	5–10

max. Konz. maximale Konzentration 1 h nach Applikation; *PB* Proteinbindung; *Metab.* Metabolismus; *Exkr. [%]* renale und hepatische Exkretion; *HWZ [h]* Halbwertszeit in Stunden bei normaler Nierenfunktion und bei Anurie.

DOSIERUNG

Erwachsene. Ciprofloxacin: oral 250–500–750 mg 2-mal täglich oder i.v. 200–400 mg 2-mal täglich. **Ofloxacin:** Harnwegsinfekte 1- bis 2-mal 100 mg oral oder i.v. täglich, bei Infektionen der Niere und Geschlechtsorgane 2-mal 100–200 mg oral oder i.v. täglich. Alle weiteren Indikationen 2-mal 200 mg täglich.

Sonderfälle. Die Dosierung von Ofloxacin und Ciprofloxacin sollte bei **Niereninsuffizienz** wie folgt angepasst werden: Bei einer Kreatinin-Clearance von 50–10 ml/min sollte eine Tagesdosis von 100 mg Ofloxacin nicht überschritten werden, bei einer Kreatinin-Clearance von <10 ml/min werden maximal 50 mg alle 24 h verabreicht. Für Ciprofloxacin sollte die Tagesdosis bei einer Kreatinin-Clearance von 50–10 ml/min von 200 mg auf 100 mg reduziert werden, und bei einer Kreatinin-Clearance <10 ml/min sollte die Tagesdosis auf maximal 60 mg reduziert werden. Weder Ofloxacin noch Ciprofloxacin werden durch Hämo- oder Peritonealdialyse eliminiert.

Unerwünschte Wirkungen, Arzneimittelwechselwirkungen, Schwangerschaft und Laktatid Laktation sowie Pflegehinweise. Siehe Fluorchinolone S. 784f.

Levofloxacin Tavanic®

Indikationen. Siehe Fluorchinolone S. 784. Levofloxacin ist ein bakterizides Breitspektrumantibiotikum. Es ist wirksam gegen grampositive und gramnegative Keime wie Staphylokokken, Pneumokokken, Enterobakterien, Haemophilus influenzae und atypische gramnegative Mikroorganismen. Wichtigste Indikation ist u. a. die Therapie komplizierter Infektionen der oberen und unteren Harnwege.

Pharmazeutische Zubereitung. Tabletten zu 250 mg und 500 mg. Infusionslösungen zu 250 mg und 500 mg.

Wirk- und Eliminationsverhalten. Die **Bioverfügbarkeit** beträgt 100%. **Maximale Plasmakonzentrationen** werden nach einer Stunde erreicht. Nach wiederholter Gabe kommt es zu einer geringgradigen Akkumulation. Der Steady State wird nach 3 Tagen erreicht. **Stoffwechsel/Ausscheidung:** Levofloxacin wird zu ca. 85% unverändert im Urin ausgeschieden und zu etwa 5% metabolisiert. Bei normaler Nierenfunktion beträgt die **Eliminationshalbwertszeit** ($t_{1/2}$) 6–8 h.

DOSIERUNG

Erwachsene. Oral oder i.v. 1- bis 2-mal 500 mg täglich. Bei komplizierten Harnwegsinfekten und Pyelonephritis 1- bis 2-mal oral oder p. i. 250 mg täglich. Levofloxacin sollte bei 250 mg über 30 min und bei 500 mg über 60 min infundiert werden.

Sonderfälle. Die Dosisanpassung bei eingeschränkter **Nierenfunktion** richtet sich nach folgenden Schemata:

	Dosierungsschema nach Indikation		
	250 mg/24 h Ladungsdosis: 250 mg	500 mg/24 h Ladungsdosis: 500 mg	500 mg/12 h Ladungsdosis: 500 mg
Kreatinin-Clearance [ml/min]	maximale Einzeldosis [mg]/Dosierungsintervall [h]		
50–20	125/24	250/24	250/12
19–10	125/48	125/24	125/12
<10	125/48	125/24	125/24

Die Behandlung mit Levofloxacin sollte mit einer Ladungsdosis begonnen und dann mit der angepassten Dosis weitergeführt werden. Nach der Hämodialyse oder der chronischen ambulanten Peritonealdialyse (CAPD) sind keine weiteren Dosierungen notwendig.

Unerwünschte Wirkungen. Bei einer Überdosierung kann es zu Verwirrtheit, Schwindel, Bewusstseinsstörungen, epileptischen Anfällen sowie gastrointestinalen Reaktionen, wie Übelkeit und Schleimhauterosionen, kommen. Bei massiver Überdosierung ist eine Magenspülung indiziert. Antazida können zur Schleimhautprotektion eingesetzt werden.

Arzneimittelwechselwirkungen. Die Resorption von Levofloxacin ist bei der gleichzeitigen Einnahme von Eisensalzen oder magnesium- oder aluminiumhaltigen Antazida signifikant vermindert. Die Einnahme sollte daher in einem zeitlichen Abstand von mindesten 2 h stattfinden. Sucralfat vermindert ebenfalls die Resorption von Levofloxacin. Es gibt Hinweise, dass bei der gleichzeitigen Verabreichung von Theophyllin oder Fenbufen mit Levofloxacin die zerebrale Krampfschwelle herabgesetzt wird. Cimetidin und Probenicid hemmen die renale Ausscheidung von Levofloxacin um 24 bzw. 34%. Levofloxacin darf nicht mit Heparin oder alkalischen Lösungen gemischt werden.

Schwangerschaft und Laktation. Siehe Fluorchinolone S. 785.

Pflegehinweise

Die Resorption von Levofloxacin ist bei der gleichzeitigen Einnahme von Eisensalzen sowie magnesium- oder aluminiumhaltigen Antazida signifikant vermindert. Die Einnahme sollte daher in einem zeitlichen Abstand von mindesten 2 h stattfinden. Unter der Therapie mit Levofloxacin kann es zu anhaltenden blutigen Diarrhöen bis hin zu einer pseudomembranösen Kolitis kommen. Levofloxacin hemmt das Wachstum von Mycobacterium tuberculosis, und es kann daher bei der bakteriologischen Diagnose der Tuberkulose zu falsch-negativen Werten führen. Um einer Photosensibilisierung vorzubeugen, sollte eine unnötige Sonnenexposition vermieden werden. Levofloxacin kann zu Muskelschwäche führen, dies muss bei Patienten mit Myasthenia gravis berücksichtigt werden.

Grepafloxacin — Raxar®

Indikationen. Grepafloxacin ist ein Fluorchinolon der neuen Generation, das im Unterschied zu den bisher verfügbaren Fluorchinolonen eine deutlich verbesserte Wirksamkeit gegen grampositive Erreger aufweist. Dies beinhaltet insbesondere die sehr gute Wirksamkeit gegen Streptococcus pneumoniae, einschließlich penicillinresistenter Pneumokokken, aber auch eine gute Aktivität gegen die Erreger atypischer Pneumonien. Wichtigstes Anwendungsgebiet von Grepafloxacin ist daher auch die Therapie von Infektionen der unteren Atemwege (einschließlich Pneumonien durch Pneumokokken, Legionellen, Mykoplasmen und Chlamydien).

Pharmazeutische Zubereitung. Tabletten mit 400 mg und 600 mg.

Wirk- und Eliminationsverhalten. Grepafloxacin wird rasch und unabhängig von der Nahrung aus dem Magen-Darm-Trakt resorbiert. **Maximale Plasmakonzentrationen** werden nach 2–3 h erreicht. Grepafloxacin wird hauptsächlich durch CYP1A2 metabolisiert und teilweise unverändert und teilweise als Metabolit über die Galle eliminiert. Bei normaler Nierenfunktion beträgt die **Eliminationshalbwertszeit** ($t_{1/2}$) 15 h und bei Anurie ca. 30 h. Die Ausscheidung ist bei Patienten mit einer Leberinsuffizienz vermindert.

DOSIERUNG

Erwachsene. 1-mal 400–600 mg täglich. Die Therapiedauer sollte 10 Tage nicht überschreiten.

Sonderfälle. Da Grepafloxacin nur zu einem sehr geringen Anteil über die Niere ausgeschieden wird, ist eine Dosisreduktion bei Niereninsuffizienz nicht erforderlich. Patienten mit leichter **Leberinsuffizienz** sollten maximal 1-mal tägl. 400 mg erhalten. Bei mäßiger und schwerer Leberinsuffizienz darf Grepafloxacin nicht angewandt werden.

Unerwünschte Wirkungen. Siehe Fluorchinolone S. 784 f. Geschmacksstörungen und Übelkeit, Diarrhöe und Verwirrtheit, Kopfschmerzen und Rash wurden beobachtet. Verlängerungen des QT-Intervalls wurden gemeldet. Unter entsprechenden Bedingungen kann somit eine Torsade de pointes ausgelöst werden. Eine photoallergische Reaktion trat im Gegensatz zu Sparfloxacin und Lomefloxacin unter Grepafloxacin sehr selten auf.

Arzneimittelwechselwirkungen. Eisen- oder zinkenthaltende Multivitaminsäfte, Antazida, Aluminium, Kalzium, Magnesium sowie Sucralfat vermindern die Resorption von Grepafloxacin erheblich, wenn sie innerhalb von 4 h eingenommen wurden. Bei einer gleichzeitigen Therapie mit Theophyllin muss die Dosis von Theophyllin um 50% reduziert werden, da Grepafloxacin die Clearance von Theophyllin um 50% vermindert. Zur Therapieüberwachung sollte die Theophyllin-Konzentration im Plasma bestimmt werden.

Schwangerschaft und Laktation. Siehe Fluorchinolone S. 785.

Pflegehinweise

Siehe Fluorchinolone S. 785. Eisen- oder zinkenthaltende Multivitaminsäfte, Antazida, Aluminium, Kalzium, Magnesium sowie Sucralfat vermindern die Resorption von Grepafloxacin aus dem Magen-Darm-Trakt erheblich, wenn sie innerhalb von 4 h eingenommen wurden. Unter Therapie mit Geprafloxacin muss wegen der verzögerten Elimination die Dosis einer Theophyllin-Behandlung halbiert werden.

Clinafloxacin Rapzid®

Indikationen. Clinafloxacin ist ein Breitspektrumfluorchinolon der neueren Generation. Es wirkt sowohl im grampositiven als auch gramnegativen Bereich und besitzt zusätzlich eine hohe Aktivität gegenüber anaeroben Bakterien und gegen die Erreger atypischer Pneumonien. Anwendungsgebiete von Clinafloxacin sind: nosokomiale Pneumonien, komplizierte intraabdominale Infektionen und febrile Neutropenien.

Pharmazeutische Zubereitung. Infusionslösungen mit 200 mg Clinafloxacin.

Wirk- und Eliminationsverhalten. Clinafloxacin verteilt sich gut in alle Körperflüssigkeiten und Gewebe. **Stoffwechsel/Ausscheidung:** Clinafloxacin wird nicht nennenswert metabolisiert. 60–70% der Dosis werden unverändert im Urin ausgeschieden. Bei normaler Nierenfunktion beträgt die **Eliminationshalbwertszeit** ($t_{1/2}$) 5 h, bei Anurie 7,5–18 h.

DOSIERUNG

Erwachsene. Schwere Infektionen werden mit 200 mg Clinafloxacin Infusion alle 12 h behandelt. Clinafloxacin sollte immer als Kurzinfusion über 60 min appliziert werden. Die Behandlungsdauer beträgt in Abhängigkeit vom Schweregrad der Infektion 5–28 Tage.

Sonderfälle. Bei Patienten mit **Niereninsuffizienz** sollte bei einer Kreatinin-Clearance von <40 ml/min mit 100 mg Clinafloxacin alle 12 h behandelt werden. Eine Zusatzdosis bei Hämodialyse ist nicht erforderlich, da Clinafloxacin nicht nennenswert dialysiert wird. Eine Dosisanpassung bei Leberinsuffizienz ist nicht erforderlich.

Unerwünschte Wirkungen. Kopfschmerzen und photosensitive Reaktionen wurden beobachtet. Übelkeit, Diarrhöe, Erbrechen, orale und vaginale Kandidainfektionen sowie Veränderung der Leberfunktionstests wurden beschrieben. Unter Clinafloxacin wurden Exantheme, lokale Phlebitiden sowie Hypoglykämien beobachtet.

Arzneimittelwechselwirkungen. Clinafloxacin hemmt wie alle Fluorchinolone den Metabolismus von Koffein. Probenecid hemmt die Ausscheidung von Clinafloxacin. Es vermindert die Phenytoin-Clearance um ca. 20%. Daher sollte bei einer gleichzeitigen Therapie mit Phenytoin die Phenytoin-Konzentration überwacht und evtl. eine Dosisanpassung vorgenommen werden. Die Theophyllin-Clearance wird durch Clinafloxacin vermindert. Bei der gleichzeitigen Gabe sollte daher die Theophyllin-Konzentration überwacht und ggf. die Theophyllin-Dosis um 50% reduziert werden. Die Konzentration von Warfarin kann unter der gleichzeitigen Therapie mit Clinafloxacin ansteigen, aus diesem Grund sollte die Prothrombinzeit engmaschig überwacht werden.

Schwangerschaft und Laktation. Siehe Fluorchinolone S. 785.

Pflegehinweise

Siehe Fluorchinolone S. 785. Clinafloxacin sollte immer als Kurzinfusion über 60 min appliziert werden. Bei gleichzeitiger Therapie mit Phenytoin oder Theophyllin sind wegen der bestehenden Interaktionen die Plasmakonzentrationen zu kontrollieren (s. oben).

Chloramphenicol z. B. Paraxin®

Indikationen. Chloramphenicol wirkt auf viele grampositive und gramnegative Bakterien inklusive einiger Anaerobierarten (Fusobakterien, Peptostreptokokken, Bacteroidesarten) durch Hemmung der Proteinsynthese bakteriostatisch. Das Wirkspektrum von Chloramphenicol umfasst weiterhin Chlamydien, Mykoplasmen, Leptospiren, Rickettsien (Fleckfieber). Gegen Pseudomonas aeruginosa, Nocardiaarten und Mykobakterien ist Chloramphenicol unwirksam. Der Anteil Chloramphenicol-resistenter Enterobakteriazeenstämme unterliegt starken lokalen Variationen. Salmonellen und Shigellenstämme sind zunehmend gegen Chloramphenicol resistent. Unter laufender Therapie wurde eine geringe Tendenz zur Resistenzbildung beobachtet. Es besteht keine Kreuzresistenz zu anderen Antibiotika. Wegen der Nebenwirkungen von Chloramphenicol (aplastische Anämie, Gray-Syndrom) sind nur lebensbedrohliche Infektionen mit Chloramphenicol-empfindlichen Erregern, gegen die risikoärmere Antibiotika unwirksam bzw. aus anderen Gründen kontraindiziert sind, noch eine Indikation für eine hochdosierte Chloramphenicol-Therapie. Hierzu gehören schwere Infektionen durch Salmonellen, d. h. Typhus oder Paratyphus, sowie die Salmonellensepsis bzw. -meningitis. Unter bestimmten Umständen können Hirnabszesse durch Rickettsien mittels Chloramphenicol behandelt werden. Darüber hinaus findet Chloramphenicol Verwendung in der lokalen Behandlung von okulären Infektionen.

Pharmazeutische Zubereitung. Tabletten zu 250 und 500 mg, als Saft (1 Messlöffel zu 0,1 g), als Injektionsflasche zu 1 g.

Wirk- und Eliminationsverhalten. Chloramphenicol wird zu 90–100% aus dem Magen-Darm-Trakt resorbiert. Das kristalline Chloramphenicol in Kapseln hat eine wesentlich bessere **Bioverfügbarkeit** als das für die Saftzubereitung verwendete Palmitat. Die Gewebegängigkeit des Antibiotikums ist sehr gut. Therapeutische Konzentrationen werden in Synovial- und Pleuraflüssigkeit sowie im Aszites gemessen. Chloramphenicol penetriert in Zellen, sodass es gegen intrazelluläre Keime wirken kann. Die Substanz erreicht auch hohe Konzentrationen im Speichel und in der Tränenflüssigkeit. Im Liquor werden 50% der entsprechenden Serumkonzentrationen gemessen, bei Meningitis werden noch höhere Konzentrationen erreicht. **Stoffwechsel/Ausscheidung:** Chloramphenicol wird in der Leber verstoffwechselt und danach zu etwa 80–85% direkt in den Urin eliminiert. Etwa 3% nichtmetabolisiertes Chloramphenicol werden über die Galle und ca. 8% direkt im Urin ausgeschieden. Der in den Urin ausgeschiedene Anteil ist für die Therapie von Harnwegsinfekten nicht ausreichend. Die **Eliminationshalbwertszeit** ($t_{1/2}$) beträgt 2,3 ± 0,5 h bei normaler Nierenfunktion und 3,7 ± 0,2 h bei Anurie. Ab der 2. Lebenswoche bis zur Vollendung des 2. Monats beträgt die Eliminationshalbwertszeit 9 h und bei Neugeborenen in der ersten Lebenswoche 12 h. Bei Patienten mit Leberinsuffizienz ist die Eliminationshalbwertszeit nicht vorhersagbar.

DOSIERUNG

Erwachsene und Kinder. Die Dosierung richtet sich nach folgendem Schema:

	Applikation	Tagesdosis	Gesamtdosis
Chloramphenicol			
Erwachsene	i.v. und p.o.	40 (–80) mg/kg Kg, verteilt auf 3–4 ED	25 g
Meningitis		100 mg/kg KG, verteilt auf 3–4 ED	
Kinder	i.v. und p.o.	50–100 mg/kg KG, verteilt auf 4 ED	700 mg/kg KG
Neugeborene bis 3. LW	nur i.v.	25 mg/kg KG, verteilt auf 2 ED	–
3.–4. LW	nur i.v.	50 mg/kg KG, verteilt auf 2 ED	–

ED Einzeldosis, LW Lebenswoche; Therapiebgrenzung 14 Tage, keine Wiederholung des Therapiezyklus.

Sonderfälle. Bei **Niereninsuffizienz** und **Leberfunktionseinschränkung** kann es zu erhöhten Plasmakonzentrationen und konsekutiv zu verstärkten toxischen Effekten kommen. Auch bei Früh- und Neugeborenen können durch die unreife Leberfunktion sehr hohe Konzentrationen erreicht werden. Zur Vermeidung von toxischen Reaktionen, sollten die maximalen Konzentrationen zwischen 10–20 mg/L und die minimalen Konzentrationen bei 5–10 mg/L liegen. Bei Kindern muss aufgrund der schwankenden Resorption und des unterschiedlichen Metabolismus die Plasmakonzentration von Chloramphenicol bestimmt werden. Bei Patienten mit Leber- und Niereninsuffizienz ist ein Monitoring absolut notwendig.

Unerwünschte Wirkungen. Die Knochenmarkdepression ist die schwerwiegendste unerwünschte Wirkung von Chloramphenicol. Es werden zwei unterschiedliche Formen beobachtet. Die erste Form ist die reversible dosisabhängige Anämie, die bei längerer Therapie und Serumkonzentrationen >25 mg/L auftritt und bei der es zu einer Erhöhung des Eisens im Plasma kommt. Ein gehäuftes Vorkommen wurde auch bei Patienten mit Nieren- und Leberinsuffizienz beobachtet. Diese Anämie ist wahrscheinlich durch eine Hemmung der mitochondrialen Proteinsynthese bedingt. Diese Form bildet sich 1–2 Wochen nach dem Absetzen von Chloramphenicol zurück. Die zweite Form ist eine sehr seltene (1/19.000 bis zu 1/200.000) dosisunabhängige Form, die aber in 50% zu einer letal verlaufenden aplastischen Anämie führen kann. Charakteristischerweise tritt diese 2. Form Wochen bis Monate nach dem Absetzen der Therapie mit Chloramphenicol auf und ist unabhängig von der Applikationsart. Die Ursache für diese Toxizität konnte bisher nicht geklärt werden. Interessanterweise wurde bei dem Strukturanalog Thiamphenicol diese 2. Form nicht beobachtet. Bei exzessiven Dosen (Serumkonzentration >40 mg/L) kann es bei Säuglingen und Kleinkindern zu einem „Gray-baby-Syndrom" kommen, das in 40% der Fälle tödlich verläuft und dessen Ursache in einer stark verminderten Konjugation und Elimination von Chloramphenicol liegt. Ein ähnliches Syndrom wurde auch bei Erwachsenen beobachtet, die mit sehr hohen Dosen behandelt wurden. Zwei bis 9 Tage nach dem Beginn der Therapie kommt es zu Übelkeit, Tachypnoe, abdominalen Krämpfen, Zyanose, grünen Stühlen, Lethargie, einer refraktären metabolischen Azidose, Hypothermie und einem aschfarbenen Hautkolorit. Bei Dauertherapie kann es zur Neuritis des N. opticus sowie zu einer peripheren Neuritis kommen. Der Visusverlust ist nicht immer reversibel. Es müssen daher häufig Sehprüfungen durchgeführt werden. Durch Hämodialyse lässt sich Chloramphenicol eliminieren. Übelkeit, Erbrechen, Glossitis, unangenehme Geschmacksempfindungen sowie Stomatitis und Diarrhöe wurden beobachtet. Allergische Reaktionen sind sehr selten. Herxheimer-Reaktionen wurden bei der Behandlung von Typhus beobachtet. Chloramphenicol ist kontraindiziert bei Patienten mit Lebererkrankungen, hämatologischen Erkrankungen sowie bei Patienten, die mit knochenmarkhemmenden Pharmaka behandelt werden. Bei Patienten mit Glukose-6-Phosphat-Dehydrogenase- Mangel kann es zu hämolytischen Episoden kommen.

Arzneimittelwechselwirkungen. Durch die Hemmung mikrosomaler Enzyme in der Leber kann Chloramphenicol die Serumkonzentration von Phenytoin, Tolbutamid, Cyclophosphamid, Dicumarol, Etomidat und Methotrexat erhöhen. Umgekehrt können diese Pharmaka die Serumkonzentration von Chloramphenicol erhöhen. Chloramphenicol hemmt die Resorption von Eisen, Folsäure und Vitamin B_{12}. Nahrung vermindert die Resorption von Chloramphenicol. Es sollte daher 1 h vor oder 2 h nach einer Mahlzeit mit einem Glas Wasser eingenommen werden. Durch Enzyminduktoren wie Phenobarbital oder Phenytoin wird die Eliminationshalbwertszeit verkürzt.

Schwangerschaft und Laktation. Chloramphenicol ist plazentagängig. In der Amnionflüssigkeit werden 30–50% der Serumkonzentration der Mutter gemessen. In der Muttermilch werden bis zu 50% der Serumkonzentration der Mutter erreicht. Chloramphenicol darf während der Schwangerschaft und der Laktation nur nach strengster Indikationsstellung angewandt werden.

Pflegehinweise

Eine Therapie mit Chloramphenicol sollte nur nach strenger Indikationsstellung erfolgen. Zur Vermeidung von toxischen Reaktionen, sollten die maximalen Konzentrationen zwischen 10–20 mg/L und die minimalen Konzentrationen bei 5–10 mg/L liegen. Leber- und Nierenfunktion sollten vor Beginn der Therapie wie auch während der Therapie in regelmäßigen Abständen überprüft werden. Die reversible Form der Anämie lässt sich durch Kontrollen von Blutbild inklusive Retikulozyten, des Serumeisens (alle 2 Tage) und der Eisenbindungskapazität früh erkennen. Bei Auftreten einer Retikulozytopenie, Leukopenie, Thrombozytopenie oder Anämie muss die Therapie mit Chloramphenicol abgebrochen werden. Diese Maßnahmen schließen jedoch das Auftreten einer irreversiblen aplastischen Anämie nicht aus. Eine zusätzliche Therapie mit knochenmarktoxischen Medikamenten (z. B. Metamizo,l Novalgin®) muss vermieden werden. Aufgrund der Toxizität und der eingeschränkten Metabolisierung ist Chloramphenicol bei Neugeborenen, Säuglingen und Kleinkindern sehr vorsichtig zu dosieren. Für eine vollständige Resorption muss die Substanz 1 h vor oder 2 h nach einer Mahlzeit mit einem Glas Wasser eingenommen werden. Der Patient muss angewiesen werden, jegliche Änderungen seiner Sehkraft dem Arzt zu melden. Die Knochenmarkdepression ist die schwerwiegendste unerwünschte Wirkung von Chloramphenicol.

Lincosamide

Clindamycin Sobelin®

Indikationen. Clindamycin hemmt die bakterielle Proteinsynthese. Je nach lokaler Konzentration und Empfindlichkeit der Erreger wirkt es bakterizid bzw. bakteriostatisch. Obwohl chemisch nicht mit den Makroliden verwandt, hat Clindamycin dennoch denselben molekularen Angriffspunkt und ein ähnliches Wirkspektrum. Clindamycin ist in der Regel wirksam gegen Staphylokokken, Streptokokken (auch Pneumokokken, nicht jedoch Enterokokken), Corynebacterium diphtheriae, Bacillus anthracis und Nokardien. Die meisten Anaerobier sind sehr empfindlich, darunter Bacteroidesarten, Peptostreptokokken, Fusobakterien, Propionibakterien sowie die meisten Clostridium-perfringens-Stämme. Gramnegative aerobe Bakterien sind resistent (z. B. auch Hämophilusarten), darüber hinaus auch Gonokokken, Meningokokken, Listerien und Enterokokken. Es kommen jedoch auch unter den oben als empirisch empfindlich aufgeführten Bakterienarten immer wieder einzelne Clindamycin-resistente Stämme vor, sodass der Therapie mit Clindamycin immer eine mikrobiologische Testung vorausgehen sollte. Unter einer laufenden Behandlung kann in seltenen Fällen eine Resistenzentwicklung für Streptokokken und Staphylokokken auftreten. Mit den Makroliden besteht aufgrund des vergleichbaren Angriffspunktes eine partielle Kreuzresistenz. Clindamycin ist indiziert bei typischen Anaerobierinfektionen (Lungenabszess, Peritonitis, Empyem, intraabdominellen Abszessen, Entzündungen im kleinen Becken). Es kann alternativ bei Penicillinallergie zur Behandlung von Streptokokken- und Staphylokokkeninfektionen eingesetzt werden. Es ist außerdem zur oralen Nachbehandlung von durch Staphylokokken-bedingten Osteomyelitiden geeignet. Es kann zur Therapie der Akne lokal eingesetzt werden. Bei klinischem Verdacht auf eine Clindamycin-induzierte pseudomembranöse Enterokolitis muss die Therapie abgebrochen und eine entsprechende Behandlung (z. B. die Gabe von Vancomycin oder Metronidazol) eingeleitet werden.

Pharmazeutische Zubereitung. Kapseln zu 0,075 g, 0,15 g und 0,3 g, Suspension mit 15 mg/ml. Ampullen zu 0,3 g, 0,6 g und 0,9 g Lösungen zur topischen Anwendung bei Akne.

Wirk- und Eliminationsverhalten. Nach oraler Gabe wird Clindamycin nahezu vollständig aus dem Magen-Darm-Trakt resorbiert. Gleichzeitig eingenommene Nahrung verzögert, die Resorption vermindert sie aber nicht. Die Penetration in die Gewebe, insbesondere in den Knochen, ist sehr gut. Hohe Konzentrationen werden auch in Abszessen erreicht. Clindamycin wird wie die Makrolide aktiv in Granulozyten und Makrophagen aufgenommen und dort angereichert. Im zentralen Nervensystem und im Liquor werden aber nur sehr geringe Konzentrationen erreicht. **Stoff-**

wechsel/Ausscheidung: Clindamycin unterliegt einem extensiven Metabolismus zu antibiotisch aktiven und inaktiven Metaboliten. 5–10% einer oralen Dosis werden unverändert oder als Metabolite im Urin ausgeschieden. Bei normaler Nierenfunktion beträgt die **Eliminationshalbwertszeit** ($t_{1/2}$) 1,5–4 h, bei Anurie 3,4–6 h.

DOSIERUNG

Erwachsene und Kinder. Die Dosierung richtet sich nach folgendem Schema:

	Applikation	Tagesdosis
Clindamycin		
Erwachsene	Oral	4-mal 150–450 mg
	i.m. oder i.v.	2- bis 3-mal 600 mg
Kinder	Oral	10–20 mg/kg KG, verteilt auf 3–4 ED
	i.m. oder i.v.	15–40 mg/kg KG, verteilt auf 3–4 ED
Neugeborene		
<4. LW	i.v.	15 mg/kg KG, verteilt auf 3 ED
>4. LW	i.v.	20–40 mg/kg KG, verteilt auf 3 ED
	p.o.	20 mg/kg KG, verteilt auf 3 ED
Wegen des Gehalts an Benzylalkohol sollte keine Anwendung bei Frühgeborenen oder unreifen Neugeborenen erfolgen (Atemstörung, Angioödem)		

ED Einzeldosis, *LW* Lebenswoche.

Sonderfälle. Bei der überwiegenden Elimination von Clindamycin und seiner Metabolite in die Galle ist eine Dosisanpassung bei Niereninsuffizienz nicht notwendig. Bei einer **Leberinsuffizienz** kann es zur Akkumulation von Clindamycin bzw. seiner Metabolite kommen. Clindamycin wird weder durch Hämodialyse noch durch Peritonealdialyse eliminiert.

Unerwünschte Wirkungen. Nach oraler Applikation werden häufig (20%) Übelkeit, Erbrechen, Krämpfen und Diarrhöe beobachtet. Unter der oralen und seltener unter der parenteralen Applikation kann es zur pseudomembranösen Enterokolitis durch Clostridium difficile kommen. Diese Kolitis tritt meist 2–7 Tage nach dem Beginn einer Therapie auf. Sie ist nach dem Absetzen von Clindamycin meist selbstlimitierend. Ist dies nicht der Fall, so muss mit Vancomycin oder Metronidazol therapiert werden. In seltenen Fällen können Allergien mit Exanthem und Fieber und sehr selten ein Erythema exsudativum multiforme auftreten. Bei Kindern wurden Schläfrigkeit, Kopfschmerzen oder ein allgemeines Krankheitsgefühl, bei Erwachsenen Juckreiz, Proktitis oder Vaginitis beobachtet. Ein geringer Anstieg hepatozelullärer Enzyme tritt häufig, ein Ikterus und eine schwere Hepatitis dagegen selten auf. Wegen der hepatischen Metabolisierung darf Clindamycin bei Patienten mit einer Leberinsuffizienz nicht angewandt werden.

Arzneimittelwechselwirkungen. Clindamycin kann die Wirkung von Chloramphenicol und von Makroliden vermindern. Die Wirkung kurareartiger Muskelrelaxanzien wird durch Clindamycin verstärkt.

Schwangerschaft und Laktation. Clindamycin darf in der Schwangerschaft nicht gegeben werden. Es darf nur bei einer absoluten Indikation an Neugeborene während der ersten 4 Lebenswochen verabreicht werden.

Pflegehinweise

Clindamycin muss vor der intravenösen Applikation mit 5%iger Glukoselösung oder physiologischer Kochsalzlösung auf eine Konzentration von 12 mg/ml verdünnt werden. Die Substanz enthält Benzoylalkohol als Konservierungsmittel, dadurch kann es zu Atemstörungen und Angioödemen bei Neugeborenen und Kindern kommen. Beim Auftreten einer Diarrhöe ist der Arzt zu benachrichtigen, die Therapie mit Clindamycin sollte abgebrochen und entsprechende Maßnahmen eingeleitet werden.

Co-Trimoxazol z. B. Bactrim®, Eusaprim®

Indikationen. Co-Trimoxazol ist eine Kombination aus Trimethoprim (TMP) und dem Sulfonamid Sulfamethoxazol (SMZ) im Verhältnis 1:5. Beide Komponenten hemmen die bakterielle Folsäuresynthese an voneinander verschiedenen Wirkorten und Stoffwechselschritten. Beim Menschen entsteht durch die Behandlung mit Co-Trimoxazol kein Folsäuremangel, da die benötigte Folsäure aus der Nahrung aufgenommen wird. Die menschliche Folsäurereduktase wird im Vergleich zur bakteriellen erst durch 5×10^4- bis 10^5fach höhere Co-Trimoxazol-Konzentrationen gehemmt. Die Kombination der bakteriostatischen Einzelkomponenten (TMP und SMZ) ist synergistisch und wirkt bei manchen Keimen sogar bakterizid. Co-Trimoxazol ist gegen die meisten aeroben Bakterien wirksam, jedoch unwirksam gegen z. B. Treponema pallidum und Pseudomonas aeruginosa. Durch die häufige Anwendung sind aber viele Bakterienarten, insbesondere Enterobakterien sowie weitere Erreger von Atem- und Harnwegsinfektionen, resistent geworden. Vor der Therapie ist eine Resistenzprüfung angezeigt. Es wurden Resistenzen bei Staphylococcus aureus, Enterokokken, Pneumokokken und Enterobakterien bzw. Klebsiellen beobachtet. Co-Trimoxazol ist Mittel der Wahl bei der Behandlung von akuten und chronischen Harnwegsinfekten einschließlich einer Pyelonephritis, bei der chronischen Prostatitis und des Prostataabszesses, bei Legionelleninfektionen, Nokardiosen, eitriger Bronchitis und Sinusitis und bei Enteritiden sowie in Therapie und Rezidivprophylaxe bei Pneumocystis-carinii-Infektionen.

Pharmazeutische Zubereitung. Tabletten und Infusionsflaschen mit 80 mg Trimethoprim und 400 mg Sulfamethoxazol. Sirup oder Suspension für Erwachsene (5 ml enthalten 80 mg Trimethoprim und 400 mg Sulfamethoxazol). Forte Tabletten mit 160 mg Trimethoprim und 800 mg Sulfamethoxazol. Kindertabletten mit 20 mg Trimethoprim und 100 mg Sulfamethoxazol, Kindersirup oder Kindersuspension (5 ml enthalten 40 mg Trimethoprim und 200 mg Sulfamethoxazol).

Wirk- und Eliminationsverhalten. Nach oraler Gabe werden sowohl Trimethoprim (TMP) als auch Sulfamethoxazol (SMZ) vollständig resorbiert. Die Diffusion von SMZ in die meisten Gewebe ist gut, die von TMP noch um ein Vielfaches besser. Die Konzentrationen von TMP in Speichel, Prostata und Galle sind sehr viel höher als die entsprechenden Serumkonzentrationen. Hohe Konzentrationen werden auch in Bronchialsekret und Augenkammerwasser erreicht. Im Liquor werden ca. 50% der entsprechenden Serumkonzentrationen von TMP gemessen. **Stoffwechsel/Ausscheidung:** SMZ wird in der Leber verstoffwechselt. Innerhalb von 24–32 h werden 85% im Urin ausgeschieden, davon 10–30% als unveränderte Substanz. TMP wird nahezu vollständig innerhalb von 24–72 h in den Urin ausgeschieden. Bei normaler Nierenfunktion beträgt die **Eliminationshalbwertszeit** ($t_{1/2}$) von TMP 11 ± 2,3 h, die von SMZ 8 ± 0,4 h. Bei Anurie verlängern sich die Eliminationshalbwertszeiten ($t_{1/2}$) von TMP auf 20–30 h und die von SMZ auf 18–24 h. Die Pharmakokinetik von SMZ und TMP wird durch ihre Kombination nicht beeinflusst.

DOSIERUNG

Erwachsene und Kinder. Die Dosierung richtet sich nach folgendem Schema:

	Applikation	Tagesdosis
Co-Trimoxazol		
Erwachsene	Oral	2-mal 160 mg TMP/800 mg SMZ
	i.v.	2-mal 160 mg TMP/800 mg SMZ
	Maximale Dosis	2-mal 240 mg TMP/1200 mg SMZ
Pneumocyst. carinii	i.v.	(20 mg TMP/100 mg SMZ)/kg KG, auf 3 gleiche ED verteilt
Rezidivprophylaxe Pneumocyst. carinii	Oral	160 mg TMP/800 mg SMZ als ED
Kinder	Oral	(8 mg TMP/40 mg SMZ)/kg KG alle 12 h
	i.v.	(8–10 mg TMP/40–50 mg SMZ)/kg KG auf 3–4 gleiche ED verteilt
Pneumocyst. carinii	i.v.	(10–20 mg TMP/75–100 mg SMZ)/kg KG, verteilt auf 3–4 ED
Rezidivprophylaxe Pneumocyst. carinii	Oral	(5 mg TMP/20 mg SMZ)/kg KG, verteilt auf 2 gleiche ED an 3 aufein-

Kleinkinder und Säuglinge	Oral	anderfolgenden Tagen pro Woche (8 mg TMP/40 mg SMZ)kg KG, verteilt auf 2 ED

TMP Trimethoprim, *SMZ* Sulfamethoxazol, *ED* Einzeldosis.

Sonderfälle. Die Dosierung muss bei **Niereninsuffizienz** wie folgt angepasst werden: Bei einer Kreatinin-Clearance von 15–30 ml/min sollte man die Dosis halbieren; bei einer stärkeren Niereninsuffienz sollte man auf eine Therapie mit Co-Trimoxazol verzichten. Bei intermittierender **Hämodialyse** wird die Dosis halbiert.

Unerwünschte Wirkungen. Die Häufigkeit beträgt etwa 6–8%. Bei längerer Anwendung kann es zu einer reversiblen Knochenmarkdepression mit Thrombo- und Leukozytopenie kommen. Sehr selten tritt eine Agranulozytose mit tödlichem Ausgang oder eine megaloblastische, hämolytische oder aplastische Anämie auf. Unter starker UV-Bestrahlung kann es zur Photosensibilisierung kommen. Hypersensitivitätsreaktionen bis zum anaphylaktischen Schock, Stevens-Johnson-Syndrom und Lyell-Syndrom sind beschrieben, die letzteren sind auf das Sulfonamid zurückzuführen. Bei gleichzeitiger Exsikkose tritt eine reversible Verschlechterung der Nierenfunktion auf. Übelkeit und Erbrechen oder Diarrhöe werden gelegentlich beobachtet, eine Hepato- oder Nephrotoxizität nur sehr selten. Bei der i.v.-Applikation kann es an der Injektionsstelle zu Schmerzen und einer Thrombophlebitis, bei der i.m.-Injektion zu Schmerzen und einer entzündlichen Infiltration an der Injektionsstelle kommen. Exantheme, Fieber, Neutropenie, Thrombozytopenie und ein Anstieg der Leberwerte werden bei AIDS-Patienten häufiger beobachtet und erzwingen einen Behandlungsabbruch. Die Ursache hierfür ist noch unklar. Ikterus und Kernikterus bei Neugeborenen sind durch das Sulfonamid bedingt. Co-Trimoxazol darf nicht an Patienten mit einer akuten Hepatitis und schweren Lebererkrankungen sowie an Patienten mit Blutbildungsstörungen, insbesondere Patienten mit einer durch Folsäuremangel-bedingten megaloblastischen Anämie, gegeben werden. Die parenteralen Darreichungsformen enthalten Natriumdisulfid und dürfen deshalb nicht bei Asthmatikern mit Sulfidüberempfindlichkeit angewandt werden.

Arzneimittelwechselwirkungen. Co-Trimoxazol interferiert mit der Kreatininexkretion, ohne jedoch die glomeruläre Filtrationsrate zu beeinflussen. Gleichzeitige Einnahme von Thiazid-Diuretika kann bei alten Menschen zu Thrombozytopenie mit Purpura führen. Die Hypoprothrombinämie durch Antikoagulanzien vom Dicumarol-Typ wird verstärkt. Bei gleichzeitiger Gabe von Phenytoin steigt die Serumkonzentration von Phenytoin an. In Kombination mit Cyclosporin A verschlechtert sich die Nierenfunktion. Hypoglykämien sind bei gleichzeitiger Behandlung mit Sulfonylharnstoffen möglich. Die gleichzeitige Gabe mit Pyrimethamin kann zu Blutbildveränderungen führen. Die Toxizität von Trimethoprim kann durch p-Aminosalizylsäure, Barbiturate, Primidon und Methotrexat verstärkt werden.

Schwangerschaft und Laktation. Co-Trimoxazol ist im Tierversuch teratogen. Es darf daher im 1. Drittel der Schwangerschaft und während der Stillperiode in den ersten 4 Lebenswochen nicht gegeben werden.

Pflegehinweise

Co-Trimoxazol sollte mit einem Glas Wasser 1 h vor oder 2 h nach dem Essen eingenommen werden. Der Patient sollte darüber hinaus reichlich Flüssigkeit zu sich nehmen. Bei der i.v.-Applikation kann es an der Injektionsstelle zu Schmerzen und einer Thrombophlebitis, bei der i.m.-Injektion zu Schmerzen und einer entzündlichen Infiltration an der Injektionsstelle kommen. Die intravenöse Darreichungsform enthält Äthanol, Natriumdisulfid und Benzylalkohol, was in hohen Dosierungen bei Kindern und Asthmatikern zu Problemen führen kann. Bei längerer Therapie muss – vor allem beim Auftreten von grippalen Infekten, Fieber und Halsschmerzen – das Blutbild, insbesondere die Thrombozytenzahl, kontrolliert werden. Co-Trimoxazol darf nicht bei Patienten mit einer akuten Hepatitis und schweren Lebererkrankungen sowie bei Patienten mit Blutbildungsstörungen, insbesondere Patienten mit einer durch Folsäuremangel-bedingten megaloblastischen Anämie, verabreicht werden. Beachtet werden muss, dass bei gleichzeitiger Gabe von Phenytoin die Serumkonzentrationen des Antiepileptikums ansteigen, entsprechende Medikamentenspiegelkontrollen sollten erfolgen.

Fosfomycin — Fosfocin®

Fosfomycin-Trometamol — Monuril®

Indikationen. Fosfomycin ist ein bakterizid wirkendes Breitspektrumantibiotikum. Nach der Aufnahme in die Zelle hemmt es die Zellwandsynthese über einen anderen Angriffspunkt als β-Laktamantibiotika. Es ist wirksam bei Staphylokokken, Streptokokken, Gonokokken, Haemophilus influenzae, Escherichia coli, Proteus mirabilis, Salmonellen, Shigellen, Pseudomonas aeruginosa und Serratia marcescens. Fosfomycin wirkt auch bei Anaerobiern (Peptostreptokokken, Fusobakterien, Veillonellen und Clostridien). Es ist jedoch unwirksam bei allen Bacteroidesarten. Bei Morganella morganii, Klebsiella pneumoniae und Enterobacterarten ist ein relativ hoher Prozentsatz der Bakterienstämme resistent. Eine sekundäre Resistenzentwicklung ist möglich. Ursache hierfür ist eine Veränderung des aktiven Transportes von Fosfomycin in die Bakterienzellwand. Fosfomycin ist mit anderen Antibiotika chemisch nicht verwandt, es bestehen daher keine Kreuzresistenzen. Es ist Mittel der dritten Wahl und dient als wertvolles Reserveantibiotikum für Patienten mit einer Penicillin- und/oder Cephalosporinallergie. Bei bedrohlichen Erkrankungen ist die Kombination mit einem Penicillin oder Cephalosporin ratsam.

Pharmazeutische Zubereitung. Infusionsflaschen zu 2 g, 3 g oder 5 g. Granulat 3 g/Beutel.

Wirk- und Eliminationsverhalten. Fosfomycin wird nach oraler Gabe unzureichend aus dem Magen-Darm-Trakt resorbiert, weshalb die Gabe als i.v.-Kurzinfusion erfolgt. Die Penetration in die meisten Gewebe (Lunge, Muskulatur und Knochen) ist gut. Im Liquor werden ca. 16% der entsprechenden Serumkonzentrationen gemessen. Im fetalen Blut und in der Amnionflüssigkeit wurde Fosfomycin ebenfalls nachgewiesen. **Stoffwechsel/Ausscheidung:** Fosfomycin wird nicht metabolisiert und zu 90% unverändert im Urin ausgeschieden. Bei normaler Nierenfunktion beträgt die **Eliminationshalbwertszeit** ($t_{1/2}$) 2 h, bei Anurie ca. 11 h.

DOSIERUNG

Erwachsene. 3–5 g Fosfomycin werden als Kurzinfusion über 30 min alle 8–12 h gegeben. 1 Beutel Fosfomycin-Trometamol 2 h vor oder nach der Mahlzeit zur Behandlung einer Zystitis bei Frauen mit einem Körpergewicht von mehr als 50 kg.

Kinder. 100–200 (-300) mg/kg KG als Kurzinfusion über 30 min verteilt auf 3 Einzeldosen täglich, Neugeborene: 100 mg/kgKG verteilt auf 3 Einzeldosen täglich.

Sonderfälle. Die Dosierung von Fosfomycin sollte bei **Niereninsuffizienz** wie folgt angepasst werden: Bei einer Kreatinin-Clearance von 50–100 ml/min werden maximal 3 g alle 8 h, bei einer Kreatinin-Clearance von <10 ml/min werden maximal 1,5 g alle 24 h gegeben. Fosfomycin wird durch Hämodialyse eliminiert, es muss daher eine Zusatzdosis von 2,5 g nach jeder Hämodialyse gegeben werden.

Unerwünschte Wirkungen. Unerwünschte Wirkungen treten in etwa 10–17% auf. In ca. 8% wurden Brechreiz und Magenbeschwerden beobachtet. Es kann zu Exanthemen, Dyspnoe, anaphylaktischem Schock, Erbrechen, Diarrhöe, Appetitlosigkeit und Geschmacksstörungen kommen. Auf die Zeichen einer Thrombophlebitis ist zu achten. Vorübergehend kann es zu einem Anstieg der alkalischen Phosphatase, der SGOT und der SGPT kommen.

Schwangerschaft und Laktation. Wegen fehlender Daten ist Fosfomycin während der Schwangerschaft und Laktation kontraindiziert.

Pflegehinweise

Die Injektionslösung von Fosfomycin hat einen sehr hohen Natriumgehalt (1 g Fosfomycin enthalten 14,5 mmol Na^+), weshalb besonders bei Patienten mit Herzinsuffizienz, arterieller Hypertonie oder sekundärem Hyperaldosteronismus auf eine Flüssigkeitsretention geachtet werden muss. Eine Kontrolle der Serumelektrolyte ist notwendig. Auf die Zeichen einer Thrombophlebitis ist zu achten. Fosfomycin-Trometamol ist zur oralen Anwendung im Handel und eignet sich zur Kurzzeittherapie von Harnwegsinfektionen bei Frauen. Metoclopramid verringert die zur Behandlung einer Zystitis erforderlichen Konzentrationen von Fosfomycin im Urin. Aus diesem Grunde ist eine zeitversetzte Einnahme von 2–3 h zu empfehlen. Fosfomycin wird durch Hämodialyse eliminiert, es muss daher eine Zusatzdosis von 2,5 g nach jeder Hämodialyse gegeben werden.

Fusidinsäure — Fucidine®

Indikationen. Fusidinsäure besitzt keine Verwandtschaft mit anderen Antibiotika. Es hat als oberflächenaktive Substanz in therapeutisch erreichbaren Konzentrationen eine bakteriostatische Wirkung durch Hemmung der Proteinsynthese. Fusidinsäure ist in sehr geringen Konzentrationen gegen Staphylokokken wirksam, die meisten Streptokokken (inkl. Pneumokkoken) sind nur wenig empfindlich. Darüber hinaus können Neisseria meningitis und Neisseria gonorrhoe, Corynebacterium diphtheriae bzw. Clostridien- und Bacteroidesarten erfasst werden. Es besteht keine Kreuzresistenz mit anderen Antibiotika. Während in vitro eine schnelle Resistenzentwicklung möglich ist, wird diese unter Therapie selten beobachtet. Durch Kombinationstherapien kann eine Resistenzentwicklung verhindert oder zumindest verzögert werden. Primär resistente Staphylokokkenstämme sind selten. Anwendungsgebiete sind Staphylokokkeninfektionen bei Penicillinallergie oder Versagen anderer Staphylokokken-wirksamer Antibiotika (Staphylokokkenpneumonie, Sepsis, Osteomyelitis) ggf. in Kombinationstherapie mit anderen Antibiotika, wie z. B. Flucoxacillin oder einem Cephalosporin der 1. Generation.

Pharmazeutische Zubereitung. Tabletten zu 250 mg und Infusionslösungen zu 500 mg, Gaze zu 30 mg/100 cm^2, Creme 20,4 mg/ml, Gel 20,2 mg/ml, Puder 20 mg/g, Salbe 17,4 mg/ml.

Wirk- und Eliminationsverhalten. Bei oraler Gabe werden **maximale Plasmakonzentrationen** nach 2–4 h erreicht. Die Gewebegängigkeit ist gut. Im Knochen werden hohe, im Liquor dagegen nur sehr geringe Konzentrationen erreicht. Die Konzentrationen im Kammerwasser des Auges liegen im therapeutischen Bereich. **Stoffwechsel/Ausscheidung:** Fusidinsäure wird in der Leber extensiv metabolisiert und nur zu etwa 0,1% im Harn eliminiert. Der größte Anteil wird über die Galle ausgeschieden und zum Teil wieder rückresorbiert (enterohepatischer Kreislauf). Unter Mehrfachapplikation kann es daher zur Anreicherung kommen, die nach 4 Tagen maximal ist. Bei normaler Nierenfunktion beträgt die **Eliminationshalbwertszeit** ($t_{1/2}$) 4–6 h, bei Anurie 6–8 h.

DOSIERUNG

Erwachsene. 3-mal täglich 0,5 (–1) g Fusidinsäure p.o. oder 3-mal 500 mg als Infusion (2–4 h) täglich.

Kinder. 20 (–30) mg/kg KG p.o. verteilt auf 3 Einzeldosen täglich oder 20 mg/kgKG als Infusion (2–4 h) täglich.

Sonderfälle. Fusidinsäure wird nahezu ausschließlich über das hepatobiliäre System ausgeschieden, eine Dosisanpassung bei Niereninsuffizienz ist daher nicht notwendig. Fusidinsäure sollte nicht an Patienten mit einer **Leberfunktionseinschränkung** verabreicht werden, denn bei diesen Patienten kann es eine Hyperbilirubinämie und eine Cholestase induzieren. Fusidinsäure wird weder durch Peritonealdialyse noch durch Hämodialyse eliminiert.

Unerwünschte Wirkungen. Nach oraler Applikation von Fusidinsäure wurden bei 10% und nach i.v.-Infusion bei 50% der Patienten nach 4–7 Tagen ein Ikterus und eine Hyperbilirubinämie beobachtet. Übelkeit, Erbrechen oder Magenschmerzen treten bei nüchternen Patienten auf. Bei i.v.-Infusion kann es zu Venospasmus und Thrombophlebitis, nach i.m.-Gabe zu lokalen Gewebsnekrosen kommen. Fusidinsäure darf bei einer Allergie gegen Fusidinsäure und bei Patienten mit einer schweren Leberfunktionseinschränkung nicht gegeben werden.

Arzneimittelwechselwirkungen. Fusidinsäure darf nicht gleichzeitig mit Natriumbikarbonat oder Antazida verabreicht werden. Fusidinsäure-Infusionslösung ist nicht mit aminosäurehaltigen Infusionslösungen mischbar, da sonst die Fusidinsäure ausfällt.

Schwangerschaft und Laktation. Fusidinsäure passiert die Plazenta und konnte in der Muttermilch nachgewiesen werden. Es darf nicht während der Schwangerschaft und Laktation verabreicht werden.

Pflegehinweise

Bei Patienten mit leichter Leberfunktionsstörung müssen die Transaminasen und die alkalische Phosphatase regelmäßig kontrolliert werden.

Nach i.v.-Infusion werden bei 50% der Patienten nach 4–7 Tagen ein Ikterus und eine Hyperbilirubinämie beobachtet. Fusidinsäure darf nur oral oder als Infusion, nicht jedoch i.m., i. a., s.c. oder als i.v.-Injektion verabreicht werden. Die zubereiteten Infusionslösungen müssen innerhalb von 12 h verbraucht werden. Bei i.v.-Infusion kann es zu Venospasmen und Thrombophlebitiden, nach i.m.-Gabe zu lokalen Gewebsnekrosen kommen. Fusidinsäure darf nicht mit aminosäurehaltigen Lösungen vermischt werden, es sollte nicht gleichzeitig mit Natriumbikarbonat oder Antazida verabfolgt werden.

Nitroimidazole

Metronidazol z. B. Clont®

Tinidazol z. B. Simplotan®

Indikationen. Die zu den Nitroimidazolen gehörenden Substanzen Metronidazol und Tinidazol haben durch die Hemmung der Nukleinsäuresynthese bei anaeroben Bakterien eine starke bakterizide Wirkung. Beide Arzneistoffe sind gleich wirksam gegen fast alle obligat anaeroben Bakterien (Clostridien, sporenlose Anaerobier) außer Aktinomyzeten und Propionibakterien. Resistent sind alle aeroben und fakultativ anaeroben Bakterien (Ausnahme Gardnerella vaginalis). Es kommt zu keiner Resistenzentwicklung unter der Behandlung. Primär resistente Bakterienstämme sind innerhalb der Anaerobier selten, bei Trichomonaden und Entamoebaarten jedoch möglich. Unter den Nitroimidazolen besteht eine komplette Kreuzresistenz, hingegen keine Kreuzresistenz mit anderen Antibiotika. Anwendungsgebiete sind Anaerobierinfektionen. Nitroimidazole sollten stets mit Aerobier-wirksamen Antibiotika, wie z. B. Cefalosporinen der 3. Generation oder Gentamicin, kombiniert werden, da immer Mischinfektionen mit aeroben Bakterien vorliegen können (z. B. bei Aspirationspneumonie, Leber-, Hirn-, Lungen-, Beckenabszess, Peritonitis, Endometritis u. Ä.). Darüber hinaus sind folgende Indikationen etabliert: Peritonitis, Gingivitis, Stomatitis und – in Kombination mit Penicillin G – Gasbrand durch Clostridium perfringens. Außerdem können Nitroimidazole als Alternative zu Vancomycin (oral) bei antibiotikainduzierter pseudomembranöser Enterokolitis durch Clostridium difficile eingesetzt werden.

Pharmazeutische Zubereitung. Metronidazol: Tabletten und Kapseln zu 0,25 g, 0,4 g oder 0,5 g, Infusionsflaschen mit 0,5 g, Vaginaltabletten und -zäpfchen zu 100 mg. Für die i.v.-Applikation muss Metronidazol entsprechend den Herstellerhinweisen angesetzt werden. Die fertige Lösung darf nicht eingefroren werden. **Tinidazol:** Filmtabletten zu 1 g.

Wirk- und Eliminationsverhalten. Die Aufnahme von Metronidazol in die systemische Zirkulation beträgt nach oraler Gabe 95%, bei vaginaler Gabe 20%. Die Zeitdauer bis zum Erreichen **maximaler Plasmakonzentrationen** ist sehr variabel und liegt im Mittel zwischen 1 und 2 h. Metronidazol dringt sehr gut in das zentrale Nervensystem, in Leber, Uterus, Fett, Haut und in Abszesshöhlen ein. Im Liquor werden 43–100% und in der Muttermilch 60–100% der entsprechenden Serumkonzentrationen gemessen. Hohe Konzentrationen werden auch im Speichel, im Vaginalsekret und in der Peritonealflüssigkeit erreicht. **Stoffwechsel/Ausscheidung:** Metronidazol wird in der Leber metabolisiert. Der 2-Hydroxymetabolit von Metronidazol ist auf manche Keime stärker antimikrobiell wirksam als Metronidazol selbst. Da etwa 50% der antibiotischen Wirkung von Metronidazol durch seine Metabolite bedingt sind, kann es zu falschen Resultaten der mikrobiologischen Testung kommen. Metronidazol wird zu 30% unverändert und zu etwa 30–40% in Form von Metaboliten im Urin ausgeschieden. Etwa 10% werden über die Galle eliminiert. Die **Eliminationshalbwertszeit** ($t_{1/2}$) von Metronidazol beträgt ungefähr 7 h und ist bei Anurie unverändert. Jedoch kumuliert der 2-Hydroxymetabolit von Metronidazol bei Niereninsuffizienz.

DOSIERUNG

Erwachsene. Für Metronidazol: Ladungsdosis 15 mg/kgKG (≈ 1 g) intravenös, 6 h danach Erhaltungsdosis 7,5 mg/kgKG intravenös oder oral alle 6 h. Die maximale Tagesdosis von 4 g sollte nicht überschritten werden. Erwachsenendosis für Tinidazol 1–2 g Tag oral.

Kinder. Ladungsdosis 15 mg/kg KG, danach 7,5 mg/kg KG p.o. oder i.v. alle 8 h. Neugeborene: Ladungsdosis 15 mg/kg KG, danach 7,5 mg/kg KG p.o. oder i.v. alle 24 h. Frühgeborene: Ladungsdosis 15 mg/kg KG danach, 7,5 mg/kg KG p.o. oder i.v. alle 48 h. Kinderdosis für Tinidazol: Kinder über 6 Jahre 1 g/Tag oral.

Sonderfälle. Dosierungsintervalle von 6–8 h führen zu einer mäßigen Kumulation. Bei **Niereninsuffizienz** kommt es zu keiner Veränderung der Halbwertszeit von Metronidazol, der 2-Hydroxymetabolit von Metronidazol kann jedoch akkumulieren! Bei einer Kreatinin-Clearance <20 ml/min sollte das Dosierungsintervall von 8 auf 12 h verlängert werden. Die Halbwertszeit von Metronidazol wird bei einer Hämodialyse auf 2,6 h verkürzt, während eine Peritonealdialyse die Halbwertszeit nur gering beeinflusst. Bei **Leberinsuffizienz** kommt es zu einer Verlängerung der Halbwertszeit von Metronidazol auf 18 h und der Halbwertszeit des 2-Hydroxymetaboliten auf 24,4 h. Es wird empfohlen, bei einem Dosierungsintervall von 12 h die Dosis um 50% zu reduzieren.

Unerwünschte Wirkungen. Die unerwünschten Wirkungen von Metronidazol sind dosisabhängig. Übelkeit (3%), ein metallischer Geschmack im Mund und ein pelziges Gefühl der Zunge sind die hauptsächlichen unerwünschten Wirkungen bei hoher Dosierung. Abdominale Schmerzen und Krämpfe wurden ebenfalls beobachtet. Selten kommt es zu einer Pankreatitis. Bei längerer Therapie oder bei hohen Dosen wurden periphere Neuropathien (Parästhesien) sowie Schwindel, Ataxie, Bewusstseinsstörungen und epileptiforme Krämpfe beobachtet. Die periphere Neuropathie bildet sich nur langsam wieder zurück. Eine reversible Leukozytopenie wurde ebenfalls beobachtet. Bei der peripheren Applikation führt Metronidazol (die Infusionslösung hat einen pH von 5,0 und muss speziell präpariert werden) häufig zu einer Thrombophlebitis. Sehr selten wurden Hautausschläge beobachtet. Vorsicht bei schweren Lebererkrankungen!

Arzneimittelwechselwirkungen. Die Wirkung oraler Antikoagulanzien kann durch Metronidazol verstärkt werden. Durch Enzyminduktion beschleunigen Phenytoin oder Phenobarbital die Ausscheidung von Metronidazol. Cimetidin kann durch die Hemmung der Biotransformation die Halbwertszeit von Metronidazol verlängern. Bei gleichzeitiger Einnahme von Alkohol können Disulfiram-ähnliche Entzugssymptome auftreten. Unter Metronidazol können falsch zu niedrige SGOT- Werte gemessen werden.

Schwangerschaft und Laktation. Eine mögliche karzinogene, mutagene und teratogene Wirkung von Metronidazol ist in ihrer Ausprägung beim Menschen noch unklar, aber im Tierexperiment nachgewiesen. Metronidazol darf deshalb nur in lebensbedrohlichen Situationen während der Schwangerschaft gegeben werden. Metronidazol wird in die Muttermilch ausgeschieden und sollte möglichst nicht während der Stillperiode eingenommen werden.

Pflegehinweise

Der Patient muss informiert werden, dass es bei der Einnahme von Alkohol während der Therapie mit Metronidazol zu schweren Entzugserscheinungen mit Vasodilatation, Blutdruckabfall, Herzklopfen, Schweißausbruch, Schwindel und Verwirrtheit kommen kann. Auf Medikamente, deren Zubereitungen einen erheblichen Anteil an Alkohol aufweisen, muss während der Therapie mit Metronidazol verzichtet werden. Falls eine parenterale Therapie nötig ist, sollte Metronidazol möglichst über einen zentralen Zugang appliziert werden, da es sonst zu Thrombophlebitiden kommen kann. Beim Auftreten der seltenen neurologischen Nebenwirkungen ist die Therapie abzubrechen. Bei Patienten mit neurologischen Vorerkrankungen ist Metronidazol zurückhaltend einzusetzen, da es gehäuft zur Manifestation neurologischer

Nebenwirkungen kommt. Es ist zu bedenken, dass es unter der Behandlung mit Metronidazol zu einer verstärkten Wirkung oraler Antikoagulanzien und damit zu einer erhöhten Blutungsneigung kommen kann. Wegen des möglichen Mutagenitäts- und Kanzerogenitätsrisikos sollte Metronidazol nicht länger als 10 Tage verabreicht werden. Um gastrointestinale unerwünschte Wirkungen zu vermeiden, empfiehlt es sich, Metronidazol mit der Nahrung einzunehmen. Der Patient ist darüber zu informieren, dass es bei der Therapie mit Metronidazol zu einer rotbraunen Verfärbung des Harns kommen kann (s. Kap. VI, S. 53).

Glykopeptidantibiotika

Glykopeptidantibiotika sind großmolekulare Glykopeptide, die fast ausschließlich bei grampositiven Erregern wirksam sind.

Vancomycin — Vancomycin®

Indikationen. Vancomycin wirkt auf grampositive Bakterien bakterizid, gramnegative Keime sind jedoch völlig resistent. Das In-vitro-Spektrum von Vancomycin umfasst: Staphylokokken (auch den Oxacillin-resistenten Staphylococcus aureus und Oxacillin-resistente Koagulase-negative Staphylokkoken), Streptokokken (Enterokokken und Pneumokokken), Clostridium difficile und andere grampositive Anaerobier (Propionibakterien), Korynebakterien (Corynebacterium diphtheriae, Corynebakterium jeikeium). Auch bei einer längeren Therapie kommt es zu keiner Ausbildung von Resistenzen. Primäre Resistenzen von Staphylokokken sind extrem selten, Enterokokken sind häufiger gegen Vancomycin resistent. Mit Teicoplanin und anderen Glykopeptidantibiotika besteht eine partielle Kreuzresistenz; mit anderen Antibiotikagruppen sind keine Kreuzresistenzen beschrieben. Vancomycin ist Mittel der ersten Wahl bei schweren Staphylokokkeninfektionen (z. B. Sepsis, Endokarditis, Osteomyelitis), die entweder wegen der Oxacillin-Resistenz der Erreger oder wegen einer Allergie der Patienten nicht mit penicillinasefesten Penicillinen oder Cephalosporinen behandelt werden können, bei Infektionen von implantierten Fremdkörpern durch Staphylokokken (z. B. Venenkatheter, Prothesen, Liquor-Shunts), bei Enterokokkenendokarditis (in Kombination mit Gentamicin) oder Staphylokokkenendokarditis (in Kombination mit Rifampicin), bei Therapie von Fremdkörperinfektionen mit hochresistenten Korynebakterien, bei Peritonitis infolge einer Peritonealdialysebehandlung (durch Staphylokokken oder Propionibakterien) sowie bei der oralen Therapie der pseudomembranösen Enterokolitis (durch Clostridium difficile).

Pharmazeutische Zubereitung. Infusionslösung mit 500 mg und zu 1000 mg, Tabletten zu 250 mg.

Wirk- und Eliminationsverhalten. Vancomycin wird nach oraler Gabe nicht nennenswert aus dem Magen-Darm-Trakt resorbiert. Bei entzündlichen Darmerkrankungen und gleichzeitiger Niereninsuffizienz können jedoch bei oraler Applikation toxische Konzentrationen erreicht werden. Die Liquorkonzentrationen sind gering und betragen auch bei Meningitis nur 10–20% der entsprechenden Serumkonzentrationen. In der Pleura-, Perikard- und Gelenkflüssigkeit werden 50–100% der entsprechenden Serumkonzentrationen erreicht. Vancomycin penetriert gut in Lunge, Herz, Leber, Nieren und Abszesseiter, nicht jedoch in den Knochen. **Stoffwechsel/Ausscheidung:** Vancomycin wird nicht metabolisiert. Mehr als 90% werden innerhalb von 48 h im Urin ausgeschieden. Die **Eliminationshalbwertszeit** ($t_{1/2}$) beträgt 6 h, jedoch 5–6 Tage bei Niereninsuffizienz. Bei Leberinsuffizienz kommt es zu keiner Veränderung der Eliminationshalbwertszeit.

DOSIERUNG

Um eine optimale Dosierung zu erreichen, sollten die Serumkonzentrationen 2–3 Tage nach Therapiebeginn gemessen werden. Anzustreben ist eine Serumkonzentration von 20–40 mg/l 60–90 min nach Ende der Infusion und ein Minimum von 10–15 mg/l vor der nächsten Gabe. Die Erhaltungsdosis muss entsprechend der gemessenen Abweichung angeglichen werden.

Erwachsene. 125–500 mg p.o. alle 6 h, 1,0 g p.o. alle 12 h täglich oder 0,5 g als Kurzinfusion (30–60 min) 4-mal täglich, bei Meningitis 30–40 mg/kg KG verteilt auf 4 Einzeldosen täglich.

Kinder. Kinder unter 12 Jahre erhalten 5–10 mg/kg KG p.o. alle 6 h oder 10 mg/kg KG als Kurzinfusion über 60 min alle 6 h. Säuglinge und Neugeborene erhalten eine Anfangsdosis von 15 mg/kg KG und eine Erhaltungsdosis von 10 mg/kg KG alle 12 h in der ersten Lebenswoche und alle 8 h bei einem Alter von bis zu einem Monat. Die Ladungsdosis von 15 mg/kg KG sollte über 60 min gegeben werden.

Sonderfälle. Eine Dosisanpassung ist bei Patienten über 60 Jahren und bei Neugeborenen wegen der physiologisch eingeschränkten Nierenfunktion notwendig. Bei Leberinsuffizienz ist eine Dosisanpassung nicht notwendig. Bei **Niereninsuffizienz** muss die Dosis reduziert werden. Vancomycin ist weder mittels Hämo- noch Peritonealdialyse zu eliminieren. Bei anurischen Patienten beträgt die Initialdosis 15 mg/kg KG und die Erhaltungsdosis 1,9 mg/kg KG. Peritonitis bei Dialyse: Vancomycin i.v. oder über Dialysat (25 µg/ml). Bei Anurie beträgt die Initialdosis 1 g und die Erhaltungsdosis 1 g alle 7 Tage.

Unerwünschte Wirkungen. Die schwerwiegendste unerwünschte Wirkung von Vancomycin ist ein Hörverlust im Hochtonbereich durch eine irreversible Schädigung des N. acusticus. Hohe Dosen (Plasmakonzentrationen >80 µg/ml), langandauernde Therapie, höheres Alter und eine eingeschränkte Nierenfunktion (Kumulation von Vancomycin) wurden als Risikofaktoren ermittelt. Die gleichzeitige Gabe nephrotoxischer und/oder ototoxischer Pharmaka potenziert dieses Risiko. Vancomycin selbst ist in therapeutischen Dosierungen nur gering nephrotoxisch. Die Kombination mit Aminoglykosiden, eine Therapiedauer über 21 Tage sowie eine minimale Serumkonzentration über 10 mg/ml erhöhen die nephrotoxische Wirkung. Vancomycin ruft gelegentlich eine Thrombophlebititis an der Injektionsstelle hervor und sollte deshalb möglichst über einen zentralen Zugang verabreicht werden. Bei zu schneller Infusion kann es zum „red man syndrome" mit Rötung und Juckreiz im Nakken, Gesicht und am Oberkörper durch Histaminfreisetzung kommen. Blutdruckabfall, Herzstillstand und Schock sind ebenfalls beschrieben. Diese Reaktionen sind bei langsamer Injektion vermeidbar. Makulopapulöse Ausschläge sind in 4–5% beobachtet worden. Außerdem wurden eine reversible Neutropenie und Eosinopenie (2%) sowie Thrombozytopenie beschrieben. Seitdem es gelungen ist, reinere Präparationen herzustellen, treten Fieber und Schüttelfrost sehr viel seltener als früher auf. Vancomycin ist beim akuten Nierenversagen, einer bestehenden Schwerhörigkeit und in Schwangerschaft und Stillzeit kontraindiziert.

Arzneimittelwechselwirkungen. Die nephrotoxische Wirkung von Vancomycin wird durch die gleichzeitige Applikation von Aminoglykosiden verstärkt. Die Ototoxizität wird durch die Kombination mit anderen ototoxischen Medikamenten potenziert. Die gleichzeitige Gabe von Vancomycin und anderen nephro- oder ototoxischen Medikamenten ist daher zu vermeiden. Vancomycin ist mit anderen Pharmaka inkompatibel und darf daher nicht mit ihnen gemischt werden. Zur Infusion sollte Vancomycin mit physiologischer Kochsalzlösung (500 ml für 500 mg Vancomycin) verdünnt werden. Cholestyramin bindet und inaktiviert gleichzeitig oral appliziertes Vancomycin.

Schwangerschaft und Laktation. Vancomycin ist in der Schwangerschaft und während der Laktation kontraindiziert.

Pflegehinweise

Um eine optimale Dosierung zu erreichen, sollten die Serumkonzentrationen von Vancomycin 2–3 Tage nach Therapiebeginn gemessen werden. Anzustreben ist eine Serumkonzentration von 20–40 mg/l 60–90 min nach Ende der Infusion und von 10–15 mg/l vor der nächsten Gabe („trough level"). Die schwerwiegendste unerwünschte Wirkung von Vancomycin ist ein Hörverlust im Hochtonbereich durch eine irreversible Schädigung des N. acusticus. Die Ototoxizität wird durch eine Kombination mit anderen ototoxischen Medikamenten potenziert. Die gleichzeitige Gabe von Vancomycin und weiteren nephro- oder ototoxischen Medikamenten ist daher zu vermeiden. Vancomycin darf nicht mit anderen Pharmaka in einer Lösung gemischt werden. Vancomycin ruft gelegentlich eine Thrombophlebititis an der Injektionsstelle hervor und sollte deshalb möglichst über einen zentralen Zugang verabreicht werden. Eine Rötung an der Infusionsstelle ist kein Hinweis auf eine Allergie. Bei der i.v.-Infusion kann es zu Schwindel und Ohrenrauschen, bei der oralen Applikation zu Übelkeit und Erbrechen kommen. Bei zu schneller Infusion kann es zum „red man syndrome" mit Rötung und Juckreiz im Nacken, Gesicht und am Oberkörper durch Histaminfreisetzung kommen. Blutdruckabfall, Herzstillstand und Schock sind ebenfalls beschrieben. Diese Reaktionen sind bei langsamer Injektion vermeidbar. Die intramuskuläre Injektion führt zu Nekrosen und ist sehr schmerzhaft. Bei pseudomembranöser Kolitis kann Vancomycin in Kapselform verabreicht werden. Das Vancomycin in der Injektionsflasche kann auch in Wasser aufgelöst werden und dem Patienten zu trinken gegeben oder über eine Magensonde zugeführt werden. Parenteral appliziert wirkt Vancomycin bei entzündlichen Darmerkrankungen nicht.

Teicoplanin — Targocid®

Indikationen. Teicoplanin ist ein mit Vancomycin eng verwandtes Glykopeptidantibiotikum. Es wirkt ebenfalls durch Hemmung der Synthese der grampositiven Zellwand bakterizid. Das Wirkspektrum von Teicoplanin ist mit dem von Vancomycin identisch (s. oben). Die In-vitro-Aktivität von Teicoplanin ist gegenüber Clostridium difficile und Streptokokken (auch Enterokokken) im Vergleich zu Vancomycin deutlich stärker. Die Kombination von Teicoplanin und Rifampicin wirkt synergistisch auf Streptokokken, in Kombination mit Gentamicin findet sich ebenfalls eine synergistische Wirkung auf Streptokokken (auch Enterokokken). Im Unterschied zu Vancomycin hat Teicoplanin eine sehr lange Halbwertszeit (41 h) und kann i.m. appliziert werden. Es besteht eine Kreuzresistenz mit Vancomycin. Vereinzelt sind primär-resistente Staphylokokken und Enterokokken beschrieben worden. Die Anwendungsgebiete sind mit denen von Vancomycin identisch.

Pharmazeutische Zubereitung. Injektionsflaschen mit 100 mg, 200 mg und 400 mg.

Wirk- und Eliminationsverhalten. Die Penetration in die meisten Gewebe ist gut. Im Liquor werden nur subtherapeutische Konzentrationen erreicht. **Stoffwechsel/Ausscheidung:** Teicoplanin wird zu 80% innerhalb von 6,5 Tagen im Urin und zu 2,7% über den Stuhl ausgeschieden Bei normaler Nierenfunktion beträgt die **Eliminationshalbwertszeit** ($t_{1/2}$) 41 h, bei Anurie 160 h.

DOSIERUNG

Erwachsene. Ladungsdosis: langsame i.v.- oder i.m.-Injektion von 400 mg (6 mg/kg KG) am 1. Tag, dann 200–400 mg alle 24 h.

Kinder. Kinder unter 12 Jahren erhalten 3-mal 10 mg/kg KG als i.m.- oder i.v.-Injektion jeweils im Abstand von 12 h, dann 6–10 mg/kg KG als Einzeldosen i.v. oder i. m täglich. Neugeborene und Säuglinge bis zu 2 Monaten erhalten eine Ladungsdosis vor 16 mg/kg KG am 1. Tag, dann 8 mg/kg KG als Einzeldosis täglich.

Sonderfälle. Die Dosierung muss bei **Niereninsuffizienz** wie folgt angepasst werden: Bis zum 3. Tag der Behandlung wird die Dosis nicht eingeschränkt. Bei einer Kreatinin-Clearance von 60–40 ml/min sollte die Tagesdosis auf 100 mg Teicoplanin reduziert werden, bei einer Kreatinin-Clearance von <40 ml/min muss die Dosis individuell nach der Formel (individuelle Kreatinin-Clearance/100) × Norm-Dosis berechnet werden. Bei Hämodialyse gibt man initial 800 mg, dann 400 mg alle 7 Tage.

Unerwünschte Wirkungen. Teicoplanin ist im Allgemeinen besser verträglich als Vancomycin. Es kommt auch im Unterschied zu Vancomycin nicht zu einer ausgeprägten Freisetzung von Mediatoren wie z. B. Histamin („red man syndrome"). Bei 5,1% der Behandelten kam es zu Müdigkeit, Kopfschmerzen und Diarrhöe. Schmerzen, Rötung und eine Thrombophlebitis an der Injektionsstelle traten in 3% auf. Allergische Reaktionen wie Juckreiz, Urtikaria und ein makulopapuläres Exanthem wurden in 2,4%, ein Bronchospasmus in 0,2% und ein anaphylaktischer Schock in 0,07% beschrieben. Eine Eosinophilie, eine reversible Neutropenie und eine Thrombozytopenie wurden in 2,2% beobachtet. In 0,4–0,6% war Teicoplanin nephrotoxisch und in 0,3% ototoxisch. Ein vorübergehender Anstieg der Transaminasen wurde bei 1,7% der Patienten beschrieben.

Arzneimittelwechselwirkungen. Siehe Vancomycin S. 810. Die Kombination mit anderen ototoxischen Substanzen sollte unbedingt vermieden werden.

Schwangerschaft und Laktation. Teicoplanin darf während der Schwangerschaft und Stillzeit nicht gegeben werden.

Pflegehinweise

Teicoplanin ist im Allgemeinen besser verträglich als Vancomycin. Es darf keine Injektion in den Liquorraum erfolgen, da Teicoplanin schwere Krampfanfälle verursacht.

Pristinamycin-Derivate

Pristamycin wird in Frankreich seit mehr als 25 Jahren zur Behandlung von Staphylokokkeninfektionen eingesetzt. Die Substanz gehört zu den Streptograminen, einer neuen Gruppe von Antibiotika, die aus Streptomyces pristinaspiralis isoliert wurden. Streptogramine binden an bakterielle Ribosomen und hemmen auf diese Weise die bakterielle Proteinsynthese.

Quinupristin/Dalfopristin — Synercid®

Indikationen. Synercid® besteht aus Quinupristin und Dalfopristin im Verhältnis 30:70. Die Kombination dieser Komponenten, die beide zur Gruppe der Streptogramine gehören, wirkt synergistisch und bakterizid. Synercid® ist bei grampositiven Keimen hochaktiv, insbesondere bei Staphylococcus aureus, einschließlich Methicillin-resistenter und/oder Glykopeptid-intermediärer Stämme, bei Koagulase-negativen Staphylokokken, einschließlich Methicillin-resistenter und/oder Glykopeptid-intermediärer Stämme, bei Enterococcus faecium, einschließlich Glykopeptid-resistenter sowie Aminoglykosid-hochresistenter Stämme, bei Streptococcus pneumoniae, einschließlich Penicillin- und/oder Erythromycin-resistenter Stämme. Bei den gramnegativen Erregern sind Moraxella catarrhalis und Haemophilus influenzae empfindlich, hochempfindlich sind auch Neisserien, Mykoplasmen, Chlamydien und Legionellen. Enterobacteriaceae und Pseudomonaden sind resistent. Unter den anaeroben Bakterienspezies gelten Porphyromonas assacharolyticus als empfindlich, Clostridium perfringens und Peptostreptococcus spp. als intermediär und Bacterioides spp., Clostridium difficile und Fusobacterium spp. als resistent. Synercid® ist ein Reservepräparat zur Behandlung multiresistenter grampositiver Erreger nosokomialer Infektionen.

Pharmazeutische Zubereitung. Ampullen zu 10 ml.

Wirk- und Eliminationsverhalten. Synercid® wird rasch aus dem Kreislauf eliminiert und in die Gewebe verteilt. Die Gewebegängigkeit ist sehr gut. **Stoffwechsel/Ausscheidung:** Quinupristin und Dalfopristin werden zu in-vitro-aktiven Verbindungen metabolisiert. Quinupristin wird unverändert zu 35% im Urin und zu 15% über den Stuhl ausgeschieden.

Unverändertes Dalfopristin kann im Urin nur in Spuren nachgewiesen werden. Bei normaler Nierenfunktion beträgt die **Eliminationshalbwertszeit** ($t_{1/2}$) von Quinupristin 0,8 h, die von Dalfopristin 0,9 h.

DOSIERUNG

Erwachsene. Synercid® muss als Kurzinfusion über 60 min in einer Dosis von 7,5 mg/kg KG bei schweren Infektion alle 8 h und bei weniger schweren Infektionen alle 12 h infundiert werden.

Kinder. Kinder erhalten die gewichtsadaptierte Erwachsenendosis, eine weitgehende Dosisanpassung ist nicht notwendig.

Sonderfälle. Die Dosis von Synercid® muss bei Niereninsuffizienz nicht angepasst werden. Bei Patienten mit **Leberzirrhose** kann die Dosis auf 5 mg/kg KG reduziert werden, falls der Patient die normale Dosis von Synercid® nicht toleriert. Eine Dosisanpassung bei älteren Patienten ist nicht notwendig.

Unerwünschte Wirkungen. Unter Synercid® kommt es in 13,4% zu Reaktionen an der Injektionsstelle, Entzündungen (42%), Schmerzen (40%) und Ödeme (17,3%) wurden beobachtet. An systemischen Reaktionen treten unter Synercid® Übelkeit (4,6%), Diarrhöe (2,7%), Erbrechen (2,7%), Hautausschlag (2,5%), Kopfschmerzen (1,6%), Juckreiz (1,5%) und Schmerzen (1,5%) auf.

Arzneimittelwechselwirkungen. Synercid® wird hauptsächlich durch CYP 3A4 metabolisiert. Unter Synercid® kann es zu einer Zunahme des QT-Intervalls mit dem Risiko einer Torsade de pointes kommen. Interaktionen mit Ciclosporin A, Tacrolismus, Proteasehemmern und Kalziumantagonisten wurden beschrieben.

Schwangerschaft und Laktation. Synercid® darf während der Schwangerschaft nur bei sehr strenger Indikation angewandt werden. Während der Anwendung von Synercid® darf nicht gestillt werden, da Synercid® in die Muttermilch ausgeschieden wird.

Pflegehinweise

Synercid® muss entsprechend den Herstellerangaben eingesetzt werden. Die Lösung muss klar sein, und es darf kein Schaum sichtbar sein. Da Synercid® nur eingeschränkt kompatibel mit anderen Arzneimitteln ist, müssen die angegebenen Richtlinien beim Anrichten eingehalten werden. Synercid® sollte nicht als Bolus appliziert, sondern muss als Kurzinfusion über 60 min infundiert werden. Unter Synercid® kann es zu einer Zunahme des QT-Intervalls mit dem Risiko von Torsade-de-pointes-Arrhythmien kommen.

16.2 Antituberkulotika

Diese Antibiotika-/Chemotherapeutikagruppe dient zur Behandlung der Tuberkulose, der Lepra und der atypischen Mykobakteriosen. Mykobakterien sind gegenüber den meisten Chemotherapeutika sehr widerstandsfähig. Antituberkulotika sind Substanzen, die relativ spezifisch gegen Tuberkelbakterien wirksam sind.

Zur Verfügung stehen verschiedene Arzneistoffe mit unterschiedlichen Wirkmechanismen:

- bakteriostatische Substanzen, die eine reversible Hemmung der Bakterienvermehrung bewirken (p-Aminosalizylsäure, Ethambutol);
- bakterizide Substanzen, die Bakterien irreversibel, d.h. unwiderruflich, schädigen (Isoniazid, Rifampicin, Protionamid, konzentrationsabhängig Ethambutol). Zwischen Bakteriostase und Bakterizidie bestehen in Abhängigkeit von Konzentration und Einwirkungsdauer der antituberkulösen Substanzen fließende Übergänge;
- sterilisierende Substanzen, die auch gegen Keime mit eingeschränktem Stoffwechsel („dormant persisters") wirksam sind (Rifampicin, Pyrazinamid);
- Substanzen mit resistenzverhindernden Eigenschaften, die, in Kombination verabreicht, das Entstehen resistenter (gegen das Arzneimittel widerstandsfähige) Tuberkulosepopulationen verhindern (Isoniazid und Rifampicin, Streptomycin und Ethambutol).

Entsprechend ihrer Wirksamkeit und ihren Nebenwirkungen unterscheidet man Antituberkulotika der 1. und der 2. Wahl. Antituberkulotika der 1. Wahl dienen zur Tuberkulosebehandlung im Regelfall. Reservestoffe werden eingesetzt, wenn die Basisstoffe nicht vertragen werden oder Resistenz vorliegt. Zu den Antituberkulotika der 1. Wahl gehören: Isoniazid, Pyrazinamid, Ethambutol, Rifampicin und Streptomycin. Als Antituberkulotika der 2. Wahl werden p-Aminosalicylsäure, Protionamid, Ethionamid, Capreomycin und Cycloserin eingesetzt. In den üblichen therapeutischen Dosen wirken Isoniazid, Pyrazinamid, Rifampicin und Streptomycin bakterizid, Ethambutol und die Reservestoffe bakteriostatisch.

Primär resistente Bakterienstämme sind selten, finden sich aber gehäuft bei AIDS-Patienten. Am weitesten verbreitet ist die Resistenz gegenüber Isoniazid. Durch schlechte Compliance, d. h. ungenügende Mitarbeit des Patienten, wird das Auftreten von Resistenzen wesentlich begünstigt.

Die Tuberkulosebehandlung hat zugleich als Kombinationstherapie, Langzeittherapie und als gezielte, d. h. der Erregerempfindlichkeit angepasste Therapie zu erfolgen. Bei einer erkennbar gewordenen (manifesten) Tuberkulose ist in der so genannten Initialphase der Therapie von 2–3 Monaten eine kombinierte Behandlung mit drei, besser vier Präparaten notwendig. Die Standardkombination ist die Gabe von Isoniazid, Rifampicin, Ethambutol und Pyrazinamid. Anstelle von Ethambutol wird z.T. auch Streptomycin eingesetzt. Während der sich anschließenden Stabilisierungsphase wird die Therapie mit zwei Antituberkulotika, in der Regel Isoniazid und Rifampicin, weitergeführt. Alternativ zu der andauernden (kontinuierlichen) Behandlung mit täglicher Einnahme der Arzneistoffe ist während der Stabilisierungsphase auch eine zeitweilig aussetzende (intermittierende) Therapie möglich, dazu werden die Wirkstoffe 2- bis 3-mal pro Woche verabreicht. Bei einer Erstinfektion wird meist eine Kurzzeittherapie mit einer Gesamtdauer von 6–9 Monaten durchgeführt. Für eine sichere Ausheilung muss in diesem Fall in der Initialphase Pyrazinamid als vierte Substanz mit eingesetzt werden. Bei Rezidiven oder Therapieversagen gibt man ebenfalls eine Viererkombination, bei der jedoch mindestens zwei Pharmaka vorher noch nicht angewandt wurden. Können Isoniazid oder Rifampicin nicht während der gesamten Therapiedauer gegeben werden, beträgt die Behandlungsdauer stets mindestens 12 Monate. Liegt eine so genannte multi-drug-resistente Tuberkulose vor, d. h. kann weder Isoniazid noch Rifampicin eingesetzt werden, ist wie bei Rezidiven eine Behandlungsdauer von wenigstens 18 Monaten erforderlich (Tabelle 16.2).

Grundsätzlich ist zu fordern, dass nach Beginn der Chemotherapie in regelmäßigen Abständen überprüft wird, ob die Erreger gegen die verab-

Tabelle 16.2. Therapieregime der Tuberkulose (Quelle: Deutsches Zentralkomitee zur Bekämpfung der Tuberkulose 1995)

6-Monats-Regime (Standard-„Kurzzeit"-Regime)	
Initialphase 2 (–3) Monate	Stabilisierungsphase 4 Monate
INH + RMP + PZA (+ SM oder EMB) täglich	INH + RMP täglich
INH + RMP + PZA (+ SM oder EMB) täglich	INH (2- bis 3-mal/Woche) + RMP (2- bis 3-mal/Woche)
9- (–12) Monats-Regime	
Initialphase 2 (–3) Monate	Stabilisierungsphase 7 (–10) Monate
INH + RMP + EMB täglich	INH + RMP täglich
INH + RMP + SM täglich	IHN + RMP täglich
INH + RMP + EMB oder SM täglich	INH (2- bis 3-mal/Woche) + RMP (2- bis 3-mal/Woche)

INH Isoniazid, *RMP* Rifampicin, *PZA* Pyrazinamid, *SM* Streptomycin, *EMB* Ethambutol.

reichten Arzneistoffe noch empfindlich sind. Außerdem müssen die Patienten wegen der z.T. nicht unerheblichen Nebenwirkungen streng überwacht werden.

Isoniazid Isozid®, Tebesium®, verschiedene Kombinationspräparate

Indikationen. Isoniazid (Isonicotinsäurehydrazid, INH) ist ein synthetisch hergestellter antimykobakterieller Arzneistoff. Durch therapeutisch erreichbare Konzentrationen werden Mycobacterium tuberculosis, Mycobacterium bovis und eine Reihe anderer Mykobakterien, darunter vermutlich auch Mycobacterium leprae, erfasst. Isoniazid wirkt auf Mykobakterien bakteriostatisch und bakterizid, letzteres vor allem bei proliferierenden Keimen.

Pharmazeutische Zubereitung. Tabletten (50, 100 und 200 mg), Trockensubstanz zur Infusion (1 Injektionsflasche = 0,5 g). Kombinationspräparate: Rifampicin/Isoniazid (Filmtabletten und Dragees), Rifampicin/Isoniazid/Pyrazinamid (Dragees), Ethambutol/Isoniazid (Tabletten und Filmtabletten), Isoniazid/Protionamid/Dapson (Filmtabletten), Isoniazid/Pyridoxin (Tabletten, Filmtabletten und Lacktabletten).

Wirk- und Eliminationsverhalten. Isoniazid wird nach oraler, intramuskulärer und intrakavitärer Gabe rasch und nahezu vollständig (mehr als 80%) resorbiert. Die Konzentrationsverläufe sind interindividuell verschieden, je nach Abbaugeschwindigkeit in der Leber (durch Azetylierung) unterscheidet man Langsam- und Schnellazetylierer. Maximale Serumkonzentrationen werden bei oraler Gabe nach 1–2 h erreicht. Bei gleichzeitiger Einnahme von Isoniazid mit der Nahrung, besonders mit kohlenhydratreicher Kost, wird die Resorptionsrate von Isoniazid vermindert. In Organen und Körperflüssigkeiten finden sich 50–100% der Serumkonzentration, Isoniazid diffundiert bei intakten Hirnhäuten zu 15–30% in den Liquorraum, bei Meningitis können die Konzentrationen 40–100% der Serumkonzentration betragen. **Stoffwechsel/Ausscheidung:** Isoniazid wird in der Leber zu inaktiven Stoffwechselprodukten abgebaut. Etwa 90% einer Dosis werden innerhalb von 24 h renal, weniger als 10% über den Stuhl ausgeschieden. Die **Eliminationshalbwertszeit** ($t_{1/2}$) beträgt bei Langsamazetylierern 2–6,5 h und bei Schnellazetylierern 0,5–2 h.

DOSIERUNG

Erwachsene. Die Tagesdosis beträgt bei oraler und parenteraler Gabe 5 mg/kg KG mit einem akzeptablen Dosierungsbereich von 3–6 mg/kg KG bei täglicher Therapie, bei intermittierender Behandlung werden 15 mg/kg KG 2- bis 3-mal wöchentlich gegeben. Bei einer lokalen Behandlung kommen folgende Dosierungen zur Anwendung: seröse

Höhlen bis zu 10 mg/kg KG (Konzentration der Lösung 50 mg/ml), Aerosol 2 ml einer 5%igen Lösung (= 100 mg) 2- bis 5-mal täglich, dabei muss diese Dosis stets in die gesamte Tagesdosis mit einbezogen werden.

Kinder. Kinder erhalten 200 mg/m² Körperoberfläche, d. h. etwa 10 mg/kg KG. Es gibt Hinweise, dass die Isoniazid-Dosis des Erwachsenen bei täglicher Gabe auch bei Kindern ausreichend sei.

Sonderfälle. Bei **Nierenfunktionseinschränkung** kann und muss Isoniazid unverändert dosiert werden, zwar verlängert sich die Halbwertzeit, doch nur bei sehr schweren Nierenschäden reichern sich Isoniazid und seine Stoffwechselprodukte im Körper an. Eine wöchentliche 1- bis 2-tägige Therapiepause wäre in solchen Fällen ratsam, nicht aber die Reduktion der Dosis. Isoniazid kann durch Hämodialyse bzw. Hämoperfusion entfernt werden, weshalb auch bei Dialysepatienten keine Dosisreduktion vorgenommen werden soll. Bei **chronischen Lebererkrankungen** ist die Halbwertzeit von Isoniazid verlängert, bei diesen Patienten muss die Dosierung angepasst werden.

Unerwünschte Wirkungen. Der Therapieabbruch wegen Nebenwirkungen erfolgt in 0,5–3% der Behandlungsfälle. Bei Tagesdosen von 5 mg/kg KG tritt sehr selten eine periphere Neuritis, vor allem der Hände und Füße, auf, bei höheren Dosierungen kann diese Nebenwirkung häufiger vorkommen. Selten sind Störungen des ZNS in Form von Psychosen oder epileptiformen Krämpfen beschrieben. In 10–30% der Behandlungsfälle können, meist vorübergehend, Leberfunktionsstörungen mit Anstieg der Serum-Aminotransferasen auftreten, selten kommt es zum Ikterus. In weniger als 1% wurden Allergien beobachtet. Gelegentlich können Störungen des vegetativen Nervensystems mit Schwindel, Wallungen, Obstipation oder zirkulatorischen Störungen auftreten, diese Nebenwirkungen sind häufig bei Dosierungen über 10 mg/kg KG zu beobachten. Gelegentlich kann es zur Mikrohämaturie und Nachweis von Albumin in Spuren im Urin kommen, was ein Absetzen der Therapie nicht rechtfertigen würde. Gelegentlich kann es zur Akne auftreten. Sehr seltene Nebenwirkungen sind Arthropathien, systemischer Lupus erythematodes mit serologischer und/oder klinischer Symptomatologie, Leukopenie und Anämie.

Arzneimittelwechselwirkungen. Aluminium-Magnesium-Silicathydrat, Aluminium-Magnesiumhydroxid und ähnliche Antazida bedingen eine Verminderung der Isoniazid-Resorption. Isoniazid verzögert den Abbau von Phenytoin, Carbamazepin und Primidon. Isoniazid kann die Theophyllin-Serumkonzentration erhöhen, bei gleichzeitiger Gabe von Isoniazid ist die Bestimmung der Theophyllin-Konzentration erforderlich. Isoniazid kann die Serumkonzentration von Haloperidol erhöhen. Propranolol und Chlorpromazin bedingen eine Verzögerung des Isoniazid-Metabolismus. Isoniazid verursacht eine Herabsetzung des Vitamin-D-Abbaus in der Leber. Bei gleichzeitiger Gabe von Isoniazid und Warfarin kann es verstärkt zu Blutungen kommen. Isoniazid beeinträchtigt den Abbau von Cortison. p-Aminosalicylsäure und Procainamid können die Serumkonzentrationen von Isoniazid erhöhen. Isoniazid erhöht die Plasmakonzentration von Protionamid um etwa 70%, weshalb bei gleichzeitiger Gabe dieser Arzneistoffe die Protionamid-Dosis auf durchschnittlich 500 mg ohne einen Wirkungsverlust reduziert werden kann. Insulin verstärkt die Resorption von Isoniazid. Isoniazid antagonisiert die Wirkung von Insulin und führt zu erhöhten Blutzuckerkonzentrationen, die klinische Relevanz dieser Wechselwirkung ist bislang unbekannt. Isoniazid und Disulfiram können sich wechselseitig beeinflussen und ZNS-Nebenwirkungen bedingen. Eine erhöhte Toxizität von Paracetamol ist bei mit Isoniazid behandelten Patienten möglich.

Schwangerschaft und Laktation. Isoniazid tritt in den fetalen Kreislauf über, eine teratogene Wirkung von Isoniazid wurde nicht nachgewiesen. Der Arzneistoff kann in einer üblichen Dosierung auch während der Schwangerschaft bei entsprechender Indikation therapeutisch eingesetzt werden. In der Muttermilch sind 50% der maximalen Konzentrationen im mütterlichen Serum möglich, eine Schädigung des gestillten Säuglings ist bislang nicht bekannt geworden.

Pflegehinweise

Häufig ist eine herabgesetzte Alkoholverträglichkeit zu beobachten. Die Reaktionsfähigkeit und konsekutiv die Verkehrstüchtigkeit sind beeinträchtigt. Bei Dosierungen über 5 mg/kg KG Isoniazid müssen zur Prophylaxe einer peripheren Neuritis 50–100 mg Pyridoxin gegeben werden. Rifampicin, Phenytoin, Carbamazepin und Phenobarbital bedingen wahrscheinlich eine Erhöhung der Isoniazid-Hepatotoxizität, was bei einer Kombination dieser Arzneistoffe berücksichtigt werden muss. Bei akuter Hepatitis, Makrohämaturie, Isoniazid-Allergie, peripherer Neuritis, Gerinnungsstörungen und schwerer Blutungsneigung ist Isoniazid absolut kontraindiziert. Isoniazid ist bei Raumtemperatur vor Licht geschützt aufzubewahren.

Pyrazinamid

Pyrazinamid „Lederle"®, verschiedene andere

Indikationen. Pyrazinamid (PZA) wird meistens in Kombination mit anderen Antituberkulotika angewendet. Es hat eine hochspezifische antibakterielle Wirkung gegen Mycobacterium tuberculosis. Mycobacterium bovis und andere Mykobakterienarten, außer gelegentlich Mycobacterium cansasii, sind resistent. Pyrazinamid hat gegenüber intrazellulär gelegenen, langsam proliferierenden Erregern stark bakterizide Eigenschaften. Der therapeutische Nutzen von Pyrazinamid ist in der initialen Therapiephase der Tuberkulose am größten.

Pharmazeutische Zubereitung. Tabletten (100 und 500 mg), Filmtabletten (500 mg), Lacktabletten (500 mg). Kombinationspräparat: Rifampicin/Isoniazid/Pyrazinamid (Dragees).

Wirk- und Eliminationsverhalten. Pyrazinamid wird nach oraler Gabe rasch und vollständig aus dem Magen-Darm-Trakt resorbiert, maximale Serumkonzentrationen werden etwa 1–2 h nach Gabe erreicht. Bei einmaliger Verabreichung der gesamten Tagesdosis können höhere und therapeutisch länger wirksame Serumkonzentrationen erreicht werden als nach Teilung der täglichen Dosis. Pyrazinamid dringt sehr gut in alle Gewebe und Körperflüssigkeiten ein, der Arzneistoff überwindet sowohl die intakte Blut-Hirn-Schranke als auch entzündlich veränderte Hirnhäute. **Stoffwechsel/Ausscheidung:** Pyrazinamid wird ausschließlich renal ausgeschieden. Die **Eliminationshalbwertszeit** ($t_{1/2}$) beträgt im Mittel 6–10 h und ist dosisunabhängig, aber körpergewichtsabhängig.

DOSIERUNG

Erwachsene. Die Standarddosierung bei täglicher Einnahme beträgt 30–35–40 mg/kg KG, Patienten unter 50 kg Körpergewicht erhalten 1,5 g Pyrazinamid. Die Tagesdosis soll als Einzelgabe verabreicht und grundsätzlich nicht verteilt werden. Bei intermittierender Anwendung erhalten Patienten mit einem Körpergewicht unter 50 kg 3 g Pyrazinamid und Patienten über 50 kg Körpergewicht 4 g Pyrazinamid bei jeweils 2-mal wöchentlicher Einnahme. Diese Dosierung entspricht etwa 50–70 mg/kg KG.

Kinder. Kinder unter 3 Jahren sollten Pyrazinamid nur bei vitaler Indikation erhalten, Kinder zwischen 3 und 10 Jahren bekommen 30–35 mg/kg KG (entsprechend einer Tagesdosis von 0,5–0,8–1,0 g Pyrazinamid) nur bei strenger Indikationsstellung.

Sonderfälle. Aufgrund der ausschließlich renalen Elimination ist Pyrazinamid bei Patienten mit **Niereninsuffizienz** kontraindiziert, es existieren keine Daten hinsichtlich einer Dosierungsanpassung. Pyrazinamid ist lebertoxisch und sollte deshalb bei **chronischen Lebererkrankungen** ebenfalls nicht angewendet werden, bei Patienten mit akuter Hepatitis bzw. bis zu 6 Monaten nach einer solchen Erkrankung ist der Arzneistoff kontraindiziert.

Unerwünschte Wirkungen. Die wichtigsten unerwünschten Wirkungen von Pyrazinamid sind vorübergehende Transaminasenerhöhungen (in etwa 10–14%), Hyperurikämie (in etwa 60–90%) und Arthralgien. Pyrazinamid kann Leberschäden verursachen, als Folge einer Leberparenchymschädigung besteht die Möglichkeit einer Verlängerung der Blutgerinnungszeit. Allergische Reaktionen können auftreten, bei empfindlichen Patienten ist eine Photosensibilisierung möglich. Gelegentlich wurden Kopfschmerzen, Schwindel, Erregbarkeit oder Schlaflosigkeit beobachtet. Sehr selten sind Appetitstörungen, Übelkeit, Brechreiz, Erbrechen, Sodbrennen und Krämpfe im Unterbauch. Sehr selten werden Störungen des blutbildenden Systems, sideroblastische Anämien, Thrombozytopenien oder Porphyrie beobachtet. In Einzelfällen wurden Beeinträchtigungen der Nebennierenrindenfunktion und der Pankreasfunktion beschrieben.

Arzneimittelwechselwirkungen. Bei gleichzeitiger Gabe von Pyrazinamid und Arzneimitteln zur Senkung des Blutzuckers ist die Blutzuckersenkung beschleunigt, weshalb solche Patienten engmaschiger überwacht werden sollten. Bei Kombination von Pyrazinamid und Arzneimitteln, die die Ausscheidung der Harnsäure beeinflussen (z. B. Probenecid), wurde eine verminderte Harnsäureausscheidung beobachtet. Pyrazinamid vermindert die Serumkonzentration von Isoniazid, was jedoch ohne praktische Relevanz ist.

Schwangerschaft und Laktation. Obwohl bei der Gabe von Pyrazinamid während der ersten 3 Monate einer Schwangerschaft keine teratogenen Schäden beobachtet wurden, sollte Pyrazinamid während der Schwangerschaft und Stillzeit nicht angewendet werden.

Pflegehinweise

Vor Beginn einer Behandlung mit Pyrazinamid sollten die Leber- und Nierenfunktion des Patienten überprüft werden. Während der Therapie sollte eine starke Sonnenbestrahlung der Haut vermieden werden. Die Tagesdosis ist als Einzelgabe zu verabreichen und soll grundsätzlich nicht verteilt werden. Bei hoher Dosierung außerhalb des empfohlenen Dosierungsbereiches kann es zu Schwierigkeiten bei der Insulineinstellung von Patienten mit Diabetes mellitus kommen. Bei gleichzeitiger Einnahme von Medikamenten zur Senkung des Blutzuckerspiegels sollten wegen der Unterzuckerungsgefahr engmaschige Blutzuckerkontrollen erfolgen, insbesondere nachts und bei gestörter Hypoglykämiewahrnehmung. Pyrazinamid kann das Reaktionsvermögen, vor allem in Verbindung mit Alkohol, soweit verändern, dass die Fähigkeit zur aktiven Teilnahme im Straßenverkehr oder zum Bedienen von Maschinen beeinträchtigt ist.

Ethambutol Myambutol®, EMB-Fatol®, verschiedene Kombinationspräparate

Indikationen. Ethambutol wirkt spezifisch antibakteriell gegen Mycobacterium tuberculosis und Mycobacterium bovis sowie auch gegen einige opportunistische nichttuberkulöse Mykobakterienarten. Es ist gegen andere Bakterien, Viren oder Pilze unwirksam. Ethambutol wird rasch von Mykobakterien aufgenommen, die antibakterielle Wirksamkeit ist in Abhängigkeit von der Wirkstoffkonzentration bakteriostatisch bis bakterizid und nur gegen proliferierende Mykobakterien gerichtet. Eine Kreuzresistenz mit anderen Antituberkulotika besteht nicht, deswegen wirkt Ethambutol auch auf Mykobakterien, die gegen andere Antituberkulotika resistent sind. Die primäre Resistenz von Mycobacterium tuberculosis und Mycobacterium bovis gegen Ethambutol ist sehr selten, eine sekundäre Resistenz entwickelt sich sehr langsam.

Pharmazeutische Zubereitung. Tabletten (100 mg), Filmtabletten (100, 250, 400 und 500 mg), Injektionslösung (1 Injektionsflasche = 1 g) zur intravenösen Infusion oder intramuskulären Injektion. Kombinationspräparate: Ethambutol/Isoniazid (Tabletten und Filmtabletten).

Wirk- und Eliminationsverhalten. Nach oraler Gabe wird Ethambutol rasch und nahezu vollständig aus dem Magen-Darm-Trakt resorbiert. Maximale Serumkonzentrationen werden nach 2–4 h erreicht, innerhalb von 24 h sinkt die Serumkonzentration bei normaler Nierenfunktion auf Werte ab, die unter 10% der Maximalkonzentration liegen. Die Erythrozyten, in denen doppelt so hohe Spitzenkonzentrationen wie im Serum auftreten, scheinen eine Art Reservoir darzustellen, aus dem Ethambutol langsam in die einzelnen Gewebe abgegeben wird. Auch andere Gewebe, wie z. B. das Lungenparenchym, zeigen eine spezifische Anreicherung von Ethambutol, die erheblich höher als im Serum ist. **Stoffwechsel/Ausscheidung:** Ethambutol und seine inaktiven Stoffwechselprodukte werden über Urin und Stuhl ausgeschieden. Die **Eliminationshalbwertszeit** ($t_{1/2}$) beträgt 10–15 h, innerhalb von 72 h ist die Gesamtmenge des zugeführten Ethambutol praktisch ausgeschieden.

DOSIERUNG

Erwachsene. In der Initialphase der Behandlung (2–3 Monate) erhalten Erwachsene täglich 25 mg/kg KG Ethambutol oral oder parenteral, in der Stabilisierungsphase werden Tagesdosierungen von 20 mg/kg KG pro Tag gegeben. Ethambutol kann auch intermittierend in einer Dosierung von 2-mal wöchentlich 45–50 mg/kg KG oder 3-mal wöchentlich 30 mg/kg KG verabreicht werden. Zur Fistelbehandlung kommen Dosierungen von 100–150 mg einmal täglich lokal zur Anwendung.

Kinder. Kinder ab 10 Jahre erhalten Ethambutol in der Dosierung des Erwachsenen, bei Kindern unter 10 Jahren ist der Arzneistoff relativ kontraindiziert.

Sonderfälle. Bei **Nierenfunktionseinschränkung** muss die Dosierung dem jeweiligen Grad der Einschränkung angepasst werden, folgende tägliche Maximaldosen können in Abhängigkeit von den Serumkreatininwerten und der Kreatinin-Clearance gegeben werden: Serumkreatininwerte bis 1,3 mg% – keine Einschränkung der Dosis, bei Werten über 1,3 mg% – Dosisreduktion entsprechend der Kreatinin-Clearance: Kreatinin-Clearance über 75 ml/min 25 mg/kg KG, Kreatinin-Clearance 40–75 ml/min 15 mg/kg KG, Kreatinin-Clearance 30 ml/min 15 mg/kg KG jeden zweiten Tag. Bei einer Kreatinin-Clearance unter 30 ml/min sollte die Dosierung anhand der Serumkonzentration erfolgen, diese sollten 2–4 h nach Gabe im Bereich der minimalen Hemmkonzentration von 2–5 μg/ml liegen. Bei Patienten mit Niereninsuffizienz ist auch eine intermittierende Gabe mit Dosierungen von 25 mg/kg KG je nach dem Grad der Nierenfunktion zwei- oder dreimal wöchentlich möglich. Für die Dosierung von Ethambutol bei Patienten mit chronischen Leberfunktionsstörungen existieren keine Richtlinien.

Unerwünschte Wirkungen. Dosisabhängige Sehstörungen treten selten auf und sind auf eine Optikusneuritis zurückzuführen. Die Sehstörungen äußern sich anfänglich im Ausfall des Farbsinnes im Rot-Grün-Bereich, Einschränkung des Gesichtsfeldes und Abnahme der Sehkraft. Zur Verhinderung der Optikusatrophie muss die Therapie mit Ethambutol sofort unterbrochen werden, die Störungen sind nach Absetzen von Ethambutol meist reversibel. Seltene unerwünschte Wirkungen sind periphere Neuropathien, Schwindel, Kopfschmerzen, Verwirrtheitszustände, Halluzinationen und Schwächegefühl. Sehr selten kommt es zu Appetitlosigkeit, Sodbrennen, Erbrechen und Durchfall sowie allergischen Reaktionen wie Fieber, Hautreaktionen und Pruritus. Vereinzelt wurden Leukopenien und Thrombozytopenien beobachtet. Gelegentlich kann es zum vorübergehenden Anstieg der Harnsäurekonzentration im Serum kommen. In Einzelfällen wurden Leber- oder Nierenfunktionsstörungen beobachtet, ein Anstieg der Leberenzymwerte ist sehr selten beschrieben.

Arzneimittelwechselwirkungen. Es gibt keine Hinweise über relevante Wechselwirkungen mit anderen Arzneistoffen.

Schwangerschaft und Laktation. Im Tierversuch konnten teratogene Wirkungen von Ethambutol nachgewiesen werden, es gibt jedoch keinen Hinweis in Bezug auf ein teratogenes Risiko beim Menschen. Grundsätzlich bestehen keine Einschränkungen hinsichtlich der Anwendung von Ethambutol während der Schwangerschaft. Die Anwendung von Ethambutol in der Stillzeit ist unbedenklich, da nur geringe Mengen des Arzneistoffes in die Muttermilch gelangen. Ein Abstillen kann in Einzelfällen jedoch angeraten werden.

Pflegehinweise

Regelmäßige Kontrolluntersuchungen des Sehvermögens sind vor Beginn und während einer Therapie mit Ethambutol durchzuführen, unter dieser Voraussetzung ist das Risiko irreversibler Augenschäden deutlich gemindert. Patienten sollten belehrt werden, dass sie das Auftreten von Augenstörungen sofort dem Arzt melden müssen und sollen darüber hinaus auch vom Arzt konkret befragt werden. Zur medikamentösen Unterstützung bei Optikusneuritis werden Gaben eines Vitamin-B-Komplex-Präparates, von Vasodilatatoren und Glukokortikoiden empfohlen. Ethambutol darf nicht als Einzelmittel genommen werden, sondern wird stets in Kombination mit anderen Antituberkulotika eingesetzt. Bei Vorschädigung des Sehnervs, Optikusatrophie, rezidivierenden Entzündungen des Auges, diabetischer Retinopathie oder Katarakt ist Ethambutol kontraindiziert. Da Ethambutol den gleichen Sekretionsmechanismus wie Harnsäure in der Niere benutzt, sind Erhöhungen der Harnsäurekonzentration im Serum möglich, und Urikosurika müssen gegebenenfalls in höherer Dosierung eingesetzt werden.

Rifampicin — Rifa®, verschiedene andere

Indikationen. Rifampicin (RMP) ist ein halbsynthetisches Antibiotikum, das insbesondere auf proliferierende Keime bakterizid wirkt. Es werden sowohl intra- als auch extrazellulär gelegene Keime erfasst. Rifampicin wirkt am besten im neutralen oder alkalischen Milieu (meist extrazellulär), weniger gut im sauren Bereich (intrazellulär oder in käsigem Gewebe). Das Wirkungsspektrum umfasst Mycobacterium tuberculosis und Mycobacterium bovis, atypische Mykobakterien der Runyon-Gruppe I–IV werden unzureichend erfasst. Auch bei Streptokokken, Staphylokokken, Neisserien, Listeria monocytogenes und teilweise Haemophilus influenzae ist Rifampicin in vivo gut wirksam. Rifampicin ist in Kombination mit einem oder mehreren Antituberkulotika Mittel der Wahl bei jeder Form der Tuberkulose mit empfindlichen Erregern.

Pharmazeutische Zubereitung. Filmtabletten (150, 300, 450 und 600 mg), Trockensirup (5 ml = 100 mg), Dragees (150, 300, 450 und 600 mg), Kapseln (150 und 300 mg), Trockensubstanz und Lösungsmittel (300 und 600 mg) zur intravenösen Infusion. Kombinationspräparate: Rifampicin/Isoniazid (Filmtabletten), Rifampicin/Isoniazid/Pyrazinamid (Dragees).

Wirk- und Eliminationsverhalten. Rifampicin wird nach oraler Gabe nahezu vollständig resorbiert. Maximale Serumkonzentrationen werden nach 2 h erreicht, hier können jedoch individuell starke Unterschiede auftreten. Die Zell- und Gewebegängigkeit ist gut. **Stoffwechsel/Ausscheidung:** Rifampicin unterliegt einem enterohepatischen Kreislauf, wodurch seine Elimination beeinflusst wird. Es wird überwiegend (70% einer Dosis) mit der Galle, in geringerem Maße (15–30%) im Urin ausgeschieden. Rifampicin bewirkt eine Enzyminduktion des hepatischen Cytochrom P450-Systems (Subtyp 3A). Die **Eliminationshalbwertszeit** ($t_{1/2}$) von Rifampicin beträgt nach einmaliger oraler Gabe 2,3–4,3 h und nimmt mit der Dauer der Therapie um bis zu etwa 50% ab.

DOSIERUNG

Erwachsene. Bei oraler Gabe werden 10 mg/kg KG Rifampicin täglich verabreicht, im allgemeinen beträgt die Tagesdosis 600 mg. Die Gesamttagesdosis sollte 450 mg nicht unter- und 750 mg nicht überschreiten. Für die parenterale Gabe gelten die gleichen Richtdosen wie bei der oralen Applikationsform. Bei Wiederaufnahme der Behandlung nach einer Therapieunterbrechung sollte einschleichend dosiert werden: am 1. Tag wird mit 150 mg behandelt, dann auf 300 mg am 2. Tag und auf 450 mg am 3. Tag gesteigert, ab dem 4. Tag ist die Behandlung in der üblichen Dosierung fortzusetzen.

Kinder. Für Kinder gelten folgende Dosierungsrichtlinien für die orale Anwendung von Rifampicin: Frühgeborene, Neugeborene und Säuglinge bis zur Vollendung des 2. Lebensmonats erhalten 10 mg/kg KG, diese Richtdosis sollte nicht überschritten werden. Säuglinge nach Vollendung des 2. Lebensmonats und Kleinkinder werden mit 15 mg/kg KG behandelt, Schulkinder erhalten 10 mg/kg KG. Die Kindertagesdosis sollte bei der längerfristigen Therapie 450 mg nicht überschreiten.

Sonderfälle. Bei **eingeschränkter Nierenfunktion** kann Rifampicin unter der Voraussetzung, dass die Leberfunktion normal ist, ohne Dosisanpassung verabreicht werden. Gleiches gilt auch für Dialysepatienten. Bei **chronischen Lebererkrankungen** kann die Halbwertzeit von Rifampicin auf bis zu 8 h verlängert sein, sodass eine Dosisreduktion bzw. eine Verlängerung des Dosierungsintervalls erforderlich ist. Bei schweren Leberfunktionsstörungen, wie Verschlussikterus, aktiver Leberzirrhose oder akuter Hepatitis, ist Rifampicin absolut kontraindiziert.

Unerwünschte Wirkungen. Gastrointestinale Nebenwirkungen, wie Appetitlosigkeit, Magenschmerzen, Übelkeit, Erbrechen, Meteorismus und Durchfall, werden bei etwa 2% der Patienten beobachtet. In Einzelfällen wurde das Auftreten einer pseudomembranösen Kolitis beschrieben.

Überempfindlichkeitsreaktionen kommen bei 1–5% der Behandlungsfälle vor, häufigste Manifestationen sind Fieber, Juckreiz und Erythema multiforme, sehr selten können Atemnot und Schock auftreten. In Einzelfällen wurden bei Kombinationsbehandlungen von Rifampicin mit anderen Antituberkulotika schwere allergische Hautreaktionen (toxische epidermale Nekrolyse, exfoliative Dermatitis, Lyell-Syndrom) beobachtet. Nebenwirkungen auf die Leber (5–20%) äußern sich vorwiegend als Erhöhung von Enzymaktivitäten (ASAT, ALAT, alkalische Phosphatase, γ-GT), seltener von Bilirubin im Serum. Ikterus und Hepatomegalie treten selten auf. In wenigen Fällen wurden Ataxie, Konzentrationsunfähigkeit, Kopfschmerzen, Müdigkeit, Muskelschwäche, Sehstörungen, Schwindel, Schmerzen in den Extremitäten und Taubheitsgefühl beschrieben. Sehr selten sind Eosinophilie, Leukopenie, Thrombozytopenie, thrombozytopenische Purpura und hämolytische Anämie. In sehr seltenen Fällen kann die Therapie mit Rifampicin ein akutes Nierenversagen auslösen. Weiterhin sind selten Menstruationsstörungen durch Beeinflussung des Stoffwechsels der Steroidhormone möglich. Bei intravenöser Gabe wurden vereinzelt Venenreizungen bis zur Thrombophlebitis beschrieben. Fast ausschließlich bei intermittierender bzw. nach nicht regelmäßiger Einnahme wurde ein Flu-Syndrom beobachtet, es äußert sich in Symptomen wie Fieber, Exanthem, Übelkeit, Erbrechen, Muskel- und Gelenkschmerzen, Kopfschmerzen und allgemeinem Schwächegefühl. Es tritt meist 3–6 Monate nach Beginn einer intermittierenden Therapie auf, die Symptome werden 1–2 h nach der Einnahme beobachtet und dauern bis zu 8 h an. Äußerst selten kommt es zu Ödemen, Dyspnoe oder Lungenödem.

Arzneimittelwechselwirkungen. Als Induktor des hepatischen Cytochrom P450-Systems (Subtyp 3A) beschleunigt Rifampicin den Stoffwechsel anderer gleichzeitig verabreichter Medikamente, wodurch die Wirkung vermindert bzw. verkürzt wird. Diese Interaktion ist bei folgenden Arzneistoffen oder Arzneistoffgruppen relevant: orale Antikoagulanzien wie Warfarin oder Kumarine, Antidiabetika vom Sulfonylharnstofftyp, hormonale Kontrazeptiva, Kortikosteroide, Herzglykoside, Betarezeptorenblocker wie Bisoprolol, Metoprolol und Propranolol, Antiarrhythmika wie Chinidin, Disopyramid, Mexiletin, Phenytoin, Methadon, Vitamin D und seinen Metaboliten, Cyclosporin, Clofibrat, Dapson, Phenytoin, Verapamil, Barbiturate wie Hexobarbital und Diazepam, Theophyllin, Chloramphenicol, Ketoconazol, Fluconazol, Itraconazol, Azathioprin und Cimetidin. Die gleichzeitige Gabe von Probenecid und Rifampicin kann zu erhöhten Rifampicin-Serumkonzentrationen führen. Durch die gleichzeitige Gabe von Cotrimoxazol kann es zu einer Verminderung der Rifampicin-Clearance kommen.

Schwangerschaft und Laktation. Obwohl ein erhöhtes Fehlbildungsrisiko bei Gabe von Rifampicin in der Frühschwangerschaft bisher nicht beobachtet wurde, können Fehlbildungen nach Rifampicin-Einnahme nicht mit letzter Sicherheit ausgeschlossen werden. Die Anwendung in der Schwangerschaft sollte nur nach sorgfältiger Nutzen-Risiko-Abwägung erfolgen. Wegen des Übertritts in die Muttermilch, sollte abgestillt werden, wenn eine Rifampicin-Behandlung der Stillenden unumgänglich ist.

Pflegehinweise

Bei der Behandlung Früh- und Neugeborener mit Rifampicin ist die Unreife des Leberstoffwechsels zu berücksichtigen, die Gabe von Rifampicin sollte nur unter strengster Indikationsstellung erfolgen. Rifampicin hat eine intensive bräunlich-rote Farbe, dadurch ist eine rot-orange Verfärbung von Urin, Stuhl, Speichel, Schweiß und Tränenflüssigkeit möglich. Der Patient ist darauf hinzuweisen, dass die Verfärbung der Tränenflüssigkeit zu einer dauerhaften Verfärbung von weichen Kontaktlinsen führen kann. Für eine optimale Resorption ist die Gabe auf nüchternen Magen, am besten 1/2 Stunde vor den Mahlzeiten zu empfehlen. Die gemeinsame Verabreichung von Rifampicin und Isoniazid kann bei Patienten, die bereits vor der Behandlung eine Leberschädigung aufweisen, häufiger und ausgeprägter zu Leberfunktionsstörungen führen. Regelmäßig müssen Leber- und Nierenfunktionsprüfungen (Bestimmung von Transaminasen und Serumkreatinin) sowie Blutbildkontrollen erfolgen, Rifampicin sollte bei Anzeichen für eine Leberschädigung (bei Anstieg der Transaminasenaktivitäten über 100 U/L) oder eines intrahepatischen Gallestaus abgesetzt werden. Bei Arzneistoffen mit enger therapeutischer Breite ist nach Beginn und Absetzen einer Rifampicin-Therapie die Dosierung dieser Medikamente anzupassen. Aufgrund der Wirkminderung hormoneller Kontrazeptiva bei gleichzeitiger Rifampicin-Therapie sind der Patientin alternative nichthormonelle Methoden der Schwangerschaftsverhütung zu empfehlen. Während der Therapie mit Rifampicin sollte eine Schwangerschaft vermieden werden, aber bei einer unter Rifampicin-Therapie eingetretenen Schwangerschaft liegt keine Indikation zum Schwangerschaftsabbruch vor. Rifampicin kann beim Leberfunktionstest die Bromsulphthalein-Ausscheidung hemmen und damit eine Leberfunktionsstörung vortäuschen. Mikrobiologische Methoden zur Bestimmung der Serumkonzentrationen von Folsäure und Vitamin B_{12} sind während der Behandlung mit Rifampicin nicht anwendbar. Durch Enzyminduktion kann unter Rifampicin-Behandlung die Wirkung zahlreicher Arzneimittel abgeschwächt werden (s. oben).

Streptomycin

Streptomycin „Grünenthal"®, Streptomycin-Hefa®

Indikationen. Streptomycin ist ein bakterizid wirksames Aminoglykosidantibiotikum, sein Wirkungsspektrum umfasst Mycobacterium tuberculosis, Brucellen, Francisella tularensis, Haemophilus ducreyi und Yersinia pestis. Stark unterschiedliche Empfindlichkeit weisen Streptokokken, Enterokokken, Staphylokokken und gramnegative Bakterien auf. Anaerobier sind resistent. Streptomycin wird zur Behandlung aller Formen der Tuberkulose mit Erregerempfindlichkeit gegenüber dem Arzneistoff, stets in Kombination mit anderen geeigneten Antituberkulotika, eingesetzt. Weitere Indikationen sind Streptokokken- bzw. Enterokokkenendokarditis (in Kombination mit Bencylpenicillin) sowie Brucellose und Tularämie (in Kombination mit Tetrazyklinen).

Pharmazeutische Zubereitung. Trockensubstanz (1 Injektionsflasche = 1,25 mg Streptomycinsulfat entspricht 1 g Streptomycin) zur intramuskulären Injektion, intravenösen Infusion und lokalen Applikation.

Wirk- und Eliminationsverhalten. Streptomycin wird nach intramuskulärer Injektion schnell und vollständig resorbiert, maximale Serumkonzentrationen werden nach 1–2 h erreicht. Streptomycin gelangt in ausreichender Konzentration in Lungengewebe, Muskulatur, Uterus, Darmschleimhaut und Lymphknoten, ein Eindringen in die Knochenkompakta erfolgt nicht und in dickwandige Abszesse nur unsicher. Die im Liquor cerebrospinalis gefundenen Konzentrationen sind für die Behandlung der tuberkulösen Meningitis nicht ausreichend. **Stoffwechsel/Ausscheidung:** Bis zu 90% einer Streptomycin-Dosis werden innerhalb von 24 h unverändert über die Nieren, etwa 1–2% über die Galle ausgeschieden. Die Eliminationshalbwertzeit ($t_{1/2}$) beträgt 2–3 h beim nierengesunden Patienten und kann bei Anurie auf bis zu 110 h ansteigen.

DOSIERUNG

Erwachsene. Die Normdosis für Erwachsene beträgt 15 mg/kg KG pro Tag, Patienten über 50 Jahre sollten nicht mehr als 0,5 g/Tag erhalten. Die Tagesdosis wird zur Behandlung der Tuberkulose in einer Gabe verabreicht. Bei der Behandlung von Infektionen durch schnell proliferierende Erreger wird die Tagesdosis auf 2–3 Einzelgaben verteilt, zur Therapie der Enterokokkenendokarditis kann die Tagesdosis kurzfristig für etwa 10–14 Tage auf bis zu 2 g gesteigert werden. Die intramuskuläre Injektion ist die Applikationsart der Wahl, eine intravenöse Infusion sowie lokale Gaben (intrapleural, intraartikulär, intrathekal, Instillation in die Harnblase) sind möglich. Die Infusion sollte über 7–15 h oder länger erfolgen. Die intrathekale Anwendung sollte nur unter strenger Indikationsstellung durchgeführt werden, da hierbei ein besonderes Toxizitätsrisiko (Reizung von Hirnnerven bzw. Spinalnervenwurzeln) besteht.

Kinder. Kinder im Alter von 1/2–12 Jahren erhalten täglich 20–30 mg/kg KG Streptomycin, die Tagesmaximaldosis beträgt 1 g. Säuglinge im 1. Trimenon erhalten 10 mg/kg KG pro Tag (maximal 0,05 g täglich), Säuglinge im 2. Trimenon werden mit täglich 15–25 mg/kg KG behandelt.

Sonderfälle. Bei Patienten mit **Nierenfunktionseinschränkung** sollte die Streptomycin-Konzentration im Serum bestimmt werden, dabei sollte sowohl die Maximalkonzentration als auch die Talkonzentration unmittelbar vor der nächsten Applikation bestimmt werden. Beim nierengesunden Patienten werden nach intramuskulärer Gabe von 15 mg/kg KG Streptomycin nach 1–2 h Serummaximalkonzentrationen von 20–45 μg/ml erreicht, die Talkonzentration sollte 5 μg/ml nicht überschreiten. Die Dosisanpassung bei diesen Patienten richtet sich nach den Kreatinin-Clearancewerten:

1. Vergrößerung des Dosierungsintervalls bei Gabe einer Normdosis von 15 mg/kg KG:
   - Kreatinin-Clearance 120 ml/min/1,73 m2: Dosierungsintervall 24 h;
   - Kreatinin-Clearance 60 ml/min/1,73 m^2: Dosierungsintervall 2 Tage (44,2 h);
   - Kreatinin-Clearance 50 ml/min/1,73 m^2: Dosierungsintervall 2–3 Tage (53,8 h);
   - Kreatinin-Clearance 40 ml/min/1,73 m^2: Dosierungsintervall 3 Tage (67,2 h);
   - Kreatinin-Clearance 30 ml/min/1,73 m^2: Dosierungsintervall 4 Tage (89,3 h);
   - Kreatinin-Clearance 20 ml/min/1,73 m^2: Dosierungsintervall 4–5 Tage (134,4 h);
   - Kreatinin-Clearance 10 ml/min/1,73 m^2: Dosierungsintervall 11–12 Tage (268,8 h).
2. Reduktion der Streptomycin-Dosis bei täglicher Gabe:
   - Kreatinin-Clearance 120 ml/min/1,73 m^2: Dosis 1,0 g;
   - Kreatinin-Clearance 60 ml/min/1,73 m^2: Dosis 0,54 g;
   - Kreatinin-Clearance 50 ml/min/1,73 m^2: Dosis 0,45 g;
   - Kreatinin-Clearance 40 ml/min/1,73 m^2: Dosis 0,36 g;
   - Kreatinin-Clearance 30 ml/min/1,73 m^2: Dosis 0,27 g;
   - Kreatinin-Clearance 20 ml/min/1,73 m^2: Dosis 0,18 g.

Bei einer Kreatinin-Clearance ab 30 ml/min/1,73 m^2 sollte Streptomycin nur bei vitaler Indikation gegeben werden. Bei chronischen Lebererkrankungen ist keine Veränderung der Pharmakokinetik von Streptomycin zu erwarten.

Unerwünschte Wirkungen. Die wichtigsten unerwünschten Wirkungen von Streptomycin sind die Ototoxizität und allergische Erscheinungen. Streptomycin ist wie alle Aminoglykoside vor allem vestibulo-, seltener kochleotoxisch. Die Häufigkeit dieser Nebenwirkung ist von der Dosierung und der Behandlungsdauer abhängig. Bei täglicher Gabe von 1 g Streptomycin über 4 Monate muss in bis zu 30% der Behandlungsfälle mit Vestibularisschäden und in 5–15% mit Kochlearisschäden gerechnet werden. Unter der Therapie auftretende Kopf- oder Augenschmerzen, Übelkeit, Ohrensausen, Beschwerden beim Lesen, Schwindel oder Nystagmus müssen als Vorboten ototoxischer Effekte angesehen werden. Allergische Reaktionen sind in etwa 5% der Behandlungsfälle zu beobachten, Symptome, wie Rush, Eosinophilie, Fieber, Ödeme, seltener Hämatopathien, anaphylaktischer Schock oder Dermatitis exfoliativa, können auftreten. Nach intramuskulärer Gabe sind an der Injektionsstelle lokale Reizerscheinungen möglich. Streptomycin verursacht in 1–5% der Behandlungsfälle, insbesondere bei älteren Patienten, leichtere Dysfunktionen der Nieren, vor allem Proteinurie, Zylindrurie, Mikrohämaturie, möglicherweise auch Kreatinin- und Harnsäureanstieg im Serum oder verminderte Urinproduktion. Bei intrapleuraler oder intraperitonealer Gabe kann es zum Auftreten einer neuromuskulären Blockade, die bis zum Atemstillstand führen kann, kommen. Hepatotoxische Wirkungen, Augenmuskelschädigung, Skotome, Störungen der Geruchsempfindung, aplastische oder hämolytische Anämie, Agranulozytose, Leukozytopenie oder Thrombozytopenie kommen äußerst selten vor. Bei manchen Patienten kann es kurz nach der Injektion zu perioralen Parästhesien, Schwindel, Schleiersehen und Benommenheit kommen; diese Nebenwirkungen sind als harmlos anzusehen und beruhen wahrscheinlich auf einer Histaminfreisetzung aus Gewebsmastzellen.

Arzneimittelwechselwirkungen. Das Oto- und Nephrotoxizitätsrisiko wird bei gleichzeitiger Gabe von Streptomycin und schnell wirkenden Diuretika (z. B. Furosemid oder Etacrynsäure) erhöht. Die Nephrotoxizität kann durch die gleichzeitige Gabe von Cephalosporinen, Polymyxinen, Amphotericin B, Zytostatika, insbesondere Cisplatin, oder Methoxyfluran erhöht werden. Die neuromuskulär blockierenden Eigenschaften von Streptomycin werden durch Inhalationsnarkotika (z. B. Äther, Halothan, Methoxyfluran) oder Muskelrelaxanzien bzw. kurareartige Arzneistoffe (z. B. Tubocurarin, Succinylcholin, Pancuronium) verstärkt. Bei der gleichzeitigen Anwendung mit Antihypertonika kann es zu Parästhesien, Unruhe oder hypotonischen Krisen kommen.

Schwangerschaft und Laktation. Da Streptomycin fetale Hörschädigungen auslösen kann, darf der Arzneistoff während der Schwangerschaft nicht angewendet werden. Streptomycin tritt in die Muttermilch über, als Aminoglykosid wird es jedoch nicht aus dem Magen-Darm-Trakt resorbiert. Eine Störung der Darmflora des gestillten Säuglings ist dadurch möglich.

Pflegehinweise

Bei manchen Patienten kann es kurz nach der Injektion zu perioralen Parästhesien, Schwindel, Schleiersehen und Benommenheit kommen, diese Nebenwirkungen sind als harmlos anzusehen und beruhen wahrscheinlich auf einer Histaminfreisetzung aus Gewebsmastzellen.

Auf das Auftreten ototoxischer Effekte ist zu achten. Vorboten können Kopf- oder Augenschmerzen, Übelkeit, Ohrensausen, Beschwerden beim Lesen, Schwindel oder Nystagmus sein. Vestibularisschäden sind prognostisch günstig, da es zur Rückbildung bzw. Kompensation durch andere Sinnesfunktionen kommt, Kochlearisschäden bleiben vielfach symptomlos, da es sich zunächst um Ausfälle in hohen Frequenzbereichen handelt. Vor, während (alle 2–4 Wochen) und nach der Therapie mit Streptomycin müssen Nierenfunktionsprüfung, Audiogramm und Vestibularisprüfung veranlasst werden, diese Kontrollen sind besonders bei Patienten mit bereits bestehender Nierenfunktionseinschränkung wichtig. Weiterhin sind Kontrollen des Blutbildes und Leberfunktionstests vor, während und nach der Therapie notwendig. Eine Bestimmung des Medikamentenspiegels (Ermittlung von Tal- und Maximalkonzentration) sollte erfolgen, abhängig von der Nierenfunktion können Dosisanpassungen erforderlich sein. Risikofaktoren, die die Gefahr oto- und nephrotoxischer Reaktionen erhöhen, sind: Frühgeburt, hohes Alter, Niereninsuffizienz, bestehender Hörschaden, gleichzeitige Gabe anderer oto- und nephrotoxischer Substanzen, Vorbehandlung mit anderen Aminoglykosiden, Notwendigkeit einer hochdosierten Streptomycin-Behandlung, Schock, Dehydratation, Sepsis, schwere Begleit- und Grunderkrankungen, wie z. B. Anämie, Diabetes mellitus, kardiovaskuläre Dekompensation oder Malignome. Im Umgang mit Streptomycin kann es zu Kontaktallergien kommen. Bei Patienten, die mit anderen Aminoglykosidantibiotika vorbehandelt wurden, sollte ein therapiefreies Intervall von mindestens 3 Wochen eingehalten werden, um toxische Kumulationseffekte zu vermeiden. Bei einer kombinierten Anwendung von Streptomycin mit anderen Medikamenten dürfen diese nicht in Infusionsflaschen, Spritzen oder Infusionsgeräten vermischt werden, da es sonst zu Wirkungsverlusten kommen kann.

p-Aminosalicylsäure — PAS-Fatol N®

Indikationen. p-Aminosalicylsäure (PAS) ist ein bakteriostatisch wirkendes Chemotherapeutikum, das die Folsäuresynthese im Bakterium hemmt. Der Arzneistoff ist in der Regel gegen Mycobacterium tuberculosis wirksam, bei Mycobacterium bovis sollte die Empfindlichkeit durch Testung überprüft werden, da primär resistente Stämme auftreten. Atypische Mykobakterien (Runyon-Gruppe I–IV) sind mit einzelnen Ausnahmen als resistent zu betrachten Eine Parallelresistenz zu anderen Tuberkulosemitteln besteht nicht. Der Einsatz kann in der Therapie der Tuberkulose bei primärer Resistenz oder Unverträglichkeit gegenüber anderen Mitteln bei allen Formen der Tuberkulose mit empfindlichen Erregern erfolgen.

Pharmazeutische Zubereitung. Trockensubstanz zur Infusion (1 Infusionsflasche enthält 4-Aminosalicylsäure, Natriumsalz 13,49 g).

Wirk- und Eliminationsverhalten. p-Aminosalicylsäure wird nach oraler Gabe rasch, aber individuell in unterschiedlichem Ausmaß aus dem Magen-Darm-Trakt resorbiert, maximale Serumkonzentrationen werden nach 1–2 h erreicht. Bei intravenöser Gabe, besonders in Form der langsamen Infusion, sind erheblich höhere Dosierungen mit bis zum Dreifachen der oral tolerierten Dosis applizierbar. p-Aminosalicylsäure ist begrenzt gewebegängig, die Diffusion in den Liquorraum ist gering, bei Meningitis werden jedoch bis zu 50% der Serumkonzentrationswerte im Liquor cerebrospinalis erreicht. **Stoffwechsel/Ausscheidung:** Die Elimination erfolgt überwiegend renal, aber auch über Galle und Stuhl. p-Aminosalicylsäure ist hämo-, jedoch nicht peritoneal dialysabel, sollte bei renaler Insuffizienz jedoch nicht angewendet werden. Die **Eliminationshalbwertszeit** ($t_{1/2}$) beträgt nach einmaliger oraler Gabe 45–60 min, nach intravenöser Applikation etwa 26 min.

DOSIERUNG

Erwachsene. Da bei oraler Gabe sehr große Substanzmengen einzunehmen sind, wird p-Aminosalicylsäure heute nur noch parenteral gegeben. Die tägliche Dosis für Erwachsene und Kinder über 14 Jahre beträgt 10–15 g freie p-Aminosalicylsäure, eine Maximaldosis von 40 g freie p-Aminosalicylsäure pro Tag sollte nicht überschritten werden.

Kinder. Schulkinder erhalten eine Tagesdosis von etwa 200 mg freie p-Aminosalicylsäure/kg KG, Früh- und Neugeborene, Säuglinge und Kleinkinder bis zum 6. Lebensjahr werden im Allgemeinen mit 200–300 mg freie p-Aminosalicylsäure/kg KG täglich behandelt. Die Infusionsdauer soll 2–4 h betragen.

Sonderfälle. Das p-Aminosalicylsäure-Kaliumsalz ist bei Patienten mit **Nierenfunktionsstörung** absolut kontraindiziert, eine relative Kontraindikation besteht bei diesen Patienten für die anderen p-Aminosalicylsäure-Salze (Natriumsalz, Kalziumsalz). Bei **Leberfunktionsstörungen**, auch bei Hepatitis, ist p-Aminosalicylsäure relativ kontraindiziert.

Unerwünschte Wirkungen. Wegen zahlreicher Nebenwirkungen ist p-Aminosalicylsäure heute nur noch bei Tuberkulosekranken mit polyresistenten Keimen indiziert. Die Inzidenz unerwünschter Wirkungen von p-Aminosalicalsäure beträgt etwa 10–30%. Häufig treten gastrointestinale Störungen wie Appetitlosigkeit, Übelkeit, Erbrechen, Sodbrennen, Magenbeschwerden, starker Speichelfluss, Durchfall und Meteorismus auf. Diese Nebenwirkungen sind oftmals leichterer Natur und klingen während einer Therapie, sonst nach Absetzen des Arzneistoffes, rasch ab. Allerdings kann auch aufgrund dieser Nebenwirkungen eine schlechte Compliance des Patienten resultieren. Überempfindlichkeitsreaktionen können in 5–10% der Patienten auftreten. Eine urtikarielle Sofortreaktion deutet auf eine echte p-Aminosalicylsäure-Allergie hin und zwingt zum Therapieabbruch. Selten kann ein leichter, vorübergehender Anstieg der Serumtransaminasen mit und ohne Ikterus auftreten, bei etwa 25% der allergisch reagierenden Patienten besteht eine Leberbeteiligung, die in 10% der Fälle in ein Leberversagen mit letalem Ausgang übergehen kann. Gelegentlich bis häufig, besonders bei hoher Dosierung, wird eine Hemmung der Schilddrüsenfunktion mit diffuser Struma beobachtet. Weiterhin kann p-Aminosalicylsäure zu Veränderungen des Blutbildes, wie Leukopenie, Agranulozytose, Eosinophilie, Lymphozytose und Thrombozytopenie, verursachen, ebenso können akute hämolytische Anämien auftreten. Insbesondere bei Patienten mit vorbestehender Nierenfunktionseinschränkung und azidotischer Stoffwechsellage wurden ein Anstieg der Blutharnstoffwerte entsprechend einer urämischen Reaktion sowie Hyperkaliämien beschrieben. Langfristige oder wiederholte Anwendung von p-Aminosalicylsäure kann zu einer Superinfektion oder Kolonisation mit resistenten Bakterien oder Sprosspilzen führen.

Arzneimittelwechselwirkungen. p-Aminosalicylsäure führt bei Kombination mit Isoniazid bzw. Phenytoin zu erhöhten Isoniazid- bzw. Phenytoin-Serumkonzentrationen. p-Aminosalicylsäure vermindert die Serumkonzentration von Rifampicin und Digitalisglykosiden. Die gleichzeitige Gabe von Diphenhydramin führt zu erniedrigten p-Aminosalicylsäure-Konzentrationen im Serum. p-Aminosalizylsäure hemmt die Folatresorption und kann die Toxizität von Folatantagonisten wie Methotrexat verstärken. Die gleichzeitige Gabe von Salicylaten, Phenylbutazon, und anderen Antiphlogistika mit hoher Plasmaproteinbindung führt zu erhöhten Konzentrationen von p-Aminosalicylsäure im Serum.

Schwangerschaft und Laktation. p-Aminosalicylsäure passiert die Plazenta, eine schädigende Wirkung auf den Feten in Form von Fehlbildungen ist nicht auszuschließen. Es erfolgt ein Übertritt in die Muttermilch. Eine Anwendung von p-Aminosalicylsäure kommt während der Schwangerschaft und Stillzeit nur bei strenger Indikationsstellung in Frage.

Pflegehinweise

Selten bis gelegentlich können unter einer p-Aminosalicylsäure-Behandlung die nichtenzymatischen Harnzuckerbestimmungen sowie die Harn-Urobilinogen-Bestimmung falsch-positiv ausfallen. Eine gelegentlich auftretende Parallelallergie gegen Salicylate ist zu beachten. Während der Therapie sollten regelmäßig Blut- und Urinstatus sowie die Leberfunktionswerte kontrolliert werden. Zur Vermeidung des Auskristallisierens von p-Aminosalicylsäure sollte insbesondere sauer reagierender Urin alkalisiert werden. Bei länger dauernder Behandlung ist ein Elektrolytausgleich durch Gabe eines Kaliumsalzes oral oder als Zugabe zur Infusion zu empfehlen. Unbedingt sollte auf eine Quaddelbildung geachtet werden, da eine urtikarielle Sofortreaktion auf eine echte p-Aminosalicylsäure-Allergie hindeutet und zum Therapieabbruch zwingt.

Die relativ häufige schlechte gastrointestinale Verträglichkeit mit Nebenwirkungen wie Übelkeit, Sodbrennen, Magenbeschwerden etc. kann eine schlechte Compliance der Patienten erklären.

Protionamid — Peteha®, ektebin®, Kombinationspräparat

Indikationen. Protionamid (PTH) weist eine auf Mykobakterien beschränkte antimikrobielle Wirkung auf, gegenüber Mycobacterium tuberculosis und Mycobacterium leprae ist der Arzneistoff in der Regel wirksam, ebenso gegenüber einigen atypischen Mykobakterien. Protionamid wirkt bakterizid auf proliferierende Keime. Bei sehr hochentwickelter Isoniazid-Resistenz kommt es zu Parallelresistenzerscheinungen mit Protionamid, die klinisch jedoch praktisch ohne Bedeutung sind. Protionamid kann zur Chemotherapie aller Formen und Stadien der Tuberkulose mit empfindlichen Erregern und anderen Mykobakteriosen einschließlich Lepra eingesetzt werden.

Pharmazeutische Zubereitung. Filmtabletten (0,25 g), Infusionslösung (1 Injektionsflasche enthält 0,5 g Protionamid und 0,1 g Nicotinamid) zur intravenösen Infusion. Kombinationspräparate: Isoniazid/Protionamid/Dapson (Filmtabletten).

Wirk- und Eliminationsverhalten. Protionamid wird nach oraler Gabe schnell und nahezu vollständig (70% und mehr einer Dosis) aus dem Magen-Darm-Trakt resorbiert, maximale Serumkonzentrationen werden nach 1–2 h erreicht, eine minimale Hemmkonzentration wird über etwa 8 h aufrechterhalten. Protionamid dringt sehr gut in tuberkulöses Gewebe und ebenfalls in die Zellwand der Phagozyten ein, was wegen der oftmals intraphagozytär gelegenen Mykobakterien bedeutsam ist. Protionamid diffundiert bei gesunden Meningen in den Liquor cerebrospinalis, bei Meningitis werden 50% der Serumkonzentration erreicht. **Stoffwechsel/Ausscheidung:** Protionamid wird zu 95% vor allem in der Leber verstoffwechselt, wobei der Hauptmetabolit (Protionamid-Sulfoxid) antimykobakteriell hochwirksam ist. Die Metaboliten und etwa 1–20% unverändertes Protionamid werden über den Urin ausgeschieden, im Stuhl sind Protionamid und seine Stoffwechselprodukte nicht nachweisbar. Die **Eliminationshalbwertszeit** ($t_{1/2}$) beträgt 2–3 h.

DOSIERUNG

Erwachsene. Protionamid wird einschleichend dosiert, die Tagesdosis beträgt bei oraler Gabe 10–15 mg/kg KG, das entspricht durchschnittlich 750–1000 mg. Bei Kombination mit Isoniazid sind täglich 500 mg Protionamid ausreichend. Bei intravenöser Infusion werden Tagesdosen von 500 mg, verabreicht als Infusion über 2–3 bis zu 6 h, angewendet.

Kinder. Kinder benötigen höhere Tagesdosierungen: Säuglinge und Kinder bis zu 4 Jahren erhalten 25 mg/kg KG, Kindern von 5–8 Jahren werden 20 mg/kg KG gegeben und Kinder ab 9 Jahren bekommen 15 mg/kg KG.

Sonderfälle. Zur Dosierung bei **Nierenfunktionseinschränkung** liegen bislang keine Erfahrungen vor, der Arzneistoff wird zwar nahezu vollständig hepatisch metabolisiert, doch liegen über die Toxizität der Metabolite keine sicheren Daten vor. Bei zwingender Indikation wäre eine intermittierende Therapie mit 2- bis 3-mal wöchentlich 1000 mg Protionamid zu erwägen. Bei Dialysepatienten ist diese Gabe vor der Dialyse zu verabreichen. Protionamid ist bei **eingeschränkter Leberfunktion** oder akuter **Hepatitis** kontraindiziert.

Unerwünschte Wirkungen. Der metallisch oder stark schweflige Geschmack des Arzneistoffes führt häufig zu ausgeprägter subjektiver Abwehr bis zur Übelkeit und Erbrechen. Diese Nebenwirkungen treten bei intravenöser Gabe oder bei oraler Gabe von überzogenen Formulierungen (z. B. Filmtabletten) seltener auf. Weiterhin sind Schwindel und Kopfschmerzen, psychoneurale Störungen, seltener psychasthenische Zustände möglich. Thioamide (Protionamid und Ethionamid) sind lebertoxisch, hier können Müdigkeit, Schwäche, Unwohlsein, Appetitmangel, Übelkeit oder Erbrechen erste Anzeichen einer Hepatitis sein. Mit einem Anstieg der Serumtransaminasen ist in 13–27% der Behandlungsfälle zu rechnen, ein Ikterus tritt bei 1–2% auf. Die Krampfbereitschaft bei Patienten mit Epilepsie oder bei alkoholkranken Patienten ist häufig erhöht. Gelegentlich kommt es zu allergischen Erscheinungen, insbesondere zu Hautreaktionen. Weitere seltene Nebenwirkungen sind: Akne, Menstruationsstörungen, Blutzuckerschwankungen und Hypothyreose. Eine mäßiggradige Leukopenie oder auch eine isolierte Neutropenie sind beschrieben.

Arzneimittelwechselwirkungen. Bei gleichzeitiger Verabreichung von Protionamid und Isoniazid erhöhen sich die Serumkonzentrationen von Protionamid um etwa 60–70%, weshalb bei dieser Kombination die Protionamid-Dosis reduziert werden muss (Tagesdosis 250–500 mg). Protionamid vermindert die Toleranz von Schlafmitteln.

Schwangerschaft und Laktation. Aufgrund der guten Diffusionseigenschaften von Protionamid ist mit dem Eintritt in den fetalen Kreislauf zu rechnen, Gleiches gilt für die Penetration in die Muttermilch. Allerdings liegen konkrete Daten beim Menschen bislang nicht vor. Aufgrund tierexperimenteller Befunde darf Protionamid in der Schwangerschaft, vor allem in der Frühschwangerschaft, nur bei vitaler Indikation angewendet werden.

Pflegehinweise

Der metallisch oder stark schweflige Geschmack von Protionamid führt häufig zu ausgeprägter subjektiver Abwehr bis zur Übelkeit und Erbrechen. Diese Nebenwirkungen treten bei intravenöser Gabe oder bei oraler Gabe von überzogenen Formulierungen (z. B. Filmtabletten) seltener auf. Protionamid erniedrigt die Toleranz von Alkohol und von Schlafmitteln. Es besteht eine hemmende Wirkung auf die Schilddrüsenfunktion (Serum-PBI und T_4 können unter einer Therapie mit Protionamid erniedrigt sein). Bei der Behandlung von Patienten mit Diabetes mellitus kann es zu Unterzuckerungen kommen, weshalb der Blutzuckerspiegel – insbesondere bei gestörter Hypoglykämiewahrnehmung – häufiger kontrolliert werden sollte. Patienten, bei denen Störungen des Nervensystems nach Isoniazid- oder Protionamid-Therapie bekannt sind, sollten prophylaktisch Vitamin B_6 erhalten. Auf klinische Zeichen einer Hepatitis (Müdigkeit, Schwäche, Appetitmangel etc.) sollte ebenso geachtet werden wie auf einen Anstieg der Serumtransaminasen.

Ethionamid — in USA: Trecator-SC®

Ethionamid hat den gleichen Wirkungsmechanismus wie Protionamid. In der Therapie der Tuberkulose gelten Ethionamid und Protionamid als austauschbare Arzneistoffe. In Deutschland ist Ethionamid nicht im Handel, bei Bedarf können über die Internationale Apotheke Tabletten zu 250 mg zur oralen Gabe bezogen werden. Üblicherweise kommen bei Erwachsenen und Kindern Dosierungen von 10–15 mg/kg KG, das entspricht etwa 500–750 mg, als einmal tägliche Gabe zur Anwendung, die Maximaldosis beträgt 1 g/Tag. Ethionamid wird nach oraler Gabe rasch aus dem Magen-Darm-Trakt resorbiert, maximale **Plasmakonzentrationen** werden innerhalb von 3 h erreicht. Ethionamid wird im Organismus schnell verteilt, im Liquor cerebrospinalis werden bei entzündlich veränderten Meningen ähnliche Konzentrationen wie im Plasma erreicht. Ethionamid wird über die Leber in teilweise pharmakologisch aktive Metabolite verstoffwechselt. Die **Eliminationshalbwertszeit** ($t_{1/2}$) beträgt etwa 3 h. Bei chronischen Lebererkrankungen ist jedoch eine Eliminationsverzögerung zu erwarten. Bei schwerer Leberschädigung ist Ethionamid kontraindiziert. Die häufigsten **Nebenwirkungen** betreffen den Magen-Darm-Trakt, Übelkeit, Erbrechen, abdominelle Schmerzen, Speichelfluss, ein metallischer Geschmack und Appetitlosigkeit wurden als dosisabhängige unerwünschte Wirkungen beschrieben. Ethionamid kann in 5% der Behandlungsfälle eine Hepatitis verursachen. Selten können Alopezie, Krampfanfälle, Gynäkomastie, Hypotension, Impotenz, Hypoglykämie und periphere Neuropathien auftreten. Klinisch signifikante Arzneimittelwechselwirkungen betreffen vor allem die Kombination von Rifampicin und Ethionamid, hier wurden Hepatitiden, die in 26% der Fälle tödlich verliefen, beobachtet. Bei Kombination von Ethionamid und Isoniazid tritt eine Erhöhung der Isoniazid-Serumkonzentration sowohl bei Schnell- als auch bei Langsamazetylierern auf. Die gleichzeitige Gabe von Ethionamid und Cycloserin kann zu verstärkten neurotoxischen Nebenwirkungen führen. Ethionamid ist im Tierexperiment teratogen, beim Menschen wurden bislang keine Fehlbildungen nach Ethionamid-Gabe in der **Schwangerschaft** beschrieben. Über die Sekretion von Ethionamid in die Muttermilch liegen bislang keine Daten vor.

Capreomycin — in USA: Capastat®

Das Tuberkulostatikum Capreomycin ist ein Polypeptidantibiotikum, das aus Streptomyces capreolus isoliert wird und in seinen pharmakologischen und toxikologischen Eigenschaften den Aminoglykosiden ähnelt. Der Arzneistoff gilt als Reservetherapeutikum bei therapieresistenter Tuberkulose durch Streptomycin-unempfindliche Erreger. Die Toxizität ist vergleichsweise hoch; der Arzneistoff ist oto- und nephrotoxisch, weiterhin können als unerwünschte Wirkungen Schwindel, Tinnitus, ein nur teilweise reversibler Hörverlust, exanthematische Hauterscheinungen, Eosinophilie, Thrombozytopenie, Leukozytopenie oder Leukozytose sowie Erhöhungen des Serumharnstoffs und der Transaminasen auftreten. Capreomycin wird nach oraler Gabe nicht ausreichend resorbiert und muss deshalb parenteral oder intramuskulär gegeben werden. Es wird nur zu einem geringen Teil verstoffwechselt und hauptsächlich unverändert renal, zum Teil auch biliär, ausgeschieden. Die **Eliminationshalbwertszeit** ($t_{1/2}$) beträgt 2,5 h und ist bei Nierenfunktionseinschränkung erheblich verlängert, weshalb bei diesen Patienten die Dosis bzw. das Dosierungsintervall angepasst werden muss. Die Sicherheit des Arzneistoffs bei der Anwendung während der **Schwangerschaft** und in der Stillzeit ist bislang nicht bewiesen. In Deutschland ist Capreomycin nicht erhältlich, bei Bedarf kann die Injektionslösung (Ampullen zu 1 g ungelösten Wirkstoff) über die Internationale Apotheke bezogen werden. Erwachsene erhalten Capreomycin in einer **Dosierung** von 15–20 mg/kg KG täglich intramuskulär (entspricht normalerweise 1 g) für insgesamt 60–120 Tage, danach wird die Dosis auf 1 g alle 2–3 Tage reduziert. Kinder werden anfangs mit 15 mg/kg KG pro Tag behandelt, die maximale Tagesdosis beträgt 1 g Capreomycin. Der Behandlungszeitraum und die Dosisreduktion entspricht der des Erwachsenen.

Cycloserin in USA: Seromycin®

Cycloserin wird als „falsches Substrat“ bei der bakteriellen Zellwandsynthese verwendet, wodurch Zelllyse und damit Zelltod resultieren. Der Arzneistoff gehört zu den Antituberkulotika zweiten Ranges. In Deutschland ist Cycloserin nicht erhältlich, bei Bedarf können Kapseln zu 250 mg über die Internationale Apotheke bezogen werden, die orale **Tagesdosis** des Erwachsenen beträgt 100–200 mg, Kinder erhalten 10–20 mg/kg KG pro Tag (maximal 500 mg täglich), die Tagesdosis wird in zwei Einzelgaben aufgeteilt. Cycloserin wird rasch aus dem Magen-Darm-Trakt resorbiert, **maximale Plasmakonzentrationen** werden nach 3–4 h erreicht. Cycloserin verteilt sich in allen Körperflüssigkeiten und Geweben, im Liquor cerebrospinalis werden Konzentrationen zwischen 50 und 100% der entsprechenden Plasmakonzentration erreicht. 60–70% einer Dosis werden innerhalb von 72 h unverändert über den Urin ausgeschieden. Die Eliminationshalbwertzeit ($t_{1/2}$) beträgt 10 h. Die häufigsten **Nebenwirkungen** von Cycloserin betreffen das zentrale Nervensystem, diese Nebenwirkungen sind dosisabhängig. Somnolenz, Tremor, Hyperreflexie, Schwindel, Verwirrtheit, Paranoia, tonisch-klonische Krämpfe oder Absencen wurden beschrieben. Diese Nebenwirkungen treten besonders bei Patienten mit bekanntem Alkoholabusus, Depressionen, Psychosen, Anfallsleiden oder bei Niereninsuffizienz auf. Bei Patienten mit Nierenfunktionseinschränkung ist die Halbwertzeit von Cycloserin verlängert, und die Dosis bzw. das Dosierungsintervall müssen entsprechend angepasst werden. Cycloserin passiert die Plazenta und ist in der Muttermilch nachweisbar.

Für Problemfälle mit polyresistenten Tuberkulosebakterien, bei Wiederholungsbehandlung, Unverträglichkeit einzelner Mittel und gravierenden Begleiterkrankungen kommen zur Behandlung weiterhin Gyrasehemmer (Ciprofloxacin, Ofloxacin und Sparfloxacin), das Aminoglykosid Amikacin, Rifampicin-Derivate wie z. B. Rifabutin, Makrolide wie z. B. Clarithromycin, Thiacetazon sowie das Cycloserin-Derivat Terizidon in Betracht.

16.3 Antimalariamittel

Beim Menschen verursachen vier verschiedene Arten des Einzellers (Protozoons) Plasmodium eine Malariainfektion:

- Plasmodium vivax,
- Plasmodium ovale (Malaria tertiana),
- Plasmodium malariae (Malaria quartana) und
- Plasmodium falciparum (Malaria tropica).

Die im menschlichen Organismus vorkommenden Entwicklungsstadien der Plasmodien haben einen unterschiedlichen Stoffwechsel. Deshalb sind zur Behandlung der verschiedenen Krankheitsphasen der Malaria jeweils unterschiedliche Arzneimittel erforderlich. Die richtige Auswahl des Chemotherapeutikums ist entscheidend für den Erfolg von Therapie und Prophylaxe dieser Infektionskrankheit. Bei der Behandlung der akuten Erkrankung kommt es auf die Vernichtung der Blutschizonten (erythrozytäre Phase) an. Hierfür sind Chinin, Chloroquin und Mefloquin geeignete Medikamente. Bei der Malaria tertiana werden Krankheitsrezidive durch bestehen bleibende Gewebsformen von Plasmodium vivax und Plasmodium ovale in der Leber verursacht. Für die Vernichtung der Gewebsformen bzw. zur Rezidivprophylaxe bei Malaria tertiana eignet sich Primaquin als einziges Antimalariamittel. Zur Durchführung einer Chemoprophylaxe gegen Malaria können Chloroquin, Mefloquin und Pyrimethamin angewendet werden. Informationen und Hinweise über eine Resistenz von Malariaerregern bestimmter Regionen gegen Chemotherapeutika geben die Landesinstitute für Tropenmedizin.

Chinin — Chininum sulfuricum®, verschiedene andere

Chinin, das älteste Antimalariamittel, beeinträchtigt den Eiweißstoffwechsel und die Nukleinsäuresynthese der Malariaplasmodien. Es wird heute noch zur Therapie Chloroquin-resistenter Fälle von Malaria tropica eingesetzt. Für die orale Verabreichung sind Tabletten zu 100 und 200 mg, für die parenterale Gabe Ampullen à 250 mg/ml im Handel erhältlich. Bei Malaria tropica werden 10 mg/kg KG alle 8 h intravenös gegeben.

Kinder erhalten 7,5 mg/kg KG in achtstündigen Intervallen. Sobald der Zustand des Patienten es ermöglicht, wird das intravenöse Therapieregime auf orale Gaben des Medikamentes umgesetzt. Chinin wird enteral gut resorbiert und größtenteils in der Leber verstoffwechselt. Weniger als 20% der Substanz erscheinen unverändert im Urin. Die **Eliminationshalbwertszeit** ($t_{1/2}$) beträgt 9–14 h nach intravenöser und 7–11 h nach oraler Gabe der Substanz. Tinnitus, Erbrechen, Kopfschmerzen und Sehstörungen sind häufige unerwünschte Reaktionen des Medikamentes. Kardiale Erregungsbildungs- und Ausbreitungsstörungen (SA-Block, AV-Block und Schenkelblock) sind selten, können jedoch einen plötzlichen Herztod zur Folge haben. Das Auftreten von hämolytischen Anämien unter Chinin (Schwarzwasserfieber) ist auf medikamenteninduzierte Überempfindlichkeitsreaktionen zurückzuführen. Das Pharmakon verursacht häufig Hypoglykämien durch eine Stimulierung der Insulinsekretion des Pankreas. Die Interaktion mit oralen Antidiabetika kann zu lebensbedrohlicher Hypoglykämie führen. Halofantrin, Chloroquin und Mefloquin zeigen keine Insulin-freisetzende Wirkung. Blutzuckerkontrollen sollten daher während einer Therapie mit Chinin regelmäßig durchgeführt und ggf. Glukose substituiert werden. Chinin sollte schwangeren Frauen und stillenden Müttern nicht verabreicht werden.

Chloroquin Resochin®, verschiedene andere

Chloroquin bewirkt zum einen eine Wachstumshemmung der Malariaplasmodien, gleichzeitig wirkt das Pharmakon entzündungshemmend, weshalb es zur Behandlung der rheumatiden Arthritis eingesetzt werden kann. In erster Linie wird Chloroquin zur Chemoprophylaxe der Malaria angewendet, kann jedoch ebenfalls zur Therapie akuter Malariaerkrankungen verwendet werden. Für die orale Verabreichung sind Tabletten zu 150 und 300 mg Base sowie Sirup zu 15 mg Base/ml und Saft zu 52 mg Base/3,5 ml verfügbar. Für die parenterale Anwendung ist eine Injektionslösung (155 mg Base/5 ml) erhältlich. Zur Malariaprophylaxe erhalten Erwachsene 300 mg Base einmal wöchentlich, Kindern gibt man 5 mg/kg KG einmal wöchentlich. Dabei sollte mit der Einnahme von Chloroquin 2 Wochen vor der Einreise in ein Endemiegebiet begonnen und diese bis 8 Wochen nach der Ausreise fortgesetzt werden. Chloroquin wird nach oraler Gabe nahezu vollständig resorbiert und nur langsam metabolisiert und ausgeschieden. Zirka 50% der Substanz erscheinen unverändert im Urin. Die terminale **Eliminationshalbwertszeit** ($t_{1/2}$) beträgt 30–60 Tage. Häufige unerwünschte Wirkungen sind Übelkeit, Erbrechen, Bauchschmerzen, Diarrhöen, Kopfschmerzen, Schwindel und Urtikaria. Akkommodationsstörungen und Verschwommensehen sind möglich. Hornhautablagerungen von Chloroquin sind reversibel.

Die Retinopathie ist eine schwerwiegende Nebenwirkung der Langzeitanwendung von Chloroquin. Diese tritt jedoch erst ab einer kumulativen Gesamtdosis von 100 g auf und wird im Rahmen der Malariaprophylaxe aufgrund der dabei verwendeten niedrigen Dosierung nicht beobachtet. Chloroquin kann schwangeren Frauen und stillenden Müttern zur Malariaprophylaxe verabreicht werden.

Mefloquin Lariam®

Wie Chinin beeinträchtigt Mefloquin den Eiweißstoffwechsel der Malariaplasmodien. Das Pharmakon wird hauptsächlich zur Chemoprophylaxe bei Einreise in Endemiegebiete und darüber hinaus zur Behandlung schwerer Fälle von Malaria-falciparum-Infektionen eingesetzt. Für die orale Verabreichung stehen Tabletten à 250 mg zur Verfügung. Zur Malariaprophylaxe erhalten Erwachsene 250 mg einmal wöchentlich. Kindern werden 5 mg/kg KG/Woche über 3 Wochen und danach 2,5 mg/kg KG/Woche verabreicht. Die Mefloquin-Prophylaxe der Malaria kann über einen Zeitraum von bis zu 6 Monaten erfolgen. 75–80% des Pharmakons werden enteral resorbiert, 50% werden hepatisch metabolisiert. Der größte Anteil der Substanz wird biliär ausgeschieden. Nur 9% des Medikamentes erscheinen unverändert im Urin. Die **Eliminationshalbwertszeit** ($t_{1/2}$) beträgt 15–33 Tage. Müdigkeit, Schwindel, Übelkeit, Erbrechen,

Diarrhöen und Bauchschmerzen sind häufige unerwünschte Reaktionen von Mefloquin. Neuropsychiatrische Symptome (Halluzinationen, Krampfanfälle) sind in seltenen Fällen möglich. Mefloquin sollte schwangeren Frauen und stillenden Müttern nicht gegeben werden.

Primaquin

Primaquin beeinträchtigt die mitochondriale Zellfunktion von Malariaparasiten. Es ist Mittel der Wahl zur Prophylaxe von Krankheitsrezidiven bei Patienten mit Malaria tertiana, bei denen exoerythrozytäre Formen von Plasmodium vivax und ovale in der Leber persistieren können. Primaquin ist in Deutschland nicht zugelassen. Es kann jedoch über die internationalen Apotheken bezogen werden. Verfügbar sind Tabletten zu 7,5 mg Primaquin-Base. Die **Dosis** zur Verhütung eines Krankheitsrezidivs bei Infektionen mit Plasmodium vivax oder Plasmodium ovale beträgt bei Erwachsenen 15 mg tgl. und bei Kindern 0,3 mg/kg KG tgl., wobei über einen Zeitraum von 14 Tagen behandelt werden sollte. Primaquin wird enteral nahezu vollständig resorbiert und hepatisch zu teilweise aktiven Metaboliten verstoffwechselt. Weniger als 4% der Substanz erscheinen unverändert im Urin. Die **Eliminationshalbwertszeit** ($t_{1/2}$) liegt im Bereich zwischen 4 und 10 h. Primaquin oxidiert Hämoglobin zu Methämoglobin und kann daher zu einer Methämoglobinämie führen bzw. eine Zyanose verursachen. Häufige unerwünschte Reaktionen des Pharmakons sind gastrointestinale Störungen wie Appetitlosigkeit, Übelkeit, Erbrechen und kolikartige Bauchschmerzen. Das Medikament sollte schwangeren Frauen und stillenden Müttern nicht gegeben werden.

Pyrimethamin — Daraprim®, verschiedene andere

Pyrimethamin hemmt die parasitäre Folsäuresynthese und unterbindet dadurch die Vermehrung von Malariaplasmodien. Das Medikament wird zur Chemoprophylaxe bei Reisen in Malariaendemiegebiete wie auch zur Therapie von Infektionen mit Plasmodium falciparum angewendet. Für die orale Verabreichung sind Tabletten zu 25 mg erhältlich. Erwachsenen gibt man prophylaktisch 25 mg einmal wöchentlich, Kinder im Alter von 5–16 Jahren erhalten die Hälfte der Erwachsenendosis. Die Prophylaxe wird am Tag vor der Einreise in ein Endemiegebiet begonnen und bis zu 4 Wochen nach der Ausreise fortgesetzt. Das Pharmakon wird nach oraler Gabe gut resorbiert und nahezu vollständig in der Leber verstoffwechselt. Die terminale **Eliminationshalbwertszeit** ($t_{1/2}$) beträgt 35–175 h. **Unerwünschte Reaktionen:** Photosensible Reaktionen sind unter einer Chemoprophylaxe bzw. Malariatherapie mit Pyrimethamin möglich, bilden sich jedoch nach Absetzen des Pharmakons rasch zurück. Megaloblastäre Anämien treten in einzelnen Fällen nach mehrmonatiger Anwendung des

Medikamentes auf, wobei Patienten mit vorbestehendem Folsäuremangel besonders gefährdet sind. Gelegentlich kommt es zu Panzytopenien und megaloblastären Anämien bei gleichzeitiger Gabe von Cotrimoxazol. Pyrimethamin weist möglicherweise teratogene Effekte auf und gelangt in die Muttermilch. Es sollte schwangeren Frauen und stillenden Müttern nicht gegeben werden.

Halofantrin — Halfan®

Halofantrin beeinträchtigt den Mitochondrienstoffwechsel und hemmt den aktiven Wasserstoffionentransport in den Zellen von Malariaplasmodien. Das Medikament ist gegen Chloroquin-resistente Erreger wirksam und wird therapeutisch bei Patienten mit Malaria tropica eingesetzt. Für die orale Verabreichung sind Tabletten à 250 mg und eine Suspension zu 100 mg/5 ml verfügbar. Erwachsene und Kinder mit mehr als 37 kg Körpergewicht erhalten eine Gesamtdosis von 1500 mg, wobei drei Einzelgaben à 500 mg in 6-stündigen Intervallen erfolgen. Kindern mit einem Körpergewicht von 32–37 kg gibt man dreimalig 375 mg und Kindern, die zwischen 23 und 31 kg wiegen, dreimalig 250 mg in 6-stündigen Abständen. Das Pharmakon wird nach oraler Gabe nur in geringem Umfang resorbiert. Durch die Einnahme des Medikamentes mit den Mahlzeiten kann jedoch die enterale Resorptionsrate erhöht werden. Halofantrin wird in der Leber nahezu vollständig verstoffwechselt und biliär ausgeschieden. Die **Eliminationshalbwertszeit** ($t_{1/2}$) liegt im Bereich zwischen 1 und 4 Tagen. Gastrointestinale Störungen (Übelkeit, Erbrechen, Diarrhöen) sind häufige **unerwünschte Reaktionen** des Medikamentes. Halofantrin ist im Tierversuch embryotoxisch und gelangt in die Muttermilch. Das Pharmakon sollte schwangeren Frauen und stillenden Müttern nicht verordnet werden.

Proguanil — Paludrine®

Proguanil hemmt wie Pyrimethamin die Dihydrofolatreduktase von Malariaplasmodien und beeinträchtigt dadurch deren Nukleinsäuresynthese. Es wird zur Chemoprophylaxe bei Reisen in Endemiegebiete angewendet. Im Handel sind Tabletten à 100 mg für die orale Verabreichung erhältlich. Erwachsene erhalten 200 mg tgl., Kinder im Alter von 9–14 Jahren 150 mg tgl., wobei die Tagesdosis auf 2 Einzelgaben verteilt wird. Nach oraler Gabe werden 90% des Pharmakons resorbiert. Ein Teil der Substanz wird hepatisch metabolisiert. Einer der Metaboliten (Cycloguanil) weist Aktivität gegen Malariaplasmodien auf. Etwa 60% des Pharmakons werden unverändert im Urin ausgeschieden. Die **Eliminationshalbwertszeit** ($t_{1/2}$) beträgt 2 h. Stomatitis und gastrointestinale Störungen (Inappetenz, Völlegefühl) können unter einer Chemoprophylaxe mit Proguanil vorkommen. Myelosuppressive Effekte (Panzytopenie, Megaloblastäre Anämie) sind seltene unerwünschte Reaktionen, wobei im Fall einer verzögerten Elimination des Pharmakons, beispielsweise bei Patienten mit Nierenfunktionseinschränkung, ein erhöhtes Risiko dafür besteht. Proguanil kann schwangeren Frauen verabreicht werden, jedoch sollte, um Anämien beim Feten zu vermeiden, eine gleichzeitige Folsäuresubstitution stattfinden.

16.4 Virustatika

Medikamente zur Behandlung und Vorbeugung von durch Viren hervorgerufener Erkrankungen müssen ein Absterben oder eine Hemmung des Wachstums von Viren bewirken. Dabei dürfen gesunde Zellen des Wirtsorganismus nicht geschädigt werden. Die Entwicklung wirksamer antiviraler Substanzen ist dadurch erschwert, dass verwandte Schritte bei der Virusvermehrung und den Strukturen bzw. Stoffwechselleistungen der menschlichen Wirtszelle stattfinden. Mögliche Angriffspunkte für eine Chemotherapie von Virusinfekten sind die verschiedenen Phasen der Nukleinsäurenneubildung (Virusreplikation):

1. Anlagerung (Adsorption) des Virus an Rezeptoren der Zelloberfläche,
2. Aufnahme des Virus in die Zelle und Freisetzung viraler Nukleinsäuren (Penetration und Uncoating),
3. Bildung (Synthese) viraler Nukleinsäuren (Replikation),
4. Bildung (Synthese) viraler Proteine (Translation),
5. Virusfreisetzung aus der Zelle.

Die klinisch bedeutsamsten Virustatika Zidovudin, Aciclovir und Ganciclovir wirken als falsche Ausgangsstoffe (Substrate) und hemmen virusspezifische Enzyme (DNS-Polymerase, reverse Transkriptase), die das Virus für die Herstellung seiner Nukleinsäuren benötigt. Da ihre Wirkungsweise darauf beruht, den normalen Gang der viralen Stoffwechselvorgänge zu blockieren, werden diese Medikamente Antimetabolite genannt.

Zidovudin — Retrovir®

Indikationen. Die Gabe von Zidovudin bzw. Azidothymidin (AZT) wird schon in frühen Stadien der HIV-Erkrankung (AIDS) empfohlen. Die Wirkung beruht auf einer Hemmung der viralen DNS-Polymerase (reverse Transkriptase).

Pharmazeutische Zubereitung. Kapseln zu 100 und 250 mg; Trinklösung (2000 mg in 200 ml); Lösung zur intravenösen Kurzinfusionen (10 ml Lösungskonzentrat mit 200 mg).

Wirk- und Eliminationsverhalten. Eine sichere Korrelation zwischen den Plasmakonzentrationen und dem pharmakodynamischen Effekt von Zidovudin ist nicht belegt. Die therapeutischen **Plasmaspiegel** liegen im Bereich von 0,1–1 µg/ml. Die Konzentration des Pharmakons im Liquor cerebrospinalis entspricht annähernd der im Plasma gefundenen. **Stoffwechsel/Ausscheidung:** Zidovudin wird rasch in der Leber zu einem inaktiven Metaboliten glukuronidiert, der neben der unveränderten Substanz im Urin ausgeschieden wird. Die **Eliminationshalbwertszeit** ($t_{1/2}$) beträgt ca. eine Stunde.

DOSIERUNG

Erwachsene. Die optimale Dosierung muss wegen der unterschiedlichen Stoffwechselrate individuell ermittelt werden. Patienten mit manifester AIDS-Erkrankung und asymptomatische Patienten mit einer niedrigen CD-4-Lymphozytenzahl (<200 mm^{-3} bzw 200–500 mm^{-3}mit rasch sinkender Tendenz) erhalten 300–1500 mg tgl. verteilt auf 4–6 Einzeldosen.

Kinder. Kinder erhalten 180 mg/m^2 Körperoberfläche in 6stündigen Abständen.

Sonderfälle. Eine Dosisreduktion ist wegen verzögerter Elimination und der ansteigenden Toxizität sowohl bei **Nierenfunktionseinschränkung** als auch bei **Leberzirrhose** notwendig. Beträgt die Kreatinin-Clearance weniger als 20 ml/min, sollte die Dosis um 50%, bei Leberzirrhose um 75% vermindert werden.

Unerwünschte Wirkungen. Anämie und Granulozytopenie treten bei 40–45% der behandelten Patienten auf. Die Anämie ist oft transfusionsbedürftig. Weitere häufige Nebenwirkungen sind Übelkeit, Erbrechen, Bewusstseinstrübung, Krampfanfälle, Myalgien und Kopfschmerzen.

Arzneimittelwechselwirkungen. Probenecid hemmt die Glukuronidierung von Zidovudin in der Leber, verlängert dessen Eliminationshalbwertszeit und verstärkt so die erwünschten und unerwünschten Wirkungen der Substanz. Paracetamol verstärkt die toxischen Effekte des Medikamentes auf die Erythro- und Granulopoese. Clarithromycin vermindert die Resorption von Zidovudin.

Schwangerschaft und Laktation. Zidovudin scheint nicht teratogen, jedoch in geringem Ausmaß fetotoxisch zu sein. Beobachtet wurden diesbezüglich Anämien und beeinträchtigtes Wachstum in der Neonatalperiode. Die Prävention einer Vertikalübertragung von HIV auf den Fetus durch Zidovudin ist bisher nicht belegt.

Pflegehinweise

In seltenen Fällen tritt eine Hyperpigmentierung der Haut, der Schleimhäute und der Nägel auf. Hämoglobin, Hämatokrit, MCV und Leukozytenzahl sollten in 14-tägigen Intervallen kontrolliert werden. Die bei 40–45% auftretende Anämie ist häufig transfusionsbedürftig. Mahlzeiten mit einem hohen Fettgehalt vermindern die Resorption von Zidovudin.

Aciclovir — Zovirax®

Indikationen. Aciclovir kann bei Infektionen mit Herpes-simplex-Virus 1 und 2 sowie Varizellavirus eingesetzt werden. Die aktive Form, Aciclovirtriphosphat, wird anstelle von Guanosintriphosphat in die virale DNS eingebaut. In der Folge kommt es zu einem Abbruch der Synthese weiterer Virus-DNS-Ketten.

Pharmazeutische Zubereitung. Tabletten zu 200, 400 und 800 mg; Suspension (40 mg/ml) und -forte Suspension (80 mg/ml); Kurzinfusionen zu 250 und 500 mg; für die Lokalanwendung Augensalbe (30 mg/g) und Creme (50 mg/g).

Wirk- und Eliminationsverhalten. Die **Bioverfügbarkeit** von Aciclovir ist bei oraler Gabe niedrig. Bei der intravenösen Therapie liegen die maximalen **Plasmaspiegel** im Bereich zwischen 5 und 24 µg/ml (gegenüber 0,56 und 1,3 µg/ml nach oraler Gabe). Diese Werte werden 2 h nach Medikamenteneinnahme erreicht. Die Konzentrationen im Liquor cerebrospinalis betragen 50% der zu gleicher Zeit im Plasma gemessenen Werte. **Stoffwechsel/Ausscheidung:** 86–92% des Pharmakons erscheinen unverändert im Urin. Die **Eliminationshalbwertszeit** ($t_{1/2}$) von Aciclovir liegt im Bereich von 2,1–3,7 h.

DOSIERUNG

Erwachsene. Bei schweren lokalisierten Herpes-simplex-Virusinfektionen verabreicht man intravenös 5 mg/kg KG als Kurzinfusion à 250 ml über jeweils 60 min in 8-stündigen Intervallen für 5 Tage. Bei Herpesenzephalitis- und Herpes-Zoster-Erkrankungen immunsupprimierter Patienten werden 10 mg/kg KG in 8-stündigen Abständen für 10 Tage gegeben. Rezidivierende genitale Herpes-simplex-Infektionen behandelt man mit oralen Dosen von Aciclovir (5-mal 200 mg tgl.). Immunsupprimierte Patienten erhalten zur Prophylaxe von Herpes-simplex-Virusinfektionen 800 mg tgl. peroral, wobei die Tagesdosis auf 4 Einzelgaben verteilt werden sollte.

Kinder. Kinder unter 2 Jahren erhalten die halbe, ältere Kinder die volle Erwachsenendosis.

Sonderfälle. Bei **Nierenfunktionseinschränkung** ist eine Dosisreduktion aufgrund der verzögerten Elimination vorzunehmen. Bei einer Kreatinin-Clearance von 25–50 ml/min wird das Dosierungsintervall zwischen den Einzeldosen auf 12 h, bei 10–25 ml/min auf 24 h verlängert. Ist die Kreatinin-Clearance unter 10 ml/min abgesunken, werden 50% der üblichen Dosis in 24stündigen Abständen verabreicht.

Unerwünschte Wirkungen. Die Nephrotoxizität von Aciclovir ist durch ein Auskristallisieren der Substanz in den Nierentubuli bedingt. Dieses wird begünstigt durch eine zu rasche intravenöse Verabreichung des Medikamentes sowie durch unzureichende Diurese. Eine häufige Nebenwirkung von Aciclovir ist die Entstehung einer Phlebitis an der Injektionsstelle. Weiterhin sind zentralnervöse Störungen wie Müdigkeit, Benommenheit, Kopfschmerzen, Verwirrtheitszustände und Krampfanfälle, Übelkeit, Erbrechen sowie Exantheme zu nennen.

Arzneimittelwechselwirkungen. Probenecid verringert die renale Ausscheidung von Aciclovir, verlängert dessen Eliminationshalbwertszeit und verstärkt so die erwünschten und unerwünschten Wirkungen der Substanz. Die Resorption wird durch Metoclopramid verzögert.

Schwangerschaft und Laktation. Aciclovir ist mutagen und wird in der Muttermilch angereichert. Eine Fetotoxizität scheint nicht vorzuliegen, wenn das Medikament im 2. und 3. Schwangerschaftsmonat verabreicht wird. Jedoch wird das Risiko einer neonatalen Infektion mit Herpes-simplex-Virus erhöht, da Aciclovir eine verzögerte Immunantwort der Mutter verursacht. Das Pharmakon sollte daher Schwangeren und stillenden Müttern nicht gegeben werden.

Pflegehinweise

Zubereitete Infusionslösungen können bei Raumtemperatur bis zu 12 h lang aufbewahrt werden (keinesfalls im Kühlschrank lagern!). Bei der intravenösen Anwendung von Aciclovir ist eine mindestens einstündige Infusionsdauer einzuhalten, die Infusion sollte möglichst separat erfolgen. Die Nierenfunktion ist anhand des Plasmakreatininwertes täglich zu kontrollieren. Im Bereich der Punktionsstellen ist auf die Zeichen einer Phlebitis zu achten. Aciclovir-Creme darf nicht am Auge angewendet werden.

Ganciclovir — Cytovene®

Indikationen. Ganciclovir hat eine ähnliche Struktur wie Aciclovir und ist bei Infektionen mit dem Zytomegalievirus wirksam, indem es die virale DNS-Polymerase hemmt.

Pharmazeutische Zubereitung. Lösung zur Kurzinfusion mit 500 mg/10 ml.

Wirk- und Eliminationsverhalten. Bei der intravenösen Therapie mit Ganciclovir liegen die **maximalen Plasmaspiegel** im Bereich zwischen 2,5 und 8 μg/ml. Die Konzentrationen im Liquor cerebrospinalis betragen 24–67% der im Plasma gemessenen. **Stoffwechsel/Ausscheidung:** 90–99% von Ganciclovir werden unverändert im Urin ausgeschieden. Die **Eliminationshalbwertszeit** ($t_{1/2}$) liegt im Bereich von 1,7–5,8 h.

DOSIERUNG

Erwachsene. Bei lebensbedrohlichen bzw. visusgefährdenden Zytomegalieerkrankungen wird eine Induktionsbehandlung mit 5 mg/kg KG intravenös als Kurzinfusion über 60 min zweimal tgl. für 14–21 Tage durchgeführt und im Anschluss eine Erhaltungsdosis von 5 mg/kg KG tgl. als Einzelgabe verabreicht. Kinder erhalten die gleiche Dosis wie Erwachsene.

Sonderfälle. Zur Induktions- und Erhaltungstherapie ist bei **Nierenfunktionseinschränkung** wegen verzögerter Elimination eine Dosisreduktion des Pharmakons notwendig. Zur Induktionsbehandlung gibt man bei einer Kreatinin-Clearance von 50–80 ml/min 50%, bei 25–49 ml/min 25% und bei einer Kreatinin-Clearance < 25 ml/min 12,5% der üblichen Dosis. Zur Erhaltungstherapie bei Nierenfunktionseinschränkung ist die Gabe von 50% der üblichen Erhaltungsdosis nach Ablauf einer Halbwertszeit zu empfehlen.

Unerwünschte Wirkungen. Eine Granulozytopenie ist die häufigste dosislimitierende Nebenwirkung des Medikamentes, sie ist meist reversibel. Thrombozytopenien sind ebenfalls häufig. Zentralnervöse Nebenwirkungen sind Kopfschmerzen, Verwirrtheitszustände, Bewusstseinstrübung bis hin zum Koma sowie Krampfanfälle. Diese treten bei 5–17% der behandelten Patienten auf. Seltener kommen Anämie, Tachykardie, Hypoglykämie, Fieber, Exantheme, Transaminasenanstieg, Hyperbilirubinämie und Erhöhung der alkalischen Phosphatase im Serum vor.

Arzneimittelwechselwirkungen. Da Zidovudin ebenfalls Granulozytopenien verursacht, sollte es während der Induktionsbehandlung nicht gleichzeitig mit Ganciclovir verabreicht werden. Die Nephrotoxizität von Cyclosporin und möglicherweise von Aminoglykosidantibiotika nimmt zu.

Schwangerschaft und Laktation. Experimentelle Daten weisen auf eine Mutagenität und Teratogenität von Ganciclovir hin. Ob und in welchem Umfang das Medikament in die Muttermilch gelangt, ist nicht bekannt. Ganciclovir sollte daher stillenden Müttern und Schwangeren nicht gegeben werden. Während und bis zu 90 Tage nach Abschluss der Behandlung mit Ganciclovir sollten Maßnahmen zur Kontrazeption durchgeführt werden.

Pflegehinweise

Die Granulozyten- und Thrombozytenzahl ist während der Induktionsbehandlung in 2-tägigen Abständen, während der Erhaltungstherapie wöchentlich zu kontrollieren. Im Bereich der Punktionsstellen ist auf die Zeichen einer Phlebitis zu achten.

Amantadin Viregyt®

Indikationen. Amantadin wird in der Behandlung des M. Parkinson (s. Kap. 15.4) sowie zur Therapie und Prophylaxe der Influenza-A-Virusinfektion (Grippe) angewendet. Es hemmt die Virusvermehrung in einer frühen Phase, indem es das Uncoating, die Freisetzung viraler Nukleinsäuren durch Entfernung des Eiweißmantels, verhindert.

Pharmazeutische Zubereitung. Kapseln und Tabletten zu 100 mg; Infusionslösungen mit 200 mg/500 ml.

Wirk- und Eliminationsverhalten. Amantadin-Plasmakonzentrationen von über 0,3 µg/ml sind notwendig, um eine antivirale Wirksamkeit zu gewährleisten. **Stoffwechsel/Ausscheidung:** 78–88% des Pharmakons werden unverändert im Urin ausgeschieden. Die **Eliminationshalbwertszeit** ($t_{1/2}$) liegt im Bereich zwischen 9,7 und 38,2 h.

DOSIERUNG

Erwachsene. Zur Therapie und Prophylaxe der Influenza-A-Virusinfektion werden 200 mg tgl., verteilt auf 2 Einzelgaben, verabreicht.

Kinder. Kinder von 5–9 Jahren erhalten 150 mg, Kinder von 1–5 Jahren 50–100 mg/Tag.

Sonderfälle. Bei **Nierenfunktionseinschränkung** ist eine Dosisreduktion aufgrund der verzögerten Elimination vorzunehmen. Bei einer Kreatinin-Clearance von 30–50 ml/min wird die übliche Dosis von 200 mg am ersten Behandlungstag, danach 100 mg/Tag gegeben. Bei einer Kreatinin-Clearance von 15–29 ml/min werden am ersten Tag 200 mg, anschließend 100 mg in 2-tägigen Abständen, bei einer Kreatinin-Clearance <15 ml/min werden 200 mg in 7-tägigen Intervallen verabreicht.

Unerwünschte Wirkungen, Arzneimittelwechselwirkungen, Schwangerschaft und Laktation sowie Hinweise und Patienteninformation. Siehe S. 699.

Didanosin — Videx®

Indikationen. Die aktive Form des Didanosins (Dideoxy-adenosintriphosphat) hemmt die HIV-Replikation. Das Pharmakon ist eine Alternative bei Patienten mit AIDS, die Zidovudin nicht vertragen oder bei denen es unter der Therapie mit Zidovudin zu einer klinischen bzw. immunologischen Verschlechterung kommt.

Pharmazeutische Zubereitung. Tabletten zu 25, 50, 100 und 150 mg; Pulver zur Herstellung einer Trinklösung (2 g/4 g).

Wirk- und Eliminationsverhalten. Die **maximalen Plasmaspiegel** liegen im Bereich zwischen 0,4 und 1,8 µg/ml. Didanosin hat eine geringe Liquorgängigkeit. **Stoffwechsel/Ausscheidung:** 36% des Pharmakons werden unverändert im Urin ausgeschieden. Die Eliminationshalbwertszeit ($t_{1/2}$) beträgt 0,52 bis zu 4,6 h.

DOSIERUNG

Erwachsene. Patienten mit einem Körpergewicht >60 kg verabreicht man 400 mg/Tag. Bei einem Körpergewicht <60 kg werden 250 mg tgl. gegeben. Die jeweilige Tagesdosis sollte auf 2 Einzelgaben verteilt werden.

Kinder. Kinder erhalten in Abhängigkeit von der Körperoberfläche 50–200 mg/Tag.

Sonderfälle. Bei **Funktionseinschränkung der Nieren und Leber** sollte eine Dosisanpassung erwogen werden. Die folgende Anpassung kann nur als Orientierung dienen, da bisher keine ausreichenden Daten für eine Dosisanpassung bei Nieren- oder Leberinsuffizienz vorliegen. Bei einer Kreatinin-Clearance von 80–50 ml/min werden 200 mg alle 12 h, bei einer Kreatinin-Clearance von 50–10 ml/min werden 100–150 mg alle 12 h und bei einer Kreatinin-Clearance von < 10 ml/min werden 100 mg alle 12 h gegeben.

Unerwünschte Wirkungen. Eine periphere Neuropathie tritt bei 34% der mit Didanosin behandelten Patienten auf, wobei oft eine Dosisreduktion notwendig wird. Diarrhöen kommen ebenfalls häufig vor, insbesondere bei der Verabreichung der Pulverform des Medikamentes. Auch eine Pankreatitis kann durch Didanosin ausgelöst werden.

Arzneimittelwechselwirkungen. Die Resorption von Tetrazyklinantibiotika wird durch Didanosin vermindert. Antazida reduzieren die Resorption von Didanosin. Didanosin ist in der oralen Darreichungsform gepuffert. Dieser Puffer reduziert die Resorption von Ketoconazol, Dapson und Ciprofloxacin. Die Neurotoxizität mit Zalcitabin ist additiv.

Schwangerschaft und Laktation. Didanosin ist plazentagängig. Bezüglich Teratogenität und Fetotoxizität existieren keine Daten im Schrifttum. Didanosin sollte Schwangeren und stillenden Müttern nicht gegeben werden.

Pflegehinweise

Die Tabletten sollten nüchtern eingenommen, zunächst zerkaut oder vor Einnahme in 30 ml Wasser aufgelöst werden, um die in der Ummantelung enthaltenen Puffer freizusetzen und eine Inaktivierung des Medikamentes durch Magensäure zu vermeiden. Leberenzyme, Blutbild, Serumamylase und -lipase sollten in 4-wöchentlichen Abständen kontrolliert werden. Eine häufige Nebenwirkung sind periphere Neuropathien, die z.T. eine Dosisreduktion erforderlich machen.

Foscanet-Natrium Foscavir®

Indikationen. Foscarnet-Natrium bzw. Trinatriumphosphonoformat kann bei AIDS-Patienten mit Zytomegalieerkrankung und bei Infektionen mit Herpes-simplex-Virus 1 und 2 angewendet werden (Alternative zu Aciclor und Ganciclovir). Das Pharmakon vermindert die Virusreplikation durch Hemmung der DNS-Polymerase.

Pharmazeutische Zubereitung. Foscarnet-Na Ampullen zu 24 mg/ml für die intravenöse Verabreichung; Creme (2 g/100 g) zur lokalen Anwendung.

Wirk- und Eliminationsverhalten. Die Konzentrationen im Liquor cerebrospinalis liegen im Bereich zwischen 35 und 103% der zu gleicher Zeit im Plasma gemessenen Werte. Bei kontinuierlicher intravenöser Verabreichung werden 28% des Pharmakons im Knochen gespeichert. **Stoffwechsel/Ausscheidung:** Foscarnet-Natrium wird nicht in nennenswertem Umfang verstoffwechselt. 90% des Medikaments erscheinen unverändert im Urin. Die Eliminationshalbwertszeit ($t_{1/2}$) beträgt 18–42 h.

DOSIERUNG

Erwachsene. Zur Induktionsbehandlung der Retinitis durch Zytomegalievirus bei AIDS werden 60 mg/kg KG intravenös in 8-stündigen Intervallen für 14–21 Tage gegeben. Anschließend verabreicht man eine Erhaltungsdosis von 90–120 mg/kg KG tgl. als Einzelgabe.

Kinder. Sicherheit und Wirksamkeit des Pharmakons bei Kindern sind nicht belegt.

Sonderfälle. Bei **Nierenfunktionseinschränkung** muss aufgrund der verzögerten Elimination eine Dosisreduktion erfolgen.

Unerwünschte Wirkungen. **Nierenfunktionseinschränkung**en bis hin zum akuten Nierenversagen treten bei einem Drittel der mit Foscanet-Natrium behandelten Patienten auf. Weitere häufige Nebenwirkungen sind gastrointestinale Störungen, Fieber, Kopfschmerzen und Granulozytopenie sowie Krampfanfälle. Elektrolytentgleisungen (Hypokalziämie, Hyperphosphatämie, Hypokaliämie, Hypomagnesiämie).

Arzneimittelwechselwirkungen. Foscarnet-Natrium sollte wegen der Zunahme der nephrotoxischen Effekte nicht mit Aminoglykosiden oder Amphotericin B verabreicht werden. Pentamidin kann zusammen mit Foscarnet zu einer ausgeprägten Nierenfunktionseinschränkung und zu einem rapiden und steilen Abfall des Serumkalziums führen (s. Kap. 16.6, S. 866).

Schwangerschaft und Laktation. Da es hierzu keine sicheren Hinweise im Schrifttum gibt, sollte das Pharmakon Schwangeren und stillenden Müttern nicht gegeben werden.

Pflegehinweise

Kreatinin und Elektrolyte im Serum (Kalzium, Magnesium, Kalium, anorganisches Phosphat) sollten während der Induktionsbehandlung in 3-tägigen Abständen und danach wöchentlich kontrolliert werden. Da bei einem Drittel der Patienten eine Beeinträchtigung der Nierenfunktion bis hin zum akuten Nierenversagen auftritt, empfiehlt sich, Ein- und Ausfuhr zu protokollieren.

16.5 Antimykotika

Antimykotika sind Arzneimittel zur Behandlung von Erkrankungen, die durch Pilze hervorgerufen werden. Pilzinfektionen werden in lokale oder örtliche (Haut- und Schleimhautmykosen) und systemische, die inneren Organe betreffende Infektionen unterteilt. Dementsprechend werden Pharmaka zur Behandlung von Pilzinfektionen lokal oder systemisch gegeben. Einige Antimykotika können sowohl äußerlich (topisch) als auch systemisch verabreicht werden (Amphotericin B, Ketoconazol, Miconazol). Ferner können oberflächliche Mykosen lokal und systemisch behandelt werden. Für alle Antimykotika gilt, dass ihre Verträglichkeit bei lokaler Anwendung gut ist. Im Gegensatz dazu treten bei der systemischen Verabreichung häufig schwerwiegende Nebenwirkungen auf. Die Entwicklung gut verträglicher systemisch anwendbarer Antimykotika wird erschwert durch den Umstand, dass zwischen menschlichen Zellen und denen der Pilze funktionelle und strukturelle Ähnlichkeiten bestehen. Die therapeutisch zur Verfügung stehenden Substanzen haben unterschiedliche Wirkungsmechanismen, wobei 3 Medikamentengruppen unterschieden werden:

1. Polyen-Antibiotika (Amphotericin B, Nystatin) binden durch wasserabweisende (hydrophobe) Wechselwirkungen an Ergosterin in Zellmembranen empfindlicher Pilze. Ergosterin hat ähnlich dem Cholesterin in den Membranen menschlicher Zellen eine abdichtende, durchlässigkeitsmindernde (permeabilitätsmindernde) Aufgabe. Deshalb kommt es zur Bildung wasseranziehender (hydrophiler) Poren bzw. zu einer Störung der Durchlässigkeit (Permeabilitätsstörung) der Zellmembran.
2. Azol-Antimykotika sind Imidazolderivate (Clotrimazol, Ketoconazol, Miconazol, Bifonazol) und unterdrücken ebenso wie Triazolantimykotika (Fluconazol, Itraconazol) die Bildung von Ergosterin durch die Hemmung von Cytochrom P450 Enzymen (CYP 3A4). Die hemmende Wirkung auf CYP 3A4 (Ketoconazol, Fluconazol) und CYP 2C9 (Fluconazol) erstreckt sich auch auf die menschlichen Enzyme und ist so für die zahlreichen Arzneimittelwechselwirkungen dieser Substanzen verantwortlich.
3. Flucytosin wird durch das Enzym Cytosin-Deaminase, das intrazellulär in Hefezellen und bei Aspergillusarten vorkommt, zur aktiven Form des Medikamentes, 5-Fluoruracil, umgewandelt. Dieses interferiert mit dem Einbau von Uracil in die RNS und dem Einbau von Thymidin in die DNS.

Amphotericin B — Amphotericin B®, Ampho-Moronal®

Indikationen. Amphotericin B wird vorzugsweise in der Therapie von Systemmykosen eingesetzt. Bei diesen besitzt das Medikament ein breites

Wirkungsspektrum. Zusätzlich wird Amphotericin B zur lokalen Behandlung gastrointestinaler und vaginaler Soorinfektionen angewendet.

Pharmazeutische Zubereitung. Für die Lokaltherapie gastrointestinaler Soorinfektionen sind Amphotericin-B-Lutschtabletten zu 10 mg und eine Suspension (100 mg/ml) verfügbar. Zur Behandlung von Kandidamykosen der Haut und der Schleimhäute im Anogenitalbereich sind Lösung (1,5 mg/ml), Creme und Salbe (30 mg/g), Ovula zu 50 mg sowie Genitaltabletten zu 100 mg erhältlich. Für die intravenöse Verabreichung stehen Ampullen à 50 mg zur Verfügung.

Wirk- und Eliminationsverhalten. Die **Bioverfügbarkeit** bei oraler Gabe ist gering. **Stoffwechsel/Ausscheidung:** Amphotericin B wird hepatisch metabolisiert. Nur 3–5% des Pharmakons werden unverändert im Urin ausgeschieden. Die **Eliminationshalbwertszeit** ($t_{1/2}$) beträgt etwa 14 Tage, wobei die Bindung an Membranbestandteile der Zellen wahrscheinlich eine verzögerte Elimination der Substanz bewirkt.

DOSIERUNG

Erwachsene. Die intravenöse Behandlung mit Amphotericin B wird in einschleichender Dosierung mit 0,1 mg/kg KG tgl. begonnen. Eine Dosiserhöhung um 0,1–0,2 mg in 24-stündigen Abständen ist bis zu einer Gesamtdosis von 1–1,5 mg/kg KG/Tag möglich. Amphotericin B wird gelöst mit Natriumdesoxycholat in einer Konzentration von 10 mg/dl verabreicht. Die Infusionsdauer sollte 2–6 h sein. Bei länger andauernder Therapie ist eine alternierende Behandlung mit eintägigen therapiefreien Intervallen zu empfehlen. Kinder erhalten die gleiche Dosis in mg/kg KG wie Erwachsene.

Sonderfälle. Dosierungsanpassungen sind bei Nieren- und Leberfunktionseinschränkung nicht notwendig.

Unerwünschte Wirkungen. Häufig treten Kopfschmerzen, Fieber, Schüttelfrost, Übelkeit, Erbrechen und lokale Schmerzen an der Injektionsstelle während der Behandlung auf. Eine normochrome, normozytäre Anämie sowie Thrombophlebitiden (Injektionsstelle) sind häufig vorkommende Nebenwirkungen bei wiederholter Gabe des Medikamentes. Nierenfunktionseinschränkungen treten bei 80% der behandelten Patienten auf. Auch akute Nierenversagen wurden beobachtet. Diesbezüglich ist die Gabe von NaCl (als isotonische Lösung intravenös bzw. in Form einer kochsalzreichen Ernährung) protektiv wirksam.

Arzneimittelwechselwirkungen. Bei gleichzeitiger Verabreichung von Aminoglykosidantibiotika und Cyclosporin A sind additive nephrotoxische Effekte zu beobachten. Der Kaliumverlust durch Amphotericin B kann zur Digitalisintoxikation führen.

Schwangerschaft und Laktation. Da es hierzu keine sicheren Hinweise im Schrifttum gibt, sollte das Pharmakon schwangeren und stillenden Frauen nicht gegeben werden.

Pflegehinweise

Harnstoff und Kreatinin im Serum sollten vor und während der intravenösen Behandlung mit Amphotericin B wöchentlich kontrolliert werden. Zusätzlich sollten Blutbild und Serumelektrolyte (Kalium, Magnesium) regelmäßig bestimmt werden. Wegen der bei 80% auftretenden Nierenfunktionseinschränkungen sollten Ein- und Ausfuhr protokolliert werden (Bilanzführung).

Ketoconazol — Nizoral®, Terzolin®

Indikationen. Ketoconazol ist ein Antimykotikum mit breitem Wirkungsspektrum, das sowohl bei Systemmykosen als auch bei mukokutanen Pilzinfektionen angewendet werden kann.

Pharmazeutische Zubereitung. Tabletten zu 200 mg; Creme (20 mg/g); Lösung (20 mg/ml) zur Lokalanwendung.

Wirk- und Eliminationsverhalten. Die **maximalen Plasmaspiegel** werden etwa 3 h nach der Medikamenteneinnahme erreicht. Die gute **Bioverfügbarkeit** bei oraler Gabe (75%), nimmt mit zunehmenden ph-Wert des Magenmilieus bzw. bei Anazidität um 20–40% ab. **Stoffwechsel/Ausscheidung:** Ketoconazol wird hepatisch metabolisiert. Nur 3% des Pharmakons erscheinen unverändert im Urin. Die **Eliminationshalbwertszeit** ($t_{1/2}$) beträgt 8,5 h.

DOSIERUNG

Erwachsene. Verabreicht werden oral 200–400 mg tgl. für 14 Tage. Die topische Applikation erfolgt einmal täglich.

Kinder. Kinder erhalten 3 mg/kg KG täglich.

Sonderfälle. Bei Nierenfunktionseinschränkung ist eine Dosisreduktion nicht erforderlich. Bei **chronischen Lebererkrankungen** sollte diese erwogen werden.

Unerwünschte Wirkungen. Übelkeit, Erbrechen, abdominale Schmerzen und Diarrhöen sind häufig. Ein reversibler, mäßiggradiger Anstieg der Transaminasen (GOT, GPT, γ-GT, alkalische Phosphatase) kommt bei ca. 14% der behandelten Patienten vor. In seltenen Fällen tritt eine fulminante Hepatitis mit ausgedehnten Nekrosezonen auf. Die Entwicklung einer Gynäkomastie ist möglich und wird auf die Hemmung der Steroid- bzw. Testosteronsynthese durch Ketoconazol zurückgeführt. Therapeutisch nutzt man diese Wirkung von Ketoconazol auf die Synthese bzw. möglicherweise auch den Metabolismus von Steroiden, indem man dieses Medikament beim Cushing-Syndrom (Rezidiv) und beim Prostatakarzinom einsetzt.

Arzneimittelwechselwirkungen. Ketoconazol hemmt den Cytochrom-P450-3A-abhängigen Metabolismus in der Leber und führt konsekutiv zu erhöhten Plasmakonzentrationen von Substanzen, die durch dieses Enzymsystem eliminiert werden, z. B. Terfenadin, Astemizol, Cisaprid, Warfarin, Cyclosporin, Phenytoin, Theophyllin. Die Resorption von Ketoconazol wird durch Medikamente, die die Magensäureproduktion hemmen, oder durch Antazida vermindert.

Schwangerschaft und Laktation. Ketoconazol zeigt bei Ratten in hohen Dosen teratogene Effekte. Das Medikament sollte schwangeren und stillenden Frauen nicht gegeben werden.

Pflegehinweise

Die Resorption kann bei Patienten mit Anazidität durch die gleichzeitige Verabreichung von 0,1 N Salzsäure bzw. durch die Einnahme des Medikamentes zusammen mit Fruchtsaft verbessert werden. Die gleichzeitige Gabe von Alkohol kann zu gefährlichen Unverträglichkeitsreaktionen führen.

Flucytosin — Ancotil®

Indikationen. Flucytosin kann bei systemischen Infektionen mit Candida albicans und Cryptococcus neoformans angewendet werden. Da eine Resistenzentwicklung schnell einsetzt, sollte das Medikament nur in Kombination mit anderen Antimykotika (z. B. Amphotericin B) verabreicht werden.

Pharmazeutische Zubereitung. Tabletten zu 500 mg; Infusionslösung (2,5 g/250 ml) für die intravenöse Anwendung.

Wirk- und Eliminationsverhalten. Die **maximalen Plasmakonzentrationen** sind 1–2 h nach oraler Einnahme erreicht. Es besteht eine gute

Liquorgängigkeit. **Stoffwechsel/Ausscheidung:** 90% des Medikamentes werden unverändert im Urin ausgeschieden. Die **Eliminationshalbwertszeit** ($t_{1/2}$) beträgt 6 h.

DOSIERUNG

Erwachsene. Verabreicht werden 50–150 mg/kg KG tgl. verteilt auf 4 Einzelgaben. Kinder erhalten die volle Erwachsenendosis.

Sonderfälle. Bei **Nierenfunktionseinschränkung** muss eine Dosisreduktion vorgenommen werden. Die Plasmakonzentrationen von Flucytosin sind bei diesen Patienten regelmäßig zu kontrollieren, wobei Werte von 100 µg/ml nicht überschritten werden sollten.

Unerwünschte Wirkungen. Übelkeit, Erbrechen und Diarrhöen kommen gelegentlich vor. Thrombozytopenie und Leukozytopenie treten dosisabhängig auf und bilden sich nach Absetzen des Medikamentes zurück. Ein Anstieg der Transaminasen kann vorkommen. In seltenen Fällen ist eine ulzerierende Enteritis möglich.

Arzneimittelwechselwirkungen. Cytarabin hebt die antimykotische Wirkung von Flucytosin durch kompetitiven Antagonismus auf.

Schwangerschaft und Laktation. Da die aktive Form des Pharmakons, 5-Fluoruracil, teratogene Effekte aufweist und Flucytosin in die Muttermilch gelangt, sollte das Medikament schwangeren und stillenden Frauen nicht gegeben werden.

Pflegehinweise

Blutbild, Plasmakreatinin bzw. die Kreatinin-Clearance und Transaminasen sollten vor und während der Behandlung mit Flucytosin regelmäßig kontrolliert werden.

Fluconazol — Diflucan®, Fungata®

Indikationen. Fluconazol zeichnet durch seine besonders hohe Aktivität gegen Hefepilze aus. Das Medikament kann bei Kryptokokkenmeningitis sowie ausgeprägten mukokutanen Soorinfektionen angewendet werden.

Pharmazeutische Zubereitung. Fluconazol-Kapseln zu 50, 100, 150 und 200 mg; Saft (50 mg/10 ml); Infusionslösungen zu 100 mg und 200 mg (2 mg/ml) für die intravenöse Anwendung.

Wirk- und Eliminationsverhalten. Die **maximalen Plasmakonzentrationen** werden 2–4 h nach Medikamenteneinnahme erreicht. Die Konzentrationen im Liquor cerebrospinalis betragen 60% der zu gleicher Zeit im Plasma gemessenen Werte. **Stoffwechsel/Ausscheidung:** Fluconazol wird in geringem Umfang metabolisiert. 80% des Medikaments erscheinen unverändert im Urin. Die **Eliminationshalbwertszeit** ($t_{1/2}$) liegt im Bereich zwischen 18 und 26 h.

DOSIERUNG

Erwachsene. Bei Soorösophagitis werden initial 200 mg tgl. und anschließend 100 mg/Tag für 10–14 Tage gegeben. Eine Dosiserhöhung bis zu 400 mg/Tag kann bei ausgeprägten Krankheitserscheinungen notwendig sein. Bei Kryptokokkenmeningitis werden initial 400 mg/Tag und anschließend 200 mg/Tag für 6–10 Wochen verabreicht.

Kinder. Kinder erhalten 3–6 mg/kg KG tgl.

Sonderfälle. Eine **Nierenfunktionseinschränkung** macht aufgrund der verzögerten Elimination eine Dosisreduktion erforderlich. Bei einer Kreatinin-Clearance von 20–50 ml/min wird die übliche Tagesdosis in 2-tägigen Abständen gegeben. Bei einer Kreatinin-Clearance von 10–19 ml/min werden 50–200 mg in 2-tägigen Intervallen verabreicht. Liegt die Kreatinin-Clearance unter 10 ml/min, werden 50–100 mg/48 h gegeben.

Unerwünschte Wirkungen. Ein reversibler Anstieg der Transaminasen ist häufig. Übelkeit, Erbrechen und Diarrhöen treten gelegentlich auf.

Arzneimittelwechselwirkungen. Fluconazol hemmt den Abbau von Warfarin und führt bei gleichzeitiger Verabreichung zu einer verlängerten Prothrombinzeit. Die Konzentration von Phenytoin steigt rasch an und kann verstärkte unerwünschte Wirkungen des Antiepileptikums zur Folge haben.

Schwangerschaft und Laktation. Tierexperimentelle Untersuchungen und Beobachtungen am Menschen weisen auf eine mögliche Teratogenität von Fluconazol hin. Das Medikament sollte Schwangeren und stillenden Frauen nicht gegeben werden.

Pflegehinweise

Die Transaminasen sollten im ersten Monat der Behandlung wöchentlich, danach in 4-wöchigen Abständen kontrolliert werden.

Nystatin — Moronal®, verschiedene andere

Indikationen. Nystatin zeigt Aktivität gegen Candida albicans, Histoplasma capsulatum und Blastomycesarten. Aufgrund ausgeprägter Nephrotoxizität kann das Medikament nicht systemisch gegeben werden. Da Nystatin oral und perkutan nicht in nennenswertem Umfang resorbiert wird, kann es bei gastrointestinalen und mukokutanen Soorinfektionen angewendet werden. Übelkeit, Erbrechen und Diarrhöen treten gelegentlich nach oraler Einnahme auf. Unspezifische Hautreizungen und allergische Reaktionen können bei topischer Anwendung vorkommen. Nystatin ist für die orale Verabreichung in Form von Dragees und Tabletten à 500.000 IE, als Suspension (100.000 IE/ml) und Gel (100.000 IE/g) verfügbar. Für die topische Anwendung sind Creme, Paste und Salbe (10 Mio IE/100 g), Puder (100.000 IE/g) sowie Vaginaltabletten und Vaginalovula à 100.000 IE im Handel erhältlich. Zur Behandlung von Mundsoor erhalten Erwachsene 400.000–800.000 IE, Kinder 200.000–400.000 IE und Neugeborene 100.000 IE tgl., verteilt auf 4 Einzelgaben. Bei gastrointestinalen Infektionen mit Candida albicans verabreicht man 1,5–3 Mio IE tgl. verteilt auf 3 Einzelgaben. Vaginale Soorinfektionen werden mit 100.000–200.000 IE/Tag über 14 Tage behandelt.

Miconazol — Daktar®, verschiedene andere

Indikationen. Miconazol hat ein breites Wirkungsspektrum. Das Pharmakon kann zur intravenösen Behandlung von Systemmykosen (Kokzidiomykose und Blastomykose), zur oralen und topischen Therapie von Infektionen mit Candida albicans und zur lokalen Behandlung von Dermatophyteninfektionen angewendet werden.

Pharmazeutische Zubereitung. Lösung zur intravenösen Verabreichung (10 mg/ml); Tabletten zu 250 mg; Mundgel (100 mg/5 g) zur oralen Anwendung. Für die topische Applikation: Puder (2 g/100 g), Creme (2 g/100 g), Lösung (20 mg/ml), Vaginalcreme (20 mg/g), Vaginalovula und Tampons à 100 mg.

Wirk- und Eliminationsverhalten. Die **Bioverfügbarkeit** bei oraler Gabe ist niedrig, die Liquorgängigkeit gering. **Stoffwechsel/Ausscheidung:** Etwa 40% des Pharmakons werden in der Leber verstoffwechselt, Miconazol wird als inaktiver Metabolit (40%) bzw. unverändert mit den Fäzes (40%) ausgeschieden. Nur 1% der Substanz erscheint unverändert im Urin. Die terminale **Eliminationshalbwertszeit** ($t_{1/2}$) beträgt 24 h.

DOSIERUNG

Erwachsene. Intravenös werden 1,2–3,6 g/Tag verteilt auf 3 Einzelgaben verabreicht. Die Infusionslösung wird mit 200–500 ml 5%iger Glukose-

bzw. isotonischer NaCl-Lösung verdünnt und als Kurzinfusion über 30–60 min gegeben. Soorinfektionen der Mundhöhle und des Gastrointestinaltraktes werden oral mit 1000 mg Miconazol/Tag, verteilt auf 4 Einzelgaben, behandelt.

Kinder. Kinder über 1 Jahr erhalten intravenös 15–40 mg/kg KG tgl., verteilt auf 3 Einzelgaben. Neugeborenen und Kindern bis zum 1. Lebensjahr gibt man 10–30 mg/kg KG/Tag.

Sonderfälle. Bei Nierenfunktionseinschränkung ist eine Dosisreduktion nicht erforderlich.

Unerwünschte Wirkungen. Ventrikuläre Arrhythmien sind bei zu rascher intravenöser Verabreichung des Medikamentes möglich. Übelkeit, Erbrechen, Diarrhöen, Fieber, Hautausschlag und Pruritus können während der Infusionstherapie mit Miconazol auftreten. Allergische Reaktionen bis hin zum anaphylaktischen Schock kommen vor.

Arzneimittelwechselwirkungen. Die gerinnungshemmende Wirkung von Kumarinderivaten (Phenprocoumon, Warfarin) wird erheblich verstärkt. Die blutzuckersenkende Wirkung von Glibenclamid, Gliclazid und Tolbutamid wird verstärkt mit der Gefahr bedrohlicher Hypoglykämie. Die Konzentrationen von Phenytoin und Barbituraten steigen. Amphotericin B wird in seiner Wirkung abgeschwächt.

Schwangerschaft und Laktation. Da es hierzu keine sicheren Hinweise im Schrifttum gibt, sollte das Pharmakon bei Schwangeren und stillenden Müttern nicht gegeben werden.

Pflegehinweise

Miconazol sollte unbedingt langsam infundiert werden, da es sonst zu ventrikulären Arrhythmien kommen kann. Auf die Zeichen einer Phlebitis an der Injektionsstelle ist zu achten. Da die gerinnungshemmende Wirkung von Kumarinderivaten unter Miconazol-Therapie erheblich verstärkt wird, ist die möglicherweise erhöhte Blutungsneigung zu beachten bzw. die Medikamentendosis anzupassen. Blutzuckerkontrollen sind bei Patienten, die mit oralen Antidiabetika behandelt werden, wegen der erhöhten Hypoglykämiegefahr erforderlich.

Itraconazol — Sempera®, Siros®

Indikationen. Itraconazol ist ein Triazolantimykotikum mit breitem Wirkungsspektrum. Das Pharmakon wird bei Systemmykosen angewendet.

Bei kutanen Mykosen kann die Verabreichung von Itraconazol indiziert sein, wenn eine äußerliche antimykotische Behandlung erfolglos blieb.

Pharmazeutische Zubereitung. Kapseln zu 100 mg für die orale Verabreichung.

Wirk- und Eliminationsverhalten. Die **maximalen Plasmakonzentrationen** werden 3–4 h nach der Einnahme erreicht. Die orale **Bioverfügbarkeit** ist nahezu vollständig, wenn Itraconazol zusammen mit den Mahlzeiten eingenommen wird. **Stoffwechsel/Ausscheidung:** Das Pharmakon wird in der Leber metabolisiert und größtenteils über die Galle via Fäzes ausgeschieden. Die **Eliminationshalbwertszeit** ($t_{1/2}$) liegt zwischen 16 und 26 h.

DOSIERUNG

Erwachsene. Bei Mykosen der Haut (Tinea corporis) gibt man 200 mg/Tag, bei Mykosen im Bereich der Handinnenflächen und Fußsohlen (Tinea palmaris et plantaris) 400 mg/Tag über jeweils 7 Tage. Bei Pilzinfektionen der Finger- und Zehennägel (Onychomykosen) werden 400 mg/Tag über 2 bzw. 3 jeweils einwöchige Behandlungsphasen verabreicht. Zwischen diesen Therapiephasen liegen 7-tägige medikamentenfreie Intervalle.

Kinder. Daten zu Wirksamkeit und Sicherheit des Pharmakons bei Kindern liegen nicht vor. Itraconazol darf Kindern daher nicht verabreicht werden.

Sonderfälle. Eine Nierenfunktionseinschränkung macht eine Dosisreduktion nicht erforderlich. Bei **Leberfunktionseinschränkung** kann es zur Verstärkung der erwünschten wie der unerwünschten Effekte kommen. Itraconazal sollte Patienten mit eingeschränkter Leberfunktion (Transaminasenerhöhung über das 1,5fache der Norm) nicht verabreicht werden.

Unerwünschte Wirkungen. Häufig kommen gastrointestinale Störungen wie Übelkeit, Bauchschmerzen und Diarrhöe vor. Weiterhin sind Transaminasenanstieg, Kopfschmerzen, Schwindel und kutane Reaktionen wie Juckreiz und Hautrötung möglich.

Arzneimittelwechselwirkungen. Rifampicin und Phenytoin beschleunigen den Abbau von Itraconazol. Gegebenfalls muss daher bei gleichzeitiger Verabreichung der Pharmaka eine Dosisanpassung des Antimykotikums erfolgen. Weitere Interaktionen durch Hemmung von CYP 3A wie Ketoconazol (s. oben).

Schwangerschaft und Laktation. Itraconazol darf schwangeren Frauen mit Systemmykosen nur bei vitaler Indikation gegeben werden. Darüber hinaus sollte Itraconazol in der Schwangerschaft und Stillzeit nicht verabreicht werden.

Pflegehinweise

Um eine optimale Resorption zu gewährleisten, soll Itraconazol zusammen mit den Mahlzeiten eingenommen werden. Bei länger andauernder Behandlung mit Itraconazol (>1 Monat) sind Transaminasenkontrollen zu empfehlen.

Clotrimazol — Canesten®, verschiedene andere

Indikationen. Clotrimazol hat ein breites Wirkungsspektrum und kann topisch bzw. intravaginal bei Infektionen mit Candida albicans und Dermatophyten angewendet werden kann. Das Medikament wird gut vertragen. Gelegentlich können jedoch vaginaler Juckreiz und Brennen sowie eine Kontaktdermatitis auftreten. Clotrimazol ist als Vaginalcreme (10 g/100 g), Vaginaltabletten à 0,1, 0,2 und 0,5 g, Vaginalsuppositorien à 100 mg ebenso auf dem Markt erhältlich wie als Lösung (10 mg/ml), Spray (10 mg/ml), Creme (1 g/100 g) und Puder (1 g/100 g) zur topischen Anwendung für die Haut. Über die intakte Haut und auch bei intravaginaler Anwendung wird Clotrimazol nicht in nennenswertem Umfang resorbiert. Die **Bioverfügbarkeit** bei oraler Gabe ist gering. Clotrimazol wird vollständig hepatisch metabolisiert und im Urin ausgeschieden. Die **Eliminationshalbwertszeit** ($t_{1/2}$) liegt im Bereich von 3,5–5 h. Zur Behandlung vaginaler Soorinfektionen werden 100 mg als Vaginaltablette einmal tgl. für 6 Tage gegeben. Alternativ können 200 mg tgl. für 3 Tage oder 500 mg als Einzeldosis verabreicht werden.

Bifonazol — Mycospor®

Bifonazol ist ein Breitspektrumantimykotikum, das topisch bei Infektionen mit Candida albicans und Dermatophyten angewendet werden kann. Das Pharmakon wird gut vertragen. Gelegentlich können Rötungen sowie Brennen der Haut auftreten. Diese unerwünschten Wirkungen sind zumeist vorübergehend. Die transdermale Resorption von Bifonazol beträgt weniger als 1%, nach externer Anwendung des Medikamentes sind systemische Nebenwirkungen nicht zu erwarten. Bifonazol ist als Creme (1 g/100 g), Gel (1 g/100 g), Puder (1 g/100 g) und als Lösung (1 g/100 ml) zur topischen Anwendung für die Haut verfügbar. Die Darreichungsformen sollen 1-mal täglich auf befallene Hautpartien aufgetragen werden.

Ciclopiroxolamin Batrafen®

Ciclopiroxolamin ist ein Breitspektrumantimykotikum, das bei Infektionen mit Candida albicans, Dermatophyten und bei Pityriasis versicolor durch Malassezia furfur extern angewendet werden kann. Das Medikament wird gut vertragen. Gelegentlich kommen lokale Reaktionen wie Juckreiz und Brennen vor. Nur geringe Mengen (<1,5%) von Ciclopiroxolamin werden transdermal resorbiert. Weniger als 0,01% des Pharmakons erscheinen unverändert im Urin. Die **Eliminationshalbwertszeit** ($t_{1/2}$) beträgt 1,7 h. Ciclopiroxolamin ist als Lösung (10 mg/ml), Creme (10 mg/g), Puder (10 mg/g) und als Vaginalcreme (10 mg/g) zur topischen Anwendung verfügbar. Zur Behandlung vaginaler Soorinfektionen werden 50 mg Ciclopiroxolamin bzw. 5 g Vaginalcreme einmal täglich mit Hilfe eines Applikators über 6 Tage verabreicht.

16.6 Antiparasitenmittel

In Nordeuropa bedeutsame menschliche Erkrankungen hervorrufende Parasiten sind Würmer (Helminthen), Läuse, Krätzmilben und Protozoen. Rinderbandwurm (Taenia saginata), Schweinebandwurm (Taenia solium), Spulwurm (Ascaris lumbricoides) und Madenwurm (Enterobius vermicularis) kommen am häufigsten vor. Mittel gegen Wurmerkrankungen sind verschiedene Substanzen, die sich nicht nach chemischen Gruppen ordnen lassen. Die Wirkungsweise dieser Medikamente ist unterschiedlich und oft nicht genau bekannt. Mebendazol ist wurmabtötend (vermizid), indem es die Glukoseaufnahme durch den Wurm hemmt. Niclosamid beeinträchtigt vermutlich die Glykolyse des Wurmes und führt dadurch zu dessen Zersetzung mittels Darmproteasen. Pyrantel und Praziquantel bewirken eine Lähmung der Wurmmuskulatur. Die Verträglichkeit der Wurmmittel (Anthelminthika)ist in der Regel gut, wobei Beschwerden im Magen-Darm-Trakt wie Übelkeit, Erbrechen, Bauchschmerzen und Durchfälle die am häufigsten vorkommenden Nebenwirkungen sind. Malathion ist ein irreversibler Cholinesterasehemmer, der gegen Läuse sowie Krätzmilben äußerlich angewendet werden kann. Benzylbenzoat, das neurotoxisch ist, kann gegen Läuse und Krätzmilben gleichfalls örtlich angewendet werden.

Mebendazol Vermox®

Mebendazol ist ein Anthelminthikum mit ausgeprägten vermiziden Effekten und breitem Wirkungsspektrum (Enterobius vermicularis [Madenwurm], Ascaris lumbricoides [Spulwurm], Ancylostoma duodenale [Hakenwurm], Trichuris trichiura [Peitschenwurm]). Für die orale Verabreichung sind Mebendazol-Tabletten zu 100 und 500 mg im Handel erhältlich. Bei Infektionen mit Madenwürmern verabreicht man 100 mg als Einzeldosis. Die sonst übliche Dosis ist 200 mg tgl. für 3 Tage. Kinder über 2 Jahre erhalten die gleiche Dosierung wie Erwachsene. Mebendazol wird enteral nur in geringem Umfang resorbiert. 90% der Substanz werden unverändert via Fäzes ausgeschieden, 10% erscheinen in dekarboxylierter Form im Urin. Die **Eliminationshalbwertszeit** ($t_{1/2}$) beträgt 1,5–5,5 h. Abdominelle Schmerzen und Diarrhöen können bei massivem Wurmbefall während einer Behandlung mit Mebendazol auftreten. Kopfschmerzen und Müdigkeit kommen gelegentlich vor. In einem Fall wurden teratogene Effekte des Medikamentes beim Menschen gesehen. Mebendazol sollte schwangeren Frauen nicht gegeben werden. Gleichfalls sollte das Medikament Neugeborenen und Kindern unter 2 Jahren nicht verabreicht werden, da die klinischen Daten über eine Therapie mit Mebendazol bei Patienten dieser Altersgruppe bisher unzureichend sind.

Niclosamid — Yomesan®

Niclosamid kann bei Bandwurmerkrankungen des Darmes (Taenia saginata [Rinderbandwurm], Taenia solium [Schweinebandwurm], Diphyllobothrium latum [Fischbandwurm], Hymenolepsis nana [Zwergbandwurm]) eingesetzt werden. Das Pharmakon wird aus dem Gastrointestinaltrakt nur in geringem Umfang resorbiert und fast vollständig in unveränderter Form via Fäzes ausgeschieden. Für die orale Verabreichung sind Tabletten à 500 mg auf dem Markt erhältlich. Diese sollten zerkaut bzw. in Wasser aufgelöst eingenommen werden. Erwachsene erhalten 2 g als Einzeldosis. Kindern unter 2 Jahren gibt man 500 mg, Kindern im Alter von 2–6 Jahren 1 g als einmalige Dosis. Kinder über 6 Jahren erhalten die volle Erwachsenendosis. Gelegentlich treten abdominelle Schmerzen bzw. Völlegefühl unter der Behandlung mit Niclosamid auf.

Praziquantel — Biltricide®, verschiedene andere

Praziquantel hat ein breites Wirkungsspektrum und kann sowohl bei Wurmerkrankungen des Darmes (Taenia saginata [Rinderbandwurm], Taenia solium [Schweinebandwurm], Diphyllobothrium latum [Fischbandwurm], Hymenolepsis nana [Zwergbandwurm]) als auch bei systemischen Infektionen mit Wurmparasiten (Zystizerkose, Bilharziose) angewendet werden. Eine Ausnahme sind Zystizerkosen mit okulärer Beteiligung, die sich unter dem Medikament verschlechtern können. Praziquantel-Tabletten zu 150, 500 und 600 mg sind im Handel erhältlich. Bei Bilharziose gibt man 40 mg/kg KG als Einzeldosis bzw. bei ausgeprägten Krankheitserscheinungen 60 mg/kg KG verteilt auf 3 Einzelgaben in 4- bis 6-stündigen Abständen. Bei Zystizerkose werden 50 mg/kg KG/Tag für 14 Tage und bei Bandwurminfektionen des Darmes 20 mg/kg KG als einmalige Dosis verabreicht. Kinder erhalten die volle Erwachsenendosis. Das Pharmakon wird nach oraler Gabe fast vollständig resorbiert und in der Leber verstoffwechselt. Die terminale **Eliminationshalbwertszeit** ($t_{1/2}$) beträgt 3–8 h. Häufig treten gastrointestinale Beschwerden während einer Praziquantel-Behandlung auf. Müdigkeit, Benommenheit und Kopfschmerzen kommen ebenfalls oft vor. Fieber, Hautexantheme und Bluteosinophilie treten gelegentlich auf und werden vermutlich durch Proteine, die aus zerfallenden Parasiten freigesetzt werden, verursacht. Gleichzeitiger Alkoholgenuss verstärkt die zentral dämpfende Wirkung von Praziquantel. Beeinträchtigtes Reaktionsvermögen und eventuelle Fahruntauglichkeit sind diesbezüglich zu beachten.

Pyrantel — Helmex®

Pyrantel ist ein depolarisierendes Muskelrelaxans, das durch eine Lähmung der Muskulatur des Wurmes zur Austreibung der Parasiten aus befallenen Darmabschnitten führt. Das Medikament kann bei Infektionen mit Madenwürmern (Enterobius vermicularis), Hakenwürmern (Ancylostoma duodenale) und Spulwürmern (Ascaris lumbricoides) angewendet werden. Für die orale Verabreichung stehen Kautabletten à 250 mg und Suspension (50 mg/ml) zur Verfügung. Abhängig von der Ausprägung der Krankheitserscheinungen verabreicht man 2,5–20 mg/kg KG als einmalige Dosis. Kinder erhalten die volle Erwachsenendosis. Pyrantel wird nach oraler Gabe nur in geringem Umfang resorbiert. Etwa 4% einer einmalig verabreichten Dosis erscheinen in unveränderter und metabolisierter Form im Urin. Übelkeit, Erbrechen, Diarrhöen, kolikartige Bauchschmerzen und Kopfschmerzen treten gelegentlich während einer Behandlung mit Pyrantel auf. Ein Transaminasenanstieg ist in seltenen Fällen möglich.

Malathion — Napp®, U.K.

Malathion ist ein Organophosphat. Das Pharmakon hemmt irreversibel die Cholinesterase. Im Handel sind 0,5% Lösung sowie Shampoo für die topische Anwendung erhältlich. Malathion kann bei Kopf- und Schamläusen und gegen Krätzmilben lokal angewendet werden. Nach Applikation des Arzneimittels in den vorgeschriebenen Dosierungen werden nur geringe Mengen von Malathion transdermal resorbiert. Bei sachgerechter Anwendung sind nennenswerte Konzentrationen der Substanz in der systemischen Zirkulation nicht nachweisbar. Ausgenommen lokaler Reizerscheinungen ist daher mit unerwünschten Wirkungen nicht zu rechnen. Das Pharmakon darf schwangeren Frauen und stillenden Müttern gegeben werden.

Lindan Jacutin®

Lindan (Hexachlorcylohexan) wirkt neurotoxisch. Das Pharmakon ist als Gel und Emulsion erhältlich. Es kann bei Befall mit Krätzmilben extern angewendet werden. Transdermal werden 9–80% des Pharmakons resorbiert. Es können zentralnervöse Störungen, wie Müdigkeit, Schwindel und Krampfanfälle in Einzelfällen vorkommen. Weitere unerwünschte Wirkungen können lokale Irritationen, wie Hautrötung und Juckreiz sein. Schwangeren Frauen und stillenden Müttern sollte Lindan nicht gegeben werden.

Benzylbenzoat Antiscabiosum®

Benzylbenzoat ist neurotoxisch. Das Pharmakon kann gegen Krätzmilben eingesetzt werden. Im Handel sind 10%ige und 25%ige Emulsionen zur topischen Anwendung erhältlich. Benzylbenzaot wird nur in sehr geringen Mengen transdermal resorbiert. Nach topischer Applikation sind nennenswerte Mengen in der systemischen Zirkulation nicht nachweisbar. Benzylbenzoat sollte jedoch nicht auf stark entzündete Hautpartien aufgetragen werden, da bei entzündeter Haut mit einer verstärkten Resorption des Pharmakons zu rechnen ist. Im Gesicht sollte es ebenfalls nicht angewendet werden. Benzylbenzoat darf schwangeren Frauen und stillenden Müttern verabreicht werden.

Pentamidin Pentacarinat®

Indikationen. Pentamidin wirkt gegen Pneumocystis carinii und Trypanosomaarten. Es kann zur Prophylaxe (inhalativ) und Therapie (inhalativ, intravenös bzw. intramuskulär) der Pneumocystis-carinii-Pneumonie sowie bei Infektionen mit Trypanosoma gambiense eingesetzt werden.

Pharmazeutische Zubereitung. Durchstechflaschen zu 200 und 300 mg zur Herstellung von Infusions- und Injektionslösung sowie Aerosol (100 mg/ml) sind verfügbar.

Wirk- und Eliminationsverhalten. Die **maximalen Plasmakonzentrationen** werden etwa eine Stunde nach der Medikamentengabe erreicht. **Stoffwechsel/Ausscheidung:** Pentamidin wird vermutlich in der Leber verstoffwechselt. Nur 2–4% des Pharmakons erscheinen unverändert im Urin.

DOSIERUNG

Erwachsene. Zur Therapie von Pneumocystis carinii Pneumonien werden 200–300 mg tgl. über 21 Tage je nach Schweregrad intravenös bzw. 600 mg inhalativ verabreicht. Kinder erhalten die volle Erwachsenendosis.

Sonderfälle. Bei stark **eingeschränkter Nierenfunktion** (Kreatinin-Clearance <10 ml/min) muss eine Dosisanpassung durchgeführt werden: Bei **Pneumocystis-carinii-Pneumonien** gibt man 4 mg Pentamidin/kg KG täglich über 7–10 Tage und daran anschließend alle 2 Tage. Bei Leberinsuffizienz und bei alten Menschen ist eine Dosierungsanpassung nicht erforderlich.

Unerwünschte Wirkungen. Es können schwere und zum Teil lebensbedrohliche Nebenwirkungen vorkommen: Kardiale Arrhythmien (QT-Verlängerung, Torsade-de-pointes-Arryhthmien), ausgeprägte Hypotension und Hypoglykämie, Pankreatitis, akutes Nierenversagen sind mögliche unerwünschte Effekte von Pentamidin. Darüber hinaus kann es zu Flush, Übelkeit und Juckreiz kommen. Bei inhalativer Anwendung treten Hustenreiz und Bronchospasmen auf. Transaminasenerhöhung, Thrombopenie und Leukopenie sind weitere mögliche unerwünschte Wirkungen.

Arzneimittelwechselwirkungen. Bei gleichzeitiger Anwendung von Foscarnet kann es zu einer ausgeprägten Einschränkung der Nierenfunktion und zu Hypokalziämie kommen (s. Kap. 16.4, S. 851). Bei gleichzeitiger Anwendung von Amphotericin B kann es ebenfalls zu einer ausgeprägten Einschränkung der Nierenfunktion kommen.

Schwangerschaft und Laktation. Pentamidin sollte schwangeren Frauen nur bei vitaler Indikation (lebensbedrohliche Pneumocystis-carinii-Pneumonie) gegeben werden. Das Pharmakon wird in die Muttermilch ausgeschieden und sollte daher stillenden Müttern nicht gegeben werden.

Pflegehinweise

Mögliche Nebenwirkungen, die das Herz-Kreislauf-System, die Nierenfunktion und den Blutzuckerspiegel betreffen, sollten im Auge behalten werden. An Laborparametern sind Blutbild, Harnstoff, Kreatinin und Glukose im Serum unter der Behandlung mit Pentamidin täglich, Transaminasen im Serum wöchentlich zu kontrollieren. Des Weiteren sollten Herzfrequenz und Blutdruck sowie die Bilanz (Ein- und Ausfuhr) überwacht werden.

17 Histamin-H_1-Rezeptorantagonisten

Allgemeine Gruppeneigenschaften

Histamin wird primär aus Mastzellen und basophilen Granulozyten ausgeschüttet und wirkt auf Gefäße, glatte Muskulatur, Nerven und Entzündungszellen. Es induziert eine Vasodilatation und eine Erhöhung der Gefäßdurchlässigkeit (Quaddel- und Ödembildung, Rhinorrhöe). Juckreiz und Niesreiz werden ausgelöst. Für die Entzündungsreaktion spielen auch Zytokine und Lipidmediatoren sowie die Adhäsion und Migration von Entzündungszellen eine Rolle. Histamin kann an drei verschiedenen Rezeptoren binden, wobei der H1-Rezeptor am weitesten verbreitet ist.

Indikationen für H_1-Antagonisten sind bei allen über den H_1-Rezeptor vermittelten, histamininduzierten pathologischen Reaktionen gegeben. Die Hauptindikationen sind die allergische Rhinitis, die Urtikaria, anaphylaktische oder anaphylaktoide Reaktionen auf Nahrungs-, Arznei- und Kontrastmittel und der histamininduzierte Juckreiz. Die Therapieerfolge bei Asthma und atopischem Ekzem scheinen eher auf die sedierenden Eigenschaften der älteren H_1-Rezeptorantagonisten (z. B. Hydroxyzin) bzw. auf die antientzündliche Komponente der neueren Antihistaminika (z. B. Cetirizin) zurückzuführen zu sein. Zusätzliche, weniger gebräuchliche Indikationen für sedierende H_1-Antagonisten sind Schlafstörungen, Übelkeit oder die Lokalanästhesie. Bei Kindern mit atopischen Erkrankungen konnte nach Langzeitbehandlung mit nichtsedierenden Antihistaminika (Tabelle 17.1) eine Besserung der schulischen Leistung nachgewiesen werden. Da durch Antihistaminika nur die Wirkung von noch nicht an den Rezeptor gebundenem Histamin blockiert wird, sind die Substanzen bei lebensbedrohlichen Indikationen – wie dem anaphylaktischen Schock – auch intravenös nur sekundär indiziert, d. h. *zusätzlich* zu schnell wirkenden Substanzen wie Adrenalin. Der wichtigste Vorteil der neueren Antihistaminika liegt in ihrer geringen Lipophilie und den entsprechend diskreten oder fehlenden Wirkungen auf das ZNS. Diesbezüglich sehr sorgfältig geprüfte Substanzen (z. B. Loratadin [Lisino®]) sind sogar für Piloten zugelassen.

Die gebräuchlichsten **pharmazeutischen Zubereitungen** der auf dem Markt befindlichen Antihistaminika sind in Tabelle 17.1 zusammengefasst. Neben Tabletten werden auch Sprays für die Lokalbehandlung der Nasenschleimhaut sowie Gele bzw. Salben zur topischen Behandlung der Haut angeboten. Obwohl die auch als Saft oder Sirup verfügbaren H_1-Antagonisten generell für Kinder unbedenklich sind und Pheniramin (z. B. Avil®) sogar bei Säuglingen eingesetzt werden darf (s. Tabelle 17.1),

Tabelle 17.1. Übersicht einiger häufig eingesetzter sedierender und nichtsedierender H_1-Antagonisten ([a]aktiver Metabolit)

Pharmakon	Pharmazeutische Zubereitung	Dosierung für Erwachsene pro Tag	Dosierung für Kinder pro Tag	Eliminationshalbwertszeit und Besonderheiten
a) Älter, sedierend				
Clemastin (z. B. Tavegil®)	Tbl. 1 mg	2-mal 1 Tbl.	Sirup oder Tablette	$t_{1/2}$: 40 h, mäßig stark sedierend, anticholinergisch
	Sirup 0,5 mg/10 ml	2-mal 1,5 Essl.	1–3 Jahre: 2-mal 1–2 Teel. 4–6 Jahre: 2-mal 2 Teel. o. 2-mal 1/2 Tbl. 7–12 Jahre: 2-mal 1 Essl. o. 2-mal 1/2 Tbl.	
	Amp. 2 mg	2-mal 1 Amp. i.v. oder i.m.	Amp. (nur i.m.): 2-mal 0,3 ml/10 kg KG i.m.	
	Gel 0,402 mg/gGel	topisch mehrmals tägl.	Gel wie bei Erwachsenen	
Dimetinden (z. B. Fenistil®)	Retard Tbl. 2,5 mg	2-mal 1 Tbl.	Ab 6 Jahren wie Erw.	$t_{1/2}$: 6 h, mäßig stark sedierend, anticholinergisch
	Drg. 1 mg	3-mal 1–2 Drg.	ab 3 Jahren: 3-mal 1 Drg.	
	Sirup 0,123 mg/ml	bis 9-mal 1 Teel.	Sirup: 1–8 Jahre: 3-mal 1 Teel., ab 9 Jahren: 3-mal 1,5 Teel.	
	Tropfen 1 mg/ml	3-mal 20–40 Tr.	Tr.: 1–8 Jahre: 3-mal 10–15, ab 9 Jahre: 3-mal 20	
	Amp. 4 mg	1- bis 2-mal 1 Amp. i.v.	–	
	Gel 1 mg/g	Gel mehrmals tgl.	Gel wie bei Erw.	

Tabelle 17.1. Übersicht einiger häufig eingesetzter sedierender und nichtsedierender H_1-Antagonisten (^{a}aktiver Metabolit) (Forts.)

Pharmakon	Pharmazeutische Zubereitung	Dosierung für Erwachsene pro Tag	Dosierung für Kinder pro Tag	Eliminationshalbwertszeit und Besonderheiten
Pheniramin (z. B. Avil®)	Retarddrg. 75 mg	1-mal 1 Drg.	Drg.: ab 12 Jahren wie Erw.	$t_{1/2}$: 15–20 h, mäßig stark sedierend, anticholinergisch
	Sirup 3 mg/ml	2- bis 3-mal 1–2 Messl. Sirup o.	Sirup: 1–3 Jahre: 2- bis 3-mal 1/2 Messl., 4–12 Jahre: 2- bis 3-mal 1 Messl.	
	Amp. 45,5 mg	Amp.: 1- bis 2-mal 1–2 ml i.m. o. langsam i.v.	Amp. (nur i.m.; <3 mg/kg): 6–12 Monate: 0,2–0,4 ml 2–3 Jahre: 0,5–0,7 ml 4–5 Jahre: 0,8–1,3 ml 6–12 Jahre: 1–1,5 ml	
	Salbe 12,5 mg			
Diphenhydramin (z. B. Dormutil®)	Tbl. 50 mg	1-mal 1 Tbl.	ab 16 Jahren: 1-mal 1 Tbl.	$t_{1/2}$: 3,5 h, stark sedierend, anticholinergisch
Promethazin (z. B. Atosil®)	Tbl.: 25 mg	1- bis 3-mal 1–2 Tbl.	1–2 Jahre: 1-mal 1 Tbl. 3–5 Jahre: 1- bis 2-mal 1 Tbl. 6–10 Jahre: 1- bis 3-mal 1 Tbl.	$t_{1/2}$: 10–12 h, stark sedierend, anticholinergisch
	Tropfen: 20 mg/ml	1- bis 3-mal 5–25 Tr.	1–2 Jahre: 1- bis 2-mal 5–10 Tr. 3–5 Jahre: 1- bis 3-mal 5–10 Tr. 6–10 Jahre: 1- bis 3-mal 5–15 Tr.	

Tabelle 17.1. Übersicht einiger häufig eingesetzter sedierender und nichtsedierender H_1-Antagonisten ([a]aktiver Metabolit) (Forts.)

Pharmakon	Pharmazeutische Zubereitung	Dosierung für Erwachsene pro Tag	Dosierung für Kinder pro Tag	Eliminationshalbwertszeit und Besonderheiten
Promethazin (Fortsetzung)	Sirup: 1 mg/ml	1- bis 3-mal 1–3 Teel. Sirup	1–2 Jahre: 1- bis 2-mal 1–2 Teel. Sirup 3–5 Jahre: 1- bis 3-mal 1–2 Teel. Sirup	
	Amp.: 50 mg	1/4–1 Amp. tief intraglutäal oder langs. i.v.		
b) Neuer, wenig oder nichtsedierend				
Cetirizin (Zyrtec®)	Tbl. 10 mg	1-mal 1 Tbl. oder 20 Tr. abends	Tbl. oder Tr. abends:	$t_{1/2}$: 7,4 h, gering sedierend, aktiver Metabolit von Hydroxyzin
	Tropfen 10 mg/ml		2–12 Jahre: <30 kg KG: 1/2 Tbl. oder 10 Tr. >30 kg KG: 1 Tbl. oder 20 Tr.	
	Saft 1 mg/ml		ab 12 Jahren: wie Erw.	
Loratadin (Lisino®)	Tbl. 10 mg Brausetbl. 10 mg	1-mal 1 Tbl. 1 Brausetbl.	Tbl., Brausetbl. o. Saft: ab 12 Jahren, >30 kg KG: wie Erw.	$t_{1/2}$: 7,8–11 h[a], nicht sedierend
	Saft 1 mg/ml	1 Messl. (10 ml)	2–12 Jahre, <30 kg KG: 1/2 Tbl. 1/2 Brausetbl. oder 1/2 Messl. (5 ml)	

Tabelle 17.1. Übersicht einiger häufig eingesetzter sedierender und nichtsedierender H_1-Antagonisten ([a]aktiver Metabolit) (Forts.)

Pharmakon	Pharmazeutische Zubereitung	Dosierung für Erwachsene pro Tag	Dosierung für Kinder pro Tag	Eliminationshalbwertszeit und Besonderheiten
Azelastin (Allergodil®, Rhino-last®)	Tbl. 2,0 mg	2-mal 1 Tbl.	nur ab 6 Jahren: wie Erw.	$t_{1/2}$: 22,2 h, nichtsedierend, gel. metallischer Geschmack
	Spray: 0,14 mg/ Sprühstoß (=0,14 ml)	2-mal 1 Sprühstoß		
Mequitazin (Metaplexan®)	Tbl. 5 mg	2-mal 1 Tbl.	Tbl.: keine Angabe	Gering sedierend
	Sirup 1,25 mg/2,5 ml	2-mal 2,5 ml/5 kg KG	Sirup: ab 2 Jahren: 2-mal 2,5 ml/5 kg KG	
Fexofenadin (Telfast®)	Tbl. 120 mg	1-mal 120 mg (Rhinitis)	Nur ab 12 Jahren, wie Erw.	$t_{1/2}$: 14,4 h, aktiver Metabolit von Terfenadin ohne Kardiotoxizität, nicht sedierend
	Tbl. 180 mg	1-mal 180 mg (Urtikaria)		

sind einige Substanzen für Kinder aufgrund mangelnder Daten erst im höheren Alter zugelassen.

Bezüglich des **Wirk- und Eliminationsverhaltens** besteht unter den Antihistaminika große Ähnlichkeit. Es erfolgt eine rasche Resorption aus dem Magen-Darm-Trakt, die Wirkung setzt bei oraler Gabe nach 30–45 min ein. Von wenigen Ausnahmen (Cetirizin [Zyrtec®], Acrivastin [Semprex®], Pheniramin [Avil®]) abgesehen werden die H_1-Antagonisten in der Leber verstoffwechselt (s. Tabelle 17.1), die Ausscheidung erfolgt überwiegend renal. Die **Eliminationshalbwertszeit** ($t_{1/2}$) der neueren H_1-Rezeptorantagonisten ist deutlich länger als die der älteren Vertreter dieser Substanzgruppe, weshalb meist eine 1-mal tägliche Dosierung möglich ist (Tabelle 17.2).

Tabelle 17.3 gibt Auskunft über mögliche **Dosisanpassungen** bei Nieren- und Leberinsuffizienz. Grundsätzlich gilt: Da der überwiegende Teil der H_1 - Antagonisten über die Nieren ausgeschieden wird, sollte bei Patienten mit **Niereninsuffizienz** an eine Dosisreduktion gedacht werden. Zudem muss bei **Leberfunktionseinschränkung** in allen Fällen (Ausnahme Fexofenadin [Telfast®], sehr geringe Metabolisierungsrate) eine Dosisanpassung vorgenommen werden.

Alle H_1-Antagonisten können als **unerwünschte Wirkung** allergische Reaktionen auslösen, die aufgrund der schon bestehenden gleichen Symptome der Grundkrankheit leicht verkannt werden können. Bei Kindern und älteren Patienten sowie nach Überdosierung sind paradoxe Effekte wie Erregtheit, epileptische Anfälle und Schlaflosigkeit möglich. Antihistaminika der älteren Generation sind wegen ihrer Lipophilie ZNS-gängig; sie haben neben einem sedierenden Effekt auch zusätzliche dopaminerge, serotoninerge und cholinerge Wirkungen (s. Tabelle 17.2), die sich insbesondere in Form von Mundtrockenheit, Obstipation, Gewichtszunahme sowie Miktions- und Erektionsstörungen bemerkbar machen (cave: auch Glaukomanfälle bei Patienten mit erhöhtem Augeninnendruck). Gegenüber der sedierenden Wirkung der älteren Präparate stellt sich öfter eine Gewöhnung ein. Bei den sehr gut verträglichen neueren Antihistaminika wird nur selten über Kopfschmerzen und Mundtrockenheit, im Falle von Azelastin auch über Geschmackveränderungen berichtet. Da es nach perkutaner Applikation leichter zu einer immunologischen Sensibilisierung kommt, d. h. Kontaktallergien sowie evtl. auch systemische Sensibilisierungen entstehen, sollte diese Applikationsform möglichst vermieden werden. Vor Haut- und nasalen Provokationstests ist ein Absetzen der Behandlung erforderlich; im Allgemeinen sind 2–7 Tage ausreichend (Ausnahme bei Astemizol [Hismanal®]: 4 Wochen). Da bei einigen neueren Antihistaminika (z. B. Terfenadin [z. B. Teldane®], Astemizol [Hismanal®) kardiale Nebenwirkungen, wie QT-Verlängerung bis hin zu tödlichen ventrikulären Arrhythmien (Torsade de pointes) auftreten können und für Patienten unter Behandlung mit Antiarrhythmika aufgrund der additiven Effekte eine besondere Gefährdung besteht, werden Terfenadin und Astemizol nur noch selten eingesetzt bzw. sind fast weltweit aus dem Handel gezogen worden. Terfenadin wird mehr und mehr durch seinen Hauptmetaboliten, das Fexofenadin, auf dem Markt ersetzt (s. Tabelle 17.1). Diese Substanz hat keine kardiotoxischen Nebenwirkungen.

In der **Schwangerschaft und Stillzeit** ist bei allen neueren Antihistaminika zwar keine Embryotoxizität im Tierversuch beobachtet worden, dennoch sollten alle neueren und die meisten älteren H_1-Rezeptorenblocker (Pheniramin [Avil®], Diphenhydramin (z. B. Dramamin®), Clemastin (z. B. Tavegil®) und Dimetindenvalerat (z. B. Fenistil®) in der Schwangerschaft nur bei strenger Indikationsstellung und nur nach dem

Tabelle 17.2. Einige wichtige Eigenschaften der zumeist sedierenden älteren H_1-Antagonisten im Vergleich zu den nur selten oder nicht sedierenden neueren Substanzen

	Sedierende H_1-Antagonisten	Nicht oder wenig sedierende neuere H_1-Antagonisten
Pharmakokinetik		
Absorption	Schnell	Schnell
T_{max}	2–3 h	0,9–3 h
$t_{1/2}$	2–3,5 h	7–24 h; 13 T (Astemizol)
Metabolismus	Hepatisch durch CP 450, inaktive Metaboliten	Hauptsächlich hepatischer „first pass", einige Substanzen haben aktive Metaboliten
Elimination	Langsam, renal	Primär renal, einige über Galle und Darm
Wirksamkeitsprofil		
H_1-Rezeptorbindung	Kompetitiv, reversibel	Nichtkompetitiv
Sicherheitsprofil		
ZNS-Wirkung	Sedierend, suppressiv/ stimulatorisch	Nichtsedierend (bei Cetirizin gering)
Kardiotoxizität	Keine	Verlängerung des QT-Intervalls und Arrhythmien bei Terfenadin und Astemizol
Andere unerwünschte Wirkungen	Anticholinergisch, antimuskarinisch, antiadrenergisch	Generell nicht vorhanden, bei z. B. Cetirizin selten anticholinergische Effekte
Arzneimittelwechselwirkungen	Verstärkung der Sedierung durch Alkohol und Sedativa	Inhibition durch antifungale Azole und Makrolidantibiotika (bei Terfenadin, Astemizol, Loratadin, Fexofenadin)

ersten Trimenon therapeutisch eingesetzt werden. Alle H_1-Antagonisten werden in der Brustmilch ausgeschieden, die Einnahme während der Stillzeit wird daher nicht empfohlen.

Pflegehinweise

Bei den sedierenden Antihistaminika kann die Verkehrstüchtigkeit und die Arbeit mit gefährlichen Maschinen beeinträchtigt und die Wirkung von Sedativa und Alkohol verstärkt werden. Alle H_1-Antagonisten können als unerwünschte Wirkung allergische Reaktionen auslösen, die aufgrund der schon bestehenden gleichen Symptome der Grundkrankheit leicht übersehen werden können. Hierauf sollte deshalb besonders geachtet werden. Wegen verstärkter Resorption sollte eine Lokaltherapie (mit Gel oder Salbe) – insbesondere bei Kindern – nicht großflächig und nicht auf offene Wunden erfolgen.

Besonderheiten sehr häufig verwendeter H_1-Antgonisten

Clemastin (Hydrogenfumarat) Tavegil®

Indikationen. Clemastin gehört zur Gruppe der älteren Antihistaminika und hat sowohl mäßig ausgeprägte sedierende wie auch anticholinerge Wirkungen. Die Substanz ist in Deutschland zugelassen zur systemischen Behandlung von akuten Allergien sowie zur adjuvanten Behandlung des anaphylaktischen Schocks und des allergisch-bedingten Angioödems. Bei den letzten beiden Indikationen sollte in Notfallsituationen der intravenösen Gabe der Vorzug gegeben werden. Es besteht auch eine Zulassung zur Prophylaxe weiterer histaminbedingter Reaktionen, nämlich bei Verdacht auf Kontrastmittelallergien bzw -Pseudoallergien, in Kombination mit H_2-Antagonisten während der Anästhesie bei entsprechend gefährdeten Patienten und bei allgemeinen Nebenwirkungen während der Magenfunktionsdiagnostik. Die lokale Behandlung mit dem Gel ist für juckende und allergische Hauterkrankungen sowie bei Sonnenbrand und Insektenstichen zugelassen.

Wirk- und Eliminationsverhalten. Die Resorption erfolgt rasch, 45–65% der Substanz werden als Metabolite und nur 0,1% unverändert über die Nieren ausgeschieden (s. Tabelle 17.2). Die **Plasmaspiegelmaxima** werden nach 2–4 h, das Wirkungsmaximum 5–7 h nach peroraler Einnahme von 1 mg erreicht. Die Elimination verläuft biphasisch, mit **Halbwertszeiten** von 4 bzw. 40 h.

DOSIERUNG

Erwachsene und Kinder. Aufgrund der Pharmakokinetik wird eine systemische Dosierung von 2-mal tägl. empfohlen, zur parenteralen Prophylaxe genügt eine einzelne Behandlungsdosis. Die topische Anwendung kann mehrmals täglich, je nach Bedarf, erfolgen. Siehe auch Tabelle 17.1.

Sonderfälle. Siehe Tabelle 17.3.

Tabelle 17.3. Dosierungsanpassungen häufig angewendeter H_1-Antagonisten bei Nieren- und Leberinsuffizienz

Pharmakon	Dosisanpassung bei Niereninsuffizienz	Dosisanpassung bei Leberinsuffizienz
Clemastin (z. B. Tavegil®)	45–65% als Metaboliten über die Niere → Dosisanpassung bei fortgeschrittener gleichzeitiger Nieren- und Leberinsuffizienz	Inaktive Metaboliten → Dosisanpassung s. links
Dimetinden (z. B. Fenistil®)	5–9% unverändert renal, Metaboliten renal und biliär → Dosisanpassung bei fortgeschrittener gleichzeitiger Nieren- und Leberinsuffizienz	Inaktive und aktive Metaboliten → Dosisanpassung s. links
Pheniramin (z. B. Avil®)	70–83% (24–43% unverändert) über die Niere → Dosisanpassung	Zwei Metaboliten → Dosisanpassung bei fortgeschrittener Leberinsuffizienz
Diphenhydramin (z. B. Dormutil®)	65% als Metaboliten über die Niere → Dosisanpassung	Über 50% inaktive Metaboliten → Dosisanpassung
Cetirizin (Zyrtec®)	50–60% unverändert über die Niere, 10% als Metabolit über die Galle → Dosisanpassung	Geringer Metabolismus in der Leber, überwiegend inaktive Metaboliten → Dosisanpassung bei fortgeschrittener Leberinsuffizienz
Loratadin (Lisino®)	40% Ausscheidung über die Niere, 40% über die Galle → Dosisanpassung	Fast vollständiger Metabolismus (aktive Metaboliten) → Dosisanpassung
Azelastin (Allergodil®)	25% Niere, 75% Fäzes → Dosisanpassung	Aktiver Metabolit → Dosisanpassung
Mequitazin (Metaplexan®)	Geringe Ausscheidung über die Niere	–
Fexofenadin (Telfast®)	10% unverändert über die Niere, 80% unverändert über die Galle → Dosisanpassung	Sehr geringe Metabolisierung, inaktive Metaboliten → keine Dosisanpassung

Unerwünschte Wirkungen. Neben den sedierenden ist insbesondere auf die anticholinergen Wirkungen zu achten. Entsprechend wird vor der Anwendung bei stenosierenden Magengeschwüren, pyloroduodenaler Obstruktion und Blasenhalsobstruktion (Prostahyperplasie) gewarnt. Bei Kleinkindern können paradoxe Erregungszustände beobachtet werden. Weitere Nebenwirkungen, s. oben, allgemeiner Teil.

Arzneimittelwechselwirkungen. Die Wirkung von Analgetika, Hypnotika, Narkotika, Psychopharmaka und Alkohol kann verstärkt werden. MAO-Hemmer verlängern und verstärken die anticholinerge Wirkung der Antihistaminika.

Schwangerschaft und Laktation. In Tierversuchen konnten bisher keine teratogenen Effekte nachgewiesen werden. Dennoch sollte die Substanz in der Schwangerschaft nur bei strenger Indikation und vor allem nicht während des ersten Trimenons eingesetzt werden. Wegen eines geringen Übertritts in die Muttermilch sollte Clemastin auch während der Stillzeit nicht eingenommen werden.

Pflegehinweise

Durch die Herabsetzung des Reaktionsvermögens ist während der Behandlung die Verkehrstüchtigkeit sowie die Fähigkeit zur Arbeit mit gefährlichen Maschinen eingeschränkt. Bei Kleinkindern können paradoxe Erregungszustände auftreten. Wegen verstärkter Resorption sollte eine Lokaltherapie (mit Gel oder Salbe) – insbesondere bei Kindern – nicht großflächig und nicht auf offene Wunden erfolgen.

Dimetindenmaleat — Fenistil®

Indikationen. Dimetiden hat wie die meisten älteren Antihistaminika sowohl sedierende als auch anticholinerge Wirkungen (s. oben). Die zugelassenen Indikationen umfassen eine detaillierte Liste von Erkrankungen mit Juckreiz, deren Wirksamkeit bei nichthistaminvermittelten Erkrankungen wahrscheinlich eher sekundär durch die sedierenden Eigenschaften zu erklären ist. Wie bei Clemastin umfasst die Zulassung zusätzlich die adjuvante parenterale Behandlung des anaphylaktischen Schocks und die Prophylaxe bei durch Histamin ausgelösten allergischen und pseudoallergischen Reaktionen auf Arzneimittel, Plasmasubstitute und Diagnostika. Das Gel ist für ekzematische, urtikarielle und andere allergisch bedingte Dermatosen zugelassen, einschließlich Insektenstichen, Sonnenbrand und sonstige Verbrennungen ersten Grades.

Wirk- und Eliminationsverhalten. Die Resorption aus dem Magen-Darm-Trakt erfolgt rasch, 5–9% der Substanz werden unverändert renal ausgeschieden (s. Tabelle 17.2). Die **Plasmaspiegelmaxima** werden 1 h nach oraler Gabe von einer Tablette (2,5 mg) erreicht. Die **Eliminationshalbwertszeit** ($t_{1/2}$) liegt bei 6 h.

DOSIERUNG

Erwachsene und Kinder. Die normale systemische Dauerbehandlung erfolgt zweimal täglich. Bei der Prophylaxe von anaphylaktischen Reaktionen genügt eine einzelne Dosis. Siehe ansonsten Tabelle 17.1.

Sonderfälle. Siehe Tabelle 17.3.

Unerwünschte Wirkungen. Neben den üblichen Reaktionen der Substanzklasse (s. oben) können Kopfschmerzen, Übelkeit, Schwindel, Erregung, Ödeme, Muskelkrämpfe und Atembeschwerden auftreten.

Arzneimittelwechselwirkungen. Die gleichzeitige Anwendung von trizyklischen Antidepressiva könnte bei glaukomgefährdeten Patienten einen Anfall auslösen. Gleichzeitiger Alkoholgenuss verstärkt den sedierenden Effekt. Die Wirkung von zentralwirksamen Medikamenten wie Beruhigungs- und Schlafmitteln sowie die eventuelle Beeinträchtigung des Reaktionsvermögens können durch gleichzeitigen Alkoholgenuss verstärkt werden.

Schwangerschaft und Laktation. Obwohl bisher keine teratogenen Effekte im Tierversuch beobachtet wurden, ist die Gabe der Substanz wegen mangelnder Daten im ersten Trimenon nicht angezeigt. Da ein geringer Übertritt in die Muttermilch erfolgt, sollte Dimetinden auch während der Stillzeit nicht eingenommen werden.

Pflegehinweise

Da das Reaktionsvermögens während der Behandlung reduziert ist, sollten motorisierte Fahrzeuge und gefährliche Maschinen nicht betätigt werden. Das Gel sollte nicht auf die Bindehaut des Auges aufgetragen werden. Wegen verstärkter Resorption sollte eine Lokaltherapie (mit Gel oder Salbe) – insbesondere bei Kindern – nicht großflächig und nicht auf offene Wunden erfolgen.

Cetirizin — Zyrtec®

Indikationen. Cetirizin gehört zu den neueren Antihistaminika. Die sonst nur geringen sedierenden und anticholinergischen Wirkungen sind bei Dosierungen über 20 mg/Tag stärker ausgeprägt. Die Zulassung umfasst allgemein alle allergischen Erkrankungen. (s. auch allgemeiner Teil).

Pharmazeutische Zubereitungen. Die Substanz steht in Form von Tabletten, Tropfen oder Saft zur Verfügung (s. Tabelle 17.1).

Wirk- und Eliminationsverhalten. Die Resorption aus dem Magen-Darm-Trakt erfolgt schnell, wird aber durch Nahrungsmittel verzögert (s. Tabelle 17.1). Cetirizin wird im Gegensatz zu anderen H_1-Antagonisten kaum in der Leber verstoffwechselt. 70% der Substanz werden unverändert renal und 10% fäkal ausgeschieden. Die **Plasmaspiegelmaxima** werden 0,9 h nach oraler Dosierung erreicht. Die **Eliminationshalbwertszeit** ($t_{1/2}$) beträgt im Mittel 7,4 h.

DOSIERUNG

Erwachsene und Kinder. Siehe Tabelle 17.1. Wegen der potentiell sedierenden Wirkung sollte die tägliche Gabe möglichst zur Nacht erfolgen.

Sonderfälle. Im **Alter**, bei Patienten unter **Hämodialyse** und bei **Lebererkrankungen** steigt die Eliminationshalbwertszeit von Cetirizin z.T. erheblich an, die Ausscheidung durch die Nieren nimmt deutlich ab. Entsprechend muss die Dosierung bei diesen Patienten reduziert werden (s. Tabelle 17.3).

Unerwünschte Wirkungen. Außer den im allgemeinen Teil angegebenen Nebenwirkungen, die auf die geringen sedierenden und anticholinergischen Eigenschaften zurückzuführen sind, wird selten über vorübergehende Kopfschmerzen, Schwindel und Erregungszustände berichtet.

Arzneimittelwechselwirkungen. Cetirizin hat keine kardiotoxischen Wirkungen und Interaktionen mit anderen Medikamenten sind bisher nicht beobachtet worden.

Schwangerschaft und Laktation. Wie bei anderen H_1-Antagonisten ist Cetirizin während des ersten Trimenons und der Stillzeit kontraindiziert.

Pflegehinweise

Sorgfältige Studien haben keine Reduktion der Reaktionsfähigkeit und somit der Verkehrstüchtigkeit gezeigt. Obwohl auch keine Verstärkung der Blutalkoholspiegel bei Cetirizin-Gabe beobachtet wurde, wird aber vor der Einnahme bei gleichzeitigem Alkoholkonsum gewarnt.

Loratadin — Lisino®

Indikationen. Loratadin ist ein nichtsedierender H_1-Antagonist ohne nennenswerte anticholinerge Wirkungen. Zugelassene Indikationen sind die allergische Rhinitis, die chronische Urtikaria und das atopische Ekzem, obwohl die Substanz bei allen über den H_1-Rezeptor vermittelten Histamineffekten therapeutisch wirksam ist.

Pharmazeutische Zubereitungen. Die Substanz ist als Tablette, Brausetablette und Saft im Handel (s. auch Tabelle 17.1).

Wirk- und Eliminationsverhalten. Siehe auch Tabelle 17.1. Loratadin wird schnell aus dem Magen-Darm-Trakt resorbiert. **Stoffwechsel/Ausscheidung:** Der Abbau erfolgt über die Leber. Der Hauptmetabolit (Descarboethoxyloratadin) ist 4-mal so wirksam wie Loratadin. 80% der Substanz werden als Metaboliten renal und fäkal ausgeschieden. Die **Plasmaspiegelmaxima** werden 1 h nach oraler Gabe erreicht. Die **Eliminationshalbwertszeit** ($t_{1/2}$) beträgt im Mittel 8,4 h, die des aktiven Hauptmetaboliten 28 h.

DOSIERUNG

Erwachsene. Aufgrund der verzögerten Ausscheidung des Hauptmetaboliten reicht die einmalige tägliche Gabe aus (s. auch Tabelle 17.1).

Kinder. Loratadin ist ab dem Alter von 2 Jahren zugelassen (s. auch Tabelle 17.1).

Sonderfälle. Die Bioverfügbarkeit ist unter gleichzeitiger Nahrungsmittelaufnahme, bei chronischen Leber- und Nierenerkrankungen sowie im Alter reduziert (s. auch Tabelle 17.3).

Unerwünschte Wirkungen. Die üblicherweise bei H_1-Antagonisten beobachteten Nebenwirkungen, einschließlich Kopfschmerzen (s. allgemeiner Teil), werden nicht häufiger als unter Plazebogabe beobachtet. Selten wurde jedoch über Haarausfall, Leberschädigungen und anaphylaktische Reaktionen berichtet. Loratadin hat keine kardiotoxischen Nebenwirkungen.

Arzneimittelwechselwirkungen. Bei gleichzeitiger Gabe von Ketoconazol oder Erythromycin kommt es zu einer Erhöhung der Plasmaspiegel von Loratadin und seinem Hauptmetaboliten. Über weitere Interaktionen gibt es keine Daten.

Schwangerschaft und Laktation. Wie bei anderen neueren Antihistaminika besteht eine Kontraindikation im ersten Trimenon und während der Stillzeit.

Pflegehinweise

Die Substanz sollte mindestens 48 h vor Testterminen für Typ-I-allergische Reaktionen (Pricktests, nasale oder orale Provokationstests) abgesetzt werden. Wegen der fehlenden sedierenden Wirkung ist Loratadin sogar für Piloten zugelassen.

Konkordanzliste

Kap. II und III aus den Allgemeinen Therapieempfehlungen des vorliegenden Buches wurden von Herrn Ap. J.U. Schnurrer, Institut für Klinische Pharmakologie, Medizinische Hochschule Hannover (Direktor Prof. Dr. J.C. Frölich).

Dieses Handbuch ist aus dem Werk „Praktische Arzneitherapie" von J.C. Frölich/W. Kirch, Springer-Verlag 2000, hervorgegangen. Die ursprünglichen Verfasser der Kapitel sind nachstehend aufgeführt.

Unerwünschte Arzneimittelwirkungen	Ute I. Schwarz, Dresden
Besonderheiten der Pharmakotherapie in der Geriatrie	J.C. Frölich, Hannover
Medikamenten-induzierte Verfärbung von Urin und Fäzes	W. Kirch, Dresden
Therapie kardiovaskulärer Erkrankungen	W. Kirch, Dresden
Therapeutika in der Intensivmedizin	C. Keussen, Kiel
Therapie bronchopulmonaler Erkrankungen	P. Entzian, Kiel
Gastroenterologika	H. Hinrichsen, Kiel
Therapie endokrinologischer Erkrankungen	G. Brabant, Hannover
Therapie des Diabetes mellitus	M. Hanefeld, Sabine Fischer, Dresden
Therapie von Fettstoffwechselstörungen, Harnsäurediathese bzw. Gicht	Jutta Krappweis, Bonn
Antineoplastische Therapie	K.-H. Zurborn, Ahrenshoop
Antithrombotische Therapie	J. Harenberg, Mannheim
Therapie mit Thrombozytenaggregationshemmern	J.C. Frölich, Hannover

Analgetika - Antipyretika	J.C. Frölich, Hannover
Therapie der Migräne	J.C. Frölich, Hannover
Basistherapeutika und Immunsuppressiva	D.O. Stichtenoth, Hannover
Lokalanästhetika	K.G. Dahmen, Dresden
Psychopharmaka	W. Poser, Göttingen
Zentral wirksame Analgetika (Opioide und NMDA-Rezeptor-Antagonisten) und Opioid-Antagonisten	W. Poser, Göttingen
Antiepileptika (Antikonvulsiva)	Ulrike Ebert, Mannheim
Parkinsonmittel	Ulrike Ebert, Mannheim
Antibiotika	J. Fauler, Dresden, U. Mai, Hannover
Antituberkulotika	Ulrike Ebert, Mannheim
Anti-Malaria-Mittel	M. Siepmann, Dresden
Virustatika	M. Siepmann, Dresden
Antimykotika	M. Siepmann, Dresden
Anti-Parasiten-Mittel	M. Siepmann, Dresden
Histamin H_1-Rezeptorantagonisten	Beate M. Henz, Berlin

Arzneimittel- und Sachwortregister

Hinweise für die Benutzung:

Die Handelsnamen der Arzneimittel sind *kursiv* gedruckt und mit ® gekennzeichnet.

Aus der Fülle der Handelsnamen sind nur einige exemplarisch genannt. Folgt auf den Namen des Medikamentes der Hinweis „Monografie" (die Seitenzahl ist **fett** gedruckt), so findet man dort Informationen über:

- Indikationen
- Pharmazeutische Zubereitung
- Wirk- und Eliminationsverhalten
- Dosierung
- Unerwünschte Wirkungen
- Arzneimittelwechselwirkungen
- Schwangerschaft und Laktation
- Pflegehinweise

A

A

A

A

A

A

A

A

A

A

A

A

A

A

A

A

A

A

A

A

A

A

A

A

A

Indikationsverzeichnis

I

I

I

I

I

I

I

I

I

I

I